突发公共卫生事件 Q&A 防灾减灾科普丛书

● 主　审 / 陈孝平　马　丁
● 丛书主编 / 王　伟　刘继红

国家重大公共卫生事件医学中心
人畜共患传染病重症诊治全国重点实验室　◎组编

地震

主　编◎李　锋
副主编◎郭风劲　康　皓

长江出版传媒　湖北科学技术出版社

图书在版编目（CIP）数据

地震 / 李锋主编；郭风劲，康皓副主编 . —武汉：湖北科学技术出版社，2023.6

（突发公共卫生事件 Q&A 防灾减灾科普丛书）

ISBN 978-7-5706-2623-6

Ⅰ . ①地⋯ Ⅱ . ①李⋯ ②郭⋯ ③康⋯
Ⅲ . ①地震灾害－公共卫生－卫生管理－中国
Ⅳ . ① P315.96 ② R199.2

中国国家版本馆 CIP 数据核字（2023）第 116019 号

策　　划：邓　涛　赵襄玲　　　　　　　　责任校对：陈横宇
责任编辑：郑　灿　兰季平　　　　　　　　封面设计：曾雅明

出版发行：湖北科学技术出版社
地　　址：武汉市雄楚大街 268 号（湖北出版文化城 B 座 13—14 层）
电　　话：027-87679468　　　　　　　　　　　　邮　　编：430070

印　　刷：湖北金港彩印有限公司　　　　　　　　　邮　　编：430040

710×1000　　　　1/16　　　　　　　　67.75 印张　　　　1500 千字
2023 年 6 月第 1 版　　　　　　　　　　　2023 年 6 月第 1 次印刷
定　　价：338.00 元（全 13 册）

王福生
解放军总医院第五医学中心感染病医学部主任
国家感染性疾病临床研究中心主任
中国科学院院士

在人类发展的历史长河中，人与传染病的斗争从未停歇。尤其是近些年来，随着全球化发展的不断深入、国际社会交流日益密切等，突发公共卫生事件频发且日益复杂，新发突发传染病引起的疫情时有发生。从鼠疫（黑死病）、天花到近年的"非典"（SARS）、中东呼吸综合征（MERS）、新型冠状病毒感染（COVID-19），这些疾病给人类带来了不同程度的灾难，给人民生命和财产造成巨大损失，同时对社会稳定、经济发展以及国家安全等均造成严重影响，让我们更深刻地认识到了科学应对公共卫生事件的重要性。

科学应对新发突发传染病引起的疫情防控，各国政府和公众都面临着巨大的挑战。例如，在如何科学倡导应对突发公共卫生事件，如何精准、快速地控制疾病的传播，如何保障公众的生命健康以及如何维护社会稳

定和经济发展等方面，均需要各国政府和公众共同面对，更需要大家共同努力去解决相关的问题和挑战。

科普宣教是提高公众科学知识素养和应对突发公共卫生事件能力的重要手段之一。科学知识的传播和防范意识的普及，将有助于公众更好地理解和应对突发公共卫生事件，进一步提高公众在日常生活中的健康意识。尤其对于青少年儿童，一本好的科普书将极大地激发他们对科学的兴趣，有助于他们未来成长。因此，开展科普宣传意义重大。

"突发公共卫生事件 Q&A 防灾减灾科普丛书"由国家重大公共卫生事件医学中心和人畜共患传染病重症诊治全国重点实验室联合组织撰写，内容涵盖了公共卫生事件的多个方面，包括《院前急救技能》《新发及突发重大传染病》《儿童救治与照护》《食物中毒》《重大职业中毒》《极端天气》《水污染与突发水污染事件》《空气污染》《常见危险化学品》《核与辐射》《地震》《洪灾》《灾后卫生》等 13 个分册，主要从各类公共卫生事件的定义、特征、危害及相应的处置与救援等方面进行详细介绍，为公众提供系统、全面、科学的公共卫生知识，以期公众在面对公共卫生事件时能够科学应对、降低损失，从而促进社会的健康发展。

本套丛书旨在向广大公众传递科学、权威、实用的公共卫生知识，帮助公众更好地提高应对新发突发传染病或其他突发公共卫生事件的水平。这里特别感谢为本套丛书撰稿的专家和学者，他们为编写本套丛书付出了辛勤劳动；另外，本套丛书的出版也得到了相关机构和人员的大力支持，在此一并表示感谢。希望本套丛书能够为公众提供有益的知识和帮助，让我们为科学应对公共卫生事件，建设更加健康、美好的中国而努力。

王福生

2023 年 5 月 15 日

地震，作为突发公共卫生事件之一，每次发生都会给人民生产、生活带来巨大灾难，给人们的生命安全带来严峻挑战。

面对这种突发的公共卫生事件，如果在地震来临前、地震发生时、地震发生后，我们掌握了一些基本的应急自救知识，不仅能防震减灾，减少财产损失，还能有效保护自身的安全。为此，我们就读者关心的问题，编撰成"突发公共卫生事件 Q&A 防灾减灾科普丛书"的《地震》分册。希望读者能通过这本科普书，了解掌握地震逃生避险、自救互助的相关知识和方法技能，最大程度减少地震中的人员伤亡。

由于编者知识水平和经验有限，本书如有疏漏之处，敬请广大读者批评指正，以便于进一步完善本书内容。

编者

2023 年 5 月于武汉

MULU 目 录

三 地震时逃生 / 21

Q/A 001 什么是地震？

地震，又称地动、地振动，是地壳快速释放能量过程中造成振动，其间会产生地震波的一种自然现象。地球上板块与板块之间相互挤压碰撞，造成板块边沿及板块内部产生错动和破裂，是引起地震的主要原因。

我们生活的地球并非一个均质的实体，而是由地壳、地幔、地核等结构组成。地壳是由岩石组成的固体外壳，厚度变化较大，整个地壳平均厚33km，地幔厚度在2800km以上，地核内核直径约1220km，外核厚度约2250km。

当地幔流动时，会带动地壳的板块产生运动。这种板块的相对运动，会在交界处产生相互作用，经长期的积累，岩石无法承受巨大的能量，就会突然破裂发生地震。

Q/A 002 什么是震源？什么是震源深度？

（1）震源。地球内部发生地震时振动的发源地。通常指地震发生时，地下岩石最先开始断裂、错动并激发地震波的地方。

（2）震源深度。震源到地面的垂直距离。一般来讲，震源越深的地震造成的破坏越小，但有感范围越大。

Q / 003 什么是震中？什么是震中距？什么是震源距？

（1）震中。震源在地面上的垂直投影点，即地面上与震源正对着的地方。通常用经纬度表示震中地理位置。

（2）震中距。在地面上，从受地震影响的任一点到震中的距离。通常情况下，震中距的大小与遭受到的破坏程度成反比。也就是说，距离发生地震的地方越近，受破坏的程度越大。

（3）震源距。在地面上，从受地震影响的任一点到震源的距离。

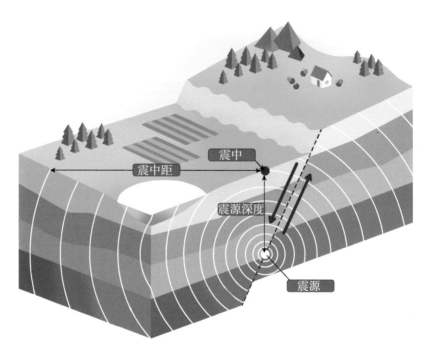

Q / 004 什么是震级？什么是烈度？

衡量地震强度大小的两个指标就是震级和烈度。一次地震只有一个震级，但可有多个烈度。一般来说，离震中越近的地方，破坏就越大，烈度也越高。

（1）震级。就是地震时释放能量的大小，用阿拉伯数字表示。单位是"里氏震级"。震级每相差1级，地震释放的能量相差约32倍。里氏地震分为9级，一般小于2.5级的地震人无感觉，2.5级以上的地震人有感觉，5级以上的地震会造成人员伤亡和建筑物损坏。根据不同强度地震的破坏能力，划分不同级别。如下表所示。

地震震级表

震级 M	名称	震中地震反应
＜1级	超微震	人们无感觉
1级	微震	人们不容易察觉
2级	弱震	震源不是很浅，人们不容易察觉
3级	有感地震	人们能够感觉到，不会造成破坏
4～5级	中强震	可造成破坏，但与震源深度、震中距有关
6级	强震	可造成破坏
7级	大地震	可造成较大破坏
≥8级	特大地震	可造成严重破坏

（2）烈度。是地震引起的地面震动及其影响的强弱程度，是表示地震破坏力大小的一种方式。烈度不仅跟震级有关，而且跟震源深度、地表地质特征有关，越靠近震中，烈度越大。在世界各国使用的烈度表不尽相同，我国把刻度划分为12度，用罗马数字表示。不同烈度的地震，其影响和破坏大体如下。

Ⅰ度：无感，仅仪器能记录到。

Ⅱ度：个别敏感的人在完全静止中有感。

Ⅲ度：室内少数人在静止中有感，悬挂物轻微摆动。

Ⅳ度：室内大多数人、室外少数人有感，悬挂物摆动，不稳器皿作响。

Ⅴ度：室外大多数人有感，家畜不宁，门窗作响，墙壁表面出现裂纹。

Ⅵ度：人站立不稳，家畜外逃，器皿翻落，简陋棚舍损坏，陡坎滑坡。

Ⅶ度：房屋轻微损坏，牌坊、烟囱损坏，地表出现裂缝及喷砂冒水。

Ⅷ度：房屋多有损坏，少数路基破坏、塌方，地下管道破裂。

Ⅸ度：房屋大多数破坏，少数倾倒，牌坊、烟囱等崩塌，铁轨弯曲。

Ⅹ度：房屋倾倒，道路毁坏，山石大量崩塌，水面大浪扑岸。

Ⅺ度：房屋大量倒塌，路基、堤岸大段崩毁，地表产生很大变化。

Ⅻ度：一切建筑物普遍毁坏，地形剧烈变化，动植物遭毁灭。

Q/005 什么是等震线？什么是极震区？

/A （1）等震线。震中距相等的各点的连线。

（2）极震区。一次地震破坏或影响最重的区域。

Q/006 什么是微观震中？什么是宏观震中？

/A （1）微观震中。根据地震仪器测定的震中称为微观震中。

（2）宏观震中。地震时，人们感觉最强烈、地面破坏最严重的地区称为宏观震中。极震区的几何中心就是宏观震中。

Q/007 什么是主震？什么是前震？什么是余震？

/A （1）主震。发生在同一地质构造带上或同一震源体内的一系列地震中，震级最大的一次地震。

（2）前震。主震前在同一震区发生的较小的地震。

（3）余震。主震后在同一震区陆续发生的较小的地震。余震一般在地球内部发生主震的同一地方发生。通常的情况是一个主震发生以后，紧跟着有一系列余震，其强度一般都比主震小。余震的持续时间可达几天甚至几个月。

Q/008 什么是地震波？

/A 地震波是由地震震源向四处传播的振动，指从震源产生向四周辐射的弹性波。按传播方式可分为纵波、横波和面波三种。

（1）纵波。是推进波，也叫P波，地壳中传播速度为5.5~7km/s，最先到达震中，它使地面发生上下振动，破坏性较弱。

（2）横波。是剪切波，也叫 S 波，在地壳中的传播速度为 3.2 ~ 4.0km/s，第二个到达震中，它使地面发生前后、左右抖动，破坏性较强。

（3）面波。也叫 L 波，是由纵波与横波在地表相遇后激发产生的混合波，其波长大、振幅强，只能沿地表面传播，是造成建筑物强烈破坏的主要因素。

由于纵波衰减快，离震中较远的地方，只感到水平晃动。在一般情况下，地震时地面总是先上下跳动，后水平晃动，两者之间有一个时间间隔，可根据时间间隔的长短判断震中的远近，并用公式可以估算出震中距离。

Q/A 009 什么是地震命名？什么是地震序列？

（1）地震命名。以仪器测定到的微观震中所在的县级地名来命名。

（2）地震序列。在一定时间内，发生在同一震源区的一系列大小不同，并且发震机制有某种内在联系，或有共同的发震构造的一组地震的总称。分为主震型、群震型和孤立型。

Q/A 010 什么是地震三要素？

人们通常把发震时刻、震中位置和震级称为地震三要素。每当发生中强地震，政府和公众最急切想获取的、新闻媒体最早报道的，就是地震部门第一时间提供的这组"三要素"。

Q/A 011 地震的类型有哪些？

地震的类型很多，根据不同的角度和需要，有各种不同的分类方法。常见的分类有以下几种。

（1）按地震形成或产生的原因分类。可分为天然地震和人工地震两大类。①天然地震：地球内部活动引发的地震，根据发生原因的不同，天然地震主要有构造地震、火山地震、陷落地震三种类型。其中构造地震又包括板间地震和板内地震。②人工地震：是指核爆炸、工程爆破、水库蓄水、矿山采矿、油田抽油注水、机械振动等人类活动引起的地面震动。其中水库蓄水、油田开采等活动所引发的地震又称为诱发地震。

（2）根据地震深度分类。①浅源地震：震源深度小于60km的地震，也称为正常深度地震，大多数破坏性地震都是浅源地震。②中源地震：指震源深度在60～300km的地震。③深源地震：指震源深度在300km以上的地震。

（3）按震级的大小分类。可分为弱震、有感地震、中强震、强震、大地震、特大地震。

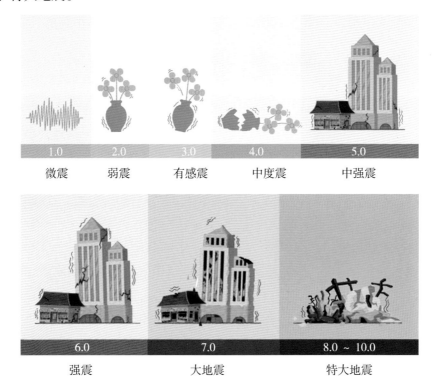

（4）按地震的破坏程度分类。可分为一般破坏性地震、严重破坏性地震、特大破坏性地震。

（5）按震中距的远近分类。可分为地方震（震中距在100km以内）、近震（震中距为100～1000km）、远震（震中距在1000km以上）。

Q/A 012 什么是构造地震？

构造地震是指在板块交界和内部的岩石构造中发生的板间地震和板

内地震。

地球上发生的大部分地震都是在板块交界处发生的板间地震。板间地震震级大，破坏性强。

而在板块受到挤压或拉伸时，板块内部岩石薄弱处也会受力破裂发生板内地震。一旦板内地震发生在陆地人口稠密地区，也会产生巨大的危害。

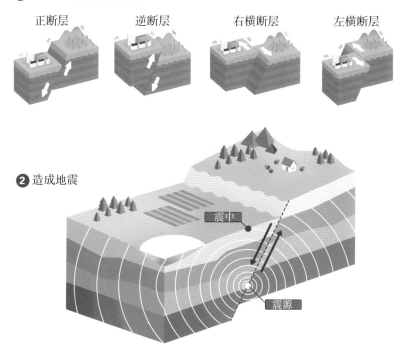

❶ 两个板块沿断层带滑动

正断层　　　逆断层　　　右横断层　　　左横断层

❷ 造成地震

震中

震源

Q/ 013 什么是火山地震？

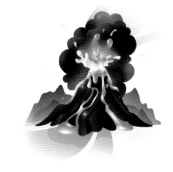

/A 由于火山喷发，岩浆冲击地面引起地面岩石突然破裂进而产生的地震，称为火山地震。火山地震的特点是震源常限于火山活动地带，一般深度不超过 10 km 的浅源地震，震级较大，多属于没有主震的地震群型，影响范围小，不会造成大面积破坏。

Q/ 014 什么是陷落地震？

当岩石受到地下水侵蚀，会形成各种各样的地下溶洞或地层空洞。当这些地下溶洞或地层空洞的顶部破裂、崩塌陷落就会形成陷落地震。一般陷落地震震级小，影响范围小，不会造成大面积破坏。特殊情况下，悬崖或山坡大块岩石崩落以及矿井顶部塌陷也会形成陷落地震。

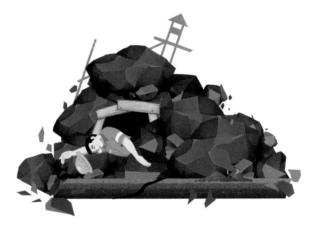

Q/ 015 什么是水库地震？

当我们修建水电站或其他水利枢纽时，会在上游修建蓄水的水库。水库中巨大水体会对水库底部及两侧岩石产生巨大的势能压力，压力一旦超过岩石的承受范围，就会导致岩石破裂，便会发生地震。我们把由于水库蓄水诱发的地震称为水库地震。

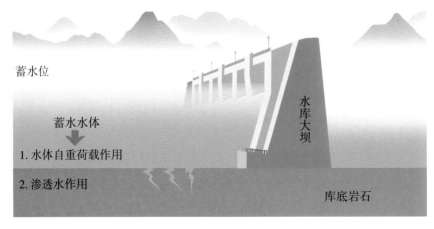

Q/A 016 什么是爆炸地震？

在我们的生产过程中进行工业化的大爆炸，或者在地下进行核试验，都会瞬间引起岩石破裂而诱发地震，这种地震称为爆炸地震。爆炸地震影响范围较小，震级一般不大。

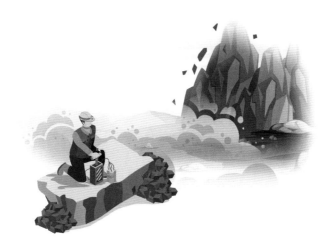

Q/A 017 什么是油田注水地震？

在油田开采过程中，我们会利用人工注水工艺，将大量的水注入油田，利用油比水轻的原理使开采更加顺利。与水库地震类似，大量水的注入会对岩石产生巨大压力，压力超过岩石阈值便会导致岩石破裂引发地震。

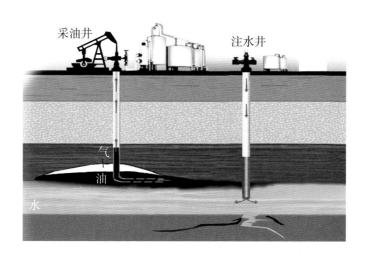

采油井　　注水井

气
油

水

Q/ 018 地震的一般破坏方式有哪些?地震的特别破坏方式有哪些?

/A （1）一般破坏方式。地震发生时，最常见的变化是地面强烈变形，比如不均匀的局部隆起、陷落和地面裂缝，从而使得房屋、桥梁、公路等建筑物遭到破坏。同时，地震还会产生地震波，向周围传播。由于地震波的传

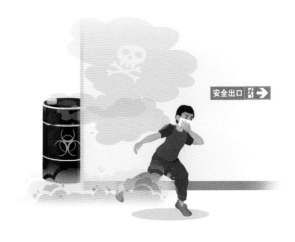

播，使远离地震中央的地区也会发生建筑物破坏。

（2）特别破坏方式。除了地震本身会导致建筑设施破坏、山崩、山体滑坡、泥石流、地裂、地陷、海啸、火球、电磁辐射等灾害，还会引发其他灾难伴随发生，如燃气管网爆裂引起火灾、堤坝崩塌引起水灾、有毒有害气体泄漏、放射性物质容器被破坏引起辐射、冻灾、瘟疫等。

Q/ 019 什么是应急避难场所?

/A 应急避难场所是应对突发公共事件的一项灾民安置措施，是现代化大城市用于民众躲避火灾、爆炸、洪水、地震、疫情等重大突发公共事件的安全避难场所。紧急时避难，闲时利用应急逃生模拟平台宣传应急逃生知识。

地震应急避难场所一般可选在公园、绿地、广场、体育场和室内公共的场、馆、所等场所。里面具备突发应急事件应急的基本功能。如应急指挥、应急物资发放、应急医疗救护、应急供电、应急棚舍、应急厕所等。

应急避难场所附近均设置有明显的标志牌，为居民提示应急避难场所的方位和距离。出门散步时，要多留意居住地周围的应急标志、应急疏散路线、避难场所的出入口等；去外地出差或旅游时最好提前了解当地应急

避难场所的位置。

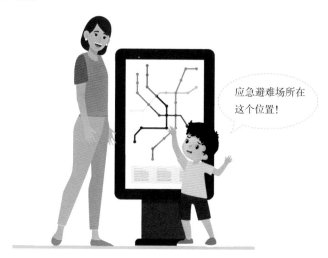

应急避难场所在这个位置!

Q/ 020 什么是减隔震技术?

/A 减隔震技术包括消能减震技术和隔震技术。

（1）消能减震技术。是在建筑物结构的某些部位（如支撑、剪力墙、连接缝或连接件）设置消能装置（或构件），通过消能装置（或构件）来大量消散或吸收地震输入结构中的能量，有效减小主体结构的地震反应。

（2）隔震技术。是指在建筑物某一层（基础、底部或下部结构与上部结构之间）设置由隔震支座和阻尼器等装置组成的隔震层，通过隔震层的变形消耗和缓冲地震时地面的振动，减少输入上部结构的地震能量，大幅降低上部结构的地震反应，以保护上部结构免于地震破坏的一种高新技术抗震手段。

减隔震技术是 20 世纪末以来在工程抗震领域的重大创新成果，是大幅提高城乡建筑地震安全性、减轻地震灾害的重要技术手段和有效减灾路径。

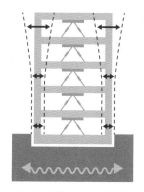

消能减震技术示意图

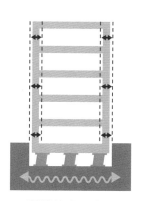

隔震技术示意图

Q/ 021 地震能不能被预测?

/A 地震科学是一门十分复杂、深奥的学科,以现有的技术水平,我们想要实现准确地预测地震还有很大难度。但是,我们从来没有停止过对地震预测的探索追求。

Q/ 022 我国古代有什么地震预测技术?

/A 《后汉书》记载,著名科学家张衡发明了地动仪用来测报地震。张衡地动仪是世界上第一台观测地震的仪器,是我国古代劳动人民对世界科学发展做出的重要贡献。然而其精度有限,不能做到精准预报地震发生。

Q/ 023 什么是地震预报? 什么是地震预警?

/A 地震预报是指在地震发生之前,对未来发生的震级、时间和地点进行预测预报。换句话说,地震预报必须包括时间、地点、震级,就是要告诉人们什么时候、在什么地方、会发生多大的地震,人们需不需要采取相关措施提前应对。现代科学家多利用现代化仪器对全球板块活动进行监测从而预报地震。同时,地震预报只有国家各级政府才能发布,其他任何单位和个人都无权发布地震的预报信息。

地震预警就是在地震发生后但破坏性地震波到来前发出警告。地震预警系统是利用震中附近监测仪器捕捉到的地震纵波后，快速估算地震参数并预测地震对周边地区的影响，抢在破坏性横波到达震中周边地区之前，通过电子通信系统发布预测地震强度和到达时间的警报信息，使相关机构和公众能采取紧急措施，减轻人员伤亡和灾害损失。其主要原理是利用纵波比横波传播速度快以及电磁波（传播速度约 $3 \times 10^5 \mathrm{km/s}$）比地震波快的特点，抢在地震波尚未到达前向预警目标发出警告，为人们逃生避险和行业紧急处置预留时间。

研究表明，如果预警时间为 3 秒，可使伤亡率减少 14%，如果预警时间为 10 秒和 60 秒，则可使人员伤亡率分别减少 39% 和 95%。

Q/ 024 什么是地震带？

科学家通过监测发现，地震发生地点大多集中，并呈有规律的带状分布。于是将这些地震特别集中的地带叫地震带。全球地震带主要分为三大块，即环太平洋地震带、欧亚地震带和海岭地震带。

（1）环太平洋地震带。包括南美洲西海岸、北美洲西海岸、阿留申群岛、堪察加半岛、千岛群岛、日本、菲律宾、印度尼西亚，直到新西兰。

（2）欧亚地震带。从地中海开始，经土耳其、伊朗、阿富汗到帕米尔高原，再沿喜马拉雅山脉到缅甸，经安达曼群岛到印度尼西亚。

（3）海岭地震带。分布在太平洋、大西洋、印度洋中的海岭（海底山脉），从西伯利亚北部海岸（靠近勒拿河口）开始，横过北极，越过斯瓦尔巴群岛和冰岛伸入大西洋，然后沿大西洋中部延伸进入印度洋，随之分为两小支，一支沿东非大裂谷，另一支通过太平洋的复活节岛海岭直达北美洲的落基山。

这些大地震带都在板块边缘地区，正是由于板块运动，导致这些地区地震频发。

Q/ 025 在地震带上修建房屋要注意什么？

地震带上修建房屋前一定要对当地地质环境进行勘探，尽量避开断裂带。同时也要关注历史上该地区地震发生的状况，对于多次发生较大规模地震的区域要尽量避免。此外，修建房屋要严格执行国家抗震设计要求，并按照相关抗震规范进行施工设计，对于道路、水库等公共建筑物要加强抗震措施。

Q/026 在地震带上的房屋内装饰要注意什么？

/A 室内装饰物重心尽量降低，不乱堆乱放，特别是正门、通道一定不要堆放杂物，以便于疏散。同时装饰物尽量不用易燃易爆品，不用有毒有害品。

Q/027 地震带上的房屋内家具要注意什么？

/A 室内家具尽量牢固上墙，尽量使用可以上锁的抽屉。家具表面尽量使用防火涂层。卫生间门应尽量保持半开状态以备地震时逃生。

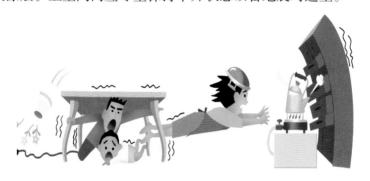

Q/028 家庭常备地震应急包中包含哪些物品？

/A 为了应对地震发生时的突发状况，家庭应准备一个地震应急包，以备不时之需。地震应急包应放置在随手可及的地方，方便随时拿取。地震应急包应包括基本的生活用品（如水、食物等）、急救药品、简单工具和个人证件。

（1）生活用品。其中食品和药品要注意保质期，定期进行更换。食品尽量选择用高热量、易存储、体积小、包装易打开的食品，如压缩饼干等，尽量挑选固态食品，糊状食品、液体食品次之。

（2）急救药品。要包括简单的消毒药水、棉签、包扎的绷带、创可贴等，还要准备一些抗生素、消炎镇痛药等药品。

（3）简单工具。包括超薄保温雨衣、安全帽、折叠水桶、多功能应急手电、应急求救哨、防滑手套、蜡烛、火柴等。

（4）个人证件。如身份证、户口簿、机动车驾驶证等。

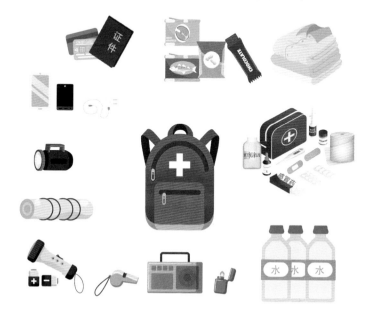

Q/ 029 家庭应对地震应准备哪些应对措施？

当听到政府发布的地震预报后，家庭应对地震时，可以对门窗采取防碎措施，同时对室内家具进行加固。

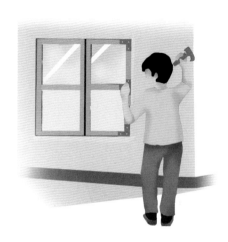

Q/ 030 家庭应对地震的应急计划包括哪些？

/A 家庭应对地震的应急计划包括以下几点。

（1）准备好地震应急包。

（2）加固室内门窗家具。

（3）熟悉家庭所在楼栋的安全逃生通道。

（4）熟悉小区及周围的安全避难场所、急救中心、消防队所在地。

（5）平时进行相关的紧急避震演练。

（6）设置紧急联系人，一旦发生意外失联，紧急联系人可以帮忙报警。

（7）填写个人信息卡（包括血型、食物药物过敏史等）。

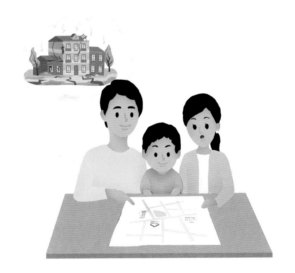

Q/ 031 学校应对地震应准备哪些应对措施？

/A 当听到政府发布的地震预报后，学校应对地震时，应评估危害情况，请示上级主管部门后，进行停课，疏散学生，同时对学校门窗采取防碎措施，对教室内课桌等家具进行加固。

Q/ 032 学校应对地震的预防措施包括哪些？

/A 学校应对地震的日常预防措施包括以下几点。

（1）制定应急预案。

（2）加固教室内门窗及课桌等家具。

（3）组织学生、教职工熟悉学校各条安全逃生通道，熟悉学校及周围的安全避难场所、急救中心、消防队所在地。指导学生、教职工掌握地震逃生知识。

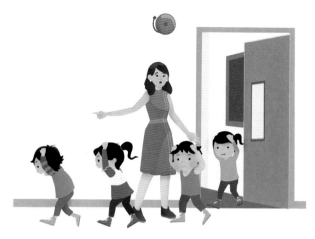

（4）平时进行相关的紧急避震演练。

（5）组织学生、教职工填写个人信息卡（包括血型、食物药物过敏史等）。

Q 033 学校如何进行地震应急演练？

/A （1）学校在平时组织学生、教职工进行理论学习，普及防震减灾科学知识。

（2）加强教职工心理建设，临危不乱。

（3）演练过程中指挥明确，教师指挥学生行动稳而不乱。

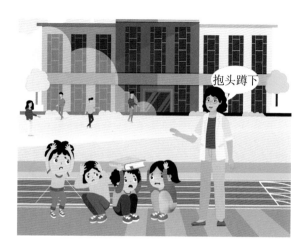

抱头蹲下

Q/ 034 工厂应对地震应准备哪些应对措施？

/A 当听到政府发布的地震预报后，工厂应对地震时，应评估危害情况，决定是否减少或停止生产活动，同时对易燃易爆危险品、有毒物品、放射性物品加强加固存储设施，对天然气管道采取加固防震处理。

Q/ 035 工厂应对地震的预防措施包括哪些？

/A 工厂应对地震的日常预防措施包括以下几点。

（1）制定应急预案。

（2）妥善安置易燃易爆危险品、有毒物品、放射性物品、天然气管道。

（3）组织职工熟悉工厂各条安全逃生通道，熟悉工厂及周围的安全避难场所、急救中心、消防队所在地。

（4）平时进行相关的紧急避震演练。

（5）组织职工填写个人信息卡（包括血型、食物药物过敏史等）。

Q/ 036 交通枢纽应对地震应准备哪些应对措施？

/A 当听到政府发布的地震预报后，交通枢纽部门应对地震时，应评估危害情况，请示上级主管部门后，进行停运，疏散旅客，同时对交通工具采取加固防震处理。

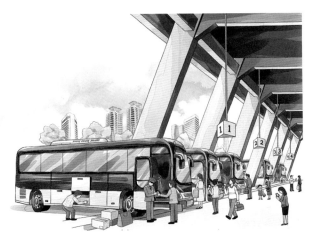

Q/ 037 交通枢纽应对地震的预防措施包括哪些?

/A 交通枢纽部门应对地震的日常预防措施包括以下几点。

（1）制定应急预案。

（2）妥善安置各类交通工具。

（3）组织相关工作人员熟悉交通枢纽各条安全逃生通道，熟悉交通枢纽及周围的安全避难场所、急救中心、消防队所在地。

（4）平时进行相关的紧急避震演练。

（5）组织相关工作人员填写个人信息卡（包括血型、食物药物过敏史等）。

Q/ 038 公共场所应对地震应准备哪些应对措施?

/A 当听到政府发布的地震预报后，公共场所的主管部门应对地震时，应评估危害情况，停止营业，疏散顾客，同时对室内门窗家具采取加固防震处理。

Q/ 039 公共场所应对地震的预防措施包括哪些?

/A 公共场所的主管部门应对地震的日常预防措施包括以下几点。

（1）制定应急预案。

（2）对室内门窗家具采取加固防震处理。

（3）检查公共场所各条安全逃生通道，熟悉公共场所及周围的安全避难场所、急救中心、消防队所在地。

（4）平时进行相关的紧急避震演练。

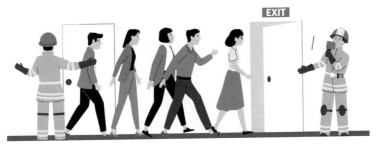

（5）组织相关工作人员填写个人信息卡（包括血型、食物药物过敏史等）。

Q/040 医院应对地震应准备哪些应对措施？

/A 当听到政府发布的地震预报后，医院应对地震时，应评估危害情况，请示上级主管部门，组织住院患者进行转移，并协助行动不便的患者进行转移，同时对室内门窗、家具采取加固防震处理，对易燃易爆危险品、有毒物品、放射性物品加强加固存储设施。

Q/041 医院应对地震的预防措施包括哪些？

/A 医院应对地震的日常预防措施包括以下几点。

（1）制定应急预案。

（2）妥善安置易燃易爆危险品、有毒物品、放射性物品，并加固室内门窗、家具。

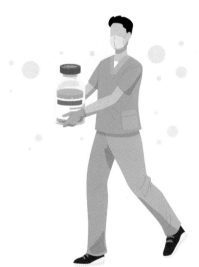

（3）检查医院各条安全逃生通道。

（4）熟悉医院及周围的安全避难场所、消防队所在地。

（5）平时进行相关的紧急避震演练。

（6）组织医院职工、住院患者填写个人信息卡（包括血型、食物药物过敏史等）。

Q/ 042 地震发生时是躲还是跑？

A 一旦发生地震，不论是躲还是跑，都是必要的避险措施。

如果所在建筑距离室外空旷地较近，发现地震较早，应马上跑到室外避险。如果地震发生时没办法及时跑出，由于晃动，周围家具、物品倾倒，我们无法自主行动，或者行动十分困难，这时应就近躲避，等地震结束后再撤离到安全地带。

总之，在有机会的时候赶紧跑，在没有机会的时候马上躲，两者结合才能更好地避险，保护自己。

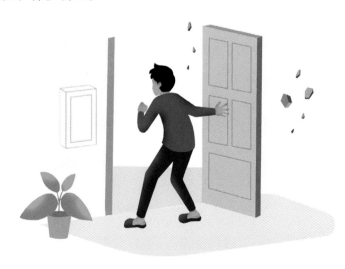

Q/043 什么是室内的避震空间?

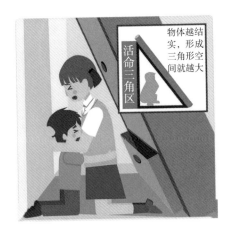

由于预警时间短暂,室内避震更具有可行性。而室内房屋倒塌后所形成的三角空间,往往是人们得以幸存的相对安全地点,可称其为避震空间。这主要是指大块倒塌体与支撑物构成的空间。室内易于形成避震空间的地方主要有炕沿下、结实牢固的家具附近、内墙(特别是承重墙)墙根、墙角,以及厨房、厕所、储藏室等开间小、有管道支撑的地方。

Q/044 避震时需把握什么原则?

(1)要因地制宜,不要一定之规。地震时,每个人的处境千差万别,避震方式不可能千篇一律。例如,是跑出室外还是在室内避震,就要看客观条件:住平房还是楼房,地震发生在白天还是晚上,房子是不是坚固,室内有没有避震空间,室外是否安全,等等。

(2)要行动果断,不要犹豫不决。避震能否成功,就在千钧一发之际,容不得瞻前顾后、犹豫不决。有的人跑出危房后又转身回去救人,结果自己也被埋压。记住:只有保存自己,才有可能救助别人。

(3)在公共场所要听从指挥,不要擅自行动。擅自行动,盲目避震,只能遭致更大不幸。

Q/045 避震时应怎样保护自己?

(1)趴下,使身体重心降到最低,脸朝下,不要压住口鼻,以利呼吸。

(2)蹲下或坐下,尽量蜷曲身体。

(3)抓住身边牢固的物体,以防身体移位,暴露在坚实物体外而受伤。

保护身体的重要部位。

（4）保护头颈部。低头，用手护住头部和后颈；有可能时，用身边的物品，如枕头、被褥等顶在头上。

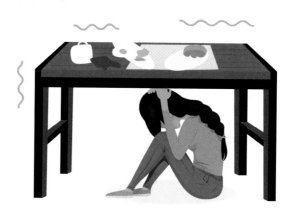

（5）保护眼睛。低头、闭眼，以防异物伤害。

（6）保护口、鼻。有可能时，可用湿毛巾捂住口、鼻，以防灰土、毒气。

Q/ 046 地震发生时，身处高层建筑如何逃生？

A（1）地震发生时，身处高层建筑往往第一时间跑出去很困难。这时要选择室内结实、能掩护身体的物体下，或有支撑的地方躲避。如厕所、厨房、墙根、储藏室、坚固的桌下、床边、易于形成三角空间的地方等。

（2）如果建筑物开始倒塌，不要移动，以免砸伤，要等到地震停止再逃出室外或等待救援。

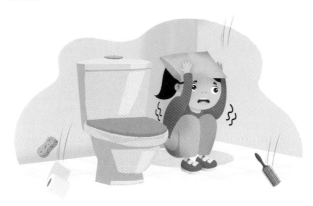

Q/A 047 地震发生时，身处低层建筑如何逃生？

（1）地震发生时，身处低层建筑，特别是在平房中时，有条件一定要第一时间跑到室外空旷的地方，保证自己安全。

（2）如果来不及跑出去，要选择室内结实、能掩护身体的物体下，或有支撑的地方躲避，如厕所、厨房、墙根、储藏室、坚固的桌下、床边、易于形成三角空间的地方等。

（3）如果建筑物开始倒塌，不要移动，以免砸伤，要等到地震停止再逃出室外或等待救援。

Q/A 048 地震发生时，身处学校如何逃生？

（1）地震发生时，身处学校，有条件一定要第一时间在老师的组织下跑到室外空旷地方，如操场上，保证自己安全。

（2）在室外空旷地方避开高大建筑物或危险物，如电线杆、宣传牌等。

（3）如果来不及跑出去，要选择室内结实、能掩护身体的物体下，或有支撑的地方躲避，如坚固的桌下、易于形成三角空间的地方等。

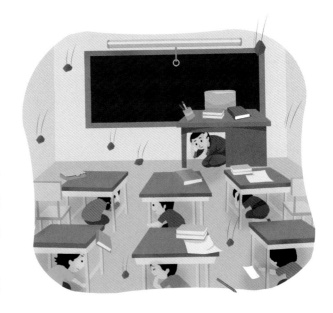

（4）如果建筑物开始倒塌，不要移动，以免砸伤，要等到地震停止再逃出室外或等待救援。

（5）千万不要着急回教室取东西。

Q/049 地震发生时，身处家中如何逃生？

/A（1）地震发生时，身处家中，有条件一定要第一时间跑到室外空旷地方，保证自己安全。

（2）在室外避开高大建筑物或危险物，如电线杆、宣传牌等。

（3）如果来不及跑出去，要选择室内结实、能掩护身体的物体下，或有支撑的地方躲避，如厕所、厨房、墙根、储藏室、坚固的桌下、床边、易于形成三角空间的地方等。

（4）如果建筑物开始倒塌，不要移动，以免砸伤，要等到地震停止再逃出室外或等待救援。

（5）千万不要着急回家取东西。

Q/050 地震发生时，身处车中如何逃生？

/A（1）地震发生时，身处车中，有条件一定要第一时间跑到车外空旷地方，保证自己安全。

（2）在室外避开高大建筑物或危险物，如电线杆、宣传牌等。

（3）如果来不及跑出去，被困车中，不要移动，要等到地震停止后再逃出车外或等待救援。

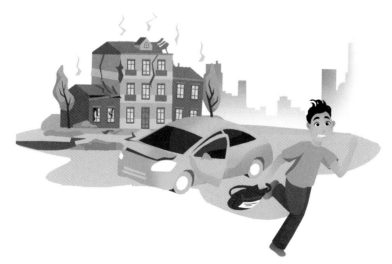

（4）行驶中的火车、汽车，驾驶员应尽快减速，迅速刹车；乘客用手牢牢抓住拉手、柱子或座席，并注意防止行李从架子上掉下伤人；面朝行车方向的人，胳膊靠在前座席椅垫上，护住面部，身体倾向通道，双手护头；背朝行车方向时，两手护住后脑，抬膝护腹，紧缩身体。

Q/051 地震发生时，身处工厂中如何逃生？

（1）地震发生时，身处工厂，有条件一定要第一时间跑到室外空旷地方，保证自己安全。

（2）在室外避开工厂中高大建筑物或危险物，如电线杆、宣传牌等，同时远离储存危险品的建筑。

（3）如果来不及跑出去，要选择室内结实、能掩护身体的物体下，或有支撑的地方躲避。如墙根、储藏室、坚固的桌下、机床下易于形成三角空间的地方等。

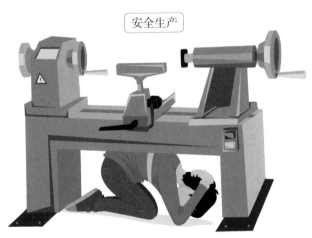

安全生产

（4）如果建筑物开始倒塌，不要移动，以免砸伤，要等到地震停止后再逃出室外或等待救援。

（5）千万不要着急回工厂取东西。

Q/052 地震发生时，身处加油站中如何逃生？

（1）地震发生时，身处加油站中，车内人员有条件一定要第一时间跑出车外；加油站内所有人员应尽快跑到远离加油站的空旷地方，以避免加油站发生火灾、爆炸时，受到伤害。

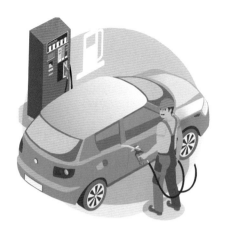

（2）在空旷地方要避开高大建筑物或危险物，如电线杆、宣传牌等。

（3）如果来不及跑出车外，被困车中，不要移动，要等到地震停止后再逃出车外或等待救援。

Q/A 053 地震发生时，身处医院中如何逃生？

（1）地震发生时，身处医院，有条件一定要第一时间跑到室外空旷地方，保证自己安全。

（2）在室外避开医院的高大建筑物或危险物，如电线杆、宣传牌等，同时远离储存危险品的建筑。

（3）如果来不及跑出去，要选择室内结实、能掩护身体的物体下，或有支撑的地方躲避，如墙根、储藏室、坚固的桌下、床边、易于形成三角空间的地方等。

（4）如果建筑物开始倒塌，不要移动，以免砸伤，要等到地震停止后再逃出室外或等待救援。

（5）千万不要着急回医院取东西。

（6）如果在医院活动受限，医务人员会协助进行避险，请耐心等待救援。

Q/A 054 地震发生时，身处公共场所中如何逃生？

（1）地震发生时，身处公共场所，有条件一定要第一时间跑到室外空旷地方，保证自己安全。

（2）在室外避开高大建筑物或危险物，如广告牌、吊灯、宣传牌等。

（3）如果来不及跑出去，要在工作人员组织下，趴在座椅旁、舞台脚下，选择室内结实、能掩护身体的物体下，或有支撑的地方躲避，如墙根、坚固的桌下、易于形成三角空间的地方等。

（4）如果建筑物开始倒塌，不要移动，以免砸伤，要等到地震停止后再逃出室外或等待救援。

（5）不要慌乱拥挤，尽量避开人流。

（6）千万不要着急回公共场所取东西。

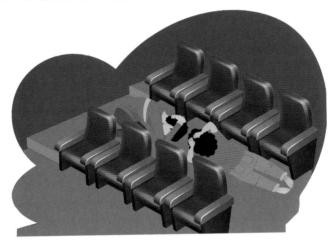

Q/ 055 地震发生时，身处空旷户外如何逃生？

/A （1）地震发生时，身处空旷户外，要避开高大建筑物，如楼房、立交桥等。

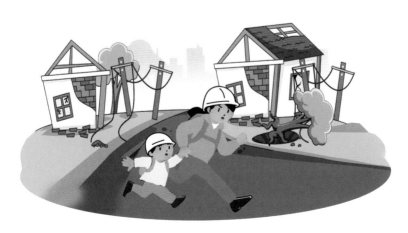

（2）避开危险物，如电线杆、广告牌、吊车、危旧房屋、危墙、雨棚等。

（3）注意要远离生产、存储易燃易爆、有毒气体的工厂和设施。

Q/A 056 地震发生时，身处高山密林如何逃生？

（1）地震发生时，身处高山密林，一定要远离山脚下、陡崖边，以防山崩、滑坡、泥石流等次生灾害。

（2）如果遇到山崩、滑坡、泥石流，一定要向垂直于滚石前进的方向跑，不要顺着滚石前进的方向跑，以免被滚石冲走。

（3）千万不要着急回去取东西。

Q/A 057 地震发生时，身处江、河、湖、海边如何逃生？

（1）地震发生时，身处江、河、湖、海边，要尽快远离水面，向安全地方转移，避免因河床坍塌落水，或上游水库坍塌引发水灾，或震后形成海啸。

（2）转移时要尽量往高处转移。

（3）千万不要着急回去取东西。

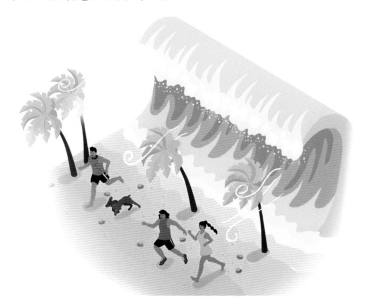

Q/ 058 地震的次生灾害有哪些?

地震的次生灾害是指在地震发生时,伴随发生的其他灾难,主要包括火灾、水灾、风灾、核辐射污染、极端天气、有毒物质泄漏、山体滑坡、地面塌陷等。

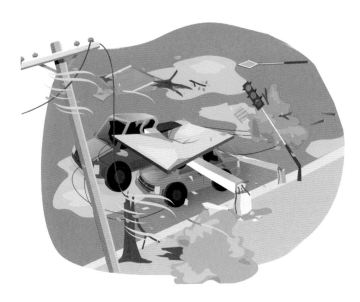

Q/ 059 地震时遇到火灾如何处理?

地震发生后,由于建筑物倒塌引发电线短路、煤气泄漏、输油管破裂、炉灶翻倒等情况往往容易造成火灾,加之供水系统破坏,消防水源短缺,所以火灾是最容易发生的地震次生灾害之一。1906 年 4 月 18 日美国旧金山发生 8.3 级地震,大火烧了 3 天 3 夜。

(1)如果在地震时遇到火灾,第一时间千万要冷静,不要慌张。在户外的人立即跑向空旷地带,远离发生火灾的建筑物。

(2)在楼房内的家庭成员应及时暂躲至牢固的床、桌等坚固的家具下或楼房卫生间等小开间房内。

(3)被封闭在室内的人员,不可使用电器、火柴、蜡烛等,最好用手电筒照明。

（4）被困在家内的家庭成员，要尽可能向有空气和水的方向移动，趴在地上，用湿毛巾捂住口鼻，匍匐向前逃生。节约食物和水，以便维持尽可能长的时间。等地震停止后有条件马上向安全地段转移。待到确认自己安全后，联系消防队人员处理火灾。

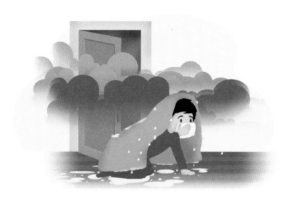

Q/A 060 地震时遇到水灾如何处理？

（1）如果在地震时遇到上游水库坍塌引发水灾，河水水位暴涨，要迅速向高处转移。来不及转移的人员，要就近迅速爬上屋顶、楼房高层、大树、高墙等高的地方暂避。如洪水继续上涨，暂避的地方已难自保，则要充分利用准备好的救生器材逃生，如门板、桌椅、木床、大块的泡沫塑料等能漂浮的材料。如果已被洪水包围，要设法尽快与当地政府防汛部门取得联系，报告自己的方位和险情，积极寻求救援。千万不要游泳逃生。

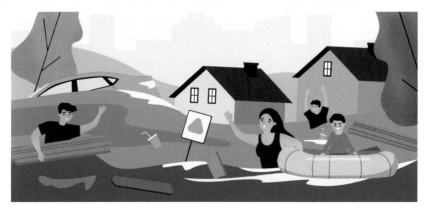

（2）如果居住在海边或者到海边旅行，应留心地震信息。在海边玩时一旦感觉到较强的震动，就应立即离开，并做好预防海啸的准备。若发现海水有反常地涨落，如海平面突然下降，或巨浪突然滚滚而来，水面上有大量水泡冒出，就应尽快离开。在撤离的时候要尽量往高处撤离，在巨浪卷来时，如果周围有抗击力强的坚固建筑物，应立即进入并关严门窗。如果不幸被海浪卷进海中，要尽量冷静，然后设法抓住树枝或木板之类的漂浮物，让自己浮在水面上。在漂浮时，如果正巧被浪推到岸边，就应及时抓住地面上牢固的物体，防止再次被卷入海中。

Q/A 061 地震时遇到风灾如何处理？

如果在地震时遇到风灾，我们要向高处和安全坚固的建筑物内转移，同时要及时关闭电气设备，切断不必要的电源。此外，地震导致车辆无法移动，一旦发生暴雨并且发现路面积水越来越深时，驾驶人应果断选择弃车离开，切勿继续等待。

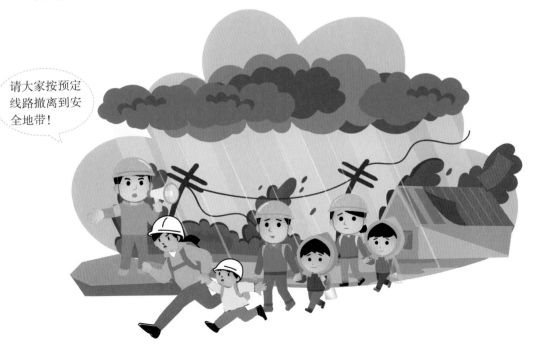

请大家按预定线路撤离到安全地带！

Q/A 062 地震时遇到核辐射污染如何处理？

在地震时，一旦核反应堆的安全壳出现破损，就要尽量把释放的污染物控制在厂区内，同时控制地下水水源和土壤。避免放射物质和灰尘碰在一起，否则它们将会随着流动的空气扩散。

如果核物质发生泄漏，马上服用碘制剂，同时立即撤离，距离防护是第一位的。

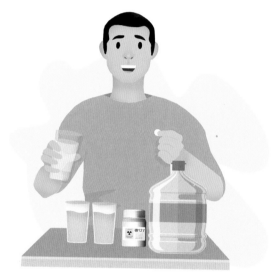

在室外用手帕、毛巾、布料等捂住口鼻，减少吸入放射性物质，体表的防护可用各种日常服装，包括帽子、头巾、雨衣、手套和靴子等。对已受到或疑似受到体表放射性污染的人员用水进行淋浴去污，并将受污染的衣服、鞋、帽等脱下存放起来，直到以后有时间再进行监测或处理。要防止将放射性污染扩散到未受到污染的地区。

Q/A 063 地震时遇到寒潮等极端天气如何处理？

（1）如果在地震时遇到寒潮等极端天气，要注意防寒保暖。地震发生时，往往不能穿好衣物再逃生，所以面对寒潮天气，需要尽快赶到政府部门设立的灾后救治点领取防寒衣物，同时应到避风场所避风。

（2）户外作业人员注意安全。

（3）交通、公安等部门要按照职责做好道路结冰应对准备工作。

Q/A 064 地震时遇到有毒物质泄漏如何处理?

（1）如果在地震时遇到有毒物质泄漏，要立刻判断风向，迎着风绕道撤离，不要顺着风向跑。

（2）用湿毛巾捂住口鼻，千万不要使用明火，震后设法转移。

（3）如果被埋在废墟下，行动受到限制，闻到煤气、毒气时，用湿衣服等物捂住口鼻，千万不要使用明火。

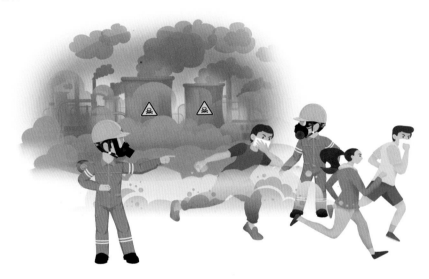

Q/A 065 地震时遇到地面塌陷如何处理?

（1）如果在地震时遇到地面塌陷，第一时间能避开时马上避开地面塌陷区。

（2）如果已经发生陷落，不要惊慌，应双手抱头、双臂护脸，下蹲抱团，为自己保留最大限度呼吸空间。

（3）护住口鼻防止粉尘污染。

（4）利用身边水管、煤气管道制造声响进行求救。

Q/A 066 地震时遇到山体滑坡如何处理?

（1）如果在地震时遇到山体滑坡，要沉着冷静，不要慌乱。

（2）然后向垂直于滚石前进的方向或滑坡方向的两侧逃离，并尽快在周围寻找安全地带，千万不要选择在滑坡的上坡或下坡处躲避。

（3）当无法继续逃离时，应迅速抱住身边的树木等固定物体，注意保护好头部。

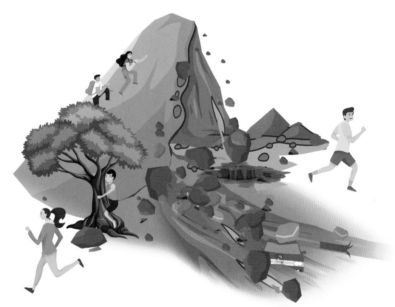

Q/ **067** 地震后被困室内如何自救？

/A （1）如果发生地震时，不幸被困室内，一定要保持冷静，坚持信念，等待救援的到来。也要认识到，震后余震会不断发生，室内环境会进一步恶化，营救需要一定时间。

（2）保持呼吸通畅，尽量挪开脸前、胸前杂物，清除口鼻附近的灰土，设法避开身体上方不结实的倒塌物、悬挂物。

（3）在有条件情况下搬开身边可移动杂物，扩大生存空间。

（4）如果闻到煤气、异味或者尘土太大，设法用湿衣服捂住口鼻。

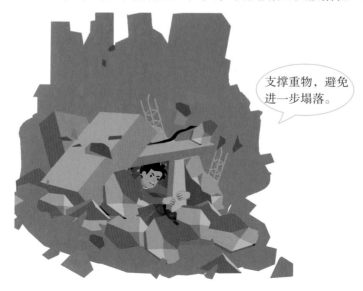

支撑重物，避免进一步塌落。

Q/ 068 室内哪些是利于避震的场所？

/A 室内较安全的避震空间有承重墙墙根、墙角或坚固的家具旁，有水管和暖气管的地方，如卫生间、水房、储存室等。

Q/ 069 室内哪些是不利于避震的场所？

/A 室内不利于避震的场所有没有支撑物的床（炕）上、吊顶吊灯等装饰品下方、镜子等玻璃制品旁边、窗户旁边、阳台、周围无支撑的空间里。

Q/ 070 地震时地下室是否安全？

/A 很多国内外的地震表明当发生大地震的时候，地下室没有被毁灭，地下室的安全系数最高。但是从地震发生到结束也就几十秒钟的时间，很多人是没有时间跑去地下室的，而且楼梯是整栋建筑中抗震性能较差的部分之一，因此发生地震时，跑下楼梯也是很危险的一件事情。

Q/ 071 地震后被困车内如何自救？

/A （1）地震发生时，如果正好在车里，要尽快关闭发动机，并用手机关注地震的实时报道，以便随时服从国家安排，尽快逃生。逃生时，不要锁车，也不要将车钥匙带走，以便关键时候可以移开车辆。

（2）如果地震发生时正好在公交车、地铁或者火车内，尽量保持冷静，不要慌乱。尽量将自己稳定住，服从指挥，不要盲目逃生。

Q/ 072 地震后被埋如何自救？

/A （1）地震后如果发现自己被埋，一定要冷静，不要惊慌，要相信一定会有人来救自己。

（2）确认自己的身体状态，查看四肢能否活动，是否有流血受伤。如果有伤情，要想办法包扎止血。由于被埋初期周围光线很弱，无法看到周围环境，等双眼逐渐适应黑暗环境后，可以尽量观察一下周围环境，寻找有利的物品，如地震应急包、金属管道等。

（3）为了预防余震造成二次伤害，可以利用周围的物品保护自己，扩大和稳定生存空间。

（4）如果暂时找不到脱险通道，要尽量保存体力，尽可能闭目养神、养精蓄锐，等待救援。避免因急躁、哭喊消耗大量精力和体力。当听到外界声音时，可用石块敲击水管或其他发声物品，向外界发出求救信号。

Q/A 073 地震后被埋如何传递求救信号？

如果能找到水管、燃气管等与外界潜在相连的管道，在上面敲击，信号会更容易被救援队伍捕捉到。如果能找到地震应急包里面的应急口哨，可以吹响口哨向外界发出求救信号。一般标准的 SOS 求救声音信号为三短三长再三短，即不管敲击声或哨音，都是先发出 3 个短音，再发出 3 个长音，再发出 3 个短音，往复交替。在传递信号过程中也要注意保存体力，等听到外面有救援声音时，再发出求救信号。

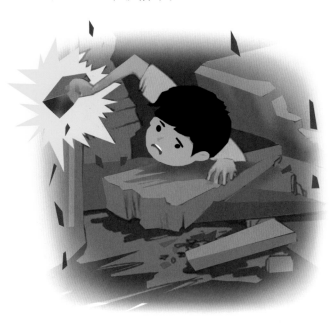

Q/A **074** 地震后被埋如何维持生命？

如果被埋，要尽快找到身边的地震应急包，里面有准备好的水或食物，或者在周围搜寻水和食物，这是维持我们生命最重要的保障。要做好被埋较长时间的准备，水和食物一定要节约使用。减少不必要的活动，闭目养神，做好保暖工作，减少热量消耗。必要时自己的尿液也能起到维持生命的作用。

Q/A **075** 地震后孕妇如何自救？

面对地震不要慌张，震后迅速撤离，孕晚期的准妈妈由于肚子比较大，奔跑时千万注意不要由于太过焦急而放足狂奔，孕晚期剧烈的运动容易导致早产。如果来不及撤离，要就近待在坚固物体旁边。由于准妈妈行动较为不便，不建议采取蹲式，可采取跪式或坐式躲藏，同时最好能找到东西护住肚子，以防意外撞击带来的严重后果。如果震后不幸被埋，要尽量保持冷静，设法自救，准妈妈的情绪对肚子里的孩子来说影响非常大，巨大的精神刺激会对胎儿的生长发育极为有害，所以孕妇要努力保持乐观心态。

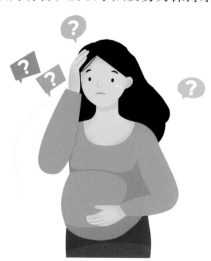

Q/A **076** 地震后能否使用自来水？

强烈地震后，城市自来水系统大多遭到严重破坏，供水管道破裂，供水极为困难。在这种情况下，自来水通常不能使用。

Q/ **077** 地震后能否使用电梯？

/A 地震后不能使用电梯。由于地震会对地面建筑和自然环境造成巨大破坏，处于地震中心附近的建筑都会受力摇晃、变形，在电梯井中运行的电梯也会因为受建筑物的影响变形被卡住，不能使用。同时由于有余震发生，人随时可能被困在电梯中而陷入更加危险的境地。

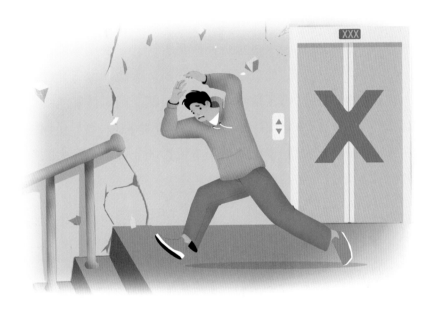

Q/ **078** 地震后能否马上使用明火？

/A 发生地震后不要马上使用明火，因为地震后环境中有可能存在天然气或其他有毒有害气体泄漏，这时如果使用明火，这些气体有可能会被点燃，出现火灾或爆炸等安全事故。

Q/ **079** 地震后能否使用汽车？

/A 地震过后，如果车辆受损不严重，还能够行驶，一般可以使用。

但地震后，有些地方的地面会出现裂纹或鼓包，因此在驾车时要更加留意路况，不要开快车；有些地方地面会下陷，行驶过程中一旦发生陷车，就应该立即离开车辆，寻找附近安全的地方临时避难。同时地震后伴随着不少余震，所以不要在围栏、墙壁、平房、电线杆附近停车，防止这些东西倒下来砸坏车辆。

Q/A 080 地震后能否使用桥梁？

地震会对桥梁的桥台、支座、地基、桥墩等结构产生不同程度的损害。有些损害肉眼并不可见，此时贸然从桥上通过，容易引起桥梁坍塌，造成人员伤害。应当等专业人士对桥梁损害情况进行评估，确认桥梁结构稳定或者进行加强修复后再使用。如果万不得已必须过桥，一定要紧紧抓住桥栏杆，或者系上保护绳。

Q/A 081 地震后能否使用高速公路？

我们国家修建的高速公路都有一定的防震级别。在地震发生后，如果高速公路没有出现明显的变形、鼓包、塌陷，可以继续使用。而且使用高速公路，能使救援物资更快地到达灾区，帮助灾后重建工作顺利开展。地震后在高速公路上行车时，要注意余震的发生，做好相关防范工作。

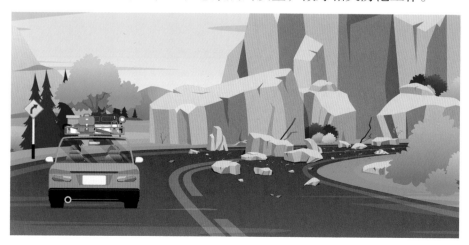

Q/A 082 地震后能否使用加油站？

地震时，巨大的能量释放会导致加油站油罐破损、油管（加油机）断裂，产生油品跑冒、漏油，容易引发火灾及更大规模的爆炸。所以地震后不要马上去加油站，而是要等加油站工作人员评估检查、排除相关风险后才能使用加油站加油。

Q/A 083 地震后能否使用手机？

地震后是可以使用手机的，并且要正确使用手机，只要手机电量持续得越久，获救的希望也就相应增大。

地震后，要关闭手机震动功能，亮度调到最低，关闭GPS（全球定位系统）、蓝牙、流量等高耗电设置，以保证手机的续航能力，也要克制自己使用手机的时间，不要频繁刷手机。

通信基站可能在地震中遭到破坏，或地震后同一时间很多人在打电话，导致通信线路繁忙，所以拨打电话大概率会遇到没有信号的情况，这时首选的求救方式不是打电话而是发短信，要将自己的情况、位置精确地告诉亲密的人，也许发短信会慢一点，但也要耐心等待。

Q/A 084 为什么灾难来临时自救互救至关重要？

时间就是生命，多次强烈地震的救灾过程表明，灾民的自救互救能最大限度地赢得时间，挽救生命。如 1976 年唐山 7.8 级地震后，唐山市区（不包括郊区和矿区）的 70 多万人中，有 60 多万人被困在倒塌的房屋内，而通过市区居民和当地驻军的努力，80% 以上的被埋压者获救，灾民的自救与互救使数以十万计的人死里逃生，大大降低了伤亡率。

Q/A 085 地震后如何开展互救？

互救是指震区幸免于难的人员对其他人员和一切被埋压人员的救助。

地震后，外界救灾队伍不可能立即赶到救灾现场，而越早解救被埋压者，被救者的存活率越高。在这种情况下，为拯救更多被埋人员宝贵的生命，积极投入互救，是减轻人员伤亡最及时、最有效的办法。

震后互救原则如下。

（1）先救易后救难。

（2）先救近后救远。

（3）先救多后救少。

（4）先救轻后救急。

（5）先保命后保全。即先保住伤者性命，再设法帮助其脱险。

（6）先救心后救身。即先进行心理安慰并适当补水、进食等。

Q/A 086 地震后如何搜救被困人员？

（1）先仔细倾听有无呼救信号，也可用喊话、敲击等方法探寻埋压物中是否有待救者。

（2）如果听不到声音，可请其家属或邻居提供情况。

（3）根据现场情况，分析被埋压人员可能的位置。对倒塌的建筑物进行侦查、搜寻、定位被埋人员。有条件时，应当采用生物与仿生技术、无线电测向定位技术、化学－物理探测技术等高科技手段进行搜寻，以缩短救援时间，减少人员伤亡。

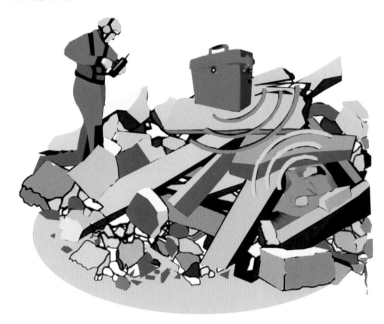

Q/A 087 地震后正确的救人方式有哪些？

（1）要先抢救建筑物边沿瓦砾中的幸存者，及时抢救那些容易获救的幸存者，先救青年人和轻伤员，以扩大互救队伍。

（2）要注意搜听被困人员的呼喊、呻吟、敲击声。根据房屋结构，先确定被困人员的位置，再行抢救，以防止意外伤亡。

（3）应当先抢救那些容易获救的医院、学校、旅社、招待所等人员密集的地方。

Q/A 088 地震后如何就地施救？

（1）使被压者头部暴露，迅速清除口鼻内尘土，防止窒息，再行抢救，不可用利器刨挖。

（2）对于埋压废墟中时间较长的幸存者，应输送饮料，然后边挖边支撑，注意保护幸存者的眼睛。

（3）对于那些一息尚存的危重伤员，应尽可能先在现场进行救治，随后迅速送往医院和医疗点。

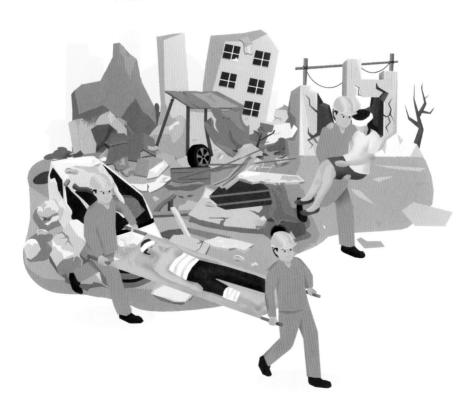

089 扒挖被埋人员时怎样保证伤员的安全？

（1）使用工具扒挖埋压物，当接近被埋人员时，不可用利器刨挖。

（2）要特别注意不可破坏原有的支撑条件，以免对埋压者造成新的伤害。

（3）扒挖过程中应尽早使封闭空间与外界沟通，以便新鲜空气注入。

（4）扒挖过程中灰尘太大时，可喷水降尘，以免被救者和救人者窒息。

（5）扒挖过程中可先将水、食品或药物等递给被埋压者使用，以增强其生命力。

（6）施救时尽量先将被埋压者头部暴露出来，清除其口、鼻内的尘土，再使其胸腹和身体其他部分露出。

（7）对于不能自行出来者，应使其尽量暴露全身再抬救出来，不可强拉硬拽，避免使被救者身体再次受到损伤。

（8）幸存者需要进行特殊护理。蒙上眼睛，使其避免强光的刺激。不可突然接受大量新鲜空气，不可一次进食过多。避免被救人员情绪过于激动。

090 在挖掘扒救被埋压者时，应遵循什么样的扒救次序？

（1）地震发生后，扒救埋压伤员时，其原则和顺序是：先露头后露身，再露四肢。

（2）在无法确定伤情之前，绝对禁止强力牵拉四肢。

（3）切忌因救人心切，忽略上下左右的环境而伤害其他未被挖救者。

091 救助过程中如何判断被困人员受伤情况？

地震现场伤员较多时，首先应该对伤员采取救援现场检伤分类。

（1）危重伤员——标示红标，优先给予护理及转运。有危及生命的严重创伤，及时治疗能够获救，先简单处理致命伤、控制大出血、支持呼吸等。

（2）重症伤员——标示黄标，次优先转运。有严重损伤，但经急救处理后生命体征或伤情暂时稳定，可在现场短暂等候。

（3）轻症伤员——标示绿标，将伤员先引导到轻伤接收站。可自行行走无严重损伤，其损伤可适当延迟转运和治疗。

（4）死亡或濒死者——标示黑标，停放在特定区域。已死亡或无法挽救的致命性创伤造成的濒死状态。如呼吸、心跳停止，且长时间未给予心肺复苏救治，或头、胸、腹严重外伤而无法实施心肺复苏救治者。

Q/A 092 救助过程中为什么要保护幸存者的眼睛？

人眼的视觉细胞分为视锥细胞和视杆细胞两种。视锥细胞主要对亮光下的各种颜色的视觉起作用，而视杆细胞主要对暗光下的视觉起作用。另外，瞳孔的大小可以随光线的强弱而自动变化。当人处于明亮的环境中时，瞳孔开放的直径较小，进入眼睛的光线减少，而当处于暗环境时，瞳孔开放较大，进入眼内的光线增加，这样可以保证我们的眼睛总能得到足够的光线刺激形成较清晰的视觉图像，又不会因为进入眼睛的光照太强而引起损伤。

当人从一个较明亮的环境突然进入一个黑暗的环境中时，一开始什么也看不清，慢慢才能逐渐看清周围的东西，这叫作暗适应。暗适应是一个瞳孔逐渐开大并且视觉细胞敏感度逐渐提高的过程。

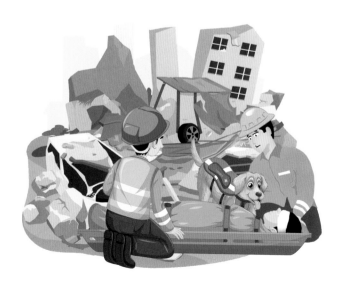

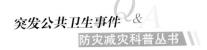

埋在废墟中的幸存者，他们长期处于狭小、黑暗的环境里，此时他们眼睛的瞳孔是散大的，而视觉细胞是处于高度敏感的状态，突然的重见光明会让他们的眼睛很不适应，大量强烈的光线，有可能通过来不及缩小的瞳孔进入眼内而引起视网膜损伤，甚至引起视网膜脱落或致盲。因此，为了防止获救者的眼睛遭受损伤，一般会要求获救者闭上眼睛并在其眼睛上蒙上纱布或毛巾。当他们的瞳孔逐渐缩小，视觉细胞的敏感度逐渐回落后（明适应），就可以将蒙着的眼睛打开了。

Q/A 093 多部位损伤幸存者如何施救？

地震中，伤员往往有多部位损伤。多发伤的急救处理，一般遵循三大原则：第一是迅速做出伤情评估，第二是快速处理危及生命的问题，第三是迅速将伤员转送到医院。

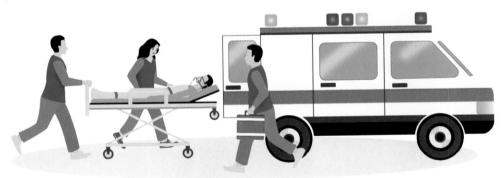

Q/A 094 脊柱（脊髓）损伤幸存者如何施救？

脊柱（脊髓）损伤会造成伤员肢体瘫痪，因此一定要争取尽早治疗，越早的治疗就越有利于伤员恢复。当发现一名伤员下肢或四肢无法活动、感觉丧失时，就要怀疑脊柱（脊髓）损伤。对于这样的伤员，要采用正确的固定和搬运方式：在抢救现场，救护者要用手平托伤员的身体，将伤员固定在硬木板担架上搬运，防止因损伤脊椎的移位而发生脊髓的再损伤。

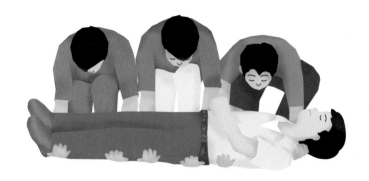

Q/A 095 上肢骨折幸存者如何施救？

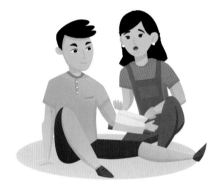

上肢骨折指的是发生于肩部、上臂、肘部、前臂、腕部和手部的骨折。当出现上肢骨折后，最典型的临床表现有疼痛、局部肿胀和压痛、患肢活动受限。

如果发生上肢骨折，不能加重损害。就地取材，用木头或者木板把患肢固定起来方便转运，如果没有办法临时固定，拖动患肢的时候两边要一致，或者防止再次损伤，因为骨折断端非常锋利，可能会损伤周边的血管与神经。

Q/A 096 下肢骨折幸存者如何施救？

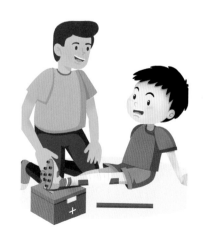

下肢骨折指的是发生于大腿、膝部、小腿、踝部和足部的骨折。和上肢骨折类似，临床表现有疼痛、局部肿胀和压痛、患肢活动受限。下肢骨折，不能加重损害。就地取材，用木头或者木板把患肢固定起来方便转运，如果没有办法临时固定，拖动患肢的时候两边要一致，或者防止再次损伤。

Q/A 097 骨盆骨折幸存者如何施救？

骨盆骨折是指发生于髋部的骨折。骨盆骨折不仅有骨盆区剧烈的疼痛感，还可能损伤血管，出现大出血，严重时可能会休克，有一定的死亡率。一旦高度怀疑骨盆骨折时，按以下步骤施救。

（1）对患肢制动，避免多次搬运，防止出现二次损伤，导致病情加重。

（2）保证呼吸道通畅，把伤员的衣领解开，开放气道，保持呼吸道的通畅，防止出现窒息，临时固定包扎治疗。

（3）观察伤员的生命体征，尽快送医进一步治疗。

Q/A 098 头部损伤幸存者如何施救？

头部损伤通常分为头皮损伤、颅骨损伤和脑损伤三种。

（1）对于头皮损伤出血者，可以采取加压包扎止血的方法，尽早除去伤口内的异物。

（2）对于颅骨损伤、脑损伤的伤员，要尽快转运，送医治疗。在此期间应严密观察伤员情况，避免出现颅脑内迟发出血和损伤。

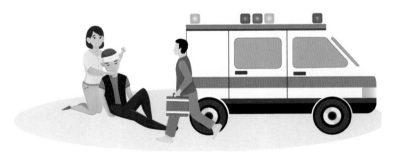

Q/A 099 胸部损伤幸存者如何施救？

面对胸部损伤的伤员，首先要保持呼吸通畅，清除呼吸道的血液和黏液。胸部裸露的伤口应该立即进行封闭的包扎，不要用敷料填塞胸腔伤口，以免敷料滑入伤口里面。多根肋骨骨折有明显的胸壁反常呼吸运动时，用厚敷料或急救包压在伤处，外加胶布绷带固定。为了安全，应尽快转运，送医治疗。

Q/A 100 腹部损伤幸存者如何施救?

面对腹部损伤的伤员,首先将其搬运到安全的地方,让受伤员静卧屈膝,使腹部肌肉松弛。当腹部有内脏脱出时,千万不要用手触摸,也不要立即回纳入腹腔,可用无菌或清洁敷料覆盖后,扣上清洁碗,以保护脱出的内脏,然后包扎固定。严禁进食或口服药物,告诉伤员不要用力咳嗽,以防止内脏继续脱出。要尽快转运,送医治疗。

Q/A 101 肢体毁损幸存者如何施救?

遇到断肢或断手指时,既要保护好创面,更要将断肢冷藏好,及时地送到医院,尽量为断肢再植成功创造条件。用消毒过的纱布(或干净纱布)将断肢、断指包好,放进无漏洞的塑料或橡皮口袋中,紧扎袋口,周围再敷以冰块冷冻。千万不要在断肢上面涂擦消毒液或把断肢浸在酒精或其他消毒液中,这样做会使断肢的组织细胞凝固、变质,失去再植的机会。

Q/A 102 昏迷的幸存者如何施救?

面对昏迷的伤员,首要任务是保证呼吸道的通畅,绝对要保障昏迷者的呼吸是正常的。仰卧位的咽部组织会下坠,从而阻塞呼吸道,所以一般情况下要把颈部向上抬,或者将头偏向一边,以使呼吸道保持通畅。如果伤员发生呕吐,引起误吸,会造成窒息。所以现场急救的时候必须要清理口腔的异物。

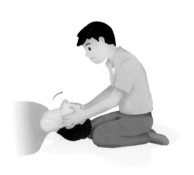
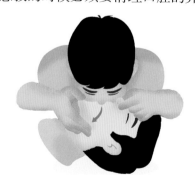

如果伴有心搏骤停，在医务人员赶到之前可给予心肺复苏，以加快血循环的恢复。

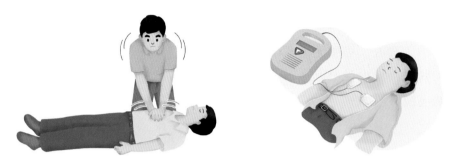

Q/103 合并中毒的幸存者如何施救？

/A （1）在地震现场，面对不清醒的中毒伤员，不要让其服用任何东西。若伤员呕吐，应及时清理呕吐物，防止伤员吸入自身呕吐物。

（2）面对清醒的中毒伤员，要询问伤员或查看现场，了解伤员接触了哪种毒物。同时检查伤员的嘴唇、舌头、喉咙有没有化学烧伤的痕迹。

（3）对于合并煤气中毒的伤员，要迅速将其转移到空气流通的地方，脱掉伤员身上的湿衣服，注意保暖。如果伤员出现呼吸抑制，在医务人员赶到之前可给予口对口人工呼吸和胸外心脏按压。

Q/104 合并烧伤的幸存者如何施救？

/A （1）面对合并烧伤的伤员，如果烧伤不是很严重的话，可以在现场用冷水进行冲洗，或者采用较冷的毛巾和纱布进行冷敷，都可以有效地降低皮肤表层的温度，减少皮肤受到进一步的伤害。

（2）不能用物品去涂抹皮肤烧伤处，诸如防腐剂、油脂、凡士林之类。

（3）应持续降温直至感觉稳定下来，这时离开凉水时不会增加疼痛感。

（4）脱去衣物时避免用力将皮肤剥落。

（5）及时处理伤口，赶快就医。

Q/A 105 儿童幸存者如何施救？

地震发生后，青少年儿童会面临巨大的心理创伤，需要专门的心理医生参与救助。由于儿童自身的发育体型较成年人小，在一些狭小空间内往往可以生存，成人反而不行，因此在救援时要特别注意，不放过每一个角落。与此同时，儿童自身对灾难的承受能力远不及成人，同样的暴力伤害，对成人可能还没有伤筋动骨，但对儿童就会致命。所以救援时面对儿童动作要轻柔，幅度、力量要小，要特别小心，避免救援造成二次损害。

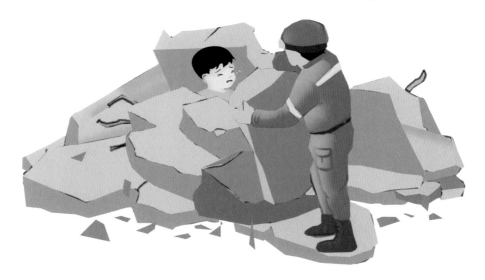

Q/A 106 高龄幸存者如何施救？

高龄伤员往往腿脚不便，地震发生时往往来不及及时撤离。同时老年人合并多种内科疾病，比如骨质疏松、糖尿病、中风、冠心病等，自身抗击风险能力较弱，地震中易放大相关损害。因此在救援高龄伤员时要更加小心仔细，多给予人文关怀。

六
地震后医疗救助

Q/A 107 地震后医疗卫生系统如何快速响应?

各级政府行政及卫生主管部门往往会有地震灾害卫生应急预案,里面会详细地描述面对地震灾害,政府部门如何成立应急小组,如何应对地震灾前准备,响应等级及相关具体措施,以及如何保障相关措施进行落实等。一旦发生地震,各个相关部门按照预案内容实施救援、减灾、重建等工作。

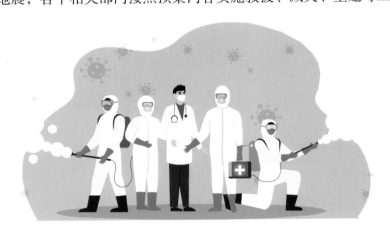

Q/A 108 地震后医疗卫生系统应急响应有哪些内容?

主要包括医疗救治和卫生防疫。

(1)医疗救助包括灾区现场的临时医疗救护点和集中收治医院,对伤员进行医疗服务。

（2）卫生防疫包括对灾区和临时安置点公共卫生传染病疫情的监测，对饮用水卫生、食品卫生进行监管等。

Q/A　109　地震后临时医疗点如何选址？

地震后临时医疗点尽可能在伤员或灾民相对集中、次生灾害较少、靠近安全饮用水源、交通相对方便、利于后勤保障的空阔安全区域或被毁乡镇卫生院附近。

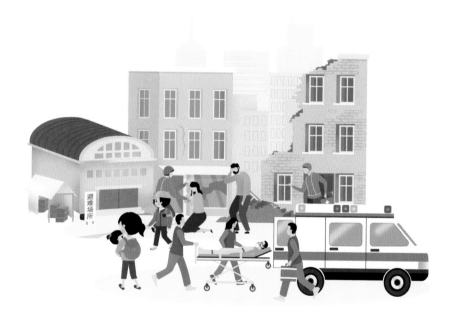

Q/A　110　地震后临时医疗点由哪些人员组成？

地震后临时医疗点人员，主要由医生，包括骨科、普外科、胸外科、神经外科、产科、麻醉科、内科等相关科室抗震救灾经验丰富的医生，各专科经验丰富的护士，以及转运、炊事、后勤保障人员组成。

Q/A　111　地震后临时医疗点如何转诊？

震后临时医疗点主要用于现场伤员的简单处理，待到伤员伤情稳定后，通过健全的转运系统，联系集中收治医院的绿色通道，快速转运。

Q/A 112 地震后临时安置点如何选址？

（1）地震后临时安置点要便利生活，有利于灾民生产生活恢复。

（2）要保证安全，避开地震活断层、次生地质灾害隐患点、储存易燃易爆危险品区等危险源，落实好防灾防疫措施，加强安全巡逻。

（3）要规模适度，不宜过大，避免发生次生灾害影响较大。

Q/A 113 地震后临时安置点需要考虑哪些问题？

临时安置点不是一个自然形成的社区，其整体布局和其他外观应当以社区为基础，提供详尽的关怀，以满足特殊需求。在地震发生后，要立即提供重要物资和服务，而不要耗费精力去改变灾民自发的安排。同时还要考虑到可能的人群扩张带来的需求压力。

Q/A 114 地震后如何保证饮用水卫生？

为了解决饮水问题，首先要将洁净的饮用水尽早运往震区；同时，要在震区寻找水源，并对水质进行检验，对暂不适饮用的水要进行净化处理后才能饮用。

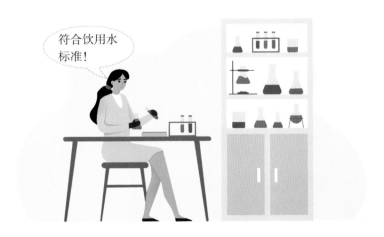

符合饮用水标准！

Q/A 115 地震后如何保证食品卫生？

（1）用于满足灾民营养需求而提供的食物要适合当地饮食习惯，使用当地原料来准备当地食品，比提供进口食品更合适。

（2）需要特别注意婴儿、儿童、孕妇和哺乳期妇女、患者、老人的特殊需要。

（3）要在第一次检查时评估他们的健康状况，看是否患上了营养不良症。

Q/A 116 地震后如何防控传染病？

（1）在临时安置点中，要加强传染病的防治。

（2）加强饮水卫生、食品卫生的管理。

（3）强化环境卫生管理，包括对人体排泄物、生活垃圾、医疗废物、遇难者遗体的正确处理，减少环境因素对人体健康的危害。

（4）做好居住环境的消毒与隔离，加强对蚊、蝇、鼠等媒介生物的控制。

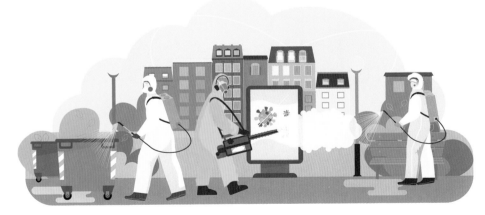

（5）向灾区群众宣传防病常识，同时大力开展爱国卫生运动，动员灾区群众积极参与讲究卫生、减少疾病行动。

参考文献

[1] 国家地震科学数据中心 . 专题服务 [EB/OL]. https://data.earthquake.cn/sekp.

[2] 中国地震局 . 地震频道 [EB/OL]. https://www.cea.gov.cn/cea/dzpd/dzcs.

[3] 孙同文 . 灾难与急救应急手册 [M]. 郑州：郑州大学出版社，2021.

[4] 贾群林 . 地震 [M]. 北京：人民卫生出版社，2013.

[5] 贾群林 . 地震（中小学生版）[M]. 上海：同济大学出版社，2017.

突发公共卫生事件 Q&A 防灾减灾科普丛书

● 主　审／陈孝平　马　丁
● 丛书主编／王　伟　刘继红

国家重大公共卫生事件医学中心
人畜共患传染病重症诊治全国重点实验室　◎组编

洪灾

主　编◎刘　东
副主编◎吴广杰　桂　玲

长江出版传媒　湖北科学技术出版社

图书在版编目（CIP）数据

洪灾 / 刘东主编；吴广杰，桂玲副主编 . —武汉：湖北
科学技术出版社，2023.6
（突发公共卫生事件 Q&A 防灾减灾科普丛书）
ISBN 978-7-5706-2623-6

Ⅰ．①洪⋯　Ⅱ．①刘⋯　②吴⋯　③桂⋯
Ⅲ．①水灾－公关卫生－卫生管理－中国
Ⅳ．① P426.616　② R199.2

中国国家版本馆 CIP 数据核字（2023）第 116016 号

| 策　　划：邓　涛　赵襄玲 | 责任校对：陈横宇 |
| 责任编辑：许　可　高　然 | 封面设计：曾雅明 |

出版发行：湖北科学技术出版社
地　　址：武汉市雄楚大街 268 号（湖北出版文化城 B 座 13—14 层）
电　　话：027-87679468　　　　　　　　　　　邮　　编：430070

印　　刷：湖北金港彩印有限公司　　　　　　　邮　　编：430040

710×1000	1/16	67.75 印张	1500 千字
2023 年 6 月第 1 版		2023 年 6 月第 1 次印刷	
定　　价：338.00 元（全 13 册）			

（本书如有印装问题，可找本社市场部更换）

"突发公共卫生事件Q&A防灾减灾科普丛书"

编　委　会

主　审：陈孝平　马　丁

主　编：王　伟　刘继红

副主编：廖家智　白祥军　刘　争　唐锦辉
　　　　唐洲平　宁　琴　李树生　刘　伟
　　　　袁响林　朱小华　王军明　王芙蓉
　　　　李　娟　李　锋　刘　东　谭　莉
　　　　汪　晖　仇丽茹　姚　颖

《洪灾》编委会

主　编：刘　东

副主编：吴广杰　桂　玲

编　委：桂　玲　郭梦林　郭　敏　何　艳
　　　　李　梦　刘　璇　曾　露　方一念
　　　　李　腾　余早勤　李　为　裴　琳
　　　　陈云舟　刘　宇　信凡雪　汤　杰
　　　　徐艳娇　郭洁茹　汤　莹　薛娉娉
　　　　郭　骏

序言

XUYAN

王福生
解放军总医院第五医学中心感染病医学部主任
国家感染性疾病临床研究中心主任
中国科学院院士

在人类发展的历史长河中，人与传染病的斗争从未停歇。尤其是近些年来，随着全球化发展的不断深入、国际社会交流日益密切等，突发公共卫生事件频发且日益复杂，新发突发传染病引起的疫情时有发生。从鼠疫（黑死病）、天花到近年的"非典"（SARS）、中东呼吸综合征（MERS）、新型冠状病毒感染（COVID-19），这些疾病给人类带来了不同程度的灾难，给人民生命和财产造成巨大损失，同时对社会稳定、经济发展以及国家安全等均造成严重影响，让我们更深刻地认识到了科学应对公共卫生事件的重要性。

科学应对新发突发传染病引起的疫情防控，各国政府和公众都面临着巨大的挑战。例如，在如何科学倡导应对突发公共卫生事件，如何精准、快速地控制疾病的传播，如何保障公众的生命健康以及如何维护社会稳

定和经济发展等方面，均需要各国政府和公众共同面对，更需要大家共同努力去解决相关的问题和挑战。

科普宣教是提高公众科学知识素养和应对突发公共卫生事件能力的重要手段之一。科学知识的传播和防范意识的普及，将有助于公众更好地理解和应对突发公共卫生事件，进一步提高公众在日常生活中的健康意识。尤其对于青少年儿童，一本好的科普书将极大地激发他们对科学的兴趣，有助于他们未来成长。因此，开展科普宣传意义重大。

"突发公共卫生事件Q&A防灾减灾科普丛书"由国家重大公共卫生事件医学中心和人畜共患传染病重症诊治全国重点实验室联合组织撰写，内容涵盖了公共卫生事件的多个方面，包括《院前急救技能》《新发及突发重大传染病》《儿童救治与照护》《食物中毒》《重大职业中毒》《极端天气》《水污染与突发水污染事件》《空气污染》《常见危险化学品》《核与辐射》《地震》《洪灾》《灾后卫生》等13个分册，主要从各类公共卫生事件的定义、特征、危害及相应的处置与救援等方面进行详细介绍，为公众提供系统、全面、科学的公共卫生知识，以期公众在面对公共卫生事件时能够科学应对、降低损失，从而促进社会的健康发展。

本套丛书旨在向广大公众传递科学、权威、实用的公共卫生知识，帮助公众更好地提高应对新发突发传染病或其他突发公共卫生事件的水平。这里特别感谢为本套丛书撰稿的专家和学者，他们为编写本套丛书付出了辛勤劳动；另外，本套丛书的出版也得到了相关机构和人员的大力支持，在此一并表示感谢。希望本套丛书能够为公众提供有益的知识和帮助，让我们为科学应对公共卫生事件，建设更加健康、美好的中国而努力。

王福生

2023 年 5 月 15 日

"突发公共卫生事件Q&A防灾减灾科普丛书"的《洪灾》分册旨在通过科学权威的角度，深入浅出地介绍洪灾的概念、成因、预防、救援等一系列知识，以期帮助读者更好地了解和应对洪灾这一复杂的自然灾害。本书内容涉及洪灾的基本概念、洪水形成因素、洪水监测和预报等多个方面，并重点介绍了洪灾应急管理及溺水救护。

由于洪灾具有普遍性、复杂性和长期性等特点，所以本书并不是一份详尽的操作手册，而是从科普角度出发，旨在提高公众对洪灾的认知和理解。同时，本书还涉及一些实用的建议和方法，如如何正确地看待洪灾、如何选择安全的住所、如何做好食品储备、如何制订逃生和救援计划等，以帮助读者在面对洪灾时能够保持冷静、科学应对。

最后，本书作者衷心希望，通过本书的介绍，读者可以更好地了解和应对洪灾这一自然灾害，减少灾害对人们生命财产的危害，同时也希望政府、企业和公众能够共同参与到洪灾防治的行动中来，共同努力，打造一个更加安全、稳定、繁荣的社会。

编者

2023年5月于武汉

一 洪灾基本知识 / 1

二 洪灾的应急计划与应对措施 / 5

三 溺水救护知识 / 39

洪灾基本知识

Q/A 001 洪灾是什么?

洪灾是由江、河、湖、库水位猛涨,堤坝漫溢或溃决,水流入境而造成的灾害,是威胁人类生存的十大自然灾害之一。

Q/A 002 哪些因素可能引起洪灾?

(1)洪灾主要由暴雨引起,短时间内大量降雨,水位猛涨超过河道的容量,或因排水不畅,大量的水聚集在低洼地带,可形成洪水。寒冷地区春季冰雪融化以及水库溃坝也可形成洪水。

(2)由天文潮、风暴潮、台风(飓风)、海啸等因素,造成沿海岸水面产生大范围增水和强浪也可引起洪灾。

(3)由于河湖水量交换或湖面气象因素作用或两者同时作用,可发生湖泊洪水。

Q/A 003 洪灾容易发生于哪些地理环境?

在我国,洪灾的发生一般是东部多,西部少;沿海地区多,内陆地区少;平原地区多,高原和山地少。我国湖泊周围低洼地、江河两岸及入海口地区,如辽河中下游、海河北部平原、长江中游(江汉平原、洞庭湖区、鄱阳湖区以及沿江一带)、珠江三角洲等,以及沿海一些山区和滨海平原的接合部都是洪水危险程度较大的区域。

Q/A 004 洪灾容易发生于哪些时期？

我国的洪灾主要发生在每年 4—9 月。洪灾的发生随地理及气象条件变化而不同。我国东部季风区夏秋多雨，冬春少雨，洪水期也相应出现于夏秋季节。

Q/A 005 洪灾一般有哪些破坏形式？

洪水速度快，携带巨大能量，经过之处可将房屋、设施、道路、农田等冲毁。洪灾时洪水淹溺、大块物体撞击、建筑物倒塌引起的肢体挤压、长时间洪水中浸泡引起的体温下降等，是导致人员伤亡的主要原因。洪灾后由于生态环境发生重大变化，容易导致甲型肝炎、霍乱、钩端螺旋体病、伤寒、痢疾、血吸虫病及流行性乙型脑炎等各种传染性疾病的流行，以及非传染性疾病如浸渍性皮炎、虫咬性皮炎、食物中毒、农药中毒等的出现。所以，洪灾不仅会给社会带来严重的经济损失，还会破坏生态环境和威胁人类的生命安全。

Q/A 006 什么是洪水预报？

洪水预报是指可利用过去和实时的水文气象资料（比如最高洪峰水位或流量、洪峰出现时间、洪水涨落过程、洪水总量等），对未来一定时段的洪水发展情况加以预测。洪水预报是防洪措施的重要内容，直接为防汛抢险、洪灾防范、水资源合理利用与保护、水利工程建设和调度、工农业的安全生产提供服务支持。

洪水预警信号由水文机构向社会公众发布，根据洪水量级及其发展态势，将洪水预警信号由低到高分为 4 个等级，依次用蓝色、黄色、橙色和红色表示。

蓝色预警：预计水位（流量）将接近警戒水位（流量），或洪水要素重现期接近 5 年。

黄色预警：预计水位（流量）将达到或超过警戒水位（流量），或洪水要素重现期达到或超过 5 年。

橙色预警：预计水位（流量）将达到或超过保证水位（流量），或洪水要素重现期达到或超过 20 年。

红色预警：预计水位（流量）将达到或超过历史最高水位（最大流量），或洪水要素重现期达到或超过 50 年。

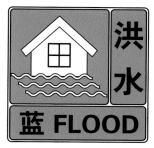

洪水蓝色预警信号标识

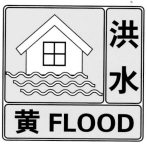

洪水黄色预警信号标识

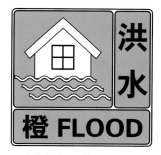

洪水橙色预警信号标识

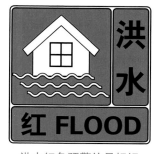

洪水红色预警信号标识

Q/A 007 暴雨预警怎么理解？

暴雨预警是气象部门通过气象监测在暴雨到来之前做出的预警信号，分为 4 级，分别以蓝色、黄色、橙色、红色表示。

蓝色预警标准：12 小时内降雨量将达 50mm 以上，或者已达 50mm 以上且降雨可能持续。

黄色预警标准：6 小时内降雨量将达 50mm 以上，或者已达 50mm 以上且降雨可能持续。

橙色预警标准：3 小时内降雨量将达 50mm 以上，或者已达 50mm 以上且降雨可能持续。

红色预警标准：3 小时内降雨量将达 100mm 以上，或者已达 100mm 以上且降雨可能持续。

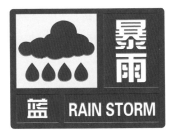
暴雨蓝色预警信号标识

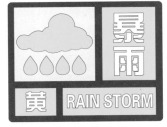
暴雨黄色预警信号标识

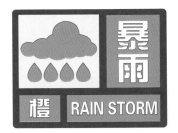
暴雨橙色预警信号标识

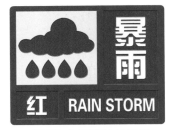
暴雨红色预警信号标识

Q/A 008 城市排水管网是什么？

城市排水管网是处理和排除城市污水和雨水的系统工程，是城市公用设施的组成部分，也是城市总体规划的重要环节。城市排水管网通常由排水管道和污水处理厂组成。在实行污水、雨水分流制的情况下，污水由排水管道收集，送至污水处理厂处理后排入水体或回收利用；雨水径流由排水管道收集后就近排入水体。

城市排水管网其特点如下：覆盖面积庞大；管道内环境恶劣，水力和水质条件复杂；一般无市电；一般为非满管状态，洪灾等应急状况下即使满管状态也无法应对；流量变化大，有时会断流；可能存在反向流量；空间狭小，不适合做成明渠。

二 洪灾的应急计划与应对措施

Q/A 009 洪水多发地区修建房屋住宅需要注意什么?

建房结构尽量使用框架结构,农村地区因地制宜最好使用砖混结构。为了有效保证房屋建筑物的防洪安全,需选择建在不容易发生滑坡和泥石流的地段,避免在土坡下方建房。尽量选择有防洪维护设施且地势较高的场地,动工前做好测绘、地勘服务。根据地勘报告进行房屋设计,建房时选择专业的建筑施工团队,施工完成后做好房屋防水、防潮工作。

防水、防潮工作主要包括以下几点。

(1)将房屋住宅地基升高至防洪水位线以上。

(2)对房屋住宅内的暖通设备、管路、电路系统抬升或进行防洪改造。

(3)屋顶用防水材料建造。

(4)建筑表面使用涂层、密封剂以及饰面薄板等。

(5)安装地基通风口或井泵。

(6)房屋住宅附近建造防水遮挡屏障。

(7)设置下水管道防回流阀门。

Q/A 010 洪水多发地区修建房屋住宅内饰需要注意什么?

洪水多发地区自建房室内外应保持一定高度差。一是防止洪水侵袭;二是防止地面返潮腐蚀家具等。地面、稍矮墙面进行防水处理或瓷砖化,既可防水，又可在漫水后方便清洁与消毒。

电器插座、开关等尽量安装在离地 2m 的安全地方。当积水漫入室内时，应立即切断电源，防止积水带电伤人。

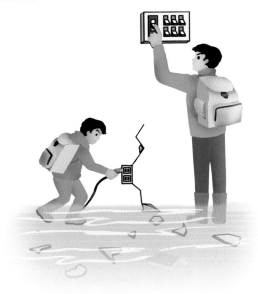

Q/011 洪水多发地区修建房屋住宅家居物品需要注意什么？

洪灾多发区域家居物品应以石材、塑料、金属为主，木质家居应做防水处理，避免使用玻璃、瓷器等易破碎伤人的材质。

为防止大型家电浸水造成财产损失，可增加支撑装置，在洪水来临前将其位置抬高。

家中常备防洪应急包，如充气筏或木筏、救生衣、绳索、打火机、手电筒、鲜艳衣物等可以协助安全逃生的物品，并在汛期到来前检查是否可以随时使用。也可储备一些密封性能良好的油桶、塑料桶以及竹竿、木杆、泡沫板等有一定的漂浮力的物品，以备不时之需。

汛期到来前，应在家中储备一定数量的罐装食品、瓶装饮用水、防寒衣物及治疗感冒、痢疾、皮肤感染的药品。

Q/A 012 城市居民需要对洪灾做好哪些应急计划?

（1）加强防洪灾学习教育，了解防洪防汛常识及防汛器材使用知识、自救基本常识。

（2）救助知识培训。参加防灾救灾等相关部门组织的防洪灾知识培训，遇险时能正确判断、及时处理，把损失减少到最低限度。

（3）正常使用器材或工具。熟悉常规器材或工具的使用方法，以便在应急时发挥最大救险效能。

（4）合理评估遇洪灾时自身居住环境的安全及受影响程度，制定适合自身的应急方案。

（5）注意政府发布的灾害预警信息，凡气象台发布特大暴雨、风暴等紧急警报，城市居民尤其是低楼层或低洼路段居民应自觉进入紧急应急状态，服从救援人员安排。

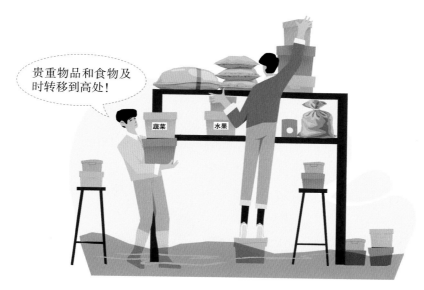

Q/A 013 城市居民需要对洪灾做好哪些应对措施?

防汛抗洪应坚持"安全第一、常备不懈、以防为主"的原则，在汛期来临前应积极应对，做到有备无患。

（1）物品配备。汛期到来前，应在家中储备一定数量的方便食品及饮用水，方便在停电停水情况下满足生存需要。准备保暖的衣物及治疗感冒、痢疾、皮肤感染的药品。

（2）自救物品配备。家中常备如充气筏、救生衣、绳索、打火机、手电筒、充电宝等安全逃生必备的物品，并在汛期到来前检查是否可以随时使用。

（3）应急措施。牢记应急电话，当需要救援时可以及时求救。如遇停电或手机无法使用时，还可挥舞颜色鲜艳的衣物、醒目标识等，晚间可打开手电筒、点亮蜡烛等，发出求救信号。

（4）互帮互助。在保证自身安全的情况下，在能力范围内尽可能互帮互助，共同保证生命财产的安全。

Q/A 014 农村地区需要对洪灾做好哪些应急计划？

（1）制定防洪防汛应急预案及洪灾应急报警程序。

（2）成立防洪防汛应急领导小组，提前熟悉隐患灾害点，加强危险地段的监测及预警措施，提前制定紧急转移方案以及最佳撤离路线，确保紧急状态迅速安全转移受威胁地区群众。

（3）充分利用各种渠道进行防洪防汛知识及抗洪救灾机构联络方式的宣传教育，开展自救和互救训练，提高村民防洪意识和基本技能。

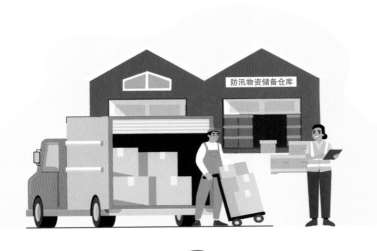

（4）储备必需的防洪物资，如编织袋、沙土、水泵、铁锹、雨衣等抢险物料，以及常用药品、急救药品等，并合理配置。

Q/A 015 农村地区需要对洪灾做好哪些应对措施？

（1）密切监视水情、灾情发展变化，及时启动相应等级应急响应，及时将灾情、救灾办法和指挥部指令等通知各村，了解各村地质灾情情况，组织人员和财产安全转移，确保人民群众生命安全。

（2）加强监测预报、预警发布、水工程调度、巡查防守和抢险技术支撑，重点做好水库安全度汛、中小河流洪水和山洪灾害防御等工作。

（3）组织灾后家园重建和农业生产自救，指导农村农田及时排涝、调整种植结构、防治病虫害，应急处理生活生产供水和农田灌溉，修复水毁工程和除险加固。

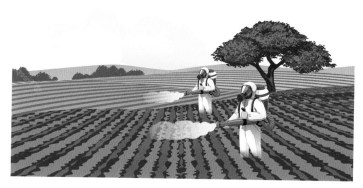

（4）做好医疗卫生防疫和救灾防病宣传工作，加强灾区疫情监测，防止灾后疫情发生。

Q/A 016 公共场所需要对洪灾做好哪些应急计划？

（1）公共场所人流量大、人员密集，为应对洪灾应提前制定抗洪救灾及疫病防控工作应急预案，建立应急指挥机构和卫生应急工作领导小组，并结合实际，组织有关部门对相关预案进行演练。

（2）通过手册、广播、电视、网络等，在公共场所内广泛宣传应急法律法规和预防、避险、自救、互救、减灾等常识。

（3）保证排水设施及供电设施运行正常，建立应急通信系统，确保手机、广播随时获取最新天气和疏散信息。

（4）室内公共场所应配备应急灯、基本救生设施及预留多处疏散通道和应急避难场所，确保在紧急情况下公众安全、有序地转移或疏散。

（5）根据气象部门发布暴雨洪涝预警信息，及时调整预警级别，做好防灾、救灾和医疗卫生应急处置工作。

Q/017 公共场所需要对洪灾做好哪些应对措施？

（1）公共场所面对洪灾要及时启动相关预案，事件发生的第一时间及时、准确、客观、全面向社会发布简要信息，由现场应急指挥机构负责现场的应急处置工作。

（2）在地铁站、地下商场、地下停车场等公共场所遭遇暴雨洪水倒灌时，工作人员应迅速断电，打开应急灯，引导公众沿疏散通道安全、有序地疏散或转移至高楼层或室外地势较高的地方。

（3）组织消防救援队伍做好救助被洪水围困群众和排涝的准备，组织医疗卫生应急专业技术队伍，及时赴现场开展医疗救治、疾病预防控制等卫生应急工作。

（4）洪水退后的公共活动区域是洪灾后消毒重点，应在疾控机构消毒专业人员指导下，由有关单位和人员进行消毒处理。

Q/018 平原地区需要对洪灾做好哪些应急计划？

平原地区因地势低平，水网发达，既有来自过境洪水的洪灾，也有来自本地因暴雨引起的涝灾。平原地区的洪水因其淹没时间长、范围大而造成一定危害。

（1）平原地区为应对洪灾应建立洪水灾害预警平台，完善水情、雨情监控系统，构建高效的应急响应体系。

（2）科学规划河滨洪水淹没线以下地区：居民点和重要工农业设施要选址在洪水淹不到的地方，滨河地区可开发为湿地公园或旱涝交替的湿地农业，旱时可作农业生产或休闲旅游，涝时可作为蓄洪区。

（3）加强堤防建设，疏通河道，提高河道行洪能力，规划建设河流中下游蓄洪区和分洪区。

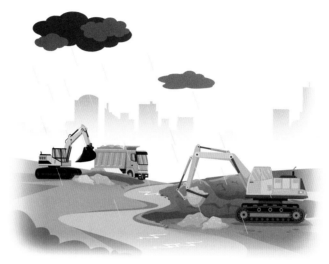

（4）普及防御洪涝灾害的常识和技能，提高公众警惕性，增强其自救能力。

Q/A 019 平原地区需要对洪灾做好哪些应对措施？

（1）灾情发生后，应第一时间掌握当前天气变化及汛情发展，及时发布预警信息，告知群众当前状况，遵循"就近、就高、迅速、有序、安全、先人后物"原则疏散灾情严重地区的群众，将其转移到安全的地区。

（2）各部门（气象、水文、应急管理部门，交通部门，消防及医疗部门，其他部门等）联动应急做好紧急救援和防疫工作，为群众提供落脚点及紧急避险场所，并提供饮食、物资保障以及有针对性的科学防疫信息。

（3）公众应积极主动配合政府和相关部门工作，结合自己所处的地理位置和地形条件，提前做好防灾准备，学会正确的自保方式，注意逃生安全，不可攀爬带电的电线杆、铁塔，来不及逃生被困高处时应耐心等候，等待救援，被困低处时设法联系救援队寻求帮助，没有信号时可用手电筒、哨子、旗帜、鲜艳的床单和衣服等工具发出求救信号，条件允许可利用木板、木盆、大块泡沫塑料等漂浮在水面上的物品进行水上转移。

（4）洪涝灾害期间须谨慎驾车，注意关好门窗，在不能确保安全的情况下，不要往低处行驶，必要时应及时弃车。

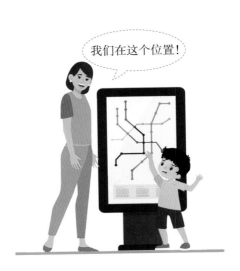

Q/A 020 山地地区需要对洪灾做好哪些应急计划？

山洪灾害来势猛、成灾快、历时短、范围小而散，易造成人员伤亡。应急计划须立足于以非工程措施为主的综合防御措施，以减少人员伤亡为首要目标。

（1）可划分为重点防治区和一般防治区，以山地小流域为单元，因地制宜制定适合本区域应急规划措施，如及时预警，提前组织危险地区群众转移。

（2）及时组织救援力量，帮助解救受灾群众等。

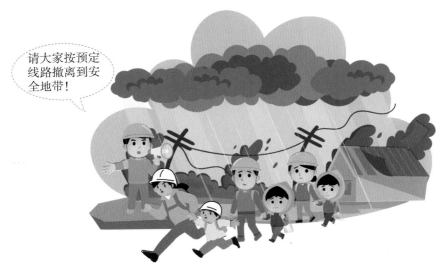

Q/A 021 山地地区需要对洪灾做好哪些应对措施？

（1）非工程措施。加强防灾知识宣传、开展山洪灾害普查、建设山洪预警系统、落实责任制及防治预案、实施搬迁避让、加强政策法规建设和防灾管理等。

（2）工程措施。主要包括山洪沟、泥石流沟、滑坡的治理，病险水库除险加固，水土保持等。

Q/A 022 洼地地区需要对洪灾做好哪些应急计划？

（1）预防为主、全面计划、常备不懈、全力抢险。

（2）优先保护人员安全，在此前提下尽可能保护环境，防止和控制事故蔓延。

（3）实行项目责任制，统一指挥，分级负责。

（4）保障防灾设备物资使用渠道通畅。

Q/A 023 洼地地区需要对洪灾做好哪些应对措施？

（1）留意天气预报，提高警惕，在洪水到来前撤离。

（2）若无法及时撤离，就近迅速向山坡、高地、楼房、避洪台等转移，或爬上屋顶、楼房高层、大树、高墙等高地暂避。

（3）如暂避地已不安全，迅速找一些门板、桌椅、木床、箱子、大块的泡沫塑料等能在水上漂浮的材料扎成筏逃生。如已被卷入洪水，务必抓住固定或能漂浮的东西。

（4）逃生时要向行洪道两侧快速躲避。千万不可攀爬带电的电线杆、铁塔。发现高压线铁塔倾斜或者电线断头下垂时，一定要远离，防止触电。

（5）如已被洪水包围，要设法尽快与防汛部门取得联系，报告自己的方位和险情。用手电筒、哨子、旗帜、鲜艳的床单、衣服等工具发出求救信号。

（6）洪水过后往往伴随疫情发生，应注意做好防疫工作。

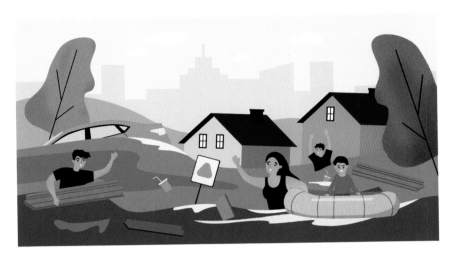

Q/ 024 沿海地区需要对洪灾做好哪些应急计划？

/A 应急计划采用"以防为主，防治结合，工程与非工程措施并举"的原则，以保护人民生命安全为首要目标，积极组织救援力量和防灾设备物资，可因地制宜制定适合本区域的应急规划措施，并按项目责任分工制定期实战应急演练。

Q/ 025 沿海地区需要对洪灾做好哪些应对措施？

/A （1）雨季时多收听洪水警报，多了解水面可能上涨到的高度和可能影响的区域。

（2）洪水即将来临时，须做必要的物资准备，如手电筒、蜡烛、打火机、颜色鲜艳的衣物及旗帜、哨子等，以防不测时当作信号；储备好饮用水、保暖衣物和烧火用具，以及治疗

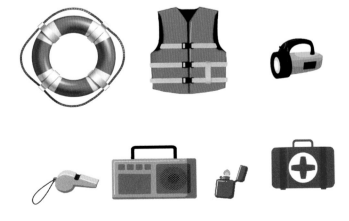

感冒、痢疾、皮肤感染的药品；准备一台无线电收音机，保持设备随时获取最新的天气和疏散信息；平时要学会自制简易木筏的技能。

（3）发生洪水时，通常有充分的警戒时间，面对可能的汛情，首先应在门槛外垒起一道防水墙，最好的材料是沙袋，也可以用旧地毯、旧毛毯、旧棉絮等塞堵门窗的缝隙。

Q/A 026 发生洪灾时，身处建筑高层应怎样避险？

（1）非必要时不要外出。洪灾高发的季节，提前准备3天以上的干粮、饮用水、药品和衣服等生活急需品。

（2）远离电闸、配电箱，在无法确保身体干燥的情况下，不要碰触插座、开关等带电设备。

（3）保持通信设备处于打开状态，通过手机、广播随时获取最新的天气和疏散信息。

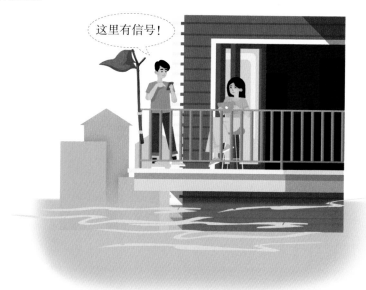

这里有信号！

（4）设法尽快与当地政府、防汛指挥部门取得联系，报告自己的方位和险情，积极寻求救援。

Q/A 027 发生洪灾时，身处建筑低层应怎样避险？

（1）家住楼层较低，出现积水时要及时清理，同时关闭煤气和电路，准备应急的食物、保暖衣服和饮用水。

（2）在建筑物尚未淹没时可先转移到上层房间，如是平房就上屋顶，如果屋顶是倒斜的，则可将自己系在烟囱或别的坚固的物体上。

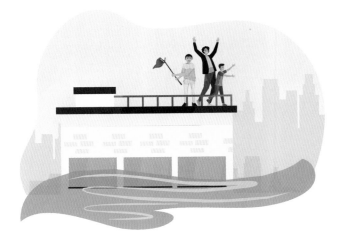

（3）如水位看起来持续上升，应就地取材准备小木筏，如果没有绳子捆扎物体，就用床单。但是，除非大水可能冲垮建筑物，或水面没过屋顶迫使你撤离，否则待着别动，等水停止上涨。

Q/A 028 发生洪灾时，身处地下环境应怎样避险？

（1）地下空间的管理者要准确掌握地面部分的浸水状况，在有可能浸水的出入口迅速采取挡水措施，防止地下空间浸水。

（2）个人应按照引导标志指引，听从指挥人员安排，从就近疏散口撤离地下空间，寻找高处避险。

Q/A 029 发生洪灾时，身处地铁内应怎样避险？

（1）地铁地下车站、隧道属封闭空间，出入口高出地面 0.30~0.45m 且配置有根据当地最高积水位的防淹闸，一旦发现站厅、隧道大量进水（例如积水淹没过脚面）且仍在上涨，应迅速、有序寻找附近出入口离开车站并寻找高处避险。

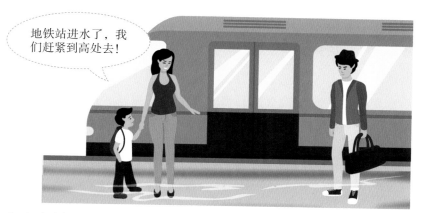

地铁站进水了，我们赶紧到高处去！

（2）如果是在隧道中列车里遇洪水时，按照国内地铁运营规范，可按照以下步骤避险：①通过车厢内报警对讲按钮联系司机；②打开疏散平台一侧的紧急开门装置解锁车门，解锁后手动扒开车门，按照疏散平台引导标志指引，从就近疏散口撤离车站，寻找高处避险。

Q/030 发生洪灾时，是否需要打开排水窨井盖以增加水排放？

A 发生洪灾时，必要时用准备好的铁锹、带钩钢筋等工具疏通下水道，或直接打开下水道井盖，可以加快排水速度，避免洪水冲进地势较低的车库或仓库。注意打开的井盖处须设立警示标识。

灾情结束后要立即放置井盖到原处，以免发生危险。

Q/031 发生洪灾时，房屋中的下水孔道是否需要进行处理？

A 需要保持房屋下水孔畅通，可加快排水速度。当洪水来临时，房屋周围的排水管道会先将洪水排放到地势低的地方，有效地把洪水疏散到别的地方，减少房屋积水。

Q/032 发生洪灾时，房屋中的电器是否能使用？

A （1）为防止电器设备进水漏电，应及时断开电源总开关。对于处于低洼地区的民众来说，洪灾来临时家中的电器及供电设备等难以避免会遭到不同程度的浸泡、破坏，被洪水浸泡后，这些电器、插座的绝缘水平下降，很容易导致漏电。同时，由于室内长时间浸水，潮气较重，电线也容易产生短路，引发火灾等次生灾难。

（2）洪水退去后，必须检查所有被水浸泡过的导线、插座、开关，确保不积水、不潮湿，否则不可使用；用电设备应送专业家电维修部门检测绝缘，合格后才能继续使用。

（3）若后续使用电器时出现烧焦味、异常声响、冒烟及火光等异常现象，必须立即停止使用并切断电源。万一发生电器火灾，必须先切断电源再灭火，严禁在未断开电源时用水浇起火的地方，及时拨打 119 火警电话报警。

Q/A 033 怎样制作简易的家庭防水墙？

为防止洪水涌入屋内，首先要堵住大门下方所有的空隙。最好在门槛外侧放上沙袋，可用麻袋、草袋或布袋、塑料袋，里面塞满沙子、泥土、碎石。如果预料洪水还会上涨，那么底层窗槛外也要堆上沙袋。

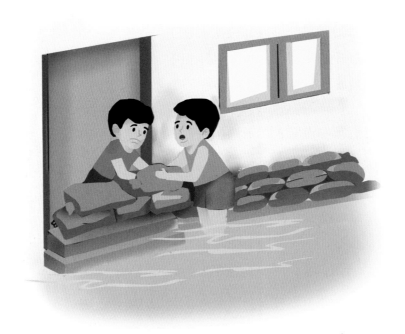

Q/A **034** 发生洪灾时，身处车辆中应怎样避险？

在驾车行驶途中，如遇山洪、积水等险情，应保持冷静，观察道路情况，选择适合的驾车路线，如能明确积水很浅，应慢速通过，如果积水深或积水深度不明，不可贸然闯过。

Q/A **035** 发生洪灾时，如遇车门无法打开应怎么脱险？

（1）平时在车内准备好应急装备如羊角锤等工具。在遇险时保持冷静，尽快行动，切勿惊慌失措。

（2）当车门无法打开时，首先应想尽办法破窗逃生，这时就需要使用羊角锤来敲碎车窗。在车身玻璃中，前后挡风玻璃最为厚实，所以我们应优先选择车身两侧的玻璃。使用羊角锤敲击玻璃的边角，玻璃敲碎后用手臂顶开车身两侧的玻璃然后迅速脱离。也可以考虑从天窗或后备厢逃生。

（3）当水位淹没车窗时，不要放弃！还有逃生机会。等水完全灌入车辆，车内外水压一致时，用力推开车门，迅速脱离车辆游向水面寻求帮助。

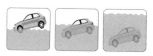

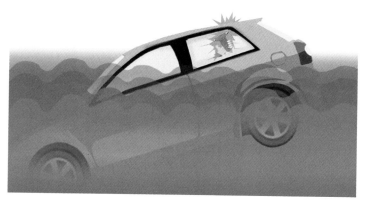

Q/A **036** 洪灾中落水后如何科学自救？

在发生洪灾时，如果不慎被水冲走或落入水中，应采取以下方法自救。

（1）要保持镇定，避免呛水，发现周围有人时立即呼救。

（2）在水中时，要放松全身，除去身上的重物和缠绕物，保持仰泳的姿势，将头部浮出水面后仰，将口鼻露出水面，呼气浅，吸气深，保持正常的呼吸。

（3）尽量抓住周围树木等固定物或能帮助漂浮的物品，保存体力，等待救援。

Q/A 037 洪灾中发现有他人落水时如何科学施救？

在保证自身安全前提下，可根据情况对溺水者进行救援。

（1）及时呼喊支援，寻求周边人员的帮助。岸上优先，能在岸上救人就尽量在岸上救人，可以利用救生绳、救生杆、树枝等工具，也可以寻找身边的漂浮物（如救生圈、救生衣）抛向溺水者。有经验、有能力者下水救人时，应将外衣裤和鞋子脱掉，有条件的情况下可以穿戴好救生衣，以最快的速度游到溺水者附近进行施救。

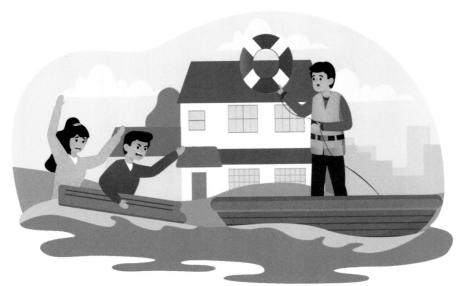

（2）将溺水者救离溺水区域后，及时拨打120急救电话，并根据溺水者身体状况采取相应急救措施，如心肺复苏、外伤包扎等。

Q/ 038 洪灾时如遇泥石流应如何避险？

/A （1）发现泥石流后，应设法从房屋中跑出来，到开阔地带，尽可能防止被埋压。

（2）应往与泥石流呈垂直方向一边的山坡上爬，越高越好，离开沟道、河谷地带，绝不能顺着泥石流的流动方向跑。

（3）不要停留在低洼处，选择平整的高地停留避险。

（4）万一来不及逃离时，可就近躲在结实的障碍物下面或者后面，如大树等，注意保护好头部。

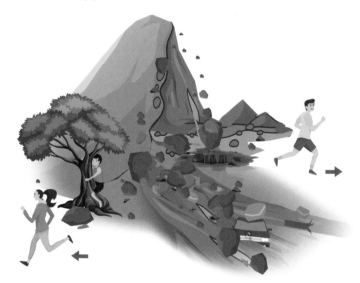

Q/ 039 洪灾时如遇有毒物质泄漏应如何处理？

/A （1）有毒物质泄漏时，现场人员应保持冷静，不可恐慌，按照平时的应急预案处理。

（2）根据有毒物质的特性，佩戴相应的个体防护用品，防止有毒物质的伤害。

（3）当现场人员确认无法控制泄漏时，必须当机立断，科学选择逃生方法，冷静判断逃生方向和通道，尽快撤离泄漏现场。

（4）如接触了有毒泄漏物质，逃离泄漏区后应第一时间到医院检查，必要时进行治疗。

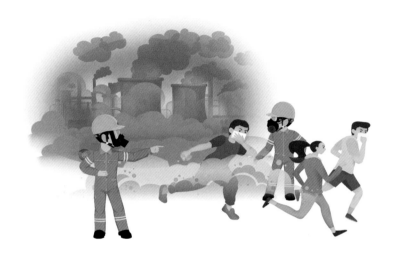

Q/040 发生洪灾时哪些场所适合避难?

（1）避难所一般应选择在距家最近、地势较高、交通较为方便处，应有上下水设施，卫生条件较好，与外界可保持良好的通信、交通联系。

（2）主要场所有临时安置场所或者避难中心、医疗救护场所、中转站、应急指挥所。

（3）不要在高楼阳台上逗留，如在街上遇到雷雨大风，行人应立即到室内避雨，千万不要在高楼下或者大树下停留，远离高压线，远离厂房，向高处转移。

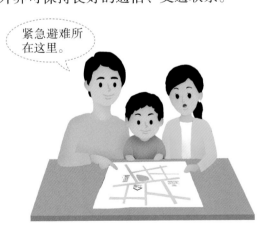

紧急避难所在这里。

Q/041 救生衣使用要点有哪些?

（1）救生衣穿着步骤。①将救生衣口哨袋朝外穿在身上；②拉好拉链，双手拉紧前领缚带，缚好颈带；③将下缚带在身体正面交叉缚牢；④穿妥后检查每一处是否缚牢。

（2）使用救生衣注意事项。①不管是哪种救生衣，必须按要求系好所有的绳子，不要"懒得系"；②不要为了灾情过后方便脱掉而系活结，一定要系死结，反复检查每处是否系牢，避免落水后因水压冲击而松开；③一定要绑紧，使救生衣紧贴身体，避免落水后因水压冲击而脱落；④一定要把配置了反光膜和口哨袋的一面穿在外面，反光膜是为了发生意外时搜救人员好寻找，口哨可以用来求救，避免因为大喊大叫损失太多体力。

Q/A 042 救生圈使用要点有哪些？

救生圈是水上救生设备的一种，救生圈的使用方法是落水者先抓住把手索，然后双手同时向下压住救生圈的一侧，使救生圈竖起，手和头顺势钻入圈内，再将救生圈夹在两腋下面，保持头部高于水面，身体浮于水中，等待救助。

当发现有人落水时，如离岸较远或水位较深，应立即寻找水域附近的救生圈，取下救生圈，并解开投掷绳，左手拿好绳子一端，右手提住救生圈，投掷时严禁向人投掷，防止砸晕落水者，应选择上风位置投掷救生圈，并投掷至离落水点较远处，便于向后拖拽时，直接到落水者前方。

Q/A 043 救生皮筏艇使用要点有哪些？

（1）救生皮筏艇使用方法。①救生筏平时固定放在平台甲板边筏架上，并应将筏内引出的充气拉索系在筏架上的静水压力释放器上；②使用救生筏时，应将静水压力释放器脱钩装置松脱，使筏自动滑入水中或将筏投入水中（切记不要解开系在筏架上的拉绳）；③由释放人员将救生筏抛入水里；④拉住手缆，等待救生筏充气释放；⑤释放完成后，人员从软梯或是跳入水中登筏；⑥人员登筏结束后，使用救生筏上的安全刀割断缆绳，脱离危险区。

（2）使用救生皮筏艇注意事项。①当救生筏漂流过急时，可将水锚投入水中，降低漂流速度；②为了避免风浪侵袭，应将首尾进出口处的门放下，这时应通过筏顶篷上的瞭望窗加强值班瞭望；③筏内有积水，从修理袋中取出水瓢和吸水海绵将水排除；④夜间，利用手电筒发出求救信号；白天，利用反光镜借助阳光发送信号；⑤下雨时，利用饮用完的水瓶和一切能盛水的器具，把从帐篷上的雨水沟流下来的雨水存积起来，以备饮用。

Q/044 洪水能直接饮用吗？

洪水不可直接饮用。由于水位上涨、水流湍急，工业区、自然水厂、食品厂可能受到破坏，粪池、垃圾、化工原料等会进入洪水，污染水源。洪水中暗藏许多危机，可能夹带着以下物品：被击落的电源线，人类和牲畜粪便，家庭、医疗和工业危险废物（如化学、生物和放射性的），可能含有砷、铬和汞等致癌化合物的煤灰残渣，其他可能导致疾病的污染物，木材、车辆和碎片等坚硬的物体，老鼠、蛇等野生或流浪动物等。因此，如果直接饮用洪水，会危害健康。

Q/045 洪水煮沸后能饮用吗？

不能。洪水中除了细菌、寄生虫、病毒外，还含有大量的泥土、腐败动植物的碎屑，在城市内涝中，还可能存在化学性污染的可能，这些潜在的有害物质均无法通过煮沸而清除。

Q/046 发生洪灾后，险情未解除而水源匮乏时，应如何解决饮水问题？

从外部运输的清洁水未到之前，必须以地面水或洪水作为水源时，取水应选择上游水区或污染相对较少的水域。饮用水的消毒可首选含氯消毒剂进行应急消毒处理。井水、河水的浑浊度很大时，可用缸或桶盛装，将水静置澄清或用明矾等混凝剂（100mg/L）澄清10分钟，预处理后取上清液进行消毒、煮沸后饮用。

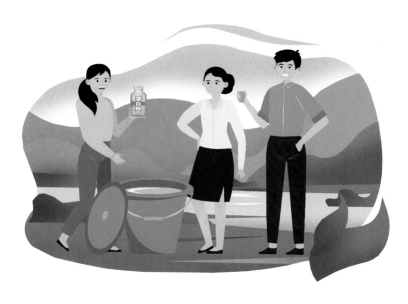

Q/A 047 发生洪灾后，自来水还能放心饮用吗？

洪涝灾害期间，水厂应根据源水水质变化情况，及时使用或加大混凝剂和消毒剂的使用量，保证出水水质符合《生活饮用水卫生标准》的要求。所以，正在供应的自来水是可以放心饮用的。建议尽量喝烧开过的水、瓶装水或经救灾指挥部认可的饮用水（净化设备现场制备或送来的桶装水）。

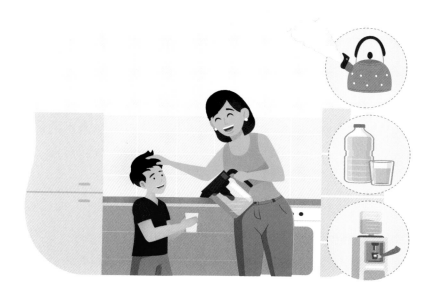

Q/ 048 发生洪灾后，净水系统是否能够处理污水？

不能。首先，洪水浸泡过的家用净水器，滤芯及管路均可能被污染，不具备处理污水的能力了。其次，对于未被污染的家用净水器，虽然其能够过滤掉污水中有害物质，但其设计标准也是针对城市自来水的，对于入水的水质及水压有相应的要求，且污水中的大量有害物质吸附于滤材，无法有效清除，可能使其失去净水的能力。

Q/ 049 发生洪灾后，净水系统是否需要更换？

如果净水设备被洪水浸泡，个人是无法对净水系统的所有管路及滤器进行充分消毒的，这类情况下的净水系统是需要整体更换的。

Q/ 050 发生洪灾后，家用自来水管道是否需要更换？

（1）在洪灾期间，可能因灾害导致道路塌方、沉降等情况发生，自来水公司会启动防汛应急预案，派出巡查人员进行巡查，一旦发现管网破裂、漏水而导致输送水受到污染，会停止供水并组织抢修更换。未受破坏的自来水管道是不需要更换的。

（2）洪涝灾害发生后，城市水厂会根据取水水源水质情况，及时调整消毒剂的使用，保证出水水质符合《生活饮用水卫生标准》的要求。也就是说，灾后正常运转的水厂供给的自来水是能够保证合格的。若污染超出自来水厂的处理能力时，城市水厂会停止供水，直至水质恢复。

（3）居民应及时关注政府和自来水公司发布的有关自来水的最新通告和消息，判断自来水是否还可以安全使用。通过对自来水进行观察，判断自来水是否是无色、透明、无异味。

（4）我国《生活饮用水卫生标准》规定，集中式给水时，出厂水的游离性余氯含量不低于 $300\mu g/L$，管网末梢水的游离性余氯含量不得低于 $50\mu g/L$。家庭可自备一个便携式余氯测定仪，测定家里自来水中的余氯量是否高于 $50\mu g/L$。

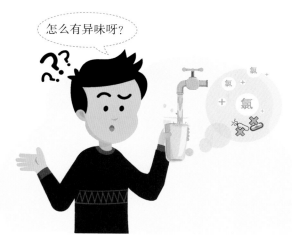

（5）如果仍无法判断，建议尽量喝烧开过的水、瓶装水或经救灾指挥部认可的饮用水（净化设备现场制备或送来的桶装水）。不喝生水，不喝来源不明或被污染的水，不用来源不明或被污染的水漱口、洗菜等。

Q/ 051 发生洪灾后，受灾车辆应如何处理？

/A （1）如果车只是部分被水泡了，首先应该确认水量深度，如果水只没过了轮胎1/3的位置是可以启动发动机的，此时应该尽快将车辆驶离积水区，有条件的情况下应该找一个地势较高的地方停放。

（2）如果车辆出现被淹的情况，车辆涉水后导致发动机熄火，不要再二次启动发动机，因再次打火会导致发动机受损，保险公司将不予理赔。若车辆被淹时，人正在车内，同时水位迅速仍在上升，那么人要立刻出来。

（3）待洪水退去后，应该认真做好车辆的灭菌消毒工作。对内部物体表面（如车身内壁、方向盘、扶手、桌椅等）采用有效氯 500 mg/L 的含氯消毒剂或 1000 mg/L 季铵盐类消毒剂喷洒或擦拭，作用 30 分钟，消毒后再用清水擦拭干净。

Q/ 052 发生洪灾后，受灾房屋应如何处理？

/A 洪灾发生后，需要综合考虑受灾范围、房屋受损程度，评估受灾房屋是否可以继续居住。

（1）不适合居住的房屋。居民可被安置在临时搭建帐篷、集中建设活动板房里居住，受损房屋应组织维修、进行消杀处理后再居住。

（2）可居住但被洪水浸泡的房屋。房屋地面是木地板的，如果浸泡严重需要进行重新清理和更换，同时需要进行消杀处理后再居住。对被洪水污染的门、地面、墙壁清污后，可使用有效氯 500 mg/L 的含氯消毒剂进行喷洒或擦拭（拖拭）消毒。室内消毒完毕后，对室外其他可能污染处，如走廊、楼梯、厕所表面、下水道口等进行消毒。

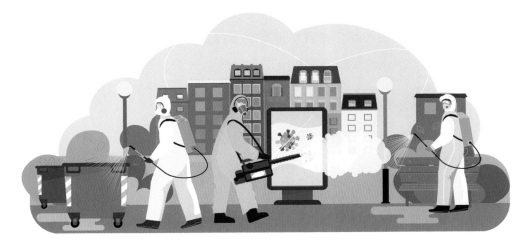

Q/053 发生洪灾后，受灾家具应如何处理？

洪灾发生后，家具受损主要是破损或浸泡的情况，需要综合考虑家具受损程度，评估家具是否能继续使用。

可请专业的养护修补工人进行评估，对于浸泡严重不能使用的家具，应进行消杀后，再行垃圾清理。对于能处理修复的家具，进行专业的修复处理，经消杀处理后再行使用。

对被洪水污染的家具、洁具、办公用品等，应先进行污垢清理，可以使用有效氯 500 mg/L 的含氯消毒剂清洗、擦拭或浸泡，作用 30 分钟，消毒后再用清水擦拭干净。

Q/ **054** 发生洪灾后，粮食谷物受洪水浸泡后还能食用吗？

/A 洪灾后容易发生细菌性痢疾等肠道传染病。为保护自身健康、减少疾病发生，受灾群众应做好个人卫生及环境食品卫生工作。

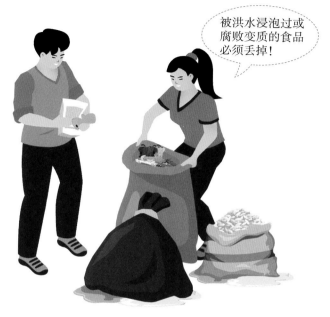

被洪水浸泡过或腐败变质的食品必须丢掉！

在饮食卫生方面，及时处理被洪水浸泡过或腐败变质的食品，不食用被洪水浸泡过的食品，可蒸煮食品应充分加热后食用，食物生熟分开；不吃没有洗净的瓜果蔬菜。碗筷要清洁消毒后使用，彻底洗手后再接触食品和餐具。不到无卫生许可证的摊位购买食品。

Q/ **055** 发生洪灾时，地铁可以乘坐吗？

/A 大部分的地铁都低于地平线，发生洪灾时，洪水极易灌入地铁内。虽然地铁在设计时已经规划了充分的防水排水设施，但仍然可能无法抵御特大洪水灾害，因此，发生洪灾时切勿乘坐地铁，避免被困。

Q/ **056** 发生洪灾时，水下隧道还能通过吗？

/A 水下隧道一般是修建于江、河、湖、海下的通道。发生洪灾时，若已经在水下隧道内，应尽快认清路标，从最近的出口尽快驶出，避免惊慌失措。若暂未进入水下通道，应就近迅速转移至高的地方（如高地、坚固的楼房、避洪台、大树等）。

Q/A 057 发生洪灾后，如何维持体温？

人体在水中时散热多于产热，体温容易下降，体温降至35℃以下会有生命危险。如果在洪水中被困，应尽快想办法上岸，如果实在出不来，要尽量减少身体在水里浸泡的部位，等待救援。被救后，尽快脱去湿衣物，换上保暖衣服，吃高糖食物、喝温水，帮助恢复体温。

Q/A 058 发生洪灾后，为救援他人能否在洪水中泅渡？

看到有人被洪水包围，要尽快与当地防汛部门取得联系，详细描述遇险人员方位与险情，耐心等待救援人员，千万不可擅自在洪水中泅渡。

Q/A 059 发生洪灾后，可能出现哪些传染性疾病？

（1）洪水中夹杂有大量污染物，很容易引发肠道传染病，如感染性腹泻、细菌性痢疾、伤寒、霍乱、甲型肝炎等。因此一定要防止病从口入，保障饮用水洁净卫生，不喝生水、不吃污染变质的食物、不吃未煮熟的食物。

（2）洪灾时也应防范接触性传染病，如传染性结膜炎、钩端螺旋体病，以及流行性出血热。保持手部卫生，尽量减少与脏水不必要的接触。

（3）应注意虫媒类传染病，及时清理垃圾，做好防蚊虫准备，避免在污染环境活动。

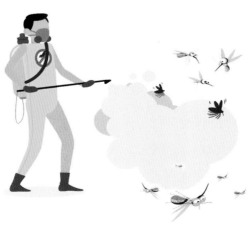

Q/A 060 接触洪水后，人体是否需要消毒？

洪水构成复杂，除了雨水之外，还有大量来自自然水体、下水道、化粪池、养殖场的污水，还可能有来自医院、生物实验室的污水。这些污水中含有众多病原微生物，如钩端螺旋体、志贺菌、沙门菌、各类寄生虫等。野生动物身上携带的和自然环境中存在的病原微生物，也会随着洪水的冲刷，而扩散到人群中。这些会造成真菌性皮肤病、细菌性皮肤病、病毒性皮肤病以及过敏、湿疹类疾病等。所以接触洪水后，人体是需要消毒的。

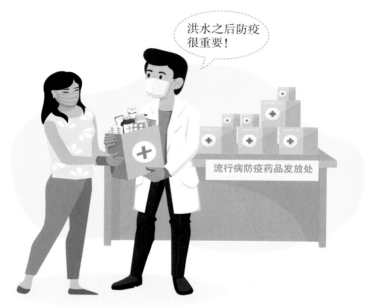

Q/A 061 接触洪水后，应如何做好人体消毒？

接触洪水后，及时干燥皮肤，要用毛巾擦干或烘干，让皮肤角质层的水合程度尽快恢复正常。然后用洁净水（无菌生理盐水、饮用水、煮沸过的水等）充分洗净后晾干，对于没有糜烂、渗出、继发感染处可用痱子粉扑于患处；对于有糜烂、渗出处可用3%的硼酸溶液湿敷（6~8层纱布浸透至完全湿润但不滴水状态，15~20min/次，3次/d）。

由于洪水中可能存在大量污染物，糜烂溃疡处极易继发感染，而此时以细菌感染为多见，表现为红肿、疼痛、脓性分泌物等，因此，宜用碘伏消毒后外涂抗生素软膏（莫匹罗星软膏或复方多黏菌素 B 软膏等），严重者甚至需要口服抗生素（罗红霉素、阿莫西林或头孢类等）。

由于洪水中微生物种类复杂，不排除特殊微生物感染可能，若经上述方法治疗无效，需要及时到正规医院就诊。

Q/A 062 破损的皮肤接触洪水后可能出现哪些症状？

（1）钩端螺旋体病（简称钩体病）。这是遭遇洪灾后需要重点防范的接触类传染病，猪、狗、鼠类等动物是主要的传染源，其带菌的尿液会污染水源。钩端螺旋体具有很强的侵袭力，可以通过皮肤、眼结膜、鼻或口腔黏膜侵入人体，迅速进入血液进行繁殖，引起高热、头痛、全身酸痛、剧烈的腓肠肌（小腿）疼痛、眼结膜充血、淋巴结肿大等。

（2）流行性出血热。这是由汉坦病毒引起的、以鼠类为主要传染源的自然疫源性疾病，可以通过接触带病毒的鼠类排泄物而被感染，以发热、出血、充血、低血压休克及肾脏损害为主要临床表现。

Q/A 063 破损的皮肤接触洪水后应怎样处理？

（1）及时脱离积水，避免长时间的浸泡。出水后如果发现自己受了伤、存在出血的情况，可以先进行简单的包扎，目的是保护伤口、减少污染、压迫止血。最常用的材料是绷带、三角巾等。紧急情况下没有上述物品时，可以就地取材，用一些干净的毛巾、布料、手绢、衣服等进行替代。在进行伤口包扎时，要注意松紧适宜，压迫止血的同时不影响肢体的血液循环。伤口内如果有异物存留，应设法取出，然后进行消毒和包扎。到达安全的环境后，条件允许时可以用干净的热水清洗身体。

（2）伤口在洗净之后要尽量保持干燥，需要用防水绷带包扎，避免再次接触污水。①对于面积较小的伤口出血，直接压迫 3 ~ 5 分钟即可止血。止血后需用 70% 的酒精或碘伏原液进行消毒，保持局部干燥 24 ~ 48 小时。

同时可以使用一些抗生素软膏、敷料覆盖并定期换药。如果发现伤口变红变肿并发疼痛，有进一步感染的趋势，要及时就医。②对于局部伤口较大的患者，在脱离洪水以后可以先紧急包扎，后立即就医，医生会根据伤口的具体情况去进行清创和修复伤口。接触了污染洪水的伤口无论大小都不可忽视，伤口初期可为局部感染，如果不进行相应的处理，重者可迅速扩散成全身感染。

（3）注意避免发生厌氧菌（破伤风或气性坏疽）感染。破伤风是一种常和创伤相关联的特异性感染，可能发生在各种创伤之后。当出现伤口较深且外口较小、伤口内有坏死组织、血块充塞等情况时，就可以形成一个适合破伤风梭菌生长繁殖的缺氧环境。破伤风的潜伏期一般为 7 ~ 8 天，所以就算伤口刚出现的前几天没有症状，也要十分警惕。在创伤后的早期消毒处理，改善局部循环是预防破伤风发生的重要措施。对于一些伤口较深的患者，要及时接种破伤风类毒素疫苗。

Q/ 064 眼部接触洪水后可能出现哪些症状？

/A （1）急性结膜炎。这是眼部接触洪水后最常见的一种眼部疾病，也称为红眼病，表现为双眼发烫、烧灼、畏光、眼红，自觉眼睛磨痛，紧接着眼皮红肿、眼眵多、流泪，早晨起床时，眼皮常被分泌物粘住，不易睁开等症状。

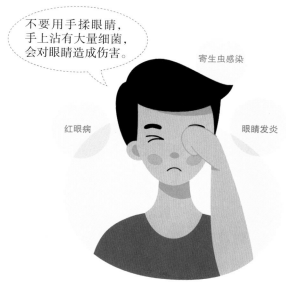

（2）异物不慎进入眼睛。症状主要表现为疼痛、异物感，也可出现畏光、眼红、出血，眼及眼睑水肿，看东西模糊不清。

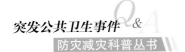
Q/065 眼部接触洪水后应怎样处理?

眼部接触洪水后可及时用生理盐水冲洗眼睛,减少洪水中有害病原体对眼睛的污染。洪水中污水蓄积,各种病原体、细菌滋生,这些病原体细菌进入到眼睛,可能导致红眼病的发生。

红眼病,即急性细菌性或病毒性结膜炎,是一种传染性极强的急性传染病。

红眼病发生时有明显的眼红和眼分泌物增多两个明显的特征。如果出现这两个特征,应及时到医院就诊,医生会根据是细菌性感染还是病毒性感染的不同原因给予相应的治疗,同时患者应避免眼部分泌物与他人密切接触,洗脸毛巾应消毒处理,避免疾病传播。

多数红眼病患者在遵医嘱治疗的情况下会在1~2周内康复。如果未及时进行处理,红眼病严重时会引起角膜损害和视力下降。

Q/066 不小心吞入洪水怎么办?

洪水中可能含有大量致病微生物,饮用后易导致腹泻等疾病。不小心吞入洪水,如果不是血吸虫等寄生虫病疫区,可观察有无腹泻症状,如在疫区,建议前往医院咨询医生。

烧开过的水是灾害期间最简便易行的卫生用水,应提倡饮用。生活用水则要进消毒处理。如果发生饮水污染时,应立即停止饮用,并上报有关部门,采取相应措施。

Q/067 道路被大水覆盖后如何安全涉水移动?

(1)行人安全注意事项。①绕行积水:积水下容易有不明路况,尽量绕行。如果是必经之路,可试探着前进,如使用长把雨伞或树枝等探路。②避开电线:对于倒下的电线杆或断掉的电线,一定要远离,否则有生命危险。即使是没有断的高压线,雨天也尽量避开,有漏电风险。③避开井盖:特别留意地下的管道盖或井盖,大水可能将井盖冲开,一旦掉入,将有生命危险。发现积水水面有漩涡的地方，尽量远离，可能是井盖被暴雨冲开的井口或者下水道口。

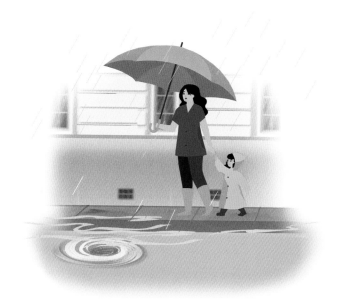

（2）行车安全注意事项。①保持良好视野：雨天开车要谨慎驾驶，及时打开雨刮器，天气昏暗时还应开启近光灯和防雾灯。②低速缓慢行驶：无论道路宽窄、路面状况好坏，涉水开车尽量低速缓慢行驶，随时注意观察前后车距，提前做好应急准备。③防止涉水陷车：当车经过积水路面或立交桥下、隧道等有大水漫溢的路面时，应停车查看积水的深度，不要贸然涉水，水深超过排气管，容易造成车辆熄火，超过保险杠，发动机容易进水。④切忌熄火后再次启动车辆：发动机一旦进水熄火，千万不要再启动车辆，应该将车放在原地等待拖走。⑤尽量在中间车道行驶：路边上常有排水口和坑洞。同时，路侧的积水对车轮的阻力较大，会产生左右两边车轮速度差。

Q/A 068 发生洪灾后，如何集体安全行动？

（1）如果离开交通工具或建筑，最好保持集体行动。全部人员一起撤离，最好彼此手拉手，确保无人掉队，也确保在小的危险下能够彼此援助。

（2）多人集体在某处避险，只要能不被淹没，多人就更容易获得救援。

（3）和身边的人一起互助，大家共同使用有限的电源和通信设备，以保障大家能在更恶劣的环境下坚持更久。

（4）彼此帮助鼓励，团结包容，避免产生矛盾。

（5）如果有收音机，可以使用收音机收听消息，等待救援。

Q/A 069 如何正确面对洪灾？

洪灾来袭时，我们应正确面对，做好自防自救。

（1）在洪水来临前。①我国大部分地区夏秋季节多雨，应随时关注天气预报和灾害预警信息；②根据当地政府防汛预案，做好应对洪涝灾害准备；③洪涝灾害易发地区居民家庭应自备简易救生器材，以备洪水来临来不及撤离时自救和互救使用；④应防备滑坡、泥石流、房屋垮塌等次生灾害；⑤保持通信畅通，方便撤离、呼救使用；⑥洪涝灾害撤离时应注意关掉煤气阀、电源总开关等；⑦撤离时要听从指挥，险情未解除，不要擅自返回。

（2）洪水来到时。①洪水来到时，要迅速向高处转移，来不及转移时，应尽快就近抓住固定物或漂浮物；②如果被洪水包围，应设法发出求救信号，及时寻求救援；③在撤离时应避开高压电线；④安全转移要本着"就近、就高、迅速、有序、安全、先人后物"的原则进行；⑤当发现有人溺水或被洪水围困时，应在保证自身安全的情况下设法营救；⑥洪涝灾害期间须谨慎驾车，在不能确保安全的情况下，不可在湿滑山路、积水路段、桥下涵洞等处行驶。

（3）在洪灾发生后。要注意灾后防病：①不喝生水，只喝开水或符合卫生标准的瓶装水、桶装水，或经漂白粉等处理过的水；②不吃腐败变质的食物，不吃淹死、病死的禽畜；③注意环境卫生，不随地大小便，不随意丢弃垃圾；④避免手脚长时间浸泡在水中，尽量保持皮肤清洁干燥，预防皮肤溃烂和皮肤病；⑤做好防蝇防鼠灭蚊工作，预防肠道和虫媒传染病；⑥勤洗手，不共用个人卫生用品；⑦如出现发热、呕吐、腹泻、皮疹等症状，要尽快就医，防止传染病暴发流行；⑧保持乐观心态有助于问题解决。

Q/ 070 如何处理洪灾后发生的创伤性应激障碍？

/A 洪涝灾害不仅直接导致受灾群众生命财产的损失，还会使受灾区各种疾病的发生率增高，心理疾病就是其中重要的一项，如创伤后应激障碍（post-traumatic stress disorder，PTSD）。

创伤后应激障碍是指个体经历、目睹或遭遇到一个或多个涉及自身或他人的实际死亡，或受到死亡的威胁，或严重的受伤，或躯体完整性受到威胁后，所导致的个体延迟出现和持续存在的精神障碍。最常见的创伤后应激障碍症状包括如下几点。①持久的灾难重现：主要表现为患者的思维、记忆或梦中反复、不自主地涌现与创伤有关的情境或内容，也可出现严重的触景生情反应，甚至感觉创伤性事件好像再次发生一样。②高度警觉：警觉性持续增高、易激惹，入睡困难、易惊醒，注意力难集中，过分担惊害怕、产生惊跳反应。③回避：持续地回避，极力不想有关创伤性事件的人和事，尽量避免参加能引起痛苦回忆的活动，因而对兴趣爱好变得冷淡，对创伤性经历有选择地遗忘，对未来失去信心。④其他症状：有些患者还可表现出滥用成瘾物质、攻击性行为、自伤行为等，同时抑郁、焦虑症状也是很多 PTSD 患者常见的伴随症状。

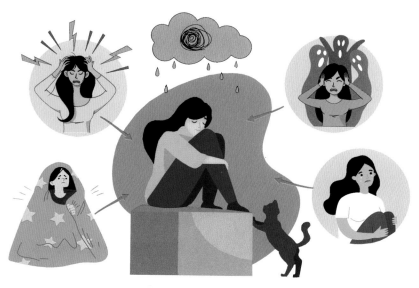

　　既往研究发现，洪水会提高 PTSD 患病率，增加慢性 PTSD 行为，这可能与洪水带来的压力，以及食物、水源和帐篷匮乏，卫生、法律服务设施不健全这些因素相关。研究还发现，PTSD 的发病率与社会支持存在负相关，与患者童年时是否经历灾害存在正相关，并且女性、高龄、洪水类型、灾情的严重性是其危险因素。

　　对于灾后群众创伤性应激障碍，可通过自我调节和寻求心理治疗来预防和治疗。

　　（1）自我调节。①尽量少接触或主动隔离有关洪灾的负面信息；②保持正常的生活作息，健康饮食，补充营养，保证足够睡眠；③放松心情，可听听轻音乐，积极参加集体活动，多和朋友出去转转，如登山、散步、唱歌、旅游等；④找人倾听，不要阻止受灾者对伤痛进行表达，让他们说出自己的创伤是帮助他们减轻痛苦的重要途径；不要勉强受灾者刻意遗忘痛苦，而要鼓励受灾者向朋友、家人倾诉，以减轻他们的痛苦。

　　（2）心理治疗。当通过自我调节依然无法缓解负面情绪，内心充满恐惧和焦虑，并影响到正常生活时，建议寻求精神科医生、心理咨询师等专业人员的帮助。

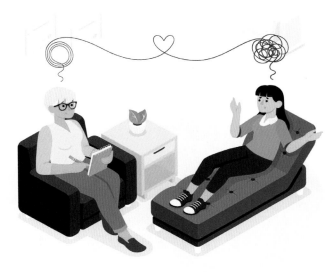

三

溺水救护知识

Q/A 071 什么叫溺水？

溺水是指大量的水液被吸入肺内，从而引起人体缺氧窒息的危急病症。发生溺水以后，患者会出现面色青紫肿胀，眼球结膜充血，口鼻内充满泡沫、泥沙等杂物。

部分患者可因大量喝水出现上腹部膨隆，绝大多数的患者也会出现四肢发凉、意识丧失，严重者出现心跳、呼吸骤停。

溺水也是常见的意外死亡的原因。

由于溺水时间长短不同，病情轻重程度不一。

（1）时间短即在喉痉挛早期（淹溺1～2分钟）获救，则主要为一过性窒息的缺氧表现，获救后神志多清醒，有呛咳，呼吸频率加快，血压增高，胸闷胀不适，四肢酸痛无力。

（2）在喉痉挛晚期（淹溺3～4分钟）获救则窒息和缺氧时间较长，可有神志模糊、烦躁不安或不清，剧烈咳嗽、喘憋、呼吸困难、心率慢、血压降低、皮肤冷、发绀等征象。在喉痉挛期之后则水进入呼吸道、消化道的临床表现为意识障碍，脸面水肿、眼充血、口鼻血性泡沫痰、皮肤冷白、发绀、呼吸困难，双肺水泡音，上腹较膨胀。

（3）淹溺时间达5分钟以上时表现为神志昏迷、口鼻有血性分泌物、发绀重、呼吸憋喘或微弱浅表、心率不整、心音不清、呼吸衰竭、心力衰竭，以至瞳孔散大，呼吸、心跳停止。

Q/072 溺水分为哪几类?

/A （1）湿性溺水。就是在溺亡的过程中，肺部吸入大量的水后引起的窒息死亡。这也是我们平时生活中最常见的溺水类型。

（2）迟发性溺水。是指在游泳过程中或因为其他事故发生的短暂性溺水。肺部在进水的刺激下，逐渐引发水肿，随着水肿情况加重，肺部呼吸的能力越来越弱，最终窒息。

（3）干性溺水。是指因强烈刺激（惊慌、恐惧、骤然寒冷等），引起喉部痉挛，以致呼吸道完全梗阻呈溺水状。

Q/073 溺水的症状有哪些?

/A 溺水的典型症状包括以下几种。

（1）轻度溺水。落水片刻有反射性呼吸暂停、神志清醒、血压升高、心率加快、肤色正常或稍苍白、结膜充血。

（2）中度溺水。溺水1~2分钟，有剧烈呛咳、呕吐。患者出现神志模糊或烦躁不安，呼吸不规则或表浅，血压下降、心搏减慢、反射减弱。

（3）重度溺水。溺水3~4分钟，处于昏迷状态，面色青紫或苍白、肿胀、眼球突出、四肢厥冷，测不到血压，口腔、鼻腔和气管充满血性泡沫，可有抽搐。呼吸、心搏微弱或停止。

（4）其他症状。包括胃内积水致胃扩张者，可见上腹部膨隆。

Q/074 洪灾造成的溺水有哪些独特的特点?

/A （1）洪灾溺水者通常口、鼻充满泡沫或淤泥、杂草，腹部常隆起伴胃扩张。

（2）洪水内杂物较多，如树枝等会对溺水者造成不同程度的损伤等。

（3）搜救难度较大，洪灾发生范围广，并且洪水要经过很长时间才会退去，溺水者的搜救范围广，搜救难度较大。

（4）洪灾造成的溺水环境复杂,要加强对迟发性溺水和干性溺水的重视。

Q/A 075 溺水的抢救时间窗有多久?

溺水后快速救治非常重要。因为人体在呼吸完全停止后，体内储存的氧气极少，只能维持生命 5 ~ 6 分钟。如果这段时间内还没有恢复呼吸，那么心跳就会停止，由于缺氧而导致大脑死亡。所以溺水后如果在 4 分钟之内抢救，成功概率非常大，这四分钟也是溺水后抢救的"黄金四分钟"。统计表明，溺水患者在溺水 6 ~ 9 分钟死亡的比例是 65%，如果溺水后 1 ~ 2 分钟内得到正确的抢救，抢救的成功率可以达到 100%。在溺水后立即抢救是一个最重要的原则。

Q/A 076 洪灾中发现溺水者，救援人员先做好哪些准备?

（1）呼叫周围群众的援助，有条件尽快通知附近的专业水上救生人员或 110 消防人员。

（2）尽快拨打 120 急救电话。在拨打急救电话时应注意言简意赅，特别要讲清楚具体地点。不要主动挂掉电话，并保持呼叫电话不被占线。

（3）第一目击者在专业救援到来之前,可向遇溺者投递竹竿、衣物、绳索、漂浮物等。

（4）非专业救生人员，尽量不要实施下水营救。如果不得不下水营救，应借助于船或专用的浮力救援设备接近淹溺者，两人一同下水施救比单人施救更安全。

Q/A 077 如何正确施救溺水者?

对溺水者的救生原则是岸上救助优先、团队救助优先、工具救助优先、呼救报警优先。正确施救溺水者的主要方法如下。

（1）伸手救援。指救援者直接向溺水者伸手将其拽出水面的救援方法。适用于救援者与溺水者的距离伸手可及同时落水者还清醒的情况。

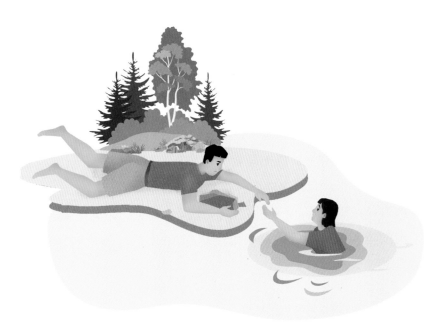

（2）借物救援。在距落水者的距离较近（数米之内）同时落水者还清醒的情况下，借助某些物品（如竹竿、木棍等）把落水者拉出水面。

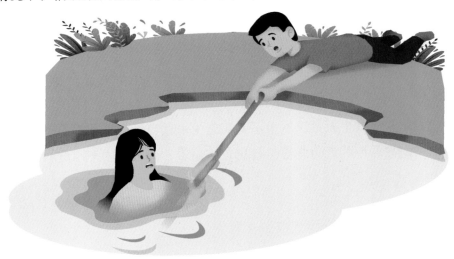

（3）抛物救援。在落水者距离较远同时落水者还处在清醒状态的情况下，向落水者抛投绳索及漂浮物（如救生圈、救生衣、救生浮标、木板、圆木、汽车内胎等）。

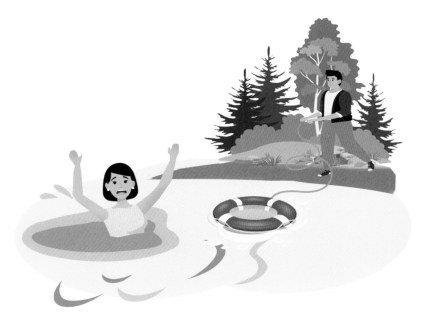

（4）划船救援。在宽阔水域并且有救生船只的情况下，运用救生船只划到落水者身边进行救援，并且最好由受过专业训练的救援者参与营救。

（5）游泳救援。只有在上述几种施救法都不可行时才能采用此法。最好由水性好同时熟悉和了解水情（如流速、水温等）的两三个成年人同时下水营救，这样既可以在水中相互帮助，又能降低救援危险。下水救援者必须有熟练的游泳技术，并应尽可能脱去衣、裤、鞋、袜，最好携带漂浮物如救生衣、救生圈、粗木棍等。

若迫不得已需要下水救援，切记不要从正面靠近溺水者，因为出于求生本能，溺水者可能会死死抓住任何东西，容易导致施救者发生危险。应该从背后接近溺水者，再托起他的身体让头露出水面侧游上岸。

Q / 078 对神志不清的溺水者，救援人员应怎么将其救援至安全地带？

/ A 在没有任何救助工具可以利用的溺水现场，需要下水救援时，救护者必须是经过专业训练的人员，在确保自身安全、最好有同伴协助并且携带

浮具的情况下，再跳到水中进行救援。

如果溺水者已经昏迷，救护者才可以从正面接近溺水者，抓住溺水者的手腕，侧身游泳将其带回。

在水中时，有必要的情况下，可进行口对口人工呼吸。

Q/ **079** 对神志清醒的溺水者，救援人员应怎么将其救援至安全地带？

A 如果溺水者清醒，并且在水中挣扎，救护者要迅速绕到其背后，从后面靠近，不要被慌乱挣扎中的溺水者抓住。从后面用双手托住溺水者的腋下，两人均采用仰泳姿势（以利呼吸），把溺水者带回安全处，有条件的最好采用浮具。

Q/ **080** 将溺水者救援到安全地带后，应如何急救？

A （1）溺水者清醒且有呼吸和脉搏，呼叫 120 后，有条件时可以换上干衣服，裹上毯子，注意保暖，等待救援人员。

（2）溺水者昏迷且有呼吸和脉搏，应先清理溺水者口鼻中的异物，并使其保持在侧卧位，等待救援人员。等待过程中要密切观察其呼吸和脉搏情况，必要时进行心肺复苏。

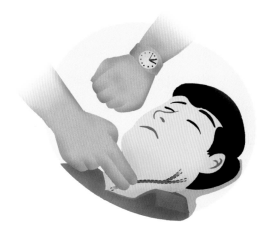

（3）溺水者昏迷且无呼吸、有脉搏，应清理溺水者口中的异物，进行人工呼吸，脉搏心跳即可迅速增强。恢复呼吸后，保持侧卧位，注意保暖，等待急救人员的到来。

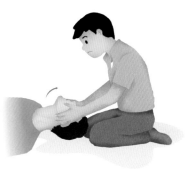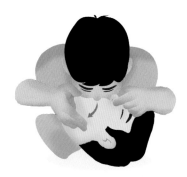

（4）溺水者昏迷且无呼吸、无脉搏，立刻清理口鼻异物，保持呼吸道通畅，按先人工呼吸、后胸外按压的顺序进行心肺复苏，并持续至患者呼吸脉搏恢复或急救人员到达。

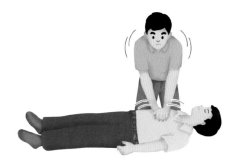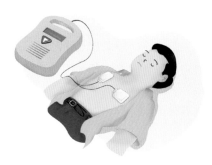

Q/A 081 对溺水者是否可实施控水？

对溺水者是否实施控水，应根据实际情况来决定。

（1）溺水者救出后，若呼吸和心跳都有，在必要情况下可实施控水。

（2）若呼吸、心跳停止，应该立即启动心肺复苏急救模式，不应实施控水，以免拖延救治黄金时间，控水操作不当还会加大误吸概率。

Q/A 082 挤压背部控水法应如何操作？

（1）抢救人员右腿跪地，左腿膝部屈曲。

（2）将溺水者腹部横放在抢救人员的左膝上，使溺水者头部下垂。

（3）抢救人员双手按压溺水者背部，让溺水者完全吐出口腔呼吸道及胃内的水。

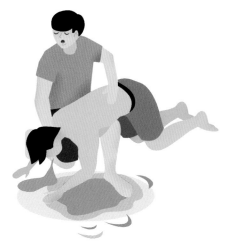

挤压背部控水法

Q/A 083 快速走动控水法应如何操作？

抢救人员将溺水者面朝下扛在肩上，用肩顶住溺水者的腹部，上下抖动或者来回跑动，使水流出来。

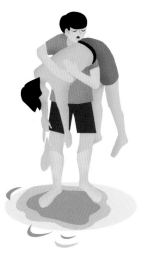

快速走动控水法

Q/A 084 抱腰抖动控水法应如何操作?

抢救人从后抱起溺水者的腰部，使其背向上，头向下，不停抖动，使水流出来。

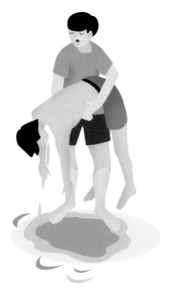

抱腰抖动控水法

Q/A 085 如何判断溺水者是否还有呼吸?

溺水后会出现呼吸减慢、停止，甚至出现濒死叹气样呼吸，也称为喘息,而溺水时间较长者会出现呼吸停止或窒息。因此,一旦溺水者呼吸异常(停止、过缓或喘息)，应该立即予以心肺复苏。

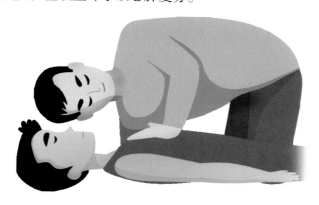

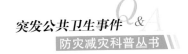
通常，可以通过直接观察胸廓的起伏来确定溺水者的呼吸状况；也可以通过溺水者鼻、口部有无气流或能否在光滑表面产生雾气等方法来参考判断。对于经过培训的医务人员，即刻同时判断呼吸和循环征象，时间限定在 5～10 秒；对于非专业人员可仅判断呼吸。

Q/A 086 如何判断溺水者是否还有心跳？

溺水时间过长出现呼吸停滞或窒息，导致心跳停止，急救人员应立即判断溺水者是否还有心跳，判断溺水者的循环征象包括颈动脉搏动和溺水者任何发声、肢体活动等。检查颈动脉搏动时，使溺水者头后仰，急救人员找到甲状软骨并沿甲状软骨（喉结处）外侧 0.5～1.0 cm 处，气管与胸锁乳突肌间沟内即可触及颈动脉。

Q/A 087 如何通畅溺水者的呼吸道？

无反应的溺水者一旦被移出水中，口、鼻内的泥沙、水草要及时清理，但没有必要试图清除吸入气道中的水分而延误心肺复苏，这是因为大多数溺水者只吸入中度的水分，而且吸入的水分很快吸收进入血液循环或肺泡内，因此水分不会成为气道阻塞物。

不推荐对溺水者做常规的腹部冲击或海姆立克（Heimlich）手法。用吸引法以外的任何试图去除气道内水分的方法（如腹部冲击或海姆立克手法）是没必要的，并可能有潜在的危险。

如果溺水者无反应，急救人员应判断溺水者有无呼吸或是否异常呼吸，先使溺水者取复苏体位（仰卧位）来开放气道。如无颈部创伤，可以采用仰头抬颈法、仰头抬颏法、双手托颌法来开放气道，因双手托颌法难度较大，不推荐非专业人员采用。

（1）仰头抬颈法。患者仰卧时，抢救人员一只手抬起患者的脖子，另一只手按压患者的额头，让患者头后仰，打开气道。

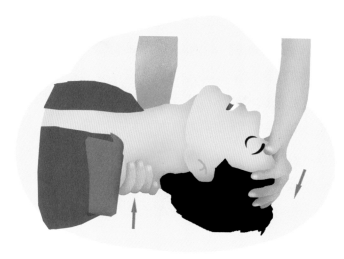

仰头抬颈法

（2）仰头抬颏法。抢救人员把一只手放在溺水者前额，用手掌把额头用力向后推，使头部向后仰，另一只手的示指和中指放在下颏处，向上抬颏，打开气道，勿用力压迫下颌部软组织，以免造成气道梗阻。也不要用拇指抬下颏。气道开放后有利于溺水者自主呼吸，也便于心肺复苏术（CPR）时进行口对口人工呼吸。如果溺水者假牙松动，应取下，以防其脱落阻塞气道。

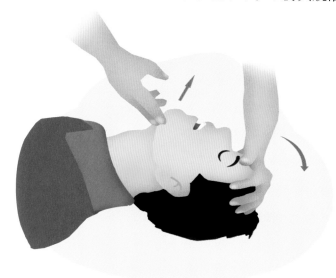

仰头抬颏法

（3）双手托颌法。患者平躺，抢救人员把手放置溺水者头部两侧，肘部支撑在患者躺的平面上，托紧下颌角，用力向上托下颌，打开气道。如溺水者紧闭双唇，可用拇指把口唇分开。如果需要行口对口人工呼吸，则将下颌持续上托，用面颊贴紧溺水者的鼻孔。此法效果肯定，但费力，有一定技术难度。对于怀疑有头颈部创伤溺水者，此法更安全，不会因颈部活动而加重损伤。如果开放气道效果不满意，仍可改为仰头抬颏法。这种方法主要用于颈部有外伤的患者，对怀疑有颈椎脊髓损伤的溺水者，应避免头颈部的延伸，只可使用双手托颌法，不宜采用仰头抬颏法和仰头抬颈法。开放气道后应尽快进行人工呼吸和胸外按压。

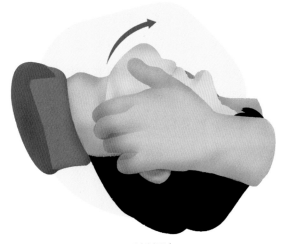

双手托颌法

Q/A 088 什么是胸外按压？

胸外按压是通过维持心脏骤停患者主要器官的血流灌注、辅助肺通气、提高除颤成功率等，最终达到提高患者生存率的一种简便、有效的方法。

简单来说，通过胸外心脏按压形成人工循环，目的就是通过对胸廓的按压，将血流泵入大脑，因为大脑缺氧 5 分钟以上就会导致不可逆的损伤。胸外按压是心搏骤停后首选、快速、简便、有效的方法。

按压定位：把一只手掌根放在两乳头连线中点的胸骨下段。两只手十指交叉，第二只手重叠在第一只手上，手指交叉，掌根紧贴胸骨，上半身运动以髋关节为支点，保持双臂伸直，利用自身重量垂直下压。按压的注意点：按压的深度为 5～6cm，频率为 100～120 次/min，按压/松弛的时间比为 1∶1，让胸廓充分回弹。

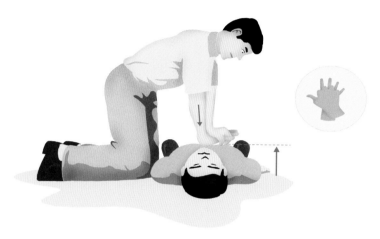

Q/A 089 正确的胸外按压应使用多大力量？

胸外按压力量过轻，无法有效压迫胸腔使患者体内血液发生循环，就起不到胸外按压应该有的作用；力量过重，过度挤压胸腔可能导致胸骨骨折、组织挫伤等，同样会危及患者生命。

施救者按压时应采取以髋关节为支点、整个上半身往下压的方式用力，肘关节要伸直，整条手臂为一条直线且垂直于患者胸腔。通常来说，每次向下按压胸部的深度至少为 5cm，但不超过 6cm，以保证能够有效挤压胸腔，但又不易造成过度挤压胸腔。每次按压胸部后，要让胸廓完全回复。

Q/A 090 正确的胸外按压应使用怎样的频率？

胸外按压的频率需要维持在每分钟 100～120 次，每 30 次按压须停下等待两次呼气，最后一次呼气结束，待胸腔恢复后，继续进行下一轮按压—呼气。如果胸外按压的频率达不到最低 100 次/min，患者依旧会因为大脑缺氧而很快死亡。

每次按压时，用正常语速进行两位数的计数：11，12，13，14，15，……，40，随后实施两次吹气，为一个循环。需要注意的是，这里计数的念法不是"十一，十二，十三，……，四十"，而是念出每一位的数字："一一，一二，一三，……，四零。"

Q/A 091 在胸外按压时如不慎按断肋骨应如何紧急处理？

胸外按压造成损伤有时不可避免，尤其是某些老年患者和骨质疏松患者。发生骨折后，需要及时止痛、固定并预防肺部并发症。对于多根多处肋骨骨折，还需要尽快消除反常呼吸运动，保持呼吸道通畅。必要时，行紧急处理，如进行肋骨牵引固定，或开胸手术。

Q/A 092 什么是人工呼吸？

人工呼吸是指用人为的方法，运用肺内压与大气压之间压力差的原理，使呼吸骤停者获得被动式呼吸，从而获得氧气，排出二氧化碳，维持最基础的生命的过程。

这是用于患者自主呼吸停止时的一种急救方法，通过徒手或机械装置使空气有节律地进入肺内，然后利用胸廓和肺组织的弹性回缩力使进入肺内的气体呼出，如此周而复始以代替自主呼吸。

Q/A 093 如何正确进行人工呼吸？

（1）患者无意识时，由于舌后坠、软腭阻塞气道，需要用仰头抬颏法或托颌法开放气道。开放气道后应尽快进行人工呼吸和胸外按压。

（2）人工呼吸。每次通气必须使患者的肺脏膨胀充分，可见胸廓上抬即可，切忌过度通气。

（3）口对口人工呼吸操作方法。要确保气道通畅，患者仰卧位，头后仰，急救者用一手抬起患者下颌，一手捏住患者的鼻孔，防止漏气，施救者先吸一口，张大口把患者的口完全罩住，呈密封状，缓慢吹气，每次吹气应持续 1 秒，确保通气时可见胸廓起伏，一次吹完之后，施救者的嘴脱离患者之口，同时松患者鼻孔，施救者抬头再吸一口气，准备下一次口对口呼吸。口对口人工呼吸常会导致患者胃胀气，并可能出现严重并发症，如胃内容物反流导致误吸或吸入性肺炎、胃内压升高后膈肌上抬而限制肺的运动，所以应缓慢吹气，不可过快或过度用力，减少吹气量及气道压峰值水平，有助于降低食管内压，减少胃胀气的发生。对大多数未建立人工气道的成人，推荐 500～600 mL 潮气量，既可降低胃胀气危险，又可提供足够的氧合。

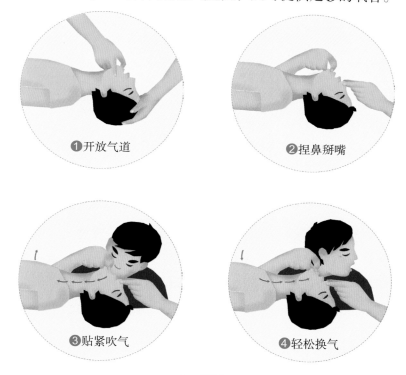

①开放气道　②捏鼻掰嘴　③贴紧吹气　④轻松换气

人工呼吸

（2）球囊 – 面罩通气。使用球囊面罩可提供正压通气，但未建立人工气道容易导致胃膨胀，需要送气时间长，潮气量控制在可见胸廓起伏。但急救中挤压气囊难保不漏气，因此，单人操作时易出现通气不足，双人操作时效果较好。如果仅单人提供呼吸支持，急救者位于患者头顶，如果患者没有颈部损伤，可使其头部后仰或在其枕部垫毛巾或枕头，使之处于嗅闻位，这样便于打开气道，然后一手压住面罩，一手挤压球囊，并观察通气是否充分；双人操作时，一人压紧面罩，一人挤压皮囊通气。如果气道开放不漏气，挤压 1 L 成人球囊 1/2～2/3 量或 2 L 成人球囊 1/3 量可获得满意的潮气量。

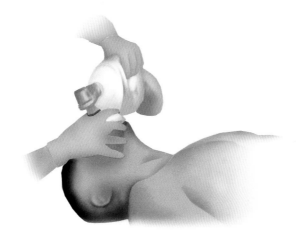

Q/A 094 什么叫心肺复苏？

心肺复苏（CPR）是针对被抢救者呼吸心搏骤停采取的紧急医疗措施，以人工呼吸代替被抢救者的自主呼吸，以胸外按压形成暂时的人工循环，并使其恢复自主搏动急救技术。

心肺复苏的目的是通过开放气道（airway，A）、人工呼吸（breathing，B）、胸外按压（compressions，C）等方式重建呼吸和循环。

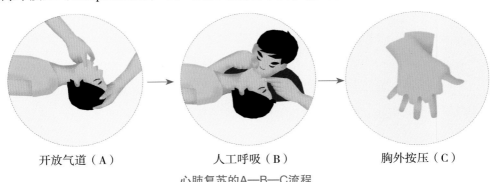

开放气道（A）　　　人工呼吸（B）　　　胸外按压（C）

心肺复苏的A—B—C流程

Q/A 095 在水中发生抽筋怎么办?

肌肉痉挛性收缩俗称抽筋,是游泳及水下作业者突然发生的一种情况,较为常见。临床表现为某处肌肉突发性痉挛,局部肌肉发硬并剧痛。导致肌肉痉挛性收缩的原因多为水温较低或游泳及水下作业时过度疲劳、过度呼吸、服用某些药物以及体内某些微量元素不足(如缺钙等)等;常发生部位为腓肠肌,手指、足趾、大腿、上臂等处也时有发生。在游泳及水下作业时发生肌肉痉挛性收缩时要保持镇静,停止游动,仰面浮在水面上。

Q/A 096 在水中手指抽筋应怎么自救?

手指抽筋时,将手握成拳头,然后用力张开,张开后再速握拳。

Q/A 097 在水中上臂抽筋应怎么自救?

上臂抽筋时,握拳,并尽量屈肘关节,然后用力伸直,反复数次即可解脱。

Q/A 098 在水中大腿抽筋应怎么自救?

大腿抽筋时,弯曲发生肌肉痉挛性收缩的大腿,使其与身体呈直角并同时弯曲膝关节;然后用双手抱小腿,用力使其贴服大腿上并做震颤动作,随即向前伸直。

在水中解脱抽筋后,应慢慢游动,以免发生再次抽筋。解除抽筋后,不宜再继续游泳,慢慢靠近岸边。上岸后擦干身体,按摩抽筋部位的肌肉,并注意保暖。

Q/A 099 在水中小腿抽筋应怎么自救?

在水中发生小腿抽筋时,千万不要慌张,一定要保持镇静,积极自救。若小腿抽筋发生在浅水区,可马上站立并用力伸蹬,或用手把足拇趾往上扳,并按摩小腿可缓解。如果是在深水区，可先深吸一口气，仰面浮于水面，用抽筋腿对侧的手握住抽筋腿的脚趾，用力向身体方向拉紧；同时用同侧的手掌压在抽筋肢体的膝盖上，协助小腿伸直。同时可轻轻揉捏小腿肌肉，使痉挛缓解。

Q/A 100 在水中脚趾抽筋应怎么自救?

在水中如果发生脚趾抽筋时，一般是大脚趾，应立即将抽筋腿弯曲，然后用手指将抽筋的大脚趾向脚背方向用力拉伸，也可以将大脚趾用力向下按压，保持 1~2 分钟，然后用手按摩抽筋的大脚趾脚底的肌腱或者连接大脚趾脚背的肌腱，直至抽筋消除。

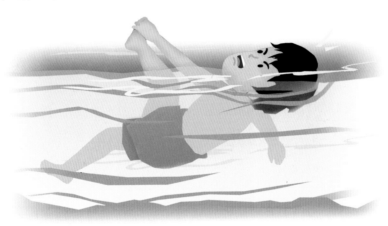

参 考 文 献

[1] 孙海晨. 水灾 [M]. 北京：人民卫生出版社，2013.

[2] 李华勇，于正松. 气候变化和人为活动双重胁迫下山前平原地区洪灾发生机制与防治对策 [J].
陕西水利，2021（1）：75-77.

[3] 詹小国，祝国瑞，文余源. 平原地区洪灾风险评价的 GIS 方法研究：以荆州 6 县市为例 [J].
长江流域资源与环境，2003，12（4）：388-392.

[4] 国家突发公共事件总体应急预案 [M]. 北京：中国法制出版社，2005.

[5] 侯晓辉，邢宝龙，蔡建清. 英国洪灾频发及应对措施 [J]. 水利水电快报，2015，36（5）：19-21.

[6] 徐卫红，刘昌军，吕娟，等. 郑州主城区 2021 年"7·20"特大暴雨洪涝特征及应对策略 [J].
中国防汛抗旱，2022，32（5）：5-10.

[7] 郝义彬，张思森，岳茂兴，等. 特大城市突发洪涝灾害急诊急救转运处置与过程管理专家共
识（2021 版）[J]. 河南外科学杂志，2021，27（5）：1-5.

[8] 陈畅. 救生圈的正确使用 [J]. 重庆水产，2009（2）：1.

[9] 董宇. 野外生存技巧之正确使用救生衣 [J]. 湖南安全与防灾，2012（6）：1.

[10] 玮珏. 洪水防范与自救 [M]. 石家庄：河北科学技术出版社，2013.

[11] 邹钦. 洪涝灾害卫生消毒的基本原则及其应急处理措施 [J]. 中国消毒学杂志，2010，27（6）：
741-742.

[12] 韩松，李娜，杜晓鹤. 洪涝灾害避险救助指南 [J]. 中国防汛抗旱，2018，28（5）：22-25.

[13] 马跃峰，申少铁. 洪水过后，科学防疫要注意 [N]. 人民日报，2021-07-28（4）.

[14] 陈孝平，汪建平. 外科学 [M]. 8 版. 北京：人民卫生出版社，2013.

[15] 田军章. 风灾 [M]. 北京：人民卫生出版社，2014.

[16] 杨楠，代继宏. 溺水后吸入性肺炎患儿的临床特征及病原分析 [J]. 中国当代儿科杂志，2022，24（4）：417-422.

[17] 江耀广，周红，谢平畅. 43 例淹溺急诊救治体会 [J]. 中国中医急症，2010（5）：2.

[18] 何彩霞. 抢救溺水者你该怎么做？ [J]. 幸福家庭，2020（6）：56.

[19] 张重阳，李立艳，王立祥，等. 中国淹溺性心脏停搏心肺复苏专家共识 [J]. 中华急诊医学杂志，2020，29（8）：1032-1045.

[20] 胡辉莹，钟世镇. 心肺复苏中胸外按压作用及研究进展 [J]. 中国急救医学，2006，26（12）：3.

[21] 李昌论. 谈游泳时发生抽筋的有效自我缓解方法 [J]. 运动，2012（8）：131-132.

[22] 遭遇暴雨洪灾 如何自防自救？ [J]. 湖南安全与防灾，2017（4）：58.

[23] 扁舟. 地震、洪灾来了怎么办？别担心，请收好这份应急科普 [J]. 健康之家，2020（7）：32-45.

[24] 杨六香. 洪灾后注意防疫病 [N]. 中国医药报，2017-07-13（4）.

[25] 刘涛，丁国永，高璐，等. 洪涝灾害对心理健康影响的研究进展 [J]. 环境与健康杂志，2012，29（12）：1136-1139.

[26] 戴文杰，陈龙，谭红专，等. 社会支持及应对方式对洪灾创伤后应激障碍慢性化的影响 [J]. 中华流行病学杂志，2016，37（2）：214-217.

[27] 马珠江，刘正奎，韩茹，等. 洪灾后 11~15 岁儿童创伤后应激障碍发生率及其影响因素 [J]. 中华行为医学与脑科学杂志，2014，23（12）：1108-1110.

[28] 马爱平. 洪水冲碎的心，要用时间与陪伴去缝合 [N]. 科技日报，2021-07-27（8）.

突发公共卫生事件 Q&A 防灾减灾科普丛书

● 主　审 / 陈孝平　马　丁
● 丛书主编 / 王　伟　刘继红

国家重大公共卫生事件医学中心
人畜共患传染病重症诊治全国重点实验室　◎组编

灾后卫生

主　编◎谭　莉
副主编◎魏诗晴　杨　莉

长江出版传媒　湖北科学技术出版社

图书在版编目（CIP）数据

灾后卫生 / 谭莉主编；魏诗晴，杨莉副主编 . —武
汉：湖北科学技术出版社，2023.6
　（突发公共卫生事件 Q&A 防灾减灾科普丛书）
　ISBN 978-7-5706-2623-6

Ⅰ．①灾…　Ⅱ．①谭…　②魏…　③杨…
Ⅲ．①灾区－公共卫生－卫生管理－中国
Ⅳ．① R199.2

中国国家版本馆 CIP 数据核字（2023）第 116021 号

策　　　划：邓　涛　赵襄玲	责任校对：陈横宇
责任编辑：李子皓　王子依	封面设计：曾雅明

出版发行：湖北科学技术出版社
地　　址：武汉市雄楚大街 268 号（湖北出版文化城 B 座 13—14 层）
电　　话：027-87679468　　　　　　　　　　　　邮　　编：430070

印　　刷：湖北金港彩印有限公司　　　　　　　　　邮　　编：430040

710×1000　　　　1/16　　　　　　　67.75 印张　　　1500 千字
2023 年 6 月第 1 版　　　　　　　　　　　2023 年 6 月第 1 次印刷
定　　价：338.00 元（全 13 册）

"突发公共卫生事件Q&A防灾减灾科普丛书"

编委会

主　审：陈孝平　马　丁

主　编：王　伟　刘继红

副主编：廖家智　白祥军　刘　争　唐锦辉
　　　　唐洲平　宁　琴　李树生　刘　伟
　　　　袁响林　朱小华　王军明　王芙蓉
　　　　李　娟　李　锋　刘　东　谭　莉
　　　　汪　晖　仇丽茹　姚　颖

《灾后卫生》编委会

主　编：谭　莉

副主编：魏诗晴　杨　莉

编　委：赖晓全　徐　敏　谭　昆　许　川
　　　　吕　倩　梁艳芳　韩　颖　陈　茜
　　　　彭威军　王振玲　马思旻　艾冬云
　　　　谢红艳　王洪波　涂　敏

王福生

解放军总医院第五医学中心感染病医学部主任

国家感染性疾病临床研究中心主任

中国科学院院士

在人类发展的历史长河中，人与传染病的斗争从未停歇。尤其是近些年来，随着全球化发展的不断深入、国际社会交流日益密切等，突发公共卫生事件频发且日益复杂，新发突发传染病引起的疫情时有发生。从鼠疫（黑死病）、天花到近年的"非典"（SARS）、中东呼吸综合征（MERS）、新型冠状病毒感染（COVID-19），这些疾病给人类带来了不同程度的灾难，给人民生命和财产造成巨大损失，同时对社会稳定、经济发展以及国家安全等均造成严重影响，让我们更深刻地认识到了科学应对公共卫生事件的重要性。

科学应对新发突发传染病引起的疫情防控，各国政府和公众都面临着巨大的挑战。例如，在如何科学倡导应对突发公共卫生事件，如何精准、快速地控制疾病的传播，如何保障公众的生命健康以及如何维护社会稳

定和经济发展等方面，均需要各国政府和公众共同面对，更需要大家共同努力去解决相关的问题和挑战。

科普宣教是提高公众科学知识素养和应对突发公共卫生事件能力的重要手段之一。科学知识的传播和防范意识的普及，将有助于公众更好地理解和应对突发公共卫生事件，进一步提高公众在日常生活中的健康意识。尤其对于青少年儿童，一本好的科普书将极大地激发他们对科学的兴趣，有助于他们未来成长。因此，开展科普宣传意义重大。

"突发公共卫生事件 Q&A 防灾减灾科普丛书"由国家重大公共卫生事件医学中心和人畜共患传染病重症诊治全国重点实验室联合组织撰写，内容涵盖了公共卫生事件的多个方面，包括《院前急救技能》《新发及突发重大传染病》《儿童救治与照护》《食物中毒》《重大职业中毒》《极端天气》《水污染与突发水污染事件》《空气污染》《常见危险化学品》《核与辐射》《地震》《洪灾》《灾后卫生》等 13 个分册，主要从各类公共卫生事件的定义、特征、危害及相应的处置与救援等方面进行详细介绍，为公众提供系统、全面、科学的公共卫生知识，以期公众在面对公共卫生事件时能够科学应对、降低损失，从而促进社会的健康发展。

本套丛书旨在向广大公众传递科学、权威、实用的公共卫生知识，帮助公众更好地提高应对新发突发传染病或其他突发公共卫生事件的水平。这里特别感谢为本套丛书撰稿的专家和学者，他们为编写本套丛书付出了辛勤劳动；另外，本套丛书的出版也得到了相关机构和人员的大力支持，在此一并表示感谢。希望本套丛书能够为公众提供有益的知识和帮助，让我们为科学应对公共卫生事件，建设更加健康、美好的中国而努力。

王福生

2023 年 5 月 15 日

灾害是公众生命健康的重大威胁之一，对环境、经济及社会的正常秩序都有很大的影响。近年来随着全球气候变暖，各种自然灾害在全球范围内呈上升的趋势，而新发的疫情（如埃博拉疫情、新型冠状病毒疫情、猴痘疫情等）灾害也在不断产生，尤其是我们正处在全球化的时代，传染病病原体可以通过现代交通工具快捷、远程流动，从而使人们对各类灾害的关注程度越来越高。如何将灾害导致的健康问题最大幅度地缩小，从而最大限度地保卫人民健康这一议题对国内应急管理体系而言是一个艰巨的挑战，我们借此次成书契机，总结一些行之有效的宝贵经验分享给大家，愿尽绵薄之力为广大人民群众提供一些通俗易懂的灾后卫生措施参考。

"突发公共卫生事件 Q&A 防灾减灾科普丛书"的《灾后卫生》分册全面介绍了各类灾害带来的不良影响及其处理措施，包含灾害发生时的应急处理措施，灾后动物疫病的预防和控制措施，灾后卫生与消毒措施，个人防护措施，常见公共卫生事件的应急处置和防控措施，以及常见的灾后心理问题，理论信息和应用实践信息丰富全面，方便读者结合实际情况按需查阅。

　　谨以本书献给正在经历灾害或热爱学习、未雨绸缪的人们。本书如有疏漏之处，真诚地希望读者不吝赐教，以便再版时修正。

编者

2023 年 5 月于武汉

四 个人防护 / 40

五　常见公共卫生事件的应急处置和防控 / 52

一 突发公共卫生事件和灾害

Q/A 001 什么是突发公共卫生事件？

突发公共卫生事件是指突然发生，造成或可能造成社会公众健康严重损害的重大传染病疫情、群体性不明原因疾病、重大食物和职业中毒，以及其他严重影响公众健康的事件。

Q/A 002 突发公共卫生事件的特点是什么？

（1）成因的多样性。如烈性传染病，地震、水灾、火灾等自然灾害，环境污染、生态破坏、交通事故等。此外，还有动物疫情、致病微生物、药品危险、食物中毒、职业危害等与公共卫生事件的发生有关。

（2）分布的差异性。由于时间、空间分布的不同，传染病的发病率也会不同，如流感等呼吸道疾病往往发生在冬、春季节，肠道传染病则多发生在夏季；我国南方和北方的传染病病种就不一样；此外还存在人群的分布差异等。

（3）传播的广泛性。传染病一旦具备了传染源、传播途径以及易感人群三个基本流通环节，就可能在毫无国界情况下广泛传播。

（4）危害的复杂性。重大公共卫生事件不仅对人类健康有影响，对环境、经济乃至政治都有很大的影响。

（5）治理的综合性。需要多个方面综合治理，其中包括了技术层面和价值层面的结合、直接任务和间接任务的结合、责任部门和其他部门的结合等。另外，还要注意解决一些深层次的问题，比如社会体制、机制的问题，工作效能问题以及人群素质的问题，所以要通过综合性的治理来解决公共卫生事件。

（6）新发事件不断产生。如自1985年以来艾滋病的发病率不断增加，2003年的非典疫情，近年来人感染高致病性禽流感、手足口病等，都威胁着人们的健康。

（7）种类的多样性。生物因素、自然灾害、食品药品安全事件、各种事故灾难等，都可能引起公共卫生事件。

（8）食源性疾病和食物中毒的问题比较严重。

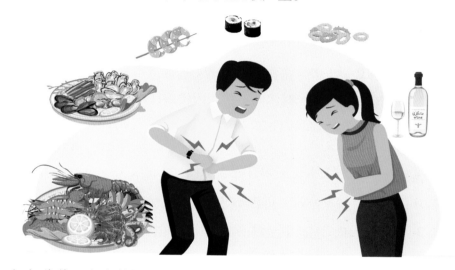

（9）公共卫生事件频繁发生。公共卫生建设不足、经费投入不足，忽视对生态的保护以及有毒有害物质的处理不善，都会使公共卫生事件频繁发生。

（10）公共卫生事件的危害严重。公共卫生事件不但影响人们的身体健康，而且还影响社会的稳定和经济的发展。

公共卫生事件有很多的特点，管理公共卫生事件的有关部门一定要掌握这样一些特点。

Q/A 003 突发公共卫生事件等级划分是怎样的？

《国家突发公共卫生事件应急预案》规定，根据突发公共卫生事件性质、危害程度、涉及范围,划分为特别重大（Ⅰ级）、重大（Ⅱ级）、较大（Ⅲ级）和一般（Ⅳ级）四级。

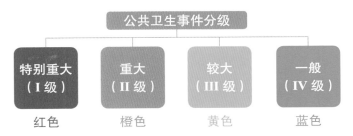

Ⅰ级响应:是指发生特别重大突发公共卫生事件,省指挥部根据国务院的决策部署和统一指挥,组织协调本行政区域内应急处置工作,主要涉及甲类和参照甲类管理的乙类传染病等烈性传染病,以及群体性不明原因疾病、新发传染病和周边国家特大传染病疫情导致的输入性疫情,还包括国务院卫生行政部门认定的其他特别重大突发公共卫生事件。

Ⅱ级响应:是指发生重大突发公共卫生事件,省指挥部立即组织指挥部成员和专家进行分析研判,对突发公共卫生事件影响及其发展趋势进行综合评估,由省人民政府决定启动Ⅱ级应急响应,并向各有关单位发布启动相关应急程序的命令。省指挥部立即派出工作组赶赴事发地开展应急处置工作,并将有关情况迅速报告国务院及其有关部门。事发地各级人民政府按照省指挥部的统一部署,组织协调本级突发公共卫生事件应急指挥机构及其有关成员单位全力开展应急处置。

Ⅲ级响应:是指发生较大突发公共卫生事件,地级以上市、省直管县（市、区）突发公共卫生事件应急指挥机构立即组织各单位成员和专家进行分析研判,对事件影响及其发展趋势进行综合评估,由地级以上市人民政府决定启动Ⅲ级应急响应,并向各有关单位发布启动相关应急程序的命令。必要时,省卫生健康委员会派出工作组赶赴事件发生地,指导地级以上市、省直管县（市、区）突发公共卫生事件应急指挥机构做好相关应急处置工作。

Ⅳ级响应:是指发生一般突发公共卫生事件,县（市、区）〔不含省直管县（市、区）,下同〕突发公共卫生事件应急指挥机构立即组织各单位成员和专家进行分析研判，对事件影响及其发展趋势进行综合评估，由县级人民政府决定启动Ⅳ级应急响应，并向各有关单位发布启动相关应急程序的命令。必要时，地级以上市卫生健康委员会派出工作组赶赴事件发生地，指导县（市、区）突发公共卫生事件应急指挥机构做好相关应急处置工作。

Q/A 004 什么是灾害？

灾害是指能够对人类和人类赖以生存的环境造成破坏性影响的事物总称，包括天然事件和社会事件。常见的灾害包括地震、洪水、龙卷风、海啸、火山喷发、山体滑坡和干旱等。

灾害通常指局部，当其发生扩张和发展，就可能演变成灾难。如传染病的大面积传播即可酿成灾难。

Q/A 005 灾害会造成什么后果？

（1）社会恐慌。发生自然灾害之后，恐慌是人类第一反应；其次关于传染病的流言会加剧恐慌反应的程度。

（2）疾病发生。灾害环境下，由于人群密度增高，导致用水、食物出现供应压力，同时会发生污染，造成自然疫源性疾病和呼吸道疾病增多。

（3）人口减少和迁移。灾害导致的人口死亡数尤为巨大，其次是房屋建筑受损引发的大量受灾人群迁移，由此引起居住地不足、公共卫生服务配套欠缺等问题，会给社会管理带来困难，造成社会秩序的不稳定。

（4）精神、卫生问题。受灾人群生活环境的改变、压力无法缓解以及焦虑、抑郁等成为灾害后主要的公共卫生问题。

（5）社会经济影响。

（6）饮用水供应系统破坏。

（7）食物短缺。

（8）燃料短缺。

（9）水体污染等。

Q/A 006 发生灾害后，会出现哪些常见的卫生问题？

（1）灾害造成的大量遇难者的遗体和动物尸体腐烂。

（2）灾后环境破坏，造成水源和食物的匮乏。

（3）随处可见的生活垃圾。

（4）蚊虫等媒介生物的大量滋生。

（5）原有公共卫生基础设施的严重破坏。

（6）灾害给人们带来的精神创伤也增加了罹患各种疾病的概率，尤其是增加了传染病暴发的高危风险。

Q/A 007 灾后常见传染病有哪些种类？

常见的传染病有以下几类。

（1）伤寒、副伤寒、病毒性肝炎、痢疾、霍乱、隐孢子虫病等消化道疾病。

（2）细菌、病毒等引起的呼吸道传播疾病（流感、结核、肺炎等）。

（3）破伤风。

（4）寄生虫引发的疾病，如利什曼病、钩端螺旋体病、血吸虫病。

（5）媒介疾病，包括流行性出血热、流行性乙型脑炎、疟疾、登革热、黄热病等。

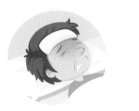 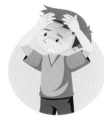 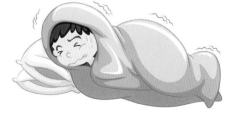

| 高热 | 出汗 | 寒战 |

疟疾的典型症状

Q/A 008 灾后传染病容易流行的原因是什么？

灾后饮用水和食品卫生与安全状况较差、受灾人员在避难所高密度生活、人群免疫力降低及生存环境条件恶劣、灾区卫生服务提供不及时和效率低下等，这些影响因素均是导致疾病传播的主要条件。

（1）灾后介水传染病。原有的供水设施受到破坏，使得人群短时间内难以获得安全的生活用水，容易引起介水传染病的发生。发展中国家发生介水传染病的危险性显著高于发达国家。

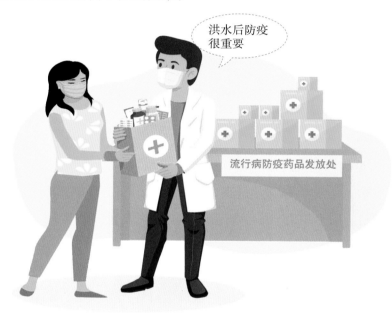

（2）灾后媒介生物性传染病。灾害，特别是与气候相关的灾害（如飓风、洪水等）发生后，媒介生物的生存环境破坏导致媒介传播疾病的暴发。媒介生物由于缺乏恒温机制，对于气候环境的变化（如气温升高、降雨量增多等）非常敏感，使蚊虫密度增加，导致疟疾、登革热等相关媒介传染病的发生率增高。灾区高密度人群聚集、公共卫生设施落后和干预措施的不及时等均是造成媒介疾病传播的危险因素。此外，灾区人群的生活习惯（如室外睡眠、人员流动、山体滑坡、森林的毁坏和水道的改变等导致媒介生物聚集地的变化）也会影响疾病的传播。

（3）灾后人群高密度聚集加大传染病的传播风险。大量人群流离失所、集中安置点人口高密度聚集、包括救援人员等带来的大量人口流动等因素导致传染病的高发。

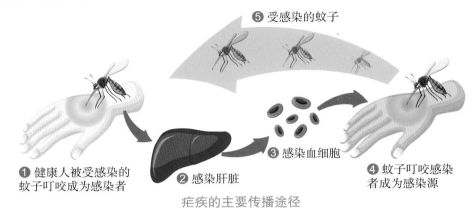

❺ 受感染的蚊子

❶ 健康人被受感染的
蚊子叮咬成为感染者

❷ 感染肝脏

❸ 感染血细胞

❹ 蚊子叮咬感染
者成为感染源

疟疾的主要传播途径

Q/A 009 灾后常见媒介生物的危害特点是什么？

（1）媒介生物局部密度升高。灾害的发生造成环境重大破坏，加上灾害期间恶劣的自然环境和多雨、潮湿的气候条件，有利于媒介生物滋生繁衍，常造成局部地区蚊蝇与鼠类等媒介生物密度剧增。

（2）媒介生物的种群结构发生变化。水灾发生时大量鼠类向高地和人群聚集区迁徙，造成不同鼠种比例改变，对疾病流行可产生长远影响。

（3）人群受媒介生物侵袭的机会增加。由于环境恶化，蚊、蝇等媒介生物局部密度升高，人群与之接触的机会显著增加；同时蚤、蜱、螨等鼠类体表寄生虫游离性增强、密度升高，攻击人群的机会也大大增加。此外，临时聚居场所受灾人口密度大、环境恶劣、防护条件简陋，以及人们防护意识淡化，也增加了媒介生物侵袭的机会。

（4）易发生媒介生物性传染病的暴发流行。灾区群众受媒介生物侵袭的机会增加，加之营养不足、休息减少及身体劳累，导致抗病能力减弱，媒介生物性传染病的感染及发病概率升高，甚至出现多种媒介生物性传染病同时暴发或流行。

（5）媒介生物防治工作的难度增大。灾害导致医疗机构及卫生设施破坏、人员短缺、防治药品和器械匮乏，而道路受损、泥泞坑洼、积水增多，也不利于防治工作开展；部分受灾群众因灾害突发出现心理问题和抵触情绪，无法积极配合防灾工作开展；另外，救灾早期常因救援人员较多、管理协调机制不健全，导致防灾工作不易有序开展。

Q/A 010 灾后媒介生物应急监测和控制的原则是什么？

（1）媒介生物监测原则。根据现场情况，因地制宜选择合适的方法开展媒介生物应急监测和风险评估，为是否启动媒介生物控制提供参考。对实施控制的区域，需在实施前后进行媒介生物密度监测，评价杀灭效果。

（2）媒介生物控制原则。当媒介生物密度未达到控制目标，且未发生媒介生物相关传染病时，以环境治理为主，辅以药物杀灭和个人防护措施；当媒介生物密度达到控制目标，或媒介生物相关传染病暴发流行时，以化学防治为主，辅以个人防护和环境治理。

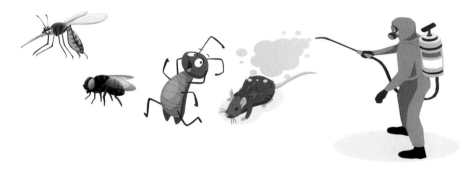

Q/A 011 灾区媒介生物的应急控制措施是什么？

（1）应急监测与控制协调机构应根据监测结果和当地重要媒介生物本底、媒介生物性传染病基本资料，结合灾区天气及气候特点，对媒介生物性传染病的流行趋势分析研判，提出控制建议并制定防治方案，报应急指挥部门，启动媒介生物应急控制。

（2）实施杀虫灭鼠的参考指标。①蚊虫的停落指数＞1只/（人·次）或蚊虫路径指数＞0.5处/km，可实施灭蚊；②粘蝇条法的蝇密度＞10只/（条·d），或目测法的蝇密度＞1只/m²，可实施灭蝇；③鼠迹法的检查路径指数＞3处/

km，或鼠夹法的捕获率＞1%，可实施灭鼠；④当蚊、蝇、鼠密度监测结果大于上述参考指标3倍时，应启动媒介生物应急控制具体措施；⑤当群众对媒介生物投诉增多，或有媒介生物性传染病发生时，也应实施杀虫灭鼠。

（3）蚊、蝇等控制措施。①定期清除蚊幼虫滋生的小中型水体，可将小型积水容器清除或反扣，用泥土填平积水坑洼。②定期清除暴露的人畜粪便，及时清除公共或简易厕所的粪便。③生活垃圾和厨余垃圾须日产日清，并转运到专用垃圾处理场所。④在临时居住帐篷或住所内与周围5～10m的外环境喷洒杀虫剂，防止蚊、蝇、蚤等侵害。⑤集中供餐点、厨房及其周围环境，用拟除虫菊酯类杀虫剂滞留喷洒，每2周1次；若蚊蝇密度仍较高，可用含氯菊酯和S-生物烯丙菊酯的杀虫水乳剂，超低容量空间喷雾快速杀灭蚊蝇，每1～2天进行1次。⑥对垃圾点、简易厕所粪坑等蝇类滋生地，用0.5%吡丙醚颗粒剂等处理，厕所内墙壁及周围用0.025%溴氰菊酯或0.05%顺式氯氰菊酯等滞留喷洒；对蚊幼虫滋生场所，要及时清除生活区周围的小型积水，减少蚊虫滋生地，对有大量蚊虫滋生的容器、水坑或池塘，应喷洒可控制蚊幼虫的化学杀虫剂或昆虫生长调节剂。⑦推荐采取个人防护措施。如在帐篷、简易房或其他临时住所装置纱门、纱窗等，也可用苍蝇拍、电蚊拍、粘蝇纸、杀虫气雾罐和蚊香等防治蚊蝇，尽量使用蚊帐、药物浸泡蚊帐或长效药物蚊帐防蚊。蚊密度高的现场工作人员和群众，应采取个人防护措施，穿长褂长裤，或用驱避剂防蚊驱蚊。

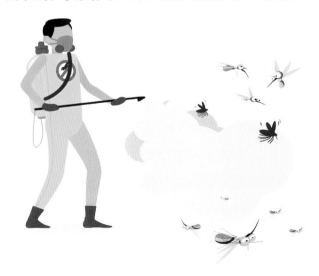

（4）鼠类防治措施。灾民安置点鼠类密度不高时，根据监测结果定点处理有鼠的地点；垃圾收集点、厕所等重点处定期投放杀鼠毒饵。当安置点鼠类密度达杀鼠控制指标时可全面灭鼠。现场灭鼠应使用高效、安全的抗凝血杀鼠剂，潮湿环境应使用蜡块毒饵，如情况紧急，需要使用急性鼠药，须经应急指挥部等相关管理部门批准。灭鼠前做好群众宣传工作，若需当地配制毒饵应由专人统一配制，并根据鼠情决定毒饵投放量，投饵也应由经培训的人员承担。诱饵宜放在儿童不易接触处，投饵点应有醒目标记和警示标识以防误食。投放毒饵后及时搜寻死鼠，集中深埋或焚烧。投饵结束应收集剩余毒饵，辖区医疗机构应做好中毒急救准备。灭鼠时应在安置点喷洒杀虫剂，消灭离开鼠体的游离蚤。

Q/A 012 灾害相关伤口的特点是什么？

灾害相关伤口是指在灾害中新发生的伤口，以及受灾害因素影响而新发或加重的各类伤口的总和。

（1）多为复杂伤口。灾害中发生的伤口往往是多处皮肤破裂或深部穿刺伤，常伴有软组织损伤，可能伴有骨折、神经血管损伤或其他危及生命的伤害，并被污垢、泥土、海水、沙子和碎片，甚至粪便污染。

（2）感染问题严重。伤口感染是灾后相关伤口最常见的并发症。①地震等灾害引起的伤口感染常由于伤口污染、组织损伤、清洁和清创不彻底或延迟以及过早闭合伤口等引起；②海啸或洪水引起的伤口多为尖锐物体导致的深部组织撕裂，创面主要表现为严重感染；③可能出现破伤风、全身性感染等严重感染以及灾害相关伤口处理不当引起的败血症、多器官衰竭等。

（3）灾害相关伤口发生和演变与时间有关。灾害发生后，短时间内将出现大量伤员，且会随着时间的推移数量激增。①地震灾害的伤员通常在灾后的前3～5天寻求紧急医疗，灾后第3～5周创伤患者（包括与灾害相关的伤口）的比例激增；②台风灾害后1周开始大量涌现灾害相关伤口的诊疗事件，这可能与台风灾害引起各种交通不便有关。掌握这些时间规律，有助于在未来的灾害事件中做出快速反应及针对性准备，对在自然灾害后提供有效的紧急医疗服务至关重要。

Q/A 013 灾害相关伤口的处置程序是怎样的?

（1）现场初步评估和急救。首诊伤员时，重点关注伤员的现场分类和初步评估，以识别和管理危及生命的疾病。完成现场环境评估后，立即检查伤员气道、呼吸、循环、神经功能和环境暴露情况，寻求恰当的解除气道阻塞、通气障碍或大出血的方法，优先处置伴有气道损伤或大出血的伤口。

（2）二次评估和处置。①伤口基线特征评估：解除危及生命的伤害，进行初步评估和复苏后，着重检查和评估伤口的基线特征，如伤口大小、深度、部位，可能伴随的骨损伤或软组织损伤、潜在的远端功能或神经血管损伤、是否需要切开探查等。②伤口清洁和清创：及时、认真、积极地采取清洗、探查、清除异物或受损组织，修剪或切除伤口边缘等措施进行伤口的清洁和清创，以降低伤口感染率。可选的伤口清洁溶液有等渗盐水、蒸馏水、凉开水、稀释的杀菌溶液、无菌水或饮用水、自来水等。如具备麻醉条件，应对伤员实施麻醉。1%聚维酮碘或利福霉素可用于降低伤口感染率。③关闭伤口：大部分灾害相关伤口都应延期缝合。充分清创后，一般仅用敷料覆盖至48小时或更长时间，伤口感染得到控制后再考虑伤口缝合。如经有经验的外科医生确认伤口清洁、没有异物、失活或污染的组织，可在受伤后6小时内对灾害相关伤口进行彻底清创并缝合伤口。

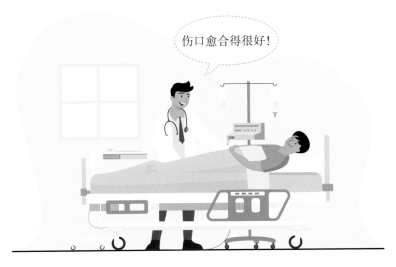

伤口愈合得很好!

（3）持续评估和记录。监测伤口状况，跟踪愈合过程，并清晰、简洁地记录伤口护理措施。要记录的细节包括但不限于：①受伤原因；②受伤部位；③伤口特征，包括伤口大小、深度、创缘或创面特征，以及任何情况涉及的神经、血管结构等；④已经进行的任何治疗，需要进一步的管理，以及可能的进一步伤口护理计划等。

Q/ 014 有害生物防治业在灾后防疫中的优势是什么？

（1）人员优势。有害生物防治业工作人员大多有现场消杀工作经验，能熟练掌握常用药品、器械的使用技术，吃苦耐劳。

（2）器械和药品优势。有害生物防治业公司由于日常工作需要配置适合各类不同场所和环境使用的消杀器械和药品，器械种类多且保养状态好，药品种类多且适应面广。

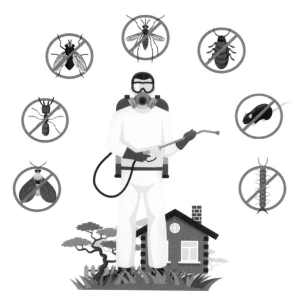

Q/ 015 社区护理人员应具备哪些灾害护理能力？

（1）良好的心理素质和心理急救能力。各种灾难救援具有突发性，且救灾现场比较混乱，紧急的护理救援要在现场进行，因此护理救援人员良好的心理素质非常重要，要能在紧急情况下保持沉着冷静、思维清晰，对现场情况进行正确判断和处理，从而对伤病员进行有效的救助。另外护理人员必须掌握一定的心理急救知识才能从心理上对伤病员进行有效的救助。提供人性化的安慰和支持是心理急救最重要的组成部分，包括保护他们远离进一步的伤害、立即满足心理需求极为重要且应当立即进行、对其经历表达同情。

（2）要具备完整的灾害救援护理知识与急救技术。灾害中多发生挤伤、压伤、多器官衰竭综合征等一些特发病例。护理救援要以抢救生命为主，积极开展心肺复苏、止血、包扎、固定等工作，这些需要护理救援人员必须具备扎实的护理救援基本技能和熟练的操作技巧。

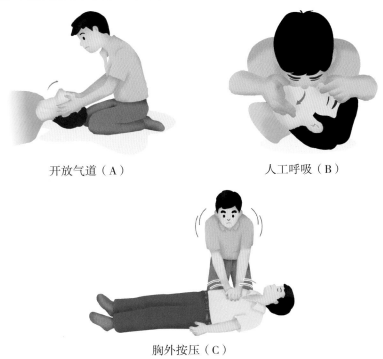

开放气道（A）　　　　　　　　　人工呼吸（B）

胸外按压（C）

心脏复苏（如溺水）A—B—C流程

（3）灾害护理管理能力。平时能够向居民分析、确认所属社区的危害因素，组织居民参加防灾活动及灾难安全、灾难应对教育。在灾难情景下，需要整合许多资源，并与不同工作类型和教育背景的人相互协调、共同合作，以拯救生命。

（4）具备危机处理、紧急决策的能力。灾害护理是在一个缺乏资源、多变及不可预测的环境下，除了执行基础护理知识和技能之外，尚面临繁多的种族文化及伦理道德的冲突与抉择，考验着危机处理、紧急决策的能力。

Q/ 016 社区护理人员应具备哪些灾后卫生防疫能力？

/A（1）对伤员进行适当的消毒。为保证伤员不出现二次感染，社区护理人员要对伤员进行适当消毒，尤其应该着重观察伤员的受伤部位。

（2）对临时病房进行消毒。社区护理人员要对伤员所在的临时病房进行定期的消毒，喷洒适量的驱虫剂，防止蚊蝇的进入，对地面以及空气进行消毒处理，防止病毒和细菌在伤员的病房中滋生。

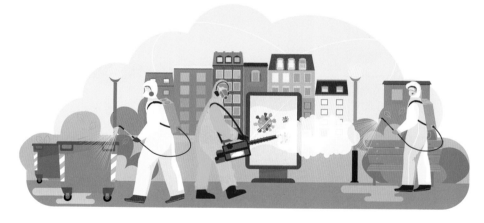

（3）对环境进行消毒。社区护理人员要对受灾区域周围的环境进行消毒，特别是一些容易滋生病毒和细菌的地方。采用强力的消毒剂对坍塌的地面、房屋的废墟等被破坏的地方进行大范围重点消毒。

（4）建立隔离防疫区。社区护理人员要组织相关人员在临时治疗处附近建立起隔离防疫区，将已经感染疫病的患者与健康的人群隔离开来。通过隔离治疗和护理的方式，避免在临时住处居住的健康人员与患者之间产生交叉感染。

Q/ **017** 高原地区灾害护理人员应具备哪些护理核心能力？

/A （1）现场急救的应急救援能力。医学上认为高原灾害伤后的 1 小时为黄金抢救时间，前 10 分钟更被视为白金抢救时间，这就要求护理人员有较高水平的现场急救应变能力。

（2）自救互救能力。高原灾害的特点是突发性、救治任务紧急、救护环境险恶、地理环境复杂、伤员病情危重等特点，护理救援难度超出预想，因此护理人员应具备自救互救能力。

（3）适应高原环境的能力。高原低温、低氧的独特环境会导致机体发生一系列不可预测的病理生理改变，会对护理人员本身的思维能力、决策能力及精细工作能力等救援能力造成不同程度的负面影响，使得救援效率明显下降。因此，与高原灾害特征相适应的救护能力是高原灾害救援人员应具备的基本技能。

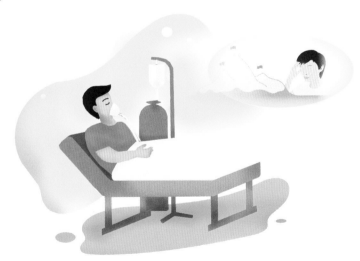

（4）高原灾害评估能力。高原灾害前期是护理救援的第一阶段，护理人员只有准确掌握评估高原地区资源与风险能力，才有利于救援工作的开展。

（5）心理调节能力。险恶的救护环境、紧急的救护任务对护理人员的心理承受能力提出严峻考验。因此，在高原灾害的救援中，护理人员应具备较强地调节心理情绪的能力。

（6）资源合理配置与管理能力。在高原灾害事件中，人力资源的配备、设备设施的缺乏和通信的中断等均会成为护理人员所面临的具体挑战，这必然会影响到护理人员在面临自然灾害时救治能力的发挥。因此，高原灾害护理人员需要不断积累灾害管理知识以提高其临床专业能力和培养其救护现场的领导力、决策力。

Q/A 018 医疗团队的灾后防疫措施是什么？

（1）抢救治疗伤员。拯救生命是救援队伍的首要任务，应想尽一切办法救治伤员，所以必备的急救知识是每位队员应该掌握的。本着人道主义的精神进行救助，通过积极的工作态度和工作方法，为每位伤员提供科学合理的救治方案。

（2）尸体消毒。尸体消毒是灾后防疫工作的一项重点工作。由于救灾初期条件有限，卫生状况并不能够满足消毒的必要条件，大多数的救援力量都是向有生命力的地方倾斜，很容易忽视掉遇难者遗体的处置，气温较高时很容易导致有害病菌蔓延，易给流行病毒提供温床，流行病的暴发存在潜在威胁。在这种情况下，医疗队伍应该与当地卫生部门取得联系，协调各方力量，对遇难者遗体进行妥善安置，对人、畜尸体的掩埋应该分开进行，同时需要在适当的时候对尸体掩埋的地址进行科学合理的选择，并且要做好防渗处理，确保地下水源不被污染，为城市的灾后重建工作扫清障碍。对于处理尸体所需的车辆、搬运尸体的工作人员以及周围环境进行无死角、无空白的消毒处理，从源头上阻断传染病疫情的传播。消除灾民的恐惧心理，为投入生产重建工作奠定基础。

Q/A 019 医务人员在卫生防疫工作中怎样进行自我防护？

（1）必须接种疫苗以达到有效预防传染病的效果，还可注射免疫球蛋白、抗病毒血清等。

（2）所有医护人员在一线进行医疗操作时必须严格按照防疫规范标准行

为操作，佩戴口罩、手套、防护面罩、防护眼镜、工作服和防水围裙等，在接触到患者的体液、血液、分泌物或者排泄物后，立即将手套丢至专用容器内，快速用免洗消毒液洗手，预防疾病从患者传播至医疗人员，避免交叉感染；在使用尖锐的医疗器械时必须谨慎小心，进行侵袭性诊疗、护理时保持高度集中的注意力，在光照充足的环境下进行，严禁用手直接接触使用过的刀片、针尖等锐器，避免刺伤、割伤。工作结束后，按着装的相反顺序脱去防护装备。

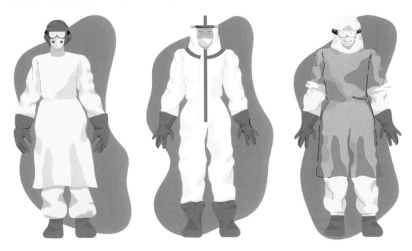

（3）在伤者救治、疫情防控中，职业暴露风险无时不在，因此医护人员一定要正确、合理地使用防护物品，严格洗手、消毒，保护自身安全。一旦发生职业暴露，需要根据暴露部位紧急处理，若暴露于完整皮肤，可用肥皂清洗，以流动水冲洗后消毒；暴露于皮肤伤口，应轻轻挤压伤口旁，将破损处的血液挤出，之后用肥皂清洗、消毒。职业暴露后，立即取医护人员血液标本进行检验，同时查看源患者是否存在经血液传播疾病，若为艾滋病患者、乙肝病毒患者等，医护人员应立即服药预防，并随诊观察。

（4）通过专业的心理医生进行心理疏导，纾解负面情绪，更好地投入工作。

Q/ 020 灾后容易造成哪些动物疫病的流行?

/A 　灾害发生后,容易导致大量的家禽、家畜死亡,如果死亡的畜禽得不到及时处置会发生腐烂,造成非洲猪瘟、口蹄疫、高致病性禽流感、高致病性猪蓝耳病、猪链球菌病等多种动物疫病和炭疽、布鲁菌病等人畜共患病的发生和传播风险增大。

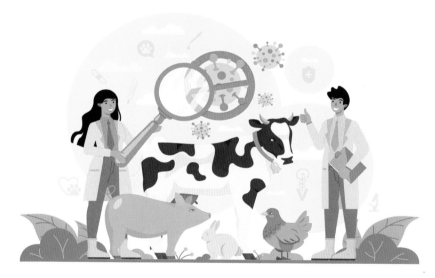

Q/ 021 灾后为什么容易发生动物疫病的流行?

/A 　(1)饲养环境受破坏。例如强降雨过后,容易产生洪涝、山体滑坡等自然灾害，畜禽圈舍毁坏，围墙倒塌，致使防疫设施不健全，生物安全防护效果变差。

（2）病原微生物易扩散。大量畜禽因灾死亡，病原微生物在尸体上滋生，同时，土壤中的大量病原微生物被暴露，易污染水源等环境。

（3）畜禽免疫力下降。畜禽在应激条件下免疫力下降，容易受到疫病的侵袭。同时，饲草料、饲料原料和饮水容易被污染，导致畜禽肠道疾病的发生和流行。

（4）灾害导致防治传染病的药品、疫苗、器材、消毒剂、杀虫剂等临时短缺。

Q/A 022 如何做好灾后动物卫生防疫工作？

（1）强化死亡畜禽无害化处理。包括落实属地管理责任和养殖体主体责任，及时收集死亡畜禽；加强死亡畜禽运输管理，运输车辆应防水、防渗、防腐蚀、易清洗消毒，并做好记录；严格进行无害化处理，不得买卖、加工、随意弃置因灾死亡的畜禽。

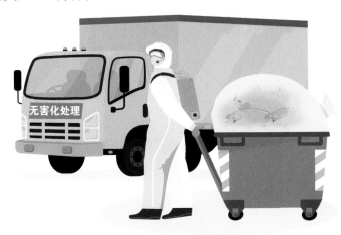

（2）强化清洗消毒和媒介消杀。包括加强关键场所预防性消毒，对畜禽圈舍、屠宰加工场所、畜禽交易市场、运输车辆、用具等全面开展预防性消毒；增加消毒频次，每周对养殖圈舍（可带畜禽）消毒3～4次，每周至少开展

两次环境消毒；严格落实无害化处理环节清洗消毒，对死亡畜禽发现、收集、处理等场所和运输工具，科学规范开展清洗消毒，防止病原扩散；加强媒介生物的控制和消杀，喷洒杀虫剂、采取防鼠措施等。

（3）强化监测预警。要加强重点区域监测，重点监测受灾地区、疫源地等高风险区的畜禽，增加监测频次。加强重点病种监测，包括非洲猪瘟、高致病性禽流感等重大动物疫病和炭疽、血吸虫病等人畜共患病的监测。

（4）强化紧急免疫。要组织做好紧急免疫，对强制免疫的动物疫病，要根据免疫抗体监测情况及养殖场周边疫情情况，及时强化免疫。并规范疫苗的管理和使用。

（5）强化检疫监管。要严格畜禽及其产品的检疫，并强化执法监督，防止染疫或疑似染疫的畜禽及其产品流入市场。

（6）强化养殖生产管理。要做好养殖场区清理，保持养殖场卫生；加强畜禽饲养管理，防止饲料霉变；指导受灾畜禽养殖场户制定恢复生产方案，有序恢复生产。

（7）强化应急准备。加强应急物资储备，确保应急物资储备充足；加强应急值守，严格落实重大动物疫情 24 小时应急值班制度，出现情况及时报告和处置。

（8）强化宣传和人员防护。要加强灾后动物防疫知识宣传，充分利用多媒体手段推送防疫知识；做好人员防护，确保相关人员知悉防护要求。

Q/023 灾后农业（畜牧兽医）部门应采取哪些措施？

（1）要全力以赴，帮助灾区养殖场（户）恢复畜牧业生产，减少损失，应做好技术指导、技术帮扶、防疫知识的宣传培训等工作。

（2）强化消毒，指导无害化处理。对所辖区域要加强检查，指导、督促养殖场（户）、养殖小区做好环境消毒和动物尸体的无害化处理。对病死畜禽不准宰杀、不准食用、不准出售、不准转运。对不明原因死亡的畜禽要按照规定及时进行监测，如发现重大动物疫病，更要加大消毒和防控力度，并将情况及时上报。灾情过后，要指导养殖场（户）做好圈舍及周边环境至少进行一次全面消毒。

（3）加强疫情监测，及时报告和处置突发疫情。要进一步加强动物疫情监测工作，及时发现和排查疫情隐患，做到早发现、早处置，防止疫情扩散蔓延。要加强值守，坚持24小时值班和主要领导带班制度。强化应急工作，同时根据应急预案和防治技术规范，规范处置突发疫情。

（4）加强检疫监督，严防病死畜禽流出。进一步加强产地检疫和屠宰检疫，规范检疫出证行为。加大对饲养、屠宰、加工、运输、储藏等生产和经营环节的监督管理力度，依法严肃处理抗拒检疫和运输、加工、经营未经检疫的畜禽及其产品等行为，严厉打击贩卖病死动物及其产品的行为。本着"有利流通，严格把关，打击违法"的原则，加大监督检查力度，一方面保证进出灾区的动物及其产品顺畅调运，另一方面要保障动物防疫秩序，防止疫情跨区域传播。

（5）加强灾后免疫，协助恢复畜禽生产。要根据本地前期免疫工作进度，结合受灾后的实际情况和抗体监测结果，针对尚未免疫或抗体不达标的畜禽，督促开展补免和紧急免疫工作。同时，要发挥村级防疫员队伍力量，协助有关部门做好灾后畜禽生产恢复工作，做好生产技术指导，宣传

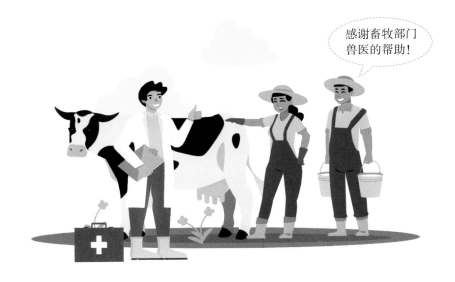

感谢畜牧部门兽医的帮助！

好经验、好做法,帮助养殖场(户)尽快恢复信心,促进畜牧生产尽快恢复,确保动物及动物产品有序供应。

Q/024 受灾地区为什么要及时处理病死畜禽?

/A 受灾过程中,不少畜禽因灾死亡,由于死亡畜禽体内带有大量微生物,如不及时进行无害化处理,任其腐烂发臭,病菌会到处扩散,不仅污染环境,还容易引起人畜疫病流行。

Q/025 如何及时处理受灾地区病死畜禽?

/A (1)加大排查力度和频次,及时打捞、收集因灾死亡畜禽尸体,优先采用化制等方法进行集中处理。

(2)运输过程中应尽量避免经过人口聚居区、畜禽养殖密集区。

(3)不具备条件的地方可采用深埋法处理。深埋要严格按照规范要求,合理选址、规范操作,防止污染水源和环境。深埋应选择高岗地带,坑深在2m以上,尸体入坑后,撒上石灰或喷洒消毒药水,覆盖厚土。有条件的地方可以进行焚烧处理,或直接投入无害化处理池。

(4)因患炭疽等疫病死亡的畜禽,不得采用化制、深埋等方法处置。

Q/026 灾区动物尸体深埋处理技术要点有哪些?

/A (1)设施设备。根据死亡动物处理数量大小,准备好作业工具,如卡车(可考虑底层接触面铺垫塑料薄膜)、拖拉机、挖掘机、推土机、装卸工具、动物尸体装运袋(最好密封)等。运输车辆应防止体液渗漏,接触面应易于反复清洗消毒。

(2)动物尸体运输。动物尸体最好装入密封袋,运输车辆密闭防渗,车辆和相关运输设施离开时应进行消毒。动物尸体不得与食品、活动物同车运送。

(3)掩埋点选择。有足够封土掩盖,土壤渗透性不高(如土壤渗透性较高,掩埋点坑底至少高于地下水位1m),与江河、湖泊、池塘、井水等水体有一定距离（100～150m），易于动物尸体运抵，避开公共视野（距离居民区至少100m），避开洪水经常冲刷之地和岩石层。特定情况下，饲养场死亡动物可考虑就地掩埋。零散小动物（如鸡等）可掩埋在树根下等地方。

（4）掩埋坑体的挖掘。坑体体积一般为动物尸体体积的2～4倍。坑体宽度一般不小于1.2m，深度一般为2m，长度要能够容纳所有死亡动物。坑底应相对平坦。如果需要多个掩埋坑，坑间距不小于1m。坑体体积可按动物尸体估计重量计算：动物尸体体积（m³）＝动物尸体估计重量（kg）/1000。

（5）掩埋方法。大、中动物，或家禽、仔猪等小动物尸体数量不大时，将尸体置于坑中后，加土覆盖，覆盖土层厚度不得低于0.7m。小动物尸体数量较大时，可分层掩埋，每层尸体厚度一般不超过0.3m，中间覆土至少0.3m，依次分层掩埋，最后覆盖土层厚度不得低于0.7m。掩埋过程中，掩土不得压实，以免影响自然腐化。条件许可时，坑底和动物尸体上应铺撒生石灰。尸体掩埋后，应防止野生动物刨挖。

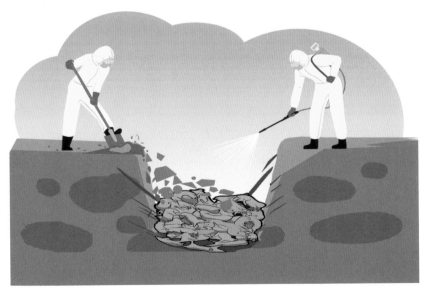

（6）参与人员卫生安全事项。①注重安全防护。作业时，穿戴防护服、橡胶手套、面罩（口罩）、护目镜和胶靴。②注意清洗消毒，接受健康监测，出现不良症状时应尽快到卫生部门检查。

Q/A 027 灾后动物的圈舍及环境应如何消毒？

灾后要对圈舍和周围环境进行彻底的清理消毒。

（1）对倒塌的圈舍消毒。重点是对死亡动物的圈舍进行原地消毒。

（2）对可继续使用的养殖场消毒。大型养殖场要定期清扫，定期用化学药物消毒，保持圈舍清洁和环境卫生，防止野生动物侵入，消灭老鼠和蚊蝇；小型养殖场及散养户，重点是经常性地清扫圈舍和处理粪便，保持清洁。如有疾病发生，就要用化学消毒药品消毒。

（3）对重建的圈舍消毒。除按常规消毒外，灾后还应根据疾病的流行情况增加消毒次数，选择合适的消毒药品。有条件的地方，建立沼气池，发酵处理粪便，防止蚊蝇滋生。

Q/A 028 怎样确定灾区养殖场（户）的消毒范围？

灾害过后养殖场（户）要做好圈舍及周围环境的清扫消毒工作。

（1）做好畜禽舍环境的清扫工作。

（2）对所有圈舍进行一次全面消毒。消毒重点是畜禽舍、屠宰场（点）、畜禽及其产品加工销售场地、仓库、中转场地、牲畜市场、农贸市场、饮水源、畜禽运输车辆、用具等。

（3）进一步完善卫生消毒、病死畜禽无害化处理等防疫制度。组织养殖场（户）及时处置死亡畜禽，对在野外发现的动物尸体也要及时进行无害化处理。

Q/A 029 灾区养殖场消毒的注意事项是什么？

（1）保证消毒频率。灾后环境至少每周消毒2次，圈舍可带畜禽每周消毒3～4次。一旦发生疫情，则要增加消毒次数，并且要对消毒效果进行监测。

（2）保证消毒药物的有效浓度。

（3）消毒前要保持圈舍和环境的清洁卫生。

（4）防止在消毒过程中对环境造成污染。

（5）发生重大动物传染病，如高致病性禽流感、口蹄疫、猪瘟和高致病性猪蓝耳病等，必须严格按照农业农村部应急处理预案处理。

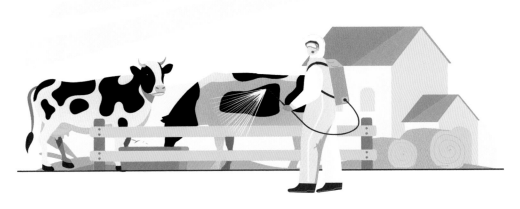

Q/A 030 如何预防灾后动物霉饲料中毒？

灾区连降大雨，易引起饲料霉变。霉饲料中霉菌能引起动物中毒。中毒后，一般动物体温正常，粪便干燥，有呕吐症状；母猪不孕并有流产现象；有的出现神经症状，严重的出现死亡；全身多处部位包括内脏出血，肝脏有坏死。

霉饲料中毒没有有效治疗方法，重在预防，注意饲料的保质期，防止食用过期饲料，严禁饲喂腐败、变质或霉变的饲料。

Q/A 031 灾后引进种畜禽应注意什么？

灾后养殖场（户）急需补栏种畜禽，可能需要到外地调运，稍有不慎，就会带进疫病，引起疫病的流行和传播。灾后补栏需要及时防疫，注意避免从疫区引进种畜禽。引进的种畜禽必须进行严格的隔离观察，加强动物卫生检疫监管工作。

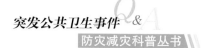

Q/A 032 灾后为什么要做好畜禽免疫工作？

灾害极易造成疫病流行，一些多年不发生或很少发生的疫病，如猪丹毒、猪肺疫、猪链球菌病等，也会因此发生。一些在正常年份不会发生的疾病，如炭疽病，也有可能发生。灾后畜禽的抵抗力下降，不易产生坚强的免疫力和抗病力。对于没有进行口蹄疫、猪瘟、鸡新城疫和高致病性蓝耳病免疫接种的畜禽，要立即补免。对已进行了免疫接种的畜禽，根据免疫抗体检测情况及周边疫情情况，必要时强化免疫一次。因此，灾后必须突击抓好畜禽免疫工作。对于其他畜禽传染病，也要根据疫情动态，做好预防接种工作。

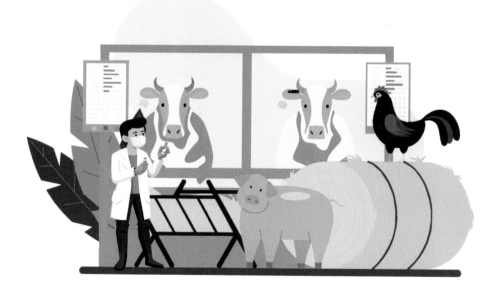

Q/A 033 如何加强动物疫情监测工作？

要加强重大动物疫情监测工作，进一步加大受灾地区动物疫情监测和流行病学调查工作力度，对病死畜禽进行采样检测，及时发现问题，排除疫情隐患。充分发挥动物疫情测报体系和村级动物疫情报告观察员作用，及时汇总、分析灾区动物疫情发展态势，防止疫情发生。

Q/A 034 如何加强动物检疫工作？

要切实履行检疫职责，严格执法，确保病死畜禽不出场、不出户。严格对病死畜禽采取"不准宰杀、不准食用、不准出售、不准转运病死畜禽及其产品"和"对死亡畜禽必须进行无害化处理"的"四不准一处理"处置措施，防止死亡畜禽流入市场，确保灾区人民食用合格的畜禽产品，确保大灾之后无大疫。

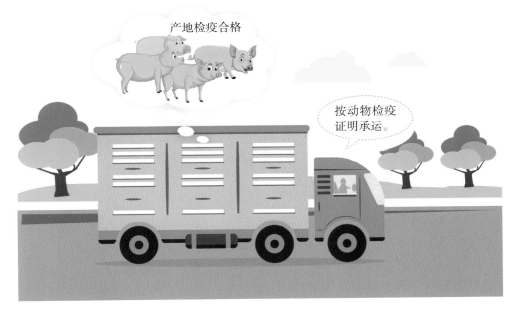

产地检疫合格

按动物检疫证明承运。

Q/A 035 灾害过后如何饲养畜禽？

（1）尽快疏通畜禽养殖场的排水通道，排除畜舍内的积水，修复、加固破损的畜舍，不能及时修复的，应尽快将畜禽转移至干燥、安全地带。

（2）创造良好的饲养环境，保持畜舍内的卫生，及时清理粪便，做好通风工作。

（3）供给营养丰富的饲料和清洁的饮水。饲料要少添勤喂，避免发霉。在饮水中可加入复合维生素 B 和维生素 C，增强畜禽抵抗力，增加食欲，消除应激。

（4）加强种畜禽的饲养，做好母畜的保胎，对已流产的母畜，要增加营养，及时配种，同时加强仔畜的保育工作。

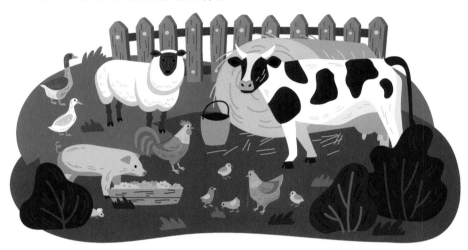

（5）对低龄、体弱、伤残、病情严重的畜禽及时淘汰，降低饲养成本。商品畜禽达到出栏标准的要尽快出栏，降低饲养密度。

Q/
/A 036 灾后生活饮用水消毒方法有哪些？

灾后生活饮用水消毒是灾区传染病防控应该首要注意的一项工作，很多传染病是通过水源进行传染的，而水又是人类生存必不可少的资源，因此，灾区的安全用水管理显得特别重要。先找到合适的水源地重建饮水系统，尽可能满足水量足够、水质优良、方便保护，且远离厕所、远离可能污染水源的因素。此外还需要水质监测组时刻监测饮用水质量，注意饮水安全。对不符合饮用标准的水质进行净化和消毒。

（1）缸（桶）水消毒处理。自然灾害发生后，若取回的水较清澈，可直接消毒处理后使用。若很混浊，可经自然澄清后（如澄清效果不佳，可使用明矾进行混凝沉淀和滤沙过滤）再进行消毒。常用的消毒剂为漂粉精片或泡腾片。使用方法为每担水（50kg）加漂粉精片1片或泡腾片1片。先将漂粉精片或泡腾片压碎放入碗中，加水搅拌至溶解，然后取

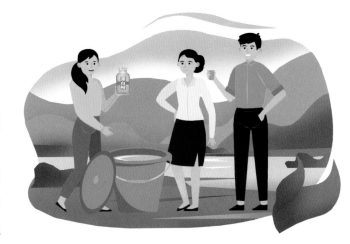

该上清液倒入缸（桶）中，不断搅动使之与水混合均匀，盖上缸（桶）盖，30 分钟后测余氯含量不低于 0.3mg/L 即可使用。若余氯含量达不到，则应增加消毒剂量，缸（桶）要经常清洗。

（2）手压井的消毒。手压井一般只经过消毒处理，水质即可达到生活饮用水卫生标准的基本要求。消毒方法同缸（桶）水消毒处理。

（3）大口井的消毒。①直接投加法。可根据井水水质按以下标准消毒：一般清洁井水的加氯量为 2mg/L，水质较混浊时增加到 3～5mg/L，以保证井水余氯含量在加氯 30 分钟后在 0.7mg/L 左右，有条件的地区可进行水质细菌学检验。投加的方法是根据所需投药量，将消毒药物放入容器中，加水调成浓溶液，澄清后将上清液倒入水桶中，加水稀释后倒入水井，用水桶将井水震荡数次，使之与水混匀，待 30 分钟后即可使用。井水的投药消毒至少每天 2 次，即在早晨和傍晚集中取水前进行。②持续消毒法。将一定量（约500g）的漂白粉或漂粉精片（有效氯 60%～70%、0.2g/ 片），装入钻有若干个小孔的饮料瓶中，加水搅拌后放入井中，利用取水时的震荡作用使药液流出，达到持续消毒的目的。该法操作简便，节省人力和药量，水中余氯较稳定，一次投药可维持数天，但每隔 3～5 天捞出饮料瓶检查是否阻塞，随时添加消毒剂，饮料瓶上的小孔数应根据余氯量在 0.7mg/L 左右而定，并同时系一空瓶，使药瓶漂浮在水面下 10cm 处。若水井较大，可同时放数个持续消毒瓶。③过量氯消毒法。适用于水井被洪水淹没，新井开始使用前、旧井修理或掏井后，井水大肠菌值显著变化，怀疑与水有关的肠道传染病疫点和水井中落入脏物等情况下。方法如下：先将井水掏干（若井水中查出致病菌，应先消毒后再掏干），清除井壁和井底的污物，用 3%～5% 漂白粉溶液（漂粉精减半）清洗后，再按加氯量 10～15mg/L 投加漂白粉（或漂粉精）（即每吨水加40g 干漂白粉计），等待 10～12 小时后把井水打完，待再来水即可消毒取用，必要时经细菌学检验合格后方可使用。

（4）蓄水池（箱）的清洗消毒。可参照大口井消毒中的过量氯消毒法。

（5）运转正常的自来水厂的水质处理及消毒。在洪涝灾害期间，这类水厂应根据源水水质的变化，及时使用或加大混凝剂和消毒剂的使用量（常用的混凝剂有聚合氯化铝、聚合硫酸铁、硫酸铝、明矾等），以保证生活饮用水符合国家标准要求，并保证出厂水的余氯在 0.7mg/L 左右。

（6）被淹没的自来水厂的水质处理及消毒。被淹期间不能制水，在水退后先清理出构筑物内的淤泥，再清洗并排空污水，对管道进行彻底的消毒和清洗，向管道中投加消毒剂，保证水中游离性余氯含量不低于 1mg/L，浸泡 24 小时以后排出。清水冲洗后可使用。对于覆盖范围较大的配水系统，可以采用逐段消毒、冲洗的方式。

Q/A 037 灾后食品卫生与消毒方法有哪些？

灾害发生后，卫生防疫部门的人员要参与救灾食品贮藏、运输和发放全过程的卫生监督，对挖掘出来的食品要进行检查鉴定，对发霉、腐败、浸水和被污染的食品以及膨胀、漏气的罐装、袋装食品，禁止发放，密切关注餐饮加工过程及食品的安全性。

凡在自然水域内自行死亡的鱼类、贝甲类和鸭鹅类水禽等，一般都有中毒嫌疑，不能供食用；装在可渗透的包装袋内的食物，受洪水或强外力灾害的破坏，特别是接触了非饮用水后，不宜再供食用；地震中被砸死或其他原因致死的畜禽肉，灾害时甩出、抛撒、丢弃的食物，有毒有害的可能性较大，不宜贸然食用；冷藏食物在高于冷藏温度一段时间后，不宜再供食用；明显烧焦的食物不宜再供食用；由于灾害所致的固有感官性状发生明显改变的食物，不宜再供食用。

罐头类食品在被洪水淹过后，或被压埋在倒塌建筑物下，可彻底洗刷罐头表面，除去污泥，经清洗后先浸泡在含 200mg/L 有效氯的消毒液中，再用清水冲洗后干燥。应特别注意保留标签或重新贴上标签。经过这些处理后可供食用，但应仔细检查，确认罐头没有发生破损和渗漏。

桶装的啤酒、酱油、食醋等，用清洗剂彻底刷洗表面后可供食用，但应仔细检查，确认没有发生渗漏；没有受到灾害因素的影响或影响不大、其外包装和固有感官性状基本未变的食物，经抽样检验合格后可供食用。

Q/A 038 灾后室内环境卫生与消毒方法是什么？

灾民居住区应尽量安排在地形平坦宽敞、地势较高、干燥有阳光的位置，可保持一定的坡度，方便排水和维持环境干燥，远离山体和河流，及时处理居住区周边的动物尸体和废墟。为了保证灾后无大型疫病的发生，应大范围消毒灭菌，有效使用蚊香、杀毒剂和蚊帐等资源。环境消毒使用二氯异氰尿酸钠，有效氯浓度为 1000mg/L；帐篷周围使用漂白粉消毒；人员及车辆消毒使用三氯异氰尿酸钠，有效氯浓度为 500mg/L；灭鼠采用浓度为 0.005% 的大隆配制的小麦诱饵，按照标准进行投放。在消杀过程中注意避免消杀药物的混合使用，以防蚊蝇产生耐药性，降低药物效果。

Q/A 039 灾后厕所的卫生管理与消毒方法有哪些？

灾后修建临时厕所，应加强粪便处理。

（1）修建的临时厕所要做到粪池不渗漏，粪便不外溢，避免污染周围环境；远离水源，防止污染水源；每日清洁，防止蚊蝇滋生；发生肠道传染病的病例或流行时，粪便必须有专人负责进行及时消毒处理。

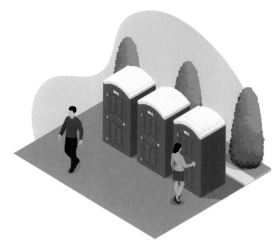

（2）临时厕所可选择粪便与尿液分别收集的设施，尿液及时排放，粪便每日施加生石灰或漂白粉消毒。

（3）尽量利用现有的储粪设施储存粪便，如无储粪设施，应选择在远离水源地点、地势较高的地方挖一圆形土坑，用防水塑料膜、石灰、水泥等防水材料作为土池的衬里，向坑周围延伸 20cm 左右，粪便倒入坑内储存。简易粪坑要挖深，每 2 天撒 1 次生石灰，生石灰层厚 5cm，以防蚊蝇滋生。粪坑装满后，要加土覆盖，另选新的粪坑或将粪便清出进行高温堆肥处理。

（4）在特殊困难情况下，为保护饮用水源，可采用较大容量的塑料桶、木桶等容器收集粪便，装满后加盖，送至指定地点暂存，待灾害过后运出处理。有条件时用机动粪车及时运走；船上居民的粪便，应用容器收集后送上岸集中处理，禁止倒入水中，以防止血吸虫病等疾病的传播。

（5）对临时厕所要落实专人管理，确定专人保洁，负责厕所的清扫、消毒，每日喷洒灭蝇药 2 次，及时掏清粪便并进行无害化处理；对于使用马桶收集粪便的，粪便要倒入粪坑，禁止随地乱倒，不能在取水点附近、井边洗刷马桶。

（6）集中治疗的传染病患者的粪便必须用专用容器收集，进行消毒处理。散居患者的粪便采用两种方式处理：一是使用漂白粉，粪便与漂白粉的比例为 5∶1，充分搅和后，集中掩埋；二是使用生石灰，粪便内加入等量的石灰粉，搅拌后再集中掩埋。

（7）牲畜的粪便要及时清理，收集后倒入集中粪池或进行高温堆肥处理。

Q/A 040 灾后垃圾、污水收集与处理方法是什么？

（1）灾后居民安置区（点）应尽快建立，完善生活垃圾贮存、收集、处理系统；设置垃圾暂存处，放置垃圾桶等容器收集垃圾，垃圾收集标识醒目；日产日清，尽量做到密闭化的收集和转运，并统一进行无害化处置。

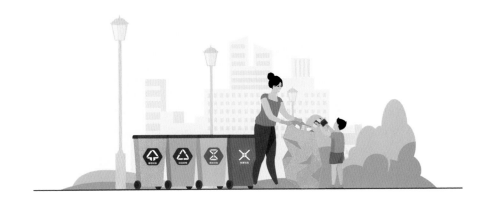

（2）修建污水排水系统，并及时消毒，生活污水池和排污沟渠、管路要注意避开饮用水源，禁止乱倒污水。

（3）及时对垃圾站点与污水倾倒处进行消毒杀虫，经常喷洒消毒杀虫药如漂白粉、生石灰、敌百虫等，防止蚊蝇滋生。

（4）传染性垃圾必须消毒处理，有条件的可采用焚烧法处理。

Q/041 灾后正常死亡者遗体如何处理？

重大自然灾害后正常死亡者遗体处置方式包括掩埋和火化。掩埋短期内可以处置大量遗体，而火化的优点是火化后的残留物不具传染性。如果火化设施和技术不能满足需求以及遗体数量多，可以选择埋葬，但掩埋地点和深度要严格选择，防止污染地下水源和土壤。

遗体包裹要尽量严紧结实，不漏异味，不渗液体，及时运送处理。遗体清理后需要对其场所进行消毒处理，可选用1000～2000mg/L含氯消毒剂喷洒消毒，作用30～60分钟。运送遗体的交通工具可采用1000～2000mg/L有效氯消毒液，或其他有效的消毒剂溶液喷洒，作用30～60分钟。如遇较大量体液等污染的情况，应先采用5000～10000mg/L有效氯消毒剂去污染后再用前法处理。车辆、工具每次使用后应消毒。密切接触遗体的人员应采用必要的卫生防护用品和设备，严格按照规范流程处理。

Q/042 灾后感染性疾病死亡者遗体如何处理？

患甲类传染病、炭疽死亡的，遗体应立即进行卫生处理，就近火化；患其他传染病死亡的，必要时，应当将遗体进行卫生处理后火化或者按照规定深埋。密切接触遗体的人员应采用必要的卫生防护用品和设备，严格按照规范流程处理。

Q/043 免洗手消毒液可以替代流动水洗手吗？

免洗手消毒液只能杀死手上的细菌，不能去除手部污渍。只有在流动水下洗手才能去除手上的污渍。手部有可见污染物时，应在流动水下用洗手液（或肥皂）洗手；如果手部无可见污染物，可选择流动水洗手或免洗手消毒剂揉搓双手。

Q/A 044 过度消毒好吗？

化学消毒剂多具有刺激性、腐蚀性，过度使用不但不利于人体健康，而且还可能损坏一些物品表面。居家防护以清洁为主，适度消毒即可，不宜过度。疾病流行期，如果家中无外人到访，也无居家隔离观察的人员，建议经常通风换气，桌椅等物体表面每日做清洁并定期消毒，外出返家后立即洗手。

消毒剂浓度并非越高越好，浓度过高可能会刺激人的眼睛、口腔、呼吸道等部位，损害人体健康。另外，高浓度消毒剂一般腐蚀性较强，对环境也有一定的危害。按照消毒液说明书规定的浓度使用，既可以达到消毒效果，又可最大限度降低健康风险。

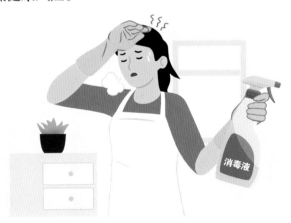

Q/A 045 使用消毒剂时要进行必要防护吗？

化学消毒剂一般具有刺激性，可能造成呼吸道和皮肤等处黏膜的损伤。使用消毒剂时，建议采取必要的防护措施，如佩戴口罩和防护手套，避免消毒液喷溅。

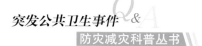

Q/046 不同类型的消毒剂是否可以混合使用?

/A 两种及以上的消毒剂混合使用时容易产生化学反应,可能对人体造成伤害,如常用的 84 消毒液和洁厕剂混合后会产生有毒的氯气,氯气刺激会损伤呼吸道,严重的会导致中毒死亡,因此不同种类消毒剂宜单独使用。

Q/047 消毒剂如何存放?

/A 消毒剂多属于易燃、易爆、易腐蚀化学品,对存放条件有着严格要求,需要注意安全。居家消毒用品不宜囤积过多,存放消毒剂的容器必须有封闭盖子,单瓶包装不宜超过 500ml;应放置于避光、避热的阴凉处,确保儿童不易触及;用于消毒的抹布或其他物品,在使用完后应用大量清水清洗后放通风处晾干。

Q/048 室内可以喷洒酒精进行消毒吗?

/A 酒精是易燃、易挥发的无色透明液体,遇到明火、高温会引起爆炸、燃烧,所以不能在空中或者密闭环境中直接喷洒使用;此外,酒精对眼睛、口腔、呼吸道黏膜有刺激性。室内使用酒精消毒时,建议采用擦拭或者涂抹的方法。用酒精对电器表面消毒时,应先关闭电源,待电器冷却后再进行消毒,否则可能引起爆燃。

Q/049 物品用消毒剂消毒后是否需要进行后续清洗?

/A 用于物体表面消毒的消毒剂大多具有不同程度的腐蚀性,消毒剂作用时间结束后,应使用清水对消毒对象进行擦拭或冲洗,去除残留的消毒剂。但使用醇类为单一成分的消毒剂(如 75% 的酒精)消毒物品时,由于消毒剂本身有很强的挥发性,可不必进行后续清洗。另外,物品本身材质耐腐蚀,或使用腐蚀性较低的消毒剂如季铵盐类时,也可根据实际情况选择是否清洗。

Q/050 家居用品如何消毒?

家居用品优先选择物理消毒的方法，如需要使用化学消毒剂时，要注意以下几点：①在使用消毒剂时，要严格按说明书规定的浓度、时间进行操作，并戴防护手套；②按照说明选用一种消毒液即可，不可混合使用（包括不同消毒剂混用或消毒剂与清洁剂混用），否则极易发生中毒；③家中有老人、儿童、孕妇及对消毒液过敏者，在进行消毒时要离开室内。

不同种类的家居用品的主要消毒方法如下。

（1）衣被类。棉布类衣被可以放入沸水中继续煮沸 5 ~ 10 分钟消毒；不耐高温的化纤衣被或纯毛制品可以用化学消毒液浸泡，如 84 消毒液、二氧化氯等；被褥等可以置于强光下暴晒 4 ~ 6 小时，翻动几次，使每个部位都晒到。

（2）餐具。煮沸是陶瓷类餐具最便捷的消毒办法。有条件的家庭也可使用高温消毒柜消毒。不耐热的餐具可以用化学消毒剂如 84 消毒液、二氧化氯等浸泡消毒或 75% 酒精擦拭消毒，消毒剂作用时间结束后须用清水洗涤干净。

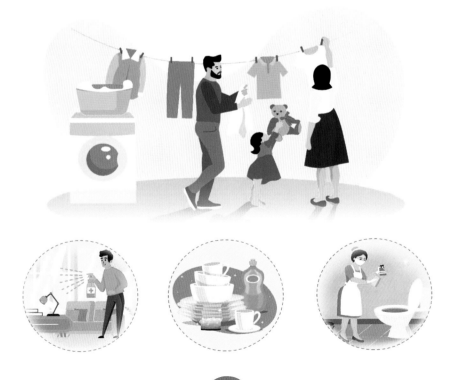

（3）玩具、电子产品。塑料、金属玩具等可以用消毒液浸泡的方法消毒，有些不宜沾水的玩具可采用75%酒精擦拭或阳光下暴晒的方法。

（4）书籍报刊。熏蒸消毒或在阳光下暴晒。

（5）室内空气消毒。紫外线灯照射30分钟以上，参照说明书确定紫外线灯的摆放位置与数量；使用0.5%～1%过氧乙酸水溶液（1g/m³）或二氧化氯（10～20mg/m³）加热蒸发或加激活剂，或采用臭氧（20mg/m³）熏蒸消毒；使用空气消毒装置，分为可人机共存和不可人机共存两种类型。以上空气消毒方法均需关闭门窗，除可人机共存的空气消毒机外，其余方法消毒时均需在人员离开后进行，消毒过后再彻底通风清除空气中残余的消毒剂。通常情况下，通风30分钟即可净化室内空气，开门、开窗形成对流风效果最佳，在呼吸道传染病流行期间，室内通风能有效稀释病毒、细菌浓度，从而切断传播途径。

Q/A 051 二氧化氯在灾后防疫消毒中的应用是怎样的？

二氧化氯具有极强的反应活性和氧化能力，可以杀灭各种致病性大肠菌群、球菌、军团菌、真菌、芽孢等，具有杀菌、漂白、除臭、消毒、保鲜的功能，在灾后防疫消毒中可广泛应用于医疗、食品、饮用水及农业等多个领域，亦可用于尸体的防腐和消毒除臭处理。

二氧化氯作为一种新型的高效消毒剂，安全性强，无"三致"（致癌、致畸、致突变）效应，被世界卫生组织列为 A1 级高效杀菌消毒剂。

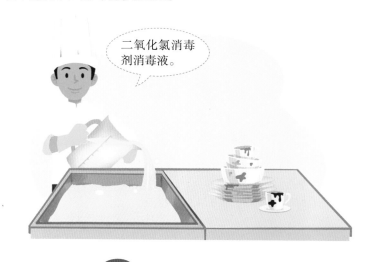

二氧化氯消毒剂消毒液。

Q/A 052 二氧化氯在水质污染事件中的应用是怎样的?

长期以来,含氯制剂一直是水体消毒的主要消毒剂。但是,含氯消毒剂易与水中的有机物发生反应,生成具有"三致作用"(致癌、致畸、致突变)的有机氯化物,破坏周围的生态环境。而二氧化氯有超强的杀菌性能,极易溶于水,能够很好地与水中的含醛基、双键等有机物和还原态铁、锰、硫化物等无机物发生强氧化反应,不会形成"三致作用"有机氯化物,因此二氧化氯被广泛应用于水体消毒。在水处理中,藻类也是一大难题,氯处理藻类含量高的水体时,会破坏藻类细胞结构,造成藻类细胞内部有机物大量释放,进一步污染水体。二氧化氯在一定条件下对水中柱孢藻毒素的降解率可达83.69% ~ 92.62%。但有研究显示,二氧化氯处理富藻水时易产生消毒副产物,建议慎重使用。

Q/A 053 二氧化氯在传染病防控中的应用是怎样的?

我国《应急和疫源地消毒处理》中明确规定,二氧化氯可以作为消毒剂对疫区环境的物体表面、食物、水和空气进行消毒,亦可用于尸体的防腐和消毒除臭处理。在埃博拉疫情防控中,气体二氧化氯灭菌器被用于消除埃博拉病毒污染的医疗器械。在新型冠状病毒感染疫情防控期间,二氧化氯作为指导消毒剂,可用于环境表面擦拭、喷洒或浸泡消毒,以及空气超低容量喷雾消毒。二氧化氯既可以作为疫区的常规消毒剂,也可应用于各类公共场所或家庭的预防性消毒。

Q/A 054 二氧化氯在处置生化污染事件中的应用是怎样的?

焦化厂等企业遗留下的工业污染土地面积分布广,多环芳烃等有机污染物浓度高,对环境和人类都存在巨大的威胁。二氧化氯是一种对环境友好的强氧化剂,与多环芳烃具有高度反应性,并产生有限的卤代副产物。因此,二氧化氯可以单独应用于修复工业污染的土壤,也可以联合其他化学催化剂如二价锰离子降解工业污染土壤中的多环芳烃。

四 个人防护

Q/055 口罩佩戴的原则是什么?

A 口罩佩戴的基本原则是科学合理佩戴, 规范使用, 有效防护。

（1）在非疫区空旷且通风场所不需要佩戴口罩, 进入人员密集或密闭公共场所需要佩戴口罩。

（2）在疫情高发地区空旷且通风场所建议佩戴一次性使用医用口罩; 进入人员密集或密闭公共场所佩戴医用外科口罩或颗粒物防护口罩。

（3）有疑似症状到医院就诊时, 须佩戴不含呼气阀的颗粒物防护口罩或医用防护口罩。

（4）有呼吸道基础疾病患者须在医生指导下使用防护口罩。年龄极小的婴幼儿不能戴口罩, 易引起窒息。

（5）棉纱口罩、海绵口罩和活性炭口罩对预防病毒感染无保护作用。

Q/056 怎样正确佩戴口罩和脱卸口罩?

A 通常, 口罩的浅色面为内面, 深色面为外面, 佩戴时内面贴于面部, 内置了软金属条的鼻夹在上, 口罩须将口鼻和下巴包裹住。口罩出现脏污、变形、损坏、异味时须及时更换, 每个口罩累计佩戴时间不超过8小时。在跨地区公共交通工具上, 或医院等环境使用过的口罩不建议重复使用。须重复使用的口罩在不使用时宜悬挂于清洁、干燥、通风处。

脱卸口罩时，污染风险最大的是口罩外表面，拉动或解开带子脱卸，避免手抓取口罩外表面。脱卸口罩动作应轻柔，避免口罩在口鼻部剧烈晃动，降低口罩外表面污染物散逸和吸入的风险。脱卸完口罩后，还要记得做好手卫生，首选洗手液洗手（按七步洗手法搓洗），或者使用免洗手消毒剂（按七步洗手法的动作）揉干双手。

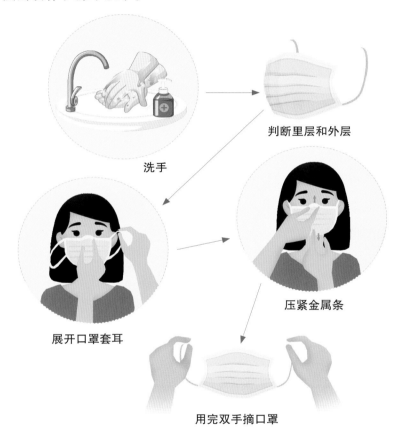

洗手

判断里层和外层

压紧金属条

展开口罩套耳

用完双手摘口罩

Q/A 057 口罩类型及使用对象是什么？

《公众和重点职业人群戴口罩指引》中指出，公众可以选用普通医用口罩、医用外科口罩、KN95 口罩、N95 口罩、医用防护口罩。重点职业人群须佩戴具有相应防护作用的口罩。

（1）输入和污染传播高风险岗位，在工作期间全程戴 KN95、N95 口罩。

如跨境货车、火车运输、装卸等工作岗位，境外冷冻食品加工、贮存、装卸、运输等冷链运输岗位，入境航班、火车、汽车的司机、乘务员、保洁员、搬运员等岗位，监管进出境运输工具、货物、邮递物品等海关工作人员的岗位，机场保洁、行李搬运等地勤人员的岗位。

（2）医疗机构工作人员，在工作期间一般接触人员须全程佩戴医用外科口罩或 KN95、N95、医用防护口罩，接触潜在污染物人员须全程佩戴 KN95、N95 口罩，接触感染者岗位工作人员须全程佩戴医用防护口罩。

（3）公共场所服务人员，如乘务人员、安检人员、售货员、售票员、警察、厨师、酒店和餐馆服务员、快递员、货物配送员、门卫、保安、保洁等，在工作期间全程戴医用外科口罩或以上防护级别口罩。

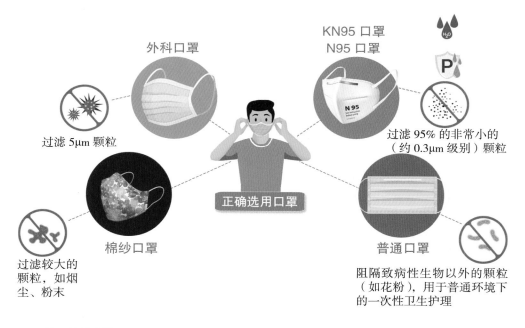

外科口罩

KN95 口罩
N95 口罩

过滤 5μm 颗粒

过滤 95% 的非常小的（约 0.3μm 级别）颗粒

棉纱口罩

正确选用口罩

普通口罩

过滤较大的颗粒，如烟尘、粉末

阻隔致病性生物以外的颗粒（如花粉），用于普通环境下的一次性卫生护理

Q/A 058 儿童口罩如何选择？

儿童口罩根据性能，分为儿童防护口罩和儿童卫生口罩。

（1）儿童防护口罩。以立体型为主，具有较好的密合性，可防止微生物、飞沫、粉尘、花粉等颗粒物吸入。可用于中等污染或潜在中等风险环境，如雾霾天、流感高发季以及较大（Ⅲ级）突发公共卫生事件时车站、公共交通、机场、超市等场景。

（2）儿童卫生口罩。以平面型为主，具有较好的舒适性，可阻隔微生物、飞沫、粉尘、花粉等颗粒物传播。可用于低污染或低风险环境，如日常感冒、流感、花粉季以及一般（Ⅳ级）公共卫生事件时餐厅、教室、工作场所、宿舍等场景。居家、户外、无人员聚集、通风良好的场景，建议不佩戴口罩。

儿童口罩根据儿童头面部尺寸，分为小号、中号和大号，应根据儿童的面部尺寸选择合适的口罩型号。口罩的过滤效率越高、与佩戴者面部贴合越紧密，防护性能越好。

Q/059 儿童佩戴口罩有哪些注意事项？

/A （1）儿童应在成年人看护下佩戴口罩，看护人应注意观察并教育儿童正确佩戴口罩。

（2）儿童佩戴口罩期间不应打闹或进行中等和中等以上强度运动，不应拆卸呼吸阀及呼吸阀内部件；如佩戴期间出现呼吸不适、皮肤过敏等症状，应及时摘脱口罩，必要时应立即就医。

（3）口罩应及时更换，不建议口罩洗涤后重复使用，已使用的口罩不能交换。

（4）出现呼吸困难的儿童不建议佩戴口罩。

Q/060 疫情发生时哪些场合需要佩戴口罩？

/A （1）处于商场、超市、电影院、会场、展馆、机场和酒店公用区域等室内人员密集、空间密闭场所。

（2）乘坐厢式电梯、飞机、火车、轮船、长途车、地铁、公交车等公共交通工具时。

（3）处于人员密集的露天广场、剧场、公园等室外场所时。

（4）医院就诊、陪护时，接受体温检测、登记行程信息等健康检查时。

（5）出现鼻咽不适、咳嗽、打喷嚏和发热等症状时。

（6）在餐厅、食堂处于非进食状态时。

Q/A 061 戴口罩时面部皮肤出现压痕、破皮怎么办？

（1）佩戴松紧合适的口罩。非耳挂式口罩如绑带式，也可减少对耳后皮肤的摩擦及压力。

（2）佩戴时间不宜过长，如卫生条件允许，2～3小时摘下口罩或适度变换口罩位置使局部减压。

（3）佩戴前可以局部涂抹润肤乳，减少口罩边缘摩擦对皮肤的刺激。

（4）压痕一般不需要特殊处理，持久、反复发生处或伴有皮下淤血时，可外用改善局部血液循环的药物；皮肤红肿破损，可外用抗生素软膏，外贴创可贴或纱布保护创面。

Q/A 062 戴口罩时出现红斑、丘疹、瘙痒等过敏现象怎么办？

（1）戴口罩前，可以在脸上局部涂抹润肤乳，减少口罩边缘与皮肤摩擦产生的刺激。

（2）过敏体质者戴口罩前要了解口罩材质，避开过敏成分，避免使用劣质产品。

（3）口罩内部潮湿后要及时更换。

（4）脱下口罩后，建议使用刺激性较小的洁面乳清洁面部。

（5）如果出现较为严重的皮肤问题，应当及时就医。

Q/A 063 戴口罩时面部皮肤发白、起皱、脱皮怎么办？

（1）佩戴口罩前，局部外用含凡士林的护肤润肤剂，可使皮肤表面形成一层脂质膜,通过减少摩擦、防止水化过度、隔离汗液及其他刺激来保护皮肤。

（2）适当增加口罩的更换频率，并在更换期间将汗液擦干，并再次使用护肤润肤剂。

（3）佩戴结束时，清洁皮肤后及时使用护肤润肤剂。

Q/A 064 夏天戴口罩闷热、难受怎么办？

（1）居家、户外、无人员聚集、通风良好等情况下可不佩戴口罩。

（2）选择合适的口罩类型。

（3）避免佩戴多层口罩。

（4）避免长时间佩戴口罩，如出现憋闷、气短等不适，应立即前往空旷通风处摘除口罩。

Q/A 065 使用后口罩的处理原则是什么？

口罩使用后的处理原则如下。

（1）健康人群佩戴过的口罩。在没有新型冠状病毒传播的风险情况下，一般在口罩变形、弄湿或弄脏导致防护性能降低时更换。健康人群使用后的口罩，按照生活垃圾分类的要求处理即可。

（2）新冠病毒感染疑似病例或确诊患者佩戴的口罩。不可随意丢弃，应视作医疗废弃物，严格按照医疗废弃物有关流程处理，不得进入流通市场。

Q/A 066 什么时候需要洗手？

（1）清洁操作前，如饮食、加工制作食品饮料前、触摸口鼻和眼睛前、护理老年人和婴幼儿前等。

（2）污染操作后，如咳嗽、打喷嚏用手捂住口鼻后、大小便后、护理病患后、触摸钱币后、接触或处理各类垃圾和污染物后等。

（3）手部有明显污染物。

（4）接触公共设施或物品后（如扶手、门柄、电梯按钮、钱币、快递等物品）。

（5）外出回来后。

Q/067 如何正确有效洗手?

/A 在流动水下,使双手充分淋湿,取适量洗手液(或肥皂)均匀涂抹至整个手掌、手背、手指、指甲缝和指缝,按照七步洗手法认真揉搓双手,具体步骤如下。

第一步,内:掌心相对,手指并拢,相互揉搓。

第二步,外:手心对手背,沿指缝相互揉搓,交换进行。

第三步,夹:掌心相对,双手交叉指缝相互揉搓。

第四步,弓:弯曲手指使关节在另一手掌心旋转揉搓,交换进行。

第五步,大:右手握住左手大拇指旋转揉搓,交换进行。

第六步,立:将5个手指尖并拢放在另一手掌心旋转揉搓,交换进行。

第七步,腕:洗手腕、手臂,揉搓手腕、手臂,双手交换进行。

每个步骤至少来回5次,尽可能使用专业的洗手液,洗手时稍加用力,在流动水下彻底冲净双手、风干、烘干,或使用一次性纸巾、已消毒的毛巾擦干。

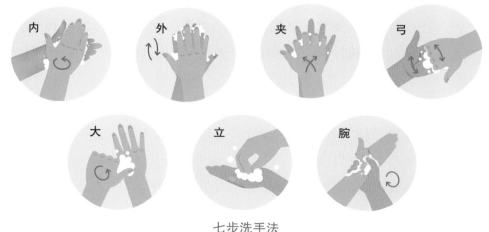

七步洗手法

Q/068 使用肥皂洗手时的注意事项有哪些?

/A(1)使用肥皂后在流动水下洗手,以有效将漂浮在泡沫上的细菌、病毒冲走。

（2）泡沫上积存的细菌、病毒可能依附在肥皂上，因此肥皂用完要冲洗，防止交叉感染。

（3）在潮湿的环境下，肥皂可以大量滋生细菌，因此肥皂要保持干燥，并定期清洗肥皂盒（架），防止滋生细菌。

Q/A 069 洗涤时泡沫越多就洗得越干净吗？

由于表面活性剂既能去除污渍又能产生泡沫，所以传统观念把产品清洁力与泡沫联系起来，误认为泡沫越多清洁力越强。事实上，清洁力主要与表面活性剂的种类和特性有关，而与泡沫的多少并无直接的联系。泡沫是水基的，通过使用时的搅拌和摩擦等方法产生，搅拌的程度能控制泡沫的数量，泡沫量的多少并不表示洗涤效果的好坏。

Q/A 070 洗手液的优势是什么？

和传统的香皂、肥皂相比，洗手液具有独特的优势。

（1）肥皂、香皂等固体物容易沾染手上的污垢和细菌，成为二次污染源。而洗手液与手的接触面一般只是在瓶体上的泵头，且易清洁，避免了可能出现的交叉感染。

（2）洗手液的产品性质属中性，对皮肤刺激小。产品不含磷、铝、碱、烷基苯磺酸钠等，温和去污，对皮肤刺激小。特别是其中含有的芦荟、沙棘油、维生素 C 等成分的产品，更可以对手部皮肤起到深度滋润的功效，虽然一些香皂对手部也有一定的滋润功能，但效果却并不理想。

（3）杀菌消毒作用明显。杀菌洗手液对白色念珠菌、金黄色葡萄球菌、大肠杆菌等病原的灭菌率可达 90% 以上，对人体无刺激性，且无过敏反应，可有效保护家人和自己，远离细菌和疾病。

（4）实用性较强。①肥皂、香皂等固体较滑手，体积也较大，尤其不利于幼儿、老人紧握，而洗手液可避免这个问题。②洗手液通过手压式取量，只需轻轻一按泵头，液体便流入手心，多少由自己掌握，方便易取，也比较节约。肥皂、香皂等是易溶品，尤其是遇上热水、高温和水浸，自然耗费较高。③洗手液泡沫丰富细腻，易冲洗，既省水又省时。

Q/A 071 常用洗手液的种类有哪些？

（1）普通洗手液。人们在超市常见的洗手液通常都属于普通洗手液，类似于香皂的液体版，这类洗手液大都添加了精油、甘油等护手成分，可有效起到清洁去污的作用，目前国标对普通洗手液的除菌效果是没有具体要求的。

（2）特种洗手液。就是常说的抗（抑）菌洗手液，配方中除了表面活性剂之外，还添加了抗菌或抑菌成分，除了能够去污清洁，还能达到杀灭细菌或抑制细菌滋生的效果。抗菌是指采用化学或物理方法杀灭细菌的过程，它一般是通过测试产品的杀菌率来衡量产品的抗菌性能；抑菌是指采用化学或物理方法抑制或妨碍细菌生长繁殖及其活性的过程，它一般是通过测试产品的抑菌率来衡量产品抑菌性能。根据国标中对抑菌洗手液的要求，标识为抗菌产品时应杀菌率≥90%，标识为抑菌产品时应抑菌率≥50%。医院、商场、超市等公共场所通常会选择使用这类洗手液。

（3）免洗洗手液。指产品中添加了有效成分和护肤成分，在使用产品杀灭手部致病菌后不用水洗的一类洗手液。免洗洗手液也属于除菌消毒用品，因为免洗而受到很多消费者的喜爱，而且这类洗手液多为喷雾型，比较方便携带。

Q/A 072 选择洗手液的注意事项有哪些？

（1）要到正规商场购买。正规商场进货渠道比较稳定，有较为严格的进货把关制度。

（2）观察包装是否完好，包装瓶上字迹印刷是否清晰，泵头是否结实。一般洗手液是通过挤压泵头出液，如果包装质量差，会在使用过程中不出液或漏液，造成不便和浪费。

（3）看标识是否齐全，如有无厂名、厂址等，特别要注意是否有标准号。尽管洗手液尚无统一的国家标准，但国家不允许无标生产，因此各生产企业要制定企业标准，并在包装上注明企业标准号，以保证产品质量。

（4）注意内容物即洗手液本身，闻一闻有无发臭、刺鼻等异味。如有，则可能是过了保质期限，或是使用了禁用原料，最好不要购买和使用。

（5）观察有无分层或油水分离现象，如有，则表明生产过程中乳化工艺没控制好，会影响洗涤效果。

（6）可根据使用目的进行选择。根据对微生物的作用程度，从弱到强为清洁、抑菌、杀菌、消毒。当选择标签上带有"抑菌""杀菌""消毒"字样的洗手液时，一定要看清产品标签上的消毒产品卫生许可证号，注明为"卫消证字×××"。这类洗手液需要做消毒产品卫生安全评价备案，取得卫生许可后，才允许生产和销售。

（7）在餐前、便后、外出回家、接触垃圾、抚摸动物后，要记得洗手。洗手时，要注意用流动水和洗手液去洗，揉搓的时间不少于20秒。

（8）一般情况下，普通洗手液和抗抑菌洗手液已能满足普通市民的手部日常清洁需要。

（9）不建议将免洗的手部消毒液作为常规的手部清洁手段，尽量在没有用水条件的时候使用免洗洗手液。

（10）某些公共场所为节省成本将洗手液稀释后使用，这样无论是杀菌能力还是清洁能力都大打折扣。

Q/A 073 如何选择合格的湿纸巾？

（1）注意外包装。外包装上面应有厂名、厂址、电话、保质期、有效成分、生产批号、生产日期、卫生许可证号、执行卫生标准号、慎用说明及注意事项等内容。

（2）注意保质期。不同用途的湿纸巾有各自的保质期。①普通湿纸巾。主要用于清洁皮肤，保质期一般为6个月至3年。②婴儿专用消毒护理湿纸巾。专门用于清洁和护理婴儿皮肤，保质期一般为 1.5～3 年。③女士卸妆用湿纸巾。保质期一般为 3 年。④女士护理消毒专用湿纸巾。保质期一般为 1 年。⑤消毒湿纸巾。保质期为 2 年。分为两种，一种用于小伤口及周围皮肤的清洁消毒；另一种是具有广谱杀菌作用，用于皮肤清洁、润滑、消毒、杀菌及日用品、洁具的清洁、杀菌、消毒。

（3）注意感官性。合格的湿纸巾有柔和、淡雅的味道，质地洁白，使用后不会起毛。

（4）注意密封性。袋装湿纸巾的包装为密封，并不得有破损；盒装和罐装的湿纸巾包装应完整，不得有损坏。包装密封是为了保持湿纸巾的杀菌消毒作用的有效性。取用湿纸巾后，应随即贴好密封条，以避免高温或阳光直射造成湿纸巾干燥而影响使用效果。

（5）注意刺激性。不要用湿纸巾直接擦拭眼睛、中耳及皮肤黏膜处，如使用湿纸巾后出现皮肤红肿、发痒、刺激反应等症状时，应立即停止使用，严重的应到医院就诊。

Q/A 074 使用湿纸巾的弊端是什么？

（1）诱发接触性皮炎。湿纸巾或多或少含有防腐剂或添加剂，虽然经国家检验许可，但由于个体差异，对皮肤敏感的人来说，就可能成了过敏原。有的人吃完东西拿湿纸巾擦嘴，嘴肿成了"香肠"，这就是典型的接触性皮炎。发生接触性皮炎，皮肤会出现边界明显的红斑、瘙痒、红肿，此时最好先用流动的清水冲洗，然后赶紧去医院诊治。

（2）可破坏皮肤的微环境。使用湿纸巾时，不停擦拭皮肤表面，可能导致皮肤表面微环境改变，使皮肤表面脂水比例失调和表皮角质细胞脱落和分解，反而不利于皮肤的健康。特别是对酒精过敏者，要避免接触含酒精成分的湿纸巾。许多人用湿纸巾后就不再洗手，这样会使化学成分残留在手上，这种做法尤其对儿童不利。

（3）重复使用不卫生。湿纸巾重复使用时，非但不能清除细菌，反而会将一些存活的细菌转移到其他物体的表面。

Q/075 湿纸巾可以代替流动水洗手吗?

市面上，很多湿纸巾都打着"消毒""除菌"的字样，标明能够杀灭大肠杆菌、金黄色葡萄球菌等细菌，所以，在外出游玩、饭店就餐时，人们常用它来"洗手"。其实，湿纸巾并不能代替肥皂、洗手液等来清洁皮肤。

为达到清洁效果，湿纸巾中常会添加酒精、丙二醇、苯扎氯铵，厂家还会加入香精等让产品释放出各种香味。酒精在湿纸巾中的作用主要是杀菌，但其有挥发性，容易使皮肤表面水分流失，变得紧绷干燥，不适合皮肤娇嫩的孩子，使用前可以闻一闻是否有刺鼻的味道，以此来鉴定是否含有酒精；丙二醇是一种低毒的化学溶剂，能够保湿、抗菌，常用于化妆品、日用品甚至食品；苯扎氯铵作为一种抗菌剂，手术前用于皮肤消毒，洗手液、隐形眼镜护理液等也会使用。丙二醇和苯扎氯铵在湿纸巾中浓度很低，不具有毒性，但对皮肤敏感人群易造成伤害。湿纸巾的基本成分没有香味，消费者最好选择无香型的。此外，我国《消毒产品标签说明书管理规范》中，明确提到卫生湿巾等产品包装禁止标注消毒、灭菌、除菌等字样，以免让消费者误以为"用湿纸巾等同于洗手"。

所以，用肥皂、洗手液加上流动的水，才能更好地清洁双手。使用湿纸巾时要注意，不能直接用它擦眼睛、黏膜、皮肤破损处；最好选用独立包装的湿纸巾，避免有效成分挥发。

常见公共卫生事件的应急处置和防控

Q/076 突发公共卫生事件的预防方针是什么?

突发公共卫生事件应遵循预防为主、常备不懈的方针。预防为主是我国卫生工作的基本方针,同时也是处理突发公共卫生事件应遵循的有效而经济的基本方针;常备不懈的方针,是人们长期与疾病进行斗争的经验总结,也是处理突发公共卫生事件应建立的长效机制。

Q/077 突发公共卫生事件的处理方法是怎样的?

当突发公共卫生事件发生后,卫生行政主管部门应立即组织专家对突发公共卫生事件进行综合评估,初步判断突发公共卫生事件的类型,及时提出是否启动突发公共卫生事件应急预案的建议。县级以上地方人民政府各有关部门,在各自的职责范围内做好突发事件应急处理的有关工作。对突发

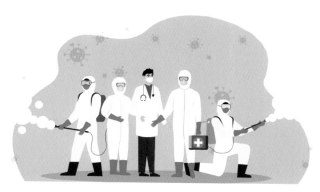

公共卫生事件的处理必须遵循科学规律，依靠科学方法和技术，采取针对性措施进行处理。如属于重大传染病暴发的，就要按照防治传染病的规律，从控制传染源、切断传播途径、保护易感人群入手开展应急处理工作。

Q/A 078 传染病疫情期间收快递时需要注意哪几点？

（1）收发快递时要佩戴口罩和一次性手套，尽量减少直接接触。

（2）尽量放至固定地点无接触交接。如果需要当面签收的快递，要与派送人员保持安全距离。

（3）尽量在户外拆件，不带外包装回家，并按照生活垃圾分类处理，如需要拿回家中，可用含氯消毒剂或75%酒精喷洒或擦拭邮件、快递表面，做到每面完全湿润，确保全方位消毒，同时做好拆包、转运工具的消毒。对邮购物品可根据物品特性，选用化学消毒、热力消毒，或存放一段时间后再使用。

（4）处理完包裹后，及时摘下手套、更换口罩，注意手部清洁，按照"七步洗手法"认真揉搓双手，避免用不清洁的手触碰口、眼和鼻。

Q/A 079 学校传染病防控的特点是怎样的？

学校是人群密集场所的典型代表，如果出现传染病，很可能会出现大范围传播。在上报传染病的责任机构中，学校是仅次于医院的主要上报机构，部分地方学校传染病上报数量甚至超过医院。我国学校突发公共卫生事件占全部突发事件的70%以上，且超过80%的学校突发公共卫生事件为传染病事件。因此，学校传染病防控至关重要。

（1）紧迫性和危害性。学校疫情的发生，紧迫性是其主要特征。疫情发生时是否处理及时直接影响疫情的发展趋势，如果不能在第一时间采取有效措施加以阻止，很可能导致疫情升级，造成更严重的损失和人身危害。此外，危害性是重大疫情的本质特征，如果疫情发生在人员高度密集的高校，将对学校和本地区造成破坏性的影响，社会秩序难以正常运行。

（2）突发性和公共性。传染病疫情具有突发性特征，疫情一般前期无明显征兆，或隐蔽性较强，不易觉察。疫情一旦发生，可以在公共场迅速传播，可能涉及公共场所的所有人员。实际处理学校重大疫情时，应该因地制宜，快速反应，精准施策。

（3）扩散性和衍生性。学校一旦发生疫情，由于其人员密集的特点，其疾病的传播性会比其他场所更强，疫情发展更加迅速，波及人数较多，可能造成局势失控。

Q/A 080 学校传染病防控策略是怎样的？

学校传染病防控的关键因素包括以下几点。

（1）加强学校卫生基础建设，包括配备充足的卫生人员、改善卫生基础设施建设。

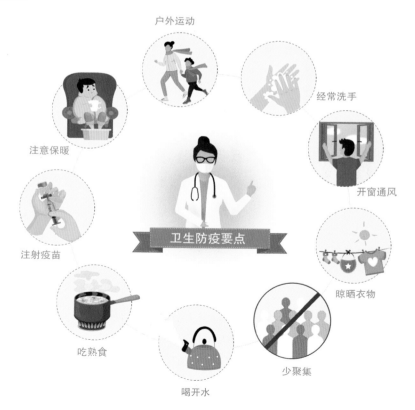

户外运动

经常洗手

注意保暖

开窗通风

注射疫苗

卫生防疫要点

晾晒衣物

吃熟食

少聚集

喝开水

（2）建立学校传染病早期预警，包括入学体检，建立完善的传染病发现及上报流程，加强晨午检及缺课追踪制度。

（3）通过消毒、隔离、治疗、预防接种以及加强监测等防止疫情扩散流行。

（4）加强日常健康教育包括入学健康教育、季节性传染病的健康教育等。

Q/A 081 学校群体性食物中毒的危险因素有哪些?

（1）学校食堂基础设施不全、规模小，难以开展大量食品的生产和经营。

（2）食物的处理中可能存在设备不足的问题。

（3）食堂管理中存在着监管不到位的问题，例如缺乏通风、餐具消毒工作不到位，或者是防尘、防腐、防虫害等问题无法有效落实等。

（4）缺乏卫生意识、法律意识，相关部门卫生管理不足。

（5）多数食堂采用外包经营形式，这会导致出现食品安全管理问题，容易出现食物中毒事件。

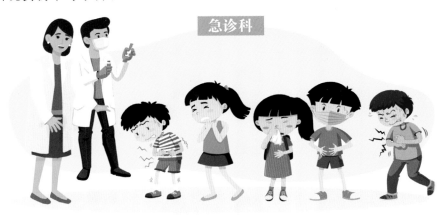

急诊科

Q/A 082 如何防范学校群体性食物中毒?

防范学校群体性食物中毒措施如下。

（1）学校领导需要加强对食品安全的日常管理，定期组织召开食堂饮食卫生会议，根据师生的意见，不断改进食品管理工作。

（2）学校需要对食堂食品加工进行全过程监督，从食物采购环节到质检和登记入库，以及食品加工和后期的餐具消毒以及保洁工作等，开展全方面的监督和监管工作，并且形成责任制度，细化并落实责任，便于管理和监督工作的开展。

（3）不断完善学校的相关就餐设施，加强就餐区设备建设，设立消毒室、保洁室和储藏室。

（4）加强食品和设备的采购管理，加强食品索证管理，对于登记记录和收款，需要至少保存3年，方便之后的溯源工作。

（5）聘请专业的工作人员，定期/不定期开展食品安全培训工作，加强食品安全加工和监管。要对从业人员的健康证明进行定期检查，保证其在有效期内，并且做好工作者的安全健康检查，督促他们定期更新健康证明。

（6）加强从业人员的日常健康检查，一旦出现发热、腹泻、咳嗽或者皮肤化脓等状况，需要做好休假处理，防止工作者带病上岗。

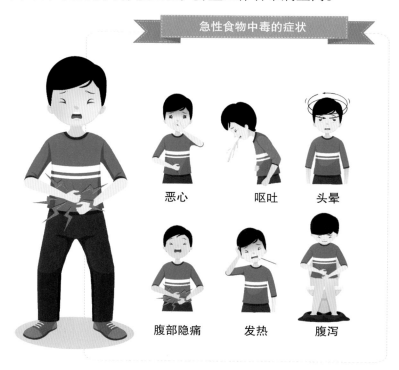

急性食物中毒的症状

恶心　　　呕吐　　　头晕

腹部隐痛　　发热　　腹泻

Q/ 083 学校群体性食物中毒的应急处理措施有哪些?

/A 学校群体性食物中毒应急处理措施如下。

（1）我国有关法律和关于突发事件应急报告的相关制度中，要求学校在出现群体性食物中毒之后的 2 小时内，报告当地政府部门，并及时进行信息的核查和记录。

（2）同时做好现场保护，第一时间进行抢救，保留中毒者的呕吐物或者是排泄物，送到实验室进行检查，并开展后续调查。

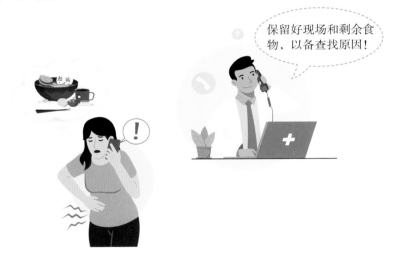

Q/ 084 核辐射对人们生活和工作的危害是什么？

/A （1）危害生命体安全。在核辐射的影响下，生命体会发生很大的变化，一般来说核辐射能够对人体的血液造成影响，而这些影响往往会促使人类的生命体发生一系列的病变。

（2）危害大自然整体环境。核辐射对于大自然整体环境的危害也是相当巨大的，甚至可以用毁灭性来形容。

（3）医疗检查过程中的辐射伤害。医疗领域也有较多的辐射存在，根据患者的病情需要常会有 CT 以及造影等相关检查，而这些检查都与核辐射相关，可能给免疫力相对较差的患者带来永久性的伤害。

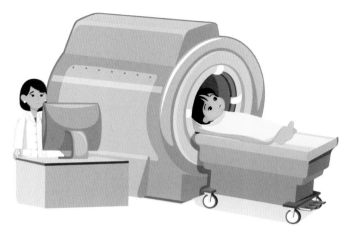

（4）家居环境中的放射性污染。日常生活中放射性污染也是无处不在的。伴随着工业文明的不断发展，工业废渣作为建筑材料尽管做到了废物再利用，但是也可能导致建材中含有一些放射性的物质，而这些物质，在一系列的化学反应及放射性衰变后，往往会产生放射性气体，对人体健康造成危害。

Q/085 如何有效防护核辐射？

（1）核工作者做好有效的安全防护措施。①核电站所有工作人员必须按照规章制度标准操作，同时进行定期的培训，将安全意识放在第一位；②工作过程中要按照要求穿工作服，特别是防辐射服，还要佩戴好个人剂量报警仪，在关键位置做好指示牌，这样可以起到警示作用；③在核电站内部需要进行核辐射检测仪的安装，注意从业者增强自身的免疫力，在饮食方面多加注意。

（2）核泄漏以及核电站爆炸的现场防护措施。一旦发生了核泄漏或核电站爆炸，在现场应该采取应急措施。①确保处置人员穿着防辐射工作服，防止核辐射对身体造成伤害；②立即上报，并启动报警装置，随后要组织相关人员安全撤离，在撤离的过程中使用湿毛巾捂住口鼻，以防止核辐射侵害呼吸道。

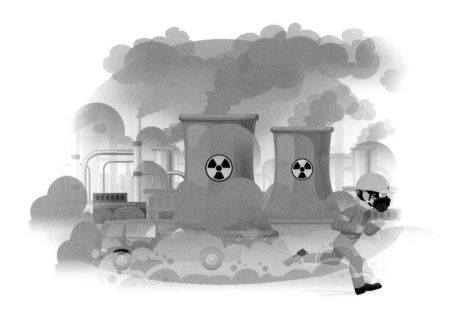

（3）善后消除影响措施。核辐射泄漏一旦发生，对人类的生产生活必然造成较大的影响。①查明具体事故的原因；②做好事故的医疗工作，对于受伤人员要做出妥善的安排；③做好心理疏导，避免造成恐慌。

Q/A 086 导致职业性中毒的常见因素有哪些？

（1）化学因素。如有机溶剂、酸碱物质、金属/类金属及其化合物、刺激性/窒息性气体以及粉尘等。

（2）物理因素。包括噪声、震动、高温、电离辐射、非电离辐射等。

（3）生物因素。如军团菌等。

Q/A 087 如何防范职业性中毒？

（1）设置完善的防护设施，如设置有效的局部通风设施。

（2）配备足够适用的个人防护用品。

（3）加强职业卫生管理，包括配备专兼职的卫生管理人员，健全相应管理制度，制定职业病防治计划，建立职业卫生档案，定期开展工作场所职业病危害因素监测，定期开展职业危害防护知识培训等。

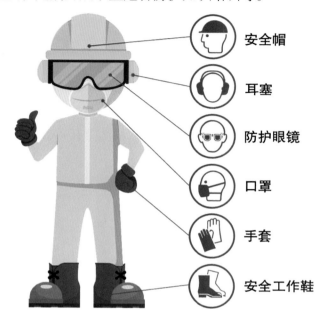

安全帽

耳塞

防护眼镜

口罩

手套

安全工作鞋

Q/ 088 腐蚀性化学品的危险特点是什么？

（1）具有较强的腐蚀性，与其他物质接触的过程中会产生化学反应，不管是对人体还是环境等都可能会造成严重的伤害。如果人们吸入了具有腐蚀性的气体，会出现咳嗽、头晕等症状，严重的还会引发严重的肺部疾病，甚至导致人体死亡；如果是人的皮肤接触到了具有腐蚀性的化学品，则会产生严重的灼伤，伤口愈合速度慢且治愈难度大。腐蚀性化学品的泄漏还会对河流、土地等造成极大的影响，导致水中生物死亡和农田中植物的死亡，甚至会导致整片农田荒废。在储存腐蚀性化学品的时候，由于其会产生气体，因此对储存库房的金属门窗、钢筋以及墙体等都会造成腐蚀。在化学品运输和应用的时候，一旦发生泄漏的情况，则会对运输车辆和设备等都造成极大的损坏，引发严重的安全事故。

（2）具有严重的毒害性，一些腐蚀性化学品会挥发出有毒的气体。

（3）具有易燃的特点，一旦有火源就会发生爆炸，引发严重的安全事故。

Q/A 089 危险化学品泄漏原因是什么?

通常造成危险化学品泄漏的原因有人为因素和自然因素两个方面。

（1）人为因素。指的是危险化学品在运输过程中由于人工操作失误造成泄漏问题。从实际情况来说，由人为因素导致的泄漏事故常常是确定危险化学品制作工厂位置时未能全面勘测、工厂建设不标准、安全制度不达标、未按照操作步骤执行等，加之存储和使用化学品时，没有严格遵守相关制度，导致危险化学品泄漏风险进一步提升。

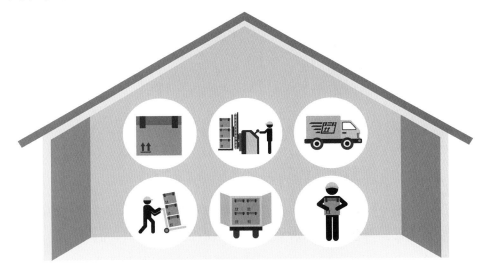

（2）自然因素。主要包括由地震、雷击、洪水等自然危险造成在制作、运输和使用化学品时发生泄漏问题。

Q/A 090 危险化学品泄漏现场的应急处理是怎样的?

（1）发现危险化学品泄漏后，由搬运人员马上通知部门管理人员，管理人员收到消息后，立即携带相应的化学品安全技术说明书并确定化学品性质。

（2）对现场使用警示带进行隔离，并迅速准备以下物品：①防泄漏沙；②碎布，预备吸收泄漏的化学品；③灭火器，做好预防火灾的准备；④防毒口罩、防化学品手套；⑤危废垃圾桶。

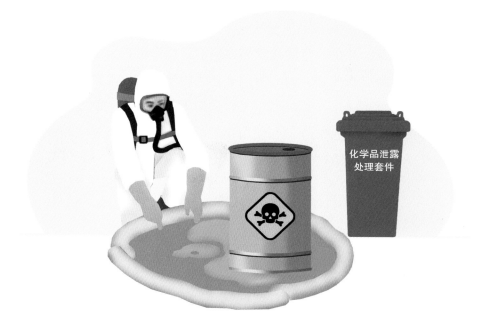
化学品泄露处理套件

（3）现场人员在安全的前提下搬走附近的可燃物品。

（4）员工戴上防毒口罩和手套，用防泄漏沙围堵，用碎布吸收泄漏物。

（5）使用水冲洗地面并收集清洁水。

（6）危险废弃物全部放置到危废垃圾桶中，并送危废仓库。

Q/091 挥发型危险化学品泄漏事故的应急处置措施是什么？

针对挥发型危险化学品泄漏的应急处置措施如下。

（1）合理规划危险区域，对区域内的无关人员进行有效疏散。

（2）根据泄漏的化学危险品的易挥发性选用水枪喷洒设置蒸汽幕或水幕的形式防止其扩散，或使用喷射泡沫覆盖泄漏液面，防止其挥发。

（3）使用吸附剂或棉织物进行收集，如果不需要回收利用可直接采用化学氧化方式或外力驱散。

（4）用冲洗法对泄漏现场进行冲洗。

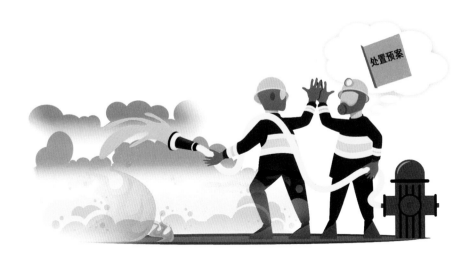

Q/ **092** 漂浮型危险化学品泄漏事故的应急处置措施是什么?

/A （1）漂浮型危险化学品泄漏，如果存在易燃易爆或对环境破坏的漂浮物质，需要使用化学泡沫进行覆盖处理。

（2）可以使用吸附试剂进行吸附。

（3）如果泄漏物质的易燃易爆风险比较低，可以在泄漏位置进行点燃操作，但须在上风方向进行，注意防止次生火灾。

Q/ 093 灾后幸存者的心理卫生问题是什么?

A 灾难过后，灾难幸存者由于亲历现场，受到的心理打击最大，常常会出现以下情况。

（1）急性应激反应。表现症状有惊叫、抽搐、颤抖、梦魇、出现错幻觉等。

（2）心理性休克。表现症状有机体精神运动出现麻木、抑制、自主意识不强，思维混乱等。

（3）亢奋。表现症状有哭喊、激动、狂躁、情绪波动大、缺乏自制力。

（4）认知偏差。表现症状有对生活产生消极"意义追问"，甚至产生自杀念头等。

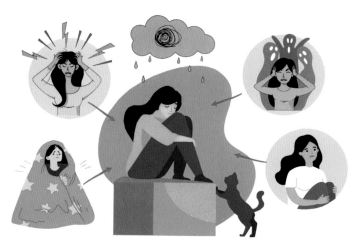

（5）生理失常。表现症状有心跳加快、血压升高、肠胃不适、腹泻、食欲下降、出汗或寒战、头痛、失眠、做噩梦、易受惊吓、感觉呼吸困难或窒息等。

（6）行为变异。表现症状有呈现社交退缩、沉默、典型行为习惯改变、过度活动、容易自责或怪罪他人、不易信任他人、与人易生冲突等。

Q/A 094 灾后遇难者家属、亲友的心理卫生问题是什么?

（1）重度忧伤。面对失去亲友，陷入深切的悲哀之中，精神状态麻木，对外界刺激不做反应，不愿意与他人交流，不吃不喝，长时间痛哭不已。

（2）过敏。精神处于高度戒备状态，稍许刺激便出现强烈反应；也有的表现为对接受现实的恐惧与逃避行为，否认失去亲人的事实。

（3）药物依赖与麻醉。借助药物、酒精、麻醉品、咖啡等来缓解痛苦。

（4）负罪感与悔恨。遇难者家属、亲友很容易把遇难者死亡的原因归于自己，产生深深的悔恨。他们往往回忆亲友在世时对其照顾不周等种种细节，不断强化负罪感与悔恨。

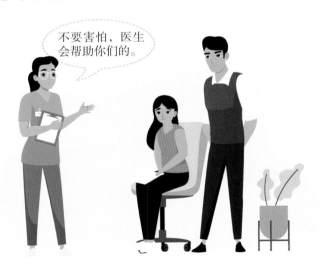

不要害怕，医生会帮助你们的。

Q/A 095 灾后救援人员的心理卫生问题是什么?

救援人员本不是灾害受害者，但在大规模灾难面前，特别是发生大量人员伤亡的情况下，面对满目疮痍、血腥惨烈的伤亡场面，许多救援人员都不同程度地产生了心理问题，恐惧、不安、情绪低落、紧张、麻木、价值感缺失、疲劳、恶心、食欲下降、失眠、思家等心理反应都有发生。

Q/096 灾区儿童心理应激障碍表现是什么？

/A 最核心的表现包括创伤性重现体验、回避与麻木、高度警觉状态。如创伤性事件的情境或当时的心理感受反复自动出现在意识中或梦境里，任何与创伤体验有关的情境均可以诱发；患者因此回避各种与创伤有关的人与事，情感表现为麻木状态；常存在惊恐性焦虑的自主神经症状，如面赤、出汗、心动过速。

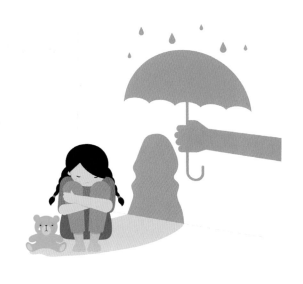

Q/097 灾后的社会心理影响是什么？

/A 自然灾害之后，恐慌成为人类首先的共同反应。但人们恐慌和无望的等待并不会持续太长的时间，强烈的求生欲望使幸存者在受到突如其来的灾害惊吓之后，通常能够较快地组织起来，开始进行有目的的行动来达到自我救助。

Q/098 什么是心理危机干预？

/A 心理学领域中，危机干预又称危机介入、危机管理或危机调解，是给处于危机中的个体提供有效帮助和心理支持的一种技术，通过调动他们自身的潜能来重新建立或恢复到危机前的心理平衡状态，获得新的技能，使之最终战胜危机，重新适应生活。心理危机干预属于一种重要的心理援助。

Q/A 099 灾后进行心理危机干预的作用是什么？

与经济援助相比，心理危机干预在灾后的救助中发挥着难以估量的作用。及时有效的心理危机干预，有助于灾民灾后的适应和心理康复，避免精神创伤的长期化和复杂化。具体地讲，心理危机干预有以下几个方面的作用。

（1）通过心理危机干预，可以尽快降低灾民的心理应激水平，重建灾民的心理平衡，使他们积极、主动地配合救援工作，减少灾害可能造成的人员伤亡。

（2）通过心理危机干预，可以在救灾队伍执行任务时，对发生心理危机的救援人员进行心理干预和治疗，使其摆脱危机的干扰，再次投入救灾活动，壮大救援力量。

（3）通过心理危机干预，不仅要使被救助者摆脱心理危机，而且还可以增加其自身的精神力量，最终使他们能够进行自我心理危机干预和心理保健，甚至对于其他灾民，他也可以充当救助者的角色。

Q/A 100 灾后心理危机干预策略是什么？

（1）倾听法。心理干预最主要的就是倾听，就是让受灾者宣泄灾难引起的焦虑、抑郁等负面情绪。对心理咨询而言，让来访者倾诉是"成功的一半"。在灾难心理救治中亦是如此。在倾听幸存者和遇难者家属、亲友宣泄内心的痛苦过程中，使他们感受到倾听者发自内心的理解和真诚，让他们感受到自己的痛苦正被别人体验，他们的痛苦不是孤立无助的，从而使被受助者的身心压力迅速降低，减轻受救助者在情绪和身体上的受灾症状，甚至可以使其积极有效地投入到救灾工作中，降低灾害造成的损失。实施倾听法的要求：①全神贯注，精神必须高度集中，真诚地与受救助者交流。②读懂受救助者表达出的内容，尤其是要注意领会受救助者行为和神态上流露出来的信息。③留心受救助者的情感状态，并通过语言、眼神、细小的肢体语言（如点头）与受救助者建立起互动的关系。④回答问题要注意技巧。技巧性的回答会使受救助者明确自己的状态，并有希望、信心和动力来面对危机，使受救助者能够以现实和正确的观念来看待，从而建立起自控能力，达到心理危机干预的目标。⑤不要过多地采用陈述语气，更不要长篇大论。

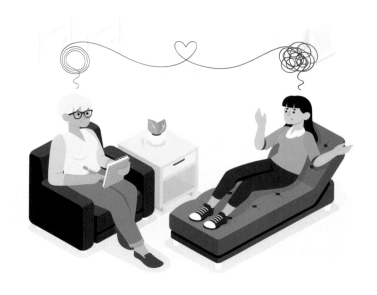

（2）疏导法。疏导法是心理危机干预者在倾听的基础上，针对受救助者心理状态，以准确、生动、形象、温情的语言对其心理状态的起因、本质和后果进行分析，调动起受救助者的情绪，让他们发挥主观能动性，增强其同灾害斗争的信心和勇气，促进其心理向好的方向发展，以减轻灾害对人的心理伤害。疏导常用方法：①改变认识偏差。改变认识偏差主要是在灾害发生后，让当事人正确认识灾害的损失、认识到自己的潜能、重新客观评价自我，并唤醒他们的责任感和价值感，正确对待以后的生活。②情景重现。灾害发生后，许多人都会不断在脑海中重现当时的场景，做噩梦、无法入睡，甚至焦虑、抑郁等。心理危机干预者可采取情景再现的办法，即"熟悉"恐惧，让受救助者不断回忆、不断熟悉当时的场景，直到他们明白："其实就是这么回事，我挺过来了。"从而消除恐惧感。

（3）放松法。放松法是一种辅助性快速心理危机干预方法，它可以降低、缓解受救助者心理受到强烈打击时出现的身体障碍和心理压力，减轻受救助者的症状。放松法有很多种，常见于灾害现场心理救援的方法是呼吸按摩放松法，即调节呼吸，然后进行肢体按摩。这种方法是运用有节奏的呼吸技术来控制呼吸的频率和深度，从而提高吸氧水平和增强身体活动能力，改善心理状态，治愈心理疾病或身体疾病。

（4）宣泄法。宣泄法也是一种辅助性快速心理危机干预方法。心理干预的目的之一是要帮助幸存者和遇难者家属、亲友自主控制情绪，不做无克制的发作。但这不意味着要他们压抑情感，相反要鼓励他们发泄自己的痛苦（让他们大声地哭、反复诉说与亲人在一起的往事），只有这样才能减轻他们的心理压力，直面现实。运用宣泄法要注意事先与受救助者进行沟通和疏导，使其在主观上认识到这种方法的目的，配合治疗。然后选择一个相对封闭的地方进行，从客观上避免因环境不好使宣泄受阻。宣泄过后，如果再采用放松法配合治疗，效果会更好。

参考文献

[1] 罗英，高宏伟.灾后应急救援疫情传播风险及科学防控措施的研究进展[J].医学综述，2015（15）：2750-2752.

[2] 章灿明，李玉伟，陈斌.灾后常见病媒生物应急监测和控制[J].海峡预防医学杂志，2020，26（1）：59-61.

[3] 魏玉娟.社区护理人员在灾害护理能力及灾后卫生防疫能力的探讨[J].实用临床护理学杂志，2017，2（45）：192.

[4] 刘怡，吴明松，周秀艳，等.二氧化氯在应急消毒中的应用[J].中国消毒学杂志，2019（4）：304-307.

[5] 蔡霞，孙志平，钱韵，等.不同职业人群对口罩的选择与正确佩戴[J].微生物与感染，2020，15（1）：36-40.

[6] 周伟.危险化学品泄漏事故应急处置关键技术探析[J].广州化工，2017（03）：182-184.

[7] 姚志林，李艳丽.汶川大地震灾后基层心理援助体系的构建[J].职业卫生与应急救援，2014，32（03）：173-174.

突发公共卫生事件 Q&A 防灾减灾科普丛书

● 主　审／陈孝平　马　丁
● 丛书主编／王　伟　刘继红

国家重大公共卫生事件医学中心
人畜共患传染病重症诊治全国重点实验室　◎组编

食物中毒

主　编◎李树生　姚　颖
副主编◎严　丽　高　慧

长江出版传媒　湖北科学技术出版社

图书在版编目（CIP）数据

食物中毒 / 李树生，姚颖主编；严丽，高慧
副主编 . —武汉：湖北科学技术出版社，2023.6
（突发公共卫生事件 Q&A 防灾减灾科普丛书）
ISBN 978-7-5706-2623-6

Ⅰ . ①食… Ⅱ . ①李… ②姚… ③严…
④高…Ⅲ . ①食物中毒－公共卫生－卫生管理－
中国 Ⅳ . ① R595.7 ② R199.2

中国国家版本馆 CIP 数据核字（2023）第 116015 号

策 划：邓 涛 赵襄玲		责任校对：陈横宇	
责任编辑：高 然 赵 静		封面设计：曾雅明	

出版发行：湖北科学技术出版社
地　　址：武汉市雄楚大街 268 号（湖北出版文化城 B 座 13—14 层）
电　　话：027-87679468　　　　　　　　　　　邮　编：430070
印　　刷：湖北金港彩印有限公司　　　　　　　　邮　编：430040

710×1000　　　　1/16　　　　　　　　67.75 印张　　　1500 千字
2023 年 6 月第 1 版　　　　　　　　　　2023 年 6 月第 1 次印刷
定　　价：338.00 元（全 13 册）

王福生

解放军总医院第五医学中心感染病医学部主任

国家感染性疾病临床研究中心主任

中国科学院院士

在人类发展的历史长河中，人与传染病的斗争从未停歇。尤其是近些年来，随着全球化发展的不断深入、国际社会交流日益密切等，突发公共卫生事件频发且日益复杂，新发突发传染病引起的疫情时有发生。从鼠疫（黑死病）、天花到近年的"非典"（SARS）、中东呼吸综合征（MERS）、新型冠状病毒感染（COVID-19），这些疾病给人类带来了不同程度的灾难，给人民生命和财产造成巨大损失，同时对社会稳定、经济发展以及国家安全等均造成严重影响，让我们更深刻地认识到了科学应对公共卫生事件的重要性。

科学应对新发突发传染病引起的疫情防控，各国政府和公众都面临着巨大的挑战。例如，在如何科学倡导应对突发公共卫生事件，如何精准、快速地控制疾病的传播，如何保障公众的生命健康以及如何维护社会稳

定和经济发展等方面，均需要各国政府和公众共同面对，更需要大家共同努力去解决相关的问题和挑战。

科普宣教是提高公众科学知识素养和应对突发公共卫生事件能力的重要手段之一。科学知识的传播和防范意识的普及，将有助于公众更好地理解和应对突发公共卫生事件，进一步提高公众在日常生活中的健康意识。尤其对于青少年儿童，一本好的科普书将极大地激发他们对科学的兴趣，有助于他们未来成长。因此，开展科普宣传意义重大。

"突发公共卫生事件Q&A防灾减灾科普丛书"由国家重大公共卫生事件医学中心和人畜共患传染病重症诊治全国重点实验室联合组织撰写，内容涵盖了公共卫生事件的多个方面，包括《院前急救技能》《新发及突发重大传染病》《儿童救治与照护》《食物中毒》《重大职业中毒》《极端天气》《水污染与突发水污染事件》《空气污染》《常见危险化学品》《核与辐射》《地震》《洪灾》《灾后卫生》等13个分册，主要从各类公共卫生事件的定义、特征、危害及相应的处置与救援等方面进行详细介绍，为公众提供系统、全面、科学的公共卫生知识，以期公众在面对公共卫生事件时能够科学应对、降低损失，从而促进社会的健康发展。

本套丛书旨在向广大公众传递科学、权威、实用的公共卫生知识，帮助公众更好地提高应对新发突发传染病或其他突发公共卫生事件的水平。这里特别感谢为本套丛书撰稿的专家和学者，他们为编写本套丛书付出了辛勤劳动；另外，本套丛书的出版也得到了相关机构和人员的大力支持，在此一并表示感谢。希望本套丛书能够为公众提供有益的知识和帮助，让我们为科学应对公共卫生事件，建设更加健康、美好的中国而努力。

王禄生

2023 年 5 月 15 日

　　现如今，饮食的丰富性与多样性已成为人们的生活乐趣之一，各种各样的网红美食、五花八门的餐饮店层出不穷。可当我们在享受美食时，若食物处理不当，或食物已被污染，又或误食一些有毒性的食物后，就会引起食物中毒反应。

　　食物中毒的含义非常广泛，是指摄入含有生物性、化学性有毒有害物质的食品，或把有毒有害的物质当作食品摄入后所出现的非传染性的急性、亚急性中毒性疾病。因病因不同会出现不同的临床表现，例如恶心、呕吐、腹痛、腹泻等肠胃炎症状。

　　早在 20 世纪初，奶源性结核病和沙门菌病的暴发就已经被人类所认识，人们运用巴氏消毒法进行了安全性的控制与预防。20 世纪末期，尽管食品科技取得了显著的进展，但世界上却暴发了多起由病原微生物引起的重大食品安全事件。大肠杆菌 O157：H7 于 1982 年首次被报道，但由于当时缺乏有效、敏感的检测方法，限制了其宿主及污染源的尽早阐明，导致出血性大肠杆菌 O157：H7 在日本等国家的中毒暴发。沙门菌、利斯特菌、葡萄球菌、空肠弯曲菌、副溶血性弧菌、禽流感病毒、口蹄疫病毒等微生物污染的大流行，使国际组织和各国政府对食品安全给予了高度的重视。2002年世界卫生组织再次公告，食物中毒和食品污染是一个巨大的、不断扩大的世界性公共卫生问题。每年发生的食物中毒达到数十亿例，发达的工业化国家每年也至少有1/3的人发生食物中毒，其中约有170万名15岁以下儿童因食源性微生物污染引起的腹泻而死亡。

从农田到餐桌，食品需要经历种植养殖、生产、储存、销售、烹调等多个环节，每个环节都有不同的健康风险潜伏其中，引起食物中毒的原因也各不相同。比如，误食毒蘑菇、河豚、发芽土豆等属于动植物性食物中毒；食用了发霉花生、长黑斑的甘薯、红心甘蔗等会导致真菌性食物中毒；未腌透的酸菜、果蔬上的农药残留可能引起化学性食物中毒；而生活中最常发生的还是细菌性食物中毒，如没洗手就吃东西、剩饭菜没热透、喝生水、吃生鸡蛋……稍不留神，这些容易被细菌或细菌毒素盯上的食物就可能引起食物中毒。

远离食物中毒，预防是关键。购买食物时，应选择新鲜优质的食材，避免食用含天然动植物毒素、发生变质或超出保质期的食物。在备餐时，应注意保持手、器具及环境的清洁，使用洁净安全的水清洗和制作食物，并将生肉、海鲜等与其他食品分开处理。烹调制作食物时，应将食物进行充分加热。做好的饭菜要尽快食用，长时间放置在室温下的食物容易被微生物污染。生熟食物要分开存放，防止交叉污染。食物中毒被国际社会越来越重视，食品安全成为公众所关心的热点。这对于加强全社会对食品卫生的重视，不断提高食品卫生总体水平必将发挥重要的作用。

"突发公共卫生事件Q&A防灾减灾科普丛书"的《食物中毒》分册就是在这种背景下对日常生活中较常遇到的食物中毒及其应对处理方法进行整理，以期通过日常学习，积累形成系统化的食物安全认知体系，用科学理论指导实际行为，预防食物中毒的发生。

姚 颖

2023年5月于武汉

目录

一 基本知识

Q/001 什么是食物中毒?

A 食物中毒是指患者所进食物被细菌或细菌毒素污染，或食物含有毒素而引起的急性中毒性疾病。一般食物中毒之后患者往往会出现恶心、呕吐、头晕、腹痛、腹泻、出冷汗，甚至有的会出现休克。食物中毒的发病特点主要包括：①有进食有害物质的病史；②潜伏期短，发病快；③同食的人会有相同的临床症状，也就是具有集体发病的特点；④临床症状的轻重程度与进食量相关，进食越多的患者临床症状会越重。

Q/002 食物中毒后一般有哪些表现?

A 食物中毒根据中毒类型及程度，其临床症状有所不同。

（1）轻微食物中毒。会出现恶心、呕吐、腹泻等症状，这类患者呕吐以及腹泻的频率都比较低。虽然是轻微食物中毒，但患者应该立即去医院接受专业的诊断和治疗。

（2）中度食物中毒。除了恶心、呕吐、腹泻等症状之外，还会出现头晕、头痛的症状。如果有人误食了有毒的食物或者被细菌污染的食物而出现了这些症状，一定要及时地去医院就诊。

（3）重度食物中毒。重度食物中毒的患者可能还会出现心慌、四肢无力，甚至休克及昏迷的症状。这类患者如果不能够及时地接受治疗，可能还会损害身体其他的器官，对生命造成威胁。对于这类患者，要及时请求 120 急救等专业团队救护，并入院治疗。

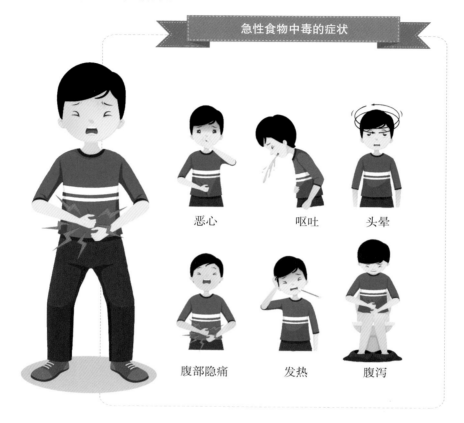

急性食物中毒的症状

恶心　　　　呕吐　　　　头晕

腹部隐痛　　　发热　　　　腹泻

Q/003 食物中毒对人体有哪些危害？

A 食物中毒最常见危害是引起胃肠道不适，主要表现为恶心、呕吐、腹痛、腹泻等。若病情严重，没有及时进行有效治疗，可能引起严重并发症，部分食物中毒会留下永久性损伤，严重的食物中毒甚至危及生命。

Q/004 常见的食物中毒可以分为哪些类别？

A 食物中毒按病原物质分类可分为以下几种。

（1）细菌性食物中毒。是临床上最常见的食物中毒类型，通常以胃肠道症状为主要临床表现，常发生于夏、秋季。因高温、高湿环境中的食物比较容易变质、滋生细菌，进而发生细菌性食物中毒。

（2）真菌性食物中毒。一些腐败、变质的食物中常滋生真菌而引发食物中毒。

（3）动物性食物中毒。如最常见的河豚毒素中毒、鱼胆中毒等。

（4）植物性食物中毒。如常见的木薯、曼陀罗、毒蘑菇造成的中毒。

（5）化学性食物中毒。常见于食用了被农药污染的瓜果、蔬菜，导致农药中毒，或者误服了假酒导致的甲醇中毒，以及使用工业用盐进行烹调发生的亚硝酸盐中毒等。

（6）原因不明食物中毒。如毒物不明、原因不明的食物中毒。

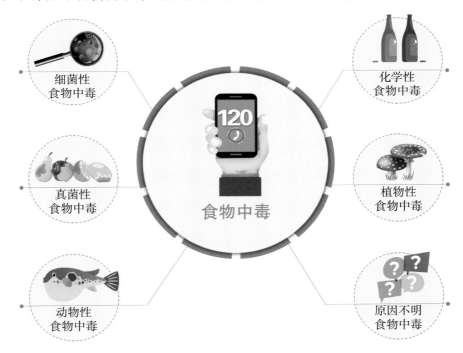

Q/A 005 什么叫细菌性食物中毒？

细菌性食物中毒是指患者摄入被细菌和/或其毒素污染的食物或水所引起的急性中毒性疾病。根据病原体不同可有不同的临床表现，常见细菌有痢疾杆菌、霍乱弧菌、李斯特菌、大肠杆菌等。

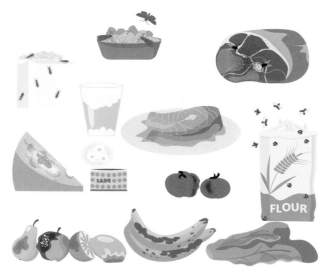

Q/ 006 什么叫真菌性食物中毒？

/A 由于食入霉变食物引起的中毒叫作真菌性食物中毒。有些是急性中毒，死亡率极高；有些是慢性中毒，可发生癌变，已引起全世界的广泛重视。

中毒原因主要是谷物、油料或植物储存过程中生霉，未经适当处理即作食料，或是已做好的食物放久发霉变质被误食引起，也有的是在制作发酵食品时被有毒真菌污染或误用有毒真菌株。发霉的花生、玉米、大米、小麦、大豆、小米、植物秸秆和黑斑红薯是引起真菌性食物中毒的常见食料。常见的真菌有曲霉菌、青霉菌、镰刀霉菌、黑斑病菌等，真菌性中毒是由真菌毒素引起，因为大多数真菌毒素通常不被高温破坏，所以真菌污染的食物虽经高温蒸煮，食后仍可中毒。

Q/ 007 什么叫化学性食物中毒？

/A 化学性食物中毒是指健康人经口摄入了正常数量、在感官上无异常，但含有较大量化学性有害物的食物后，引起身体出现急性中毒的现象。

食品被较大量的化学物质污染是引起化学性食物中毒的主要原因。可能污染食品的有害化学物质主要有以下几种。

（1）金属及其化合物。如砷、铅、汞等化合物。

（2）农药。如有机磷、有机氯、砷制剂等。

（3）兽药。如盐酸克伦特罗（瘦肉精）等。

（4）工业用有毒物质。如甲醇、甲醛等。

大多数引起食物中毒的化学物质具有在体内溶解度高、易被胃肠道或口腔黏膜吸收的特点。

Q/ 008 什么叫动物性食物中毒？

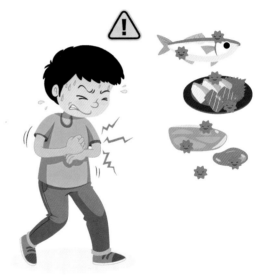

/A 食入动物性中毒食品引起的食物中毒即为动物性食物中毒。动物性中毒食品主要有以下两种。

（1）将天然含有有毒成分的动物或动物的某一部分当作食品，如鱼胆中毒。

（2）摄入可食动物性食品，如鲐鱼等，这些食物在一定条件下产生了大量的有毒成分。

Q/ 009 什么叫植物性食物中毒？生活中哪些常见的有毒植物可以引起食物中毒？

/A 一般因误食有毒植物或有毒的植物种子，或烹调加工方法不当，没有把植物中的有毒物质去掉而引起的中毒，称为植物性食物中毒。

植物性食物中毒的毒性成分主要是其所含的生物碱类，植物性食物中毒主要有 3 种。

（1）将天然含有有毒成分的植物或其加工制品当作食品，如桐油、大麻油等引起的食物中毒。

（2）在食品的加工过程中，将未能破坏或除去有毒成分的植物当作食品食用，如木薯、苦杏仁等。

（3）在一定条件下，不当食用大量有毒成分的植物性食品，如食用鲜黄花菜、发芽马铃薯、未腌制好的咸菜或未烧熟的扁豆等造成中毒。

大多数情况下，有毒植物中毒没有特效治疗。如果病情轻微，就不会危及生命。如果病情严重，就会导致死亡。如果发生中毒，必须尽快排除毒物，中毒者的预后治疗对康复非常重要。

Q/A 010 食物中毒后能自己康复吗？

患者出现食物中毒是否可以自愈，需要根据情况判断，常见分为以下几种情况。

（1）在食物中毒初期或者轻微食物中毒，在人体免疫力良好情况下，对于部分年轻人，只要摄入食物不多，或者此时并没有出现周身炎症感染综合征，或者没有侵犯到主要的脏器导致主要脏器功能紊乱，都可自愈。但是前提是这类患者年龄比较年轻，而且没有原发基础性疾病，如高血压、冠心病、脑梗死、糖尿病等。如果积极进行对症处置，包括大量饮水、适当控制饮食，同时杜绝再继续摄入可能被污染的食物，通过自体免疫力达到自愈的可能性比较大。

（2）部分老年人，或者有原发基础性疾病者，发现食物中毒的时间较晚，或者大量食用被细菌或病毒感染的有毒食物，如果出现明显的多脏器功能受损症状，如恶心、呕吐、腹胀、腹痛、腹泻、胸闷、气短、心悸、头晕、头痛、血压下降、面色苍白等，这类人群自愈的可能性较低，通常需要到医院进行治疗。

如果难以判断病情，应及时到医院进行专业评价及治疗。

Q/A 011 食物中毒后一般多长时间发作？

食物中毒的发作时间根据中毒的类型不同是不一样的。如果中毒量比较大，而且是化学性食物中毒，一般在 1~2 小时内就可以发病；如果是细菌性食物中毒，一般在 6~7 小时就发病；由重金属导致的食物中毒，有的可以 1~2 天才发病。虽然食物中毒的发作时间不完全一样，但基本上 1~2 天都可以发病，最快的食物中毒是在 1~2 小时发病。食物中毒以后应及时采取救治措施确保生命安全，及时送往医院进行检查和治疗。

Q/A 012 近年来世界上有哪些重大集体食物中毒事件？

世界上集体食物中毒事件较多，近年来较为著名的食物中毒事件有以下几件。

（1）瑞典食物中毒事件。2013 年 2 月，瑞典发生史上最严重的食用牛肉中毒事件。当时瑞典有 6 吨生牛肉被大肠杆菌污染，这些牛肉已被加工成汉堡包和烤牛肉串用的肉块在市场上销售。虽然这些牛肉后来大部分被召回，但仍有多名儿童食用这种汉堡包或烤肉串后出现食物中毒，所幸经医院治疗后均痊愈。

（2）英国食物中毒事件。2013 年 3 月，英国纽卡斯尔市发生了近年来最大规模集体性食物中毒事件。民众参加"香辣食品节"时品尝了各种街头小食品后，至少有 400 多人出现上吐下泻等典型食物中毒症状，所有中毒者被送往医院救治，幸好无人死亡。

（3）丹麦食物中毒事件。2013 年 3 月 8 日，全球排名第一的丹麦连锁餐馆 NOMA 暴发食物中毒事件，共计有 67 名食客在丹麦各地的 NOMA 连锁餐馆用餐后出现上吐下泻症状，经医院化验为餐馆某些食品遭诺如病毒污染。幸而无人在这次事故中死亡。

二 预防和应急措施

Q/A 013 如果怀疑自己食物中毒了怎么办？

怀疑自己食物中毒了，首先要停止再吃可疑的食物，保存食物样品，必要时在专业人士指导下进行催吐，用手指或者压舌板刺激咽喉部位，促使呕吐，把进入胃内的食物排出体外，以减少毒素的吸收。然后口服导泻的药物如乳果糖等进行导泻治疗，把进入肠道内的毒物排出体外，以减少毒素的吸收。同时可以多喝水，以促进毒物从尿液中排出。

如果中毒症状比较明显，建议到医院去做进一步的相关检查及治疗，给予洗胃处理，以及补液、利尿，以促进毒素的排出，根据中毒类型，对因治疗，控制病情。还要进一步监测生命体征并做相关检查，根据检查结果调整治疗方案，以避免病情恶化、加重。

Q/A 014 如何合理地催吐？

催吐的方法有很多，可以使用药物、物理刺激等方法。特别注意，催吐仅适用于神志清醒并且能合作者，昏迷、惊厥、服腐蚀剂者禁用，老年人慎用。可使用压舌板、筷子等搅触咽弓和咽后壁使之呕吐，此法简单易行、起效迅速。如因食物过稠不能吐出、吐净，可嘱患者先喝适量温水或盐水，然后再促使呕吐，如此反复行之，直至吐出液体变清为止。同时立即送患者去医院进行进一步评价及治疗。

Q/ 015 怀疑自己食物中毒后可以自己催吐吗？

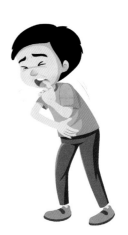

一般是可以催吐的。使用干净的手指刺激喉咙深处，也可以适当地喝一些盐水，能够起到补充水分和洗胃作用。如果通过催吐不能使食物排出，需要及时到正规医院消化内科进行洗胃治疗，如果难以判断病情，及时到医院就诊。在病情恢复期间，饮食上尽量以流食和半流食为主。

Q/ 016 如果发现他人食物中毒了怎么办？

如果发现有人出现食物中毒的症状，要赶紧拨打120，在救护车到来之前可以采用以下急救措施：①若患者神志清醒，可以用筷子刺激其舌根部催吐，同时可以饮用适量牛奶来保护胃黏膜。②如果患者出现昏迷等症状，要与120或医院保持联系，及时沟通患者病情。

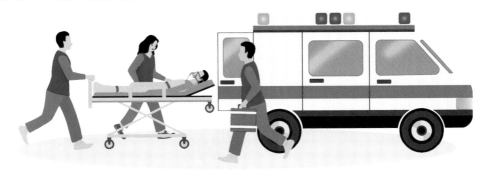

Q/ 017 在日常生活中如何预防食物中毒？

世界卫生组织推荐食品安全应遵守五要点，即保持清洁、生熟分开、烧熟煮透、保持食物的安全温度、使用安全的水和原材料。

生活中具体做法如下。

（1）个人要养成良好的卫生习惯。养成饭前、便后洗手的卫生习惯。外出不便洗手时一定要用酒精棉或消毒餐巾擦手。

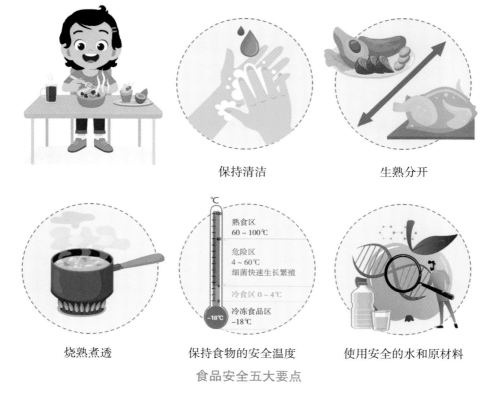

保持清洁　　　　　　　　　生熟分开

熟食区
60～100℃

危险区
4～60℃
细菌快速生长繁殖

冷食区 0～4℃

冷冻食品区
−18℃

烧熟煮透　　　　保持食物的安全温度　　　使用安全的水和原材料

食品安全五大要点

（2）餐具要卫生，每个人要有自己的专用餐具，饭后将餐具洗干净存放在一个干净的塑料袋内或纱布袋内。

（3）饮食要卫生。生吃的蔬菜、瓜果等一定要洗净；不要吃隔夜变味的饭菜；不要食用腐烂变质的食物和病死的畜禽肉；剩饭剩菜在食用前一定要热透。

（4）生熟食品要分开。切过生食的刀和砧板一定不能再切熟食，摸过生肉的手一定要洗净再去拿熟肉，避免生熟食品交叉污染。

（5）拒绝食用野生动物。

（6）海蜇等产品宜用饱和食盐水浸泡保存，食用前应冲洗干净。

（7）扁豆一定要焖熟后食用。

（8）杀虫剂和灭鼠药等不能与食物存放在一起。

Q/A 018 餐饮机构如何预防食物中毒事件?

（1）提高餐饮机构食材安全卫生的重视程度。特别是强化餐饮机构的管理者和相关负责人的食品安全意识，进一步完善和落实餐饮机构食品卫生安全制度。

（2）进一步加强日常食品安全管理，不断规范加工操作行为，避免生熟食品混合存放等。

（3）改善餐饮机构硬件条件，餐饮机构应根据许可要求设立充足的加工操作间，配备消毒设备、餐具清洗消毒设备、防虫防蝇设备等。

Q/A 019 当出现群体食物中毒时，餐饮机构应该怎么做?

（1）立即停止生产经营活动，禁止继续出售可疑食品，并向所在地人民政府卫生行政部门报告。

（2）协助卫生机构救治患者，尽量减少中毒所造成的危害。

Q/A 020 如果发生食物中毒，送检的标本应该如何处理?

在发生食物中毒后，要保存导致中毒的食物样本，以提供给医院进行检测，以方便医生确诊和救治，如果没有食物样本，也可保留患者的呕吐物和排泄物。中毒患者在紧急处理后，应该马上送入医院进行治疗。

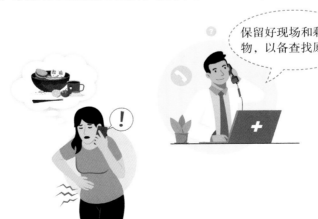

保留好现场和剩余食物，以备查找原因！

Q/ 021 夏季怎么正确吃凉拌菜?

/A 夏季食欲不振,吃凉拌菜有利于开胃,不过凉拌菜的制作要讲究卫生,防止病从口入。做凉拌菜有四忌:忌蔬菜不新鲜,忌蔬菜不洗净,忌器具直接使用,忌在冰箱中久存凉拌菜。

Q/ 022 吃隔夜泡发的木耳为什么会引起食物中毒?

/A 长时间泡发的木耳容易滋生出一种叫椰毒假单胞菌的细菌,这种细菌在生长过程中可分泌强烈的外毒素(米酵菌酸和毒黄素)。椰毒假单胞菌适合生长温度为37℃,最适宜产生毒素的温度是26℃,米酵菌酸对酸、氧化剂和日光不稳定,但对热稳定,100℃煮沸和高压时也不能被破坏,毒黄素的量及毒性均较米酵菌酸低。

食用久泡的木耳中毒主要是由于米酵菌酸危害肝、脑、肾等脏器,中毒以后,轻症表现为腹痛、腹泻、恶心、呕吐症状,严重者会出现肝昏迷、中枢神经系统麻痹,甚至发生呼吸衰竭而死亡。米酵菌酸耐热,一般清洗、烹调无法破坏毒素,目前无针对治疗的特效药,所以导致死亡率高达40%以上。

木耳泡发1~2小时后可以烹调,最好避免泡发超过4小时。泡好的木耳用保鲜袋包好后放到冰箱保存,隔夜后再食用前需要确认有无发黏、有无异味。

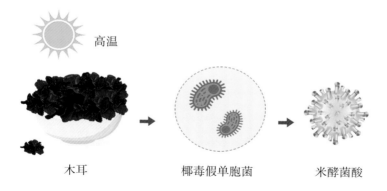

高温

木耳　　　　　椰毒假单胞菌　　　　米酵菌酸

Q/ 023 酸汤子为什么会引起食物中毒?

/A 酸汤子,又称汤子、馇子,是用玉米水磨发酵后做成的一种粗面条样的食物。变质酸汤子中毒是由椰毒假单胞菌分泌的毒素——米酵菌酸引起的。米酵菌酸耐热性极强，即使用100℃的沸水和高压锅蒸煮也不能破坏其毒性，熟食也引起中毒，对人体重要器官危害严重。

椰毒假单胞菌广泛分布于自然界中，易污染发酵玉米面制品，并在变质木耳及其他变质淀粉类（糯米、小米、高粱米和马铃薯粉等）制品中产生毒素，食用后即引起食物中毒，所以最好不要自己制作并食用此类食品。

Q/A 024 喝了假沸的豆浆易腹痛腹泻吗？

未煮沸的豆浆中含有皂苷，皂苷是一种溶血剂，可以刺激胃肠黏膜，引起恶心、呕吐、腹胀、头晕等中毒症状，严重者甚至可以引起脱水和电解质紊乱，如抢救不及时就会危及生命。皂苷只有经高温煮沸后才能被破坏，不致引起中毒。但豆浆加热到80～90℃时，皂苷会受热膨胀，产生大量白色泡沫，这是一种"假沸"现象，"假沸"的温度还不足以破坏豆浆中的皂苷，喝了"假沸"的豆浆会出现中毒症状。此外，生豆浆里还含有一种抗胰蛋白酶，它会降低胃液消化蛋白质的能力，只有被加热至100℃才能被破坏。因此，若是进食了未彻底煮沸的豆浆（同时也包括未炒熟的黄豆或黄豆粉），也会导致食物中毒。

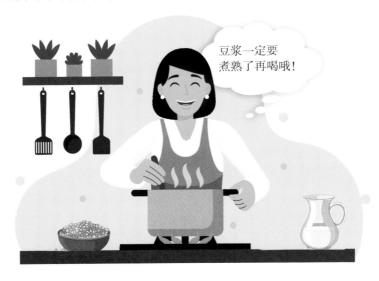

豆浆一定要煮熟了再喝哦！

Q/A 025 隔夜菜为什么不能吃？

由于部分绿叶类蔬菜中含有较多的硝酸盐类，煮熟后如果放置的时间过久，在细菌的分解作用下，硝酸盐便会还原成亚硝酸盐，加热也不能去除，具有毒性作用。

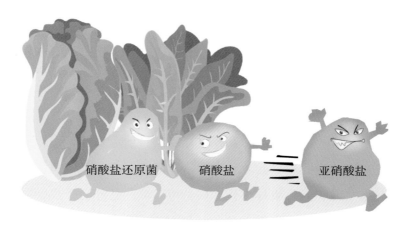

硝酸盐还原菌　　硝酸盐　　亚硝酸盐

Q/A 026 外表太亮的炒瓜子能吃吗？

不能。有的商贩为提高瓜子卖相，用滑石粉对瓜子进行抛光，滑石粉具有慢性毒性，长期食用对肺功能影响大。

Q/A 027 吃香椿会中毒吗？

每到吃香椿的时节，就有很多视频和文章说"香椿（芽）中含有大量的亚硝酸盐物质，简单食用就会中毒、致癌"。香椿的确含有一定量的亚硝酸盐物质，但是，含有≠致癌。

（1）硝酸盐和亚硝酸盐广泛存在于自然界的水和土壤中，另外还有一些亚硝酸盐物质是植物在生长过程中通过吸收土壤当中的氮元素（N）转化形成的。所以，大部分蔬菜都会含有一定量的硝酸盐和亚硝酸盐物质，只是含量多少，各不相同。

（2）香椿内的硝酸盐和亚硝酸盐含量是随其生长逐渐增加的，香椿芽中的硝酸盐和亚硝酸盐含量是处于最低状态的。亚硝酸盐在体内的代谢比较快，只要摄入不超标，对身体的影响并不大。

Q/A 028 如何吃香椿才安全？

（1）选择嫩芽食用。因为发芽期的香椿中亚硝酸盐含量相对较低，所以购买香椿时，可以挑选嫩芽。

（2）烹饪之前必须焯水。用沸水焯烫 1 分钟以上。焯烫可以在很大程度上减少亚硝酸盐，同时也可以降低硝酸盐还原酶的活性。

（3）焯水后冷冻。如果一次吃不完，可以将香椿焯水后沥干水分，摊凉后用保鲜袋密封放入冰箱冷冻，建议半个月内吃完。

（4）腌香椿可以吃，但一定要腌透。先将香椿焯水之后再腌制 3 周以上方可食用，以降低亚硝酸盐的含量。

Q/A 029 樱桃吃多了会中毒吗？

樱桃核含有氰化物，不过，除非故意大量吃樱桃核，否则是不会中毒的，所以，大家吃樱桃时不必担心会发生氰化物中毒。

Q/A 030 吃柿子会中毒吗？

柿子一般不会引起中毒，它不含毒性物质。但柿子含有鞣酸、树胶以及果胶等物质，过量吃柿子可能会导致消化不良、胃柿石症等不良后果。

柿子皮中含大量鞣酸，在胃酸的作用下与食物中的蛋白质起化合作用生成沉淀物——柿石，引起上腹不适、饱胀、食欲不振等症状。因此吃柿子一定要去皮，并且不要空腹吃。

Q/A 031 吃蘑菇可以引起中毒吗？

蘑菇分为有毒蘑菇和无毒蘑菇。我国每年都有毒蘑菇中毒事件发生，以春夏季最为多见，常致人死亡。多数毒蘑菇的毒性较低，中毒表现轻微，但有些蘑菇毒素的毒性极高，可迅速致人死亡。一种毒蘑菇可能含有多种毒素，一种毒素可存在于多种毒蘑菇中。毒性较强的蘑菇毒素主要有鹅膏肽类毒素（毒肽、毒伞肽）、鹅膏毒蝇碱、光盖伞素、鹿花毒素、奥来毒素等。

Q/A 032 常见的毒蘑菇有哪些？

毒蘑菇又称毒蕈，是指大型真菌的子实体食用后对人或畜禽产生中毒反应的物种。世界上已知具有较明显毒性的毒蘑菇种类多达 400 多种，我国约有 200 多种，含剧毒能对人致死的有 10 多种，分布广泛。常见毒性强的蘑菇有褐鳞小伞、肉褐鳞小伞、白毒伞（致命鹅膏）、鳞柄白毒伞、毒伞、残托斑毒伞、毒粉褶蕈、秋生盔孢伞、包脚黑褶伞、鹿花菌等。

Q/A 033 吃毒蘑菇中毒后怎么办？

当误食了毒蘑菇后，应及早治疗，否则会引起严重的后果。治疗时应首先排除体内毒物，防止毒素继续被吸收而加重病情。

（1）催吐。可使用物理催吐或药物催吐。如先让患者服用大量温盐水，可用 4% 温盐水 200～300ml 或 1% 硫酸镁 200ml，5～10ml 一次，然后可用筷子或手指（最好用布包着指头）刺激咽部，促使呕吐；或者在医护人员的指导下，用硫酸铜、吐根糖浆，或注射盐酸阿扑吗啡等药用催吐。孕妇慎用催吐法。

（2）洗胃。严重呕吐者不必洗胃。一般在摄入毒物 4～6 小时洗胃效果最好。一般采用温开水和生理盐水，也可以用高锰酸钾液［1∶（2000～5000）］。洗胃后可灌入活性炭作为吸附剂，用法是取 30～50g 放入 500ml 温开水中调拌成混悬液，分多次口服或胃管注入胃内。还可以服用蛋清等吸附毒物。

（3）导泻。为清除肠道内停留的毒物，可用 10% 硫酸镁口服导泻，但有中枢神经系统、呼吸、心脏抑制的患者或肾功能不良者不宜用硫酸镁。还可以使用甘露醇或山露醇作为导泻剂，特别是灌入活性炭后，更能增加未吸收毒物的排出效果。

（4）灌肠。对未发生腹泻的患者可用盐水或肥皂水高位灌肠。每次200～300ml，连续2～3次。

（5）输液和利尿。早期可采用大量输液，以使毒素从尿中大量排出。输液可用10%葡萄糖、生理盐水等，同时应用静脉注射利尿剂，一般用呋塞米20～40mg或20%甘露醇250ml静注，必要时可多次重复注射。但要注意出入液体平衡，水、电解质平衡和对低钾患者补充氯化钾。

Q/A 034 如何科学吃蘑菇？

不要尝试用"民间偏方"去分辨毒蘑菇，因为很多方法都是讹传，没有科学依据。即使是专家，在分辨的时候也需要用到专业的仪器才能将外形相似的品种分辨出来。所以，要避免毒蘑菇中毒事件的发生，最重要的就是不要自行采摘野生蘑菇食用。

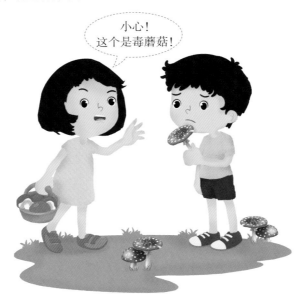

Q/A 035 吃发芽土豆会中毒吗？有哪些症状？如何处理？

会。在发芽的土豆中，龙葵素的浓度甚至可以达到0.5%左右，也就是说，一个发芽的土豆含有足以毒死一个人的毒素量。所以说，吃土豆一定不要吃发芽的土豆，不管是有芽眼的还是返青的，最好都不要吃。

龙葵素中毒之后的症状与很多生物碱中毒类似，也是胃疼、恶心、腹泻，甚至口吐白沫，另外可能伴随心跳加快的症状，严重时则会不治身亡。

龙葵素的热稳定性不高，所以在经过高温烹饪之后，龙葵素就会被降解大部分，对人体的危害也就没那么大了。其次，龙葵素怕酸，所以在烹饪土豆的时候放点醋，也可以降低龙葵素中毒。如果在误食之后出现中毒症状，可以用勺子或者筷子刺激咽喉催吐，也可以大量喝醋水催吐，促进体内的毒素清除，症状严重者需要及时去医院治疗。

Q/A 036 吃红心甘蔗会中毒吗？会有哪些症状？如何处理？

会。红心甘蔗是甘蔗感染了节菱胞菌的霉菌后形成的。甘蔗感染这种霉菌后，内部会产生一种叫 3-硝基丙酸的神经毒素。如果食用了红心甘蔗，可能对人体的神经、消化、呼吸系统产生危害，轻者恶心、腹泻、头昏，甚至可能出现抽搐、昏迷，最严重者可能发生呼吸衰竭导致死亡。中毒发病后尚无特效解毒药物，常致终身残疾。

吃霉变甘蔗中毒者可以用 0.2% ~ 0.5% 活性炭悬液洗胃，如有必要，还可以根据具体情况给予导泻药物，使之尽快排除毒物，以免毒物进一步被人体吸收。建议最好是尽快到医院进行相应检查和治疗。

Q/A 037 吃未煮熟的四季豆会中毒吗？会有哪些症状？如何处理？

会。这主要是由于未煮熟的四季豆中的皂素会强烈刺激消化道，而且四季豆中含有凝血素，具有凝血作用。此外，四季豆中还含有亚硝酸盐和胰蛋白酶，可刺激人体的肠胃，出现胃肠炎症状。

轻症中毒者可能只会出现恶心、头晕、头痛、呕吐等症状；但如果中毒比较严重，就可能会出现肢体麻木、手脚出汗、发冷、心慌等症状，严重时甚至会威胁生命安全。

如果中毒轻微，可口服补液盐、喹诺酮类抗生素或导泻剂等来加速体内毒素的排出。但如果症状严重，进食者已经出现明显不适，建议及时就医。

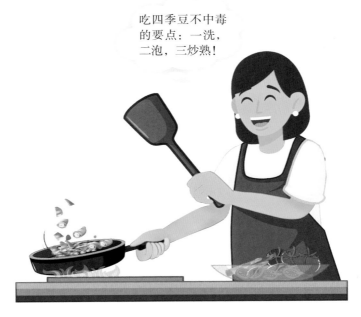

吃四季豆不中毒的要点：一洗，二泡，三炒熟！

Q/A 038 过量或生食白果会中毒吗？会有哪些症状？如何处理？

会。白果也叫银杏果，是一种营养价值比较高的坚果食材。银杏果中的氢氰酸的含量可以高达830μg/100g，而且还含有白果酸等化学物质。白果是一种有毒性食材，中毒反应与年龄有很大的关系，婴幼儿中毒表现最明显。对1岁以内的婴儿，10粒白果就可以致命；而3～7岁的儿童，在食用30～40粒之后会出现中毒症状，严重的甚至会导致死亡。因此，尽量不让儿童吃白果，更不能生吃白果；身体虚弱的老人，也不能吃白果。

白果没有熟的时候，它的毒性最大，不宜食用。炒制或者煮熟以后再吃，毒性就会下降，但是不宜过量食用，正常的健康人每次吃10多个就可以，过量食用会引起中毒。食用白果中毒以后，患者会出现恶心、呕吐、腹泻、头疼、头晕、视物不清、口舌麻木、肌肉瘫痪、心悸胸闷、呼吸困难等症状。

白果中毒后，可以用催吐的方法把白果吐出来，然后及时送往医院，让医生进行专业的处理。

Q/A 039 吃荔枝会中毒吗？有哪些症状？如何处理？

荔枝本身对人体没有害处，但如果食用过多，就会出现头晕、口渴、恶心、出汗、腹痛、心慌等现象，严重者会发生昏迷、抽搐、呼吸不规则、心律不齐等，这些症状就是大量食用荔枝后产生的突发性低血糖，医学上称之为荔枝急性中毒。吃荔枝后，如果出现饥饿、无力、头晕等症状，要赶紧口服糖水或糖块，大多能很快恢复。出现中毒表现者要及时到医院救治。

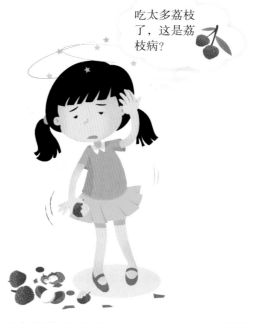

吃太多荔枝了，这是荔枝病？

因此建议适量食用荔枝，以避免危害身体，正常成人一般可以根据《中国居民膳食指南》的建议，全日水果摄入量为 200 ~ 350g，以控制荔枝的摄入量。

荔枝是一种高果糖食物，人体在空腹或者短时间大量进食荔枝后，果糖不能及时转化成葡萄糖，同时会刺激胰腺分泌大量胰岛素，分解血糖，从而导致出现低血糖的症状，因此，幼小的儿童以及糖尿病患者要谨慎进食荔枝。

Q/A 040 吃木薯会中毒吗？会有哪些症状？如何处理？

会。木薯全株都含有一种叫生氰糖苷的物质，经过咀嚼之后，会转化生成氢氰酸，这是一种神经毒素。木薯中毒一般在进食后数小时内发作，症状可见恶心、呕吐、腹痛、心悸、四肢冰冷、全身无力、面色苍白、两眼上翻、牙关紧闭、唇指发绀等，危重患者可见胸闷、烦躁、肢体强直性抽搐痉挛、呼吸衰竭、神志昏迷，最后导致死亡。生氰糖苷并不少见，在苦杏仁和苹果、梨的种子里，也广泛存在。不过，它有一个弱点，就是怕水怕热，只要经过长时间浸泡，或者加热煮熟，毒性就会消失。所以食用木薯前先去皮，用清水浸薯肉，使生氰糖苷溶解，一般泡 6 天左右就可以去除 70% 的生氰糖苷，再加热煮熟即可食用。

当发生木薯中毒后，要及时对患者进行催吐。接着还要及时为患者洗胃，可以采用 1 : 5000 的高锰酸钾溶液洗胃。

Q/ 041 吃苦杏仁会中毒吗？会有哪些症状？如何处理？

/*A* 会。苦杏仁有微毒，毒性来自苦杏仁苷和苦杏仁苷酶遇水后产生的氢氰酸，氢氰酸是引起中毒的"罪魁祸首"。中毒的症状包括眩晕、心慌、恶心、呕吐，随后发展至昏迷、抽搐。如果症状较轻，可用筷子、勺子催吐，也可以喝绿豆汤解毒，最好加甘草一起煮。多喝水，补充体液，促进排毒。如果症状较重，就要及时去医院。

Q/ 042 吃鲜黄花菜会中毒吗？会有哪些症状？如何处理？

/*A* 会。新鲜黄花菜的花蕊中含有秋水仙碱，食用后在体内容易氧化产生有毒的二秋水仙碱而引起中毒。研究发现，成人食用 50 ～ 100g 鲜黄花菜（其中含有 0.1 ～ 0.2mg 秋水仙碱）后，会出现急性中毒症状，表现为口渴、咽干、恶心、呕吐等，严重者会出现血便、血尿等。

黄花菜中毒一般都是由于在烹饪过程之中没有将黄花菜煮熟，导致黄花菜中的秋水仙碱引起中毒。中毒之后，如果时间是在 6 小时以内，可以给患者进行洗胃，彻底洗胃之后也可以采用导泻或者吸附等方式进行彻底清除毒物。其他的就是进行对症处理，因为秋水仙碱中毒并没有特效的解毒药物，它的症状主要是消化系统症状，也可以造成脏器出血、脏器损害等相应症状，主要是对症给患者应用维生素 C、护肝药物、保护肾脏的药物，应用阿拓莫兰等药物促进毒物的代谢。

干黄花菜在加工时经清水充分浸泡，已将大部分秋水仙碱溶出，属于无毒。

Q/043 吃腐烂的生姜会发生食物中毒吗?

虽然俗话说 "烂姜不烂味",但实际上生姜腐烂后会产生有害物质黄樟素,会诱发食道癌、肝癌等。不要将生姜放在保鲜袋里储存,最好是用报纸包起来放在阴凉处;每天生姜的摄取量不宜超过 10g。

Q/044 吃未成熟的西红柿会发生食物中毒吗?

未成熟的西红柿中含有毒性物质龙葵素,食用这种未成熟的青色西红柿,口腔有苦涩感,吃后可出现恶心、呕吐等中毒症状。生吃未成熟的西红柿危险性更大。不过,有的西红柿品种成熟之后还是青色的,这种吃了就不会中毒。

Q/045 长了黑斑的红薯能吃吗?

如果红薯表皮上出现黑色或褐色斑点,千万别再食用。这可能是受到黑斑病菌污染,其毒性可使红薯变硬、发苦,无论水煮还是火烤,其毒性都不容易被破坏,食用后容易引起食物中毒。

Q/046 霉变玉米还能吃吗?

玉米发霉后容易受到黄曲霉毒素、玉米赤霉烯酮、伏马菌素等有毒物质的污染,食用发霉的玉米后会对人体健康造成危害。黄曲霉毒素为真菌毒素,主要损害人体肝脏及肾脏,有较强的致癌性。黄曲霉毒素中毒临床上主要表现为厌食、呕吐、胃肠道出血等。

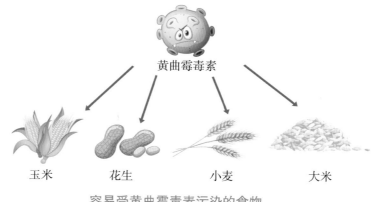

黄曲霉毒素

玉米　　花生　　小麦　　大米

容易受黄曲霉毒素污染的食物

Q/A 047 土榨花生油有致癌风险吗？

有。土榨花生油，往往含有超量的强致癌物黄曲霉毒素。黄曲霉毒素，如果是长期少量吃，易致肝癌。如果短期吃进去太多，会引起急性中毒，出现发热、呕吐、厌食、黄疸、腹水、下肢水肿等肝毒性症状，严重时甚至可能肝衰竭而致人死亡。

Q/A 048 溏心蛋能吃吗？

溏心蛋是一种非常美味的食物，但是溏心蛋里会有沙门菌，误食含有沙门菌的食物可能会引起腹泻、发热、持续高热、全身疼痛等症状。

鸡蛋在加热至71℃以上之后，才能充分杀灭沙门菌，但是鸡蛋的凝固温度在65℃左右（蛋清为62℃，蛋黄为68℃左右），如果食用溏心蛋，其实加热温度并没有达到杀灭沙门菌的温度，中毒风险较大。

Q/A 049 鸡脖、鸭脖、猪脖能不能吃？

鸡脖、鸭脖含有胸腺，胸腺属于免疫器官，鸡脖、鸭脖上的干净肉是可以吃的，但最好不要咬碎吃，以免吃到腺体和气管中的细菌。

猪脖有灰色、黄色或暗红色的肉疙瘩，也被称为"肉枣"，这些是用来过滤病原微生物的淋巴结，含有较多病菌、病毒，不能吃。

Q/A 050 河豚能吃吗？吃河豚会中毒吗？

人们可以吃河豚无毒的部位。河豚的肉通常无毒，其毒素在头、皮肤、内脏、血液等部位。不建议人们自行处理河豚进行食用，应在持有资格证的厨师操作、烹调下食用。

Q/A 051 夏季吃海鲜会发生副溶血性弧菌食物中毒吗？

夏天到了，海鲜大量上市，各种鱼、虾、蟹、贝类成为餐桌上的美食，但是大家在享受海鲜盛宴的同时，还须警惕副溶血性弧菌感染。

副溶血性弧菌是一种嗜盐性细菌，它天然存在于海水、沿海环境、海底沉淀物和鱼贝类等海产品中，并且生命力十分顽强，在抹布和砧板上能生存1个月以上。

夏季食用了未烧熟煮透的海产品或被交叉污染的熟食后会导致副溶血性弧菌食物中毒。临床症状表现为不同程度的中、上腹持续性或阵发性绞痛，腹泻、恶心、呕吐，并可伴有发热、畏寒、乏力、脱水、休克等。

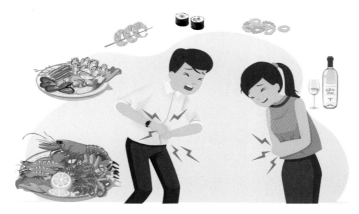

因此，尽量不要生食海产品；海产品一定要烧熟煮透；加工海产品的器具必须严格清洗、消毒；烧熟至食用的时间不要超过4小时，隔餐的剩菜食用前要充分加热；生熟用具要分开，防止生熟食物操作时交叉污染。

进食海产品出现类似胃肠炎或食物中毒的表现时，应及时就诊，医生会根据进食史，进行便和血液等检查来诊断，治疗主要包括3个方面：①适当输入生理盐水或口服补液盐，纠正电解质失衡为最主要的步骤。②轻症不需要抗菌药物，调节饮食即可。③对症治疗。重症应给予抗生素治疗；休克患者，补充血容量纠正酸中毒。

Q/052 为什么不能吃变质的海鲜？

/A 海鲜通常比肉类更容易变质，一旦腐败就会产生挥发性胺类物质，散发出异味，吃后很容易引发食物中毒。引起中毒的原因包括以下两个方面。

（1）变质的海鲜如果已经被细菌、病毒等病原体微生物污染，人体吃了以后就有可能会中毒。

（2）海鲜本身随着腐烂变质，自身会产生一些有毒的酶类，从而会导致人体中毒。有些腐败产物产生的毒素，即使加热也不能去除，人体在吃了变质的海鲜后会出现腹痛、腹泻、恶心、呕吐、头痛、头晕、四肢无力、体温升高等症状，严重的甚至会发生呼吸困难、休克等后果。

因此，在日常生活中一定要注意饮食卫生，避免食用变质的海鲜。

Q/A 053 醉虾、醉蟹可以吃吗？

吃醉虾、醉蟹等可造成人体发生寄生虫感染，引起癫痫、失语等神经系统症状。酒并不能有效杀灭寄生虫和致病菌，所以不提倡生食醉虾、醉蟹。

Q/A 054 吃泥螺会中毒吗？

泥螺里面含有一定的麻痹性贝毒素，会对人体的胃肠道产生刺激，患者一般会出现唇、舌、指尖麻木，腹痛、腹泻、恶心、呕吐，以及呼吸困难等症状，如果只是单纯的腹痛腹泻，可以多喝一些热水加快身体的新陈代谢，但是症状严重者就需要及时去医院输液治疗。平时食用泥螺时，要注意高温蒸煮或长时间油炸后再食用，以免造成寄生虫感染。

Q/A 055 吃织纹螺会中毒吗？

织纹螺含有河豚毒素，热稳定，煮沸、盐腌、日晒等均不能破坏该毒素，目前尚无特效治疗解毒药物。误食织纹螺后，如发生中毒症状，应立即自行催吐，及时到医院就诊。

Q/A 056 吃鱼胆是明目还是中毒？

生活中有很多常见鱼类的鱼胆都可能有毒，包括草鱼、鲤鱼、鲮鱼、青鱼、鲫鱼、鲢鱼及大头鱼等。鱼胆的胆汁中含有胆酸、牛黄胆酸、牛黄去氧胆酸、氢氰酸等不同的毒素，其中氢氰酸毒性最强，比同剂量的砒霜毒性还大。

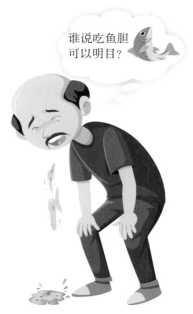

谁说吃鱼胆可以明目？

人吃了鱼胆以后，发病速度极快，初期症状是类似胃肠炎，出现恶心、呕吐和腹痛、腹泻，随后就可能出现肝肾受损，之后会逐渐出现急性重型肝炎、肾衰竭、脑水肿、心肌损伤等严重症状，甚至导致死亡，所以千万不可随便食用鱼胆。

Q/A 057 蟾蜍有毒吗？可以吃吗？

（1）蟾蜍的背上长满了大大小小的疙瘩，即皮脂腺，皮脂腺可以分泌出白色毒液，这种毒液也被称为蟾毒素，又称蟾毒配基-3-辛二酰精氨酸酯。蟾毒素对心脏有毒性作用，过量摄入蟾毒素会引起中毒，出现剧烈呕吐、腹痛、腹泻、心律失常、房室传导阻滞等症状。中毒严重的，在摄入数小时后会死亡。

（2）蟾毒素非常耐热，高温下不易分解失活。所以，即便是处理干净，且用高温蒸煮，也不能完全避免中毒。

因此，不要为了逞一时口腹之欲，就逮蟾蜍来食用。如果食用过量，可能还会失去生命。

Q/A 058 有的婴儿吃奶粉后生病了，那么就认为奶粉不安全吗？

2001年4月，美国田纳西州发生婴幼儿感染事件，研究人员从未开罐和开罐的婴儿配方粉中均分离到了阪崎克罗诺杆菌，这是第一次因阪崎克罗诺杆菌污染引起商业婴儿配方粉被广泛召回。

阪崎克罗诺杆菌原称为阪崎肠杆菌，其引起的公共卫生事件多为婴幼儿食品引起的食源性感染。阪崎克罗诺杆菌广泛地存在于水源、土壤等自然环境中，但在婴幼儿奶粉、奶酪、腌肉、蔬菜、大米、面包、茶叶、草药等多种食物中被检测出来，并且阪崎克罗诺杆菌的生命力极其顽强，抗干燥、耐高渗透压，但它不耐热，是可以通过巴氏杀菌消灭的。

它对于新生儿，尤其是发育不良、免疫功能差的婴儿有致命的杀伤力。

如果给孩子使用配方奶粉喂养，要避免阪崎克罗诺杆菌污染，需要注意以下事项。

（1）温度。在25℃时，放置6小时后该菌的相对危险性可增加30倍，放置10小时后可增加30000倍。世界卫生组织（WHO）和英国国民卫生服务体系（NHS）等健康权威机构均推荐2个月以下的婴幼儿使用不低于70℃的水冲调奶粉，以杀灭奶粉中的阪崎克罗诺杆菌，降低感染风险。

（2）养成卫生操作习惯。在冲调婴儿配方奶粉时，须将冲调器具加以清洗和高温消毒。冲调好的奶若未及时被饮用，应立即冷却，并贮存在4℃或以下的冰箱内，贮存时间不宜超过24小时。每次尽量给孩子喂新鲜冲调的奶，少使用贮存冲调好的奶。

Q/059 如何科学地自制酸奶？

从牧场来的奶源，经过简单的过滤、均质化和灭菌处理，然后在几乎无菌的状态下进行乳酸菌发酵。发酵之后降温放置一段时间，就会变成凝固状的酸奶，再根据商品的需求添加水果等就可以了，这就是酸奶制作的简单过程。

自制酸奶是在牛奶中接种发酵剂并在合适的温度（40～42℃）下发酵，牛奶中的乳糖分解成乳酸，当达到一定酸度时，牛奶中的酪蛋白凝固形成细腻的凝冻。制作酸奶须严格控制原料奶、菌种、温度、时间等因素，才能确保酸奶的品质与安全。

（1）原料奶的选择。自制酸奶使用的原料奶，可选用灭菌奶或鲜奶。使用鲜奶时，须煮沸杀菌，避免杂菌污染，干扰乳酸菌的发酵。另外，为了保证自制酸奶的营养与口感丰富，建议使用全脂乳。复原乳是乳粉复原制得的，会损失一定量的热不稳定的维生素；脱脂乳中缺少脂肪，用其制作酸奶会影响口感。

（2）正确选用发酵剂。发酵剂是自制酸奶成功的关键因素，可选用市售的标准化菌粉或市售酸奶。如果选用标准化菌粉为发酵剂，一般采用合格的冻干乳酸菌菌种。若发酵 500ml 牛奶，建议添加 1g 菌粉。购买的菌粉不可在常温和 4℃ 条件下长期保存，应在 −20℃ 条件下保存，且开封后应尽快使用，否则易失效。如果选用市售酸奶为发酵剂，须选用新出厂的低温酸奶。因为随着储藏时间延长，酸奶中乳酸菌活力下降，会影响制作效果。市售酸奶加入量为 1 ∶ 10 比较合适，例如 500g 牛奶加入 50g 酸奶（小杯酸奶半杯）。此用量下的乳酸菌有绝对的数量优势，能够抑制其他杂菌生长，保证酸奶不受杂菌的污染。一般不建议用自制酸奶做菌种再次发酵。

（3）控制发酵温度。酸奶中乳酸菌的最佳发酵温度是 40 ～ 42℃，故应使用市售酸奶机进行发酵。温度不合适时，不仅会增加致病菌繁殖的风险，还会影响酸奶的口感和品质。待酸奶凝固时即可取出，并及时放入冰箱冷藏。若发酵时间太久可能会出现味道过酸、凝冻出水、质地粗糙等问题。

（4）控制贮存温度和时间。酸奶做好后须及时放在 4℃ 条件下冷藏，并尽快食用，保存时间不宜超过 3 天。因为随着保存时间延长，凝冻会不断收缩，析出乳清（黄色液体），酸度也会加强，口感不佳。但乳清中富含乳清蛋白、钙和维生素 B_2，可放心食用。若发现酸奶有酒味或轻微的霉味，表明已被污染，不能再食用。

Q/A 060 如何科学地自制发酵豆谷类制品？

家庭自制食品逐渐成为一种时尚，特别是豆浆、腐乳、豆豉、臭豆腐等传统豆制品美食，我国的肉毒毒素中毒多发生于家庭自制的密闭发酵类食物中，如发酵豆制品、谷物和肉制品等。而除了肉毒杆菌外，豆类食物发霉还会导致黄曲霉毒素污染，其对人体的危害也非常严重，会造成肝损害、消化道症状，致人昏迷甚至死亡，是目前所知的致癌性最强的化学物质。豆制品感染葡萄球菌、沙门菌也会导致食物中毒，使人出现呕吐、腹泻、急性胃肠炎等症状。

根据致中毒原因，自制发酵食品应注意如下几点，以防止肉毒毒素中毒。

（1）豆谷类原料须用蒸汽蒸 5 ~ 6 小时，以便杀死肉毒梭菌芽孢。一般家庭制酱时仅煮沸 2 ~ 3 小时，是不能杀死肉毒梭菌芽孢的。

（2）自制发酵食品的发酵温度一般在 28 ~ 40℃，这时的温度不仅适于霉菌生长，而且有利于肉毒梭菌的生长和产生毒素。如若把发酵温度提高到 65℃左右，且每天翻酱 1 次以补充氧气，就不利于嗜温、厌氧的肉毒梭菌生长和产生毒素了。

（3）加盐浓度在 20% ~ 25% 可抑制肉毒梭菌芽孢繁殖和产生毒素，但对已产生毒素的则无作用。因此在制作发酵食品时应尽可能咸一点。

（4）酸性条件下会抑制肉毒梭菌产生毒素，所以自制发酵豆谷类食品时要放一些醋，在偏酸的条件下进行加工。肉毒梭菌所产生的外毒素并不耐热，因此食前加热，一般能破坏毒素。当然，并不是所有的豆谷类发酵食品都能加热，如豆腐乳、臭豆腐加热就不好吃。能加热的尽量加热，不能加热的要注意产品质量和贮存条件，以确保食用安全。

Q/A 061 如何科学地自制腌菜？

蔬菜本身就含有硝酸盐，在腌制过程中会被细菌转化成亚硝酸盐。泡菜中亚硝酸盐的含量有一个先升高后降低的变化过程。对于普通泡菜来说，开始腌制的时候，亚硝酸盐含量会不断上升，这是因为蔬菜中含有的硝酸盐被细菌中的硝酸盐还原酶转变成了亚硝酸盐。在亚硝酸盐峰值期时，含量可以达到 100mg/kg，甚至更高。不同蔬菜的峰值期持续时间不同，一般来说腌制后两三天到十几天之间的泡菜，含有的亚硝酸盐会很高，达到致病水平。这个时候的泡菜最好不要吃。

自制泡菜发酵时，如果用的是纯醋酸细菌或者纯乳酸细菌，就不会导致产生很多亚硝酸盐，因为这些细菌活动几乎是不产生亚硝酸盐的。但自制泡菜时如果没有纯菌种发酵的条件，难免污染杂菌，容易产生亚硝酸盐。

没有腌透的泡菜不要吃，每次吃泡菜也不要过量。泡菜盐含量高，其科学的吃法是用泡菜替代盐来做菜，泡菜富含钾和膳食纤维，用泡菜来替代盐，只要控制好咸度，可以让菜肴更香、更美味。

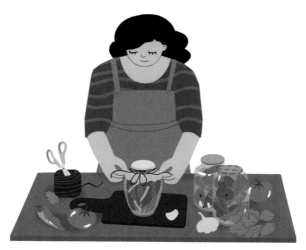

Q/A 062 如何科学地自酿葡萄酒？

工厂酿造葡萄酒的时候都有成熟的设备，会进行全封闭式的消毒，务求达到全面杀菌消毒。而我们在家里一般很难达到工业程度的消毒，所以在酿造的过程中不可避免地会产生细菌。这些细菌一旦超标，便会造成腹痛、腹泻的症状。葡萄酒最佳的发酵温度是 25℃左右，如果在不稳定的环境下酿造，葡萄酒中就会分解出破坏人体系统的有毒物质，如甲醛和杂醇油。当甲醛含量超过了 400ml/L，就很容易造成中毒。

自制葡萄酒出现中毒的主要原因是发酵过程出现了变质，或者酿造的时候没有进行消毒。如果要自己酿制葡萄酒，需要有经验的人进行指导，同时应该要学习正确的酿制方法。科学自酿葡萄酒的方法注意以下 3 点。

（1）注意酿酒容器的选择。最好使用带有塑料盖子的玻璃瓶，而不是铁铝瓶子。因为铁铝材质会跟葡萄酒发生化学反应，会发生爆炸。

（2）确保葡萄和容器的干爽。酿酒前，不论是瓶子还是葡萄，都要擦干、晾干，保证没有水分，否则很容易产生甲醇和杂醇等化学有害物质，容易造成中毒。

（3）控制温度。最佳的酿制温度是25℃，但室温会随着外界的变化而变化，很难达到一个恒定的状态。这时我们便只能选择一个较好的环境以便酵母菌发酵，一定要储藏在阳光晒不到的阴暗处，时间达到半年以上才可，这样才能更好地让酵母菌发酵，从而减少细菌和有害物质的产生，避免中毒。

Q/A 063 什么是金属中毒？

金属中毒，是指人体因某种金属的含量过多而引起的慢性或急性中毒。金属过量摄入的途径有呼吸道吸入、口腔摄入进入消化道被吸收、皮肤吸收等。

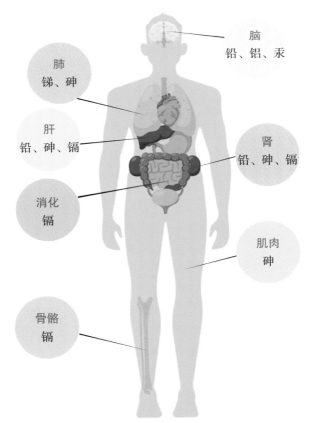

脑
铅、铝、汞

肺
锑、砷

肝
铅、砷、镉

肾
铅、砷、镉

消化
镉

肌肉
砷

骨骼
镉

人体金属中毒的种类

常见的金属中毒是铅、汞、镉、砷、铬、银、锰、铊等引起的中毒。

（1）轻度金属中毒。轻度中毒患者会出现恶心、呕吐等症状。

（2）中度和重度金属中毒。患者会现出腹痛、便血、低血压、僵硬、抽搐、休克等情况。

（3）急性金属严重中毒。首先采用催吐、洗胃、导泻等方法促进毒物排出体外。其次，可以喝牛奶、鸡蛋清等减少毒物吸收，加强毒物代谢。也可以静滴依地酸钙钠、二巯丙磺钠、二巯丁二钠等驱除金属药物。

（4）对于出现多脏器功能障碍的严重患者，要采取血液灌注等方法快速解毒，确保患者生命安全。

Q/064 我们应该如何预防高锰酸钾中毒？

由于日常生活中普通人几乎不会使用到高锰酸钾，所以口服高锰酸钾大多为误服。

防止误服高锰酸钾的方法：不乱服用没有标识的药剂和物品，以免引起急性锰中毒。

Q/065 什么是汞中毒？如何解救？

汞中毒主要是指机体摄入或误食过量的金属汞元素后表现出一系列理化损伤症状，包括慢性汞中毒和急性汞中毒。消化系统症状表现为恶心、呕吐、食欲不振、口有金属味、流涎、腹胀、便秘、便血、腹绞痛等；神经系统症状表现为头痛、烦躁不安、易激动、惊厥、脑水肿等；血液系统症状为面色苍白、心悸等贫血症状；泌尿系统可出现腰痛、水肿、蛋白尿、血尿、急性肾衰竭等症状。

解救处理：汞中毒根据中毒途径的不同，处理方法如下：①食入含汞物品。可尝试饮入蛋清、牛奶等，及时拨打120就诊。②如果在短时间内吸入高浓度的汞蒸气。及时就医，立即静脉输液，随即药物驱汞治疗，以免延误病情。

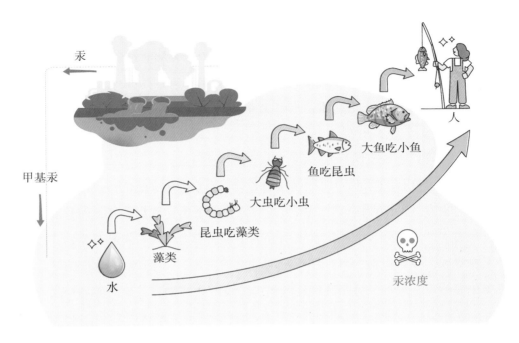

汞

甲基汞

大鱼吃小鱼

鱼吃昆虫

大虫吃小虫

昆虫吃藻类

藻类

水

汞浓度

人

Q/066 美丽背后的危险——天蓝色的硫酸铜晶体会引起中毒吗？如何解救？

A 硫酸铜为白色或灰白色粉末，水溶液呈蓝色，误服、超量服用均可引起中毒。误服硫酸铜溶液会对消化系统等造成损害。小剂量时会引起恶心、呕吐，大剂量时可引起肝、肾、心肌损害，严重时可有生命危险。

解救处理：误服中毒者需要立刻用清水、硫代硫酸钠或者1%的亚铁氢化钠的溶液进行内服，可以使其生成难溶的亚铁氰化铜，或者使用0.1%的亚铁氰化钾溶液600ml，加入洗胃液来进行解毒。洗胃之后给予蛋清、牛奶等食物来保护胃黏膜，没有腹泻的患者，可以给予一些盐类的导泻剂，尽量把铜排出来。另外也可以使用二硫丁二钠、螺内酯等治疗。初步处理后，及时到医院就诊。

Q/067 美丽背后的危险——橘黄色的重铬酸钾晶体会引起中毒吗？如何解救？

A 重铬酸钾具有强烈的腐蚀性，会引起皮肤和消化道黏膜的损伤和灼烧，尤其是以消化道黏膜的糜烂、渗出、充血和水肿为显著症状。铬盐被吸收进入血液循环后，血液中的六价铬被还原为三价铬，使谷胱甘肽还原酶活性下降，使血红蛋白变成高铁血红蛋白失去携氧能力。严重者出现休克、面色青紫、呼吸困难。重铬酸钾对肝和肾都有毒性，尿中出现蛋白，严重者发生急性肾衰竭。

解救处理：①经皮肤接触中毒。首先要迅速脱去被污染的衣物，用流动清水冲洗皮肤，再行其他治疗。②眼睛接触毒物。应立即用大量的流动清水冲洗，然后及时去专科医院就医。③如果大量吸入铬。要迅速脱离现场，转移到空气新鲜地方，并立刻就医。④误食铬引起的中毒。应立即喝牛奶和鸡蛋清，以减轻毒物吸收。及时就医，可采用亚硝酸钠溶液洗胃、口服 1% 氧化镁溶液、血液净化等治疗。解毒药可用硫代硫酸钠、二巯丙磺酸钠和二巯丙醇等药品。

Q / 068 美丽背后的危险——幽绿色的硫酸镍晶体会引起中毒吗？如何解救？

镍及其水溶性化合物具有致敏性，某些镍化合物具有潜在致癌性。生活以及工作中接触硫酸镍等，可引起变应性皮炎，称为镍痒症。对镍及其化合物高度敏感者，可产生支气管哮喘或肺嗜酸粒细胞浸润症。国外个别文献报道，接触镍粉工人出现肺炎。

解救处理：镍皮炎可按一般变应性接触性皮炎处理。镍引起的呼吸道损害，给予对症治疗。对镍高度敏感者，应脱离镍作业环境。

Q / 069 美丽背后的危险——浅绿色的硫酸亚铁晶体会引起中毒吗？如何解救？

硫酸亚铁可对呼吸道产生刺激，对眼睛、皮肤、黏膜也具有刺激性。硫酸亚铁对人体的危害，根据接触途径不同而有差别，如经呼吸道吸入可引起咳嗽、气短等症状；若是皮肤、黏膜接触硫酸亚铁，则会对皮肤、局部黏膜产生刺激，引发疼痛、红肿等表现；如果误服硫酸亚铁，则可以引起腹痛、恶心、便血症状，严重时可导致休克。

解救处理：①如果患者皮肤或黏膜不慎接触硫酸亚铁，一定要尽快去除，可用大量流动清水或者生理盐水冲洗。②如果不慎吸入硫酸亚铁，须保持呼吸道通畅，进行给氧治疗。③如果不慎误服，应立即采取灌胃、催吐、导泻等治疗，及时医院就诊。

Q/A 070 什么叫铅中毒？生活中有哪些铅中毒的可能？如何解救？

铅中毒是一种由铅导致的中毒现象。铅是广泛存在的工业污染物，能够影响人体神经系统、心血管系统、骨骼系统、生殖系统和免疫系统的功能，引起胃肠道、肝、肾和脑的疾病。

生活中铅的主要来源：①盛食物的锡器，烧烤、烘焙食物用的锡箔纸等；②一些含铅的偏方；③爆米花、皮蛋等含铅食物；④含铅油漆、文具、玩具等；⑤环境中的铅污染如汽车尾气、工业废气、室内环境污染等。

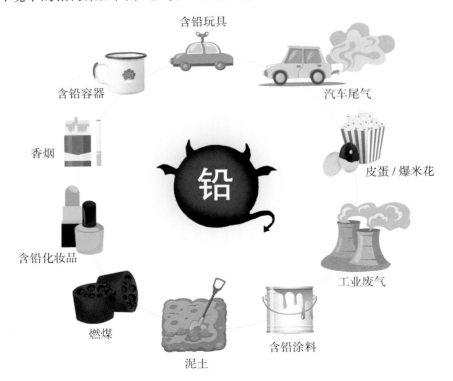

含铅玩具

含铅容器

汽车尾气

香烟

铅

皮蛋 / 爆米花

工业废气

含铅化妆品

燃煤

含铅涂料

泥土

解救处理：①人工催吐。口服中毒者，如果患者意识清醒，且服用含铅物品时间在 3 小时内，应给患者服用 300 ~ 500ml 温水，并进行催吐，以排出毒物。②保护胃黏膜。对腹痛者进行热敷或口服钙剂,给患者服用适量的牛奶、蛋清、豆浆以保护胃黏膜。③尽快到医院就诊，并采用 1% 的硫酸钠或硫酸镁洗胃。重度铅中毒者，可以联合二巯基丙醇、依地酸二钠钙等药物进行治疗，同时适当补充维生素 C，以减轻毒性。

Q/071 铅笔里明明没有铅，为什么会引起铅中毒？

铅笔以石墨为笔芯，以木为笔杆，内部不含铅的成分。但部分铅笔外壳木材的涂料里含有对身体有害的重金属铅。如果有长期咬铅笔的习惯，就有可能造成涂料中的铅成分通过消化道进入机体内，从而引起铅中毒。

Q/072 什么是铊中毒？如何解救？

铊中毒是机体摄入含铊化合物后产生的中毒反应。铊对哺乳动物的毒性高于铅、汞等金属元素，与砷相当，其对成人的最小致死剂量为每千克体重 12mg，对儿童为每千克体重 8.8 ~ 15mg。中毒后表现症状为下肢麻木或疼痛、腰痛、脱发、头痛、精神不安、肌肉痛、手足颤动、走路不稳等。铊中毒一般具有较为典型的神经系统、消化系统以及毛发脱落、皮肤损伤等症状。日常接触、摄入是导致铊中毒的重要因素。

解救处理：①如果是接触中毒，立即将患者带离中毒环境；②用大量清水冲洗皮肤接触部位；③刺激舌根，诱发患者呕吐；④让患者一次饮入 300 ~ 500ml 温水，再次刺激舌根，诱发呕吐，反复多次，直到患者呕吐物为清水为止；⑤及时送医。

Q/073 什么是镉中毒？如何解救？

镉中毒主要是吸入镉烟尘或镉化合物粉尘引起。镉中毒多表现为恶心、呕吐、乏力、咳嗽、胸闷、呼吸困难等，主要分为急性镉中毒和慢性镉中毒。

（1）急性镉中毒。主要由于食入或吸入导致。①食入性急性镉中毒。以消化道症状为主，严重时可能因吐泻脱水出现虚脱等表现。②吸入性急性镉中毒。首先出现上呼吸道黏膜刺激症状，随病情发展可出现咳嗽、胸闷、呼吸困难、发热等症状，严重时可能出现急性肺水肿。

（2）慢性镉中毒。长期、过量接触镉元素可能导致慢性中毒症状，多出现肾损害，严重者出现慢性肾衰竭，部分患者还可能出现肺损伤，极少数严重的晚期患者可能出现骨骼病变。日本报告的"痛痛病"是因长期摄入被硫酸镉污染水源引起的一种慢性镉中毒。

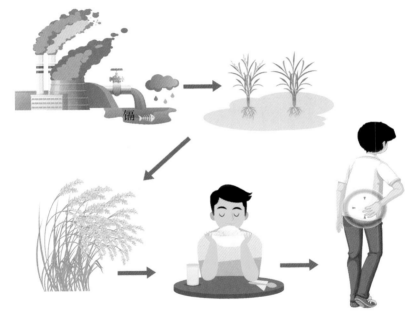

解救处理：①急性镉中毒时首先要将患者从中毒环境中转移至安全场所，避免持续接触有毒物质，食入者可进行洗胃、导泻。②慢性镉中毒以对症及营养干预治疗为主，有气急、胸闷等症状时，应给予氧疗。

Q/A 074 什么是砷化物中毒？如何解救？

砷化合物中毒是由三氧化二砷（又名信石、砒霜）、砷酸钙和亚砷酸钠等砷化食物进入人体引起的中毒。摄入三氧化二砷 0.01～0.05g，即可中毒，出现中毒症状；摄入 0.06 ~ 0.2g，即可致死；在含砷化氢为 1mg/L 的空气中，呼吸 5 ~ 10 分钟，可发生致命性中毒。

解救处理：①对于吸入性中毒的患者，迅速将其转移离开中毒现场；②尽快给患者提供氧气，到达医院后可以选择高压氧舱治疗；③皮肤被砷化物污染而中毒者，尽快用温水、肥皂水、生理盐水擦拭被污染的皮肤；④口服中毒者，迅速送往医院后进行洗胃；⑤如果患者出现脏器功能不全时，可以应用连续性血液净化的方式解毒。

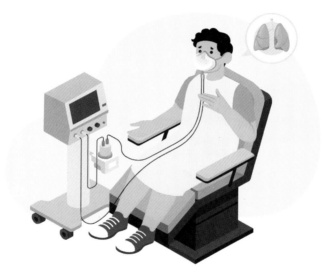

Q/075 误服汽油怎么办？

汽油主要成分是 C4 ~ C12 烃类，为混合烃类物品之一，为麻醉性毒物，主要作用于中枢神经系统，引起神经功能紊乱，低浓度可引起人体条件反射的改变，高浓度可致人体呼吸中枢麻痹。汽油的毒性取决于其中所含的不饱和烃、芳香类烃硫化物等的含量，含量越高，毒性越大。汽油中若混有苯、铅，则同时又可以发生苯、铅中毒。误服汽油或吸入高浓度汽油蒸气都可引起中毒，对人体的影响表现为急性中毒、吸入性肺炎和慢性中毒。

误服汽油后，立即喝植物油或牛奶保护胃黏膜，并马上就医。不要拍背或者强行催吐，以免将喝进消化道的汽油呛进呼吸道，造成更严重的伤害。

Q/A **076** 车间废水处理不当会引发氰化物中毒吗?

车间废水一般含氰化物。氰化物是致命速度最快的毒物之一，氰化物中毒主要由接触或摄入含有氰化物的制剂或食物所致。氰化物慢性中毒多见于吸入性中毒，主要症状为头痛、呕吐、头晕、动作不协调等。氰化物非常容易被人体吸收，可经口、呼吸道或皮肤进入人体。吸入高浓度氰化物（浓度＞$300mg/m^3$）或吞服致死剂量的氰化钠（钾）可于接触后数秒至5分钟内死亡；低浓度氰化氢（＜$40mg/m^3$）暴露患者可在接触后几小时出现症状。一旦发生氰化物中毒，要及时送医治疗，避免危害进一步加大。

车间废水应严格按照规定方法进行处理。

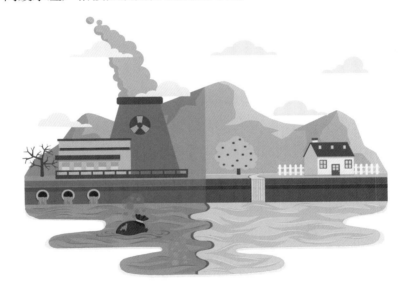

Q/A **077** 吃了没清洗的水果后，为什么会出现头痛、头昏、无力、恶心?

水果入口前，最重要的是清洁、消毒。葡萄、草莓、杨梅等表皮往往有农药残留，没洗干净就食用会造成有机磷中毒，表现为头痛头晕、恶心呕吐，严重时还伴有流涎、腹泻等症状。要有效预防残留农药中毒，除了用流动水彻底清洁水果外，还应将其在清水中浸泡至少半小时。

Q/078 如何科学地清洗瓜果蔬菜？

（1）去皮——香蕉皮、橘子皮都要清洗。农药大多残留于蔬果表面，除去外皮就已大大减少接触到农药的机会。建议即使是去皮吃的水果，如柑橘、香蕉、荔枝、奇异果等，除去外皮之前，还是要清洗后再去皮食用，这样可以避免双手沾染外皮上残留的农药。

（2）室温挥发——放通风处2天。蔬果被施用农药后，其残留量会随时间降低，当环境温度愈高，残留农药挥发得愈快，阳光中的紫外线也会破坏农药，而蔬果表面的农药因暴露在空气中，也会与空气中的氧结合，产生氧化反应，加速农药的分解。所以，买回来的蔬果只要放于室温下通风处2天即可破坏农药成分。一般包叶菜类外面的绿叶不要扒掉，可在常温下存放好几天，让农药自然地代谢掉。

（3）水洗——先浸后洗效果好。蔬果食用前都应以"浸泡、流动、刷洗、切除"四原则清洗，也就是先浸泡，再以流动小水冲洗，再开大水并用软毛刷洗，最后切除蒂头与根部。农药大多是水溶性的，可被流水溶解并带走。

（4）高温加热——余烫后的菜汤不要喝。高温除了有杀菌的功效外，多数农药在高温加热时会被挥发、分解掉，所以鼓励蔬菜余烫后食用，不仅可去除农药，还可去除硝酸盐、草酸盐等有害物质。但余烫后的菜汤含有农药，不要再食用，加热时最好打开锅盖，让农药随着蒸汽挥发。如果不清楚蔬果来源、食前处理等程序，不鼓励食用生菜沙拉。

Q/079 如何科学地吃腊肉？

腊肉被世界卫生组织列入一级致癌物，甚至可以说"肯定致癌"。研究表明，腊肉吃得越多，患鼻咽癌、食道癌、胃癌的可能性就越大。但致癌物大都是有剂量效应的，偶尔吃腊肉肯定没事，但如果长期大量地吃，一定要小心了，按照以下做法，可以把这种风险降低。

（1）腊肉先用水煮熟，将水倒掉，可以反复多煮几次，这样可以去掉一些盐分。

（2）腊肉最好是清蒸或者清炒，不要油炸或者烧烤，以减少有害物质的产生。

（3）炒腊肉的时候，可以多放一些蔬菜，这样就可以吸收盐分，而且蔬菜可以降低致癌物对身体的影响。

（4）吃腊肉的时候，多吃一些水果，特别是富含维生素 C 的水果，可以减少亚硝酸盐对身体的危害。

Q/A 080 瘦肉精中毒的症状是怎样的?

瘦肉精的正式名称是盐酸克仑特罗，简称克仑特罗，原本是治疗猪哮喘的一种兽药。这种物质的化学性质稳定，一般加热处理方法不能将其破坏。瘦肉精会残留在动物产品中，在动物的肝、肺、肾、脾等内脏器官中残留量较高。急性中毒会出现心悸，面颈、四肢肌肉颤动、手抖，甚至不能站立，头晕、乏力；原有心律失常的患者更容易发生反应，如心动过速、室性早搏、心电图示 S–T 段压低与 T 波倒置；原有交感神经功能亢进的患者，如有高血压、冠心病、甲状腺功能亢进者，上述症状更易发生；与糖皮质激素合用，可引起低血钾，从而导致心律失常。

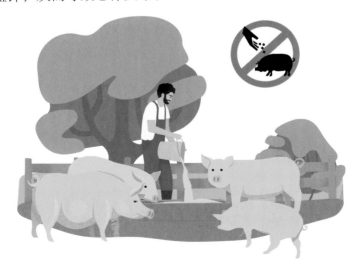

Q/A 081 病死猪肉为什么会引起食物中毒？

病死猪肉主要存在生物性危害、有毒有害物质危害、药物残留危害三大危害。

（1）病死猪肉中可能潜伏多种病原微生物，特别是人畜共患病原，人接触后易引起感染发病。如果人体感染猪链球菌病，严重者会出现中毒性休克、脑膜炎等症状。

（2）病死猪肉中的病原微生物在繁殖过程中可能产生一些毒素和有害物质，即使熟制后也无法破坏它们。

（3）病死猪在死亡前可能使用过大量药物治疗，病死猪肉中的药物残留十分严重。而不法商贩为了去除病死猪的异味，常用违禁化学药品浸泡。

病死猪肉在流通过程中易造成疫病的传播。因此，人们在购买猪肉时，一定要注意猪肉身上是否有蓝色的检验检疫章，不要购买来历不明的猪肉。

市民一般只要不接触病死猪肉、不吃可疑猪肉就是安全的。猪肉携带的病菌一般不耐高温，所以正常情况下，接触猪肉感染病菌的机会很小。一般购买已检疫合格的猪肉可以放心吃，但一定要煮熟烧透后食用。因为常见的病菌、微生物等通常在加热时间和温度充足的情况下可以被杀死。80℃或80℃以上的高温就可以把病菌消灭。大块肉的中心部分也须在80℃或80℃以上持续烹煮，如果猪肉在煮过后仍有粉红色肉汁流出或猪肉中心部分呈红色，应继续烹煮，直至熟透。

Q/A 082 假酒中毒的元凶是什么？

假酒中毒元凶是甲醇。甲醇中毒时毒性作用主要是代谢产物甲酸所导致，甲酸代谢半衰期约为20小时，代谢缓慢造成了血液中甲酸大量累积，从而导致代谢性酸中毒。累积的甲酸会通过血液循环特异性损害视神经、视网膜和视盘等。轻度甲醇中毒患者可无明显临床表现，重者则可能出现呼吸困难，甚至死于呼吸麻痹。

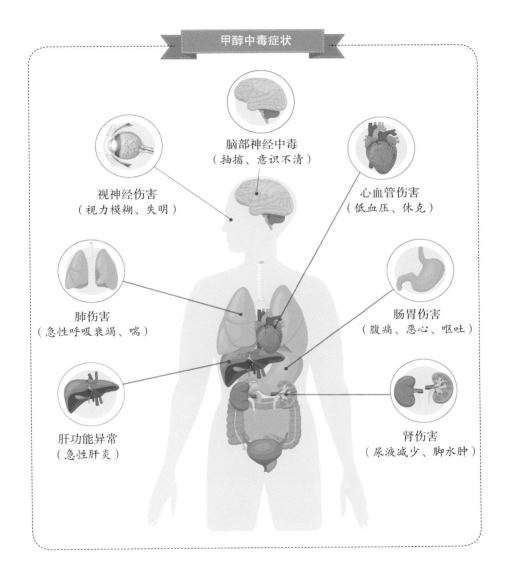

甲醇中毒症状

脑部神经中毒
（抽搐、意识不清）

视神经伤害
（视力模糊、失明）

心血管伤害
（低血压、休克）

肺伤害
（急性呼吸衰竭、喘）

肠胃伤害
（腹痛、恶心、呕吐）

肝功能异常
（急性肝炎）

肾伤害
（尿液减少、脚水肿）

Q/A 083 "假酒中毒真酒解"这种说法有科学依据吗？

甲醇中毒的治疗方法有血液净化、乙醇、甲吡唑、血液净化联合乙醇、血液净化联合甲吡唑。乙醇用于竞争性结合醇脱氢酶以减少甲醇代谢造成的损害，"血液透析＋乙醇"用于甲醇中毒的解救可以算是比较经济有效的方法。但是运用乙醇治疗甲醇中毒，不仅治疗过程繁杂，而且乙醇不良反应多，因此，学者推荐使用安全有效且不良反应少的甲吡唑来治疗甲醇中毒。

Q/ 084 喝醉了酒是不是就是酒精中毒？

/A 急性酒精中毒是指短时间内摄入大量酒精或含酒精饮料后出现的中枢神经系统功能紊乱状态，多表现为行为和意识异常，严重者损伤脏器功能，导致呼吸循环衰竭，进而危及生命。

生活中酒精中毒相对多见，主要为一次性食入过量，引起急性酒精中毒，俗称醉酒。平时所说的"喝醉了酒"，实际上是已经发生了急性酒精中毒。

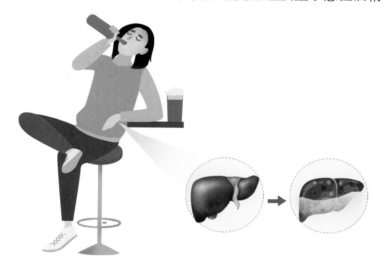

Q/ 085 俗话说"头孢就酒，说走就走"是对的吗？

/A "头孢就酒，说走就走。"这句话是形容吃了头孢类药物后饮酒的凶险状况，因为头孢类药物与酒类会产生反应，严重时甚至会导致死亡。

吃了头孢类药物后喝酒，头孢类药物会影响酒精代谢，造成其代谢产物乙醛在体内蓄积，引起消化、呼吸、循环、

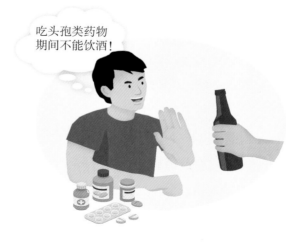

吃头孢类药物期间不能饮酒！

神经系统的不良反应。轻度症状为恶心、呕吐、腹泻、头晕、出汗、心悸等；重度症状为呼吸抑制、心梗、心衰、精神错乱等。这些症状统称为双硫仑样反应。

Q/A 086 误服碘酒怎么办？

碘酒属于卤素类消毒防腐药物，是碘与碘化钾的乙醇溶液，又名碘酊。如果少量误服，通常不会对人体口腔及消化道黏膜等造成较大的刺激，如果没有不舒服的表现，可以喝鸡蛋清、牛奶、米汤、面糊等淀粉类流质，淀粉与碘作用后，可生成一种稳定的蓝墨水样化合物，以阻止人体对碘的吸收。若出现恶心、呕吐、腹痛、腹泻、胃中烧灼、发热等症状时，应立刻前往正规医院进行治疗。同时仍有少数人群对碘酒过敏，虽然少量误服，但可能出现严重的过敏反应，如昏迷、休克等，此时应及时就医，或打120求助。

Q/A 087 误服农药了怎么处理？

误食农药之后，一定要及时去正规医院的急诊科进行治疗，

（1）明确误食农药的种类，并且给予及时的解毒治疗。

（2）给予催吐、洗胃等对症支持治疗，也可以给予活性炭吸附，并且要给予导泻、灌肠等促进农药的代谢。

（3）如果患者中毒的情况比较严重，可以考虑行血液净化治疗，根据中毒的农药类型不同来选择不同的血液净化方式。

（4）给予及时的有效解毒药物，如果是有机磷农药中毒，需要尽早使用阿托品、氯解磷定等特效的解毒药物。

（5）加强对症支持治疗。

Q/A 088 如果出现有机磷农药中毒怎么办？

（1）终止患者与毒物接触。若是皮肤接触，要彻底清洗皮肤，如果是经过消化道接触，要彻底地给患者洗胃，同时可以通过导泻、活性炭吸附、留置胃管等多种方式彻底地清除体内尚未吸收的毒物。

（2）尽早地给患者应用解毒药物。有机磷农药中毒临床上常用碘解磷定和氯解磷定，注意早期用量要足够，一般使用 3 ~ 5 天一定要足量、全程应用。

（3）使患者尽早阿托品化，有机磷农药中毒会出现蕈毒碱样（M 样）效应，表现为腺体分泌增加和肠道平滑肌收缩。临床上可以用阿托品或更新的一代药物长托宁进行拮抗，使患者阿托品化，但是要避免阿托品中毒。

（4）给患者对症支持治疗。包括积极补液，保护肝功能，通过利尿、碱化尿液等方式促进毒物排出，对于重度有机磷农药中毒的患者，临床上可以考虑血液净化的方式治疗，比如血液灌流等。

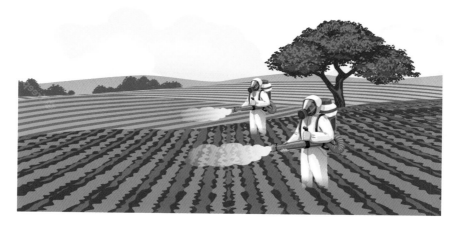

Q/A 089 百草枯中毒真的必死无疑吗？

百草枯是一种快速的灭生性除草剂，对人体来说是剧毒，目前在全世界没有特效的解药，口服中毒可导致肝肾等多脏器的衰竭，不可逆的肺部纤维化，最终导致呼吸衰竭，死亡率最高达 99% 以上。

百草枯有很强的内吸性，即便洒在皮肤上也会迅速地通过黏膜或皮肤进入循环系统。人体的肺部具有氨类物质转运系统，由于百草枯的分子结构和多胺相似，因此它可以被肺泡一型和二型细胞主动地摄取和积蓄，从而逐渐破坏肺部负责气体交换的细胞，直到肺部完全纤维化。

更恐怖的是，它会续存在患者所有的脏器中，即使做了人工肺移植，剩余的成分也会再次在肺部集结。

Q/A 090 敌草快中毒与百草枯相似吗？

百草枯的毒性比敌草快的毒性更大。虽然敌草快和百草枯都是一种中等毒性的农药，但是百草枯只需要 5 ~ 15ml 就会导致成人死亡。虽然百草枯对家禽和水产的毒性比较低，但是对人的毒性是比较高的，而且没有特效的解毒药剂。在百草枯或者敌草快中毒之后，二者临床症状十分相似，均会导致人的肺部纤维化，使肺变得犹如丝瓜瓤一般，最后患者因呼吸困难、呼吸衰竭而死亡。

Q/A 091 放在角落的鼠药是怎样转移到食物里的？

俗话说老鼠会"搬家"。老鼠吃东西时，嘴上以及爪子上都会有一些残留物，如果吃完东西的老鼠去接触其他食物，则会有部分残留物脱落。如果老鼠接触老鼠药后再爬到食物上，也会有老鼠药脱落。

Q/A 092 误服洗厕剂中毒怎么办？

洗厕剂一般是酸性清洁剂，常有液体洗厕剂和粉末洗厕剂。①液体洗厕剂多用盐酸、硫酸配制；②粉末洗厕剂的主要成分是氨基磺酸，易溶于水，也是强酸性的。

误服强酸性的洗厕剂极易造成食道和胃的化学性烧伤，治疗较困难。当出现口腔、咽部、胸骨后和腹部剧烈的灼热性疼痛，呕吐物中有大量褐色物以及黏膜碎片等症状和体征时，应警惕强酸性洗厕剂中毒，须马上口服牛奶、豆浆、蛋清和花生油等，并尽快送医院急救处理，切忌催吐、洗胃及灌肠。

Q/A 093 误服碱性洗涤剂中毒怎么办？

在生活中常用的洗涤剂有酸性和碱性之分。碱性洗涤剂常用的有肥皂、皂粉和洗衣粉等。误饮碱性洗涤剂后应立即内服约 200ml 牛奶或酸奶、果汁等，同时可内服少量的食油，缓解对黏膜的刺激，并将患者送医院急救。

一般来说，严禁催吐和洗胃。

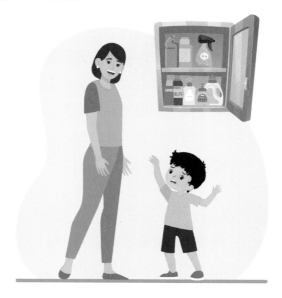

Q/ 094 误服强碱中毒怎么办？

强碱包括氢氧化钠、氢氧化钾、氧化钠、氧化钾等，强碱类化合物常含于日常所用的去污剂、清洁剂、擦亮剂、烫发剂等中。误服强碱后可出现口腔、咽喉、食道、胃的黏膜损伤，如恶心、呕吐、胃灼热、泛酸等，严重者可出现低血压、高氯血症、高钙血症等，可以立即口服稀释的米醋或2%的醋酸，或者是柠檬汁，以中和碱性物质。如是强碱吸入性中毒，患者出现咳嗽、呼吸困难等呼吸道刺激症状，应立即将患者转移至空气新鲜处，并解开领扣、腰带，保持呼吸道通畅，有条件时给予氧气吸入，但不主张催吐，可立即饮牛奶、蛋清、豆浆、稠米汤等以保护胃黏膜，同时急送医院。

Q/ **095** 中药为什么不能随便服用？

/A 不管是中药还是西药，都是用来治病的，在没有疾病的情况下，不要随便用药。有些中药可以用来纠正人体体质的寒热虚实的偏盛偏衰，在人体还没有明显的症状体征时，可以通过细微的舌脉表现、察色按脉来辨别阴阳之偏盛偏衰而提前进行药物或针灸等干预，从而使机体达到阴阳平衡，这就是"未病先防"之意，但需要由专业的医生来判断。中药是用药物的偏性来治疗人体的疾病，有的药物药性峻烈，有的药性温和；有的药物需要大量使用，而有的药物则需要限制用量，病除即止。

Q/ **096** 喝花草茶可以引起中毒吗？

/A 中医认为，不同的花草茶有不同的属性，有的性寒凉，有的性温热，有的性平，不同体质的人要根据自己的体质选择。热性体质的人，宜选用性寒凉的花草茶，而虚寒体质的人则适用性温热的花草茶，性平的花草茶则大多数人可选用。由于每种花草茶中都有各自的性味，和其他中药一样，不同的花草茶有不同的适应人群，选用须谨慎，即使是身边朋友用过的配方也不能照搬。除非你对自己的体质非常了解，也懂得中医性、味、功效之间的相生相克的原理，否则在决定长期饮用花草茶之前，最好能找中医专家咨询。

花草茶本身无毒，但当它不适合饮用者的体质时，长期饮用可能会引起身体不适，如脾胃虚寒脆弱的人喝性质偏寒的菊花茶会出现胃痛。

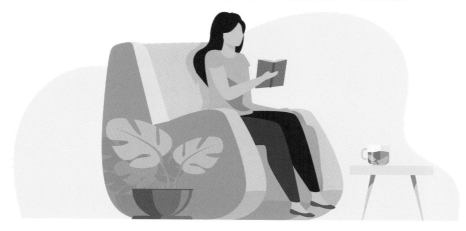

Q / 097 大黄附子汤、干姜附子汤、桂枝附子汤等五花八门的附子汤，能想喝就喝吗？

附子为草本植物乌头块根上所复生的块状子根，是临床上常用的一味中药，药味辛甘，性热，纯阳无阴，有毒，具有温补脾肾、助阳引水、驱寒、除湿、温经止痛的功效，主要适合于寒性疾病，比如风湿、类风湿性关节炎或者脾肾阳虚、脾阳虚、肾阳虚所导致的腰痛腹痛，寒性便秘等。

附子汤的禁忌有以下几点：①孕妇不能吃；②应该长时间的煎制，可以降低毒性，每次煎制时间不要少于30分钟；③不要同犀角、半夏、瓜蒌、贝母、白及等一起服用；④患者有高热、阳气过盛的症状时，不能够服用，以免助阳生火使病情加重。

附子汤是中医方剂名，指以附子为主药的中药汤剂，主治功效与附子用量及配药种类的不同有所差异（剂量有别，主治各异）。附子汤出自《伤寒论》，具有温经散寒之功效。"少阴病，得之一二日，口中和，其背恶寒者，当灸之，附子汤主之。""少阴病，身体痛，手足寒，骨节痛，脉沉者，附子汤主之。"附子汤有加味附子汤、人参附子汤、桂枝附子汤、干姜附子汤等，必须在医生指导下使用。

Q/A 098 何首乌可以引起中毒吗?

有的人想通过吃何首乌治疗白发,却意外中毒变成"小黄人"。何首乌主要含有二苯乙烯类、蒽醌类、黄酮类、磷脂类等成分,何首乌肝损伤与其所含的二苯乙烯类和蒽醌类化合物中的大黄素类成分的含量有关。何首乌及相关制剂发生的不良反应主要表现在肝胆系统,症状可见乏力、恶心、呕吐、食欲不振、肝区不适、口干、口苦、皮肤黄染、腹痛、腹泻、腹胀,偶见皮疹发热等表现。

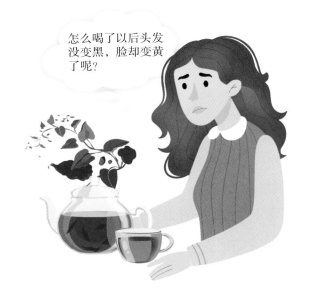

Q/A 099 用土三七泡酒喝成重度肝损是怎么回事?

土三七与三七虽一字之差,但差别很大。

三七又称田七,属于五加科植物,无毒,具有活血化瘀、止血、消肿止痛作用,常用于跌打损伤的治疗,是名贵的中药材。

土三七别名菊三七,又名三七草,作用与三七相近,民间常作为活血、消肿、跌打损伤、止血、强身健体的偏方使用,但容易引起肝损害。土三七的毒性来源于它所含的砒咯双烷类生物碱,这种毒物被人体吸收后,会造成肝内小静脉内皮损伤，继而出现小静脉闭塞，称为肝窦阻塞综合征，临床主要表现为肝大、腹水及黄疸等，重者会危及生命。用土三七泡酒，土三七的毒性成分砒咯双烷类生物碱更容易被溶出，药酒毒性比水煮时高出许多倍，饮后容易中毒。

Q/A 100 曼陀罗花可引起中毒吗？

曼陀罗是茄科曼陀罗属植物，又称洋金花，全株有毒，其中种子含毒量最高。误食曼陀罗的种子、果实或幼苗都会引起中毒。曼陀罗作为中药，也可见因用药过量导致中毒。临床症状以神经系统异常为主，表现为口干、声哑、心率加快、烦躁、谵妄、幻听、幻视等，严重中毒时可能会因呼吸中枢麻痹而导致死亡。

Q/A 101 为什么喝乌头类植物的泡酒会中毒？

民间喝乌头碱类植物泡酒中毒的常见原因如下。

（1）未充分了解乌头类植物。乌头类植物是指乌头属毛茛科的植物，常见有川乌、草乌、附子和雪上一枝蒿等，草乌、川乌是毛茛科多年生草本植物黄草乌或乌头的母根，附子是其子根的加工品。该类植物含有滇乌碱、乌头碱、次乌头碱、新乌头碱等多种生物碱，均为大毒药材。乌头类植物是毒性中药材，不是食品，不能作为普通食品、普通药膳食用。有的人仅仅关注这类药材的功效，并未充分了解其毒性、食用品种（生品、制品）、使用剂量、使用方法等。

（2）食用未炮制的乌头类植物或煎煮乌头类植物时间过短。因民间普遍认为乌头类植物有进补的作用，多在冬季自行炖煮食用。乌头类植物中的有毒成分乌头碱，经加热至一定温度可水解为毒性较小的乌头原碱，由于普通炖煮加工方式难以破坏乌头碱的毒性，若食用未经炮制的生乌头类植物，或乌头属药材未经充分煎煮或大块药材未煮透心，则易引起中毒。

（3）未科学认识泡酒。有的人盲目迷信养生泡酒，因乌头类植物具有祛风除湿、温经止痛等功效，民间就常误以为这类植物可以用来泡酒养生，但乌头碱易溶于酒精，酒可加速人体对乌头碱类药物的吸收，饮用这类植物的泡酒的毒性发作时间较短，不利于及时救治。

在食用乌头类植物中毒后，一般 0.5～2 小时即可发病。毒性表现主要有心脏毒性、神经毒性和消化道毒性等，中毒患者多因心律失常和呼吸抑制而死亡。由于乌头类植物药材毒性极强，国务院制定的《医疗用毒性药品管理办法》将其列入管理，一般要在炮制后方可作为药物使用，且购买和使用必须在医生指导下进行。

如果发生乌头类植物急性中毒，如果摄入食物的时间不长，一般在 1～2 小时，可立即催吐，并尽快就医。但是患者神志不清时禁止催吐，以防呕吐物堵塞气道造成窒息。

Q/A 102 如何科学地自制药酒？

自制的药酒对于某些疾病具有一定的治疗作用，但若炮制方法、选药材、选酒、炮制时间等处理不当，不但起不到防病治病、强身健体之功效，而且还会出现药酒变毒酒，危害人体健康，甚至发生中毒。

中药药酒按照炮制药物不同，通常分为治疗为主、补虚强壮为主两类。非中医药专业的人士，最好经过专业人士根据病情评估，给出药方，再到正规医院、药店购买材料后配制，切勿擅自做主配制或轻信偏方土法。

参考文献

[1] 靳国章.饮食营养与卫生 [M].重庆：重庆大学出版社，2015.

[2] 张双庆.食品毒理学 [M].北京：中国轻工业出版社，2019.

[3] 王际辉，叶淑红.食品安全学 [M].北京：中国轻工业出版社，2020.

[4] 胡维勤.食物中毒防治一本通 [M].广州：广东科技出版社，2017.

[5] 秦惠基.食物中毒·药物中毒 [M].南京：江苏科学技术出版社，2010.

[6] RAO A K, SOBEL J, CHATHAM-STEPHENS K，et al. Clinical guidelines for diagnosis and treatment of botulism[J].Mmwr Recomm Rep，2021，70（2）：1-30. doi: 10.15585/mmwr.rr7002a1.

[7] RICKE S C. Strategies to improve poultry food safety, a landscape review[J]. Annu Rev Anim Biosci，2021，9：379-400. doi: 10.1146/annurev-animal-061220-023200.

突发公共卫生事件 Q&A 防灾减灾科普丛书

● 主　　审／陈孝平　马　丁
● 丛书主编／王　伟　刘继红

国家重大公共卫生事件医学中心
人畜共患传染病重症诊治全国重点实验室　◎组编

重大职业中毒

主　编◎刘　伟
副主编◎李文刚　喻才正

长江出版传媒 🅚 湖北科学技术出版社

图书在版编目（CIP）数据

重大职业中毒 / 刘伟主编；李文刚，喻才正
副主编 . —武汉：湖北科学技术出版社，2023.6
（突发公共卫生事件 Q&A 防灾减灾科普丛书）
ISBN 978-7-5706-2623-6

Ⅰ. ①重… Ⅱ. ①刘… ②李… ③喻…
Ⅲ. ①职业中毒－公共卫生－卫生管理－中国
Ⅳ. ① R598 ② R199.2

中国国家版本馆 CIP 数据核字 (2023) 第 116009 号

策　　划：邓　涛　赵襄玲	责任校对：陈横宇
责任编辑：王小芳　袁瑞旌	封面设计：曾雅明

出版发行：湖北科学技术出版社
地　　址：武汉市雄楚大街 268 号（湖北出版文化城 B 座 13—14 层）
电　　话：027-87679468　　　　　　　　　　　邮　　编：430070

印　　刷：湖北金港彩印有限公司　　　　　　　　邮　　编：430040

710×1000　　　　1/16　　　　　　67.75 印张　　　1500 千字
2023 年 6 月第 1 版　　　　　　　　　　　2023 年 6 月第 1 次印刷
定　　价：338.00 元（全 13 册）

王福生

解放军总医院第五医学中心感染病医学部主任

国家感染性疾病临床研究中心主任

中国科学院院士

在人类发展的历史长河中，人与传染病的斗争从未停歇。尤其是近些年来，随着全球化发展的不断深入、国际社会交流日益密切等，突发公共卫生事件频发且日益复杂，新发突发传染病引起的疫情时有发生。从鼠疫（黑死病）、天花到近年的"非典"（SARS）、中东呼吸综合征（MERS）、新型冠状病毒感染（COVID-19），这些疾病给人类带来了不同程度的灾难，给人民生命和财产造成巨大损失，同时对社会稳定、经济发展以及国家安全等均造成严重影响，让我们更深刻地认识到了科学应对公共卫生事件的重要性。

科学应对新发突发传染病引起的疫情防控，各国政府和公众都面临着巨大的挑战。例如，在如何科学倡导应对突发公共卫生事件，如何精准、快速地控制疾病的传播，如何保障公众的生命健康以及如何维护社会稳

定和经济发展等方面，均需要各国政府和公众共同面对，更需要大家共同努力去解决相关的问题和挑战。

科普宣教是提高公众科学知识素养和应对突发公共卫生事件能力的重要手段之一。科学知识的传播和防范意识的普及，将有助于公众更好地理解和应对突发公共卫生事件，进一步提高公众在日常生活中的健康意识。尤其对于青少年儿童，一本好的科普书将极大地激发他们对科学的兴趣，有助于他们未来成长。因此，开展科普宣传意义重大。

"突发公共卫生事件 Q&A 防灾减灾科普丛书"由国家重大公共卫生事件医学中心和人畜共患传染病重症诊治全国重点实验室联合组织撰写，内容涵盖了公共卫生事件的多个方面，包括《院前急救技能》《新发及突发重大传染病》《儿童救治与照护》《食物中毒》《重大职业中毒》《极端天气》《水污染与突发水污染事件》《空气污染》《常见危险化学品》《核与辐射》《地震》《洪灾》《灾后卫生》等 13 个分册，主要从各类公共卫生事件的定义、特征、危害及相应的处置与救援等方面进行详细介绍，为公众提供系统、全面、科学的公共卫生知识，以期公众在面对公共卫生事件时能够科学应对、降低损失，从而促进社会的健康发展。

本套丛书旨在向广大公众传递科学、权威、实用的公共卫生知识，帮助公众更好地提高应对新发突发传染病或其他突发公共卫生事件的水平。这里特别感谢为本套丛书撰稿的专家和学者，他们为编写本套丛书付出了辛勤劳动；另外，本套丛书的出版也得到了相关机构和人员的大力支持，在此一并表示感谢。希望本套丛书能够为公众提供有益的知识和帮助，让我们为科学应对公共卫生事件，建设更加健康、美好的中国而努力。

王福生

2023 年 5 月 15 日

职业中毒是指劳动者在生产、劳动过程中使用或接触毒性物质，由于个人防护不够或使用操作不当，一定剂量的毒性物质经呼吸道、消化道或皮肤等途径进入人体而导致的劳动者中毒事件。生产、工作环境中的有毒物质进入机体后，会对机体的组织、器官产生毒性作用。职业中毒除了会产生局部刺激、腐蚀作用及相关中毒表现外，甚至还会对机体产生致突变作用、致癌作用、致畸作用等，还有的毒物可能会引起机体的免疫系统发生病变；重大职业中毒事件则往往导致付出惨重代价，人类历史上最惨重的重大职业中毒事件是印度博帕尔毒气泄漏事故，此次事故共造成了超过 2.5 万人死亡，超过 55 万人受伤。

职业中毒可分为急性中毒、慢性中毒和亚急性中毒三类，主要是由于生产、工作环境中毒物的毒性、接触时间和接触浓度、个体差异等因素不同所致。"突发公共卫生事件 Q&A 防灾减灾科普丛书"的《重大职业中毒》分册从职业中毒概述、气体职业中毒、有机溶剂职业中毒、金属职业中毒、农药职业中毒、其他职业中毒等六个方面全面地阐述了重大职业中毒的内容。

职业中毒一般是操作流程不规范、设备检修不及时、个人防护不全面或安全重视不足够等原因造成的，因此，凡是涉及可能导致职业中毒的场所均须按要求落实规范流程、及时检修、全面防护、重视安全等各项措施，才能有效避免职业中毒的发生。

编者

2023 年 5 月于武汉

三　有机溶剂职业中毒 / 34

Q/ 001 什么是毒物?

在日常接触条件下，以较小剂量进入机体后，能干扰生物体内正常的生理功能和／或生化过程，引起组织细胞代谢、功能和／或形态结构损害的化学物质即为毒物。

毒物与非毒物没有绝对的界限，只是相对而言的。从广义上讲，世界上没有绝对有毒与绝对无毒的物质，任何外源化学物只要剂量足够，均可成为毒物。

以人类赖以生存的氧和水为例，如果纯氧输入过多或输液过量过快，超过人体正常需求时，就会发生氧中毒或水中毒。再譬如食盐，它是人类不可缺少的物质，但如果一次摄入食盐超过60g就会导致体内电解质紊乱，甚至危及生命。相反，一般认为毒性很强的毒物，如砒霜、雷公藤、汞化物、氰

常见毒物警告标识

化物等剧毒物质，同时也可作为临床上使用的药物。

因此，在确定所谓毒物或毒物衍生物时必须考虑接触剂量、途径、时间及可能的影响因素。

Q/A 002 毒物分为哪几大类？

毒物分类方法主要有如下 4 种。

（1）按毒物的毒性作用分类。①腐蚀毒，指对机体局部有强烈腐蚀作用的毒物；②实质毒，吸收后引起脏器组织病理损害的毒物；③酶系毒，抑制特异性酶的毒物；④血液毒，引起血液变化的毒物；⑤神经毒，引起中枢神经障碍的毒物。

（2）按毒物的化学性质分类。①挥发性毒物；②非挥发性毒物；③金属毒物；④阴离子毒物；⑤其他毒物。

（3）混合分类法分类。即按毒物的来源、用途和毒性作用综合分类。①腐蚀性毒物；②金属毒物，又称实质性毒物；③障碍功能的毒物，进入机体发挥作用后，可改变机体功能而出现中毒症状的毒物；④农药；⑤杀鼠剂；⑥有毒植物；⑦有毒动物；⑧细菌及真菌毒素。

（4）按毒物的应用范围分类。①工业性毒物，指在工业生产中所使用或产生的有毒化学物；②农业性毒物（农药）；③生活性毒物，指日常生活中接触或使用的有毒物质；④药物性毒物，由于用药过量或使用方式不当导致中毒的药物成为毒物；⑤军事性毒物，指战争中应用的有毒物质；⑥放射性毒物，即具有放射功能的元素和射线的有毒物质。

Q/A 003 什么是中毒？

毒物通过消化道、呼吸道或皮肤接触等途径进入人体后，达到中毒剂量后与人体组织相互作用，引起人体功能和 / 或结构发生暂时性或持久性损害的过程称为中毒。

毒物进入人体后是否发生中毒，取决于多种因素的影响，如毒物的毒性、性状、进入体内的剂量和时间、个体差异（如个体对毒物的敏感性及耐受性）等。

（1）根据中毒发作时间可分为急性中毒、亚急性中毒和慢性中毒。

（2）根据中毒毒物不同可以分为食物中毒、药物中毒、酒精中毒、农药中毒、毒品中毒、煤气中毒、有机溶剂中毒、动植物导致中毒等。

根据中毒毒物来源不同可分为职业中毒和生活中毒。

Q/A 004 什么是职业中毒？

职业中毒是指劳动者在生产、劳动过程中使用或接触毒性物质，由于个人防护不够或使用操作不当，导致一定剂量的毒性物质经呼吸道、消化道或皮肤等途径进入人体导致的劳动者中毒事件。在生产、工作环境中的有毒物质进入机体后，会对机体的组织、器官产生毒性作用，除了会产生局部刺激、腐蚀作用及相关中毒表现外，甚至还会对机体产生致突变作用、致癌作用、致畸作用等，还有毒物可能会引起机体的免疫系统发生病变。

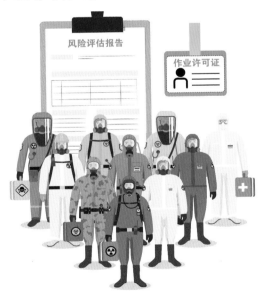

由于生产、工作环境中毒物的毒性、接触时间和接触浓度、个体差异等因素的不同，一般可将职业中毒可分为急性职业中毒、慢性职业中毒和亚急性职业中毒三类。

由于职业中毒一般是个人防护不够或使用操作不当造成的，因此，只要按要求做好防护、落实各项操作流程，职业中毒是可以预防的。

Q/005 什么是急性职业中毒？

急性职业中毒是指劳动者在生产、劳动过程中，毒物经呼吸道、消化道、皮肤、眼睛等途径，短时间内（一般指 24 小时内）进入机体后迅速引起异常症状，使机体受损并阻滞各器官脏器发挥正常功能的中毒事件。急性职业中毒一般与毒物的毒性、剂量有关，有些毒物的毒性很强，小剂量进入机体即可引起急性职业中毒；有些毒物的毒性相对较弱，短时间内需要较大剂量进入机体才会引起急性职业中毒。急性职业中毒的起病急骤，症状一般较为严重，同时病情变化迅速，若不及时治疗易危及生命。一旦发生急性职业中毒事件，必须在第一时间尽快做出合理判断并及时采取急救处理措施。

Q/006 什么是慢性职业中毒？

慢性职业中毒指毒物在不引起急性中毒的时间、剂量前提下，毒物长期反复进入机体内会引起人体组织和器官缓慢损伤，进而出现临床症状、中毒体征或疾病状态，一般中毒至发病时间为毒物进入体内后 3 个月至数年。

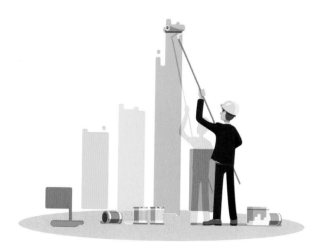

慢性职业中毒一般起病慢、病程长，多因缺乏特异性中毒诊断指标，易发生误诊和漏诊。慢性职业中毒的发生与毒物的理化性质、接触时间、毒物浓度以及个体因素等有关。

在我国最常见的慢性职业中毒是接触重金属引起的慢性中毒，如铅中毒等，以及由有机溶剂引起的慢性中毒，如苯中毒等。

Q/A 007 什么是亚急性职业中毒？

亚急性职业中毒指介于急性职业中毒与慢性职业中毒之间的一种中毒类型，是指在较短时间内有较大剂量毒物反复进入机体而引起的中毒事件，中毒时间一般为数天至 3 个月。它是一次接触较大剂量毒物后，在机体里面缓慢造成损害的中毒现象，有时也难以划定明确的界限。

亚急性职业中毒的症状一般较轻，但延迟时间长，进展较为缓慢。一般多为蓄积中毒，以意外多见，也偶见于急性职业中毒治疗不彻底等情况。

Q/A 008 什么是职业禁忌证？

职业禁忌证亦可指由于劳动、生产场所中的生产性有害因素能加重病情或易于诱发某种疾病，因而不宜参加该项工作的特殊指征。职业禁忌证劳动者从事特定职业或者接触特定职业性疾病危害因素时，比一般职业人群更容易遭受职业性疾病危害和罹患职业性疾病，或者可能导致原有自身疾病病情加重，或者在作业过程中诱发可能导致对劳动者或他人生命健康构成危险的疾病的个人特殊生理或者病理状态。

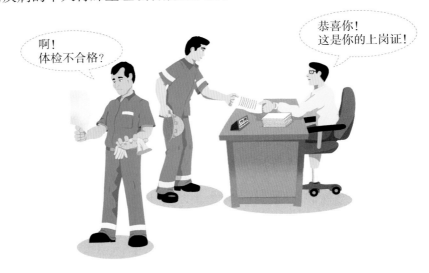

职业禁忌证可以通过就业前体检和就业后定期健康体检等途径发现、诊断。

例如，血液疾病是接触苯作业的职业禁忌证，肺结核是接触硅尘作业的禁忌证，视力减退对于机车乘务员属职业禁忌证；恐高症、高血压对于电力工、高空作业等属职业禁忌证。

Q/ 009 哪几类物质可导致职业中毒?

引起职业中毒的物质有很多，较为常见的可以分为如下几类。

（1）气体职业中毒。一般包括刺激性气体职业中毒和惰性气体职业中毒。①刺激性气体职业中毒，常见的有甲醛、氯气、硫化氢、氨气、光气等导致的职业中毒；②惰性气体职业中毒，常见的有一氧化碳、甲烷、二氧化碳、氢气、氦气等导致的职业中毒。

（2）有机溶剂职业中毒。常见的有苯、汽油、酒精等导致的职业中毒。

（3）金属职业中毒。常见的有铅、汞、锰、铬、砷等重金属及金属化合物导致的职业中毒。

（4）农药职业中毒。常见的有杀虫剂、杀菌剂、除草剂等导致的职业中毒。

（5）其他职业中毒。包括高分子化合物、危化物等导致的职业中毒。

Q/ 010 哪些作业环节可导致职业中毒?

职业中毒是指劳动者在生产劳动过程中使用或接触生产性毒物时导致的中毒事件。

生产性毒物则是在劳动、生产过程中形成或应用的各种对机体有害的化学物质。生产性毒物有很多种，其中在生产过程中的原料、中间产物、成品、半成品、副产物、辅助剂、废弃物等均可成为生产性毒物，这些生产性毒物可呈气体、液体、烟雾、蒸气、粉尘等形式存在于生产、劳动环境中，因此职业中毒可发生在含有毒有害物质原材料的提取、生产、加工、运输、储存及使用等环节。

例如，重金属冶炼过程中容易引起铅、砷以及其排气物二氧化硫等中毒。氯气在运输过程中由于装备封闭不严出现泄漏引起中毒等。

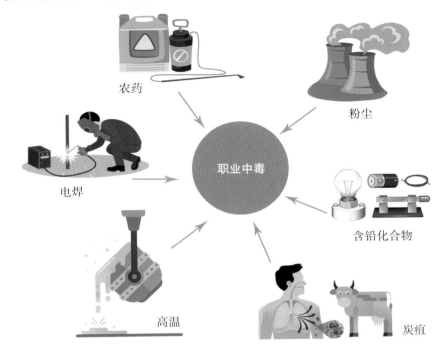

农药

粉尘

电焊

职业中毒

含铅化合物

高温

炭疽

Q/011 生产性毒物进入人体的主要途径有哪些?

/A 生产性毒物主要通过呼吸道、皮肤和消化道等途径侵入人体。其中，最常见、最主要、最危险的途径是经呼吸道侵入人体，其次是经皮肤，而经消化道侵入人体较为少见。

生产性毒物侵入人体后，会对人体的组织、器官等产生毒害作用，依据生产性毒物毒性作用的不同，可对人体的神经系统、血液系统、呼吸系统、消化系统、骨组织等产生各种各样的毒害作

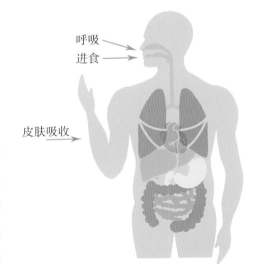

呼吸
进食

皮肤吸收

用。生产性毒物除导致机体产生局部刺激、腐蚀作用或中毒现象外，有些生产性毒物导致的中毒甚至还会对机体产生致突变、致癌作用，对胎儿产生致畸作用，还有一些毒物可能会导致人体免疫系统出现病变。

生产性毒物的品种繁多，毒性作用也各不相同，而且对同一种毒物不同个体反应差异也大，反应差异与中毒者的性别、年龄、健康状况、免疫状况、中枢神经系统功能及遗传等因素密切相关。

Q/A 012 常见职业中毒的特效解毒剂有哪些?

特效解毒剂是针对职业中毒中的毒药致病机制，有效消除或减轻其毒作用的特效治疗或拮抗治疗作用的药物。常见的职业中毒的特效解毒剂主要有以下几种。

（1）有机磷农药中毒解毒剂。如阿托品、氯磷定、解磷定、氢溴酸山莨菪碱及溴本辛。

（2）氟乙酸钠、氟乙酰胺中毒的解毒剂。如甘油乙酸酯及乙酰胺（解氟灵）。

（3）氰化物中毒的解毒剂。如亚硝酸钠 – 硫代硫酸钠、羟钴胺及氯钴胺。

（4）高铁血红蛋白还原剂。主要有亚甲蓝和苯甲胺蓝，用于氰化物、丙烯腈等化学物中毒。

（5）金属络合剂。如依地酸钙二钠可以驱铅，二巯基丙磺酸钠、二巯丁二钠及青霉胺能驱铅、汞及砷等。

Q/A 013 引起职业中毒的常见气体有哪些?

气体职业中毒是指以气体、蒸气、气溶胶（烟、雾）等状态存在于生产、工作环境中的有害气体通过呼吸道、皮肤途径进入人体导致的职业中毒。引起气体职业中毒的常见气体按其毒害性质和作用途径不同，可分为刺激性气体和窒息性气体两类。

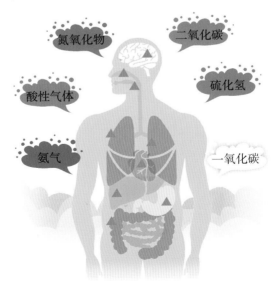

（1）刺激性气体。是指对眼、呼吸道黏膜以及皮肤有刺激作用的一类气体的统称。人体直接接触刺激性气体，最常见的症状即为流泪、咽痛、呛咳、气急、胸闷、烦躁不安等刺激性毒害作用，是化学工业经常可接触到的有毒气体。刺激性气体的种类甚多，最常见的有甲醛、氯气、硫化氢、氨气、光气等。

（2）窒息性气体。是指被机体吸入后，可使氧的供给、摄取、运输和利用发生障碍，使全身组织细胞得不到或不能利用氧，而导致组织细胞缺氧窒息的有害气体的统称。窒息性气体可分为单纯窒息性气体、化学性窒息性气体两类。单纯窒息性气体常见如氮气、甲烷、二氧化碳等，化学性窒息性气体常见如一氧化碳、硫化氢、苯的氨基化合物蒸气等。

Q/014 气体是如何引起职业中毒的？

气体职业中毒一般可以分为刺激性气体职业中毒和窒息性气体职业中毒两类。

（1）刺激性气体职业中毒。是指对眼睛、呼吸道黏膜以及皮肤有刺激性作用的气体导致的中毒。人体直接接触刺激性气体，可导致流泪、咽痛、呛咳、气急、胸闷、烦躁不安等毒害作用。长时间接触较高浓度刺激性气体，除上述刺激症状加重外，还可引发支气管炎、肺炎和肺水肿；接触极高浓度刺激性气体，甚至可引起电击样死亡。

（2）窒息性气体职业中毒。是指能引起机体缺氧的气体导致的中毒，一般可分为单纯窒息性气体中毒和化学窒息性气体中毒。①单纯窒息性气体本身毒性很低或属惰性气体，只有在高浓度单纯窒息性气体环境中才具有危险性，特别是在通风不良的狭窄空间内。②化学性窒息性气体职业中毒是指能使血液的运氧能力或组织利用氧的能力发生障碍、造成组织缺氧的有害气体导致的职业中毒。化学性窒息性气体对人体的危害极大，在生产环境中，多由于生产意外事故导致中毒，易造成中毒者严重健康损害甚至短期内死亡。

Q/015 如何预防气体职业中毒？

预防气体职业中毒，可以从如下 5 个方面进行。

（1）安全技术措施。改革工业生产工艺和流程，改进生产、工作密闭环境的通风措施，提高生产流程自动化程度，严防储存和运输防泄漏，进行生产废料综合治理和工业废水排放前采取净化等措施。

（2）生产组织措施。严格执行安全操作规程，防止生产、运输等设备发生跑、冒、滴、漏事故等，加强员工安全教育和岗前培训，杜绝意外事故的发生。

（3）个人防护措施。配备有针对性的防护用品，如工作服、口罩、手套等。车间内应有冲、淋设备，易发生事故的场所应备有急救器材，如防毒面具，各种冲洗液等，尤其强调在进入危险区工作时，应做好个人防护。

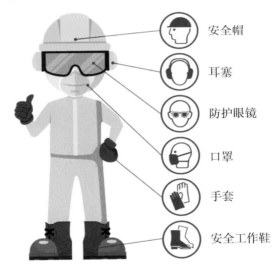

安全帽
耳塞
防护眼镜
口罩
手套
安全工作鞋

（4）医疗预防措施。进行岗前体检和定期健康体检，发现相应职业禁忌证者，应调离工作岗位。

（5）环境监测措施。定期监测生产、工作环境有害气体含量，设立超标报警器等。

Q/A 016 刺激性气体职业中毒时如何进行现场处理？

刺激性气体职业中毒根据发病情况可分为在生产环境现场发病（吸入时即发病，多为急性职业中毒）和脱离生产环境后发病（吸入后经过一段时间的潜伏期后发病，多见于亚急性和慢性职业中毒）两类。二者在刺激性中毒表现和中毒反应时间方面有差别，但最终疾病发展均可导致化学性肺水肿等严重后果。

刺激性气体职业中毒时的现场急救处理原则包括以下几种。

（1）迅速脱离中毒环境，如果皮肤有毒物污染，应脱去污染衣物，并用清水或生理盐水彻底冲洗污染部位，眼睛有污染时应优先冲洗。

（2）绝对休息。中毒者不能再做体力活动，以免加速肺水肿。

（3）及时解毒。对吸入酸性毒物，如氯化氢、氯、氮氧化物、硫酸二甲酯等，可雾化吸入 5% 碳酸氢钠液。对吸入碱性毒物，如氨、甲胺类等，可雾化吸入 3%～5% 硼酸液。

（4）避免不必要的补液，避免加速肺水肿产生。

（5）适当使用激素。对于曾大量吸入刺激性气体而患肺水肿者，可做预防性治疗。

（6）消除过多的泡沫痰。

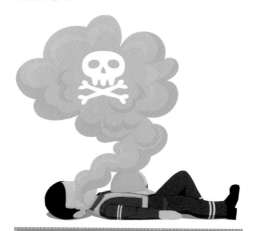

刺激性气体职业中毒的急救处理原则

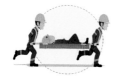

迅速脱离中毒环境　　绝对休息　　及时解毒　　吸氧　　转送专业医院

（7）吸氧。在急救和送诊过程中，需要提供吸氧并保持呼吸道通畅。

（8）及时转送专业医院救治。

Q/017 窒息性气体中毒时如何进行现场处理？

窒息性气体中毒是最常见的急性气体职业中毒，一般可分为单纯窒息性气体中毒和化学性窒息性气体中毒两类。

窒息性气体中毒现场处理的原则如下。

（1）迅速脱离中毒环境，中断毒物继续侵入。迅速将伤员脱离中毒现场并移至通风处，同时清除衣物及皮肤上的污染源。若发生中枢性呼吸、心搏骤停，应立即进行心肺复苏。

（2）及时解毒。单纯窒息性气体如氮气，并无特殊解毒剂；但二氧化碳等中毒可使用呼吸兴奋剂解毒，严重者可进行机械过度通气方式以排出体内过量二氧化碳；一氧化碳中毒无特殊解毒药物，但可给高浓度氧吸入，以加速碳氧血红蛋白（HbCO）解离；氰化氢中毒可用亚硝酸钠 – 硫代硫酸钠疗法进行驱排。

（3）医院救护治疗。应及早实施抗缺氧特别是抗脑缺氧措施，严重伤员可采用人工低温冬眠疗法。

Q/018 什么是甲醛中毒？

甲醛是一种有机化合物，化学式为 HCHO 或 CH_2O，是无色刺激性气体，对人眼、鼻等有刺激作用，易溶于水和乙醇，40% 左右的甲醛水溶液俗称福尔马林。甲醛广泛应用于工业生产，是制造树脂、油漆、塑料、合成纤维和各种黏合剂等工业制品的原料，也常作消毒剂和防腐剂使用。甲醛中毒是人体由于摄入过量甲醛引起的中毒反应。甲醛中毒主要发生在如下工作、生产场所。

（1）木质地板加工行业。如各类人工合成木地板加工厂。

（2）纺织行业。如服饰的布料制造过程中，添加甲醛能实现抗皱、防缩、提高阻燃性等功效，也能维持染色剂的耐久性和触感。

（3）医疗卫生行业。医疗卫生行业广泛使用福尔马林（甲醛水溶液）作为防腐剂。

甲醛广泛存在于工业生产和医疗卫生等行业，甲醛的职业接触人群庞大，容易导致甲醛中毒。同时甲醛也是室内空气污染的代表性污染物，也是生活性中毒的常见气体，已成为我国公共场所卫生检测要求中必测的指标。甲醛中毒也可以发生在房屋装修等生活性环境中，主要由于油漆、黏合剂等房屋装修副产物释放出来的甲醛导致生活性甲醛中毒。

Q/A 019 哪些工作环节可引起甲醛中毒？

甲醛中毒主要发生在使用甲醛作为产品、原料、溶剂、添加剂等的工业生产和运输等环节中。

（1）在甲醛生产、制造过程中，甲醛吸收塔中的未被吸收的甲醛尾气送至尾气锅进行燃烧处理时可导致甲醛中毒。

（2）在装卸及清理等作业过程中，若操作不当或由于设备及管道腐蚀、阀门未紧固等原因造成渗漏或聚集可导致甲醛中毒。

（3）在甲醛用于制造合成树脂、塑料、皮革、人造纤维、橡胶、造纸、制药、染料等化学物质的生产过程中，以及甲醛作为除臭剂、消毒剂、防腐剂、蛋白硬化剂、熏蒸剂等生产和使用过程中，发生甲醛外溢等情况时，可导致生产者、使用者因直接接触甲醛溶液而发生甲醛中毒。

Q/A 020 甲醛中毒有哪些症状表现？

甲醛中毒可分为急性甲醛中毒和慢性甲醛中毒两类。

（1）急性甲醛中毒。是指在短时间内高浓度接触甲醛导致的中毒，主要症状包括眼部、上呼吸道的刺激症状，还可以伴皮肤干燥、发痒、皮炎等皮肤刺激症状；继而引发咳嗽、喷嚏、声音嘶哑、胸闷、气促和呼吸困难等症状，严重时表现为呼吸急促、喉鸣声，进而导致因缺氧窒息而引起发绀，甚至猝死现象。急性甲醛中毒可伴随头晕、头痛、嗜睡、无力、食欲不振、恶心等其他症状。

（2）慢性甲醛中毒。是指长时间、低浓度吸入甲醛时导致的中毒。慢性甲醛中毒初期会出现如流泪、打喷嚏、咳嗽和咽部异物感等局部刺激反应；随着甲醛中毒时间延长，对机体的危害不断增大，会导致身体的免疫力下降，出现全身症状，严重者可导致白血病、鼻咽癌等严重疾病。

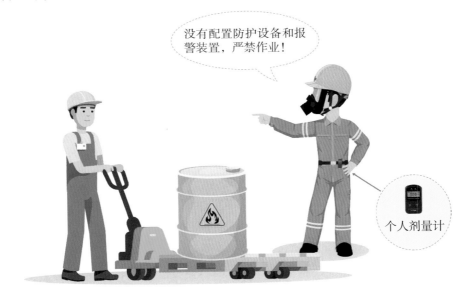

Q/021 甲醛中毒后如何处理？

A 甲醛中毒后的处理措施如下。

（1）需要立即脱离中毒环境，保持现场通风，确保甲醛能迅速挥发。

（2）第一时间对甲醛中毒者进行现场处理，如即时脱去被污染的衣物，并对受污染的皮肤使用大量清水彻底冲洗，再使用肥皂水或 2% 碳酸氢钠溶液继续清洗，彻底去除皮肤表面的残留甲醛；若溅入眼内也应及时使用大量清水进行冲洗。

（3）甲醛中毒后若出现鼻干、鼻痒、咽痛、咳嗽等呼吸道症状后，中毒者至少需要进行 48 小时观察，同时避免剧烈活动，以免导致中毒加重。

（4）甲醛中毒严重者须立即送往专业医院进行有针对性的医疗救治。

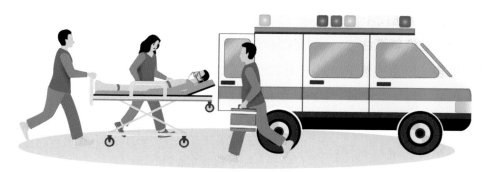

一般情况下，轻微的甲醛中毒者在离开中毒环境后可以自行解毒，无须特殊处理，相关中毒症状可以自行减轻、消失；同时可在饮食上添加胡萝卜、苦瓜、木耳等食物，协助缓解轻度甲醛中毒的症状。

Q/A 022 什么是氯气中毒？

氯气中毒是在工作过程中，短期内吸入较大量氯气所致的以急性呼吸系统损害为主的全身性疾病。

氯气，化学式为 Cl_2，常温常压下为黄绿色，是具有强烈刺激性臭味的有毒气体，密度比空气大，易溶于水，易压缩，可液化为黄绿色的油状液氯，是氯碱工业的主要产品，不可燃但可助燃，属于强氧化剂。氯气中混合体积分数为 5% 以上的氢气时遇强光可能会发生爆炸。氯气与有机物进行取代反应和加成反应可生成多种氯化物。氯气属于剧毒气体，对眼、呼吸道黏膜和皮肤有严重刺激性和灼烧作用；通过呼吸道吸入氯气，会引起呼吸道的严重损伤。

Q/A 023 哪些工作环节可引起氯气中毒？

氯气的产生主要来源于工业电解食盐溶液。氯气在工业生产中使用广泛，工业上常用作漂白剂、清洁剂等，在造纸、印染、颜料、纺织、合成纤维、石油、橡胶、塑料、制药、农药、冶金等众多行业用作原料。日常生活中，氯气也常用作医院、游泳池等处的消毒工作。

（1）在制造各种含氯化合物、造纸、印染及自来水消毒等工业生产中常因设备、管道密闭不严导致氯气泄漏或检修时防护不当可导致氯气中毒。

（2）在液氯灌注、运输和储存时多因管道、容器破损或密闭不严或有故障、超装、压力突然升高等造成大量液氯或氯气外泄也易导致氯气中毒事故发生。

（3）在电子工业中，高纯氯气也常用于电子工业干刻、热氧化及大规模集成电路等领域，若设备管道损坏或故障、个人防护不当也会导致氯气中毒的发生。

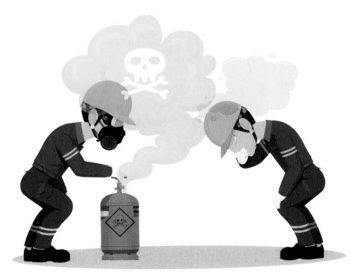

Q/A 024 氯气中毒有哪些症状表现？

氯气具有强烈的刺激反应性，氯气中毒一般都会出现一过性的眼及上呼吸道刺激症状。根据氯气吸入剂量和机体受损程度，氯气中毒一般可分为如下几类。

（1）轻度氯气中毒。主要表现为急性支气管炎或支气管周围炎，有流泪、咳嗽、咳少量痰、胸闷等症状。两肺有散在干啰音或哮鸣音，可有少量湿啰音。经休息和治疗，症状可于 1 ~ 2 天内消失。

（2）中度氯气中毒。主要表现为化学性支气管肺炎、间质性肺水肿或局限的肺泡性肺水肿。眼及上呼吸道刺激症状加重，胸闷、呼吸困难、阵发性呛咳、咳痰，有时咳粉红色泡沫痰或痰中带血，伴有头痛、乏力及恶心、食欲不振、腹痛、腹胀等胃肠道反应。轻度发绀，两肺有干啰音或湿啰音，或两肺弥漫性哮鸣音。经休息和治疗 2 ~ 10 天逐渐减轻而消退。

（3）重度氯气中毒。短期出现肺水肿，可咳大量白色或粉红色泡沫痰，呼吸困难、胸部紧束感，明显发绀，两肺有弥漫性湿性啰音；喉头、支气管痉挛或水肿造成严重窒息；休克及中度、深度昏迷；反射性呼吸中枢抑制或心搏骤停所致猝死；出现严重并发症如气胸、纵隔气肿等。重度氯气中毒后，可发生支气管哮喘或喘息性支气管炎。后者是由于氯气形成的盐酸腐蚀后导致的机化瘢痕所致，难以恢复，并可发展为肺气肿。

Q/025 氯气中毒后如何处理?

（1）发生氯气中毒事件后第一处理原则为立即脱离氯气接触，可使用湿毛巾捂住口、鼻向上风方向转移。

（2）在脱离氯气接触后用清水彻底冲洗被污染的眼睛和皮肤，若为液氯冻伤应同时注意保暖。

（3）氯气吸入量较多的伤员需要卧床休息，以免活动后加重病情。

（4）氯气中毒出现缺氧等症状时应维持呼吸道畅通并早期采取合理氧疗；在发生严重肺水肿或急性呼吸窘迫综合征时，可采用口鼻面罩持续正压通气疗法；若发生肺水肿，可使用去泡沫剂，连续使用至肺部啰音明显减弱。

（5）氯气中毒早期，应掌握进液量，适当应用利尿剂，但中、重度氯气中毒者应留意中毒者休克体征，补充血容量，及时纠正酸中毒，适当可使用血管活性药物，同时要积极防治肺部感染，合理规范使用抗生素，预防并发症发生。

Q/026 什么是硫化氢中毒?

硫化氢，化学式为 H_2S，是一种易燃的、无色的气体，低浓度时有腐败臭鸡蛋气味，浓度极低时有硫黄味，有剧毒。硫化氢能溶于水，水溶液为氢硫酸，易溶于醇类、石油溶剂和原油。工业上，硫化氢一般用于合成荧光粉、有机合成还原剂、各种通用试剂及各种硫化物等，它能与大部分金属反应生成黑色硫酸盐，也可用于化学分析，如鉴定金属离子。

硫化氢中毒是指机体暴露在硫化氢中，毒气经由呼吸道、消化道、皮肤黏膜吸收入血，引起化学性炎症及细胞氧化代谢异常。

Q/A 027 哪些工作环节可引起硫化氢中毒？

硫化氢中毒绝大多数发生在化工行业及密闭空间作业的处理过程中，常见的易发生硫化氢中毒的场所包括密闭管道或井下作业（包括污水、清理腌渍池、化粪池、鱼舱等）、含硫化合物的化学工业生产制造过程、含硫杂质的采矿和冶炼过程、含硫清洗剂的清洗过程、含硫杂质的石油开采或钻探过程、动植物做原料的食品加工业等。

硫化氢中毒多由于生产、操作过程中设备损坏，管道或阀门关闭不严导致硫化氢泄漏所致，也可由于在生产、操作环节中的违反正常操作规程、未按要求做好个人防护和由于工作环节中释放出来的硫化氢排放不当或不及时导致硫化氢中毒，在工业生产中发生的硫化氢中毒多为生产安全事故。

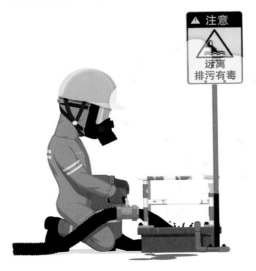

Q/028 硫化氢中毒有哪些症状表现?

硫化氢中毒一般发病迅速，出现以呼吸系统和 / 或脑损害为主的临床表现，可伴有心脏等器官功能障碍。硫化氢中毒的症状与接触硫化氢的浓度、时间等因素不同而有明显差异。

硫化氢中毒的症状主要分为以下几种。

（1）轻度硫化氢中毒。主要是刺激反应，表现为流泪、畏光、眼刺痛、喉部灼热感、咳嗽、头晕、乏力等症状。检查可见眼结膜充血、肺部可有干啰音，一般脱离硫化氢接触后短期内可恢复。

（2）中度硫化氢中毒。脑病症状常较呼吸道症状出现更早、更显著，主要以头痛、头晕、易激动、步态蹒跚、烦躁、意识模糊、谵妄等症状为主，肺部可闻干啰音或湿啰音。

（3）重度硫化氢中毒。会发生昏迷、肺泡性肺水肿以及呼吸循环衰竭等严重症状，短时间接触极高浓度硫化氢后可导致"电击样"死亡的发生。

（4）慢性影响。长期低浓度接触硫化氢会引起眼及呼吸道慢性炎症，全身可出现类神经症、中枢性自主神经功能紊乱等症状，也会损害周围神经功能。

Q/029 硫化氢中毒后如何处理?

硫化氢中毒后的现场抢救极为重要，因空气中含极高硫化氢浓度时极易导致重度中毒，常在现场引起"电击样"死亡，需要迅速让中毒者脱离中毒现场并转移至空气新鲜处，脱去被污染的衣物，有条件时立即给予吸氧。硫化氢中毒导致呼吸或心搏骤停者应立即施行心肺复苏术，并早期、足量、短程给予肾上腺糖皮质激素

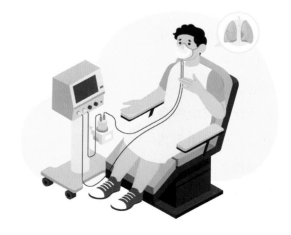

等措施维持生命体征，有利于防治脑水肿、肺水肿和心肌损害；同时要注意在现场施行人工呼吸时，施行者应防止吸入中毒者的呼出气或衣服内逸出的硫化氢，以免发生二次中毒。对有眼刺激症状者，立即用清水或生理盐水冲洗，同时局部滴鱼肝油以促进眼内上皮生长。对于现场紧急处理后的硫化氢中毒的昏迷中毒者，不论是否已复苏，均应尽快给予高压氧治疗，可加速昏迷的复苏和防治脑水肿，同时在第一时间送医治疗。

Q/A 030 什么是氨气中毒？

氨气，化学式为 NH_3，是一种无色、有强烈刺激性臭味的气体，可溶于水、乙醇和乙醚，与空气混合时，能形成爆炸性气体；直接接触氨气可灼伤皮肤、眼睛、呼吸道黏膜等。氨气绝大部分是由工业制成，一般是高温、高压和催化剂存在下由氮气和氢气合成制得。

氨气中毒是指人体在短时间内吸收大量氨气后，气体进入人体呼吸道而引起中毒的现象。

Q/A 031 哪些工作环节可引起氨气中毒？

氨气是高温、高压和催化剂存在下由氮气和氢气工业合成制得。氨气和液氨在工业上广泛应用，包括集成电路和等离子等高精仪器制造、电子工业、化肥及相关原料制造、制冷剂制造等行业，亦可用于炸药、染料、塑料和药物等的生产流程，如：①集成电路或等离子体高温下的气相反应仪器制造工业；②电子工业中用作化学气相沉积氮化硅的氮源；③用作碱性剂、酵母养料、食用色素稀释剂和溶剂的工业场所；④在化学工业中用于各种化学反应的溶剂；⑤用于制造氮肥及复合肥料等工业；⑥直接用于制造氨水，广泛用于其他工业。在上述工业生产中，均有可能因为氨气泄漏、意外事故等直接接触氨气而导致氨气中毒；同时在氨气或液氨的生产制造、运输、储存及工业使用等过程中，如遇运输管道或阀门、运氨贮罐损坏、操作不当或其他意外事故等导致的氨气泄漏亦可造成氨气中毒。常见的氨气中毒事件主要发生在工作环节中长期接触氨气导致的慢性氨气中毒，或者突然进（掉）入或在无知觉的情况下处于高氨气浓度的区域（环境）中导致的急性氨气中毒。

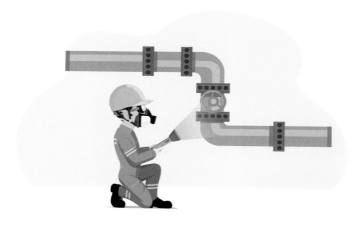

Q/ 032 氨气中毒有哪些症状表现？

氨气中毒的一般表现为短期、局部的刺激反应，即一过性的眼、上呼吸道刺激及咳嗽、喷嚏、流泪、咽喉烧灼感等反应。根据接触氨气时间及吸入剂量，一般将氨气中毒分为以下几种。

（1）轻度中毒。常出现流泪、咽痛、声音嘶哑、咳嗽等症状，并可伴有轻度头晕、头痛、乏力等症状，少数病例可出现眼结膜、鼻黏膜、咽部充血水肿等症状。

（2）中度中毒。多出现咽部烧灼痛、剧烈咳嗽咳痰等症状；胸闷、呼吸困难，常伴有较严重的头晕、头痛、呕吐等，眼结膜和咽部明显充血、水肿，并伴有喉头水肿，呼吸频速、轻度发绀。中毒者出现明显的"三凹征"，即吸气时胸骨上窝、锁骨上窝、肋间隙出现明显凹陷。

（3）重度中毒。多出现频繁的剧烈咳嗽并伴随大量粉红色泡沫状痰；同时有胸闷、呼吸困难、肺水肿等严重肺部表现。中毒后期，还会导致气管、支气管黏膜坏死、脱落并间断咳出。氨气中毒还常并发继发感染，体温增高，同时可伴口腔、咽部黏膜糜烂，白色假膜形成，呼吸窘迫，双肺满布干啰音、湿啰音。严重氨气中毒还可能导致眼睛灼伤，并引起角膜穿孔，若皮肤接触液氨也可引起冻伤、灼伤。

Q/A 033 氨气中毒后如何处理？

氨气中毒后首要处理原则是让中毒者迅速脱离氨气中毒环境并转移到阴凉、干燥、通风的地方，立即用清水或3%硼酸冲洗污染的眼及皮肤并脱去被污染的衣物，有条件可同步进行吸氧治疗；同时迅速拨打120急救电话，氨气重度中毒者需要第一时间转移到具备高压氧舱的医院进行进一步急救。

氨气中毒者要进行全程的生命体征的监测，确保血氧饱和度在95%以上，同时积极预防和控制感染，维持水、电解质和酸碱平衡。重度中毒者须尽快进行高压氧舱的治疗。若中毒者出现了脏器功能不全，需要通过药物维持相关脏器功能；若出现明显的颅内压增高、脑水肿等情况，可以给予甘露醇降低颅内压，并根据需要进行物理降温治疗。

Q/A 034 什么是光气中毒？

光气，化学式为 $COCl_2$，又称碳酰氯，无色，具有发霉柴草和烂苹果样气味，为剧烈窒息性气体，可加压为液体储存，微溶于水，并逐渐水解为二氧化碳和盐酸。

光气由一氧化碳和氯气混合通过活性炭作催化剂而制得，是一种重要的有机中间体。

光气有剧毒，是典型的暂时性毒剂，对上呼吸道刺激性小，对肺产生强烈的刺激作用，高浓度吸入易导致肺水肿。

光气中毒是指在化工生产过程中容器、管道、阀门的泄漏导致光气吸入人体所引起的一系列损害。光气中毒主要分为轻度、中度、重度和闪电型中毒。光气是剧烈窒息性毒气，高浓度吸入可致肺水肿。光气毒性较大，但在体内无蓄积作用；在工业生产中以急性中毒为主，主要对呼吸系统造成损害。

Q/A 035 哪些工作环节可引起光气中毒？

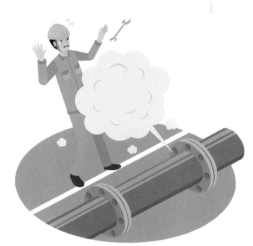

光气通常用于有机合成、制造染料、塑料、生产苯胺染料、农药制造和工业制药等行业。光气剧毒，当生产环境中光气的浓度达到 $30 \sim 50mg/m^3$ 时，即可引起光气中毒。光气中毒主要发生在如下工作环节中。

（1）光气生产设备没有定期检修而出现光气泄漏；或者设备检修时，没有按规定程序进行操作而导致光气喷出。

（2）在光气生产过程中，由于违章操作或加料过快造成光气外溢中毒。

（3）光气尾气处理系统失灵，分解能力不足或分解剂失效致使光气分解不完全而排出等。

（4）光气输送管道或容器发生泄漏、爆炸以及其他意外事故导致光气泄漏而发生光气中毒。

（5）在金属冶炼过程中，氯代碳氢化合物（如氯仿、四氯化碳、三氯乙烯等）遇明火燃烧、接触炽热的金属物品及聚氯乙烯塑料制品燃烧时，均可分解生成光气，若个人防护不当可导致光气中毒。

（6）四氯化碳作为灭火剂灭火时，与水发生水解反应生成光气，致使发生光气中毒。

Q/A 036 光气中毒有哪些症状表现？

光气中毒常表现出一过性的黏膜刺激症状，同时可伴有头痛、头晕、恶心、乏力、心悸等体征。光气中毒的症状严重程度与吸入光气浓度和时间密切相关，一般可分为以下几种。

（1）轻度光气中毒。低剂量吸入后，一般会有 2 ~ 8 小时潜伏期，随后出现咳嗽、胸闷、胸痛、气短等症状，一般可自行恢复。

（2）中度光气中毒。短时间吸入后，出现咳嗽、胸闷、胸痛、气短等症状加重，严重者可出现支气管痉挛。

（3）重度光气中毒。当光气浓度超过 2000 mg/m³ 时，出现明显呼吸困难、发绀、频繁咳嗽、咳大量粉红色泡沫痰等症状。极易导致肺水肿，可伴随急性呼吸窘迫综合征、窒息、气胸或纵隔气肿、严重心肌损害、休克、昏迷；同时偶见闪电型中毒者，可在短时间内死亡。

光气中毒后少数中毒者可发生闭塞性细支气管炎，同时液化光气溅入眼内可引起结膜、角膜损伤，导致角膜穿孔和睑球粘连，应予以注意。

Q/A 037 光气中毒后如何处理？

光气中毒后首要原则为迅速脱离中毒现场，去除体表和衣物污染。保持安静，绝对卧床休息，注意保暖。吸氧治疗是光气中毒的关键环节，胸闷、气急、胸部束紧感、呼吸过速、发绀等为氧疗指征，可采用鼻导管或鼻塞，亦可采用高频喷射通气、氧帐或高压氧舱等。光气中毒后发生肺水肿的潜伏期可长达 48 小时，须对中毒者进行严密观察，一旦发生水肿须及时给予吸氧、药物（肾上腺糖皮质激素等）雾化吸入、支气管解痉、镇静等对症处理。光气中毒早期可应用山莨菪碱等药物来改善肺部微循环、预防肺水肿、急性呼吸窘迫综合征等并发症的发生。光气导致的眼睛接触中毒，应及时提起眼睑，用大量流动清水或生理盐水冲洗后及时就医。须重视光气中毒后的抗感染治疗，不宜应用利尿剂、脱水剂，禁用吗啡。大部分光气中毒者经合理治疗后可完全康复。

Q/A 038 什么是一氧化碳中毒？

一氧化碳，化学式为 CO，为无色、无味的气体，不易被人察觉。一氧化碳既有还原性，又有氧化性，同时具有毒性，极为常见又极度危险。

一氧化碳中毒是指含碳物质燃烧不完全时的产生的一氧化碳经呼吸道吸入后引起的中毒事件，俗称煤气中毒。一氧化碳中毒是生产、生活过程中最常见、最危险的气体中毒事件。

一氧化碳的产生主要来源于含碳物质的不完全燃烧。在工业生产和家庭生活中，一氧化碳的产生途径有很多，常见有以下几种。

（1）炼焦、炼钢、炼铁、羰化法提炼金属等冶金场所。

（2）采矿的爆破场所。

（3）铸造、锻造场所。

（4）用一氧化碳作原料制造光气、甲醇、甲醛、合成氨，或用天然气生产氮肥等化学工业场所。

（5）耐火材料、玻璃、陶瓷、建筑材料等烧制过程中使用的窑炉、煤气炉等场所。

（6）内燃机等使用的场所。

（7）个体家庭中烧煤取暖、燃气热水器等生活场所。

上述生产、生活场合中出现的一氧化碳泄漏、密闭空间聚集或其他意外和安全事故等，都会造成一氧化碳中毒。

Q/A 039 哪些工作环节可引起一氧化碳中毒？

一氧化碳的产生主要来源于含碳物质的不完全燃烧，因此凡是燃烧煤炭、石油、天然气等含碳物质的工业生产环节均有可能导致一氧化碳中毒。

一氧化碳是合成一系列基本有机化工产品和中间体的重要原料，广泛应用在化学工业；同时由于一氧化碳的热分解反应及还原剂效应，在冶金行业也应用广泛。在上述工业中，由于运输或使用环节中管道漏气或储存容器泄漏、意外事故等也可以导致一氧化碳中毒。

一氧化碳还可用作燃料、标准气体，在激光器、环境监测及科学研究等方面也广泛应用，在上述工作场所，由于气体泄漏、非安全生产流程等也可导致一氧化碳中毒。

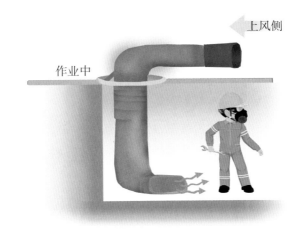

上风侧

作业中

生活性一氧化碳中毒多为冬季生火取暖、燃气热水等由于燃烧不充分且室内通风不良所致。

Q/A 040 一氧化碳中毒有哪些症状表现？

一氧化碳中毒的机制是由于一氧化碳与血红蛋白的亲和力明显高于氧气与血红蛋白的亲和力，使血红蛋白丧失携带氧气的能力和作用，造成组织缺氧窒息。

一氧化碳中毒的临床表现主要为缺氧，其严重程度与碳氧血红蛋白（HbCO）的饱和度相关。根据 HbCO 的饱和度，一氧化碳中毒可分为 3 类，其症状如下。

（1）轻度一氧化碳中毒。主要表现为头痛、四肢无力、眩晕、劳动时呼吸困难，HbCO 饱和度一般为 10% ～ 20%；脱离中毒环境后，吸入新鲜空气或者吸氧，缺氧症状可迅速消失，一般无后遗症出现。

（2）中度一氧化碳中毒。主要表现为口唇呈樱桃红色，可伴有恶心、呕吐、意识模糊、虚脱或昏迷，HbCO 饱和度一般为 30% ～ 40%；如抢救及时，可迅速清醒，数天内完全恢复，一般无后遗症出现。

（3）重度一氧化碳中毒。呈深昏迷，伴有高热、四肢肌张力增强和阵发性或强直性痉挛，HbCO 饱和度超过 50%。重度中毒者多有脑水肿、肺水肿、心肌损害、心律失常和呼吸抑制等严重症状，某些中毒者可伴随存在急性一氧化碳中毒迟发脑病等精神神经后发症，严重者可导致死亡；一般昏迷时间越长，预后越严重。重度一氧化碳中毒可伴有痴呆、记忆力和理解力减退、肢体瘫痪等后遗症。

长期接触低浓度一氧化碳可导致慢性一氧化碳中毒，可有头痛、眩晕、记忆力减退、注意力不集中、心悸等症状，并对心血管系统有一定的损害。

Q/A 041 一氧化碳中毒后如何处理？

一氧化碳中毒者一般是无法自救的，因为一氧化碳无色无味，极难让人察觉。一旦发现一氧化碳中毒者，首要原则是尽快让中毒者脱离中毒环境，转移至户外开阔通风处；有条件的可采取卧床休息，保暖，保持呼吸道通畅、吸氧等措施。轻度中毒者可自行恢复，一般无须特殊处理；中、重度中毒者需要及时送医、对症处理。

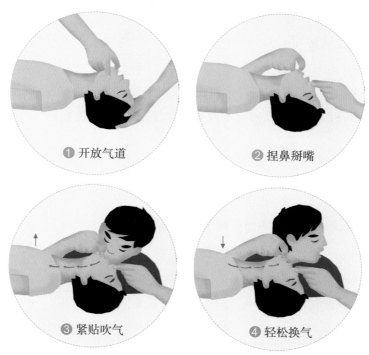

❶ 开放气道　　❷ 捏鼻掰嘴　　❸ 紧贴吹气　　❹ 轻松换气

人工呼吸

一氧化碳中毒送医后首要处理原则是迅速纠正缺氧状态。吸入高纯度氧气可加速碳氧血红蛋白解离，增加一氧化碳的排出；严重者需要进行高压氧舱治疗。一氧化碳中毒导致呼吸骤停时，应及早进行人工呼吸，或用呼吸机维持呼吸。一氧化碳中毒极易导致脑水肿，一般采用脱水疗法，最常用的是20%甘露醇，静脉快速滴注及早防治脑水肿。中、重度一氧化碳中毒者还需要控制感染、高热、促进脑细胞代谢等支持治疗，防治并发症和后发症，对于昏迷者还需要定时翻身以防发生压疮和肺炎。

Q/ 042 什么是二氧化碳中毒？

二氧化碳，化学式为 CO_2，常温常压下是一种无色无味、不可燃的气体，是空气的组成气体，也是最为常见的温室气体。工业二氧化碳一般由高温煅烧石灰石或由石灰石和稀盐酸反应制得，主要应用于冷藏易腐败的食品（固态）、做制冷剂（液态）、制造碳化软饮料（气态）和做均相反应的溶剂（超临界状态）等。二氧化碳在自然界中含量丰富，主要可来源于有机物、腐殖酸等的分解、发酵、腐烂、变质、熟化的过程及所有动植物的呼吸过程。

二氧化碳中毒是指长时间处于低浓度二氧化碳环境中或突然进入高浓度二氧化碳环境中，由于过量吸入二氧化碳引起的一种中毒现象。前者表现为头痛、头晕、注意力不集中、记忆力减退等，后者主要表现为脑缺氧症状，可引起反射性呼吸骤停而突发死亡。

低浓度的二氧化碳没有毒性，高浓度的二氧化碳易导致中毒，只要保持良好通风条件，完全可以避免二氧化碳中毒事件发生。常见的二氧化碳中毒多发生于从事于密闭和通风不好的矿井、油井、船舱、下水道等工作场所。

Q/ 043 哪些工作环节可引起二氧化碳中毒？

二氧化碳在生产、生活过程中均可大量生产，因而二氧化碳中毒可见如下工作环节中。

（1）植物发酵制糖、酿酒，玉米制造丙酮以及制造酵母等生产过程。

（2）储藏蔬菜、水果和粮食等不通风的地窖和仓库等密闭空间。

（3）啤酒、汽水等碳酸饮料的生产过程。

（4）二氧化碳灭火器的灌装及使用过程。

（5）利用干冰和液体二氧化碳冷冻食品过程或实验降温和低温测试过程。

（6）在制造、处理和运输过程中作为惰性剂使用过程。

（7）潜水作业时因器具故障或使用不当以及在密闭空间作业的过程。

综上所述，二氧化碳中毒主要发生在密闭、通风条件不好或因二氧化碳泄漏而导致二氧化碳聚集的密闭空间。工业制造、使用二氧化碳的场所及日常生活环境中一般只要保持良好的通风环境，可避免二氧化碳中毒。

Q/044 二氧化碳中毒有哪些症状表现？

二氧化碳中毒早期会感到头晕、心悸、呼吸困难、思维能力降低、运动能力降低等症状，严重者可出现嗜睡、昏迷、休克甚至窒息、死亡。根据吸入二氧化碳的浓度和时间，可将二氧化碳中毒分为急性二氧化碳中毒和慢性二氧化碳中毒。

（1）急性二氧化碳中毒。一般指突然进入高浓度二氧化碳环境中发生的中毒事件，大多数急性二氧化碳中毒者在极短时间内，因参与呼吸的神经和肌肉不能正常工作，使人体不能正常呼吸，突然倒地死亡。部分中毒者可感到头晕、胸闷、心慌，随即迅速出现意识障碍、口吐白沫、意识丧失、昏迷。如不及时脱离现场、抢救，容易危及生命。急性中毒者须及时得到救治，否则病情继续加重，可因高热、休克、肝肾衰竭、呼吸循环衰竭等导致死亡。

（2）慢性二氧化碳中毒。长时间处于低浓度二氧化碳环境中可导致慢性二氧化碳中毒，会引起头痛、头晕、注意力不集中、记忆力减退、失眠等症状，一般脱离中毒环境后可及时恢复。

Q/ 045 二氧化碳中毒后如何处理?

二氧化碳中毒后的首要处理原则是及时脱离二氧化碳中毒环境,加强通风,保持呼吸道通畅,及时送医并辅以对症支持治疗。二氧化碳中毒及时对症处理,一般可治愈,且不留后遗症;若未及时对症处理,导致不可逆的组织器官损害,可造成神经衰弱、症状性癫痫、震颤性麻痹等后遗症,严重者可导致死亡。

对于急性二氧化碳中毒,须第一时间将中毒者脱离高浓度二氧化碳环境,辅以有效支持呼吸手段,可有效缓解中毒症状;同时应根据中毒者的生命、体征情况及时给予药物、器械等措施进行救治,可以辅以间断性的高压氧治疗,可有效提高中毒者的治疗效果;若中毒者出现呼吸、心搏骤停,应立即进行心肺复苏等抢救措施。

对于慢性二氧化碳中毒者,及时脱离中毒环境后,预后一般良好,不留后遗症。

为有效预防二氧化碳中毒,在进入废井、地窖、矿井、下水道等长期密闭或通风不善的场所时,应先测量一下二氧化碳浓度,做好通风排气措施,并佩戴呼吸面罩后根据情况再进入。

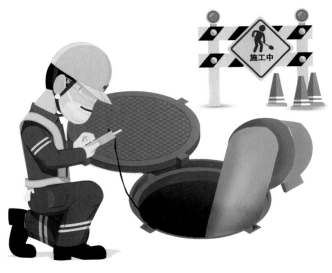

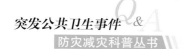

Q/A 046 什么是甲烷中毒？

甲烷是最简单的有机物，化学式为 CH_4，为无色、无臭、无味的易燃气体。甲烷在自然界的分布很广，是天然气、沼气、坑气等的主要成分，俗称瓦斯。

它可用来作为燃料及制造氢气、炭黑、一氧化碳、乙炔、氢氰酸及甲醛等物质的原料。甲烷常为燃料，如燃气和液化气，应用于民用和工业生产中。

甲烷本身无毒，大自然中有机物的腐败均可能产生甲烷气体，甲烷并非致癌物，对人体并没有影响，因此暂时对接触浓度没有限制。

甲烷中毒是指高浓度的甲烷气体替代空气中的氧气，进而致使氧气不足而导致伤害人身安全，甚至危及生命的事件。

Q/A 047 哪些工作环节可引起甲烷中毒？

甲烷只有在高浓度时可成为单纯性窒息剂，会替代空气中的氧气，进而致使氧气不足而导致伤害人身安全，甚至危及生命。甲烷中毒主要发生在密闭、通风条件不好或因甲烷泄漏而导致甲烷聚集的密闭空间。

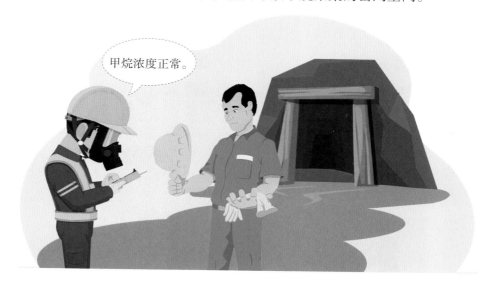

甲烷中毒多见于制造乙炔、氢气、合成氨及制备炭黑、硝基甲烷、一氯甲烷、二硫化碳等生产和运输过程中的操作不规范、意外泄漏事故等。在矿井、下水道、沼气池等操作、整修工作环节中由于通风不良或防护不当时亦可发生。通风不良或防护不当可致甲烷中毒。煤矿开采过程中，甲烷为煤矿内的废气，常因防护不当或发生意外安全事故，易导致甲烷中毒或者甲烷爆炸。

Q/048 甲烷中毒有哪些症状表现？

/A 甲烷中毒的主要症状是缺氧。甲烷中毒一般可分为轻度甲烷中毒和重度甲烷中毒。

（1）轻度甲烷中毒。表现为头痛、头晕、乏力、呼吸和心率加快、注意力不集中等症状，及时脱离甲烷接触、呼吸新鲜空气后相关症状可迅速消失。

（2）重度甲烷中毒。是指短时间进入极高甲烷浓度的环境，可迅速出现呼吸困难、心慌、胸闷、共济失调，甚至闪电式昏厥等症状，可迅速导致昏迷，若抢救不及时常致猝死。偶尔可见由于液化甲烷导致的局部冻伤症状。

Q/049 甲烷中毒后如何处理？

/A 甲烷中毒的首要处理原则为迅速将甲烷中毒者脱离中毒现场（抢救人员必须佩戴有氧防护面罩）并立即呼救。甲烷中毒者在脱离中毒环境后的第一时间进行吸氧，可有效缓解中毒状态，严重者可送高压氧舱进行治疗。若出现呼吸、心搏骤停，在医护人员到达现场前，须及时对中毒者进行心肺复苏。

在生产、生活过程中，凡是进入有可能产生或积聚甲烷的密闭空间时须严格遵守操作规程，严防发生甲烷中毒意外事故。矿井、坑道等要保持通风并定期监测甲烷浓度以防止甲烷中毒或爆炸事件的发生。

三 有机溶剂职业中毒

Q/A 050 什么是有机溶剂中毒？

有机溶剂是一大类在生产、生活中广泛应用的有机化合物，主要用于清洗、去油、稀释和提取剂等方面用途，如苯乙烯、全氯乙烯、三氯乙烯、乙烯乙二醇醚和三乙醇胺等。有机溶剂在常温常压下呈液态，具有挥发性、脂溶性和易燃性。

有机溶剂具有明确脂溶性，因此有机溶剂中毒除经呼吸道、消化道等常规途径进入机体外，还可经皮肤吸收而造成机体中毒。有机溶剂经各种途径吸收进入机体后，将作用于富含脂类物质的神经、血液系统，以及肝、肾等实质脏器，同时对皮肤和黏膜也有一定的刺激性。不同有机溶剂其作用的主要靶器官和毒性的强弱也不同，这取决于有机溶剂的化学结构、溶解度、接触浓度、时间以及机体的敏感性等因素。

Q/A 051 可发生职业中毒的有机溶剂有哪些？

有机溶剂的种类较多，按其化学结构可分为 10 类。

（1）芳香烃类。苯、甲苯、二甲苯等。

（2）脂肪烃类。戊烷、己烷、辛烷等。

（3）脂环烃类。环己烷、环己酮、甲苯环己酮等。

（4）氯化烃类。氯苯、二氯苯、二氯甲烷等。

（5）醇类。甲醇、乙醇、异丙醇等。

（6）醚类。乙醚、环氧丙烷等。

（7）酯类。醋酸甲酯、醋酸乙酯、醋酸丙酯等。

（8）酮类。丙酮、甲基丁酮、甲基异丁酮等。

（9）二醇衍生物。乙二醇单甲醚、乙二醇单乙醚、乙二醇单丁醚等。

（10）其他。乙腈、吡啶、苯酚等。由于有机溶剂具有脂溶性，绝大多数有机溶剂均可造成职业中毒，只是中毒的程度与接触浓度、时间和个体差异等因素有关。

脂肪烃类、氯化烃类及酚类等脂溶性较强的有机溶剂中毒以神经毒性为主要症状；芳香烃类有机溶剂中毒以血液毒性为主要症状，以苯最为常见；氯化烃类有机溶剂中毒以肝肾毒性为主要症状。多数有机溶剂中毒均有不同程度的皮肤黏膜刺激作用，但以酮类和酯类最为常见。

Q/A 052 有机溶剂是如何引起职业中毒的？

有机溶剂在工作生产环境中主要以蒸气形式经呼吸道进入人体，液体形式可经皮肤和消化道等途径吸收。有机溶剂进入机体后主要分布于人体富含脂肪的组织，如神经系统、肝脏等；同时由于机体内血－组织膜屏障也富含脂肪，因此有机溶剂也同样富集于血流充足的骨骼和肌肉组织；肥胖者接触有机溶剂后，在体内蓄积量增多、排出慢，更易导致严重中毒。此外，大多数有机溶剂可通过胎盘进入胎儿，也可以经母乳排出，因此有机溶剂中毒也可影响胎儿和婴幼儿健康。

由于个体差异存在，机体对不同溶剂的代谢速率不同，有些有机溶剂可充分代谢，有些则几乎不能被代谢。机体富集有机溶剂导致的中毒程度与其毒性代谢产物的毒性作用密切相关，如正己烷的毒性与其主要代谢物2，5-己二酮有关。机体有机溶剂的排出主要以原形经呼吸道排出，少量有机溶剂以代谢物的形式随尿液排出，多数有机溶剂容易被排出，一般从数分钟至数天，少数不容易排出或需经代谢后才能排出机体的，则更容易导致严重有机溶剂中毒。

Q/ 053 有机溶剂中毒时如何进行现场处理?

有机溶剂具有脂溶性,因此有机溶剂中毒除经呼吸道、消化道等常规途径进入机体外,还可经皮肤吸收而造成机体中毒。根据有机溶剂中毒种类、剂量和中毒时间,一般可将有机溶剂中毒分为急性中毒和慢性中毒。

(1)有机溶剂急性中毒。应迅速将中毒者移至空气新鲜处,立即脱去被污染的衣服,用肥皂水或清水清洗被污染的皮肤,同时保持呼吸道通畅,必要时进行人工呼吸。如为误服有机溶剂,需要立即饮用大量牛奶或清水并催吐。现场紧急处理后立即送往医院根据导致中毒的有机溶剂类型进行进一步抢救。

(2)有机溶剂慢性中毒。需要立即调离原有接触有机溶剂的工作环境,可根据病情严重程度分别安排工作或休息,同时辅以相关排毒治疗。

Q/ 054 如何预防有毒有机溶剂中毒?

有机溶剂可经呼吸道、消化道和皮肤等进入机体造成有机溶剂中毒,因此有机溶剂中毒是可以预防的,主要预防措施有以下几种。

(1)生产和使用有机溶剂时,要加强密闭环境的通风,减少有机溶剂的逸散和蒸发。

(2)采用自动化、机械化的操作工业生产流程,以减少操作人员直接接触有机溶剂。

(3)以无毒或低毒的物质取代有毒有害的有机溶剂,如油漆及制鞋工业中,以汽油、二乙醇缩甲醛等替代苯系物作为萃取剂。

（4）在工作过程中，加强个人防护，如戴防护口罩或使用送风式面罩、防护手套，勿用污染的手进食或吸烟。做好个人卫生，勤洗手、洗澡与更衣。

（5）完善和落实就业前体检和定期健康体检，及早发现中毒征象，进行严密的动态观察、及早进行并保持相应治疗。

（6）定期监测工作场所的有机溶剂浓度，完善劳动卫生学调查。

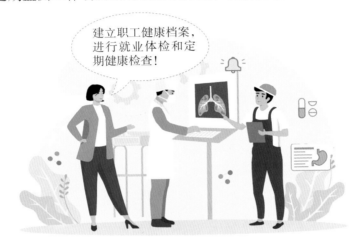

建立职工健康档案，进行就业体检和定期健康检查！

Q/A 055 什么是芳香烃类有机溶剂中毒？

芳香烃类有机溶剂是指苯及苯的同系物，其化学结构的特点为有一个或多个苯环，芳香烃可分为单环芳香烃和多环芳香烃两类。芳香烃类有机溶剂大部分是液体，一般芳香烃均比水轻，不溶于水，但溶于有机溶剂，易挥发，具有特殊香味。芳香烃在工业上作为有机溶剂、化工原料等广泛应用，一般用于医疗、造漆、制革、泡沫、制鞋及塑料等诸多行业，玩具厂、电池厂、室内装修也会接触芳香烃。急性芳香烃类有机溶剂中毒大多为芳香烃类有机溶剂挥发导致芳香烃毒气经呼吸道吸入，少数为消化道误服吸收，慢性芳香烃中毒多为皮肤接触吸收导致的中毒。

Q/A 056 常见的芳香烃类有机溶剂有哪些？

芳香烃类有机溶剂是指苯及苯的同系物组成的闭链类有机溶剂，大都具有芳香气味，故称为芳香烃，又可简称为芳烃。大多芳香烃为具有苯环基本结构和具有芳香族化合物性质的环烃，如苯、萘等。苯的同系物的通式是 C_nH_{2n-6}（$n \geq 6$）。根据芳香烃的结构不同可分为以下 3 类。

（1）单环芳香烃，如苯及苯的同系物。

（2）稠环芳香烃，如萘、蒽、菲等。

（3）多环芳香烃，如联苯、三苯甲烷。

煤和石油是制备一些简单芳香烃如苯、甲苯等的原料，而这些简单芳香烃又是制备其他高级芳香族化合物的基本原料。现代工业中使用和生产的药物、炸药、染料等，绝大多数是由芳香烃合成的。燃料、塑料、橡胶及糖精等也常用芳香烃为原料来进行生产。

Q/057 什么是苯中毒?

苯，是最简单的芳烃，化学式是 C_6H_6，是具有甜味、可燃、有致癌毒性等特性的无色透明液体，在常温下极易挥发，但不易分解，并带有强烈的芳香气味。苯难溶于水，易溶于有机溶剂，本身也可作为有机溶剂。苯是一种石油化工基本原料，在工业上应用极广，主要用作油墨、树脂、喷漆和氯丁橡胶等溶剂；也广泛用来制造苯乙烯、苯酚、染料、塑料、农药、化肥、炸药等。苯中毒一般可分为急性苯中毒和慢性苯中毒。急性苯中毒多为误服或急性吸入含苯的有机溶剂所致，如油漆、染料、工业胶水等；慢性苯中毒是长期吸入低浓度苯、苯系物及苯的代谢产物如酚类所致，长期皮肤接触苯及苯系物也易导致慢性苯中毒。

Q/058 哪些工作环节可引起苯中毒?

苯作为很多化工产品的原料，广泛应用于现代化工工业中，如制作苯系物（苯乙烯、苯酚），合成洗涤剂、药物，制作化肥、炸药和农药等，还作为溶剂和稀释剂等广泛应用于制造油墨、树脂、橡胶、黏合剂、油漆、喷漆、涂料等化学化工产品中，苯也常见于松香水、香蕉水等日常产品中。

苯的工业应用极其广泛，因此凡是从事制鞋、制革、制药、橡胶、化纤、印刷、染料、农药、油漆等工业制作和加工等工作环节中，均可由于操作不当或者个人防护不到位等原因而导致急性或慢性苯中毒。目前制鞋业仍是导致苯中毒最多、危害最明显的行业，因为很多鞋厂使用以苯为溶剂的氯丁胶粘鞋帮和压鞋底。其次是油漆业，为了使产品挂漆迅速干燥，喷漆和刷漆时常使用含苯量很高的稀释剂。还有就是箱包加工业和家具厂等，尤其是私营的小规模企业，由于工作环境狭小，同时缺乏有效个人防护措施和通风条件，经常发生苯中毒事件。

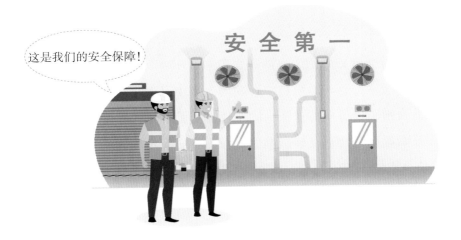

这是我们的安全保障！

安 全 第 一

Q/A 059 苯中毒有哪些症状表现？

苯中毒是指由于急性吸入含苯蒸气、误服含苯溶液或长期接触含苯有机溶剂所致的中毒事件，根据发病时间可分为急性苯中毒和慢性苯中毒。

（1）急性苯中毒。一般多见于通风不良的场所在缺乏个人有效防护时吸入高浓度苯蒸气而发生的急性中毒事件。轻度中毒可出现头晕、头痛、恶心、呕吐、酒醉状态等症状，重度中毒可出现烦躁不安、幻觉、嗜睡、震颤乃至谵妄、昏迷、全身强直性抽搐、血压下降、心律不齐等症状，最终可因呼吸、循环衰竭而死亡。急性苯中毒发病时间取决于单位空间内含苯的浓度。苯中毒后积极抢救，可在数分钟到数小时内恢复，若未能及时抢救则可发生"闪电样"

死亡事件。

（2）慢性苯中毒。是指长期吸入或接触苯及苯系物而导致的慢性中毒事件，因此慢性苯中毒的症状是逐步出现的，可因工作环境、个人健康程度及对苯及苯系物的敏感性等不同而有所差异。一般中毒早期主要表现为头晕、头痛、失眠、多梦、乏力、记忆力减退等。随着中毒加深，会严重损害造血系统，尤其是造成持续性白细胞、血小板计数减少等血象异常表现，可出现牙龈出血、鼻出血、皮下出血点或紫癜等症状，严重中毒者后期可发生再生障碍性贫血和白血病等严重疾病。

Q/ 060 苯中毒后应如何处理？

苯中毒的首要处理原则为立即脱离苯中毒环境。

（1）急性苯中毒。需要立即脱离中毒现场，将中毒者移至空气新鲜处并立即脱去被污染衣物，随后立即送医，同时还需要注意保持呼吸道通畅，及时给予吸氧。苯中毒无特效解毒剂，维生素 C 有部分解毒作用，可静脉点滴维生素 C、葡萄糖醛酸等辅助解毒，切勿使用肾上腺素。

（2）慢性苯中毒。在第一时间脱离苯中毒的工作环境后，需要根据具体症状进行对症处理：出现白细胞减少，可选用维生素 B_4、维生素 B_6、利血生、鲨肝醇等进行治疗；出现粒细胞减少并继发感染时，可给粒细胞集落刺激因子；发生再生障碍性贫血，可考虑使用丙酸睾酮或司坦唑醇，对部分再生障碍性贫血并有溶血反应者可短期大量使用糖皮质激素；慢性苯中毒的重症中毒者必要时输新鲜血或成分输血，骨髓移植；导致白血病的，应用抗肿瘤化疗；对慢性苯中毒继发感染者应用抗生素治疗，出血中毒者须输新鲜血液或血小板、氨甲苯酸药等治疗。慢性苯中毒者需要立即调离接触苯及其他有毒物质的岗位。

Q/ 061 汽油可引起职业中毒吗？

汽油，工业上主要来源于石油分馏、裂解，是具有挥发性、可燃性的烃类混合物液体，可用作燃料，外观为透明、无色或淡黄色液体，极易溶于脂肪不溶于水。汽油主要含脂肪烃、环烷烃及芳香烃等，具有较高的辛烷值（抗爆震燃烧性能），并按辛烷值的高低分为92号、95号、98号等汽油牌号。汽油可分为交通用汽油和工业用汽油。交通用汽油主要为航空及机动车等使用，工业用汽油可作为溶剂和清洗剂等在工业中广泛使用。

汽油重要的特性为蒸发性、安定性、抗爆性、腐蚀性和清洁性，因此汽油广泛用作交通运输工具的动力燃料，也可作为溶剂广泛用于橡胶、油漆、制鞋、印刷、制革、洗染、颜料及机械等化学化工行业中，因此这些行业均可因为长期接触或个人防护不当等导致汽油职业中毒。汽油具有麻醉性，可作用于中枢神经系统，引起神经功能紊乱；低浓度汽油接触可引起人体条件反射的改变，高浓度汽油接触可致人体呼吸中枢的麻痹，短时间大量吸入或接触汽油蒸气可导致急性汽油中毒；若长期吸入汽油亦可发生慢性汽油中毒，但一般脱离接触环境可自行恢复。

Q/A 062 哪些工作环节可引起汽油中毒？

汽油中毒一般多见于使用汽油作为原料的生产设施设备故障或输送、转运管道等泄漏或工作环境密闭、通风不畅，个人防护不足或不到位而导致；汽油中毒也易发生在高温环境下，由于汽油挥发加剧而导致空气中汽油浓度急剧上升而导致急性中毒事件；若长期在含有较高汽油浓度的工作环境中工作，可导致慢性汽油中毒，偶见部分直接吸入汽油导致的汽油中毒，一般可导致吸入性化学性肺炎等症状。

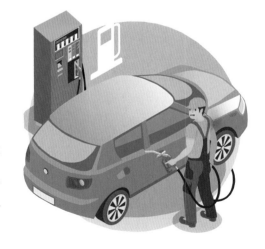

Q/A 063 汽油中毒有哪些症状表现？

汽油中毒一般可根据中毒浓度和中毒时间分为急性汽油中毒和慢性

汽油中毒。

（1）急性汽油中毒。多表现为轻度麻醉作用，眼睛刺激感，伴随流泪、流涕、眼结膜充血、咳嗽、头晕等症状，随着中毒时间和汽油浓度的提升可出现剧烈头痛、心悸、四肢乏力、视力模糊、恶心、呕吐、易激动、步态不稳、四肢震颤等进行性加剧的中毒症状。急性汽油重度中毒极为少见，一般多发生在汽油蒸发浓度极高的环境下，可很快发生昏迷，四肢抽搐，进而引起意识突然丧失，呼吸、心搏骤停而导致死亡。急性汽油中毒者大多经治疗后可在短时间内恢复，部分可出现眼球后视神经炎、智力和记忆力减退、多发性周围神经炎等后遗症。若是汽油直接被吸入肺内，可导致化学性吸入性肺炎。

（2）慢性汽油中毒。是指长期在含有较高浓度汽油的工作场所导致的中毒事件。一般表现为神经衰弱综合征、多发性周围神经炎、汽油性癔症（思想不集中、幻听、易激动、哭笑无常等类似精神分裂症的症状）等，部分中毒者可导致贫血及白细胞计数减少，部分中毒者可出现红斑、皲裂、丘疹、水疱、急性皮炎等皮肤损害。

Q/ 064 汽油中毒后应如何处理？

汽油中毒的首要处理原则为迅速脱离汽油中毒现场。

（1）急性汽油中毒。可将中毒者移至空气新鲜处，脱去污染衣物，用肥皂水或清水冲洗被污染的皮肤，保持呼吸道畅通，及时吸氧，严重时可采用气管插管等方式；改善脑组织缺氧状况，若出现发热可采取降低体温、头部使用冰帽等方式。误服汽油应立即饮牛奶或用植物油洗胃并灌肠，注意保护肝肾功能；对呼吸、心搏骤停的中毒者需要及时进行心肺复苏术；对于吸入性肺炎，可给予肾上腺皮质激素及抗生素以控制感染；癔症样症状者给予镇静药物。

（2）慢性汽油中毒。须调离原有中毒工作环境，并选用 B 族维生素肌注或口服，ATP 肌注，并配合理疗及体疗；有类似精神分裂症状者，可按一般精神分裂症治疗；皮肤损伤可对症治疗。从事汽油相关作业的劳动者日常生活中应多食用富含维生素 C 和 B 族维生素的食物，如动物内脏、蛋类、水果、坚果等。

汽油行业的禁忌证为患有各种中枢神经和周围神经疾病或有明显的神经症者、过敏性皮肤病或手掌角化者。

Q/A 065 酒精可引起职业中毒吗？

酒精一般指乙醇，常温常压下是一种易挥发的无色透明液体，低毒性，纯液体不可直接饮用。工业酒精即工业上使用的酒精，一般乙醇含量 ≥ 95%，工业酒精里往往含有少量甲醇、醛类、有机酸等杂质，这大大增加了它的毒性。

乙醇虽然在化学化工行业广泛应用，但是基本没有乙醇职业中毒事件，乙醇导致的酒精中毒多见于日常生活中的饮酒过量。

（1）乙醇中毒。乙醇在化工行业广泛应用，多见于医疗卫生、食品工业、农业生产等相关领域，工业上较少见乙醇职业中毒。日常生活中酒类的主要成分即为乙醇，在日常生活中多发生乙醇中毒，即饮酒过量（酗酒）。乙醇中毒与饮酒量多少、酒精浓度、饮酒速度以及是否空腹等因素有关，也与饮酒者的个体差异有关，一般不具备某一工作或职业中毒特征。

（2）甲醇中毒。常见职业酒精中毒，一般多指工业酒精中毒，主要为工业酒精内的甲醇所致，又称为甲醇中毒。甲醇是一种有机化合物，是结构最为简单的饱和一元醇，为常见工业原材料，常用于制造甲醛和农药等，并用作有机物的萃取剂和酒精的变性剂等。工业上甲醇中毒主要是由于原材料使用、运输、储存过程中的意外操作、设备设施意外泄漏及个人防护不当导致直接摄入或接触含有甲醇的制剂所致的中毒事件。

Q/A 066 哪些工作环节可引起酒精中毒？

能引起职业中毒的酒精一般指工业酒精，即甲醇中毒。甲醇中毒主要包括经口中毒和职业中毒两种类型。经口甲醇中毒，主要是多由有意主动服用甲醇、误服甲醇或含甲醇的工业酒精勾兑的酒类或饮料所致。

职业性甲醇中毒是由于生产过程中吸入甲醇蒸气所致，常见于甲醇的生产、运输及以甲醇为原料或溶剂的工业生产场所。由于操作不当或者管道等设施泄漏等导致工作环境充满甲醇气体，在生产、运输等环节发生意外安全事故，或者在密闭空间、通风不畅情况下，一定时期内吸入高浓度甲醇，引起急性或亚急性甲醇中毒；若经皮肤吸收大量甲醇也可引起中毒。甲醇属于易燃液体，易挥发，储存时需要轻装轻卸，避免日光暴晒，严禁接触火源，若储存不当也易导致职业中毒。

Q/A 067 酒精中毒有哪些症状表现？

（1）日常生活中的急性酒精（乙醇）中毒。根据其表现，一般可分为3种：①兴奋期，诸如极度兴奋，情绪奔放或极端不稳定等表现。②共济失调期，表现为步履蹒跚、动作笨拙、语无伦次、言语不清。③昏睡期，进入昏睡状态，皮肤湿冷，呼吸缓慢，唤不醒。乙醇中毒如果未进行及时抢救可能导致中毒者死亡。乙醇具有成瘾性，长期、大量饮酒可导致慢性酒精中毒。

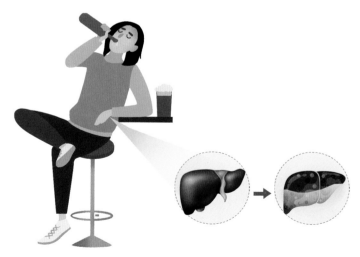

（2）工业酒精中毒。即甲醇中毒，可分为急性中毒和慢性中毒两种。①急

性甲醇中毒。临床表现为中枢神经抑制、眼部损害及严重的代谢性酸中毒，可并发急性胰腺炎、心律失常、转氨酶升高和肾功能衰竭等。甲醇中毒的潜伏期为 8～36 小时，中毒早期呈步态不稳，出现头昏、头痛、乏力、食欲不振、嗜睡或失眠症状；严重者出现谵妄、意识障碍、昏迷等。双眼可有疼痛、视物模糊，视力下降、严重可能会失明等。②慢性甲醇中毒。可表现为复视、畏光、视力减退、视野缺损、视神经萎缩，伴有多疑、狂躁、淡漠等自主神经功能紊乱的症状。单次甲醇摄入量超过 4g 就会出现甲醇中毒反应；误服一小杯（超过 10g）就能造成双目失明；致死量为单次 30g 以上，摄入量越大越容易造成死亡。

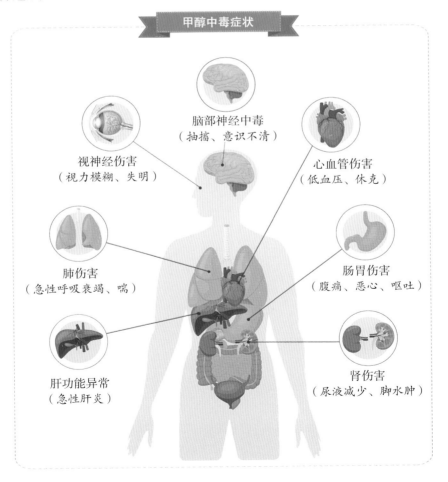

甲醇中毒症状

脑部神经中毒
（抽搐、意识不清）

视神经伤害
（视力模糊、失明）

心血管伤害
（低血压、休克）

肺伤害
（急性呼吸衰竭、喘）

肠胃伤害
（腹痛、恶心、呕吐）

肝功能异常
（急性肝炎）

肾伤害
（尿液减少、脚水肿）

Q/A 068 酒精中毒后如何处理?

（1）乙醇中毒。急救视中毒程度而定，轻、中度乙醇中毒者不必特殊处理，卧床休息并保温，让中毒者多饮浓茶或咖啡，促进醒酒，有呕吐时注意防止误吸等即可，一般无须特殊处理。重度乙醇中毒必须迅速催吐并送医院进行对症处理。

（2）工业酒精中毒（甲醇中毒）。首要处理为撤离现场,脱去污染的衣物,为防止甲醇的继续吸收,同时须反复擦洗污染部位。经口甲醇中毒者须进行催吐、洗胃。现场处理后须紧急送医，并根据中毒情况进行相应处理，主要包括以下几方面：①吸氧，进行对症和支持治疗以保持呼吸道通畅，维持呼吸、循环功能，必要时注射呼吸中枢兴奋剂及强心、升压药物，呼吸停止者施行心肺复苏。②口服乙醇。即用乙醇来替代血液中的甲醇,以减轻中毒状况。③严重中毒者及早采用血液或腹膜透析治疗，以清除已吸收的甲醇及其代谢产物。④根据血气分析或二氧化碳结合力等测定结果及临床表现给予碳酸氢钠溶液，以纠正酸中毒。

Q/069 什么是金属职业中毒？

金属，是一类具有光泽、延展性好、容易导电、传热的物质，如金、银、铜、铁、锰、锌、汞等。金属可以导致机体中毒，是人类已知最古老的毒物之一。

金属职业中毒是指在工业生产过程中，从事职业活动的人员因工作环境中某种金属的含量过多而引起的慢性或急性中毒，主要指由于吸入金属热烟、金属及其化合物粉尘，或饮用金属粉尘化合物引起的，机体功能性或器质性损伤，甚至危及生命的中毒事件。

金属对机体一般都有毒性作用，而且金属无法由机体通过正常途径自行排出，容易在机体内富集而加重中毒效应，金属职业中毒一般分急性金属中毒和慢性金属中毒。

Q/070 哪些金属可引起职业中毒？

金属一般都具有毒性作用，现代研究已证实，有 10 多种金属可造成严重的职业金属中毒，其中包括铅、汞、镍、镉、铬、锰、锌、铜、铁、钡等。金属可以各种化学状态或化学形态存在于环境或生态系统中，而且容易存留、积累和迁移，最终通过各种途径进入机体后蓄积造成中毒，也就是金属毒性的蓄积性。

工业场所中金属及其化合物一般以气溶胶或者粉末颗粒样形式存在，经呼吸道吸入是主要的中毒途径。金属进入机体后常在某些器官中储存,如铅,是重金属污染中毒性较大的一种,一旦进入人体将很难排除,能直接伤害人的脑细胞,特别是胎儿的神经系统,可造成先天智力低下;汞进入机体后在肝脏蓄积,对大脑、神经、视力破坏极大;锌主要存在于肝脏,往往在脱离接触后若干年仍可在尿中排泄。金属中毒除对特定器官的蓄积作用外,长期中毒对全身各系统都有损害。

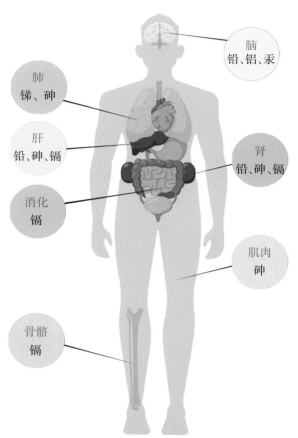

人体金属中毒的常见种类

Q/A 071 金属职业中毒是如何发生的?

金属是工业基础性物资,广泛存在于金属开采和冶炼相关的冶金业、建筑业、汽车、电子和其他制造工业以及油漆、涂料和催化剂等的生产过程，因此从金属矿物的开采、运输、冶炼到加工以及金属及金属化合物的工业生产、使用，都会对工作场所和环境造成污染，形成潜在的健康危害。

在工业生产场所中，金属一般以气溶胶或者粉末颗粒样形式从呼吸道进入机体，如蓄电池厂接触铅及铅类化合物、冶炼厂和钢铁厂接触的金属粉尘；金属及金属化合物在进入环境或生态系统后就会存留、积累和迁移，经口从消化道进入机体也是很重要的中毒途径。

金属及金属化合物对人体的危害可以涉及不同水平，可以仅有局部作用，也可以有全身中毒反应，有的金属还是过敏原、致畸物、致突变物和致癌物。金属在机体内作为一种元素往往不易被破坏，易在体内蓄积，容易导致慢性毒作用。

Q/ 072 金属职业中毒时如何进行现场处理？

金属职业中毒一般分为急性金属中毒和慢性金属中毒。

（1）急性金属中毒。首要现场处理原则为迅速脱离金属中毒现场，切断进一步吸收中毒金属的可能性；经呼吸道中毒者须保持呼吸道通畅并迅速将中毒者转移到空气新鲜处后紧急送医；若为皮肤接触中毒，须及时脱去污染衣物并清洁皮肤后紧急送医。金属中毒可以食用富含高蛋白的食物，或者口服依地酸钙钠、青霉胺等金属中毒特效解毒剂来进行解毒。

（2）慢性金属中毒。在脱离金属中毒的工作环境后，要针对具体的中毒金属进行解毒、排毒治疗，如使用依地酸钙钠等金属络合剂和二巯丁二钠等进行治疗，同时辅以金属中毒的对症和一般治疗，防治并发症。金属中毒经有效治疗、症状缓解后须调离原有工作岗位，以防再次中毒。

Q/ 073 如何预防金属导致的职业中毒？

预防金属职业中毒的措施如下。

（1）采用无毒或低毒物代替有毒金属进行生产，如用铁红代替铅丹制造防锈漆等。

（2）通过生产过程机械化、自动化、密闭化等工艺改革，同时加强工作场所通风，减少金属蒸气逸出等措施，有效降低生产过程中可能产生的金属粉尘及其浓度。

（3）加强个人防护，做好工作场所环境监测与职业人群健康监护，定期监测，常态化检查安全卫生制度，对金属作业工人进行就业体检和定期健康检查等。

金属职业中毒是金属中毒的一个方面，金属污染主要来源于工业污染，其次是交通污染和生活垃圾污染。金属工业污染大多通过废渣、废水、废气排入环境，在人和动物、植物中富集，从而对环境和人的健康造成很大的危害。金属工业污染的治理可以通过技术方法、管理措施来降低，最终达到国家的污染物排放标准。

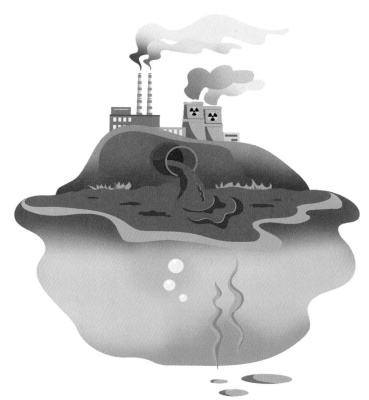

Q/A 074 什么是铅中毒?

铅,元素符号 Pb,是原子量最大的非放射性元素,是一种耐腐蚀、略带灰白色的金属。铅具有熔点低、耐蚀性高、X 射线和 γ 射线等不易穿透、塑性好等优点,常被加工成板材和管材等。

职业性铅中毒是指职业人员在作业过程中接触铅或含铅的化合物后,铅或含铅化合物经呼吸道或者消化道进入机体后引起血铅浓度升高,导致机体中毒的事件。

铅在铅矿开采及冶炼、熔铅作业中大量存在,含铅化合物广泛用于蓄电池、玻璃、油漆、颜料、釉料、防锈剂、橡胶及制药、塑料、农药生产等工业生产中,是最为常见的工业污染物。由于铅具有明显富集性,能够影响人体神经系统、心血管系统、骨骼系统、生殖系统和免疫系统等系统的功能,引起胃肠道、肝肾和脑等的疾病。高含量的铅对机体的损害是致命的,且尚未发现铅含量对机体来说是安全的水平,儿童和孕妇尤其容易成为铅中毒的受害者。

Q/A 075 哪些工作环节可引起铅中毒?

铅和含铅化合物广泛存在于各种工业场所,铅或含铅化合物的烟气、粉尘或蒸气可以通过呼吸道、消化道等进入机体可导致铅中毒,因此铅中毒可发生在如下工作环节。

(1)铅矿的开采过程;尤其是铅矿冶炼过程,包括混料、烧结、还原和精炼过程、冶炼和制造含锌、锡、锑等金属的铅合金等工业过程。

(2)熔铅作业过程,包括制造铅丝、铅皮、铅箔,制造电缆,焊接用的焊锡,废铅回收等工业生产过程。

(3)含铅化合物的使用过程,铅的氧化物广泛用于蓄电池、玻璃、油漆、颜料、釉料、防锈剂、橡胶等工业生产过程;铅的其他化合物,如用于制药(醋酸铅)、塑料工业(碱式硫酸铅)、农药生产(砷酸铅)、新能源汽车蓄电池等工业生产过程。

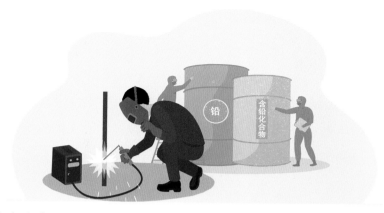

　　铅中毒也存在于日常生活中，包括滥用含铅的药物治疗癫痫、哮喘、牛皮癣等慢性病；用铅壶或含铅的锡壶烫酒饮酒；误食被铅化合物污染的食物等。

Q/076 铅中毒有哪些症状表现？

　　铅中毒是最常见的金属中毒之一，根据铅或含铅化合物的摄入量及发病时间，可分为急性铅中毒和慢性铅中毒两类。

　　（1）急性铅中毒。在工业生产中较少发生，多为日常生活中误服大量含铅化合物（如药物等）所致。主要症状包括口内有金属味、恶心、呕吐、食欲不振、腹胀、腹绞痛、便秘或腹泻等胃肠道症状。此外，还可有头痛、血压升高、苍白面容及肝肾功能损害等，严重者可发生中毒性脑病、肾衰竭等。

　　（2）慢性铅中毒。职业性铅中毒多为慢性中毒，其主要临床表现为铅对神经系统、消化系统、造血系统等的损害。①神经系统损害：主要表现为神经衰弱、外周神经炎，严重者出现中毒性脑病。慢性铅中毒早期最常见的症状为神经衰弱,严重铅中毒可引起桡神经病变导致的典型"垂腕"症状。②消化系统损害：表现为食欲不振、恶心、腹痛、腹胀、腹泻或便秘。重者可出现腹绞痛，多为突然发作，常在脐周围，发作时中毒者面色苍白、烦躁不安、出冷汗、体位蜷曲，一般止痛药不易缓解。③造血系统损害：可出现轻度贫血，外周血可见异常红细胞增多。④其他损害：部分铅中毒者齿龈边缘出现蓝黑色铅线；部分中毒者出现肾功能损害，严重者可导致慢性肾功能衰竭；女性中毒者出现月经失调、流产及早产等；哺乳期妇女可通过乳汁影响婴儿健康，甚至引起母源性铅中毒。

Q/077 铅中毒后如何处理？

铅中毒后的首要处理原则是脱离铅中毒环境源，其次驱铅治疗，当中毒症状明显时对症处理，缓解症状。铅中毒后的常规处理包括污染皮肤须彻底清洗，其中吸入中毒者宜迅速脱离有毒环境，口服中毒者应立即洗胃和导泻，并注意保护胃黏膜。

驱铅治疗：首选药物为依地酸钙钠，急性铅中毒用药后症状可明显好转，疼痛迅速减轻，血压、体重、食欲恢复也较快，同时随着驱铅治疗的进行，铅线、贫血、肝炎等症状逐渐消失，慢性铅中毒的神经衰弱综合征和消化不良等也可逐渐好转。在专业医生指导下也可以选择喷替酸钙钠、青霉胺、二巯丁二钠等驱铅药物。

其他对症治疗：腹绞痛用阿托品肌内注射或静脉注射；解除急性中毒症状可使用钙剂，如 10% 葡萄糖酸钙静注，或口服乳酸钙或其他钙剂等；保肝护肝可适量输液及维生素 C 静脉滴注；并发脑水肿可以使用地塞米松静脉滴注或高渗葡萄糖溶液静脉滴注；抽搐时可静脉滴注地西泮等。

Q/078 什么是汞中毒？

汞，元素符号 Hg，俗称水银，是常温常压下唯一以液态存在的金属。汞是银白色闪亮的重质液体，化学性质稳定，不溶于酸也不溶于碱。汞常温下即可蒸发，汞蒸气和汞的化合物多有剧毒。

汞中毒是由于长期吸入汞蒸气、汞化合物粉尘、误用或者误服汞制剂所致的中毒事件，包括急性汞中毒和慢性汞中毒。①急性汞中毒，可表现为全身各系统症状；②慢性汞中毒，在生产活动中一般以慢性汞中毒为主，表现为神经系统受损症状，如精神 – 神经异常、齿龈炎、震颤等症状。

汞中毒程度轻者，经积极治疗，预后较好；重者则预后较差。对汞过敏者，即使局部涂抹汞油基质制剂，亦可发生中毒。

Q/079 哪些工作环节可引起汞中毒？

汞中毒是较为常见的一种职业中毒。汞中毒的发生主要与在生产工作中长期吸入汞蒸气或含汞化合物粉尘有关。生产性汞中毒常见于汞矿开采、汞合金冶炼及金银等重金属提取的工业生产过程，也常见于制造和使用含汞化合物的生产流程，如真空汞照明灯、仪表、温度计、雷汞、颜料、制药、核反应堆冷却剂和防原子辐射材料等工作环节。短时间吸入高浓度汞蒸气及口服大量无机汞可致急性汞中毒，职业接触汞蒸气常引起慢性汞中毒。

在日常生活过程中，服用或涂抹含汞化妆品及口服含汞药物也可致汞中毒。

汞广泛存在于自然界，各种自然现象可使汞从地表经大气、雨、雪等气象环节不断循环、富集，也可为动植物所吸收；含汞工业污水对江河湖海的污染即可引起人群的公害病，如水俣病。

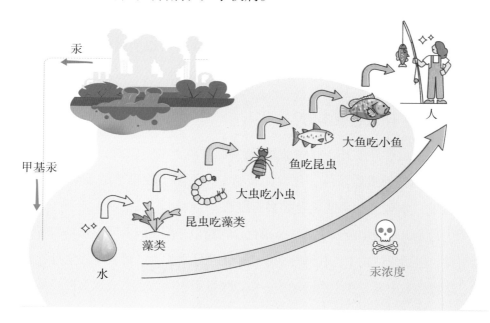

Q/A 080 汞中毒有哪些症状表现？

汞中毒的临床表现与进入机体内汞的形态、途径、剂量及中毒时间密切相关。一般可以分为急性汞中毒、亚急性汞中毒和慢性汞中毒三类。

（1）急性汞中毒。多为在密闭工作环境内由于操作不当、意外事故或防护不当等，在短时间吸入大量高浓度汞蒸气或摄入含汞化学物导致。急性汞中毒起病急骤，伴有头痛、乏力、失眠、发热等全身症状；严重中毒者有烦躁不安等精神症状，一般伴有咳嗽、胸痛、呼吸困难等呼吸道症状；同时可出现齿龈肿痛、出血、口腔黏膜溃烂及"汞线"等明显的口腔症状；部分中毒者会出现水肿、无尿、酸中毒、尿毒症等中毒性肾病症状，严重者可出现急性肾衰竭并危及生命；偶见皮肤症状，为红色斑丘疹，严重者可出现剥脱性皮炎。

（2）亚急性汞中毒。临床表现与急性汞中毒相似，程度较轻，但可见脱发、失眠、多梦、三颤（眼睑、舌、指）等表现，一般脱离接触及治疗数周后可治愈。

（3）慢性汞中毒。主要是长期接触汞蒸气或含汞物质所致。中毒者一般先表现为头晕、失眠、健忘等神经衰弱表现，进而出现烦躁、抑郁、注意力不集中等精神症状，严重者可出现幻觉、妄想；伴随中毒加深，可出现齿龈肿痛、出血、口腔黏膜溃烂及"汞线"等明显的口腔症状；震颤现象明显，一般为轻度手颤，中毒加深可向四肢及全身震颤发展。慢性汞中毒一般经脱汞治疗后可恢复。

Q/A 081 汞中毒后如何处理？

汞中毒一般是指汞及含汞化合物通过呼吸道、消化道或皮肤等途径进入机体导致的中毒事件。

（1）经呼吸道的急性汞中毒者，须立即脱离中毒现场至空气流通处，并及时脱除污染的衣物。

（2）经消化道急性汞中毒者在脱离中毒现场后，应立即用碳酸氢钠或温水洗胃催吐，然后口服生蛋清、牛奶或豆浆等吸附毒物，再用硫酸镁导泻。

（3）经皮肤中毒者需要及时脱去污染的衣物并及时清洗。经紧急现场处理后，所有汞中毒者均须立即送往医院进行驱汞治疗。急性汞中毒可用5%二巯丙磺钠溶液，肌内注射一般治疗1周左右。慢性汞中毒驱汞治疗常用药物为5%二巯丙磺钠溶液，肌内注射，每天1次，连用3天、停药4天为一疗程，需要根据病情及驱汞情况决定具体疗程数。汞中毒治疗过程中若中毒者出现急性肾衰竭，则驱汞应暂缓，而以抢救肾衰竭为主；或在血液透析配合下做小剂量驱汞治疗。在进行驱汞治疗的同时要及时进行补液，纠正水、电解质紊乱，做好口腔护理，并可应用糖皮质激素，改善病情等辅助对症支持治疗；若发生接触性皮炎时，可用3%硼酸湿敷。

Q/A 082 什么是农药中毒？

农药，指在农业生产中，为保障、促进植物和农作物的成长，所施用的杀虫、杀菌、杀灭有害动植物的一类化学物统称。农药广泛用于农林牧业生产、环境和家庭的卫生除害防疫、工业品防霉与防蛀等方面。农药品种分类众多，现有的农药有 1200 余种，常用的农药有 250 余种。

农药中毒是指在生产、生活接触农药过程中，农药进入机体的量超过了正常人的最大耐受量，使人的正常生理功能受到影响，引起机体生理失调和病理改变，表现出一系列的中毒临床症状的中毒事件。

Q/A 083 哪些工作环节可引起农药中毒？

根据农药中毒中农药进入机体的环境及过程，可将农药中毒分为生产性农药中毒和非生产性农药中毒。

（1）生产性农药中毒。主要是在生产过程中，由于设备工艺落后，密闭不严，出现跑、冒、滴、漏等情况，或在农药包装时徒手操作、缺乏防护措施，或在科研、运输、储存、销售等过程中发生意外，致农药污染环境或皮肤，经呼吸道吸入或皮肤吸收而中毒。

（2）非生产性农药中毒。即指在日常生活中使用或接触农药而发生的中毒，是生活中常见中毒的主要原因之一。非生产性农药中毒又可分使用性农药中毒和日常性农药中毒两种。①使用性农药中毒。农药在使用时，违反安全操作规程和缺乏个人防护，或使用方法不当及滥用，经呼吸道或皮肤黏膜吸收中毒。②日常性农药中毒。在日常生活中，食用被农药污染的蔬菜、食物，或误食农药等，均可经消化道吸收引起中毒。

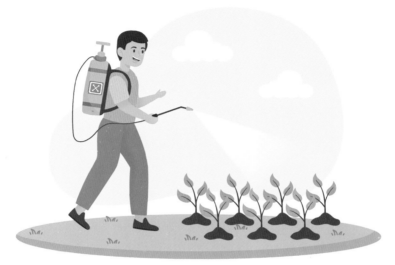

缺乏个人防护易导致使用性农药中毒

Q/A 084 常见农药可分为几种类型？

农药一般是液体或固体形态。农药广泛用于农林牧业生产、环境和家庭的卫生除害防疫、工业品防霉与防蛀等方面。

农药品种很多，分类也比较复杂。

（1）根据制造农药的原料来源分类，可分为有机农药、无机农药、植物性农药、微生物农药和昆虫激素等。

（2）根据农药的加工剂型分类，可分为粉剂、乳剂、糊剂、胶体剂、熏蒸剂、油剂、颗粒剂等，一般为液体或固体，气体形态少见。

（3）根据农药的防治对象分类，可分为杀虫剂、杀菌剂、杀鼠剂、杀螨剂、杀卵剂、除草剂、植物生长调节剂等。

（4）根据农药的化学结构分类，可以分为无机化学农药和有机化学农药，其中有机化学农药具体可细分为有机氯、有机磷、有机硫、氨基甲酸酯、拟除虫菊酯、酰胺类化合物等。

根据害虫或病害的种类以及农药本身物理性质的不同，农药的使用方法也不一样，如制成粉末撒布，制成水溶液、悬浮液、乳浊液喷射，或制成蒸气或气体熏蒸等。

Q/085 什么是有机磷农药中毒？

有机磷农药是指含磷元素的有机化合物农药。多为油状液体，有大蒜味，挥发性强，微溶于水，遇碱破坏。有机磷农药是我国使用广泛、用量最大的杀虫剂类农药，常见种类包括敌敌畏、对硫磷、甲拌磷、内吸磷、乐果、敌百虫、马拉硫磷等。

有机磷农药中毒根据农药进入机体途径可分为 3 种。

（1）经口进入。主要为误服或主动口服。

（2）经皮肤、黏膜进入。多见于夏天喷洒农药时有机磷洒落在皮肤上，由于皮肤出汗及毛孔扩张，加之有机磷农药多为脂溶性，农药易通过皮肤、黏膜吸收进入体内。

（3）经呼吸道进入。空气中的有机磷农药经呼吸道进入体内，是常见有机磷农药职业中毒途径。经口和呼吸道的有机磷农药中毒一般在 10 分钟至 2 小时内发病；经皮肤吸收发生的中毒，一般在接触有机磷农药数小时至 6 天内发病，因此有机磷农药中毒一般为急性有机磷农药中毒，临床上急性中毒者主要表现为胆碱能兴奋或危象、中间综合征及迟发性周围神经病。

Q/086 有机磷农药中毒有哪些症状表现？

有机磷农药中毒潜伏期的长短与有机磷农药的品种、吸收剂量、侵入途径及人体健康状况等因素有关。有机磷农药中毒分为急性中毒和慢性中毒，一般有机磷农药中毒表现为急性中毒，通常发病越快，病情越重。

（1）急性有机磷农药中毒。①胆碱能神经兴奋及危象。包括毒蕈碱样症状、烟碱样症状、中枢神经系统症状等。毒蕈碱样症状，主要是副交感神经末梢兴奋所致的平滑肌痉挛和腺体分泌增加；烟碱样症状即面、眼睑、舌、四肢和全身横纹肌发生肌纤维颤动，甚至全身肌肉强直性痉挛，严重者可有呼吸肌麻痹，造成周围性呼吸衰竭；中枢神经系统症状即头晕、头痛、共济失调、烦躁不安、谵妄、抽搐和昏迷等症状。②中间综合征。一般在急性中毒后 1 ~ 4 天，急性中毒症状缓解后，中毒者突然出现以呼吸肌、脑神经运动支支配的肌肉以及肢体近端肌肉无力为特征的临床表现。肌无力可造成周围呼吸衰竭，此时需要立即呼吸支持，如未及时干预则容易导致死亡发生。③有机磷迟发性神经病。有机磷农药急性中毒一般无后遗症。个别中毒者在急性中毒症状消失后 2 ~ 3 周可发生迟发性神经病，主要累及肢体末端，且可发生下肢瘫痪、四肢肌肉萎缩等神经系统症状。

（2）慢性有机磷农药中毒。多见于农药厂工人，症状一般较轻，主要有类神经症，部分出现毒蕈碱样症状，如出汗、流涎、呼吸困难、恶心、呕吐、腹痛、腹泻等症状，一般脱离中毒环境后症状可消失。

Q/A 087 有机磷农药中毒后如何处理？

（1）有机磷农药中毒一般是急性中毒，需要尽快进行现场急救。对于皮肤染毒者应立即去除被污染的衣服，并在现场用大量清水反复冲洗；对于意识清醒的口服毒物者，应立即在现场反复实施催吐，防止因送医过程增加农药的吸收而导致中毒加深。

（2）有机磷农药中毒的处理关键是清除体内农药。现场急救后及时送医，进行彻底洗胃，是切断毒物被人体继续吸收的最有效方法，由于体内的有机磷农药不易排净，故应保留胃管并定时反复洗胃；部分中毒者可以使用灌肠或者口服吸附剂方式，减少有机磷农药吸收；重度中毒者还可以使用血液净化的治疗方式。

（3）联合应用解毒剂和复能剂。其原则是及时、足量、重复给药，直至达到阿托品化，即瞳孔较前逐渐扩大、不再缩小，但对光反应存在，流涎、流涕停止或明显减少，面颊潮红，皮肤干燥，心率加快而有力，肺部啰音明显减少或消失。部分中毒者根据中毒农药的种类可选用解磷定、盐酸戊己奎醚注射液等药物。有机磷农药中毒后的其他治疗，包括保持呼吸道通畅；给氧或应用人工呼吸器；对于休克中毒者可应用升压药；对脑水肿中毒者应用脱水剂和肾上腺糖皮质激素，对于危重中毒者可采用输血和换血疗法等。

Q/A 088 什么是百草枯中毒？

百草枯是一种快速灭活性除草剂，能迅速被植物绿色组织吸收，使其枯死，对非绿色组织没有作用，接触土壤后较快失去杀草活性，无残留，不会损害植物根部，也不污染环境，不腐蚀金属器械，25℃时储存稳定性2年以上，百草枯对于植物来说属于中等毒类。

百草枯有二氯化物和双硫酸甲酯盐两种类型。百草枯本身为无色、无味液体，为防止意外误服，在生产时常加入警戒色、臭味剂和催吐剂，流通商品多为绿色、蓝色水溶性液体，有刺激性气味。

百草枯对家禽、鱼、蜜蜂等为低毒，是高效、低毒除草剂，曾在全世界范围内广泛使用。但百草枯对人畜具有很强毒性，误服或自服可引起急性百草枯中毒，这已成为农药中毒致死事件的最常见原因之一。百草枯可经消化道、皮肤和呼吸道吸收，毒性累及全身多个脏器，严重时可导致多器官功能衰竭综合征。肺是百草枯的主要靶器官，可导致"百草枯肺"，早期表现为急性肺损伤或急性呼吸窘迫综合征，后期出现肺泡和肺间质纤维化，是百草枯中毒致死的主要原因，病死率高达90%。

Q/A 089 为什么要禁用除草"神药"百草枯？

百草枯曾作为农药中应用最为广泛的产品之一，号称为除草"神药"，其最大的优点包括：①杀草快。高温天气施药后2小时即产生效果，1～2天能彻底杀灭杂草。②杀草谱广。对阔叶杂草和禾本科杂草均有效。③安全性好。百草枯又称"见绿杀"，即仅针对绿色植物起效，且内吸性较弱，迸溅到作物叶片上，最多引起叶片灼伤，药液遇土钝化无残留，可作为农作物田间定向除草的首选。④价格便宜。综合性价比高，是最有优势的常见农药。

百草枯从灭草效果到综合性价比都看似极其完美，但是百草枯对人体剧毒，并且没有特效解药，误服后死亡率高达 90% 以上；同时百草枯也可通过呼吸道和皮肤接触导致中毒。皮肤接触百草枯药液能造成皮肤溃烂；误服少量百草枯，即可造成全身系统性中毒，导致肝肾等多器官衰竭，肺部出现不可逆的纤维化及呼吸衰竭等现象，最终导致死亡。我国于 2014 年 7 月 1 日停止和撤销百草枯水剂登记和生产，经过两年缓冲期后，于 2016 年 7 月 1 日禁止百草枯水剂在市场上流通，2020 年 9 月 21 日禁止百草枯在国内市场销售。

Q/A 090 如何预防农药中毒？

预防农药中毒的关键在于加强农药生产、流通管理和普及安全用药知识。主要措施如下。

（1）严格执行农药管理规定，生产农药必须进行产品登记和申领生产许可，农药经营必须实行专营制度，限制或禁止使用对人、畜危害性大的农药等。

（2）积极向有关人员宣传、落实预防农药中毒管理办法等国家法律法规，严格执行农药登记的使用范围的限制；积极开展安全使用农药宣教，提高防毒与个人卫生防护能力等知识。

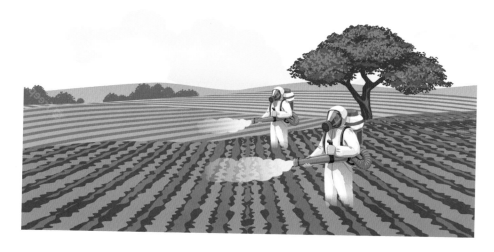

（3）改进农药生产工艺及施药器械，防止"跑、冒、滴、漏"；加强生产环境通风排毒措施，用机械化包装替代手工包装。

（4）遵守安全操作规程。农药运输应专人、专车，不混装、混堆，不得随意出售剧毒农药；个人使用农药进行配药、拌种应有专门的容器和工具；喷药时遵守操作规程，注意个人防护；防止农药污染皮肤和吸入中毒；施药工具要注意保管、定期维修，防止发生泄漏。

（5）做好医疗保健和预防措施。农药生产工人要进行就业前和定期体检。

（6）其他措施。鼓励发展高效低毒的农药以替代高毒类的农药，鼓励组织专业人员开展施药工作等。

Q/A 091 什么是高分子化合物中毒?

高分子化合物的分子量高达几千至几百万,但其化学组成简单,都是由一种或几种单体经聚合或缩聚而成,故又称高分子聚合物。高分子化合物化学性质稳定,具有优良的弹性、可塑性、机械性能(抗拉、抗弯、抗冲击等)及电绝缘性。工业生产及日常生活中的塑料、合成橡胶、合成纤维、涂料与黏结剂等都是以高分子化合物为基础的合成材料。

高分子化合物职业中毒多发生于单体制造,如氯乙烯、丙烯腈,对接触者可致急性、慢性中毒,甚至引起职业性肿瘤;在单体生产和聚合或缩聚过程中的各种助剂也可能导致中毒;高分子化合物在燃烧过程中受到破坏,热分解时产生各种有毒气体也有可能导致中毒;高分子化合物生产中某些化学物质的远期效应,如致癌、致突变、致畸作用,也值得重视。

Q/A 092 高分子化合物导致职业中毒的常见环节有哪些?

高分子化合物在化工生产和日常生活中应用广泛,具有高强度、耐腐蚀、绝缘性能好、无毒或毒性低等特点。高分子化合物本身无毒或毒性很小,但吸入其粉尘,如聚氯乙烯可致肺轻度纤维化。

高分子化合物中毒可发生于生产过程的多个环节,高分子化合物的职业中毒主要来源于生产过程中所用的原料、单体及助剂绝大多数具有一定的毒性、变应原性或致癌性，作业者在生产过程中接触各类高分子化合物的相关物质均可导致中毒，主要环节如下。

（1）基本的化工原料、合成单体、单体聚合或缩聚生产过程，如原料苯、甲苯、二甲苯；单体氯乙烯、丙烯腈等可引起急性、慢性职业中毒。

（2）单体聚合生产过程中使用的助剂导致的中毒，如氯化汞、无机铅盐、磷酸三甲苯酯等。

（3）树脂、氟塑料在加工、受热过程中产生的毒物，如一氧化碳、氯化氢、氰化氢等。

Q/ 093 高分子化合物中毒有哪些症状表现？

/A 高分子化合物的成品无毒或毒性很小。高分子化合物中毒一般取决于所含游离单体的量和助剂的种类。在生产过程中使用的高分子化合物原料、单体及助剂决定了高分子化合物中毒的毒性、变应原性或致癌性。

高分子化合物中毒根据时间、剂量可以分为急性高分子化合物中毒和慢性高分子化合物中毒。

（1）急性高分子化合物中毒。轻度中毒有头晕、头痛、咳嗽、恶心、乏力、胸闷、嗜睡、步态蹒跚等症状体征，一般脱离中毒环境后可自行缓解、消失；重度中毒可发生意识不清、抽搐，甚至昏迷、死亡。

（2）慢性高分子化合物中毒。会出现乏力、恶心、食欲不振、神经衰弱等症状。最为常见的高分子化合物中毒的单体包括氯乙烯、丙烯腈、含氟塑料、二异氰酸甲苯酯、二甲基甲酰胺等。

Q/ 094 高分子化合物中毒的预防措施有哪些？

/A 预防高分子化合物中毒的关键是加强单体及助剂生产、运输等过程中的监管，主要有以下几个方面。

（1）加强生产设备和管道的密闭、通风和维修保养，防止"跑、冒、滴、漏"，严格掌握聚合物烧结温度，避免或减少剧毒物质产生。

（2）加强作业场所空气中毒物浓度检测，将空气中的有毒物质浓度控制在职业接触限值以内。

（3）进釜出料和清洗之前，先通风换气，经测试釜内温度和浓度合格，佩戴防护服和送气式防毒面具，并有他人监护方可进入釜内清洗。

（4）采样、设备检修、残液处理时，操作者应佩戴送气式防毒面具。

Q/095 什么是氯乙烯中毒？

氯乙烯，化学式是 C_2H_3Cl，可由乙烯或乙炔制得，是高分子化合物聚氯乙烯的重要单体。氯乙烯可与乙酸乙烯酯、丁二烯等共聚，是多种聚合物的共聚单体，也是塑料工业的重要原料，氯乙烯还可用作染料及香料的萃取剂，也可用作冷冻剂、染料及香料的萃取剂等。

氯乙烯是有毒物质，氯乙烯中毒主要是指在生产环境中长期接触氯乙烯气体所引起的神经、消化、呼吸等系统病变以及导致肢端溶骨症或肝血管肉瘤的临床改变。在工业生产中氯乙烯主要用作合成聚氯乙烯，因此只要是接触氯乙烯单体的工作流程均可导致氯乙烯中毒。氯乙烯主要以气体形式经呼吸道进入人体，也可经皮肤进入。氯乙烯与空气混合易形成爆炸混合物，在加压下更易爆炸，所以在以氯乙烯为单体制造高分子化合物的工业生产中需要高度关注。

Q/096 哪些工作环节可引起氯乙烯中毒？

氯乙烯是高分子化合物聚氯乙烯的重要单体，也可与丙烯腈、醋酸乙烯、偏氯乙烯等制成共聚物，用作塑料、绝缘材料、黏合剂、涂料或制造合成纤维、薄膜等，还可作为中间体或溶剂等。氯乙烯中毒主要通过呼吸道吸入其蒸气所致，液体氯乙烯污染皮肤时可部分经皮肤吸收。

在工业生产中氯乙烯主要用作合成聚氯乙烯，在氯乙烯的工业生产流程中，如转化器、分馏塔、贮槽、压缩机及聚合反应的聚合釜、离心机等处都可能接触到氯乙烯，尤其是进入聚合釜内清洗、抢修或发生意外事故时，接触浓度最高，均可导致氯乙烯中毒。

Q/A 097 氯乙烯中毒有哪些症状表现？

根据接触氯乙烯时间和剂量可将氯乙烯中毒分为急性中毒和慢性中毒两类。

（1）急性氯乙烯中毒。主要表现为麻醉作用，轻度中毒主要有眩晕、头痛、恶心、乏力、胸闷、嗜睡、步态蹒跚等症状，重度中毒主要表现为意识不清、抽搐，可有急性肺损伤的表现，甚至脑水肿的表现，严重中毒者可持续昏迷甚至死亡。氯乙烯液体污染皮肤，可致局部麻木，出现红斑、水肿、局部坏死等，污染眼部则有明显刺激症状。

（2）慢性氯乙烯中毒。常见的症状如下：以类神经征和自主神经功能紊乱为主的神经系统症状；食欲减退、恶心、腹胀、便秘或腹泻等消化系统症状，后期可表现为肝脏明显肿大、肝功异常、黄疸、腹水等肝功能异常；常出现以末节指骨骨质溶解性损害为特点的肢端溶骨症；有贫血、溶血症状，重度中毒者可出现血小板减少、凝血障碍等血液系统症状；部分中毒者长期吸入氯乙烯烟尘可引起尘肺样改变。经常接触氯乙烯可致皮肤干燥、皲裂、丘疹或湿疹样皮炎或过敏性皮炎等。

Q/A 098 氯乙烯中毒后如何处理？

（1）急性氯乙烯中毒。需要及早将中毒者移离至空气新鲜处，保持中毒者呼吸通畅并吸氧，脱去污染衣物并尽快用大量清水冲洗。呼吸停止者，需要迅速进行人工呼吸。对于急性中毒者需要根据中毒体征给予对症处理，维持生命体征，预防并发症的发生。急性轻度氯乙烯中毒者治愈后，可返回原岗位工作，重度中毒者治愈后，应调离有毒作业岗位。

（2）慢性氯乙烯中毒。需要将中毒者调离中毒工作环境，并根据相应体征给予对症处理，如肝功能异常者可给予保肝及对症治疗；符合外科手术指征者，可行脾脏切除术。

Q/ 099 什么是生产性粉尘中毒?

生产性粉尘是指在工业生产中,与生产过程有关而形成的能够较长时间飘浮在作业环境中的固体微粒。生产性粉尘的生成来源十分广泛,几乎所有矿山和厂矿在生产过程中均可产生粉尘。生产性粉尘一般包括含碳粉尘、硅酸盐粉尘、金属粉尘、动物性粉尘和植物性粉尘等。在各种不同生产场所,可以接触到不同性质的粉尘。

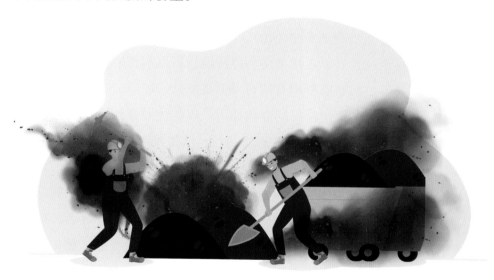

生产性粉尘是我国最主要的职业病危害因素,根据生产性粉尘的不同特性,可对机体造成各种损害。如可溶性有毒粉尘进入呼吸道后,能很快被吸收入血流,引起中毒;放射性粉尘,则可造成放射性损伤;某些硬质粉尘可损伤角膜及结膜,引起角膜混浊和结膜炎等;粉尘堵塞皮脂腺和机械性刺激皮肤时,可引起粉刺、毛囊炎、脓皮病及皮肤皲裂等;粉尘进入外耳道混在皮脂中,可形成耳垢等。生产性粉尘对机体影响最大的是呼吸系统损害,包括上呼吸道炎症、肺炎(如锰尘)、肺肉芽肿(如铍尘)、肺癌(如石棉尘、砷尘)、尘肺(如二氧化硅尘等)以及其他职业性肺部疾病等。尘肺是职业性疾病中影响面最广、危害最严重的一类疾病,生产性粉尘暴露是引起尘肺病的唯一致病因素。

Q/A 100 什么是危险化学品?

危险化学品,简称危化品,是指具有毒害、腐蚀、爆炸、燃烧、助燃等性质,对人体、设施、环境具有危害的剧毒化学品和其他化学品。

目前世界上已生产的化学品种类繁多,已超过 1000 余万种,广泛用于化工、制药、选矿、轻工、食品、造纸、自来水处理等多个行业。危险化学品一般具有易燃、易爆、有毒有害等特性,会对人(包括生物)、设备、环境等造成伤害或侵害,危险化学品在生产、经营、储存、使用、运输、废弃等全生产周期都可存在安全问题。危险化学品的危害一般可分为物理化学危害、健康危害、环境危害。

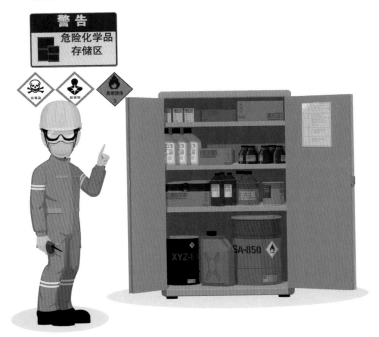

Q/A 101 危险化学品事故主要类型有哪些?

危险化学品事故是指在生产、储存、运输、使用等过程中,由一种或数种危险化学品或其能量意外释放造成的人身伤亡、财产损失和 / 或环境污染的事故。危险化学品事故具有突发性、简单性、激变性、群体性,在发生重大或灾难性事故时常可导致严重后果。

危险化学品事故根据其理化表现可分为危险化学品火灾事故、危险化学品爆炸事故、危险化学品泄漏事故、其他危险化学品事故四类。

常见可导致重大职业中毒的危险化学品事故为危险化学品在生产、经营、运输、储存等生产过程中的事故，事故场所多见于危险化学品生产企业、各类油品储罐区、液化烃储罐区、危化品运输、LNG 接收站（液化天然气接收站）或气化站、危化品仓库或堆场、油气长输管道等。

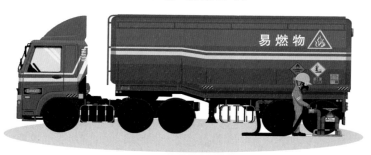

Q / 102 什么是危险化学品中毒和窒息事故？危险化学品中毒的主要症状是什么？

/ A 危险化学品中毒和窒息事故主要指人体吸入、食入或接触有毒有害化学品或者化学品反应的产物而导致的中毒和窒息事故。具体包括吸入中毒事故（中毒途径为呼吸道）、接触中毒事故（中毒途径为皮肤、眼睛等）、误食中毒事故（中毒途径为消化道）、其他中毒和窒息事故。

危险化学品中毒的主要症状如下：①刺激眼睛后，引起流泪、红肿，甚至失明；②损伤呼吸道后引起咳嗽、呼吸道炎症、水肿等；③灼伤皮肤可引起皮肤红肿、溃疡、糜烂等；④麻痹神经引起眩晕、恶心、昏迷。

Q / 103 危险化学品对人体会造成哪些伤害？

/ A 危险化学品对人体的伤害主要表现在以下几个方面。

（1）对血液系统的破坏。如苯、砷、铅等能引起贫血，苯、巯基乙酸等能引起粒细胞减少症，苯的氨基和硝基化合物（如苯胺、硝基苯）可引起高铁血红蛋白血症，患者突出的表现为皮肤、黏膜青紫等。

（2）对神经系统的破坏。可引起神经衰弱综合征、周围神经病、中毒性脑病等。

（3）对消化系统的破坏。有毒物质对消化系统的损害很大，如汞可致汞毒性口腔炎，氟可导致氟斑牙；汞、砷等毒物，经口侵入可引起出血性胃肠炎；铅中毒可有腹绞痛；黄磷、砷化合物、四氯化碳、苯胺等物质可致中毒性肝病。

（4）对呼吸、循环系统的破坏。有机溶剂中的苯、有机磷农药以及某些刺激性气体和窒息性气体对心肌可造成损害，其表现为心慌、胸闷、心前区不适、心率快等；急性中毒可出现休克；长期接触一氧化碳可促进动脉粥样硬化等。

Q/A 104 危险化学品的职业危害有哪些？

（1）粉尘致尘肺病。当有的固体危险化学品形成粉尘并分散于环境空气中时，作业人员长期吸入这些粉尘可以引起尘肺病，如铝尘可引起铝尘肺。

（2）致职业中毒。绝大多数危险化学品，不仅是毒性物质，而且多数爆炸品、易燃气体、易燃液体、易燃固体、氧化物和有机氧化物都能致作业人员发生职业中毒。

（3）致放射性疾病。放射性物质可导致各种放射性疾病。我国列入法定职业病的 11 种放射性疾病都是由放射性射线引起的。

（4）致职业性皮肤病。职业性皮肤病包括接触性皮炎、光敏性皮炎等 8 种皮肤病，其中除电光性皮炎外，其他 7 种职业性皮肤病都可能由危险化学品所致。

（5）致职业性肿瘤。我国列入法定职业病的 8 种职业性肿瘤都是由危险化学品所致。

（6）致生物因素所致职业病。列入我国法定职业病的生物因素所致职业病有炭疽、森林脑炎、布氏杆菌病三种，都是由危险化学品第六类的感染性物质所导致。

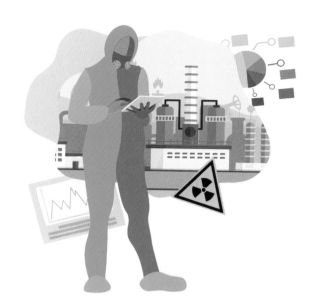

（7）致职业性眼病。在我国法定职业病中的化学性眼部灼伤、职业性白内障等是由危险化学品所引起。

（8）致职业性耳鼻喉口腔疾病。在我国法定的职业性耳鼻喉口腔疾病中的铬鼻病、牙酸蚀症是由危险化学品所导致。

（9）致其他职业病。在我国法定的其他职业病中如金属烟热、职业性哮喘和职业性变态反应性肺泡炎等是由危险化学品所导致。

Q/A 105 危险化学品伤害的紧急处理措施是什么？

（1）皮肤伤害处理。①用清水清洗伤口至少 15 分钟；②脱掉患者的衣服；③用干净纱布覆盖伤口；④携带物质安全资料表至医院。

（2）眼部伤害处理。①头部偏向一侧；②用清水冲洗眼睛，勿用手搓揉；③查明化学品名称，并携带物质安全资料表至医院。

（3）吸入伤害处理。①将患者的移至通风处；②评估患者意识、呼吸、心跳，适时给予氧气；③轻度者喉咙干涩时多饮用温水；④严重者及时送医院处理。

（4）误食伤害处理。①用水漱口；②用手指刺激喉咙上部进行催吐，但对误食腐蚀性化学品不宜；③查明化学品名称，并携带物质安全资料表至医院。

Q/A 106 危险化学品危害的预防措施是什么？

（1）消除毒物。使用无毒或低毒物质替代高毒物质。

（2）降低毒物浓度。①技术革新，采取新技术、新工艺，消除职业危害；②化学品使用、分装场所应有有效的通风、排气装备，改善作业环境。

（3）有效管理，消除或降低风险。①认真贯彻落实安全生产的法律法规；②设置安全卫生管理机构；③配备安全卫生管理人员；④制定安全卫生管理的规章制度；⑤安全检修，避免事故发生。

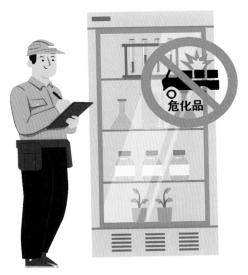

（4）职业健康体检、空气浓度检测。①职业健康体检；②作业场所进行空气浓度检测。

（5）个人防护用具的使用。①依照现场实际选用合适、有效的个人防护用具；②操作过程中应正确佩戴个人防护用具，不佩戴防护用品者不得上岗；③合理进行个人防护用具的维护、保养，以保证其有效性。

参 考 文 献

[1] 邬堂春. 职业卫生与职业医学[M]. 8版. 北京: 人民卫生出版社, 2017.

[2] 王志. 职业卫生概论[M]. 北京: 国防工业出版社, 2012.

[3] 缪荣明. 有机溶剂中毒防治手册[M]. 北京: 人民卫生出版社, 2019.

[4] 陈景元. 常见重金属健康危害与防治手册[M]. 西安: 第四军医大学出版社, 2013.

[5] 曹香府. 有毒有害物质的职业危害与防护[M]. 北京: 煤炭工业出版社, 2010.

[6] 张锡刚. 常用农药中毒的预防与救治[M]. 北京: 军事医学科学出版社, 2010.

[7] 蔡淑琪. 生产性粉尘的职业危害与防护[M]. 北京: 煤炭工业出版社, 2010.

[8] 汤峨. 化学中毒与急救[M]. 北京: 科学出版社, 2021.

[9] 杨径. 职业危害的个人防护[M]. 北京: 中国环境科学出版社, 2010.

[10] 国家安全生产监督管理总局信息研究院. 企业常见毒物危害防护[M]. 北京: 煤炭工业出版社, 2015.

突发公共卫生事件 Q&A 防灾减灾科普丛书

● 主　审 / 陈孝平　马丁
● 丛书主编 / 王　伟　刘继红

国家重大公共卫生事件医学中心
人畜共患传染病重症诊治全国重点实验室　◎组编

极端天气

主　编◎汪　晖

副主编◎王　颖　刘　于

长江出版传媒　湖北科学技术出版社

图书在版编目（CIP）数据

极端天气 / 汪晖主编；王颖，刘于副主编 . —武汉：湖北
科学技术出版社 , 2023.6

（突发公共卫生事件 Q&A 防灾减灾科普丛书）

ISBN 978-7-5706-2623-6

Ⅰ . ①极… Ⅱ . ①汪… ②王… ③刘… Ⅲ . ①自然
灾害－公共卫生－卫生管理－中国 Ⅳ . ① X43 ② R199.2

中国国家版本馆 CIP 数据核字（2023）第 116430 号

策　　划：邓　涛　赵襄玲	责任校对：陈横宇
责任编辑：赵襄玲　李子皓	封面设计：曾雅明

出版发行：湖北科学技术出版社

地　　址：武汉市雄楚大街 268 号（湖北出版文化城 B 座 13—14 层）

电　　话：027-87679468　　　　　　　　　　邮　　编：430070

印　　刷：湖北金港彩印有限公司　　　　　　　邮　　编：430040

710×1000	1/16	67.75 印张	1500 千字
2023 年 6 月第 1 版		2023 年 6 月第 1 次印刷	
定　　价：338.00 元（全 13 册）			

序言

XUYAN

王福生

解放军总医院第五医学中心感染病医学部主任

国家感染性疾病临床研究中心主任

中国科学院院士

在人类发展的历史长河中，人与传染病的斗争从未停歇。尤其是近些年来，随着全球化发展的不断深入、国际社会交流日益密切等，突发公共卫生事件频发且日益复杂，新发突发传染病引起的疫情时有发生。从鼠疫（黑死病）、天花到近年的"非典"（SARS）、中东呼吸综合征（MERS）、新型冠状病毒感染（COVID-19），这些疾病给人类带来了不同程度的灾难，给人民生命和财产造成巨大损失，同时对社会稳定、经济发展以及国家安全等均造成严重影响，让我们更深刻地认识到了科学应对公共卫生事件的重要性。

科学应对新发突发传染病引起的疫情防控，各国政府和公众都面临着巨大的挑战。例如，在如何科学倡导应对突发公共卫生事件，如何精准、快速地控制疾病的传播，如何保障公众的生命健康以及如何维护社会稳

定和经济发展等方面，均需要各国政府和公众共同面对，更需要大家共同努力去解决相关的问题和挑战。

科普宣教是提高公众科学知识素养和应对突发公共卫生事件能力的重要手段之一。科学知识的传播和防范意识的普及，将有助于公众更好地理解和应对突发公共卫生事件，进一步提高公众在日常生活中的健康意识。尤其对于青少年儿童，一本好的科普书将极大地激发他们对科学的兴趣，有助于他们未来成长。因此，开展科普宣传意义重大。

"突发公共卫生事件 Q&A 防灾减灾科普丛书"由国家重大公共卫生事件医学中心和人畜共患传染病重症诊治全国重点实验室联合组织撰写，内容涵盖了公共卫生事件的多个方面，包括《院前急救技能》《新发及突发重大传染病》《儿童救治与照护》《食物中毒》《重大职业中毒》《极端天气》《水污染与突发水污染事件》《空气污染》《常见危险化学品》《核与辐射》《地震》《洪灾》《灾后卫生》等 13 个分册，主要从各类公共卫生事件的定义、特征、危害及相应的处置与救援等方面进行详细介绍，为公众提供系统、全面、科学的公共卫生知识，以期公众在面对公共卫生事件时能够科学应对、降低损失，从而促进社会的健康发展。

本套丛书旨在向广大公众传递科学、权威、实用的公共卫生知识，帮助公众更好地提高应对新发突发传染病或其他突发公共卫生事件的水平。这里特别感谢为本套丛书撰稿的专家和学者，他们为编写本套丛书付出了辛勤劳动；另外，本套丛书的出版也得到了相关机构和人员的大力支持，在此一并表示感谢。希望本套丛书能够为公众提供有益的知识和帮助，让我们为科学应对公共卫生事件，建设更加健康、美好的中国而努力。

王福生

2023 年 5 月 15 日

自人类文明发展以来，天气一直是影响人们生产和生活的不可或缺的自然因素。人类活动正在导致全球气候发生快速变化，极端天气在全球各地频发，给人们的工作和生活带来极大不便，同时对人们的生命安全和身体健康构成了一定威胁。随着全球变暖现象不断发展，极端天气在未来可能会成为新常态。

为了提高公众应对极端天气的能力和素养，在国家重大公共卫生事件医学中心和人畜共患传染病重症诊治全国重点实验室的组织和领导下，《极端天气》作为"突发公共卫生事件 Q&A 防灾减灾科普丛书"分册之一，旨在向公众科普与极端天气相关的科学知识和技能，提高公众的防范意识和自我保护能力。

作为一本科普性读物，本书围绕极端天气的极端高温、极端低温、极端干旱、极端暴雨四个方面内容，以问和答的形式，围绕公众最关心的问题，介绍了极端天气对健康的影响，在不同极端天气下易感人群需要注意的事项，人们该如何识别和预防极端天气导致的常见病，并提供紧急救治的建议和方法等。

衷心感谢所有参与编写和为出版本书做出贡献的人员，特别感谢临床一线医务人员的支持与帮助。希望本书的出版和传播，能提高公众对于极端天气的了解，以及对突发公共卫生事件的预防和应对水平。

由于编者知识水平和经验有限，书中难免有疏漏之处，敬请广大读者批评指正，以便于进一步完善本书内容。

编者

2023 年 5 月于武汉

三 极端低温 / 25

五　极端暴雨 / 55

一 概 述

Q/ **001** 什么是极端天气？

/A 极端天气又称极端天气气候事件，是指在特定时间、特定地点发生的超越常态的小概率气象现象，是罕见的、恶劣的、不合时宜的天气，通常具有突发性强、不确定性大、叠加性强、破坏性大等特点，其发生概率≤10%。但随着全球气候变暖，极端天气已呈现出增多、增强的趋势。极端天气主要包含极端高温、极端低温、极端干旱、极端降水等类别。

Q/ **002** 极端天气发生的原因是什么？

/A 全球气候变暖及气候系统的不稳定性加剧是极端天气发生的根本原因。人类活动对地球会产生很大的影响，无论是交通出行、工业制造，还是智能供暖等，都会排放二氧化碳；同时砍伐树木、河流改造、破坏动植物栖息地等也会使环境发生很大的变化。这些因素导致了全球气候变暖，全球气候变暖改变了全球的大气环流形势，通过陆地和大气、海洋和大气的相互作用影响气候。

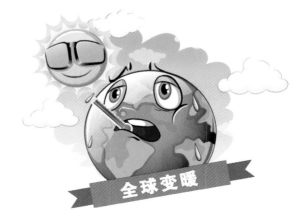

全球变暖

当全球平均气温不断上升，极端低温和极端高温会不断出现。近年来，全球气候变暖所导致的暴雨、洪涝、干旱、台风、沙尘暴、高温热浪及寒潮等极端天气事件频繁发生且强度增大，给人类的生活及生产带来了严重的影响，需要高度重视并加强防范。

Q/003 极端天气有哪些危害？

/A 极端天气的发生对环境、社会、生态及经济造成严重影响。

（1）影响人类社会安全及生存环境。极端天气会引发雾霾、海啸、地震、强台风、冰雹、泥石流及水灾等严重危害人类安全的自然灾害，其中以包括火山爆发、地震和海啸在内的地质活动最为致命，对人类的生存环境造成极大的威胁。

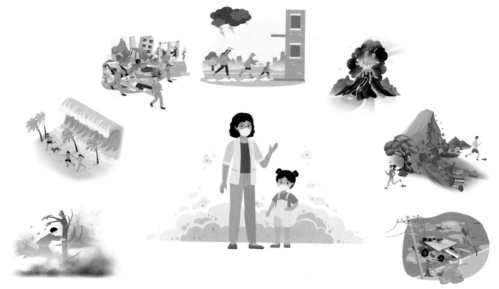

（2）增加经济负担。极端天气可能会造成人员伤亡和财产损失，生活、生产恢复重建及社会发展步入正轨需要重新投入额外的人力、物力。

（3）威胁社会生产和生活秩序。极端天气会造成人类生产经营和生活活动中断，迫使受灾者放下一切工作来开展自救和恢复活动，会严重威胁到原有的社会生产和生活秩序。

Q / 004 什么是极端高温天气？

A 极端高温天气是指最高气温达到或超过一定阈值的天气事件，不同的国家和地区，定义的阈值是不同的。我国气象学上将日最高气温大于或等于35℃定义为高温日；日最高气温达到35℃以上，则称之为高温天气；把连续数天（3天以上）日最高气温均超过35℃的高温天气过程称为高温热浪（也称为高温酷暑）天气。根据极端高温与健康的关系对极端高温进行了分级：日最高气温≥35℃为高温，日最高气温≥38℃为危害性高温。极端高温天气温度高且持续时间长，可对世界各地的经济和社会构成危害，如引发干旱、缺水等。

Q / 005 极端高温天气会带来哪些影响？

A 连续性高温或极端高温，不仅对地区生态造成破坏，还给区域社会经济造成极大损失，同时持续性高温容易导致居民中暑和农作物受损，具体危害如下。

（1）引发干旱。持续的极端高温天气容易导致土壤缺水龟裂，农作物无法正常生长。

（2）影响生活。持续高温使制冷设备耗电量增加，同时居民生活用水、农田灌溉用水和环卫用水等剧增，导致水电紧张，给社会和城市居民生活带来较大负担。

（3）危害健康。高温可对人的心理和情绪造成负面影响，会使人烦躁、易怒和疲劳等，还会引发人的心脏病、呼吸道疾病等问题。同时高温可诱发人体代谢、神经调节等功能紊乱，导致机体受到损伤，甚至死亡。

（4）影响生产。极端高温可降低工作和生产效率，甚至导致工业企业停工停产、学校停课等。

（5）诱发火灾。持续性高温易使电路线路老化和短路，亦可诱发城市和森林火灾。

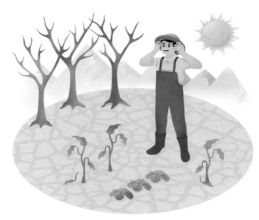

Q/006 人体能承受的高温极限是多少？

（1）最高体温极限。人为恒温动物，但人体时刻与外界进行热量交换。当人体温度为 30℃ 时，汗腺开始启动；当人体温度为 33℃ 时，散热机制立刻反应；当人体温度为 35℃ 时，多脏器参与降温；当人体温度为 38℃ 时，汗腺濒临衰竭；当人体温度为 39℃ 以上时，严重威胁生命；当人体温度超过 42℃ 时，中枢神经系统功能严重紊乱，体内蛋白质凝固变性，导致生命危险，因此体温计的最高度数为 42℃。

（2）最高环境温度极限。当人处于较高温环境（60～120℃）时，身体水分会立即开始蒸发散热，若长时间处于这种环境可导致循环系统衰竭、精神紊乱等症状出现，甚至失能。而当人处于极高温环境（＞120℃）时，皮肤及呼吸系统会在短时间受到重度灼烧并迅速引发死亡。不同高温环境，机体可耐受时间不同，详见表 1。

表 1　不同高温环境中机体可耐受时间

环境温度（℃）	人体极限忍受时间（分钟）
> 300	0（瞬间死亡）
255	0.3
210	0.5
160	1
150	1.8
140	3
105	20
100	30
70	60
50	180

Q/A 007 高温预警信号有哪些？

高温预警信号见表 2。

表 2　高温预警信号

预警级别	预警图示	预警意义
黄色预警	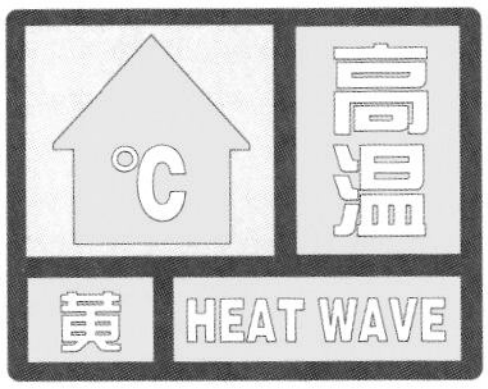	连续 3 天日最高气温将在 35℃以上
橙色预警	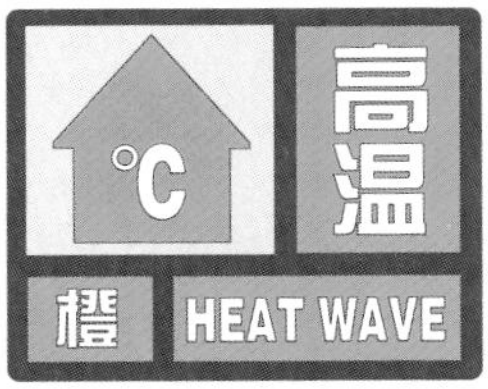	24 小时内最高气温将升至 37℃以上

续表

预警级别	预警图示	预警意义
红色预警		24 小时内最高气温将升至 40℃以上

Q/008 面对高温预警应该怎么办？

高温预警措施见表 3。

表 3 高温预警措施

预警级别	防范措施
黄色预警	有关部门和单位按照职责做好防暑降温准备工作； 午后尽量减少户外活动； 对老、弱、病、幼人群提供防暑降温指导； 高温条件下作业和白天需要长时间进行户外露天作业的人员应当采取必要的防护措施
橙色预警	有关部门和单位按照职责落实防暑降温保障措施； 尽量避免在高温时段进行户外活动，高温条件下作业的人员应当缩短连续工作时间； 对老、弱、病、幼人群提供防暑降温指导，并采取必要的防护措施； 有关部门和单位应当注意防范因用电量过高，以及电线、变压器等电力负载过大而引发的火灾
红色预警	有关部门和单位按照职责采取防暑降温应急措施； 停止户外露天作业（除特殊行业外）； 对老、弱、病、幼人群采取保护措施； 有关部门和单位要特别注意防火

Q/009 高温天气下应该采取哪些防护措施？

（1）合理饮食。大量出汗后，应适当补充淡盐（糖）水，不可过度进食冷饮。少食多餐，饮食宜清淡、易消化、富含维生素，不宜过量饮酒。忌过饱、过腻，以防大量血液集中在胃肠道消化食物，使脑部的血液供应相对减少，增加缺血性中风的风险。

（2）个人防护。宜穿宽松、吸汗、透气的白色或浅色衣服，外出时须打遮阳伞、戴宽檐帽，有条件时最好涂抹防晒霜。

（3）合理作息。充足的睡眠，可使大脑和身体各系统均得到放松，既有利于工作和学习，也是预防中暑的措施。此外，白天尽量减少或避免户外活动，尤其在10:00—16:00期间不宜在烈日下工作和运动。

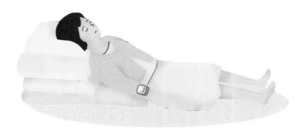

（4）温水洗澡。浑身大汗时不宜立即用冷水洗澡，应先擦干汗水，稍事休息后再用温水洗澡。

（5）室内通风。多利用自然风降低室内温度，若使用空调，则空调温度不宜过低，以避免室内外温差过大引起身体不适。此外，应注意风扇不宜直接对着头部或某一部位长时间使用。

（6）预防感染。避免蚊虫叮咬和开水烫伤，预防因气温高、细菌繁殖导致的皮肤感染。

Q/A 010 防暑降温药品及食品有哪些?

防暑降温药品及食品见表4。

表4 防暑降温药品及食品

类别	名称	功效
药品	藿香正气口服液	芳香化浊、扶正祛湿的功效，除能治疗胃肠感冒、中暑外，还能扶正气、化邪浊，提高人体免疫力。一次5~10ml，一日两次

续表

类别	名称	功效
药品	金银花露	以金银花为主制成的具有清热解毒功效的中成药剂。金银花性寒味甘,有生津、止渴、清热、散风、解表等功效。口服,一次 60 ~ 120ml,一日 2 ~ 3 次
	无极丸	有清热祛暑、避秽止呕的功效。用于中暑受热、呕吐恶心、身热烦倦、头目眩晕等。口服,一次 10 ~ 20 粒,孕妇禁用
	人丹	有清暑开窍、和中止呕的功效。缓解伤暑、头晕、头痛、恶心、胸闷等症状,口服或含化人丹,成人每次 10 ~ 20 粒
	风油精	有清暑解毒、利湿除烦、镇痛祛风的功效。治疗中暑引起的头昏头痛,因贪凉引起的腹痛等。对头昏、头痛者可外涂少许于前额及两侧太阳穴,孕妇和婴儿禁用
	清凉油	用于暑热引起的头昏头痛,或因贪凉引起的腹泻。用于中暑、晕车、蚊虫蜇咬等。外用,需要时涂于太阳穴或患处
食品	葡萄柚	加速新陈代谢,帮助燃烧更多热量。延长消化时间,增加饱腹感。富含纤维,有助于稳定血糖水平
	丝瓜	减肥、解暑、凉血、通经络等功效,可提高人体的免疫力,促进血液循环
	西红柿	生津止渴,祛风化痰,保护心血管,抗氧化,预防癌症
	绿豆汤	解暑,富含多种矿物质、维生素
	蜂蜜水	解暑、抗过敏、消积食,治疗便秘,富含多种维生素、矿物质
	金银花茶	解暑、清热、解烦躁等,性寒味甘,但是经期的女性和虚寒体质的人群不建议饮用金银花茶
	薄荷凉茶	清热解暑,提神醒脑,缓解牙龈肿痛、头痛等症状
	西瓜皮凉茶	利尿解暑,热性体质的人群和有水肿的患者均能够饮用,胃寒和寒性体质的人群慎用

Q/A 011 什么是中暑?

中暑是指暴露在高温、高湿环境或在剧烈运动一段时间后,身体吸热、产热、散热所构成的热平衡遭到破坏,机体局部或全身蓄积的热量超过体温调节的范围后出现高热、无汗等症状的一种常见综合征。

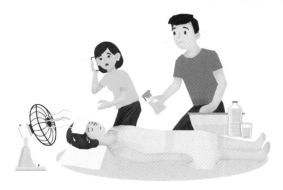

Q/012 哪些人群容易中暑？

（1）慢性病患者。①心血管病患者。炎热使人的交感神经兴奋，心血管系统的负荷加重，尤其是心脏功能不全者，体内的热量如果不能及时散热而在体内蓄积，便易中暑。②感染性疾病患者。细菌或病毒性感染使人体产生内源性致热源，令机体产热加速，释放大量的儿茶酚胺类物质进入血液，造成血管痉挛，散热不畅，导致中暑。③糖尿病患者。糖尿病会使糖分从尿液中大量排出，引起水和电解质的代谢紊乱，加上糖尿病患者常伴有心血管系统疾病和周围神经病变，导致机体对内外环境温度变化反应迟钝而发生中暑。

（2）婴幼儿。由于婴幼儿的体温调节功能发育不完善、新陈代谢较快，在高温天气时更要防止中暑。

（3）孕产妇。身体虚弱、体力消耗大，如果较长时间逗留在通气不佳、温度较高的室内容易中暑。

（4）老年人。65岁以上的老年人由于身体功能减退、体质弱，容易中暑。

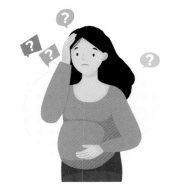

（5）高温工作人员。长期高温作业、在密闭空间工作以及在高温天气进行军训的人群，高强度的运动会加速体内产生热量，运动量越大，产热越多，越容易中暑。

Q/ 013 中暑的表现有哪些？

中暑可分为先兆中暑、轻度中暑和重度中暑，重度中暑又分为热痉挛、热衰竭、热射病，具体表现详见表5。

表 5　中暑的表现

	分类	体温	表现
	先兆中暑	正常或略有升高	头痛、头昏、全身疲乏、口渴、多汗、心悸、注意力不集中及动作不协调等
	轻度中暑	≥ 38.5℃	头昏、头痛、面色潮红、口渴、大量出汗、全身疲乏、心悸、脉搏细速、注意力不集中、动作不协调等
重度中暑	热痉挛	一般正常	明显的肌痉挛，伴有收缩痛。好发于活动较多的四肢肌肉及腹肌等，尤以腓肠肌显著。乏力、头晕、头痛，一般情况下意识清醒
	热衰竭	稍高或正常	起病迅速，主要表现为头昏、头痛、多汗、口渴、恶心、呕吐，继而皮肤湿冷、血压下降、心律失常、轻度脱水
	热射病	≥ 40℃	突然发病，疾病早期大量出汗，继之"无汗"，可伴有皮肤干热及不同程度的意识障碍等

Q/ 014 如何分辨中暑和低血糖？

高温天气下人们食欲不振，习惯摄取清淡食物，该类食物含糖量普遍偏低；此外由于天气炎热、出汗多等原因造成人体消耗大，而热量的消耗主要来自体内血糖，因此个体在高温天气下容易出现低血糖的表现。但如何区分低血糖与中暑，表6将从发病原因、临床表现和处置措施三方面进行分析。

表 6　中暑和低血糖的区别

项目	中暑	低血糖
发病原因	失水过多导致水盐失调及机体散热功能障碍引起体温升高	糖类摄入减少或消耗增加

续表

项目	中暑	低血糖
临床表现	无饥饿感； 有呕吐现象； 一般不出汗、皮肤发热； 没有明显血糖下降	有饥饿感； 一般无呕吐现象； 出冷汗、皮肤发凉； 测血糖显示为低血糖
处置措施	将患者移至阴凉通风处； 给予物理降温； 给予预防中暑药物； 补水，如淡盐水、绿豆水等； 若患者无缓解，及时送至医院	轻症给予含糖较高食物，若意识已发生改变，立即拨打 120

Q / 015 如何预防中暑？

A （1）衣。穿着适宜的衣服，尽量选择宽松、轻薄、浅色的衣物。可以打遮阳伞或戴宽帽檐的遮阳帽、太阳镜，并涂抹 SPF（防晒指数）≥ 15 的防晒霜 UVA（紫外线 A）/ UVB（紫外线 B）防护。

（2）食。①在高温天气里，不论运动量的大小，都需要增加液体的摄入，不应等到口渴时才喝水。如果需要在高温的环

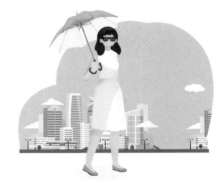

外出防护

境里进行体力劳动或剧烈运动，至少每小时喝 2 ~ 4 杯水（500 ~ 1000ml），应少量多次饮水，水温不宜过凉，以免引起胃痉挛。②不要饮用含酒精或大量糖分的饮料，因为这些饮料会导致人体失去更多的体液。大量出汗将会导致体内盐分与矿物质流失，应注意补充盐分和矿物质。运动饮料可以帮助人们在流汗的过程中补充身体所需要的盐分与矿物质。如果正在进行低盐饮食，在喝运动饮料之前，应当咨询医生。③平时多吃些西瓜、黄瓜、西红柿、桃、杏等蔬菜、水果有预防中暑的作用。

（3）住。①室内温度在 26 ~ 28℃、室内湿度在 60% 左右为宜，定时开窗通风。②用温水洗澡，洗冷水澡会使毛细血管收缩，洗后反觉更热，而热水洗澡虽会多出汗，但能使毛细血管扩张，有利于机体散热。③保证充足睡眠，睡眠时注意不要躺在空调的出风口和风扇下。

（4）行。①应尽量避免外出。如果一定要在户外活动，避开正午时段，尽量将时间安排在早晨或者傍晚，并且尽量多在背阴处活动或休息，避免太阳直晒。②运动时应逐渐增加强度，让身体慢慢适应外界的环境。当已经感觉到心跳加重且胸闷憋气，尤其感到头晕、意识模糊、虚弱的时候，要立即停止一切活动，找到阴凉通风的地方休息。随身携带防暑降温药品，如十滴水、风油精等，以备应急之用。③在太阳照射下，车内温度会迅速升高，即便车窗留了缝隙，车内温度还是可以在停车后 10 分钟内上升近 7℃，此时留在车里的任何人都有中暑的风险。所以，当停好车辆准备离开时，须确认随行的所有人都已下车。

Q/ 016 发生中暑后应该怎么办？

/A 中暑应急处置流程见下图。

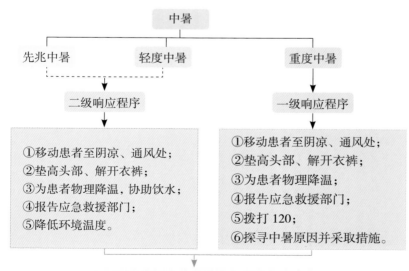

中暑应急处置流程

Q/A 017 什么是皮肤晒伤?

皮肤晒伤又称为日光性皮炎,是由于强烈的日光暴晒(主要是中波紫外线的照射)后引起的急性皮肤炎症。主要表现为外露部位出现红斑、水疱、水肿、色素沉着和脱屑等,其表现强度与日光强度、照射时间、个体肤色、体质及种族相关。常见于儿童、妇女、水面工作者及滑雪者。晒伤的症状一般在 24 小时内达到高峰,轻者持续 1 ~ 2 天,重者持续 1 周左右。

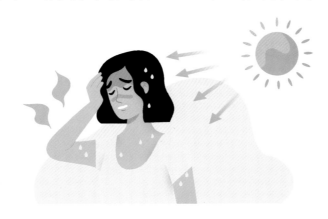

Q/A 018 皮肤晒伤后应该怎么办?

(1)皮肤微微变红。将湿毛巾冰镇后取出,敷在皮肤发红的部位,待皮肤恢复正常后,再涂抹乳液状护肤品滋润肌肤,防止皮肤发干。

(2)皮肤发烫。除用冰水冷敷外,还可使用舒缓效果的护肤水轻轻拍打,并涂抹乳液缓解皮肤症状,防止出现脱皮。

(3)出现脱皮。皮肤被晒脱皮后,为了防止感染,不可以用手撕,也不可用过热的水洗脸、冲澡,否则会令皮肤更加发干,加重脱皮。建议使用温水洗浴,并适当地使用一些保湿的面膜,以缓解症状。

(4)热得发痛。如果因晒伤而热得发痛,说明皮肤已受到严重晒伤,应使用冷水和低过敏香皂清洁皮肤,避免刮伤皮肤,避免让水柱直接喷到受伤的皮肤上。及时就诊,遵医嘱使用烫伤膏、抗生素软膏或 1% 的氢化可的松乳膏。

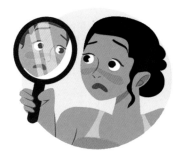

皮肤微微变红

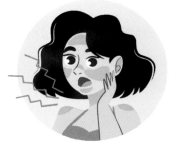

皮肤发烫

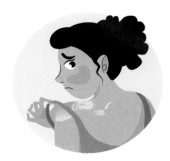

出现脱皮

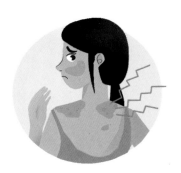

热得发痛

不同程度晒伤

Q/A 019 什么是空调病?

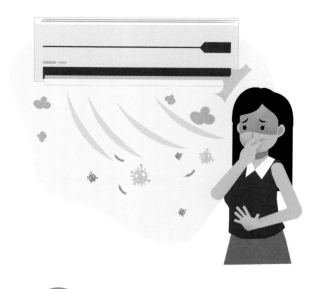

空调病又称空调综合征,是指长时间待在密闭空调环境下,由于室内空气不流通,导致出现鼻塞、头昏、耳鸣、乏力、打喷嚏、记忆力减退及皮肤黏膜干燥等症状。凡是与空调有关或者由空调引起的相关疾病,通常称作空调病。

Q/A 020 如何预防空调病?

（1）控制室内温度。开启空调的时间不要过长，待在空调房内不要超过4小时，空调温度设置在26～28℃，室内外温差以5～10℃为宜，每日早晚定时开窗通风。

（2）注意温度过渡。进入空调房前，须先擦干汗水，在室内待3～5分钟后走到室外，稍后再回到室内，重复2～3次使身体适应空调温度。离开空调房前，可提前调高空调温度或关闭空调。

（3）注意保暖。长时间室内办公者，须适当增添穿脱方便的衣服，穿裙子的女性可在膝部覆巾予以保护。同时注意间歇站起来活动片刻，以增进人体末梢血液循环。

（4）注意保湿。多喝温水，加速体内新陈代谢。房间里注意空气加湿，湿度保持在60%～70%之间。

（5）定期清洗消毒。每年可请专业人士对家用空调进行一次全面的清洗与消毒。在空调使用期间应定期清洗过滤网。

Q/A 021 什么是风扇病?

风扇病是指电风扇使用不当引起的头痛、眩晕、胸闷、鼻塞、咽痛、打喷嚏、流眼泪、恶心、呕吐、疲乏、无力、畏寒、肩背痛、手臂不能抬举、全身关节疼痛及落枕等症状。其主要原因是体表温度骤降，体温中枢调节不及时，导致呼吸道血管及皮肤毛细血管收缩，引起血压升高，血液重新分布所致。

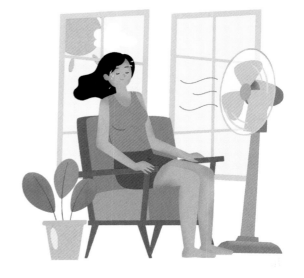

Q/A 022 如何预防风扇病？

（1）避免风扇直吹，吹风距离不宜太近。

（2）风速不宜过大，选择风力柔和、扩散范围较广的风扇，如吊扇或百叶扇。

（3）使用时间不宜过长，以 30 ~ 60 分钟为宜。

（4）婴幼儿或年老体弱者，尽可能不用风扇。

Q/A 023 为什么高温天气下容易患肠道传染病？

高温天气时，各种细菌、病毒等致病因子易生长繁殖，如果食物保存不当，就极易腐败变质，再加上苍蝇可作为病菌的重要传播媒介，很容易引起肠道传染病的流行；另外，高温天气下人们爱吃生冷蔬菜和瓜果，如果不注意清洁和消毒，就会增加病原体进入人体的机会，导致发生肠道传染病的风险增高。

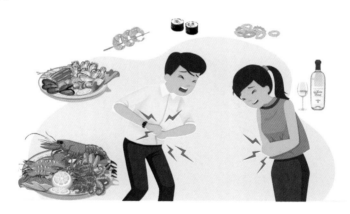

Q/A 024 高温天气下如何预防肠道传染病？

（1）注意饮食卫生，养成良好的卫生习惯，防止"病从口入"。①不喝凉水，不喝脏水，不吃腐败变质的食物。高温天气尽量少点外卖，放在冰箱里的食物，再次食用时一定要蒸煮热透。食物加工时要生熟分开，生吃的瓜果蔬菜应该用流动水洗净。②外出就餐选择卫生条件好、具备卫生许可证的正规餐饮店，尽量少吃或不吃凉菜。③少饮冰水，少吃雪糕、冰激凌等。④饮食有度，就餐不要吃太饱。

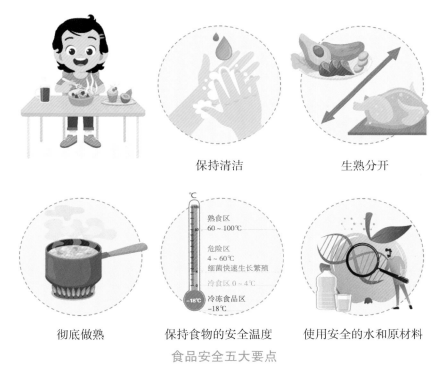

保持清洁　　　　　　生熟分开

彻底做熟　　　保持食物的安全温度　　使用安全的水和原材料

食品安全五大要点

（2）保持个体及环境的卫生清洁。①注意学习、工作和生活等场所的清洁卫生，不乱放垃圾，不随地吐痰。饭前便后、打喷嚏、咳嗽及外出归来一定要洗手。②勤换、勤洗、勤晒衣服、被褥。③保持室内空气流通，开展"三管一灭"（管水、管粪、管饮食，消灭苍蝇），保持良好的环境卫生。

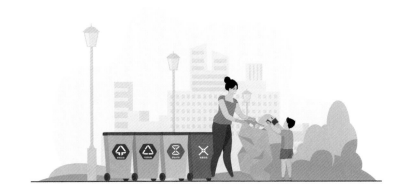

（3）休息与活动。①合理安排作息时间，生活有规律，保持充分的睡眠。②劳逸结合，积极参加体育锻炼，增强免疫力。

Q/025 为什么高温天气下容易患皮肤病？

随着气温升高，人体出汗增多，人们穿着单薄，皮肤暴露部位的面积增大，皮肤屏障受损，容易患皮肤病。高温下皮肤"呼吸"困难，汗液未能蒸发便渗透进皮肤的角质层，堵塞汗腺口，当汗腺继续分泌汗液时，会使汗腺扩张破裂，从而刺激末梢神经引发瘙痒，形成皮肤病，如痱子、汗疱疹、汗腺囊瘤等。

Q/026 高温天气下如何预防皮肤病？

高温天气下汗液浸渍皮肤，尘埃黏附，容易受到病毒、细菌和真菌的感染。

（1）病毒性皮肤病。如水痘、风疹等。预防方法是预防病毒感染，提高机体自身免疫力，尽量避免去公共场所，保持皮肤的清洁卫生。

（2）细菌性皮肤病。如毛囊炎、脓疱疮等。预防方法是勤洗澡、换衣，避免汗渍和细菌感染，保持皮肤清洁。

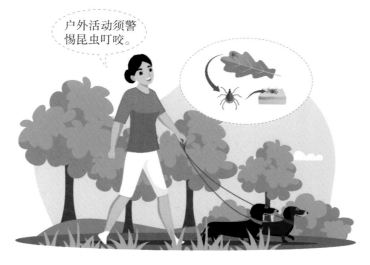

户外活动须警惕昆虫叮咬。

（3）真菌性皮肤病。如足癣、股癣和花斑癣等。预防方法是避免共用卫生用具，如毛巾、拖鞋等，勤换鞋袜、内裤等。

（4）昆虫性皮肤病。如虫咬皮炎，是臭虫、跳蚤、虱、螨、蚊等昆虫叮咬皮肤后诱发的过敏反应。尽量少到草丛、树荫下或潮湿、蚊虫多的地方，室内可熏蚊香。

Q/A 027 为什么高温天气下容易患心脑血管疾病？

（1）容易烦躁，心跳加快。高温天气下，人会变得烦躁不安、心跳加快、心肌耗氧量增加、血液循环加快，此时心肌容易缺血，出现胸闷、气短、胸痛等不适症状。

（2）睡眠质量差，血压不稳。高温天气让人辗转难眠，容易睡眠不足，增大心脑血管的负荷。

（3）大量出汗，血液黏稠。高温天气下，大量出汗会导致水分流失及发生脱水，造成血液浓度和黏稠度增高，可能会引发血栓栓塞，使得缺血性卒中的风险增加。

（4）室内外温差大，诱发心梗。空调房和室外温差大，易引起血管突然舒张或收缩，可能诱发心梗，增大猝死风险。

Q/A 028 高温天气下如何预防心脑血管疾病？

（1）避免睡觉时受凉。开着空调要盖被睡觉，室内外温差过大，会使全身毛孔闭合，体内热量难以散发，还会因脑部血管迅速收缩而引起脑供血不足，有高血压、心血管疾病史的人更容易发作"热中风"。建议室内空调温度不要过低，使用空调时间不要过长，室内外温差最好不超过5℃。

（2）避免晨练时间过早。夏季早晨6点前，各种有害物质在空气中聚集较多，是污染高峰期。而人体新陈代谢加快，能量消耗大，对氧气的需求量也明显增加，人体耐受力将受到很大的挑战。如果太早到公园去晨练，容易发生心脑血管意外。应尽量避开过早晨练，建议改为黄昏时间锻炼。

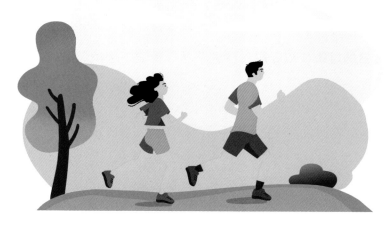

（3）避免喝水速度过快。气温高，身体缺水速度也会加快。如果喝水太快，水分会快速进入血液，使血液稀释、血容量急剧增加，加重了心脏负担，尤其是冠心病患者就会出现胸闷、气短等症状，严重者可导致心梗。要少量多次饮水，每次 100 ～ 150ml 即可。同时避免运动后猛喝冷水，在剧烈运动后大量饮用冷饮，会造成血管迅速收缩，心脏、大脑等脏器的耗氧量加剧，引起血压波动，所以容易诱发心脑血管意外，尤其是心梗。

（4）避免餐后立即午睡。高温天气下，很多人晚上睡不好，午睡半小时左右很有好处，但忌餐后即睡。因为高温导致皮下毛细血管扩张，加上饱餐后血液涌向消化器官，大脑供血减少，此时入睡便有诱发脑梗的危险。

（5）避免出汗后洗冷水澡。气温高，人体温度也高，洗冷水澡这种突然的冷刺激，不仅会造成外周血管收缩，血压升高，而且有时甚至会导致冠状动脉严重痉挛，斑块破裂，形成血栓，造成急性心梗，危及生命。满身大汗的时候，可先用毛巾擦干汗，再去洗澡。如果要冲冷水澡，最好先用冷水冲洗四肢，等身体适应后，再冲洗全身。

Q/A 029 高温天气下糖尿病患者需要注意什么？

（1）防停药。有些糖尿病患者因为食欲不振而每天只吃两餐，又因为怕出现低血糖而不再吃药或打胰岛素，这种做法是错误的，很可能使血糖产生很大的波动。因此，即使在高温天气下，糖尿病患者也要按时按量治疗，切不可自作主张减食、减药量。

（2）防脱水。糖尿病患者尤其是老年患者的渴感较一般人迟钝，可能会因为补充水分不及时、不主动，而发生脱水现象，甚至导致高血糖高渗状态、血栓等发生。所以，应有意识地多饮水，每天最少饮水 1500ml，如果活动量大，出汗增加，还需要补充额外的水分。对于糖尿病合并高血压，每日坚持低盐饮食的患者，应注意在出汗增加时适量补充淡盐水。

（3）防皮肤感染。应尽量选择吸汗、透气、清凉的衣服，如纯棉衬衫等，同时还应注意皮肤清洁，做到勤洗手、多洗澡、防蚊虫。外出时，最好提前在皮肤上喷涂花露水等防蚊剂。如果被蚊虫叮咬了，千万别乱挠，以免引发感染。局部瘙痒明显时，可以涂抹清凉油、花露水等。为预防糖尿病足的发生，外出时应尽量选择脚趾不外露且宽松合脚的凉鞋，女性患者尽量不要选择凉拖鞋。在家中，即使很热也不要赤足行走，最好穿上纯棉袜子。每晚应洗脚并仔细检查足部，及时发现损伤。

（4）防饮食不当。须控制每天主食量和总热量的摄入，还要兼顾营养平衡。可以选择生吃西红柿、黄瓜等含糖低的蔬菜来代替部分水果。高温使食欲降低，可少食多餐，每天将所需的食物分 5 ~ 6 次摄入。

Q/A 030 高温天气下坐月子需要注意什么？

（1）衣。多备几套纯棉、宽松、轻薄的睡衣换洗，白天短袖，晚上长袖，避免着凉，穿带后帮的软底拖鞋，如果脚怕冷，可以穿一双薄的纯棉袜。

（2）食。饮食宜清淡，不要吃冰镇食品，忌冷饮。建议喝新鲜果汁及菜汤，其中富含维生素及矿物质。产妇如果出汗多或口

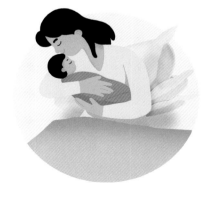

渴时，可以饮用温开水、绿豆汤、菜粥等。

（3）住。室内温度最好保持在 26 ～ 28℃，但不宜直接吹空调或电风扇。开窗通风，避免形成对流风。婴儿不宜使用灭蚊灵、蚊香片等，可使用蚊帐。

（4）行。尽量避免外出，人流量大的地方容易感染病菌。如果没有风，阳光也不强烈，可以抱着婴儿在阳台活动。

（5）洗。洗浴水温不可过低，否则会反射性地引起呼吸道痉挛而诱发感冒。身体受冷也易引起肌肉和关节酸痛。洗澡水温适宜，每次洗 5 ～ 10 分钟。

Q/A 031 高温天气下照护婴幼儿需要注意什么？

（1）衣。选择易吸汗、宽松、透气的纯棉制品，避免化纤衣物。贴身衣物遮住孩子的胸口、腹部和私处，避免着凉及发生卫生问题。勤换衣服、勤洗澡，每天更换内衣。傍晚散步或者户外行走，尽量穿薄款长裤，防止蚊虫叮咬。

（2）食。清淡少油，合理补充鱼类、瘦肉、蛋类、奶制品和豆制品，保证优质蛋白的摄入。不宜用各种饮料代替白开水。碳酸饮料含有较多的糖分，摄入过多会影响食欲，而且过多糖分也会使孩子发胖。天气炎热时细菌、真菌繁殖加快，食物容易变质，不宜吃剩菜剩饭，预防食物中毒。餐前饭后流水洗手，保持良好的卫生习惯。

（3）住。适当增加午休，保证充足的睡眠。室内温度不要过低，室温建议设置在 26 ～ 28℃为宜，不要直吹空调冷风，避免腹部着凉。开窗通风，保证空气流通，并定期消毒。在保证室内通风和温湿度合适的同时，安排适当的运动，增强机体的抵抗力和适应能力。

（4）行。出门做好防晒工作，使用遮阳工具，每天 11:00 —15:00，阳光最充足的时候尽量避免外出，以免发生中暑。活动强度不宜过大，活动后及时进行少量多次的补水。

Q/A 032 高温天气下老年人需要注意什么？

（1）防止暴晒。避免在强烈的阳光下暴晒，外出时采用防晒措施，如打伞、戴遮阳帽、涂防晒霜等。室内保持通风，电风扇不要吹定向风，空调温度不要太低。

（2）饮食科学。适量吃些蔬菜瓜果，如苦瓜、冬瓜、西瓜、香蕉等；可饮用清凉解暑的饮品，如淡盐水、绿豆汤、酸梅汤、菊花茶等；多吃富含维生素、无机盐和粗纤维的食品。注意饮食卫生，不吃变质食物。

（3）起居调整。适当午休，不要在风口处、露天睡觉或长时间吹空调、电风扇，否则容易受凉诱发疾病。

（4）合理运动。起床后适当地进行运动锻炼，可强身健体，活动强度、时长应根据个人情况决定，比如散步、打太极、跳健身操等。当室外温度高于33℃时，不宜置身于烈日之下。11:00 —15:00 尽量不要外出，非外出不可时尽量选择阴凉处行走，做好防晒措施，避免长时间日晒。

（5）精神调养。高温天气使老人容易心急气躁，因此要注意精神调养，情绪稳定，不要太过劳顿、激动。若有心脏病发作先兆，须及时去医院就诊。

Q/033 高温天气下户外工作者需要注意什么？

/A （1）防暑降温。给生产一线人员配备必要的防暑药品，并有专人负责做好含盐饮料和茶水供应。各维护单位须配置人丹、十滴水、藿香正气水、风油精等防暑降温药品。在户外工作中，如果出现头晕、口干、恶心、呕吐、胸闷、气短等症状时，要立即停止工作，在阴凉处休息，饮用清凉降温的饮品。如感觉症状进一步加重，要立即前往医院治疗。除紧急抢修外，施工单位可根据天气变化情况合理安排检修工作，避开高温时段。

（2）个人防护用品的穿戴。避免阳光直射暴晒，穿戴必要的遮阳用品，着浅色宽松透气的工作服，避免长时间裸晒皮肤，如果皮肤出现红肿晒伤症状，应及时用凉水冲洗。为了保护特种作业人员在施工过程中的人身安全，作业人员必须穿戴个人防护用品，佩戴好安全帽，高空作业时系好安全带。

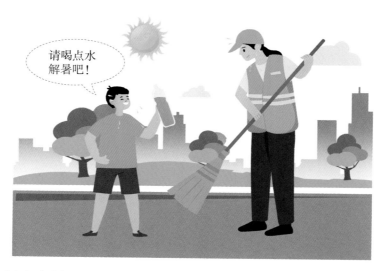

（3）压力容器的安全。高温天气，如果将气瓶直接放置于露天，高压气体会在烈日的照射下温度上升，体积膨胀，严重时会发生气瓶爆炸，造成人员伤亡和财产损失。一旦发生爆炸还会带来二次事故（如火灾），使损失变大。因此，高温天气要注意将压力容器放置阴凉避光的位置。

（4）用电的安全。高温天气人们穿着单薄且皮肤多汗，触电的风险相应增加。施工现场，严禁吸烟和使用明火，电焊时要在下层火花着落处设围板拦住，防止扩散。

（5）中暑者急救治疗。①搬移。应将中暑者迅速转移至阴凉通风的地方，解开衣服、脱掉鞋子，让其平卧，头部放低，保持其呼吸通畅。②降温。用凉水或酒精擦拭全身，使血管扩张以促进散热、降温。③补水。对于能饮水者应给其补充淡盐水或降暑饮品，不能饮水者，应将其及时送往医院进行治疗。

三 极端低温

Q/A 034 什么是极端低温天气？

极端低温天气是一种极端的气候事件，是指一定地区在一定时间内出现的历史上罕见的低温气象事件，具有发生概率小、社会影响大的特点。按照国际气象专业编写的《寒冷程度等级表》，一般认为气温在 –40℃以下为极端低温天气。

Q/A 035 极端低温天气会带来哪些影响？

（1）对人体的影响。极端低温天气会对人体健康造成较大的威胁。长期处于低温的环境中，会引起人体抵抗力下降，导致呼吸道疾病、关节肌肉疾病、风湿病、神经痛、结核病的发生和恶化，还会造成局部皮肤的冻伤和全身冻僵状态。

（2）对出行的影响。低温天气多伴有大风、雨雪，会导致出行不便。行车时视野不清晰，容易造成交通事故高发。

（3）对生活的影响。大风和雨雪会对输电线路、供水系统、供气和供暖管道等公共设施造成损害，因此，低温天气中会出现停电、停水、供气供暖中断的风险，对正常生活会造成一定程度的影响。

（4）对生产的影响。降温或持续的低温天气会严重影响设备的正常操作，容易出现操作失误引发不安全因素，还易出现管道冻结、冻裂问题，影响生产秩序。此外，降雪、雨雪后冰冻会导致路面、生产施工场地和机械结冰，也会给生产带来安全隐患。

Q/036 人体能承受的低温极限是多少？

（1）最低体温极限。正常情况下，人体体温是 36 ~ 37.2℃。外界温度在 20℃左右时就会引起体温下降。在严寒的自然环境中,人体为了保持核心体温，会收缩肌肉以产生热量，血液主要流向重要脏器。如果核心体温（即机体深部重要脏器的体温）下降 2℃，身体便会进入体温过低状态，首先会出现感觉下降，继而出现心律失常。当核心体温下降到 36℃，反应和判断能力就会减弱；下降到 35℃时，会出现行走困难；当核心体温下降到 33℃时，会丧失意识；下降到 30℃时则会失去知觉。一旦核心体温降低至 24℃,则会出现心搏骤停,最终导致死亡。

然而，人类也出现过超低温生存的奇迹。1999 年，瑞典医学生安娜·博根霍尔姆不幸跌入冰川之后，在冰下被困 80 分钟，创造了体温降到 13.7℃低温仍得以存活的纪录。

（2）最低环境温度极限。如果是在干燥的环境中，人体可以短时间停留在极端低温的空气里。俄罗斯的奥伊米亚康,一座被誉为"世界寒极"的城市，最低气温可达 –67℃左右，但是当地依旧有数百位村民居住。南极的科考队员需要在零下几十摄氏度的环境中工作，虽然他们可以短时间停留在户外，但过冷的空气仍会导致鼻腔、气管和肺发生冻伤。

如果是在水中，情况就完全不同。如果全身浸没在 0℃的水中，未受训练的人可能在瞬间失去知觉，甚至在短时间内死亡。但是受过训练的人，如冬泳爱好者，可在 0℃的水里活动几十分钟。

Q/037 什么是低温寒潮？

寒潮是指极地或高纬度地区的强冷空气大规模地向中、低纬度侵袭，造成大范围急剧降温和偏北大风的天气过程，有时还会伴有雨、雪和冰冻灾害。一般多发生在秋末、冬季和初春时节，在全国范围内都可能发生，有时会继发霜冻、冻害等多种自然灾害。

我国定义寒潮的标准是：某一地区冷空气过境后，气温24小时内下降8℃以上，或48小时内气温下降10℃以上，或72小时内气温连续下降12℃以上，并且最低气温在4℃以下。

我国位于欧亚大陆的东南部，北面是蒙古国和俄罗斯的西伯利亚。西伯利亚气候寒冷，其北面是极其严寒的北极，影响我国的冷空气主要就是来自这些地区。极地和高寒地区的强冷空气沿着西风带和西北气流，向东南快速地、暴发式地侵入和移动，给沿途地区带来强降温、强风和强降雪，当气温下降达到一定标准时，即为寒潮。

Q/A 038 寒潮预警信号有哪些?

寒潮预警信号见表7。

表7　寒潮预警信号

预警级别	预警图示	预警意义
蓝色预警	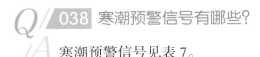	48小时内最低气温将要下降8℃以上，最低气温≤4℃，陆地平均风力可达5级以上；或者已经下降8℃以上，最低气温≤4℃，平均风力达5级以上，并可能持续
黄色预警	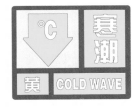	24小时内最低气温将要下降10℃以上，最低气温≤4℃，陆地平均风力可达6级以上；或者已经下降10℃以上，最低气温≤4℃，平均风力达6级以上，并可能持续
橙色预警	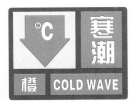	24小时内最低气温将要下降12℃以上，最低气温≤0℃，陆地平均风力可达6级以上；或者已经下降12℃以上，最低气温≤0℃，平均风力达6级以上，并可能持续

续表

预警级别	预警图示	预警意义
红色预警	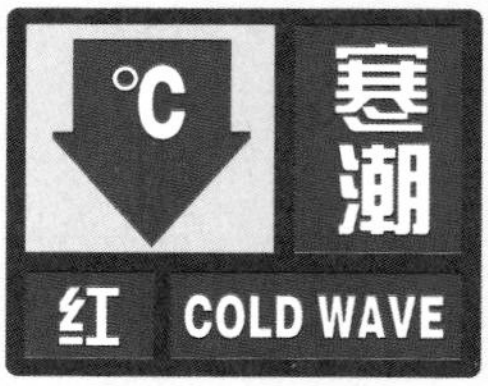 °C 寒潮 红 COLD WAVE	24小时内最低气温将要下降16℃以上，最低气温≤0℃，陆地平均风力可达6级以上；或者已经下降16℃以上，最低气温≤0℃，平均风力达6级以上，并可能持续

Q/ 039 面对寒潮预警应该怎么办?

/A 寒潮预警措施见表8。

表8　寒潮预警措施

预警级别	防范措施
蓝色预警	政府及交通等有关部门按照职责做好防寒潮准备工作； 个人应注意添衣保暖，做好御寒准备； 对热带作物、水产品采取一定的防护措施； 做好防风准备工作，谨防坠物伤人等意外事件的发生
黄色预警	政府及交通等有关部门按照职责做好防寒潮准备工作； 注意添衣保暖，做好御寒准备；对老、弱、病、幼等特殊人群给予关注和照顾； 对牲畜、家禽和热带、亚热带水果及有关水产品、农作物等采取防寒措施，防止冻伤； 做好防风工作，谨防坠物伤人等意外事件的发生
橙色或红色预警	政府及有关部门按照职责做好防寒潮应急工作； 注意防寒保暖；做好御寒准备； 农业、水产业、畜牧业等要积极采取防霜冻、冰冻等防寒措施，尽量减少损失； 做好防风工作，谨防坠物伤人等意外事件的发生

Q/ 040 低温天气下应该采取哪些防护措施?

/A （1）关注寒潮预警和天气预报，根据天气变化做好保暖防护，及

28

时增添衣物及保暖用品，特别要注意手、脸、脚的保暖，谨防冻伤。在寒潮来临前或寒潮期间，提高自我防护意识，注意根据温度变化加强营养、适度锻炼，减少外出。

（2）尽量减少外出，在室内时关好门窗，预防砸伤。外出小心路滑跌倒。

（3）做好防风工作，固定好门窗、围板、棚架等易被大风吹动的搭建物，妥善安置易受大风影响的室外物品。

（4）户外作业者应避免在大风、寒潮等低温天气持续在户外工作，避免冻伤以及高空坠落、砸伤等意外事故的发生。

（5）使用取暖设施时，提防烫伤、烧伤和煤气中毒。

（6）老年人、孕产妇、婴幼儿和心脑血管疾病患者、呼吸系统疾病患者等脆弱人群应更加注意疾病的预防，如果出现身体不适，及时到医院就诊。

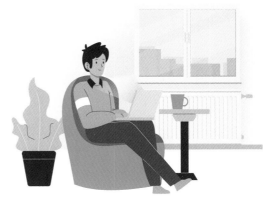

Q/A 041 低温天气下哪些药物在储存和使用时需要特别注意？

（1）糖浆。如止咳糖浆等。低温环境会导致糖浆分解，改变药物浓度。服用后无法保证药效，还可能引发不良反应。糖浆最好保存在 10 ~ 30℃的环境中。

（2）软膏。如红霉素软膏、硝酸甘油软膏等。温度过低会导致药物分层，降低药效。外用软膏不要低温储存，常温保存即可。

（3）皮膏。如云南白药膏、氧化锌贴膏等。低温下会导致皮膏的黏性变小，使用前可先稍稍加热，但注意加热温度不宜过高、时间不宜过长。

（4）气雾剂。如沙丁胺醇气雾剂、布地奈德鼻喷剂等。低温会导致药罐喷药不畅、药雾不均匀，使用前可将药罐在室温中放置一段时间。

（5）胰岛素。如诺和灵、诺和龙等胰岛素笔。尚未开封使用的胰岛素笔芯在 2 ~ 8℃环境中保存，开封后不宜再放入冰箱，否则可能造成注射量不准、药效失效等问题。开封的胰岛素笔芯可在不超过 30℃的阴凉室温环境中保存 1 个月左右。

（6）甘露醇。低温下易结晶，如果注入人体可能会引发静脉炎，甚至导致组织水肿坏死等。使用前应仔细检查，如果发现结晶，可把药物放置在温水中，待结晶完全溶解后再使用。甘露醇应在 10 ~ 30℃的室内避光保存。

Q/A 042 什么是低体温症？

低体温症，又称冻僵，是因为寒冷刺激引起体温过低导致的严重的全身性疾病，主要以神经和心血管损伤为主。当人体核心温度 < 35℃即可诊断为冻僵（表 9）。

表 9　冻僵的分级

分级	中心温度	表现
轻度冻僵	32 ~ 35℃	寒战、四肢冰凉、关节肌肉僵硬、皮肤苍白或发绀、意识混乱、心跳和呼吸减慢等
中度冻僵	28 ~ 32℃	嗜睡、口齿不清、感觉和反应迟钝等
重度冻僵	20 ~ 28℃	心动过缓、血压下降、心律失常等，意识状态进展为昏迷
	< 20℃	出现威胁生命的严重心律失常或心搏骤停

Q/A 043 如何预防低体温症？

（1）准备充足的御寒装备，做好防寒保暖措施。注意增减衣服，尽量避免大量出汗。

（2）在户外运动时应穿着防寒避风、防汗防湿的衣服和装备。选择快干排汗的内衣，切忌棉质内衣。因为棉织品较为吸汗，汗水挥发时带走热量，容易引起失温。衣物被打湿后，要尽快更换，保持身体干爽。不要长时间静止不动，不要暴露在寒风中。

（3）参加户外越野运动者，应提前熟悉当地天气情况，根据天气状况选择合适的衣物；按照要求携带安全装备，了解赛道中途的补给点设置和呼叫救援方式；携带足够的高热量食物；遭遇突发恶劣天气时要及时躲避、撤离和求救。

（4）备好食物和热饮，随时补充身体热量。避免过度出汗和疲劳，不要透支体能，防止脱水。

（5）若在寒冷环境中出现冻僵早期反应时，应尽快脱离寒冷环境，积极采取复温措施，避免进一步冻僵。

Q/044 发生低体温症应该如何处理？

A 低体温症处理流程如下图所示。

低体温症

↓

迅速脱离寒冷环境 ----- 将患者转移至温暖处，搬动时注意动作轻柔，尽量平移，避免发生骨折等情况；避免让患者直接躺在湿冷的地面。

↓

减少热量散失 ----- 脱去所有湿冷衣物，切忌生拉硬拽衣物，以防造成皮肤撕脱伤，可使用温水湿润后分离衣物和皮肤，并用干燥织物擦干身体。

↓

迅速快速复温

体温在33 ℃左右，可用睡袋或厚衣物包裹全身，使患者自然复温。体温在32℃以下，可使用热风或热水袋进行全身加温，注意不要直接作用在皮肤上，避免烫伤。

轻度冻僵　中重度冻僵 ----- 可对颈部、腋窝、腹股沟大动脉处进行局部加温，或将患者置于稍高于体温的温水中进行恒温水浴。

↓

终止复温 ---- 当感知觉等恢复正常，发生寒战，肢体变软，肤色变红润并有温热感觉后便终止复温，防止出现休克。复温后置于25℃环境中继续保暖。

低体温症处理流程

Q/ 045 为什么会发生冻疮?

A 冻疮是发生在人体暴露部位和末端部位的皮肤炎症,主要由寒冷和潮湿引起。人体暴露的部位遭受寒冷刺激时会引起血管痉挛收缩,局部的血流量减少,造成皮肤组织缺氧,最终导致细胞损伤。如果在较长的时间内不能解除寒冷刺激,便会发生冻疮。

(1)与寒冷刺激有关。寒冷天气时,潮湿和风速都会加速身体散热。寒冷刺激会导致局部血液循环不畅,从而诱发冻疮。

(2)与年龄有关。一般儿童和青少年较易发生冻疮,青壮年次之。儿童与青少年受到寒冷刺激以后,皮下小血管收缩反应更加强烈,容易出现局部血液循环障碍,从而诱发冻疮。

(3)与疾病有关。合并慢性疾病者,如营养不良、糖尿病、下肢动脉粥样硬化等,局部皮肤对寒冷的适应性和耐受性差,容易发生冻疮。

(4)与身体活动有关。如果长时间坐着或站着不动,身体活动少,容易造成手脚等部位的血液循环障碍,从而诱发冻疮。

(5)与衣着有关。衣物穿着过紧,会导致局部血液循环不良,也有可能诱发冻疮。

Q/ 046 如何预防冻疮?

A (1)做好御寒保暖措施。手、脚、耳、鼻、颜面等是易冻部位,要注意保暖防冻。①出门时戴好口罩、手套、防风耳罩等。②衣着松紧合适,鞋袜不宜过紧,以免造成局部长期受压,影响血液循环。③保持衣服和鞋袜干燥。④易受冻部位可搽凡士林或其他油脂类护肤品,保护皮肤,减少热量散失。

(2)增加耐寒训练。有意识地进行耐寒训练,增加身体对寒冷环境的抵抗能力,如坚持冷水洗手、洗脸或适当进行冬泳,以增强身体的抵抗力和抗寒能力。还可以用热水泡脚,促进血液循环。

(3)减少室外活动时间。冷天和大风天,尽量减少室外作业和活动时间。

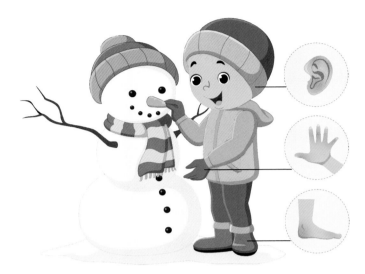

易冻部位

（4）积极改善饮食。寒冷天气适当增加脂肪和维生素的摄入，增强身体的耐寒能力。

（5）适当运动。坚持体育锻炼，可以促进血液循环，增加局部血流量，提高御寒能力及抵抗力。跑步及其他的有氧运动都可以达到锻炼的目的；孕妇、老年体虚者和心功能不全者，可以选择快步走或散步。但在低温天气时建议尽量选择室内运动，如体操、瑜伽、球类运动等。

（6）局部按摩。经常按摩手、脚、耳朵、面部等末梢局部，可以帮助预防冻疮。

（7）皮肤护理。洗澡、洗脸后及时擦干，并涂抹上护肤霜，保持皮肤湿润，以增加皮肤的耐寒能力。经常长冻疮的人群，可提前在容易长冻疮的部位搽凡士林、冻疮膏等油脂类保护皮肤，预防冻疮。

（8）戒烟。抽烟会使血管收缩，造成末梢血运不良，冻疮患者和易生冻疮的人群应避免吸烟。

（9）饮酒后避免在室外逗留。酒精可以扩张血管，加快血液循环，让人觉得温暖，但停止喝酒后，热量流失也会加快。因此，饮酒后需避免在寒冷的户外长时间停留。

Q/ 047 发生了冻疮应该如何处理?

/A 冻疮的主要处理原则是消炎、止痒和促进血液循环。

（1）发生冻疮的四肢每日可用 42℃ 左右的温水浸泡冻疮部位，每次 20 分钟，之后用毛巾擦干。若耳朵和面部发生冻疮，也可使用 42℃ 左右的热毛巾热敷。注意局部保暖，一般 1 周左右可愈。

（2）使用外敷药膏，促进冻疮的愈合。如冻疮处表皮完整，可擦复方肝素软膏、多磺酸黏多糖乳膏等，瘙痒和肿胀明显的冻疮处也可外用中强效激素软膏。必要时在医生的指导下口服硝苯地平、烟酰胺、潘生丁等，可改善局部血液循环。

（3）如冻疮局部有感染的迹象，可外擦莫匹罗星软膏、夫西地酸乳膏或服用抗菌药物。

（4）冻疮较严重时会引起组织坏死，导致皮下出现水疱。水疱较轻、较小时可使用纱布覆盖，保护水疱不要破损。水疱可以自行吸收、干燥，逐渐愈合产生新的皮肤。若水疱较大，应在用碘伏或酒精消毒后，使用无菌注射器把水疱中的疱液抽吸干净，保留水疱外皮，减少皮肤感染的发生，有利于愈合。

（5）不要火烤、雪搓或冷水浸泡冻疮部位。

（6）尽量不要吸烟，避免吸烟对肢端血液循环的影响。

Q/ 048 低温天气下取暖如何预防一氧化碳中毒?

/A （1）在室内生炉取暖时，不要把门窗关得太紧，注意通风换气。

（2）用炕炉或火墙取暖时，要经常检查烟道和烟囱，以免堵塞，使煤气进入屋内。

（3）燃烧炭、煤球或蜂窝煤取暖时，先在屋外把火点好，等火烧旺之后再移入屋内，晚上睡觉前要搬到屋外。

（4）取暖炉一定要安装排烟管道，让烟气充分排出。安装烟筒时注意风向，不要让风把煤气吹回屋内。要经常检查烟囱，发现裂缝或破损时及时修补。

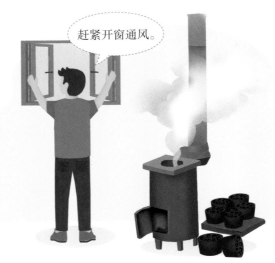

赶紧开窗通风。

Q/A 049 如何判断是否发生一氧化碳中毒？

一氧化碳中毒后，很典型的体征是口唇、胸壁和四肢皮肤变得潮红，类似樱桃红。根据吸入一氧化碳的浓度和时间，发生的中毒表现可有轻、中、重之分（表 10）。

表 10　一氧化碳中毒的表现

中毒程度	表现	预后
轻度中毒	中毒者仅有头晕头痛、眼花、心慌、胸闷、腿软、耳鸣、恶心等症状	将中毒者移出中毒环境，呼吸新鲜空气之后症状很快就会消失
中度中毒	除了轻度中毒的症状外，还会出现呼吸加快、脉搏增快、颜面潮红、四肢冰凉、嗜睡、全身无力	让中毒者吸氧后，很快就会苏醒，一般不会留下后遗症
重度中毒	中毒者会出现呼吸困难、瞳孔散大、皮肤呈青紫色或灰白色，全身瘫软、大小便失禁	中毒者即使抢救成功，也会留下神经系统问题或精神障碍等后遗症

Q/ 050 发生一氧化碳中毒应该如何处理?

/A 一氧化碳中毒处理流程见下图。

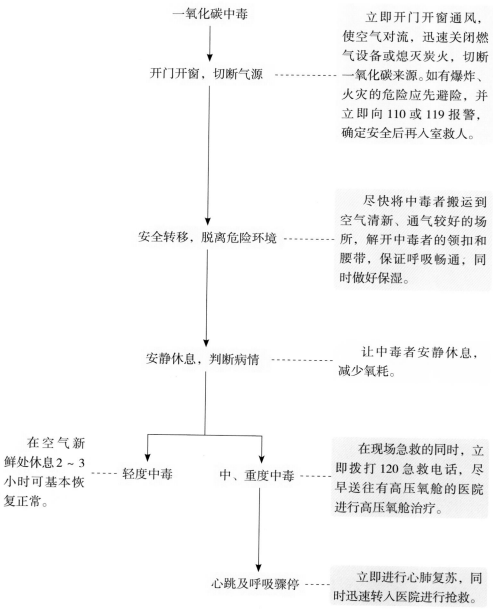

一氧化碳中毒

开门开窗，切断气源 ----------- 立即开门开窗通风，使空气对流，迅速关闭燃气设备或熄灭炭火，切断一氧化碳来源。如有爆炸、火灾的危险应先避险，并立即向 110 或 119 报警，确定安全后再入室救人。

安全转移，脱离危险环境 ---------- 尽快将中毒者搬运到空气清新、通气较好的场所，解开中毒者的领扣和腰带，保证呼吸畅通；同时做好保湿。

安静休息，判断病情 ----------- 让中毒者安静休息，减少氧耗。

在空气新鲜处休息2～3小时可基本恢复正常。 ----- 轻度中毒   中、重度中毒 ------ 在现场急救的同时，立即拨打 120 急救电话，尽早送往有高压氧舱的医院进行高压氧舱治疗。

心跳及呼吸骤停 ----- 立即进行心肺复苏，同时迅速转入医院进行抢救。

一氧化碳中毒处理流程

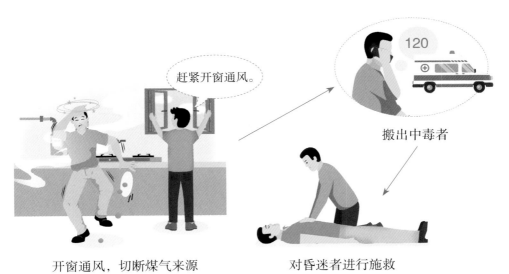

赶紧开窗通风。

120

搬出中毒者

开窗通风，切断煤气来源　　　　　对昏迷者进行施救

一氧化碳中毒急救措施

Q/051 为什么低温天气下容易患呼吸道疾病？

A（1）呼吸道抵御能力差。气候寒冷，呼吸道难以抵御冷空气的刺激，呼吸道感染发生的概率增加。

（2）致病菌和病毒盛行。低温天气，空气寒冷、干燥且人群多集中在拥挤的室内，空气流通较差，这就为呼吸道病毒的繁殖传染创造了机会。很多呼吸道传染病均好发于低温天气。

（3）温度变化大。低温天气室外寒冷，但室内一般温度较高，而且昼夜温差大。温度突高突低、忽冷忽热的变化也可能导致呼吸道的抵抗力下降。

（4）空气污染。空气浮尘中的有害粒子易对呼吸道黏膜造成损害，导致呼吸道分泌物增加，为病原体的繁殖提供了温床。

Q/052 低温天气下如何预防呼吸道疾病？

A（1）定期打扫卫生，保证室内空气畅通。

（2）在流感高峰期不宜前往人员密集的区域,尽可能避免出入公共场合。如必须前往，应做好防护措施，如佩戴口罩等。

（3）保持合理的营养搭配，摄入充足的蛋白质，多吃水果蔬菜，提高营养供给。

（4）戒烟或尽量减少吸烟，吸烟是导致呼吸系统疾病的高危因素。戒烟不仅可以增强身体的免疫功能，还可提高对呼吸系统疾病的抵抗力。

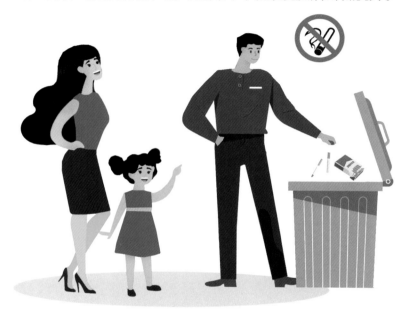

（5）注意个人清洁，勤洗手。

（6）当出现上呼吸道感染性症状并持续加重时，应及时就医。

Q/A 053 为什么低温天气下容易患心脑血管疾病？

（1）血管收缩。血管受到寒冷刺激就会收缩，造成管腔狭窄，导致血压升高，增加了心脑血管疾病发生的风险。

（2）交感神经兴奋。寒冷会刺激人体交感神经兴奋，身体的代谢水平增高，心肌收缩力增强，提高了心脏泵血功能，但同时也增加了心脏的负荷。

（3）生活习惯的改变。在低温天气下，人们习惯摄入一些高热量、高脂肪的食物，并且运动量也减少了，这就会导致体内脂肪堆积、血液淤滞，容易诱发心梗、冠心病等。

Q/A 054 低温天气下如何预防心脑血管疾病？

（1）做好保暖御寒。低温天气，注意做好保暖御寒，尽量选择轻便、保暖性能好的衣物，减少寒冷刺激。

（2）作息规律，饮食节制。作息要有规律，避免熬夜，保持充足的睡眠。保持三餐规律，避免暴饮暴食，避免辛辣、油腻的食物。尽量多进食富含膳食纤维的蔬菜、水果，以预防便秘。

（3）保持运动习惯。在寒冷天气依旧需要进行适度的锻炼以增强体质，保持心血管的健康。可根据天气情况合理安排运动的种类、时间和运动量。尽量在室内锻炼，避免突然受到寒冷刺激而发病。

（4）如遇不适，尽快就医。如果突发胸痛、胸闷、气喘、黑矇晕厥等，说明可能正在面临心脑血管疾病的急性发作，需要立刻停止当前活动，及时就医。

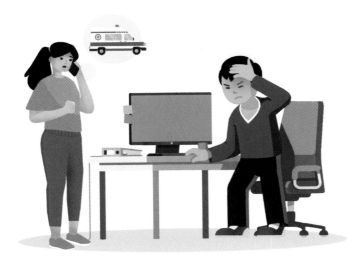

Q/A 055 为什么低温天气容易患关节病？

（1）低温天气会导致血管挛缩、血液循环不畅，造成关节功能的紊乱，引起病变关节部位的胀痛。

（2）寒冷引起肌肉收缩、关节僵硬，关节滑液分泌减少，导致关节的灵活度降低。

（3）低温天气阳光较少，人们多数时间都在室内活动，容易让人产生消极情绪，而消极情绪会降低疼痛阈值，让人对疼痛更加敏感。同时，压力过大会导致体内尿酸、乳酸等酸性物质的堆积，容易诱发关节炎。

Q/A 056 低温天气下如何预防关节病？

（1）注意关节保暖。加强对膝关节、踝关节、肘关节等部位的保暖。尽量穿长裤，或者佩戴护膝。避免穿着过紧的衣裤和鞋子，以免阻碍关节处的血液循环。

（2）合理饮食。注意营养均衡，多进食牛奶、蛋类、豆制品、蔬菜、水果等，避免钙质的流失，还要注意补充维生素 D 等。

（3）适当运动。注意选择关节负重小、运动量适宜的运动方式，如游泳、散步、骑车等。运动的同时注意保护关节，特别是容易磨损关节的运动，如跑步、登山、负重训练等。运动前先热身，运动量由小开始，循序渐进。避免长时间站立和走路。

（4）减轻关节负重。关节负荷过大易致关节劳损，从而诱发关节炎，日常应尽量避免关节负重的活动，如半蹲、爬楼梯等。肥胖人群通过减重也可以减少对关节的压力和磨损，有效预防关节疾病。

（5）保持好心情。尽量多晒太阳，在做好保暖措施的前提下外出散步，保持愉悦的心情和好的心态。

Q/A 057 低温天气下如何预防面瘫？

（1）面部保暖。尽量避开寒风直吹面部，尤其是酒后、疲劳过度及神经痛患者更要避免迎风走路。外出尽量戴口罩，避免面部受寒。

（2）坚持锻炼。坚持锻炼身体有利于血液循环，可对预防面瘫起到积极的作用。

（3）多摄入维生素。维生素缺乏也是导致面瘫的原因之一，日常饮食中应该多吃蔬菜、水果，增加维生素的摄入。

（4）面部热敷。可以每晚用热毛巾敷脸，促进面部血液循环，对预防面瘫有一定效果。

Q/A 058 低温天气下糖尿病患者需要注意什么？

（1）御寒保暖。寒冷空气的刺激，容易导致血糖上升，所以一定要做好保暖工作。特别要注意手、脚和面部的保暖，谨防冻伤。

（2）控制饮食。人们在低温天气会增加饮食量来抵御寒冷，这样的饮食习惯对于糖尿病患者是很危险的。糖尿病患者要注意在低温天气控制饮食，不要吃太多热量高的食物，如淀粉类食物、油炸食物等。

（3）保持运动。低温天气依旧要保持锻炼的习惯，选择中午和晚上饭后时间运动最佳，或把室外运动转变为室内运动。

（4）保护皮肤。洗澡或泡脚的时候，水温不要太高，以免造成足部皮肤的损伤。注意皮肤清洁卫生，如遇皮肤破损、甲沟炎、毛囊炎等应及时治疗。尽量不要使用热水袋、电热毯或烤灯取暖，以免引起烫伤。

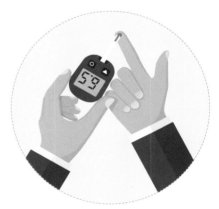

（5）监测血糖。低温天气，血糖会有较大波动，必须做好血糖监测，尤其是当气温骤然下降时。即便血糖一直处于平稳状态，也要定期测量血糖。

Q/A 059 低温天气下哮喘患者需要注意什么？

（1）御寒保暖。在低温天气时，哮喘患者如果要在室外活动，一定注意御寒保暖，可佩戴口罩、戴围巾和戴帽子，保护好头部和口鼻。

（2）防范雾霾。低温天气时，如果发生雾霾，最好佩戴口罩进行防护，或减少户外活动。

（3）保持室内清洁卫生。注意家居清洁，避免使用易滋生尘螨和霉菌的地毯、毛绒玩具、布艺沙发等。空气质量好的情况下积极开窗通风。

（4）注意室内污染。低温天气时，人们在室内活动的时间较长，更容易接触到室内污染物，应尽量避免使用油漆等刺激物。

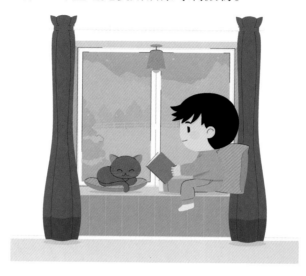

Q/ 060 低温天气下坐月子需要注意什么?

/A （1）衣——衣着厚度适中。衣物要亲肤舒适，不宜过紧、过厚，以免影响血液循环。衣服要勤换、勤洗、勤晒，保持卫生。最好穿着宽松的棉质衣物。尽量穿鞋底柔软的鞋子，不要穿硬底鞋，更不宜穿高跟鞋，最好穿平底柔软的棉鞋。穿棉袜，注意脚部的保暖，以免引起腹泻等不适。

（2）食——饮食以清淡温补为宜。①少量多餐，在原来一日三餐的基础上适当加餐。②清淡少油、保证热量，荤素搭配、避免偏食。③忌烟酒，避免喝浓茶和咖啡。④增加蛋白质的摄入，尤其是优质蛋白，如鸡、鱼、瘦肉、鸡蛋、牛奶、豆制品等。⑤多吃含钙食物，补充钙质，如虾皮、海带、紫菜、鱼类、贝类、坚果等。⑥多吃含铁食物，防止产后贫血，如动物血或肝、菠菜及豆类等。⑦多吃果蔬，以增加食欲，防止便秘。⑧适当增饮奶类，多喝汤水，如红糖水、鲫鱼汤、猪蹄汤、排骨汤等，它们不仅易被消化吸收，还可促进乳汁分泌。

（3）住——保持室内空气流通。定时开窗通风，保持空气流通，每天至少开窗通风两次，每次 15 分钟，以更新屋内的空气。保持适宜的湿度和温度，湿度以 55% ~ 65% 为宜，温度以 22 ~ 24℃为宜。

（4）行——减少外出，适当运动。月子期间在室内进行适当的运动，可以预防便秘，促进恶露排出，有利于子宫恢复。自然分娩后 6~12 小时就可以下床轻微活动，分娩后第二天可在室内走动。同时，注意保护腰椎，不要提举过重的物品。

（5）洗——注意个人卫生。产妇如果没有保持个人清洁卫生，很容易引起产褥期感染。①顺产的产妇，产后 24 小时就可以开始擦浴，产后 1 周可以开始淋浴。剖宫产的产妇要等伤口恢复后才可以淋浴，淋浴时注意保护伤口，避免沾水。顺产和剖宫产都不可以坐浴或者盆浴。②保持头发的清洁和干爽，避免引发头部皮肤炎症，也可防止婴儿接触母亲头发后引起交叉感染。洗头的水温不宜太低，洗后立刻用吹风机吹干头发，避免头部受到冷刺激出现头痛。③注意口腔的清洁卫生，产后应该保持早晚刷牙的习惯，牙龈敏感者可以使用温水刷牙，每次进食后都要漱口。

（6）乐——放松心情，预防产后抑郁症。天气寒冷加上阳光不足，很容易导致产妇出现消极情绪。此时，产妇可以与亲朋好友多交流，适当地宣泄情绪，或者培养一些兴趣爱好，转移注意力，放松心情。亲朋好友也应多关心产妇。

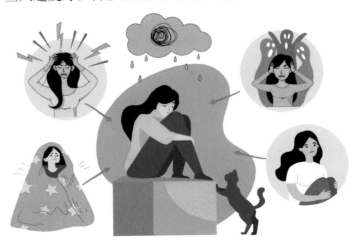

Q/ 061 低温天气下照护婴幼儿需要注意什么?

（1）皮肤护理。婴幼儿皮肤角质层还没有发育完全，对外界抵抗力较差，在低温天气气候干燥时极容易出现瘙痒、过敏、湿疹等问题。因此，低温天气要保持皮肤滋润，可在每次洗脸、洗澡之后抹上婴幼儿润肤露。不要太频繁给婴幼儿洗澡，洗澡水不宜过热，洗澡时间也不能太长。

（2）洗澡注意事项。先打开空调等取暖设施，让室温上升。洗澡前先做好准备，速度尽量快，避免受凉感冒。选择温和的、适合婴幼儿的洗护产品。

（3）谨防捂热综合征。低温天气时如果给婴幼儿穿过多的衣服，不仅容易导致感冒，还可能出现捂热综合征。通常孩子和成人穿差不多的衣服就行，平时可以多摸摸孩子的后背，只要后背温热就说明不冷，如果后背已经出汗了就要减少或更换衣物。

（4）防止便秘。低温天气要给婴幼儿多补充水分、多使用富含纤维素的蔬菜、水果，预防便秘的发生。

（5）预防和处理流鼻血。婴幼儿鼻黏膜比较脆弱，气候冷冽干燥时很可能出现流鼻血的情况。流鼻血时要让孩子马上低下头，并且捏住鼻根，保持15分钟。其间要注意安抚孩子，提醒他们用嘴巴呼吸。日常可以使用加湿器，增加空气湿度，缓解干燥问题。

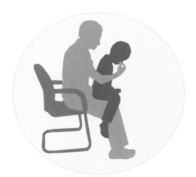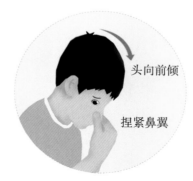

头向前倾

捏紧鼻翼

（6）保持清洁卫生的生活习惯。做好家庭的清洁卫生，可以有效降低婴幼儿接触细菌病毒的概率。养成饭前便后洗手的习惯，外出回到家后要在第一时间洗手，避免"病从口入"。家人外出回来，要在脱去外衣、洗干净双手之后再陪孩子玩耍。流感暴发期间，不要带孩子去人员密集的区域，尽量给孩子接种流感疫苗。

Q/062 低温天气下老年人需要注意什么？

（1）注意保暖，准备好御寒用具。在低温天气，老年人最重要的是要防寒保暖，重点护好身体的两头——头和脚。准备好御寒用具，及时增添衣物。尤其是在外出时，一定要穿上足够的御寒衣物，可戴帽子、围巾和手套，防止冻伤。

（2）减少外出时间。低温天气里尽量减少户外活动时间，不要长时间在寒风中活动，少去人群聚集的地方，适当增加室内运动，避免冷热刺激引起的血压大幅度波动。

（3）注意饮食调养。饮食均衡，以清淡易消化食物为宜。少量多餐，定时定量，避免暴饮暴食。忌食生冷，多饮温水，戒烟戒酒。

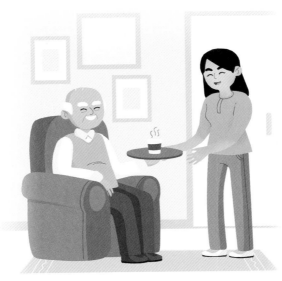

（4）洗澡先洗脚，防心脑急剧缺血。气温低时，温热的洗澡水突然从头而至，会造成头部及全身皮肤血管骤然扩张，导致心、脑等重要脏器急剧缺血，

引起头晕、胸闷等症状，甚至诱发心绞痛、心肌梗死等。洗澡前最好先用热水冲冲脚，待脚部暖和后再慢慢往身上淋水。

（5）不要随便停药。很多慢性病会受到气候的影响。正在服用降血压、降血糖和降血脂等药物的老年人，每天都要按时服药，定期测量血压、血糖。若血压或血糖波动较大或控制不佳时，及时到医院就诊，调整药物。不可随意停服，否则很可能出现病情波动，甚至出现危急情况。

（6）谨防跌倒。由于防寒衣物的增加，老年人手脚会没有平时利索，特别是遇到下雨、室外结冰、道路湿滑等情况时，更易发生意外跌倒。因此，应穿着合脚的、防滑的鞋袜。

（7）谨防一氧化碳中毒。使用煤炉、炭火设施取暖的老年人，需要足够的警惕，严加防范。

Q **063** 什么是极端干旱天气?

A 极端干旱天气是指气象干旱中最严重的一种天气情况。干旱是指长时间（通常是一个季节或更长时间）无降水或降水稀少，导致空气干燥、淡水总量减少，水分不足以满足人的生存和经济发展的气候现象，一般是长期的现象。

我国比较通用的定义是：气象干旱，不正常的干燥天气时期，持续缺水足以影响区域引起严重水文不平衡；农业干旱，降水量不足的气候变化，对作物产量或牧场产量足以产生不利影响；水文干旱，在河流、水库、地下水含水层、湖泊和土壤中低于平均含水量的时期。

Q **064** 极端干旱天气会带来哪些影响?

A （1）影响居民生活。居民生活用水和饮用水紧张，缺水也造成水质恶化，容易诱发疾病，威胁人类生命健康，道路被暴晒后可能会出现交通事故，影响出行安全。

（2）危害农牧业生产。影响作物的分布、生长发育、产量及品质，农作物会减产甚至枯死。

（3）影响社会经济发展。工业生产用水困难，可能面临减产、停产。水力发电量下降，部分地区用电紧张甚至停电，给经济发展带来损失。

（4）影响生态环境。少雨造成湖泊、河流水位下降，甚至出现部分干涸和断流，导致草场植被退化，加剧土地荒漠化进程。同时容易引发森林火灾和草原火灾。

Q/065 干旱有哪些等级？

我国国家气候中心制定的《气象干旱等级》（GB/T20481—2017）国家标准中，将干旱划分为5个等级（表11）。

表11 干旱等级

级别	特点
无旱	正常或湿涝，特点为降水正常或较常年偏多，地表湿润，无旱象
轻旱	降水较常年偏少，地表干燥，土壤出现轻度水分不足，对农作物影响轻微
中旱	降水较常年持续偏少，土壤干燥且水分不足，地表植物叶片白天出现萎蔫现象，对农作物和生态环境造成一定程度的影响
重旱	土壤水分出现严重持续不足，且出现较厚的干土层，植物发生萎蔫、叶片干枯，果实脱落，不仅对农作物和生态环境造成影响较严重，也对人畜饮水、工业生产等产生一定影响
特旱	土壤水分出现长期严重持续不足，地表植物干枯、死亡，不仅严重影响农作物和生态环境，也对人畜饮水、工业生产等产生较大影响

Q/066 干旱预警信号有哪些？

干旱预警信号分两级，分别以橙色、红色表示（表12）。

表12 干旱预警信号

预警级别	预警图示	预警意义
橙色预警	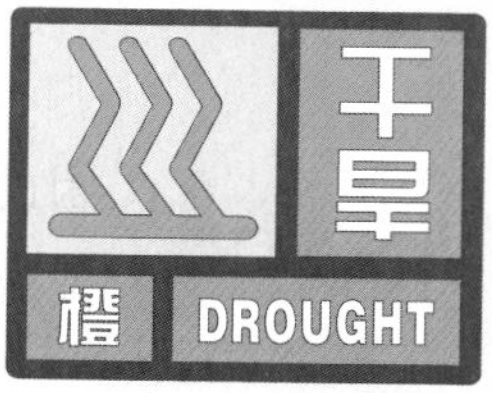	预计综合气象干旱指数未来1周达到重旱（气象干旱为25～50年一遇），或者某一县（区）有农作物受旱达40%以上

续表

预警级别	预警图示	预警意义
红色预警	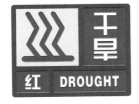	预计综合气象干旱指数未来 1 周达到特旱（气象干旱为 50 年以上一遇），或者某一县（区）有农作物受旱达 60% 以上

Q/067 面对干旱预警应该怎么办？

A 面对干旱预警的防范措施见表 13。

表 13　干旱预警防范措施

预警级别	防范措施
橙色预警	有关部门和单位按照职责做好防御干旱的应急工作； 有关部门启用应急备用水源，调度辖区内一切可用水源，优先保障城乡居民生活用水和牲畜饮水； 压减城镇供水指标，优先经济作物灌溉用水，限制大量农业灌溉用水； 限制非生产性高耗水及服务业用水，限制排放工业污水； 气象部门适时进行人工增雨作业
红色预警	有关部门和单位按照职责做好防御干旱的应急和救灾工作； 各级政府和有关部门启动远距离调水等应急供水方案，采取提外水、打深井、车载送水等多种手段，确保城乡居民生活和牲畜饮水； 限时或者限量供应城镇居民生活用水，减少或者阶段性停止农业灌溉供水； 严禁非生产性高耗水及服务业用水，暂停排放工业污水； 气象部门适时加大人工增雨作业力度

Q/068 干旱时缺水对人体有哪些影响？

A 由于人体的所有功能都直接受制于水量的多少，因此人体缺水较严重时，新陈代谢功能就会紊乱，出现更多的不适，如口干舌燥、腰酸背痛、头晕目眩、消化道溃疡，还会出现血压升高、哮喘和过敏，导致大脑萎缩，产生记忆力减退、头痛、疲劳和抑郁。若人体长期严重缺水，人的认知功能有可能受到损伤。

Q/069 干旱期间如何节约生活用水？

/A 干旱期间节约生活用水措施见表14。

表 14　干旱期间节约生活用水措施

项目	具体措施
改变用水习惯	尽量缩短用水时间； 随手关紧水龙头，避免漏水； 用洗衣机洗衣服时，衣服集中洗涤，减少洗涤次数；洗涤剂投放适量，节约清洗用水； 冲凉、洗澡采用淋浴； 外出携带水杯，按需取用；饮用瓶装水应喝完再丢弃； 在马桶的水箱里放置一个装满 500ml 水的水瓶，每次冲洗马桶都可以节约 500ml 水
一水多用	淘米水可以浇花，洗菜、洗手、洗衣服、洗澡的水可以打扫卫生、冲刷厕所； 有条件可以用雨水桶收集雨水，用来浇花、打扫卫生、冲刷厕所等； 保持车辆卫生，尽量少洗车；一定要洗车时，选用环保洗车方式
使用节水器具	优先使用节水型器具，推广使用节水新工艺、新技术、新设备，努力提高用水效率，主动淘汰非节水型器具

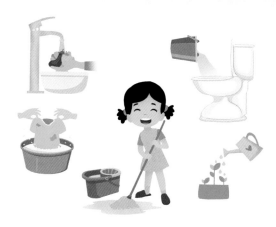

Q/A 070 干旱期间如何寻找应急水源？

干旱期间寻找应急水源的方法见表 15。

表 15 干旱期间寻找应急水源的方法

项目	具体方法
观察自然现象找水	根据同一地区、同种植物的生长情况找水，如寻找叶大根深的喜湿性植物生长茂盛处等地
根据动物活动情况找水	大蚂蚁洞群、蛙蛇冬眠地段、夏季田野蚊虫成柱状盘旋之处，这些地方多有地下水
根据水温、气温和地温找水	冬天土层冻结晚、春天化冻早等处均可能有地下水；根据井水温度也可找水，一定深度以下的地下水，埋藏越深水温越高
根据水流痕迹找水	山区地下水埋藏在岩石里的裂缝中，流出时，因水中含有某些矿物成分，水流经过的地方（沟底谷地）常有红、绿、黄、白等不同颜色的线条痕迹，顺着这些痕迹往上找，可能有地下水
平原地区找水经验	平原地区浅层地下水主要埋藏在古河道内，河岸弯曲回水漩涡处附近如有透水地层，也易形成丰富的地下水

Q/A 071 干旱期间如何保护水源？

（1）树立保护水源的意识，清除水源周围的污染物，保证饮水卫生安全，将人畜饮用水的水源分开。

（2）设立备用水源点保护区，禁止排放有毒或污染物，如废水、废渣、垃圾、粪便等。

（3）一旦发现水源污染要立即向当地卫生部门和政府报告。

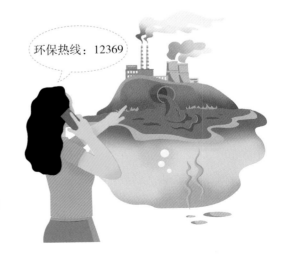

环保热线：12369

Q/A 072 干旱期间如何确保饮水安全?

（1）饮用水源的选择要远离厕所、畜牧圈、垃圾堆，水源周围禁止排放人畜粪便及其他污染物，无自来水供应的地方应优先选用泉水或井水。

（2）启用新的水源时应对水质进行检测，水质符合生活饮用水卫生标准方可饮用。

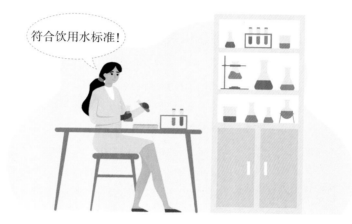

（3）如需要远距离运水时，送水工具在使用前必须彻底清洗消毒，防止运水过程中二次污染。

（4）做到喝开水，不喝生水。

Q/A 073 干旱期间饮用水消毒有哪些方法?

（1）煮沸消毒法。是一种最为简便而有效的消毒方法之一。一般细菌在100℃水中就难以生存,煮沸几分钟后,几乎可以杀死水中的细菌、病毒。

（2）氯化消毒法。常用的氯制剂有漂白粉（25%）、漂白粉精片（有效氯60%～70%）等。具体方法为先将漂白粉精片捣碎,加水搅匀后再倒入水中,并搅动数次,半小时即可达到消毒目的;如遇水质较为浑浊时将消毒剂用量适当加大。①对桶水、缸水消毒。一般采用氯制剂（如漂白粉精片）等进行消毒,投药剂量是每50kg水中加入漂白粉精片1片或漂白粉1～2g。②对井水消毒。投药剂量为每立方米（1000kg）井水中加入漂白粉精片10片或漂白粉10g;

公用井水每天投药次数为 2 ~ 3 次，家庭井每天投药次数为 1 次。

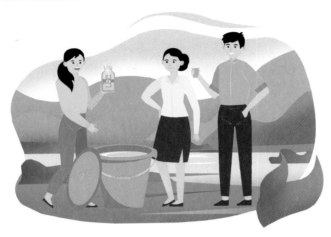

Q/A 074 干旱期间如何选用安全的食品？

（1）在尚未解决饮水水源之前，最好选择含水分较多的定型包装的罐头类（包括蔬菜、水果）食品、密封袋食品、瓶装饮料。

（2）食用清洁的蔬菜、瓜果。蔬菜、瓜果类水分含量较多，且能提供丰富维生素等营养物质，同时也可缓解饮水缺乏的问题。

（3）食用不易被微生物污染的食品，如蛋类、生大蒜等，具有防治肠道传染病的作用。

（4）不吃腐败变质与不洁的生冷食品；不吃生食或半生食海产品、水产品；食物（包括肉、鱼、蔬菜等）要彻底煮熟、煮透；剩余食品、隔餐食品要彻底加热后再食用；尽量不吃凉拌菜。

Q/A 075 干旱期间如何预防食物中毒？

（1）不要采摘当地不常食用的野菜、野果，防止误食野生植物中毒。

（2）保证餐饮具清洁卫生，且不要食用变质腐败或死因不明的畜禽肉等，防止细菌性食物中毒。

（3）科学用水，避免交叉污染，清洗食物或餐饮具后的水，不能再饮用。

（4）救援食品应尽量选择定型包装的罐头类（包括蔬菜、水果）食品，可有效补充水分和各种营养物质。

（5）一旦发生食物中毒，立即将中毒者送至医院进行抢救治疗，同时向当地卫生部门报告中毒发生的时间、地点、中毒人数及原因等。

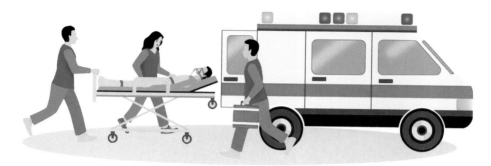

Q/076 什么是极端暴雨天气?

极端暴雨天气是一种极端的自然气候,我国气象国家标准规定,24小时降雨量为 50mm 或以上的强降雨称为暴雨。在我国西北内陆地区的多数地方,年降雨量本身就很少,日降雨量达到 50mm 的机会更少。如果按常规的标准,西北地区很难达到暴雨量级。然而,西北地区也会出现较强的短时降雨,导致灾害发生。因此,有的地方根据各自的实际情况重新划定标准,如以日降雨量 ≥ 25mm 或日降雨量 ≥ 30mm 等作为暴雨标准。

Q/077 极端暴雨天气会带来哪些影响?

(1)洪涝灾害。强降雨引发的山洪暴发、河流泛滥,不但对农林牧渔业有危害,还会冲垮房舍和工农业设施,甚至导致人畜伤亡,交通和通信中断,严重影响居民生活,严重危害国民经济和人民的生命财产。

(2)山体滑坡。暴雨或大雨是山体滑坡最常见的诱因,尤其是久雨后突然降大雨更易引发滑坡。80% 以上的滑坡是由强降雨引发的,尤其在暴雨或雨后的一段时间,土体被泡软泡透时最容易发生。

(3)泥石流。除开地质和地形条件,泥石流的发生主要与大雨、暴雨,特别是特大暴雨相关。

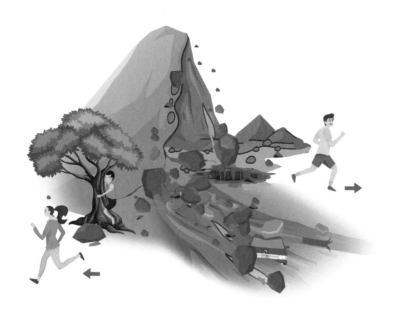

Q/ 078 暴雨有哪些等级？

/A 根据 2012 年 6 月 29 日国家质量监督检验检疫总局、国家标准化管理委员会批准发布的《降水量等级》（GB/T 28592—2012）气象国家标准，将暴雨分为以下等级：日降雨量 50 ~ 100mm 为暴雨，日降雨量 100 ~ 250mm 的为大暴雨，日降雨量超过 250mm 为特大暴雨。并非所有的暴雨都是来势凶猛，事实上绵绵细雨持续 24 小时也可成为暴雨。

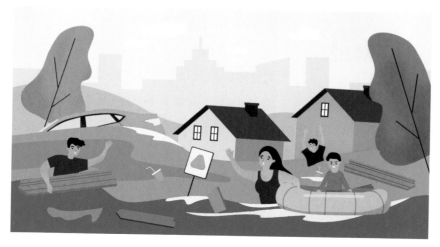

Q/ 079 暴雨预警信号有哪些？

A 暴雨预警信号见表16。

表 16　暴雨预警信号

预警级别	预警图示	预警意义
蓝色预警	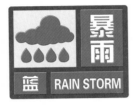	12 小时内降雨量将达 50mm 以上；或者已达 50mm 以上且降雨可能持续
黄色预警	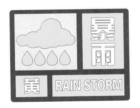	6 小时内降雨量将达 50mm 以上；或者已达 50mm 以上且降雨可能持续
橙色预警	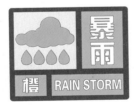	3 小时内降雨量将达 50mm 以上；或者已达 50mm 以上且降雨可能持续
红色预警	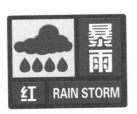	3 小时内降雨量将达 100mm 以上；或者已达 100mm 以上且降雨可能持续

Q/A 080 面对暴雨预警应该怎么办？

暴雨预警的防范措施见表 17。

表 17　暴雨预警的防范措施

预警级别	防范措施
蓝色预警	尽量待在室内，关好窗户； 在室外时不要在大树底下避雨； 不要手拿金属物品及接打手机，警惕雷击
黄色预警	避免车辆在积水中行驶； 切断低洼地带有危险的室外电源； 暂停在空旷地方的户外作业； 地质灾害易发区的群众应转移到安全场所避雨，提防受损房屋倒塌伤人
橙色或 红色预警	处于山地、丘陵、河流附近等危险地带的人员应马上撤离至安全地区，立即停止户外活动； 驾驶员如果遇到车辆熄火或者无法正常行驶时，应观察地表径流情况，如果径流在迅速汇集，应果断弃车躲避，等待降雨停止再转移车辆

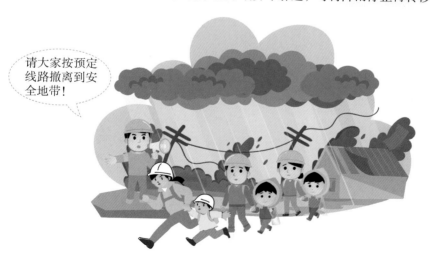

请大家按预定线路撤离到安全地带！

Q/A 081 暴雨前应该做哪些防御准备？

（1）提前关注天气信息。关注天气预报和预警信息，熟悉周围环境，提前了解城市内可能出现的积水区域。尽可能减少暴雨期间出行，必须出行时，应避开积水路段、绕开危险地区。

（2）积极准备应急物品。家庭应急物品，如食物、水、衣物、通信设备、移动电源、手电、救生圈（衣）、常用药品等应提前备好。

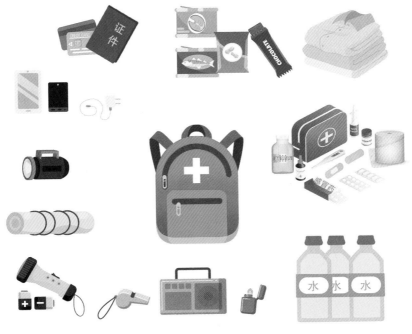

应急物品

（3）妥善安置贵重物品。家里的贵重物品应安置妥当，晾晒的衣物应提前收取。

（4）检查水、电、气。检查电路、燃气是否安全，必要时关闭总水闸、总电闸和燃气总开关。

（5）检查住宅。若居住于平房，应于雨季之前检查房屋，修缮屋顶；若为危旧房屋或位于地势低洼地区，应及早转移。

Q/A 082 外出遇到暴雨时应注意什么？

（1）选择合适的交通工具。强降雨时，应避免出行，必要时应搭乘公交车，并留意地形路况，绕行交通堵塞和积水区域。

（2）避开积水。暴雨天气时，应避免行走在积水道路上，应尽可能靠近建筑物行走，并留意路边的防汛安全警示标识。

（3）注意环境安全。行走过程中尽量绕开可能连电的物体，如电线杆、路灯杆、电线、变压器及铁护栏等。密切关注周边是否有电线，若有电线落在水中必须绕行并及时报告相关部门。

（4）及时避雨。遭遇暴雨时，应及时就近到亭子里或寻找安全的地方，如牢固的建筑物及地势较高的位置避雨。

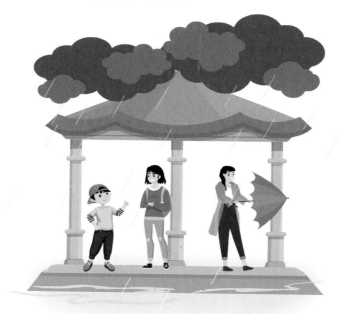

（5）远离不牢固物体。远离不牢固围墙、老旧临时建筑物、大型广告牌等，不要在涵洞、立交桥低洼区、地下通道等地方避雨。

Q/083 暴雨时涉水行走有哪些注意事项？

A（1）稳步前行。在水中行走时，双臂向前伸展，重心放在后脚上，前脚伸出，用脚尖左右扫动，确认前方是平地，双脚交替探路前进。如果踩空，身体在下坠时，两只伸开的手臂可以架在井口，防止身体被深井吸入。

（2）借助工具。使用棍子或结实的长柄雨伞等作为探路工具，持棍人须抓牢棍子，在身体失去重心时可以作为支撑。

（3）结伴而行。如果有两人结伴，可以一人在前，参照第一种方式探路，另一人双手抓紧前者腰部，前脚虚、后脚实地跟着前进。

（4）远离危险环境。行走时要远离漩涡、电线杆、变压器等。

Q/084 如何避免涉水后感染疾病？

暴雨后积水路面往往"杀机四伏"，可能会存在触电、坠井等直接危险，更隐藏着各种污染物的慢性危险，要当心丹毒、淋巴管炎、湿疹、足癣、抽筋、关节炎、风湿病等疾病。非必要不要贸然涉水，涉水后一定要及时清洗，避免感染疾病。涉水前后应该注意以下事项。

（1）提前保护。蹚水之前，应在双腿和双脚涂上防水油膏，特别是脚趾间；如果皮肤本来有伤口，先在伤口处涂上抗菌药膏，有条件者穿上高筒雨靴或套上厚实的塑料袋，不要光足涉水。

（2）有备无患。出门前，最好在包里准备一双更保暖的鞋子及棉袜，到达目的地后更换上干爽的鞋袜以保暖，以免脚部着凉。

（3）立即清洗。返家后应立即用肥皂水或流水清洗，酌情选用医用酒精擦洗，并拭干腿脚，保持清洁干爽后更换上干净的鞋、裤、袜；涉水的鞋子尽量不要再穿。

（4）及时就医。若在涉水后发生水疱、瘙痒、红斑等不适，应及时就医，特别是已有皮肤病的患者，如足癣、湿疹等，应在医生指导下用药。

Q/085 暴雨时如何防止坠井？

（1）看。观察路面有无漩涡。如有,当心有排水口或下水井,应绕行。

（2）试。在水里行走时,可以利用脚尖试探水的深度,确认安全后缓行。同时可以展开双臂,一方面可保持平衡,另一方面不幸踩空时,可借助双臂支撑在井口,以免身体被吸入。

（3）探。借助可用的工具，如棍棒、雨伞等，以探明积水深浅和地面的虚实。还可采取一人探路、多人跟进的方式，保证安全。

（4）扶。有人踩空时可及时给予帮助。

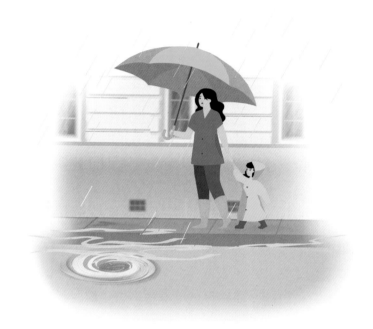

Q/086 坠井后如何进行自救？

A（1）避免继续下落。双脚蹬在井壁，双手扣在井壁缝隙，使身体不再往水下沉，并高声呼救。

（2）避免溺水。落入井水中，应屏气并捏住鼻子，以免呛水，尝试能否站起来。如果井水太深不能站起，且无法迅速上岸，应尝试游泳并抓住身旁漂浮的任何物体。

（3）吸引注意。若落入部位较深，可腾出一只手将随身物品抛到地面引起路人注意。

（4）保存体力。如上述办法都不奏效，一定要保持冷静，保存体力，等待获救机会。

Q/A 087 暴雨时发生溺水或水中抽筋怎么办？

（1）在遭遇溺水时，若不会游泳仍可尝试自救：①呼救；②保持肢体放松，取仰卧位，口鼻露出水面；③吸气深，呼气浅；④切勿慌张，尽可能保持平静，避免手臂上举乱舞。

（2）水中抽筋时，保持镇静，不要慌张，应做到：①停止游动，保持仰卧位；②呼救；③用力抓住抽筋的腿或脚趾，用力提拉，以绷直抽筋部位，并用另一侧肢体划水，协助身体上浮。

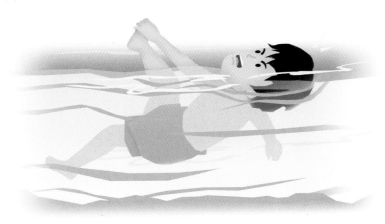

Q/A 088 暴雨时车在水中被困如何逃生？

（1）车身在水面之上。车身大部分在水面之上，车门、车窗都比较容易打开，此时是弃车逃生的最佳时机，应立即开门逃生。

（2）水漫过车门。此时由于车内外存在水压差，车门很难打开，用安全锤、汽车头枕等车内尖锐物品，用力敲打两侧玻璃四角，砸碎车窗后迅速逃离；如果车辆有天窗，可从天窗逃离；如果对车辆内部结构比较熟悉，也可以尝试从后备厢逃生。

（3）水全部吞没车顶。待水完全灌入车辆，车内外水压一致的那一刻，深吸一口气，用力打开车门逃生；车门若打不开，用汽车头枕和安全锤砸车窗无法成功的情况下，就要用脚狠踹，或持续用肩膀去顶车门，也可以尝试使用灭火器等重物猛砸两侧车窗的边角，加大破窗概率。

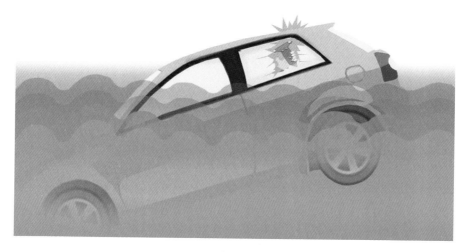

Q/ 089 室外积水漫入屋内应该怎么做？

/A 居住于城市低洼区的居民，在获得暴雨预警后，应该防患于未然，因地制宜采取围挡举措。

（1）"八面合围"。利用堆砌围墙、门口安置挡水板、堆放土坎、提前配备便携抽水机等方式，将雨水阻挡在门外。

（2）"水来土掩"。当水位上升时，可在门外堆放沙袋，若水位持续上升，则最低层窗户外也应堆砌沙袋。

（3）"走为上计"。万一雨水漫入房屋，应立即断电、断气，将可能浸泡损毁

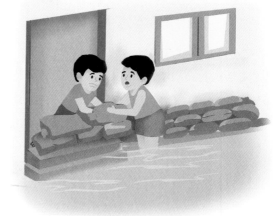

的东西暂移至高处，采取措施排水，寻求救援。如果屋内积水上升，应立即转移，避免在屋内逗留。

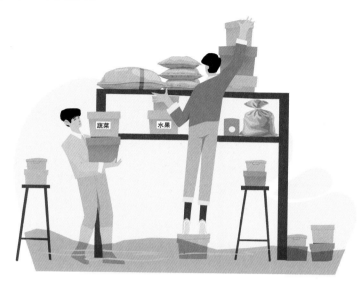

Q/ 090 暴雨时雷电会对人体造成哪些伤害？

/A 暴雨时雷电对人体造成的伤害见下图。

- 雷电对人体的伤害
  - 皮肤 —— 电灼伤
  - 神经系统
    - 短期表现：感觉运动障碍，意识丧失、呼吸抑制、记忆障碍
    - 远期表现：永久性失明或失聪
    - 精神异常、性格改变等
  - 心血管系统
    - 心律失常、心搏骤停
    - 血管损伤、动脉血栓或动脉瘤形成
  - 消化系统 —— 肠麻痹、肠穿孔、胆囊坏死等
  - 泌尿系统 —— 急性肾损伤、急性肾小管坏死
  - 骨骼肌系统
    - 骨膜烧伤、骨质坏死、脊椎压缩性骨折、肢体偏瘫
    - 肌肉麻痹

暴雨时雷电对人体造成的伤害

Q/ 091 雷电预警信号有哪些？

/A 雷电预警信号见表18。

表 18　雷电预警信号

预警级别	预警图示	预警意义
黄色预警	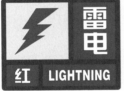	6小时内可能发生雷电活动，可能会造成雷电灾害事故
橙色预警		2小时内发生雷电活动的可能性很大；或者已经受雷电活动影响，且可能持续；出现雷电灾害事故的可能性比较大
红色预警		2小时内发生雷电活动的可能性非常大；或者已经有强烈的雷电活动发生，且可能持续；出现雷电灾害事故的可能性非常大

Q/ 092 面对雷电预警应该怎么办？

/A 面对雷电预警信号的防范措施见表19。

表 19　面对雷电预警信号的防范措施

预警信号	防范措施
黄色预警	做好防雷击、大风、短时暴雨准备工作； 密切关注天气，尽量避免户外活动
橙色预警	尽量留在室内，关好门窗，切断危险电源； 户外人员躲入有防雷设施的建筑物内； 不要在树下、电线杆下、塔吊下避雨，切勿接触天线、水管、铁丝网、金属门窗、建筑物外墙等，远离电线等带电设备和其他类似金属装置； 在空旷场地不要打伞，不要使用手机，不要把金属杆物扛在肩上

续表

预警信号	防范措施
红色预警	注意防范短时强降水可能引发的山洪、滑坡、泥石流以及城市内涝等灾害； 尽量留在室内，关好门窗，切断危险电源； 户外人员躲入有防雷设施的建筑物内； 不要在树下、电线杆下、塔吊下避雨，切勿接触天线、水管、铁丝网、金属门窗、建筑物外墙等，远离电线等带电设备和其他类似金属装置； 在空旷场地不要打伞，不要使用手机，不要把金属杆物扛在肩上

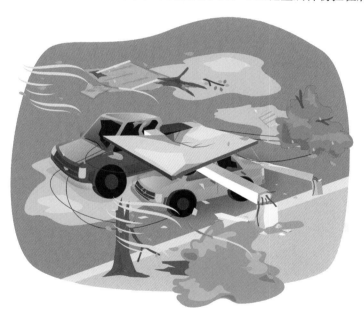

大风大雨时车辆不能停在广告牌下

Q/A 093 室内如何防雷？

（1）关闭门窗，避免头、手伸出窗外。

（2）不拨打、接听座机和手机，不使用电话线上网。

（3）远离金属物件，如金属门窗、金属背景墙、金属晾衣架、金属水管、金属煤气管等。

（4）不宜使用水龙头，避免淋浴，尤其避免使用太阳能热水器淋浴。

（5）收到雷电预警后，及时切断家中电源，拔下电源插头，以免"引雷入室"，损坏电器，甚至引发火灾。

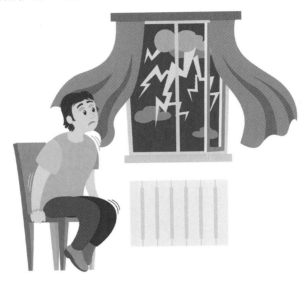

Q/094 室外如何防雷？

（1）避免室外逗留。雷电天气避免在高楼平台、大树下、空旷地方的孤立岗亭等处逗留或避雨。

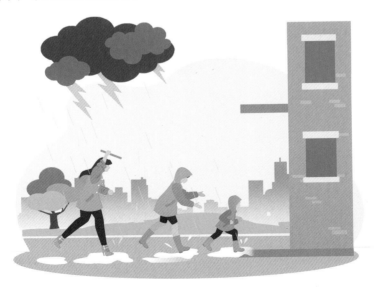

（2）做好自我保护。户外躲避雷雨时做好自我保护，低下头保护头部，双手抱膝，勿用手撑地。

（3）"三不宜"。不宜快速骑自行车、摩托车和奔跑，不宜在河边洗衣、钓鱼等，不宜在空旷处打伞。

（4）识别可能被雷击的征兆。若头颈部、手等处有蚁行感，类似于蚂蚁在身上爬行的感觉，或头发出现竖起等情况，应立即去除身上的项链等金属物品，赶紧趴在地上，减少被雷击的危险。

Q/A 095 被雷电击中应如何救援？

（1）脱离险境。立即将伤者转移至安全地方，如有衣物着火，应迅速处理，避免火焰烧伤面部。

（2）心肺复苏。雷击后心肺复苏的时间越早，恢复的可能越大，意识丧失者应立即予以心肺复苏抢救。

（3）尽快送往医院进行高级生命支持。

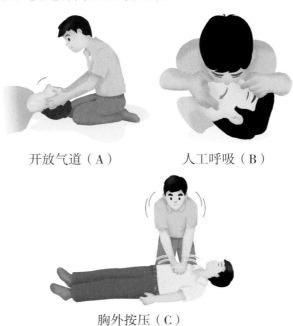

开放气道（A）　　　　人工呼吸（B）

胸外按压（C）

心肺复苏 A—B—C 流程

Q/ 096 雷击烧伤如何处理？

/A （1）判断。立即判断伤者的烧伤程度和意识状态。

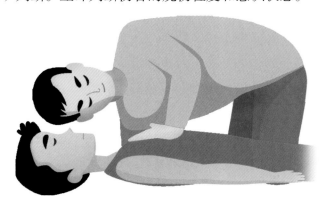

（2）灭火。如果伤者身上有明火，正处于燃烧状态，立即采取措施扑灭火焰，如泼水、用厚外衣裹住伤者等方法。

（3）现场处置。用干净、干燥的织物保护烧伤处，防止污染。如果伤者已出现意识丧失、呼吸心搏骤停，首先进行心肺复苏，抢救生命。

（4）立即送医。立即拨打120或运送至医院，进行烧伤部位的处理。

Q/ 097 下雨天如何避免触电？

/A （1）远离变压器。雷雨天气易引发变压器或架空线短路甚至放电，应远离。

（2）远离大树及广告牌。大风大雨天气易将树枝刮断、将广告牌刮倒，倒地时易将附近的电线砸断或挨在电线上，造成漏电，应避免在其附近逗留或避雨。

（3）避开积水路段。室外行走应避开积水，尽量绕开积水路段，必须涉水时，务必确认水中没有电线。

（4）切断电源。室内进水时，应第一时间切断电源总开关。

（5）化解危险。突然有电线掉落至自己四周时，避免跨步，应该单腿跳跃离开现场。

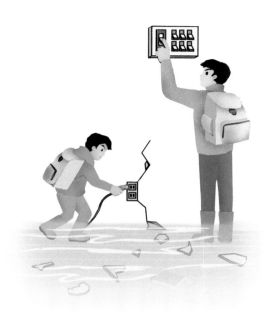

Q/ 098 人体触电后有什么表现?

/A 人体触电后的表现见表 20。

表 20 人体触电后的表现

部位	表现
全身表现	轻者：接触部位肌肉收缩,惊慌、面色苍白,且有头晕、心悸和全身乏力。 中度：惊恐、面色苍白、表情呆愣,触电肢体麻木感,部分患者昏倒,暂时意识丧失,患者呼吸浅而速等。 重者：昏迷、持续抽搐、心室纤维颤动、呼吸心搏骤停。部分严重电击者虽然当时症状不严重,但在 1 小时后可突然恶化
局部表现	低压电流：在电流的入口和出口出现皮肤损伤,面积小,伤情较轻,圆形、椭圆形或蚕豆状,呈焦黄色或褐色,边缘规则、界限清晰,创面干燥。 高压电流：烧伤面积和深度均较重,可有大片焦痂,组织坏死,以后脱落,感染和渗出,伤口愈合较为缓慢,形成慢性皮肤溃疡。 雷电击伤：皮肤可能有羽毛状或分支状的较小烧伤,由成簇的小点组成,像香烟头的烧伤或汗水蒸发后留下的条纹,皮肤血管收缩呈网状图案

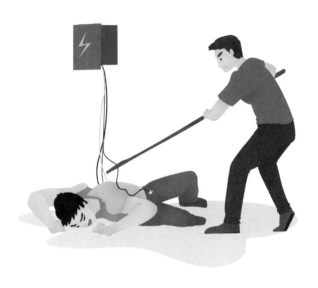

Q/ 099 触电后应如何自救？

（1）切勿慌乱。若遇触电，切勿慌乱，尽快想办法进行自救；轻微触电的症状多为一过性的手麻、眼前发黑等，能够很快自行恢复。

（2）主动自救。人的意识在触电的最初几秒钟内不会立即丧失，有机会采取措施摆脱电源。若接触到电线，可用另一只手抓住电线绝缘处，迅速甩开电线；若接触到固定在墙上的电源，可猛蹬墙壁，身体往后倒，借助身体重量脱离电源。

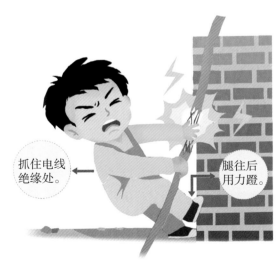

抓住电线绝缘处。

腿往后用力蹬。

Q/100 触电后应如何施救？

/A 触电后的施救流程见下图。

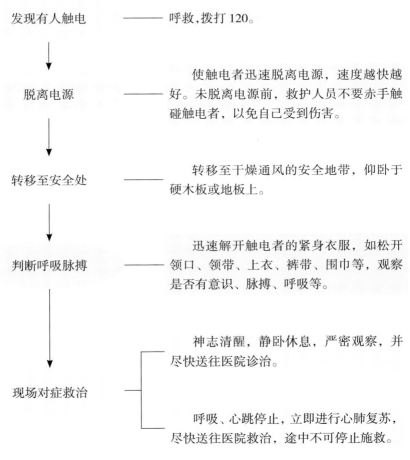

发现有人触电 —— 呼救，拨打120。

脱离电源 —— 使触电者迅速脱离电源，速度越快越好。未脱离电源前，救护人员不要赤手触碰触电者，以免自己受到伤害。

转移至安全处 —— 转移至干燥通风的安全地带，仰卧于硬木板或地板上。

判断呼吸脉搏 —— 迅速解开触电者的紧身衣服，如松开领口、领带、上衣、裤带、围巾等，观察是否有意识、脉搏、呼吸等。

现场对症救治

神志清醒，静卧休息，严密观察，并尽快送往医院诊治。

呼吸、心跳停止，立即进行心肺复苏，尽快送往医院救治，途中不可停止施救。

触电后的施救流程

参 考 文 献

[1] 中国气象科普网 . 气象百科 [EB/OL].http://www.qxkp.net/qxbk/.

[2] 中国天气网 . 气象科普 [EB/OL]. http://www.weather.com.cn/science/

[3] 全军热射病防治专家组，热射病急诊诊断与治疗专家共识组 . 热射病急诊诊断与治疗专家共识（2021 版)[J] . 中华急诊医学杂志，2021，30（11）：1290–1299.

[4] 孙同文 . 灾难与急救应急手册 [M]. 郑州：郑州大学出版社，2021.

[5] 孟威宏，康万军 . 急救与救援 [M]. 沈阳：辽宁科学技术出版社，2013.

[6] 蔚百彦，张世明 . 公众现场急救手册 [M]. 西安：陕西科学技术出版社，2009.

[7] 安宁 . 国民应急知识必备手册 [M]. 北京：应急管理出版社，2020.

[8] 蒋龙元，张月华，费立华，等 . 意外伤害的自救与互救 [M]. 上海：科学技术文献出版社，2009.

[9] 应急管理部宣传教育中心 . 安全教育 [EB/OL]. (2021–7–12)[2021–12–24].http://www.mempe.org.cn/anquanpeixun/17.html.

[10] 刘凤奎 . 急诊症状诊断与处理 [M]. 2 版 . 北京：人民卫生出版社，2018.

突发公共卫生事件 Q&A 防灾减灾科普丛书

● 主　审／陈孝平　马　丁
● 丛书主编／王　伟　刘继红

国家重大公共卫生事件医学中心
人畜共患传染病重症诊治全国重点实验室　◎组编

水污染
与突发水污染事件

主　编◎王芙蓉
副主编◎梁奇明

长江出版传媒　湖北科学技术出版社

图书在版编目（CIP）数据

水污染与突发水污染事件 / 王芙蓉主编；梁奇明
副主编 . —武汉：湖北科学技术出版社，2023.6
（突发公共卫生事件 Q&A 防灾减灾科普丛书）
ISBN 978-7-5706-2623-6

Ⅰ．①水… Ⅱ．①王… ②梁… Ⅲ．①水污染—
公共卫生—卫生管理—中国 Ⅳ．① X52 ② R199.2

中国国家版本馆 CIP 数据核字（2023）第 116014 号

策　　划：邓　涛　赵襄玲　　　　　　　　责任校对：陈横宇
责任编辑：许　可　兰季平　　　　　　　　封面设计：曾雅明

出版发行：湖北科学技术出版社
地　　址：武汉市雄楚大街 268 号（湖北出版文化城 B 座 13—14 层）
电　　话：027-87679468　　　　　　　　　　邮　　编：430070

印　　刷：湖北金港彩印有限公司　　　　　　邮　　编：430040

710×1000　　　　1/16　　　　　　　　67.75 印张　　　　1500 千字
2023 年 6 月第 1 版　　　　　　　　　　2023 年 6 月第 1 次印刷
定　　价：338.00 元（全 13 册）

王福生

解放军总医院第五医学中心感染病医学部主任

国家感染性疾病临床研究中心主任

中国科学院院士

在人类发展的历史长河中，人与传染病的斗争从未停歇。尤其是近些年来，随着全球化发展的不断深入、国际社会交流日益密切等，突发公共卫生事件频发且日益复杂，新发突发传染病引起的疫情时有发生。从鼠疫（黑死病）、天花到近年的"非典"（SARS）、中东呼吸综合征（MERS）、新型冠状病毒感染（COVID-19），这些疾病给人类带来了不同程度的灾难，给人民生命和财产造成巨大损失，同时对社会稳定、经济发展以及国家安全等均造成严重影响，让我们更深刻地认识到了科学应对公共卫生事件的重要性。

科学应对新发突发传染病引起的疫情防控，各国政府和公众都面临着巨大的挑战。例如，在如何科学倡导应对突发公共卫生事件，如何精准、快速地控制疾病的传播，如何保障公众的生命健康以及如何维护社会稳

定和经济发展等方面，均需要各国政府和公众共同面对，更需要大家共同努力去解决相关的问题和挑战。

科普宣教是提高公众科学知识素养和应对突发公共卫生事件能力的重要手段之一。科学知识的传播和防范意识的普及，将有助于公众更好地理解和应对突发公共卫生事件，进一步提高公众在日常生活中的健康意识。尤其对于青少年儿童，一本好的科普书将极大地激发他们对科学的兴趣，有助于他们未来成长。因此，开展科普宣传意义重大。

"突发公共卫生事件 Q&A 防灾减灾科普丛书"由国家重大公共卫生事件医学中心和人畜共患传染病重症诊治全国重点实验室联合组织撰写，内容涵盖了公共卫生事件的多个方面，包括《院前急救技能》《新发及突发重大传染病》《儿童救治与照护》《食物中毒》《重大职业中毒》《极端天气》《水污染与突发水污染事件》《空气污染》《常见危险化学品》《核与辐射》《地震》《洪灾》《灾后卫生》等 13 个分册，主要从各类公共卫生事件的定义、特征、危害及相应的处置与救援等方面进行详细介绍，为公众提供系统、全面、科学的公共卫生知识，以期公众在面对公共卫生事件时能够科学应对、降低损失，从而促进社会的健康发展。

本套丛书旨在向广大公众传递科学、权威、实用的公共卫生知识，帮助公众更好地提高应对新发突发传染病或其他突发公共卫生事件的水平。这里特别感谢为本套丛书撰稿的专家和学者，他们为编写本套丛书付出了辛勤劳动；另外，本套丛书的出版也得到了相关机构和人员的大力支持，在此一并表示感谢。希望本套丛书能够为公众提供有益的知识和帮助，让我们为科学应对公共卫生事件，建设更加健康、美好的中国而努力。

王福生

2023 年 5 月 15 日

当我们打开水龙头，接满一杯清澈的水时，是否曾想过这其中的成分是什么？水的质量如何？当我们看到新闻报道水污染事件时，是否曾想过我们应该如何预防和应对突发水污染事件？

"突发公共卫生事件 Q&A 防灾减灾科普丛书"的《水污染与突发水污染事件》分册以科普的方式，系统地介绍了水资源与水污染的基础知识，涵盖了从水的来源、质量评估到水污染物的分类和危害，以及突发水污染事件的应急处理等内容。本书不仅具有科学性和严谨性，更具有实用性和指导性，可以帮助我们更好地了解和保护水资源，避免水污染事件的发生。

我们希望通过本书的介绍和宣传，引起广大读者对于水资源和水环境的重视和保护意识，共同关注和参与到环保事业中来，为创造美好的生态环境，建设可持续发展的美好家园做出自己的贡献。

编者

2023 年 5 月于武汉

目录

MULU

五 生活饮用水污染及应急处理 / 39

六 水污染的防治 / 49

Q/ 001 为什么水对人类如此重要？

水，是生命之源，是人体构造的主要成分，约占人体组成的70%，在婴儿体内甚至高达80%。水作为重要的溶剂，参与人体内各种生化反应。健康的人平均每日需要饮水约2L才能维持正常的新陈代谢。获得安全饮用水是人类生存的基本需求。世界卫生组织调查指出，人类疾病中80%与水有关。获得安全的饮用水是保证人体健康的基本条件。

除了人体健康，农业、工业、水力发电等人类社会的方方面面可以说都离不开水。

Q/ 002 什么是水资源？

根据联合国教科文组织的定义，水资源是人类可直接或间接利用的水源。天然水资源包括河川径流、地下水、积雪和冰川、湖泊水、沼泽水、海水，按水质划分为淡水和咸水。地球上97%以上的水是咸水，只有不到3%的水是淡水，其中略多于2/3的淡水被冻结在冰川和极地冰盖中，剩余的未冻结的淡水主要是地下水，只有一小部分存在于地面或空气中。虽然随着科学技术的发展，被人类所利用的水资源逐渐增多，例如海水脱盐淡化等，

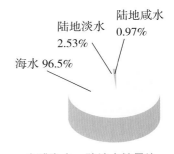

陆地淡水 2.53%
陆地咸水 0.97%
海水 96.5%

全球海水、陆地水储量比

但看起来很充足的天然水资源中，目前真正可以被利用的那一部分，主要是浅层地下水、湖泊水、土壤水、大气水及河川水等淡水，占全球水资源不到 0.3%。全世界仍有 40 亿人面临缺水的局面。不仅如此，全球水资源还面临着诸多挑战，包括水资源分布不均、水质问题、不断升级的需求和气候变化等。

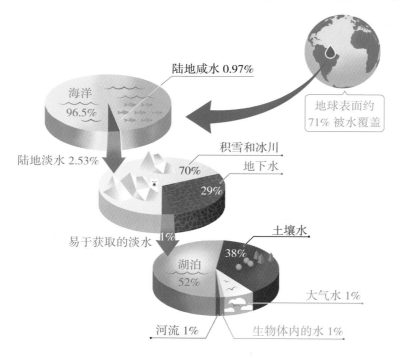

Q/003 海水可以作为水源水吗？

海水通常不能用来做水源水，只有淡水才可以。在淡水资源极度缺乏的地区，目前也在研究海水淡化的技术，如太阳能海水淡化技术等，以补充当地淡水资源的不足，但是目前海水淡化技术在饮用水供水领域尚未得到大面积采用。

Q/004 什么是地表水和地下水？

地表水是指存在于地壳表面、暴露于大气的水，是河流、冰川、湖泊、沼泽四种水体的总称，亦称陆地水。它是人类生活用水的重要来源之一，也是各国水资源的主要组成部分。地下水，是贮存于包气带以下地层空隙，包括岩石孔隙、裂隙和溶洞之中的水。地下水是水资源的重要组成部分，由于其水量稳定、水质好，是农业灌溉、工业采矿和城市用水的重要水源之一。但在一定条件下，地下水的变化也会引起沼泽化、盐渍化、滑坡、地面沉降等不利自然现象。

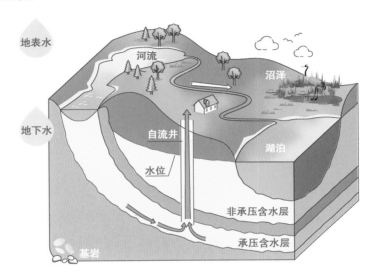

Q/A 005 中国的水资源丰富吗？

目前中国水资源总量为 2.8 万亿 m^3，占全球水资源总量的 6%，仅次于巴西、俄罗斯、加拿大、美国和印尼，然而，我国人均水资源占有量仅为全球平均水平的 28%，属于缺水国家。我国水资源时空分布不均，全国水资源 80% 分布在长江流域及其以南地区，长江流域以北广大地区的水资源量仅占全国 14.7%。目前我国有 14 个省（自治区、直辖市）的人均水资源拥有量低于国际公认的 1750m^3 用水紧张线，其中低于 500m^3 严重缺水线的地区有北京、天津、河北、山西、上海、江苏、山东、河南、宁夏等九个省（区）市。除了缺水，我国目前还面临水资源利用率低、浪费严重等问题，比缺水更严重的，是因污染造成的水质危机。

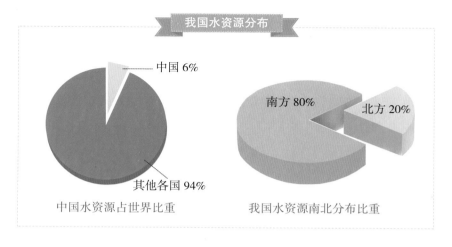

我国水资源分布

中国 6%

南方 80% 北方 20%

其他各国 94%

中国水资源占世界比重　　　　　我国水资源南北分布比重

Q/A 006 水资源可以再生吗?

水资源属于可再生资源。地球上的水以液态、固态、气态三相同时存在，在太阳辐射、地球引力等的作用下，经过蒸发、降水、渗透和地表径流等环节进行周而复始的循环，称为水循环。水循环为人类提供不断再生的淡水资源,并保持全球水资源总量不变。然而,不同的水体有不同的更替周期,不合理的开发利用超出水体补给速度，会造成水资源的枯竭。例如，目前地下水为全球至少 50% 的人口提供饮用水，占全部灌溉用水的 43%，近年来对地下水的持续开采，已经超过了地下水资源的更新速度，正导致地下水枯竭。

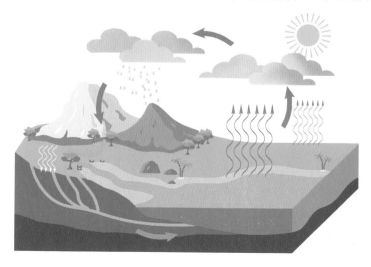

Q/A 007 怎样评估水的质量？

评估水质就是评估水样中除去水分子外所含杂质的种类和数量，也称水环境质量评价。评估指标可分为物理性指标（温度、颜色等）、化学性指标（pH、含氧量、有毒化学物含量等）、生物学指标（大肠菌群数等）和放射性指标，这些指标统称为水质指标，又称水质参数。不同的用途有不同的水质要求，生活饮用水对水质要求最高，工业其次，农业用水要求最低。

Q/A 008 怎样对水质进行分类？

为满足人类生活和生产不同用途的水质安全，需要对各项水质指标进行限定。我国已发布的水环境质量标准有《地表水环境质量标准》（GB 3838—2002）、《海水水质标准》（GB 3097—1997）、《农田灌溉水质标准》（GB 5084—2021）、《渔业水质标准》（GB 11607—1989）和《地下水质量标准》（GB/T 14848—2017）等，这些标准详细规定了各类水体中污染物的允许最高含量。

Q/A 009 如何评估地表水质量？

地表水评估依据的是国家环境保护总局 2002 年发布的《地表水环境质量标准》（GB 3838—2002）。该标准按功能高低依次划分为 5 类。

Ⅰ类：主要适用于源头水、国家自然保护区，这类水经简单处理消毒后可作为饮用水。

Ⅱ类：主要适用于集中式生活饮用水地表水源地一级保护区、珍稀水生生物栖息地、鱼虾类产卵场等，该类水经净化处理（如絮凝、沉淀、过滤、消毒等）后，也可作为饮用水。

Ⅲ类：主要适用于集中式生活饮用水地表水源地二级保护区、游泳区等，此类水需要经过深度处理后才可供生活饮用。

Ⅳ类：主要适用于一般工业用水区及人体非直接接触的娱乐用水区。

Ⅴ类：主要适用于农业用水区及一般景观要求水域。

Ⅰ~Ⅲ类水质属水质优良。凡是水质指标低于Ⅴ类水质的称为劣Ⅴ类水体，通常认为失去使用功能。可以通过中国环境监测总站官网实时查询各地水体水质。

Q/A 010 如何评估地下水质量？

地下水质量评估依据 2017 年国土资源部组织修订的《地下水质量标准》（GB/T 14848—2017）（适用于一般地下水，不适用于地下热水、矿水、盐卤水）。该标准根据用途划分的化学含量限值，将地下水质量划分为 5 类。

Ⅰ类：地下水化学组分含量低，适用于各种用途。

Ⅱ类：地下水化学组分含量较低，适用于各种用途。

Ⅲ类：地下水化学组分含量中等，以《生活饮用水卫生标准》（GB 5749—2006）为依据，主要适用于集中式生活饮用水水源及工农业用水。

Ⅳ类：地下水化学组分含量较高，以农业和工业用水质量要求以及一定水平的人体健康风险为依据，适用于农业和部分工业用水，适当处理后可作为生活饮用水。

Ⅴ类：地下水化学组分含量高，不宜作为生活饮用水水源，其他用水可根据使用目的选用。

其中Ⅰ~Ⅲ类地下水化学组分含量低，可以作为饮用水；Ⅳ类水在一定水平上产生人体健康风险，适用于农业和部分工业用水，但适当处理后可作为生活饮用水；Ⅴ类水不宜作为生活饮用水。

Q/A 011 什么样的水可以作为饮用水？

根据国家标准管理委员会和国家市场监督管理总局联合发布的《生活饮用水卫生标准》（GB 5749—2022），规定生活饮用水水质应符合下列基本要求，保证用户饮用安全：①生活饮用水中不应含有病原微生物；②生活饮用水中化学物质不应危害人体健康；③生活饮用水中放射性物质不应危害人体健康；④生活饮用水的感官性状良好；⑤生活饮用水应经消毒处理。当发生影响水质的突发性公共事件时，经风险评估，感官性状和一般化学指标可暂时适当放宽。通常达到《地表水环境质量标准》（GB 3838—2002）及《地下水质量标准》（GB/T 14848—2017）分类的Ⅰ～Ⅲ类水质可以作为饮用水源。

Q/A 012 什么是水污染？

水污染是指将废水、大气、固态废料中污染物排放到自然水体的现象，此外，还包括以放射性或热量形式向水体释放热量的现象。污染物的介入会导致水体化学、物理、生物或者放射性等方面特征的改变，从而影响水的有效利用，危害人体健康或者破坏生态环境，造成水质恶化。造成水体污染的原因，有自然和人为两个方面。前者如由火山爆发产生的尘粒落入水体而引起的水体污染；后者如生活废水、工业废水未经处理而大量排入水体所造成的污染。通常所说的水体污染，均专指人为的污染。

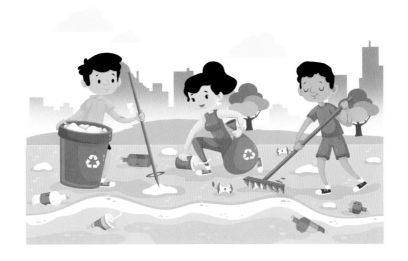

Q/A 013 什么叫水环境的自净？

水环境对投入其中的污染物质都具有一定的承受能力，经过水体的物理、化学和生物的作用，被排入的污染物质的浓度随着时间的推移自然降

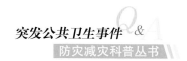

低,这就是水体的自净作用。水体自净过程很复杂,主要包括稀释、混合、扩散、挥发、沉淀等物理过程,氧化、还原、吸附、凝聚、中和等化学及物理化学过程,还包括有机物通过微生物的代谢活动而被分解、氧化并转化为无害、稳定的无机物的生物化学过程。但水环境的自净作用有一定限度,超过此限度,水质有可能进一步恶化。

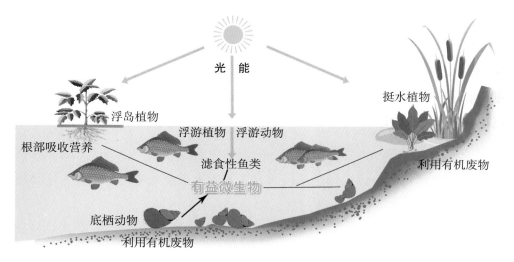

Q/ 014 水污染源是怎样分类的?

环境污染,包括水污染,可以根据排污来源分为点源污染、面源污染和内源污染。

(1)点源污染。是指有固定排放点的污染源,指工业废水及城市生活污水,由排放口集中汇入江河湖库。

(2)面源污染。没有固定污染排放点,如没有排污管网的生活污水的排放。

(3)内源污染。是指江河湖库水体内部由于长期污染的积累产生的污染再排放。

Q/ 015 什么是二次污染及其危害?

内源污染也称二次污染,主要指进入水体中的污染物通过各种物理、化学和生物作用，逐渐沉降至水体底质表层，当出现以下情况时，会再次污染水源：①当河流流量增加、流速增大时，就会泛起底质，使原来沉积在底质中的污染物质再次进入水中,重新污染水体；②当水体温度发生变化，破坏了污染物质在水悬浮物和水底质界面的动态吸附平衡，发生解吸作用时，也会使污染物质重新进入水中；③水体中汞、铅等重金属污染物和多氯联苯、有机氯农药等难以降解的有机污染物，大部分因静电吸引、离子交换和络合等作用被吸附于悬浮物和底质的表面，因一系列复杂的物理、化学、生物反应(微生物和腐殖质在反应过程中起着重要作用),也会引起内源污染。例如，重金属汞在微生物作用下，因烷基化作用转变为甲基汞和二甲基汞等有机金属化合物，毒性剧增，易在生物体内积累，危害人体健康。

Q/ 016 全球水污染现状是怎样的？

目前全球超过 80% 的废水（其中 90% 或更多来自发展中国家）未经收集或处理，而城市居民区是污染的主要来源。工业废水已导致下游地表水和地下水层污染。诸如农业加工、纺织印染和制革等小规模产业会将有毒污染物排放到当地水域。根据全球淡水环境监测系统收集的水质数据，拉美、非洲和亚洲所有河流中约 1/3 已受到病原菌的严重污染,约 1/7 已出现严重的有机污染，约 1/10 已出现中度至重度的盐度污染。造成日益严重的水污染问题的直接原因，是排放到河流与湖泊中的废水不断增多。而人口增长、经济活动增加、农业密集化与扩大化、未经处理或处理程度极有限的污水量日益增多，是导致水污染的根本原因。日趋加重的水污染，已对人类的生存和安全构成了重大威胁，成为人类健康和经济社会可持续发展的重大障碍。

全球至少有 20 亿人使用受粪便污染的饮用水源。粪便污染导致的饮用水微生物污染对饮用水安全构成最大风险。虽然饮用水中最重要的化学风险来自砷、氟化物或硝酸盐，但新出现的污染物，如药物、农药、过氧和多氟烷基物质（PFASs）及微型塑料，也引起了公众的关注。安全和充足的水有助于卫生实践，这不仅是预防腹泻病的关键措施，也是预防急性呼吸道感染和许多被忽视的热带疾病的关键措施。受微生物污染的饮用水可传播腹泻、霍乱、痢疾、伤寒和脊髓灰质炎等疾病，据估计每年可导致48.5万例腹泻死亡。

Q/A 017 中国水污染现状是怎样的？

根据《2020中国生态环境状况公报》，在我国3632个监测断面中，Ⅰ～Ⅲ类水质河流占87.4%，Ⅰ～Ⅲ类水质湖泊占76.8%，水质理化指标与欧美主要发达国家相当。我国存在的水污染问题主要如下。

（1）水质改善不平衡。水污染正从东部向西部发展，从支流向干流延伸，从城市向农村蔓延，从地表向地下渗透，从区域向流域扩散。而在水质改善方面，东部沿海优于东北、西部等，城市优于乡镇。

（2）湖泊、水库富营养化严重。

（3）北方地区地下水超量开采，同时面临严重污染问题，Ⅰ～Ⅲ类水质只占到22.7%，Ⅳ类占到33.7%，Ⅴ类占到43.6%。

（4）新型污染物，如环境激素、抗生素、微塑料等尚未纳入日常的监测评价考核，管控能力不足。

我国是一个严重缺水国家，日益严峻的水污染更使本来有限的水资源中的相当部分失去了使用价值。

Q/A 018 我国水污染的来源有哪些？

我国水污染主要是在工业生产、农业生产和日常生活中向水体排放了大量有害物质引起的。

工业污水是水污染的主要源头之一，工业废水最常见于化学工业、造纸工业、食品加工业、金属制品工业、钢铁工业、皮革印染工业。

农业对水的污染主要来源于牲畜粪便、施用化肥和农药及水土流失造成的氮、磷等污染。此外，还有大气污染物，经酸雨的形式也在不断损坏我国的水质。

日常生活对水的污染主要是各种洗涤剂和污水、大量的生活垃圾。生活污水中含有较多的氮、磷、硫、有机纤维、糖类、脂肪、蛋白质、尿素、致病细菌等，导致环境污染，威胁饮水和农产品安全。

工业、城市污水重复利用率低，污水排放量中经过集中处理的占比不到一半，其余的大都直接排入水体。

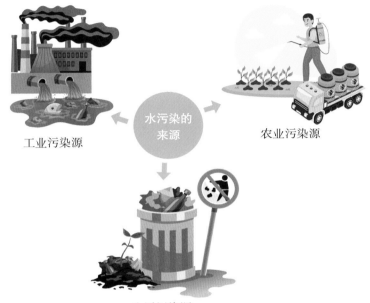

工业污染源

农业污染源

水污染的来源

生活污染源

Q/A 019 水污染对人体健康有什么危害?

水污染对人体健康的危害主要表现在以下 4 个方面。

（1）使水质的感官性状发生变化，如水的色度、浊度、异臭异味等，妨碍水体的正常利用。

（2）含致病微生物的人畜粪便或污水污染水源时，可引起介水肠道传染病在人群中的暴发，常见的疾病有霍乱、伤寒、痢疾等肠道传染病。

（3）引起急性和慢性中毒。水体受有毒化学物质污染以后，通过饮水或食物链便可能造成急性或慢性中毒，或诱发致畸、致癌、致突变。

（4）抑制非病原微生物的生长和繁殖，影响水中有机物的氧化分解和水体的天然自净能力。

水污染物的分类及其危害

Q/A 020 污染水源的物质有哪些分类？

污染水源的物质按照其种类和性质，一般可分为无毒无机物、有毒无机物、无毒有机物和有毒有机物四大类。除此以外，对水体造成污染的还有放射性物质、生物性污染物质和热污染等。

Q/A 021 什么是污染物质的生物富集？

生物富集是指生物通过对周围环境（大气、水、土壤）蓄积某种元素或难降解的物质的积累，使其在机体内浓度超过周围环境中浓度的现象。生物体吸收环境中物质的情况一般有以下3种。

（1）藻类植物、原生动物和多种微生物等，它们主要靠体表直接吸收。

（2）高等植物，它们主要靠根系吸收。

（3）大多数动物，它们主要靠吞食进行吸收。

在上述3种情况中，前两种属于直接从环境中摄取，后一种则需要通过食物链进行摄取。

Q/A 022 通过食物链的污染物富集有什么危害？

通过食物链，污染物在生物体内的浓度值呈几何级升高，如水中DDT（双对氯苯基三氯乙烷，曾作为非常有效的杀虫剂广泛使用）的浓度为

1 倍，那么水中浮游生物体内的 DDT 浓度将为 265 倍，吃浮游生物的小鱼体内脂肪的 DDT 浓度则是 500 倍，吃小鱼的大鱼体内脂肪的 DDT 浓度将达到 8.5 万倍。如果人吃了这种鱼，DDT 将在人体中高度富集，其浓度甚至大于几百万倍。容易经生物富集危害人类健康的污染物主要为重金属（汞、镉、铅、铬等）、有毒无机污染物（如氰化物、氯化物、砷化物等）及一些人工合成的性质稳定的有毒有机化合物（如含氯杀虫剂等），历史上曾造成"水俣病事件（汞中毒）""痛痛病事件（镉中毒）"等影响深远的水污染事件。

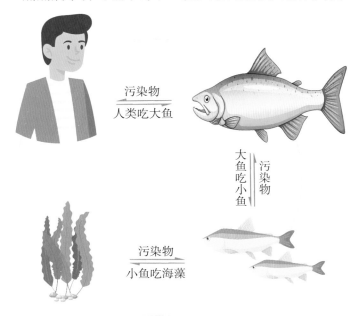

污染物
人类吃大鱼

大鱼吃小鱼　污染物

污染物
小鱼吃海藻

$\mathcal{Q}/\mathcal{A}$　023　无毒无机污染物包括哪些？

无毒无机污染物主要指氮、磷、无机酸、无机碱及一般无机盐。养殖业、农药、化肥、生活污水（如含磷洗衣粉、餐厨废水等）及工业废水（化肥厂、含磷选矿厂等）是氨、磷污染的来源。冶金、金属加工、化工、人造纤维、酸性造纸等工业废水，是水体酸性污染物质的主要来源。

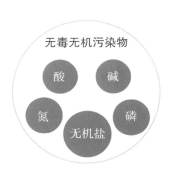

无毒无机污染物

酸　碱

氮　磷

无机盐

制碱、制革、炼油、化学纤维、碱法造纸等工业废水，是碱性污染物质的重要来源。酸性、碱性废水相互中和，或它们与地表物质相互作用，均可产生各种无机盐类。生物所需的氮、磷等营养物质大量进入湖泊、河口、海湾等缓流水体，可引起水体富营养化，形成水华或赤潮。酸性或碱性污水会破坏水体的自然缓冲作用，影响微生物的生长，破坏水体自净。无机盐类则大大增加水的硬度，影响工业和生活用水。

Q/ 024 水体变黄、变绿、变红等颜色变化是什么导致的?

水体的颜色主要由浮游生物，特别是藻类的繁殖决定。藻类繁殖期与水温变化相关。水温较低（10 ~ 15℃）时，硅藻繁殖，水色呈黄褐色；水温升高，绿藻开始繁殖，水色呈黄绿色；当水温升至 25 ~ 30℃，适合绿藻和蓝藻繁殖，水色就由黄绿依次变为浅绿、鲜绿、蓝绿、墨绿；到夏季高温时，适合甲藻、金藻生长，水色就变为铁锈色或酱红色。

Q/ 025 什么是水华和赤潮?

水体的营养影响浮游生物的生长。水体营养等级取决于氮、磷等物质的含量，当水体中氮的含量超过 0.2mg/L、表征藻类的叶绿素 a 含量大于 $10\mu g/L$ 时，就称为富营养化。水体富营养化可以导致浮游生物急剧增殖，使水色随着浮游生物优势种颜色而变化，这一现象在淡水域称为水华，在海水域称为赤潮。

水华或赤潮会造成水体缺氧，使水体发臭，同时造成鱼类因缺氧或藻类毒素而大量死亡，危害渔业生产。

Q/ 026 有哪些著名的无毒无机污染物水污染事件?

琵琶湖位于日本滋贺县，是日本最大的淡水湖。从 20 世纪 50 年代开始，随着日本经济的快速增长，未经处理的工业废水和生活污水大量排入琵琶湖，导致其水质严重恶化，富营养化问题突出。20 世纪 70 年代末，由于湖中黄色鞭毛藻类美洲辐尾藻大量滋生，琵琶湖连续 3 年发生了水华（水体中浮游生物暴发性急剧繁殖造成水体颜色异常的现象）。

Q/A 027 有毒无机污染物包括哪些？

有毒无机污染物主要有非重金属的氰化物、砷化物及重金属中的汞、镉、铬、铅等六大国际上公认的毒性物质。其主要来源于采矿和相关的化工生产产生的废水。这类污染物具有较强的生物毒性，在排入水体或进行农业灌溉后，会影响鱼类等水生生物及农作物的生长和生存，并可通过生物富集危害人体健康。根据毒性发作的情况，又可分为急性中毒和慢性中毒（积累到一定浓度后才显示中毒症状）两类。目前除氰化物外，其

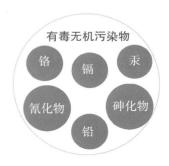

有毒无机污染物

铬　镉　汞　氰化物　砷化物　铅

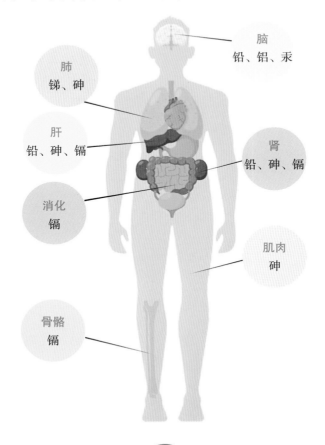

脑
铅、铝、汞

肺
锑、砷

肝
铅、砷、镉

消化
镉

肾
铅、砷、镉

肌肉
砷

骨骼
镉

余 5 种物质均入选 2019 年生态环境部会同国家卫生健康委员会制定的《有毒有害水污染物名录（第一批）》。在国家标准管理委员会和国家市场监督管理总局联合发布的《生活饮用水卫生标准》（GB 5749—2022）中，对这类物质有严格限定，要求砷 < 0.01 mg/L、氰化物 < 0.05mg/L、汞 < 0.001mg/L、镉 < 0.005mg/L、铬（六价）< 0.05mg/L、铅 < 0.01mg/L。

Q/A 028 汞污染对人体有什么危害？

无论是元素汞、无机汞盐还是有机汞均会导致人体中毒，其中有机汞毒性最强。有机汞化合物容易分布于中枢神经系统并穿过胎盘。肾脏、肝脏、毛发和中枢神经系统都是其主要沉积部位，受害者早期有轻微的神经、认知功能损害（例如精细动作、语言记忆和注意力的轻度障碍），或小脑受损引起的踉跄步态，严重时出现神志障碍、谵妄、昏迷。

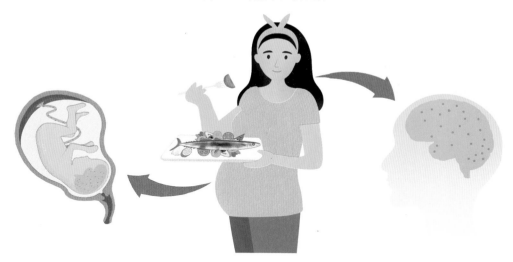

Q/A 029 镉污染对人体有什么危害？

镉主要积累在肾脏和骨骼中，从而导致贫血、代谢不正常、高血压等慢性病。镉中毒常发生于在矿山、熔炉（熔化金属的地方）和用镉来生产电池等产品的工厂工作的人群。

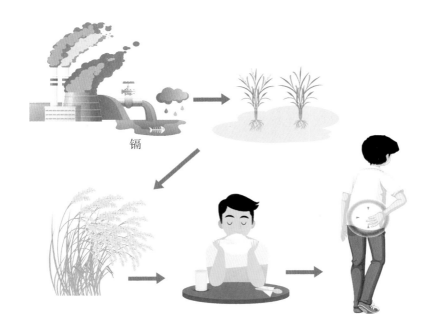

镉

Q/A 030 铬污染对人体有什么危害?

工业暴露中的五价铬和六价铬可产生毒性,表现为接触性皮炎、皮肤溃疡和支气管肺癌。处理潮湿皮革的制革工人可能发生血清铬和尿铬水平升高。

Q/A 031 砷污染对人体有什么危害?

饮水中含砷量在 20mg/L 以上时就有可能引起急性中毒,其特征是重度胃肠道损害和心脏功能失常,表现为剧烈腹痛、呕吐、昏迷、惊厥,直至死亡。慢性砷中毒主要表现为神经衰弱、末梢神经炎、皮肤色素沉着和角化、四肢血管狭窄进而完全堵塞。长期饮用砷污染的饮水,可导致癌症的发生。

Q/A 032 铅污染对人体有什么危害?

铅中毒主要累及儿童,可损伤其脑部、肾脏等器官,使儿童发生不可逆转的学习和记忆障碍。铅不仅存在于管道等金属物件中,还可见于灰尘、墙壁涂料、玩具、陶器、土壤甚至饮用水中。

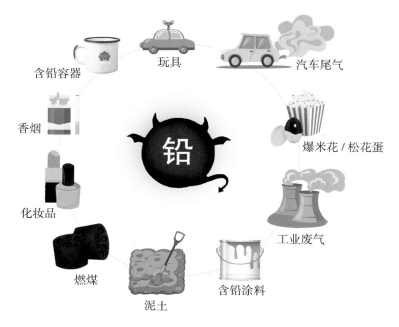

含铅容器
玩具
汽车尾气
香烟
铅
爆米花 / 松花蛋
化妆品
工业废气
燃煤
含铅涂料
泥土

Q/A **033 氰化物污染对人体有什么危害?**

氰化物在环境中普遍存在,其来源有肥料、有机质、工业含氰废水(如电镀废水、焦炉和高炉的煤气洗涤废水及冷却水),以及各种常见含碳和氮物品可在燃烧过程中释放氰化物,如羊毛、丝绸、聚氨酯(绝缘材料 / 家具饰面)、聚丙烯腈(塑料)、三聚氰胺树脂(家庭用品)和合成橡胶。氰化物中毒会损害人体组织对氧的利用,因此静脉氧合血红蛋白浓度升高,导致静脉血呈鲜红色,这可能会在体格检查中表现为皮肤"樱桃红"。短时间大量摄入可致猝死。如慢性中毒可能仅表现为头痛、味觉障碍(异常味觉)、呕吐、胸痛、腹痛和焦虑。

Q/A **034 历史上有哪些著名的有毒无机污染物水污染事件?**

(1)金的提炼要用到氰化物。2000 年 1 月 30 日,罗马尼亚境内一处金矿氰化物废水大坝,因连续大雨发生漫坝,超过 10 万 m³ 含有大量氰化物、铜和铅等重金属的污水冲泄到多瑙河支流蒂萨河，水中氰化物含量最高超过 700 倍，毒水流经之处水生生物及沿岸动植物纷纷死亡，影响 200 万人饮水安全，该区域生态系统数十年无法修复，并引发了旷日持久的国际诉讼。

（2）乙醛生产过程需要使用低成本汞作为催化剂。从 1932 年开始，日本熊本县水俣市的工厂持续将含有上百吨汞的废水排入水俣湾，致使湾内水体、沉积物受到汞的严重污染。水中微生物可将沉积物中的无机汞转化为毒性更大的甲基汞，经由水产品进入人体。汞一旦进入人体很难排除，并造成严重且不可逆的中枢神经系统损伤，患者开始时口齿不清、步态不稳、面部痴呆，进而耳聋眼瞎、全身麻木，最后精神失常，病情进一步发展直至患者死亡，此即为轰动世界的八大公害事件之一的"水俣病事件"。水俣病症状的轻重与甲基汞摄入量和持续作用时间有关，甲基汞还可以通过胎盘引起"先天性水俣病"。悲哀的是，因有意隐瞒，从 1956 年 3 月发现该病到最终确定病因花了 12 年时间，造成至少 20 万人得病。时至今日，水俣病事件仍然没有结束。

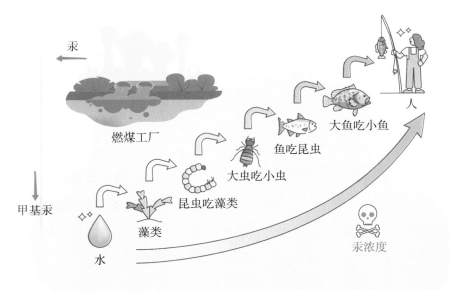

（3）日本富山县的一些铅锌矿在采矿和冶炼中排放含镉废水，废水污染了周围的耕地和水源。当地人长期饮用被污染的河水，食用浇灌含镉河水生产的稻谷，就会造成镉中毒。慢性镉中毒患者骨骼严重畸形、剧痛，身长缩短，骨脆易折。此即被称为世界八大公害事件之一的日本"痛痛病事件"。

Q/ 035 无毒有机污染物包括哪些?

无毒有机污染物指比较容易分解的碳水
化合物、蛋白质、脂肪等自然生成的有机物,主要
来源于生活污水和制糖、食品、造纸、纤维等工业
废水。它们的分解需要借助于微生物的新陈代谢
功能。在有氧条件下,通过好氧微生物的作用,快
速转化为 CO_2、H_2O 等稳定物质;在无氧条件下,

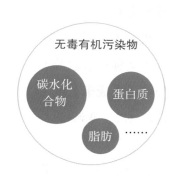

无毒有机污染物

碳水化合物　蛋白质　脂肪　……

则通过厌氧微生物的作用,引起腐败现象,产生甲烷、硫化氢、硫醇和氨等
恶臭气体,使水体变质发臭。在一般情况下,进行的都是好氧微生物起作用
的好氧转化,因而这类污染物也被称为需氧污染物。所以,在实际应用中多
采用生化需氧量(BOD)、化学需氧量(COD)、总有机碳(TOC)和总需氧量
(TOD)等指标间接表示其含量。《生活饮用水卫生标准》(GB 5749—2022)
规定饮用水耗氧量 < 3mg/L(采用 COD_{Mn} 法,以 O_2 计;若因水源限制,原水
耗氧量 >6mg/L 时,耗氧量不超过 5mg/L)。水中大量进入这类物质,会造成水
中溶解氧缺乏或不足,恶化水质。无毒有机污染物与无毒无机污染物共同导
致水体富营养化,诱发水华或赤潮发生。

Q/ 036 水体变黑发臭是什么污染导致的?

水体变黑发臭是严重有机污染引起水体缺氧、有机物腐败而造成
的。水体黑臭的直接原因是水体中溶解氧含量不足,而污染物的排放是造成
水体黑臭的根源。大量有机污染物在分解过程中会造成缺氧环境,厌氧微生
物分解有机物产生大量的臭味气体(氨类、硫化氢、硫醇、硫醚类等),它们
逸出水面致使水体黑臭。水体黑臭现象的主要原因包括水体无毒有机物污染
(糖类、蛋白质、油脂、氨基酸等)、氨氮和总磷污染、底泥和底质的再悬浮、
不流动和水温升高。

Q/A 037 有毒有机污染物包括哪些？

有毒有机污染物多属于人工合成的有机物质，如农药（DDT、六六六及有机氯农药等）、醛、酮、酚以及多氯联苯（又称聚氯联苯）、芳香族氨基化合物、高分子合成聚合物（塑料、合成橡胶、人造纤维）、染料等。这些物质随着现代石油化学工业的发展而产生，主要来源于有机农药及塑料、橡胶、石油等各类工业废

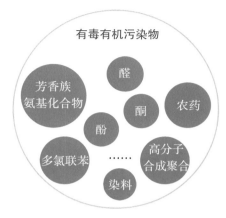

水。它们在水中的含量虽不高，但因结构稳定不易降解，在水体中残留时间长，同时对人类健康有不同程度的危害（致死、致癌、致畸、致突变等），并通过食物链高度富集，有蓄积性。对于难分解、有剧毒的化合物，我国已加强管理，如有机氯农药，已于1983年停止生产和限制使用。在《生活饮用水卫生标准》（GB 5749—2022）中，该类污染物属于非常规指标，并被进行严格限定。

Q/A 038 有毒有机污染物对人体有什么危害？

水体受有毒有机污染物（如酚、苯、三氯甲烷、杀虫剂、除草剂等）污染会引起各种中毒和疾病，如血液病、癌症等，特别是水中的有机硝基化合物、有机氨基化合物、有机卤素化合物，它们对动物、植物和人体均有强烈的致癌作用。例如，长期饮用被酚污染的水源，可引起头昏、出疹、瘙痒、贫血等各种神经系统症状，甚至中毒。有机磷农药中毒主要表现为急性中毒，轻度时表现为头痛、头晕、恶心、呕吐等，严重时可出现呼吸麻痹、肺水肿、昏迷、脑水肿等。

Q/A 039 历史上有哪些著名的有毒有机污染物水污染事件？

（1）1978年3月16日，一辆美国的超级油轮满载着原油向荷兰

鹿特丹驶去，航行至法国布列塔尼海岸触礁沉没，漏出大量原油，污染了350km长的海岸带。原油泄漏事故造成牡蛎、海鸟大量死亡。海事本身损失1亿多美元，污染的损失及治理费用却达5亿多美元，给被污染区域的海洋生态环境造成的损失更是难以估量。

（2）法国的第二大河流罗讷河源自瑞士的阿尔卑斯山，流经法国，最后流入地中海，罗讷河流经法国化学工业最集中的地区，由于历史原因，罗讷河流域的企业在20世纪80年代将含多氯联苯的废水大量倒入罗讷河中，这种物质曾广泛用于发电站、变压器和绝缘液中，有致癌危险，并会伤及肝脏，破坏人体生育和生长。由于多氯联苯很难融化，因此河流的河床沉积物遭到了污染，以沉积物为食的鱼类通过食物链将毒素传播了出去，摧毁了当地渔民的生计。

Q/ 040 什么是放射性水污染？

/A 放射性污染，是指由于人类活动造成物料、人体、场所、环境介质表面或者内部出现超过国家标准的放射性物质或者射线。放射性水污染来源包括以下几种。

（1）工业、医疗、军事、核舰艇或研究用的放射源，因运输事故、遗失、偷窃、误用，以及废物处理等失去控制，对居民造成大剂量照射或污染环境。

（2）水中的放射性物质还来自岩石、土壤及空气。岩石、土壤中含有铀、钍、锕三个放射系元素及钾、铷等天然放射性核素，这些元素可被溶解进入水中。空气中含有的氚、氡等放射性核素也可被雨雪、降尘带入水中。当水体受到放射污染，水体中的放射性物质可通过食物链进入人体富集，促成贫血、白细胞增生、恶性肿瘤等各种放射性病症，严重者可危及生命。

通常我们的饮用水都会经过"总放射性活度"检测，来衡量水中的放射性含量是否超标。《生活饮用水卫生标准》（GB 5749—2022）要求，总 α 放射性 < 0.5 Bq/L，总 β 放射性 < 1 Bq/L。放射性指标超过指导值，应进行核素分析和评价，判定能否饮用。

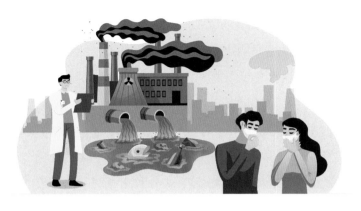

Q/A 041 放射性水污染对人体有什么危害？

放射性污染物主要经过消化道进入体内。不同的放射性物质进入体内后分布不同，如 ^7Be、^{18}F、^{45}Ca、^{234}Tu 等定位于骨及骨髓，^{56}Mn 定位于肝脏和肾脏，^{222}Rn、^{210}Po 等定位于肺脏，也有一些营养类似物的核素广泛分布于全身。放射性物质可以直接造成核酸和蛋白结构的破坏，或通过生成活性强的 H^+、OH^- 等间接损伤机体。一次性接受小于 0.25Gy 的照射量可无明显症状，随着照射量的增加症状迅速加重，大于 2.0Gy 的照射量可开始造成死亡。慢性接触放射性物质，达到一定累积剂量时还会导致外照射慢性放射病，后出现明显的乏力、易疲劳、睡眠障碍、肌肉酸痛等神经衰弱症状。随着病情进展可出现造血系统、内分泌系统、生殖系统、免疫系统的损伤。参照《职业性外照射慢性放射病诊断》（GBZ 112—2017）标准，根据受照剂量、临床表现和实验室检查，排除其他疾病后方可诊断，诊断分为Ⅰ度和Ⅱ度。剂量阈值是参考的重要因素，当较长时间内（一般≥ 5 年）连续或间断受到较高年剂量照射，年剂量率≥ 0.25Gy/a 且全身累积剂量≥ 1.50Gy，则达到诊断标准。

Q/A 042 历史上有哪些著名的放射性水污染事件

（1）1986 年 4 月，苏联乌克兰境内切尔诺贝利核电站因操作错误引起爆炸事故，周围 6 万多 km² 的土地受到大量放射性物质的污染，沉积在土壤表面的放射性物质进入地下水系统，导致地下水受到放射性物质污染。

（2）2011年3月，日本福岛第一核电站在地震诱发的大海啸中发生一系列故障及爆炸，东京电力公司将约1.15万t高浓度放射性污水直接排入大海，使得太平洋沿岸国家随后数年内遭到污染。

（3）2021年4月，日本政府决定将福岛核事故超过100万t经过处理后的废水排入大海，福岛核污水中含有多种放射性成分，其中的氚难以被清除，同位素碳14很容易被海洋生物吸收，而且碳14的半衰期长达5370年。人类通过食用海产品，间接地摄取了海水中的各种放射性同位素。长期、大量食用放射性污染海产品，有可能使体内放射性物质积累超过允许量，引起慢性射线病等疾病，造成造血器官、内分泌系统、神经系统等损伤。福岛排放的这些放射性物质可能会扩散到整个太平洋海域甚至全球海洋环境中，严重威胁着地球生态环境和人类健康。

Q/ 043 什么是生物性水污染物？

生物性水污染物主要指人畜粪便，其次为生活污水，医院以及屠宰、畜牧、制革、生物制品、制药、酿造和食品工业的废水，其中含有各种细菌、病毒及寄生虫等，可以引起各种疾病的传染。

水体受生物性致病因子污染后，居民常通过饮用、接触等途径引起介水传染病的暴发流行，对人体健康造成危害。通常只有少数病原微生物在水体卫生中具有重要意义。目前，水质的生物指标有细菌总数和总大肠菌群两个。细菌总数是指水经培养24小时后生长的细菌的菌落数，反映了水体受细菌污染的程度。总大肠菌群指水样中总大肠菌群的含量，表明水被粪便污染的程度，而且间接表明有肠道致病菌存在的可能性。根据《生活饮用水卫生标准》，生活饮用水中不应检出总大肠菌群和大肠埃希菌，菌落总数<100（MPN/mL或CFU/mL）。

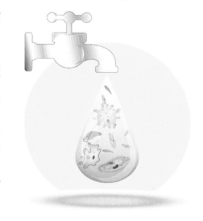

Q/A 044 历史上有哪些著名的生物性水污染事件？

（1）2000年，加拿大安大略省沃尔克顿小镇因山洪暴发造成病菌感染饮用水，发生了加拿大历史上最严重的大肠杆菌传染，造成5000多人染病，7人死亡。

（2）除了细菌污染，饮用水还会受到寄生虫污染。隐孢子虫是一种肠道寄生虫，属于世界性的人畜共患病，通过粪便或呕吐物污染水源传播。1993年4月，由于取自密歇根湖的饮用水遭到上游畜牧业污水污染，美国威斯康星州密尔沃基市发生了罕见的大规模隐孢子虫病，涉及160万人，其中40.3万人受到不同程度的感染，出现严重的腹泻、恶心、呕吐、低热、头痛、食欲下降等症状，4400人因此住院治疗，其中103人死亡。

以往自来水行业仅关注肠道菌指标，为避免类似事件发生，2006年我国卫生部将隐孢子虫和贾第鞭毛虫检测写入《生活饮用水卫生标准》（GB 5749—2006）中，并提出了相应的检测方法。

Q/A 045 什么是水体热污染？

热污染是人类在生产和消费活动过程中产生的废热向环境大量释放所造成的影响，而水体热污染是工业冷却水排放引起的水温异常、水质恶化现象。工业冷却水主要来自热（核）电工业，其次是冶金、化工、造纸、纺织和机械制造等工业。一个装机容量为100万kW的火电厂，冷却水排放量为30～50m³/s；装机相同的核电站，其排水量较火

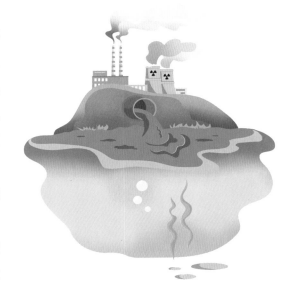

电厂约增加50%；年产30万t的合成氨厂，每小时约排出2.2万 m^3 的冷却水。

Q/046 水体热污染有什么危害？

A 水温可以影响到水生生物的分布和生长繁殖。当水体增温幅度过大和升温过快，对水生生物有致命的危险。当水温超过33℃时，绝大多数鱼类不能生存。水温升高会加速藻类增殖，导致水体富营养化。水温升高还会增强某些污染物的毒性，例如，水温升高10℃，氰化物毒性就增强1倍。因此，废热排入湖泊河流及海里造成水温骤升会破坏水生生态，影响渔业生产，危害人类健康。

常见水污染物的应急处理

Q/A 047 汞污染如何应急处理？

（1）中毒救治。患者首先要脱离汞接触，然后到医疗机构进行驱汞治理和对症治疗。驱汞首选二巯基丙磺酸钠、二巯丁二钠，其次是青霉胺。若不慎口服汞盐，不应洗胃，须尽快服蛋清、牛奶或豆浆，以使汞与蛋白质结合，保护胃壁，减少吸收。

（2）污染物的应急处理。主要采用化学沉淀法、活性炭吸附法来处理。

Q/A 048 镉污染如何应急处理？

（1）中毒救治。患者首先要脱离镉接触，及时送医院治疗。镉中毒物特效治疗，多种螯合剂未证明有效，主要是支持治疗。

（2）污染物的应急处理。主要采用弱碱性混凝处理。

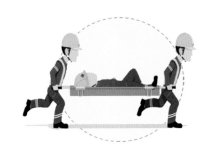

Q/A 049 铅污染如何应急处理？

（1）中毒救治。患者首先要脱离铅接触，若体内铅水平很高，需要螯合剂驱铅治疗，常用二巯基丙磺酸钠、二巯丁二钠。

（2）污染物的应急处理。主要采用化学沉淀法、活性炭吸附法来处理。

Q/A 050 氰化物污染如何应急处理?

（1）中毒救治。患者要立即脱离氰化物暴露源，给予一次性活性炭（成人 50g；儿童 1g/kg 体重，最多 50g）去污染，并立即解毒治疗。解毒剂首选羟钴胺及 25% 硫代硫酸钠。

（2）污染物的应急处理。投加漂白粉、次氯酸钠处理；自来水厂使用反渗透装置。

Q/A 051 砷化氢污染如何应急处理?

（1）中毒救治。患者要立即脱离暴露源，只要接触了污水，无论有无症状，均应观察 48 小时。经口中毒者应迅速洗胃、催吐，并给予活性炭及导泻。驱砷可选用二巯基丙磺酸钠、二巯丙醇。

（2）污染物的应急处理。如石灰软化法、沸石吸附。

Q/A 052 常见有毒有机污染物污染如何应急处理?

（1）中毒救治。患者要立即脱离中毒现场,身体污染部分用肥皂水（忌用热水、乙醇类）彻底清洗。眼部污染时，立即用清水或 2% 碳酸氢钠冲洗。

（2）污染物的应急处理。如微生物的降解技术。

Q/A 053 突发的有毒有机污染物水污染事件如何应急处理?

（1）水体受有毒有机物（如酚、苯、三氯甲烷、杀虫剂、除草剂、合成洗涤剂等）的污染，会引起各种中毒和疾病。有毒有机污染物的应急救治的原则为：①远离污染环境；②减少接触毒物,清洁口鼻、皮肤(脱去衣物、清水、盐水或稀释肥皂水冲洗）、眼部（用清水、盐水冲洗）；③胃肠道去污染，如催吐、洗胃、导泻；④促进毒物排出，包括利尿、血液透析或血液灌流；⑤应用解毒药，如苯胺或硝基苯中毒给予亚甲蓝，有机磷农药中毒给予抗胆碱药（如阿托品），但绝大多数有毒有机物无特效解毒剂。

（2）污染物的应急处理。活性炭吸附法和氧化分解等物理化学方法。

Q/A 054 突发的氨氮水污染事件如何应急处理？

（1）水中的氨氮可以在一定条件下转化成亚硝酸盐，如果长期饮用，水中的亚硝酸盐将和蛋白质结合形成亚硝胺，有强致癌作用。不过急性的氨氮污染，主要影响是对水生生物的危害，导致水生生物大量减产。

（2）污染物的应急处理。向水体中撒布黏土、沸石粉等物质，使黏土矿物的胶体粒子吸附、絮凝、固定水体中的氨氮。

Q/A 055 突发的生物性水污染事件如何应急处理？

（1）水体受病原微生物的污染，会引起介水传染病流行。常见的有霍乱、伤寒、痢疾、肝炎、腹泻等。患者可给予针对性抗感染治疗及补液等支持治疗。

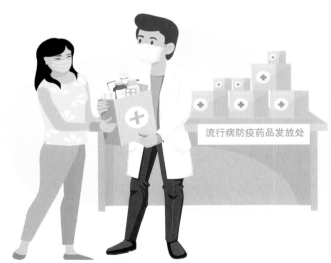

流行病防疫药品发放处

（2）污染物的应急处理。如自来水厂加氯、紫外线消毒、臭氧消毒。一旦对污染源采取治理措施，并加强饮用水的净化和消毒后，流行疾病能迅速得到控制。

四

突发水污染事件基本知识及应急处理

Q/ 056 什么是突发水污染事件?

/A 根据中华人民共和国国务院 2003 年颁发的《突发公共卫生事件应急条例》,突发公共卫生事件(以下简称突发事件),是指突然发生,造成或者可能造成社会公众健康严重损害的重大传染病疫情、群体性不明原因疾病、重大食物和职业中毒以及其他严重影响公众健康的事件。其中突发水污染事件指由于事故(交通、污染物储存设施破坏、污水管道破裂、污水处理厂事故排放等)、人为破坏和极端自然现象(地震、大暴雨等)引起的一处或多处污染泄漏,使得短时间内大量污染物进入水体,导致水质迅速恶化,影响水资源的有效利用,严重影响经济社会的正常活动和破坏水生态环境的事件。

Q/ 057 突发水污染事件的分类是怎样的?

/A 根据分类方法的不同,突发水污染事件可分为不同类型。按污染物的性质可以分为以下几种。

(1)剧毒农药和有毒有害化学物质泄漏事故,如 DDT、氰化钾等。

(2)溢油事故,如油车泄漏、油船触礁等。

(3)非正常大量排放废水事故,如化工厂废水、矿业废水等。

(4)放射性污染事故,如放射性废料渗出。

按照事故发生的水域可分为河流污染、湖泊污染、水库污染、河口污染、海洋污染等突发性事故。

按发生的范围可分为整个水域（如整个水库）和局部水域（如河道岸边）突发性水污染事故。

Q/058 突发水污染事件的特点是什么？

突发水污染事故主要是由水陆交通事故、企业排放和管道泄漏等造成的，其特点表现为突发性、扩散性、长期性和危害性、不确定性（①发生时间和地点的不确定性；②事故水域性质的不确定性；③污染源的不确定性；④危害的不确定性）、流域性、影响的长期性和处理的艰巨性、应急主体不明确。

Q/059 突发水污染事件如何分级？

根据2014年修订的《国家突发环境事件应急预案》，突发环境事件依据性质、危害程度、涉及范围，可划分为特别重大（Ⅰ级）、重大（Ⅱ级）、较大（Ⅲ级）和一般（Ⅳ级）四级。该文件对突发环境事件分级标准进行了详细描述。参照国家对突发环境事件的分级标准，根据突发水污染事件的严重程度和紧急程度，突发水污染事件分为特别重大（Ⅰ级）、重大（Ⅱ级）、较大（Ⅲ级）和一般（Ⅳ级）四级，应急响应级别分为Ⅰ级、Ⅱ级、Ⅲ级和Ⅳ级四个等级。

（1）特别重大突发水污染事件（Ⅰ级）。凡符合下列情形之一的，为特别重大突发水污染事件：①因水污染直接导致30人以上死亡或100人以上中毒或重伤的；②因水污染疏散、转移人员5万人以上的；③因水污染造成直接经济损失1亿元以上的；④因水污染造成区域生态功能丧失或该区域国家重点保护物种灭绝的；⑤因水污染造成设区的市级以上城市集中式饮用水水源地取水中断的。

（2）重大突发水污染事件（Ⅱ级）。凡符合下列情形之一的，为重大突发水污染事件：①因水污染直接导致10人以上30人以下死亡或50人以上

100 人以下中毒或重伤的；②因水污染疏散、转移人员 1 万人以上 5 万人以下的；③因水污染造成直接经济损失 2000 万元以上 1 亿元以下的；④因水污染造成区域生态功能部分丧失或该区域国家重点保护野生动植物种群大批死亡的；⑤因水污染造成县级城市集中式饮用水水源地取水中断的；⑥造成跨省级行政区域影响的突发水污染事件。

（3）较大突发水污染事件（Ⅲ级）。 凡符合下列情形之一的，为较大突发水污染事件：①因水污染直接导致 3 人以上 10 人以下死亡或 10 人以上 50 人以下中毒或重伤的；②因水污染疏散、转移人员 5000 人以上 1 万人以下的；③因水污染造成直接经济损失 500 万元以上 2000 万元以下的；④因水污染造成国家重点保护的动植物物种受到破坏的；⑤因水污染造成乡镇集中式饮用水水源地取水中断的；⑥造成跨设区的市级行政区域影响的突发水污染事件。

（4）一般突发水污染事件（Ⅳ级）。凡符合下列情形之一的，为一般突发水污染事件：①因水污染直接导致 3 人以下死亡或 10 人以下中毒或重伤的；②因水污染疏散、转移人员 5000 人以下的；③因环境污染造成直接经济损失 500 万元以下的；④因水污染造成跨县级行政区域纠纷，引起一般性群体影响的；⑤对环境造成一定影响，尚未达到较大突发水污染事件级别的。

上述分级标准有关数量的表述中，"以上"含本数，"以下"不含本数。

Q/060 什么是重大危险源？

危险化学品是指具有毒害、腐蚀、爆炸、燃烧、助燃等性质，对人体、设施、环境具有危害的剧毒化学品和其他化学品。这些危险化学品的生产、储运场所，可称为重大危险源。我国 2019 年 3 月 1 日起实施的《危险化学品重大危险源辨识》（GB 18218—2018）将重大危险源定义为：长期或临时生产、加工、搬运、使用或贮存危险物质，且危险物质的数量等于或超过临界量的单元。临界量指对于某种或某类危险物质规定的数量，若单元中的物质数量等于或超过该数量，则该单元定为重大危险源。

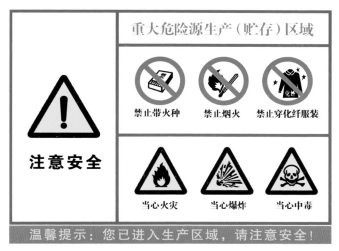

重大危险源安全警示牌

Q/061 常见危险化学品有哪些?

常见危险化学品包括爆炸品（硝化甘油等）、易燃气体（甲烷等）、毒性气体（氨、氯等）、易燃液体（苯、甲醇等）、易于自燃的物质（黄磷等）、遇水放出易燃气体的物质（钾、钠等）、氧化性物质（过氧化钾等）、有机过氧化物（过氧乙酸等）、毒性物质（氟化氢等）。

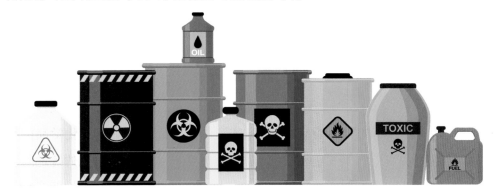

Q/062 容易突发水污染事件的行业有哪些?

（1）突发水污染事件的高发行业包括在生产、经营、储存、运输、使用和处置等环节涉及危险化学品，易发生泄漏、爆炸等污染事故的行业，如化工及石化行业、电镀、化学品仓储等。

（2）某些行业可能不存在重大危险源，但如果企业废水排放量大或污染物浓度高（如化学需氧量、氨氮等），一旦出现事故排放、偷排，会对生态环境产生严重的影响，如酿造、造纸、纺织印染等。

Q/ 063 突发水污染事件的危害有哪些?

突发水污染事件会给事故区域带来巨大的危害，主要表现在以下方面。

（1）威胁生命与健康。

（2）危害工业、农业生产。

（3）造成重大经济损失。

（4）严重破坏生态环境。

（5）带来污染纠纷，甚至国际纠纷，造成社会动荡。

Q/ 064 突发水污染事件会有持久的危害吗?

突发水污染事件经妥善地应急处理后，大多数有害的化学品的毒性可以在短期内被减弱甚至消除，达到对人体及环境无害的程度。

对于具有慢性毒作用、环境中降解很慢的持久性污染物，则可对人群产生慢性危害和远期效应，如引发恶性肿瘤、致畸、致突变等慢性毒作用。

某些有害的化学品及放射性物质，由于污染程度大，缺少相应的净化手段，对人体及环境的危害可持续存在相当长一段时间，此类物质大多属于有较强蓄积作用的持久性环境污染物，如重金属汞、镉、铊、铅、砷等，及某些放射性核素，如镭、钴、镍、铯等。这些环境污染物在自然环境中需要几年、几十年甚至更长时间才会被完全降解，而且能进入生物链中，可表现出较强的生物富集作用。因此，暴露在这些物质中的人群所受伤害多以慢性、潜在危害为主要表现。

Q/A 065 突发水污染事件的处置需要遵循哪些政策及法规？

我国应急管理机制起步较晚，2006 年国务院针对突发环境事故颁布了《国家突发环境事件应急预案》，明确了各类突发环境事件分级分类和预案框架体系。突发事件的信息报告遵循 2011 年发布的《突发环境事件信息报告办法》。应急监测工作流程则遵循 2020 年发布的《重特大突发水环境事件应急监测工作规程》，污染物的应急监测遵循 2021 年修订的《突发环境事件应急监测技术规范》。为推动突发事件的卫生应急工作依法、科学、规范开展，2011 年国务院修订《突发公共卫生事件应急条例》，2017 年国家卫生和计划生育委员会发布《突发事件卫生应急预案管理办法》。为了积极推进我国应急管理体系和能力现代化，2021 年国务院发布《"十四五"国家应急体系规划》，计划至 2025 年，应急管理体系和能力现代化要取得重大进展，形成统一指挥、专常兼备、反应灵敏、上下联动的中国特色应急管理体制，建成统一领导、权责一致、权威高效的国家应急能力体系。

Q/A 066 对突发环境污染事件有哪些基本处置流程？

根据 2014 年修订的《国家突发环境事件应急预案》，突发环境事件应对工作坚持统一领导、分级负责，属地为主、协调联动，快速反应、科学处置，资源共享、保障有力的原则。

针对突发环境事件，分为监测、预警、应急响应和后期工作等流程。首先会进行监测和预警，并按照事件发生的可能性大小、紧急程度和可能造成的危害程度，将预警分为四级，由低到高依次用蓝色、黄色、橙色和红色表示。预警信息由地方人民政府通过电视、广播、报纸、互联网、手机短信等渠道向公众发布，并通报相关地区，对于特别重大或重大环境事件等特殊事件，还需要立即向国务院报告。针对事件的应急响应，由高至低响应级别设定为Ⅰ级、Ⅱ级、Ⅲ级和Ⅳ级四个等级。根据不同响应级别，采取现场污染处置、转移安置人员、医学救援、应急监测、应急保障、市场监管和调控、信息发布和舆论引导、维护社会稳定以及国际通报和援助等措施。在事件应急响应终止后，及时组织开展污染损害评估，并将评估结果向社会公布。评估结论作为事件调查处理、损害赔偿、环境修复和生态恢复重建的依据。

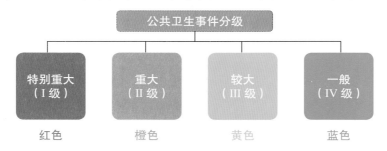

公共卫生事件分级

特别重大（Ⅰ级）	重大（Ⅱ级）	较大（Ⅲ级）	一般（Ⅳ级）
红色	橙色	黄色	蓝色

Q/A 067 突发水污染事件的应急处理小组由哪些部分组成？

突发水污染事件的应急处理小组可以分为指挥、行动、保障、宣传等部分，由 6 个应急行动小组组成。各个行动小组的职能如下所述。

（1）应急指挥小组。由政府领导、政府职能部门或企业领导组成，可以分为应急指挥总部和事故现场应急指挥部，主要负责协调与统筹安排。

（2）应急专家小组。负责为应急处置提供技术咨询和指导。

（3）应急监测小组。由监测站和卫生防疫站的专业人员组成，负责对污染事故的应急监测，快速检测出污染物种类、污染程度和范围。

（4）应急处置小组。负责对受污染水体采取应急处置措施，尽早控制污染源，防止污染快速扩散。

（5）应急医疗小组。负责对伤员进行紧急处理及卫生防疫工作，防止因饮用受污染水体而造成流行性疾病的传播。

（6）应急服务小组。负责收集资料（如水文、气象、通信等）、后勤工作（运送急需应急物资等）及媒体报道、采访、新闻发布会等相关事务。

Q/A 068 突发水污染事件有哪些监测机制？

突发水污染事件具有很强的不确定性，及时、准确的监测与预警对于避免事件发生及最大程度减轻污染危害非常关键。监测工作目前由生态环境部负责,并依托于覆盖全国的国家地表水环境质量监测网络进行日常监测。在各地重要水域均建有水质自动监测站,每天 24 小时监测包括主要重金属在内的各种污染物,监测数据上传中国环境监测总站。一旦发现数据异常可及时发出警报,为相关部门提前切断污染源、采取应急措施赢得了时间。在某些重点企业设置监测站,对处理后的废水进行监控,达标才排放,从排放源头上控制风险。

探索出采用卫星、地面、水体同步监测的方法,实现对污染的全过程监控。当发生突发水污染事件时,还要开展应急监测迅速查明污染物的种类、污染程度和范围以及污染发展趋势。主要采取便携式的仪器设备进行定性、半定量的监测,然后进行定量或标准方法的监测。

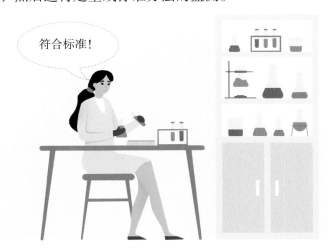

符合标准!

Q/A 069 突发水污染事件达到什么标准可终止监测?

根据《突发环境事件应急监测技术规范》(HJ 289—2021),凡符合下列情形之一的,可向应急组织指挥机构提出应急监测终止建议。

(1)对于突发水环境事件,最近一次应急监测方案中,全部监测点位特征污染物的 48 小时连续监测结果均达到评价标准或要求。

(2)对于突发水环境事件,最近一次应急监测方案中,全部监测点位特征污染物的 48 小时连续监测结果均恢复到本底值或背景点位水平。

（3）应急专家组认为可以终止的情形。当应急组织指挥机构终止应急响应或批准应急监测终止建议时，方可终止应急监测。

Q/070 突发水污染事件后需要关注哪些部门的信息？

信息公开对于减少小道消息、负面消息以及平稳舆情非常重要。根据生态环境部要求，突发环境事件案发生后，事发地地市级政府应在事件发生后 5 小时内发布权威信息，24 小时内举行新闻发布会，并及时、主动地利用传统媒体和新媒体等多渠道，客观、公正、全面地公开事件信息。目前突发事件的工作由应急管理部负责。当发生突发事件后，会在应急管理部的官网上动态发布关于事件的处置进度。事件结束后，关于事件的原因分析、责任认定、处罚结果等的调查报告也会在网站上公开发布。同时，生态环境部官网也会发布环境污染事件相关信息，并可查询实时水质信息。

Q/A 071 我国有哪些饮用水供水方式？

我国日常饮用水供水方式有以下 3 种。

（1）集中式供水。是指以地面水或地下水为水源，经集中取水，统一净化处理和消毒，由输水管网送到用户的供水方式，所供水通常为自来水。我国城市的供水主要为集中式供水。集中式供水的水质较好，使用方便，不过集中式饮用水供应范围大，一旦水源及供水过程中受到各种化学物质及致病微生物污染，又未经有效净化、消毒处理时，可引起大范围的急性和慢性中毒及传染病的流行。

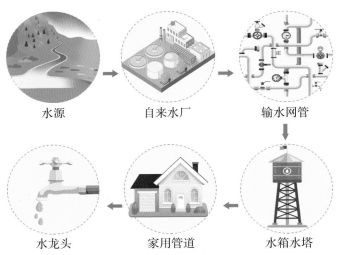

水源　　　　　自来水厂　　　　　输水网管

水龙头　　　　　家用管道　　　　　水箱水塔

（2）二次供水。就是集中供水在入户之前经贮存、加压或经深度处理和消毒后，由管道或容器向用户端供水。当供水压力不足、自来水不能直接送到高层用户时，大多数的住宅小区就要采用增设低位贮水池和高位水箱等二次供水设施来满足居民的用水需要。

（3）分散式供水。指居民直接到水源处取水供生活饮用，取水方式主要包括从机井、手压泵井中取水和人力提水等。分散式供水过程中一般未经净化、消毒处理，因而水质较差。各类分散式供水提供的饮用水都应进行消毒，农村采用较多的是这种供水方式。因此，加强农村的改水工作，总结水源防护、净水和管理方面的经验，做好分散式供水的卫生防护和消毒，对降低传染病发病率、保护人民健康具有重要意义。

Q/A 072 什么是饮用水污染事件？

饮用水污染事件是指有一定数量的饮用水用户、饮用者个人，发现水质感官性状异常，饮用后身体出现不适反应和症状表现。饮用水污染容易造成大规模公共卫生事件，严重威胁公众健康。1986—2005年，我国饮用水污染事故属高发期。经过持续不断的努力，我国饮用水安全状况得到了显著改善。全国农村"千吨万人"（日供水千吨或服务万人以上）和长江经济带乡镇级集中式饮用水水源保护区划定稳步推进。2006—2015年，经过农村饮水安全工程两个五年规划的全面实施，全国共解决了5.2亿名农村居民和4700多万名农村学校师生的饮水安全问题。

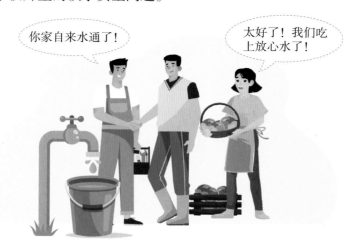

Q/A 073 什么是饮用水水源地？

饮用水水源地是指提供城镇居民生活及
公共服务用水（如政府机关、企事业单位、医院、
学校、餐饮业、旅游业等用水）的取水工程的水
源地域，包括河流、湖泊、水库、地下水等。根
据《饮用水水源保护区划分技术规范》（HJ 338—
2018），依据取水区域不同，集中式饮用水水源地
可分为地表水饮用水水源地和地下水饮用水水源

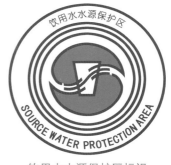

饮用水水源保护区标识

地。依据取水口所在水体类型的不同，地表水饮用水水源地可分为河流型饮
用水水源地和湖泊型饮用水水源地、水库型饮用水水源地。

Q/A 074 如何防止饮用水水源地被污染？

为防止饮用水水源地污染、保证水源水质，在水源地周围划定一定
范围的水域和陆域并要求加以特殊
保护，即为水源保护区。饮用水水
源保护区分为一级保护区和二级保
护区，必要时可在保护区外划分准
保护区。为进一步保障饮用水安全，
我国制定《饮用水水源保护区污染
防治管理规定》，以此为基础，采取
以下保护措施。

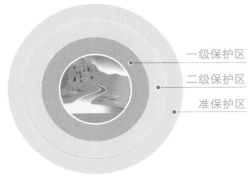

一级保护区
二级保护区
准保护区

饮用水水源保护区

（1）对重点水源地保护区内的污染源进行全面调查，根据各类污染源的
排放状况，明确水源污染防治重点。

（2）禁止在生活饮用水水源保护区建设畜禽养殖场，对已在上述区域建
成的畜禽养殖场限期搬迁或关闭。

（3）在生活饮用水水源地的建设项目，必须严格遵守有关规定，做好建
设项目的报批、验收工作。

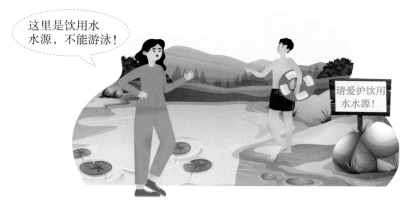

（4）加强工业固废和危险废物管理，依法查处向饮用水水源地倾倒工业固废、危险废物和生活垃圾的违法行为。

Q/075 水厂是如何净化水的？

生活饮用水的水源，不论取自何处，都不同程度地含有各种各样的杂质，因此要通过物理、化学的方法进行净化和消毒。一般以地面水为水源的水质净化，采用常规水处理工艺，包括混凝、沉淀、过滤和消毒，对浑浊度高或含沙量大的原水可用自然沉淀作预处理。有的水源原水中含有铁、锰、氟、臭味或硬度过高，除常规处理外还需要采取特殊处理。以地下水为水源，如地下水的水质好，其净化过程比较简单，可省去混凝、沉淀和过滤，直接加氯消毒即可。

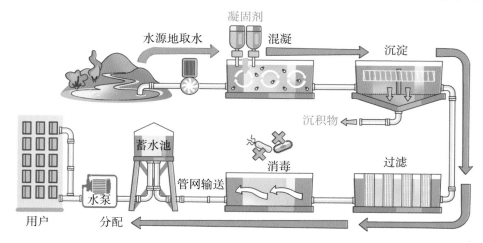

Q/ 076 饮用水污染的原因有哪些?

/A 饮用水污染来源于水源污染及供水污染。

（1）水源污染。主要包括含有毒有害物质的废水或污水直接排放、泄漏进入水源，或由废弃物处理不当、降水、山洪暴发等原因造成的污水进入水源（地表水、地下水）。

（2）供水污染。又包括以下几种。①自来水管网污染。由于管网本身腐蚀；管网布设穿过垃圾、有毒有害物污染区域与污水管道、排污沟距离太近；或因施工、承受重力、地壳变动等引起管网出现断裂；水压不足、缺水、断水等形成管网内负压等均可造成对水质的污染。②自来水管网与其他用途管网相接。二次供水设施私自建造，设计不合理；施工原材料、涂料及清洗消毒所使用的器具、药剂等污染；供水、管水和清洗消毒人员中，病毒性肝炎、痢疾、伤寒等有碍饮水卫生疾病的患者或带菌者造成的污染等。③蓄水池污染。

Q/ 077 饮用水污染的应急处理是怎样的?

/A 饮用水污染事件处理流程同突发水污染事件。需要注意以下几点。

（1）对受污染饮用水水源的调查。立即封闭受到污染的供水设施，安排好居民临时生活用水，对污染管道进行彻底消毒，进行现场调查，初步判断其污染原因。通过污染水源现场及中下游水质采样抽检以及居民家中被污染的饮用水检验，以确定水质状况及污染源种类，结合疫情有重点地对末梢水进行监测，以及时发现管道破裂等引起的二次污染。

（2）按《生活饮用水卫生规范》加强水质检测，提高饮用水质量，水厂应每天对水源水、出厂水进行常规检测，每周对末梢水、管网水点进行检测。

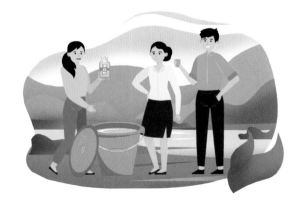

（3）加强对洪涝灾后饮用水源的管理，在每年洪灾多发季节开始前便做好灾区卫生监督工作，灾后指导居民做好饮用水的消毒卫生，预防介水传染病。

Q/078 发生污染事件后如何对饮用水进行处理与消毒？

A 发生污染事件后，瓶装饮用水、煮沸的自来水是可靠的；河水、水池水、地面积水、井水都不可靠，不能直接饮用。根据不同的水源饮用水，可采取以下方法进行处理。

（1）沉淀。若取回的水较清澈，可直接消毒处理后使用。若很浑浊，可经自然澄清后用明矾混凝沉淀后取澄清液再进行消毒。

（2）煮沸消毒。对一般肠道传染病的病原体和寄生虫卵，经煮沸 3 ~ 5 分钟可全部杀灭。

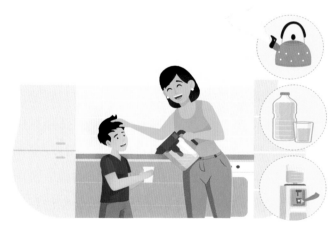

（3）化学消毒处理。漂白粉消毒，即按常规加氯量进行饮用水消毒，一般 1 ~ 2mg/L。

Q/079 为什么自来水会出现乳白色？

A 自来水在高压密闭的管道中输送时，管道中的空气会因高压而溶入水中，当自来水从水龙头中流出时，水中的空气会因恢复到常压而被释放出来，从而形成无数的微小气泡，使水的外观呈乳白色，放置片刻后，即会澄清，不影响饮水卫生。

Q/A 080 自来水中有消毒水味，可以饮用吗？

在自来水净水工艺中，普遍投加次氯酸钠进行消毒。根据国家卫生饮用水相关要求，自来水出厂水余氯含量不低于 0.3mg/L，管网末梢水余氯含量不低于 0.05mg/L，才能有效抑制自来水中的微生物在输送过程中复苏滋生，确保用户终端用水安全，所以自来水会带有氯味（消毒水味）。无须担心，自来水煮开后敞开静置一段时间，氯味将逐渐消散。

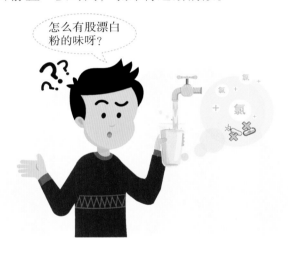

Q/A 081 自来水中使用的消毒剂对人体有害吗？

我国自来水中使用的消毒剂大部分是含氯消毒剂，它是一种强氧化剂，具有挥发性。投放含氯消毒剂对自来水进行消毒时，消毒剂的浓度是有明确规定的，一般不会影响到人体的健康。但消毒是一把双刃剑，消毒剂既能消灭水中病原微生物，又能产生消毒副产物，长期饮用含高浓度消毒剂的水会对人体造成伤害，因此在满足消毒效果的前提下尽量减少使用剂量。

Q/A 082 自来水变黄是受污染了吗？

自来水变黄常见原因有以下几种。

（1）停水后水黄，停水后恢复供水的过程中，管道内的一些附着的杂质会被强水流冲刷进入管道，导致自来水出现暂时性水黄现象。

（2）经常性水黄，尤其在早晨刚开始用水时尤为明显。这可能是小区内公共用水管道或户内管道年久失修、锈蚀严重所致。

（3）对于通过二次供水设施供水的住宅楼宇，蓄水池或蓄水箱长时间没有清洗或防护不当，也可能导致水质变黄、混浊。

Q/ 083 自来水变黄如何处理?

/A 暂时性水黄现象可通过排放掉黄水解决。因管道问题引起的水黄，建议用户及时维修或更换老旧受损管道。因二次供水设施问题所致者，应定期进行清洗消毒和水质检测相关工作，按规定上述工作每季度不少于1次。

Q/ 084 水龙头出来的水是否可以直接饮用?

/A 《生活饮用水卫生标准》（GB 5749—2022）明确规定，生活饮用水必须满足 4 项要求：①感官性状良好；②流行病学上安全；③化学组成上对人体无害；④水量充足、取水方便。如果能完全满足《生活饮用水卫生标准》的要求，水龙头出来的水是可以直接喝的。但是我国部分地区由于存在着输水管网老化等问题，在水的输送过程中可能会产生二次污染，因此还是建议大家把水烧开了再喝，或者应用合格净化器处理后再喝。

Q/ 085 家用净水器的净水原理是什么?

/A 净水器净水技术有微滤技术、超滤技术、反渗透技术三种。

微滤技术，也叫粗滤，一般用于水龙头净水器，只能去除水中的泥沙、铁锈、胶体等大颗粒杂质。

目前家用净水器主要由 PP 棉（初级过滤）、活性炭或其他复合吸附材料（二级过滤）以及膜材料（核心过滤）多级串联而成，属复合型净水器。

（1）PP棉。可去除泥沙、铁锈等大颗粒。

（2）活性炭。去除异味、余氯。

（3）核心部件为膜材料，主要有超滤膜、纳滤膜和反渗透膜三类。①超滤膜（UF膜）。超滤膜滤芯过滤精度在10nm，无须用电，利用自来水的压力即可滤除悬浮物、胶体、细菌、藻类等一些大分子污染物，但不能过滤重金属。②反渗透膜（RO膜）。需耗电，过滤精度是0.1nm，是目前精度最高的过滤膜，可完全去除重金属离子，对分子量＞100Da的农药等有机物，其脱除率超过98%，但对于分子量＜100Da的有机物（甲醇、乙醇等），其脱除率较低。因清除异物能力强，使用反渗透膜生产出来的水通常称为"纯净水"。③纳滤膜（NF膜）。其分子截留能力达到纳米级（1～10nm），能截留分子量为150～500Da的有机物，可以过滤比滤膜分子量更小的物质。纳滤技术是介于超滤与反渗透之间的一种膜分离技术。

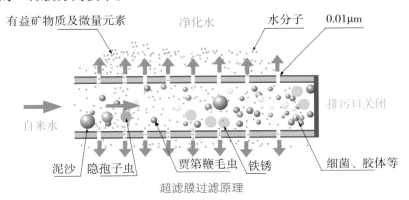

超滤膜过滤原理

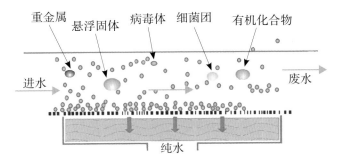

RO膜反渗透纯水制造原理

Q/086 家用净水器是否能保证自来水污染时的饮水安全?

目前使用反渗透技术的家用净水器可以降低色 / 浊度,去除重金属、有机物、余氯以及截留微生物等。不过,净水器对于微生物仅为物理作用,并没有完全杀灭。随着净水器使用时间的延长或使用方式不科学,微生物在活性炭和膜组件中将重新增殖,对离子和有机物的脱除率也会下降,因此在使用净水器时必须定期更换滤芯。

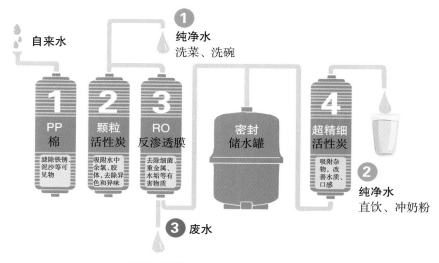

家用净水器四重过滤流程

Q/087 卫生部门实施饮用水卫生监督管理依据有哪些?

卫生部门负责饮用水卫生监督工作,主要依据《中华人民共和国传染病防治法》《城市供水条例》《生活饮用水卫生监督管理办法》《生活饮用水卫生标准》《生活饮用水集中式供水单位卫生规范》《二次供水设施卫生规范》等法律法规对饮用水进行卫生监督。

Q/A 088 如何保护水资源?

水资源保护是指通过行政、法律、技术、经济的手段合理开发、管理和利用水资源,保护水资源的质量和供应,防止水污染、水源枯竭、水流阻塞和水土流失,以满足经济社会持续发展对淡水资源的需求的行为。

水资源保护是环境保护的主要内容,也是水资源管理的重要组成部分。

水资源保护包括地表水和地下水的水量与水质的保护,其工作内容包括水质调查与监测、水质评价、水质预测预报、水质规划与管理、污水处理、污染源管理、水量开采的监测与管理、水资源保护政策和法规制定等。

保护水资源的主要方法:①提高水资源利用率,减少水资源浪费。②改进设备、加强管理、杜绝浪费。③加大水污染防治和水资源保护工作力度,修复生态环境。④加强宣传教育,推广水资源保护意识,倡导全社会共同参与到水资源保护中来。

Q/A 089 我国有哪些水资源保护的法律法规?

中国的水资源保护工作始于20世纪70年代中期,目前已颁布《中华人民共和国环境保护法》、《中华人民共和国水污染防治法》、《中华人民共和国固体废物污染环境防治法》和《中华人民共和国水法》。在此基础上制定了《污水综合排放标准》《城镇污水处理厂污染物排放标准》等各行业细分排污标准，以及《地表水环境质量标准》《地下水质量标准》等利于水质监测的国家标准，形成了控制水污染的综合管理体系。

Q/A 090 我国对水污染防治有哪些工作规划？

我国一直对水污染问题高度重视，针对不同的历史社会经济发展和水环境问题背景，有不同的工作重点。"九五""十五"期间以点源污染控制为主、遏制了水污染恶化的趋势；"十一五"期间提出了规划、任务、目标、项目、责任"五到省"要求，实行水环境保护目标责任制；"十二五"期间以分区防控—污染减排—风险防范为主线；"十三五"期间坚持污染减排与生态扩容并重，通过《水污染防治行动计划》、碧水保卫战等持续推进我国水环境质量大幅度改善；而在 2020 年提出的"十四五"规划，目标是在水环境改善的基础上，更加注重水生态保护修复，注重"人水和谐"。

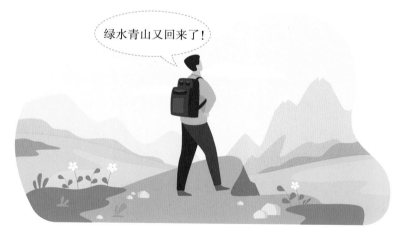

绿水青山又回来了！

Q/A 091 近年我国水污染治理成果有哪些？

2015 年 4 月由国务院发布《水污染防治行动计划》（简称"水十条"），是迄今为止用于保护水资源的最严厉和最全面的计划。"水十条"中涉及各部门具有明确时间节点的任务共 51 项，截至 2021 年 31 项任务均不同程度取得了积极进展。

（1）我国水环境监测点从 1988 年的 379 个升至目前的 3646 个，全面建成水环境质量监测体系。同时以《中华人民共和国水污染防治法》为基础，建立了较为系统全面、日渐成熟的水污染防治政策管理体系。

（2）1995—2020 年，全国地表水优良（Ⅰ～Ⅲ类）水质比例增加 56.0 个百分点，劣Ⅴ类比例降低 35.9 个百分点；主要污染物浓度大幅降低，全国地表水国控断面高锰酸盐指数、氨氮浓度分别下降了 67.8%、90.8%。

（3）在保障居民的饮用水安全和环境卫生安全服务上成就瞩目，尤其是农村地区。全国农村卫生厕所普及率由 1993 年的 7.5% 提升至 2015 年的 76.1%，东部部分省份已达到 90% 以上，无害化卫生厕所的普及率为 55.2%。2014 年全国乡村饮用水条件得到改善的累计受益人口数量达到 8.68 亿人，改水受益率已达 95.8%。

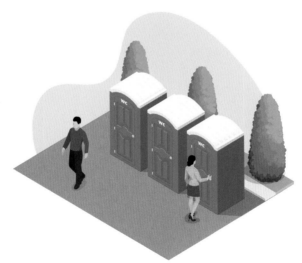

（4）利用卫星遥感"天眼识污"及群众举报，截至 2020 年底，全国 295 个地级及以上城市（不含州、盟）发现、消除了大量黑臭水体。此外，重要湖泊（水库）富营养化趋势得到一定程度遏制，1996 年监测的 26 个重要湖泊（水库）中富营养化比例高达 85%，其中东部湖泊全部呈现富营养化状态，截至 2020 年，全国开展营养状态监测的 110 个重要湖泊（水库）中，轻度、中度、重度富营养状态分别为 23.6%、4.5% 和 0.9%。

Q/ 092 我国如何对重点排污单位进行自动监测?

A 按照《中华人民共和国水污染防治法》第二十三条规定:重点排污单位应当安装水污染物排放自动监测设备,与环境保护主管部门的监控设备联网,并保证监测设备正常运行。排放工业废水的企业,应当对其所排放的工业废水进行监测,并保存原始监测记录。具体办法由国务院环境保护主管部门规定应当安装水污染物排放自动监测设备的重点排污单位名录,由设区的市级以上地方人民政府环境保护主管部门根据本行政区域的环境容量、重点水污染物排放总量控制指标的要求,以及排污单位排放水污染物的种类、数量和浓度等因素,由同级有关部门确定。

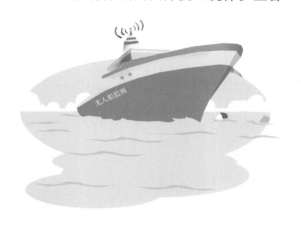

Q/ 093 废水处理有什么原则?

A 废水处理是指对废水中的污染物以某种方法分离出来,或者将其分解转化为无害稳定物质,从而使污水得到净化。一般要达到防止毒物和病菌的传染、避免有异臭和恶感的可见物等目标,以满足不同用途的要求。废水处理相当复杂,处理方法的选择,必须根据废水的水质和数量、排放的接纳水体或水的用途来考虑。同时还要考虑废水处理过程中产生的污泥、残渣的处理利用和可能产生的二次污染问题,以及絮凝剂的回收利用等。

Q/ 094 废水处理有哪些流程?

A 城市生活污水和某些工业废水的处理,按处理程度一般可分为3级。一级处理的任务是从废水中去除呈悬浮状态的固体污染物,通常采用物理处理法。二级处理的任务是大幅度地去除废水中的有机污染物，一般用需氧生物处理法。三级处理的任务是进一步去除二级处理未能去除的污染物，其中包括微生物未能降解的有机物、磷、氮和可溶性无机物等。三级处理耗资较大，管理也较复杂，但能提高水资源的利用价值。

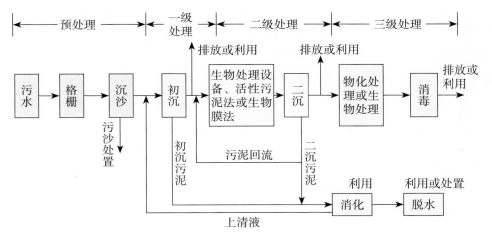

生活污水处理流程图

Q/A 095 公众如何对水污染进行监督？

根据生态环境部《环保举报热线工作管理办法》："公民、法人或者其他组织通过拨打环保举报热线电话，向各级环境保护主管部门举报环境污染或者生态破坏事项，请求环境保护主管部门依法处理。"目前12369是全国统一的环境保护举报热线，由当地生态环境主管部门接听。还可以通过"12369环保举报"微信公众号或全国生态环境投诉举报平台进行举报。

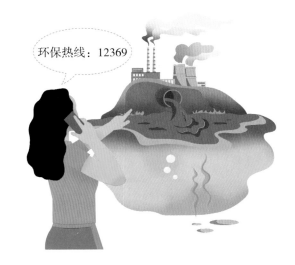

Q// **096** 我国目前的污水处理状况如何？

/A 根据住建部公布的《2020 年城乡建设统计年鉴》，截至 2020 年，我国共有污水处理厂 18034 家。虽然目前我国污水排放量逐年上涨，但污水处理率已快速上升，如城市污水处理率从 2000 年的 7.55%，到 2010 年的 60.12%，2020 年已达 97.53%，城市污水处理厂集中处理率为 95.78%。除城市外，目前县城污水处理率也达到了 95.05%，不过村镇污水处理比例仅为 65.35%，乡污水处理率仅有 21.67%。

Q// **097** 防治水污染的基本原则是什么？

/A （1）预防为主。优先保护饮用水水源。

（2）防治结合。严格控制工业污染、城镇生活污染。

（3）综合治理。防治农业面源污染，积极推进生态治理工程建设，预防、控制和减少水环境污染和生态破坏。

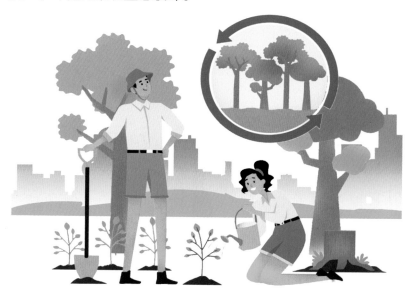

Q// **098** 水污染防治措施的一般规定是什么？

/A （1）国务院环境保护主管部门应当会同国务院卫生主管部门，根据对公众健康和生态环境的危害和影响程度，公布有毒有害水污染物名录，实行风险管理。排放规定名录中所列有毒有害水污染物的企业事业单位和其他生产经营者，应当对排污口和周边环境进行监测，评估环境风险，排查环境安全隐患，并公开有毒有害水污染物信息，采取有效措施防范环境风险。

（2）禁止向水体排放油类、酸液、碱液或者剧毒废液。禁止在水体清洗贮存过油类或者有毒污染物的车辆和容器。

（3）禁止向水体排放、倾倒放射性固体废物或者含有高放射性和中放射性物质的废水。向水体排放含低放射性物质的废水，应当符合国家有关放射性污染防治的规定和标准。

（4）向水体排放含热废水，应当采取措施，保证水体的水温符合水环境质量标准。

（5）含病原体的污水应当经过消毒处理，符合国家有关标准后，方可排放。

（6）禁止向水体排放、倾倒工业废渣、城镇垃圾和其他废弃物。禁止将含有汞、镉、砷、铬、铅、氰化物、黄磷等的可溶性剧毒废渣向水体排放、倾倒或者直接埋入地下。存放可溶性剧毒废渣的场所，应当采取防水、防渗漏、防流失的措施。

（7）禁止在江河、湖泊、运河、渠道、水库最高水位线以下的滩地和岸坡堆放、贮存固体废弃物和其他污染物。

（8）禁止利用渗井、渗坑、裂隙、溶洞，私设暗管，篡改、伪造监测数据，或者不正常运行水污染防治设施等逃避监管的方式排放水污染物。

（9）化学品生产企业以及工业集聚区、矿山开采区、尾矿库、危险废物处置场、垃圾填埋场等的运营、管理单位，应当采取防渗漏等措施，并建设地下水水质监测井进行监测，防止地下水污染。加油站等的地下油罐应当使用双层罐或者采取建造防渗池等其他有效措施，并进行防渗漏监测，防止地下水污染。禁止利用无防渗漏措施的沟渠、坑塘等输送或者贮存含有毒污染物的废水、含病原体的污水和其他废弃物。

（10）多层地下水的含水层水质差异大的，应当分层开采；对已受污染的潜水和承压水，不得混合开采。

（11）兴建地下工程设施或者进行地下勘探、采矿等活动，应当采取防护性措施，防止地下水污染。报废矿井、钻井或者取水井等，应当实施封井或者回填。

（12）人工回灌补给地下水，不得恶化地下水质。

Q/099 工业水污染防治措施是什么？

/A（1）国务院有关部门和县级以上地方人民政府应当合理规划工业布局，要求造成水污染的企业进行技术改造，采取综合防治措施，提高水的重复利用率，减少废水和污染物排放量。

（2）排放工业废水的企业应当采取有效措施，收集和处理产生的全部废水，防止污染环境。含有毒有害水污染物的工业废水应当分类收集和处理，不得稀释排放。 工业集聚区应当配套建设相应的污水集中处理设施，安装自动监测设备，与环境保护主管部门的监控设备联网，并保证监测设备正常运行。向污水集中处理设施排放工业废水的，应当按照国家有关规定进行预处理，达到集中处理设施处理工艺要求后方可排放。

（3）对严重污染水环境的落后工艺和设备实行淘汰制度。国家公布限期禁止采用的严重污染水环境的工艺名录和限期禁止生产、销售、进口、使用的严重污染水环境的设备名录。生产者、销售者、进口者或者使用者应当在规定的期限内停止列入设备名录中的设备和工艺。被淘汰的设备，不得转让给他人使用。

（4）禁止新建不符合国家产业政策的小型造纸、制革、印染、染料、炼焦、炼硫、炼砷、炼汞、炼油、电镀、农药、石棉、水泥、玻璃、钢铁、火电以及其他严重污染水环境的生产项目。

（5）企业应当采用原材料利用效率高、污染物排放量少的清洁工艺，并加强管理，减少水污染物的产生。

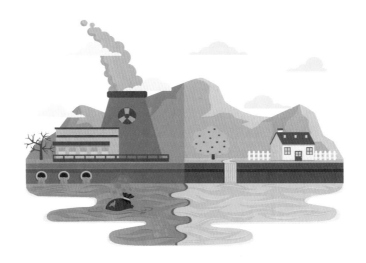

Q/A **100** 城镇水污染防治措施是什么?

（1）城镇污水应当集中处理。县级以上地方人民政府应当通过财政预算和其他渠道筹集资金,统筹安排建设城镇污水集中处理设施及配套管网,提高本行政区域城镇污水的收集率和处理率。国务院建设主管部门应当会同国务院经济综合宏观调控、环境保护主管部门,根据城乡规划和水污染防治规划,组织编制全国城镇污水处理设施建设规划。县级以上地方人民政府组织建设、经济综合宏观调控、环境保护、水行政等部门编制本行政区域的城镇污水处理设施建设规划。县级以上地方人民政府建设主管部门应当按照城镇污水处理设施建设规划,组织建设城镇污水集中处理设施及配套管网,并加强对城镇污水集中处理设施运营的监督管理。

（2）向城镇污水集中处理设施排放水污染物,应当符合国家或者地方规定的水污染物排放标准。城镇污水集中处理设施的运营单位,应当对城镇污水集中处理设施的出水水质负责。环境保护主管部门应当对城镇污水集中处理设施的出水水质和水量进行监督检查。

（3）城镇污水集中处理设施的运营单位或者污泥处理处置单位应当安全处理处置污泥,保证处理处置后的污泥符合国家标准,并对污泥的去向等进行记录。

Q/ 101 农业和农村水污染防治措施是什么？

（1）建设农村污水、垃圾处理设施，推进农村污水、垃圾集中处理。地方各级人民政府应当统筹规划建设农村污水、垃圾处理设施，并保障其正常运行。

（2）制定化肥、农药等产品的质量标准和使用标准，应当适应水环境保护要求。

（3）使用农药，应当符合国家有关农药安全使用的规定和标准。运输、存贮农药和处置过期失效农药，应当加强管理，防止造成水污染。

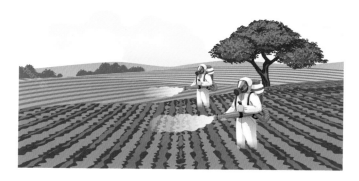

（4）县级以上地方人民政府农业主管部门和其他有关部门，应当采取措施，指导农业生产者科学、合理地施用化肥和农药，推广测土配方施肥技术和高效低毒低残留农药，控制化肥和农药的过量使用，防止造成水污染。

（5）国家支持畜禽养殖场、养殖小区建设畜禽粪便、废水的综合利用或者无害化处理设施。畜禽养殖场、养殖小区应当保证其畜禽粪便、废水的综合利用或者无害化处理设施正常运转，保证污水达标排放，防止污染水环境。畜禽散养密集区所在地县、乡级人民政府应当组织对畜禽粪便污水进行分户收集、集中处理利用。

（6）从事水产养殖应当保护水域生态环境，科学确定养殖密度，合理投饵和使用药物，防止污染水环境。

（7）农田灌溉用水应当符合相应的水质标准，防止污染土壤、地下水和农产品。禁止向农田灌溉渠道排放工业废水或者医疗污水。向农田灌溉渠道排放城镇污水以及未综合利用的畜禽养殖废水、农产品加工废水的，应当保证其下游最近的灌溉取水点的水质符合农田灌溉水质标准。

Q/A 102 船舶水污染防治措施有哪些？

（1）船舶排放含油污水、生活污水，应当符合船舶污染物排放标准。从事海洋航运的船舶进入内河和港口的，应当遵守内河的船舶污染物排放标准。船舶的残油、废油应当回收，禁止排入水体。禁止向水体倾倒船舶垃圾。船舶装载运输油类或者有毒货物，应当采取防止溢流和渗漏的措施，防止货物落水造成水污染。进入我国内河的国际航线船舶排放压载水的，应当采用压载水处理装置或者采取其他等效措施，对压载水进行灭活等处理。禁止排放不符合规定的船舶压载水。

（2）船舶应当按照国家有关规定配置相应的防污设备和器材，并持有合法有效的、防止水域环境污染的证书与文书。船舶进行涉及污染物排放的作业，应当严格遵守操作规程，并在相应的记录簿上如实记载。

（3）港口、码头、装卸站和船舶修造厂所在地市、县级人民政府应当统筹规划建设船舶污染物、废弃物的接收、转运及处理处置设施。港口、码头、装卸站和船舶修造厂应当备有足够的船舶污染物、废弃物的接收设施。从事船舶污染物、废弃物接收作业，或者从事装载油类、污染危害性货物船舱清洗作业的单位，应当具备与其运营规模相适应的接收处理能力。

（4）船舶及有关作业单位从事有污染风险的作业活动，应当按照有关法律法规和标准，采取有效措施，防止造成水污染。海事管理机构、渔业主管部门应当加强对船舶及有关作业活动的监督管理。船舶进行散装液体污染危害性货物的过驳作业，应当编制作业方案，采取有效的安全和污染防治措施，并报作业地海事管理机构批准。禁止采取冲滩方式进行船舶拆解作业。

Q/A 103 日常生活中如何减少水污染？

（1）节约用水。如不要把水龙头开得太大并及时关闭水龙头、选用节水设备（如节水马桶、节水洗衣机）、不用流水洗碗等。

（2）一水多用。如用洗菜水浇花、用洗脸水冲马桶等。

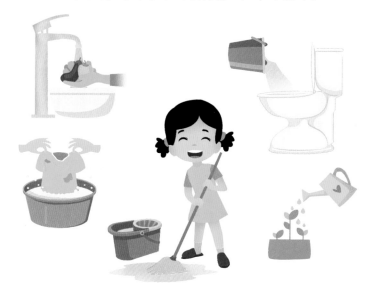

（3）慎用洗涤剂，选用肥皂等较环保洗洁剂，选用无磷洗衣粉等。大多数洗涤剂都是化学产品，洗涤剂含量大的废水大量排放到江河里，会使水质恶化；大量的含磷污水进入水源后，会引起水中藻类疯长，使水体发生富营养化，水中含氧量下降，水中生物因缺氧而死亡。水体也由此成为死水、臭水。

（4）生活中养成节约的习惯。如节约纸张、节约日常生活用品等，这样可减少工业废水的排放。

（5）保护周围环境，减少雨水冲刷的污染。

（6）保护植被，植树造林，增加森林面积。森林有涵养水源、减少无效蒸发及调节小气候的作用，林区和林区边缘可增加降水量。

Q/A 104 什么是再生水？

再生水是指废水或雨水经适当处理后，达到一定的水质标准，满足某种使用要求，可以进行有益使用的水。我国水资源极为短缺，污水的再生利用是解决问题的有效手段。根据《2020 年中国水资源公报》，目前再生水仅占我国供水量的 1.87%。如今，我国已发布《关于推进污水资源化利用的指导意见》《区域再生水循环利用试点实施方案》《典型地区再生水利用配置试点方案》《工业废水循环利用实施方案》等文件，有力推动了污水资源化利用体系的构建。

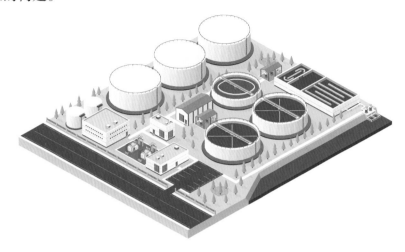

Q/A 105 再生水有什么作用？

根据再生水的用途，再生水可分为地下水回灌用水，工业用水，农、林、牧业用水，城市非饮用水，景观环境用水等五类。再生水回用于地下水回灌，可用于地下水源补给、防止海水入侵、防止地面沉降；再生水回用于工业，可作为冷却用水、洗涤水和锅炉用水等方面；再生水回用于农、林、牧业用水，可作为粮食作物、经济作物的灌溉、种植与育苗，林木、观赏植物的灌溉、种植与育苗，家畜养殖和家畜用水。

Q/A 106 再生水可以饮用吗？

在我国，目前再生水仅用作农、林、牧业用水等非饮用用途。而国外某些缺水地区，会将再生水作为自来水厂的水源，或者深度处理后直接接入供水系统。事实上，不考虑经济效益及人们的接受度的话，目前的处理工艺完全可以将再生水处理达到生活饮用水标准。

参考文献

[1] 范春.公共卫生学 [M].厦门：厦门大学出版社，2009.

[2] 童建.突发事件公共卫生学 [M].苏州：苏州大学出版社，2005.

[3] 王灿发，赵胜彪.水污染与健康维权 [M].武汉：华中科技大学出版社，2019.

[4] 全国人大常委会办公厅.中华人民共和国水污染防治法 最新修正本 [M].北京：中国民主法制出版社，2017.

[5] 俞顺章.灾难突发公共卫生事件回顾 [M].上海：上海辞书出版社，2005.

[6] 中国水利部.2020 年度《中国水资源公报》[J].水资源开发与管理，2021（8）：F0002.

[7] 徐泽升，曹国志，於方.我国突发水污染事件应急处置技术与对策研究 [J].环境保护，2019，47（11）：15–18.

[8] 韩晓刚，黄廷林.我国突发性水污染事件统计分析 [J].水资源保护，2010（1）：84–86，90.

[9] 徐敏，秦顺兴，马乐宽，等.水生态环境保护回顾与展望：从污染防治到三水统筹 [J].中国环境管理，2021，13（5）：69–78.

[10] EDWARD A LAWS.水污染导论 [M].余刚，张祖麟等译.北京：科学出版社，2004.

突发公共卫生事件 Q&A 防灾减灾科普丛书

● 主　审／陈孝平　马　丁
● 丛书主编／王　伟　刘继红

国家重大公共卫生事件医学中心
人畜共患传染病重症诊治全国重点实验室　◎组编

空气污染

主　编◎李　娟
副主编◎张文婷　魏安华

长江出版传媒　湖北科学技术出版社

图书在版编目（CIP）数据

空气污染 / 李娟主编；张文婷，魏安华副主编 . 一武
汉：湖北科学技术出版社，2023.6
（突发公共卫生事件 Q&A 防灾减灾科普丛书）
ISBN 978-7-5706-2623-6

Ⅰ．①空… Ⅱ．①李… ②张… ③魏…
Ⅲ．①空气污染－公共卫生－卫生管理－
中国 Ⅳ．① X51 ② R199.2

中国国家版本馆 CIP 数据核字（2023）第 116020 号

策　　　划：邓　涛　赵襄玲　　　　　　　　　　　责任校对：陈横宇
责任编辑：郑　灿　胡晓波　　　　　　　　　　　封面设计：曾雅明

出版发行：湖北科学技术出版社
地　　址：武汉市雄楚大街 268 号（湖北出版文化城 B 座 13—14 层）
电　　话：027-87679468　　　　　　　　　　　　邮　　编：430070

印　　刷：湖北金港彩印有限公司　　　　　　　　邮　　编：430040

710×1000　　　　1/16　　　　　　　　67.75 印张　　　　1500 千字
2023 年 6 月第 1 版　　　　　　　　　　　　2023 年 6 月第 1 次印刷
定　　价：338.00 元（全 13 册）

（本书如有印装问题，可找本社市场部更换）

王福生

解放军总医院第五医学中心感染病医学部主任

国家感染性疾病临床研究中心主任

中国科学院院士

在人类发展的历史长河中，人与传染病的斗争从未停歇。尤其是近些年来，随着全球化发展的不断深入、国际社会交流日益密切等，突发公共卫生事件频发且日益复杂，新发突发传染病引起的疫情时有发生。从鼠疫（黑死病）、天花到近年的"非典"（SARS）、中东呼吸综合征（MERS）、新型冠状病毒感染（COVID-19），这些疾病给人类带来了不同程度的灾难，给人民生命和财产造成巨大损失，同时对社会稳定、经济发展以及国家安全等均造成严重影响，让我们更深刻地认识到了科学应对公共卫生事件的重要性。

科学应对新发突发传染病引起的疫情防控，各国政府和公众都面临着巨大的挑战。例如，在如何科学倡导应对突发公共卫生事件，如何精准、快速地控制疾病的传播，如何保障公众的生命健康以及如何维护社会稳

定和经济发展等方面，均需要各国政府和公众共同面对，更需要大家共同努力去解决相关的问题和挑战。

　　科普宣教是提高公众科学知识素养和应对突发公共卫生事件能力的重要手段之一。科学知识的传播和防范意识的普及，将有助于公众更好地理解和应对突发公共卫生事件，进一步提高公众在日常生活中的健康意识。尤其对于青少年儿童，一本好的科普书将极大地激发他们对科学的兴趣，有助于他们未来成长。因此，开展科普宣传意义重大。

　　"突发公共卫生事件Q&A防灾减灾科普丛书"由国家重大公共卫生事件医学中心和人畜共患传染病重症诊治全国重点实验室联合组织撰写，内容涵盖了公共卫生事件的多个方面，包括《院前急救技能》《新发及突发重大传染病》《儿童救治与照护》《食物中毒》《重大职业中毒》《极端天气》《水污染与突发水污染事件》《空气污染》《常见危险化学品》《核与辐射》《地震》《洪灾》《灾后卫生》等13个分册，主要从各类公共卫生事件的定义、特征、危害及相应的处置与救援等方面进行详细介绍，为公众提供系统、全面、科学的公共卫生知识，以期公众在面对公共卫生事件时能够科学应对、降低损失，从而促进社会的健康发展。

　　本套丛书旨在向广大公众传递科学、权威、实用的公共卫生知识，帮助公众更好地提高应对新发突发传染病或其他突发公共卫生事件的水平。这里特别感谢为本套丛书撰稿的专家和学者，他们为编写本套丛书付出了辛勤劳动；另外，本套丛书的出版也得到了相关机构和人员的大力支持，在此一并表示感谢。希望本套丛书能够为公众提供有益的知识和帮助，让我们为科学应对公共卫生事件，建设更加健康、美好的中国而努力。

王福生

2023 年 5 月 15 日

空气污染是当今世界所面临的最大环境问题之一，它对人类健康、生态系统和经济发展造成了严重的影响，已经成为全球关注的焦点。随着工业化、城市化以及人口增长的加剧，空气污染已经成为一个全球性的问题，无论是发达国家还是发展中国家都难以避免。

"突发公共卫生事件 Q&A 防灾减灾科普丛书"的《空气污染》分册旨在向读者传递空气污染的相关知识，包括它的成因、后果以及如何预防和减少空气污染的措施。本书将通过简单易懂的语言和丰富多彩的插图来呈现这些知识。

我们希望通过本书，引起人们对空气污染的关注，并让更多的人了解到它对人类生活健康和环境产生的影响。我们相信，只有了解和认识空气污染的严重性，人们才能采取有效的措施，改善我们的生态环境，创造一个更加美好的未来。

我们真诚希望读者能够从本书中获得有益的知识，同时也希望大家能够共同努力，保护环境，造福人类。

编者

2023 年 5 月于武汉

Q/ 001 空气污染是什么？
/A

空气污染，又称为大气污染，按照国际标准化组织（ISO）的定义，空气污染通常是指由于人类活动或自然过程引起某些物质进入大气中，呈现出足够的浓度，达到足够的时间，并因此危害了人类的舒适、健康、福利或环境的现象。自然过程（如火山活动、山林火灾、海啸、土壤和岩石风化等）引起的环境污染可以通过自然环境所具有的物理、化学和生物功能，即自然环境的自净作用消除，因而不会对城市空气质量产生很大影响，而人类活动（包括生产活动和生活活动）则是造成城市空气质量下降的直接原因。

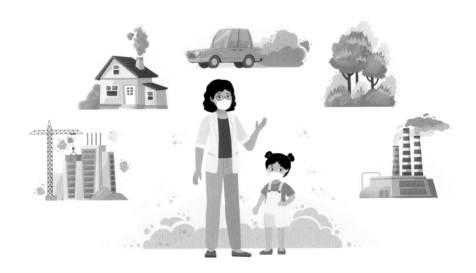

Q/ 002 哪些生活行为可能引起空气污染？

随着经济发展、科技进步以及人们对生活质量的重视，各类机动车已融入人类生活中，成为不可或缺的工具。逐年增加的机动车数量，使机动车尾气排放量持续增长，尾气中所含的一氧化碳、二氧化硫等不仅会对大气造成污染，还会产生雾霾。此外，餐饮油烟排放、露天烧烤、露天焚烧垃圾、吸烟、冬季使用采暖锅炉取暖、过度砍伐植被等行为也可引起空气污染。

Q/ 003 哪些生产行为可能引起空气污染？

工业生产是空气污染的主要来源，其对空气的污染主要是来自燃料（燃煤）燃烧废气、废弃的生产工艺、生产性粉尘等。包括的行业有煤炭生产与加工、石油和天然气炼制及处理、钢铁和有色金属生产及加工、建材工业、化工原料生产、电厂、锅炉厂、各种采矿作业等。

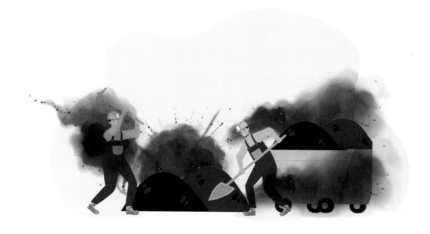

Q/ 004 哪些生活材料可能引起空气污染？

可引起空气污染的生活材料包括露天烧烤使用的焦炭、木炭；露天焚烧的各类生活垃圾、废木材、农作物残渣、粪便等；油漆、胶合板、刨花板、泡沫填料、内墙涂料、塑料贴面等室内装饰材料及家具可释放具有一定致癌性的有害物质，如甲醛、苯、甲苯、乙醇、氯仿等；一些地砖、瓷砖可释放无色无味的天然放射性物质氡。

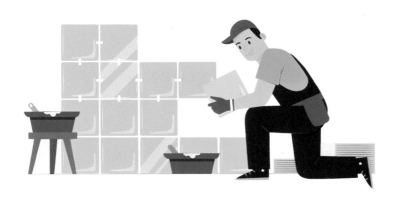

Q/A 005 哪些工业材料可能引起空气污染？

（1）煤炭行业中，当煤燃料作为能源燃烧，其不完全燃烧部分会产生烟尘、硫氧化物、氮氧化物、碳氧化物等，而煤炭生产及加工工艺中的洗煤、炼焦、转运等过程产生的粉尘、硫化物、氮氧化物及挥发性有机物、无机物也均不同程度向空气排放有害物质；石油和天然气生产及加工中石油炼制、天然气处理回收过程也极易产生多种硫化物、氮氧化物及挥发性有机物。

（2）钢铁生产主要由采矿、选矿、烧结、炼铁、炼钢、轧钢、焦化等工艺组成，每道工序均有不同浓度的污染物产生，其中包括粉尘、烟尘、二氧化硫、氮氧化物、氟化物等。

（3）有色金属冶炼分为重金属、轻金属、贵金属和稀有金属冶炼，重金属冶炼过程以产生烟尘、二氧化硫为主，烟尘中易伴有铅、汞等剧毒物。其他金属冶炼产生的烟尘中通常伴有氟化物、氯化物及其他金属颗粒物。

（4）建材加工行业主要指水泥、玻璃、砂石料、木质板材等材料的生产及加工，根据材料种类的不同，生产工艺也有所不同，产生的污染物也不同，常规的生产流程包括滤料、打磨、钻孔、喷漆、切割等，其污染物通常含有氡等放射性污染物、石棉尘、苯系物及甲醛等挥发性有机毒物等。

（5）化学工业产量较大的为有机碱、无机酸、化肥等工业，污染物种类由原料、工艺、环境等方面决定。排放至空气中的污染物主要有硫化物、磷、氯化物等无机物，镁、汞、铜等重金属及苯、醛等有机毒物。

（6）火电厂和工业锅炉的二氧化硫等污染物排量占到 70%，烟尘的主要排放源也是火电厂和工业锅炉。

Q/006 空气污染容易发生于哪些环境？

易发生在大气环境容量较小、污染物排放量高的环境。例如静稳高湿的不利气象条件，易造成污染物的累积和转化；当地面温度高于空气温度时，天空中形成逆温层，各种污染物不容易扩散。

Q/007 空气污染容易发生于哪些时间？

一年之中，一般冬季和春季的头两个月是空气污染最严重的时候；夏、秋两季，空气最清洁，污染最轻。

一天之中，早晨、傍晚和晚上空气污染较重，中午和下午空气较清洁。

一般晚间和冬春季逆温层比较厚，影响地面污浊的空气稀释和扩散，因此空气污染最重。

Q/008 世界上有哪些著名的空气污染事件？

空气污染并不是近期才出现，历史上，许多国家发生过严重的空气污染事件，其代价无比惨重。著名的事件有 1930 年比利时马斯河谷烟雾事件、1943 年美国洛杉矶烟雾事件、1948 年美国多诺拉烟雾事件、1952 年英国伦敦烟雾事件。

（1）1930 年比利时马斯河谷烟雾事件。马斯河谷地区是比利时重要工业区，处于狭窄的盆地中，建有炼油厂、金属冶炼厂、玻璃厂、炼锌厂、化肥厂和石灰窑炉等。1930 年 12 月 1—15 日，马斯河谷上空出现了很强的逆温层，发生气温逆转，气候反常，工业区内工厂排放的大量烟雾弥漫在河谷上空无法扩散，在二氧化硫和其他几种有害气体及粉尘污染的综合作用下，河谷工业区上千人发生呼吸道疾病，症状表现为胸痛、咳嗽、流泪、咽痛、声嘶、恶心、呕吐、呼吸困难等。1个星期内就有60多人死亡，是同期正常死亡人数的10多倍。马斯河谷烟雾事件是20世纪最早记录下的大气污染惨案。

（2）1943年美国洛杉矶光化学烟雾事件。随着工业发展和人口剧增，20世纪40年代初，洛杉矶成为美国第三大城市，拥有汽车250万辆，每天消耗汽油1600万L。由于汽车漏油、汽油挥发、不完全燃烧和汽车尾气，每天大量废气向城市上空排放。1943年5—10月，这些废气在强烈阳光作用下，发生光化学反应，生成淡蓝色光化学烟雾。这种烟雾中含有臭氧、氧化氮、乙醛和其他氧化剂，滞留市区久久不散，毒化了空气。

（3）1948年美国多诺拉烟雾事件。1948年10月26—31日，美国宾夕法尼亚州的多诺拉小镇上的工厂排放含有二氧化硫等有毒有害物质的气体及金属微粒，在气候反常的情况下，聚集在山谷中积存不散，这些毒害物质附在悬浮颗粒物上，严重污染了大气。人们在短时间内大量吸入这些有害的气体，引起各种症状，全城14000多人中有6000多人眼痛、喉咙痛、头痛胸闷、呕吐、腹泻，20多人死亡。

（4）1952年英国伦敦烟雾事件。1952年12月5日，伦敦上空受反气旋影响，大量工厂生产和居民燃煤取暖排出的废气难以扩散，积聚在城市上空。伦敦被浓厚的烟雾笼罩，交通瘫痪，走在大街上的人们看不清自己的双脚。许多市民出现胸闷、窒息等不适感。直至9日，一股强劲而寒冷的西风吹散了笼罩在伦敦的烟雾。4天里因这场大烟雾而死的人多达4000人。此次事件成为20世纪十大环境公害事件之一。

Q/A 009 什么是空气一次污染物？什么是空气二次污染物？

（1）空气一次污染物是指直接从污染源排到大气中的原始污染物质。

（2）空气二次污染物是相对于一次污染物定义的，指排入环境中的一次污染物，在理化作用或生物作用下发生变化，或经生化反应或光化学反应形成新的污染物。

Q/010 主要的空气污染物有哪些?

（1）常见的一次污染物有一氧化碳（CO）、二氧化硫（SO_2）、氮氧化合物（NO_x）、颗粒物PM_{10}、细颗粒物$PM_{2.5}$等。

（2）常见的二次污染物有臭氧、硫酸及硫酸盐、硝酸及硝酸盐、有机颗粒物等。

光化学烟雾是汽车、工厂等污染源排入大气的碳氢化合物和氮氧化物等一次污染物在阳光（紫外光）作用下发生光化学反应生成二次污染物后与一次污染物混合所形成的有害浅蓝色烟雾。光化学烟雾可随气流漂移数百公里，使远离城市的农作物也受到损害。

通常二次污染物比一次污染物对环境和人体的危害更为严重，如大气中二氧化硫和水蒸气可被氧化合成硫酸，进而生成硫酸雾，硫酸雾对人体的刺激作用要比二氧化硫强 10 倍。

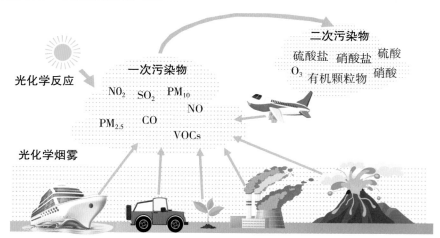

Q/011 空气污染能否被预测?

目前，空气污染预测已能达到相当高的准确性。城市环境保护监测部门，会利用采样系统将当前空气吸入监测仪器中，仪器进行分析后将数据以电信号的形式传到位于监测中心的中心站，数据经过中心站的处理后就可以向公众公布。而未来的空气质量预测可基于大气动力学和大气环境化学，根据空气污染排放源数据、气象数据，用方程组构建数学模型来计算污染物时空分布，再通过计算机求解获得结果。近年以统计学为基础，通过建立污染物浓度与气象场的联系，从而预测未来一段时间内空气质量的方法逐渐在建立，能进一步提高预测结果的准确度。

Q/A 012 如何快速理解空气质量报告？

按照国家环保局规定，目前发布的空气质量报告，主要以空气质量指数（air quality index，AQI）作为空气质量的评价标准，主要描述空气清洁或者污染的程度，以及对健康的影响。AQI 数值范围一般分为 6 个级别，数值越大，说明空气污染状况越严重，对人体的健康危害也就越大。目前污染物监测指标为 SO_2、NO_2、PM_{10}、$PM_{2.5}$、CO 和 O_3 六项，数据每小时更新一次。

（1）$PM_{2.5}$。即细颗物，指环境空气中空气动力学当量直径 ≤ 2.5μm 的颗粒物。是比较细微的有毒颗粒，飞得远，进得深，可以直接飞入气管和肺部，如果量大，对身体很不好。等级越低，数量越少，对人体就危害越小。

（2）PM_{10}。即可吸入颗粒物，指环境空气中空气动力学当量直径 ≤ 10μm 的颗粒物。是直径比较大的有毒颗粒，不能直接进入身体内部，一般沉积在上呼吸道，相对 $PM_{2.5}$ 来说危害要小些，但还是含量越少越好。

（3）O_3。很难闻，一般存在于高空，对人体没有什么影响，但是一些工业污染导致底层臭氧浓度高，对人的眼睛、呼吸道造成侵蚀损害，对农作物、森林的影响都很大。

（4）SO_2 和 NO_2。一般源于尾气、锅炉废气的排放，也是对身体影响很大的有毒气体，指数越低，对身体越好。

（5）一氧化碳（CO）。极易与血红蛋白结合，形成碳氧血红蛋白，使血红蛋白丧失携氧的能力和作用，造成组织窒息，严重时死亡。一氧化碳对全身的组织细胞均有毒性作用，尤其对大脑皮质的影响最为严重。在冶金、化学、石墨电极制造以及家用煤气或煤炉烟气、汽车尾气中均有 CO 存在。

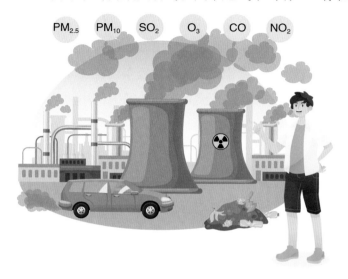

Q/A 013 如何快速识别突发空气污染?

简单来说，我们可根据 AQI 数值，快速识别突发的空气污染。查看 AQI 时，不需要记住具体数值和级别，只需要注意优（绿色）、良（黄色）、轻度污染（橙色）、中度污染（红色）、重度污染（紫色）、严重污染（褐红色）等六种评价类别和表征颜色（表 1）。当类别为优或良、颜色为绿色或黄色时，一般人群都可以正常活动；当类别为轻度污染以上，颜色为橙色、红色、紫色或褐红色时，各类人群就需要关注建议采取的措施，在安排自己的生活与出行时作为参考。

表 1　空气质量指数（AQI）分级相关信息

AQI 数值	AQI 级别	AQI 类别及表示颜色		对健康影响情况	建议采取的措施
0 ~ 50	一级	优	绿色	空气质量令人满意，基本无空气污染	各类人群可正常活动
51 ~ 100	二级	良	黄色	空气质量可接受，但某些污染物可能对极少数异常敏感人群健康有较弱影响	极少数异常敏感人群应减少户外活动

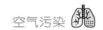

续表

AQI 数值	AQI 级别	AQI 类别及表示颜色		对健康影响情况	建议采取的措施
101～150	三级	轻度污染	橙色	易感人群症状有轻度加剧，健康人群出现刺激症状	儿童、老年人及心脏病、呼吸系统疾病患者应减少长时间、高强度的户外锻炼
151～200	四级	中度污染	红色	进一步加剧易感人群症状，可能对健康人群心脏、呼吸系统有影响	儿童、老年人及心脏病、呼吸系统疾病患者避免长时间、高强度的户外锻炼，一般人群适量减少户外运动
201～300	五级	重度污染	紫色	心脏病和肺病患者症状显著加剧，运动耐受力降低，健康人群普遍出现症状	儿童、老年人和心脏病、肺病患者应停留在室内，停止户外运动，一般人群减少户外运动
>300	六级	严重污染	褐红色	健康人运动耐受力降低，有明显强烈症状，提前出现某些疾病	儿童、老年人和患者应当停留在室内，避免体力消耗，一般人群应避免户外活动

Q/A 014 什么叫气溶胶？

气溶胶是指悬浮在气体介质中的固态或液态颗粒所组成的气态分散系统。一般这些固态或者液态颗粒很小，大小通常为 0.01～10μm，肉眼一般分辨不出来，但由于来源和形成原因不同，粒径范围差异很大，如花粉等植物气溶胶的粒径 5～100μm，木材及烟草燃烧产生的气溶胶粒径为 0.01～1000μm。颗粒形状也不尽相同，有球状的、液态雾珠状的，有片状的、针状的以及其他形状的。

按照分类标准的不同，气溶胶可以被分为多种类别。

（1）按来源不同，可将气溶胶分为一次气溶胶（以微粒形式直接从发生源进入大气）和二次气溶胶（在大气中由一次污染物转化而生成）两种。

（2）按颗粒物的物理状态不同，可将气溶胶分为固体气溶胶（烟和尘）、液态气溶胶（雾）、固液混合态气溶胶（烟雾）三类。

（3）按照产生方式不同，可将气溶胶可以分为自然气溶胶与人工气溶胶两种。①自然气溶胶：包括天然气溶胶与生物气溶胶两种，常见的天然气溶胶有烟、云、雾、霭等，常见的生物气溶胶指微粒中含有生物大分子或微生物的溶胶，其中含有微生物的生物气溶胶称为微生物气溶胶，微生物气溶胶可以传播疾病。②人工气溶胶：包括工业化气溶胶、食用气溶胶两种，工业化气溶胶包括杀虫剂、消毒剂、洗涤剂、清洁剂、蜡、油漆和发胶等，食用气溶胶有经过搅拌的奶油等。

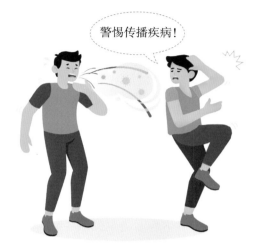

微生物气溶胶

Q/A 015 悬浮颗粒污染物怎么分类？

悬浮颗粒污染物是指能悬浮在空气中，空气动力学当量直径 $\leq 100\mu m$ 的颗粒物，是造成全球城市空气污染严重的原因之一，主要来自工业废气、建筑扬尘、交通尾气、物质燃烧等，含有可损害神经系统的铅、汞、锰等，还有致癌物苯并芘、砷、铬等。主要有下列 4 种。

（1）尘粒。一般是指直径大于 $75\mu m$ 的颗粒物，直径较大，可因重力沉降到地面。一般，车轮扬起的尘埃就是沉降到地面的尘粒。

（2）粉尘。根据颗粒大小，粉尘分为落尘和飘尘。落尘又称降尘，颗粒相对较大，直径在 $10\mu m$ 以上，靠重力可以在短时间内沉降到地面。飘尘又称可吸入颗粒物，颗粒相对较小，直径在 $10\mu m$ 以下，不易沉降，能长时间在空中飘浮。

（3）烟尘。是指在燃烧、高温熔融和化学反应等过程中形成的飘浮于空中的颗粒物。典型的烟尘如烟筒里冒出的黑色烟雾，即燃烧不完全的小小黑色碳粒。烟尘的粒径很小，一般小于 $1\mu m$。

（4）雾尘。是指悬浮于空中的小液态粒子，如水雾、酸雾、碱雾等。雾尘的直径小于 100μm。

Q/A 016 悬浮颗粒污染物常见来源有哪些？

悬浮颗粒污染物是飘浮在大气中的固体颗粒和液滴，是大气中最为常见的主要污染物之一。悬浮颗粒污染物来源于自然与人为排放源：①自然排放源主要包括海洋、土壤和生物圈以及火山等；②人为排放源则主要是化石燃料（煤和石油等）的燃烧和工业生产过程。

空气中的悬浮颗粒物以游离的形式分布在大气环境中的各个角落，极易被人吸入到体内，引起诸多不良反应。因此，改善空气质量，降低环境空气中总悬浮颗粒物的含量，有利于保障人类的身体健康和生命安全。

Q/A 017 什么叫含硫化合物？

含硫化合物是大气污染物之一，例如硫化氢（H_2S）、二甲基硫醚（CH_3SCH_3, DMS）、二氧化硫（SO_2）等，通过自然活动和人类活动排放到大气中。

Q/A 018 含硫化合物常见来源有哪些？

含硫化合物来源于自然和人类活动。人类活动主要是通过燃烧化石燃料而释放大量的 SO_2 到大气中。非人类活动包括火山喷发和生物释放等，火山喷发主要释放 SO_2 和 H_2S 到大气中，而生物释放包括 H_2S 和二甲基硫醚等。海洋藻类活动能够产生大量的二甲基硫醚。二甲基硫醚是最重要的自然硫源，由海洋浮游生物分解产生后挥发到大气中，其氧化产物参与气溶胶及酸雨的形成，从而对全球气候、环境和人类健康产生危害。

Q/A 019 什么叫含氮化合物？

含氮化合物是大气污染物之一，主要包括氧化亚氮（N_2O）、一氧化氮（NO）和二氧化氮（NO_2）。一氧化氮（NO）和二氧化氮（NO_2）则是大气中主要的含氮污染物。

Q/ 020 含氮化合物常见来源有哪些?

/A 含氮化合物主要来自矿物燃料的高温燃烧（如汽车、飞机、内燃机及工业窑炉等的燃烧）。例如，发电厂、石油炼制厂、钢铁厂、化工厂等工业生产过程，在原材料及产品的运输、粉碎以及生产过程中，都会产生大量含氮化合物等污染物；氮肥在施用后，可以从土壤表面挥发成气体直接进入大气；以有机氮或无机氮进入土壤内的氮肥，在土壤微生物作用下可转化为氮氧化物进入大气。这些含氮化合物毒性很高，可引起肺损害，造成肺水肿、慢性中毒，甚至导致气管和肺部病变。如果得不到有效的控制，会对人类的身体健康和生态环境造成极大的危害。

Q/A 021 什么叫挥发性有机物？

挥发性有机物（volatile organic compounds，VOCs），世界卫生组织（WHO）将其定义为在常温下沸点 50~260℃的各种有机化合物。在我国，VOCs 是指常温下饱和蒸汽压大于 70Pa、常压下沸点在 260℃以下的有机化合物，或在 20℃条件下，蒸汽压 ≥ 10Pa 且具有挥发性的全部有机化合物。

挥发性有机物包括烷类、芳香烃类、烯类、酯类、醛类、酮类等，有些是天然存在的物质，有些是人为排放的化学物质。

Q/A 022 挥发性有机物常见来源有哪些？

VOCs 的主要成分有烃类、卤代烃，它包括苯系物、有机氯化物、氟里昂系列、有机酮、胺、醇、醚、酯、酸、石油烃化合物等。VOCs 是形成细颗粒物 $PM_{2.5}$、臭氧等二次污染物的重要前体物，进而引发灰霾、光化学烟雾等大气环境问题。VOCs 常见来源有以下几种。

（1）在室外。主要来自燃料燃烧和交通运输产生的工业废气、汽车尾气、光化学污染等。

（2）在室内。主要来自燃煤和天然气等燃烧产物、吸烟、采暖和烹调等的烟雾，建筑和装饰材料、家具、家用电器、汽车内饰件生产、清洁剂和人体本身的排放等。在室内装饰过程中，VOCs 主要来自油漆、涂料和胶黏剂、溶剂型脱模剂。一般油漆中 VOCs 含量在 0.4~1.0mg/m³。由于 VOCs 具有强挥发性，一般情况下，油漆施工后的 10 小时内，可挥发出 90%。

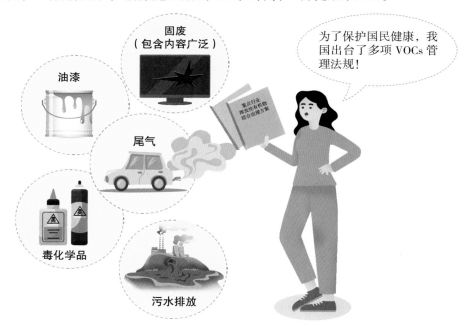

Q/023 挥发性有机物对人体呼吸系统可能造成哪些影响？

/A 释放到环境中的有害挥发性有机物（VOCs）通过皮肤吸收、食物摄取和呼吸吸入等方式进入人体，威胁人体健康，其中呼吸吸入是主要的暴露途径。长期暴露于 VOCs 环境中导致人体肺功能下降，肺通气量和储备量均下降，表现为咳嗽、呼吸困难，降低肺功能，加重哮喘，导致慢性支气管炎。

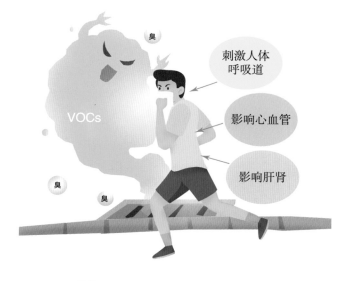

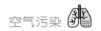

Q/A 024 挥发性有机物对人体心血管系统可能造成哪些影响？

挥发性有机物可能导致心律失常、心脏病、肺心病患者的过早死亡，也可能引起心力衰竭和冠心病等心脏疾病。

Q/A 025 什么是持久性有机污染物？

持久性有机污染物（persistent organic pollutants，POPs）指人类合成的能持久存在于环境中、通过生物食物链（网）累积，并对人类健康造成有害影响的化学物质。它具备高毒性、持久性、生物积累性、远距离迁移性四种特性，而对位于生物链顶端的人类来说，这些毒性比最初放大了7万倍以上。

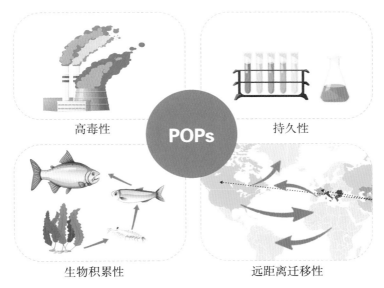

高毒性　　POPs　　持久性

生物积累性　　远距离迁移性

Q/A 026 持久性有机污染物常见来源有哪些？

（1）杀虫剂。艾氏剂、氯丹、滴滴涕、狄氏剂、七氯、灭蚁灵、毒杀芬等。

（2）工业化学品。包括多氯联苯（PCBs）和六氯苯（HCB）。

（3）生产中的副产品。二噁英和呋喃，其来源：①不完全燃烧与热解，包括城市垃圾、医院废弃物、木材及废家具的焚烧，汽车尾气，有色金属生产、铸造和炼焦、发电、水泥、石灰、砖、陶瓷、玻璃等工业及释放 PCBs 的事故。②含氯化合物的使用，如氯酚、PCBs、氯代苯醚类农药和菌螨酚。③氯碱工业。④纸浆漂白。⑤食品污染，食物链的生物富集、纸包装材料的迁移和意外事故引起食品污染。

Q/027 持久性有机污染物对呼吸系统可能造成哪些影响？

/A 持久性有机污染物（POPs）经呼吸系统进入体内后，由于其水溶性低脂溶性高，容易蓄积在人体内，并对肺黏膜造成刺激，引起咳嗽、胸闷等症状，使得慢性阻塞性肺病的发病率升高。若长期处于高浓度 POPs 环境中，可能导致肺部癌变。

Q/028 持久性有机污染物对心血管系统可能造成哪些影响？

/A POPs 主要通过激活芳香烃受体信号通路、增加氧化应激、激活核因子 κB 并介导炎症反应、损害肾素 – 血管紧张素系统调节功能等途径影响心血管系统。相关研究发现，POPs 暴露可显著改变循环系统的脂质水平，引起血清总胆固醇与低密度脂蛋白胆固醇增高，进而增加冠心病、高血压、脑卒中、颈动脉粥样硬化等风险。

Q/029 泡沫制品是否有污染空气的可能？

/A 泡沫是以聚苯乙烯树脂为基料，加入发泡剂等辅助材料，经加热发泡而成的轻质材料。

泡沫制品在自然界自行降解时间长达 200~1000 年。长期残留在田中，会影响农作物对水分、养分的吸收，抑制农作物的生长发育。若牲畜吃了可能引起消化道疾病，甚至死亡。若直接进行普通焚烧处理，将给环境造成严重的二次污染。

泡沫遇上性质相近的溶剂可瞬间溶解。但是这些有机溶剂，尤其是挥发性的有机溶剂对人体都是有害的。

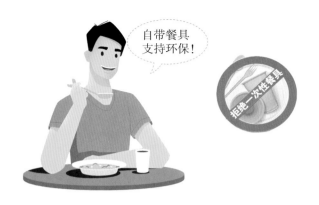

自带餐具支持环保！

拒绝一次性餐具

Q/030 颗粒物对人体呼吸系统可能造成哪些影响？

/A　颗粒物对呼吸系统的影响取决于颗粒物浓度、成分和粒径（当量直径）大小。其中粒径是颗粒物最重要的性质之一，决定最终在呼吸系统沉积部位和沉积量。粒径＞10μm 的颗粒物不易进入呼吸道，而粒径≤2.5μm 的颗粒物可沉积肺部，对人体危害最大，如 $PM_{2.5}$ 和 PM_{10}。$PM_{2.5}$ 能引起肺上皮细胞产生白介素 -6（IL-6）、肿瘤坏死因子 α（TNF-α）等炎性因子及 mRNA 表达的增加，可诱导人支气管上皮细胞发生凋亡，短期高剂量颗粒物的暴露可能引起哮喘的发作，长期而又持久的暴露增加慢性阻塞性肺疾病（COPD）、肺癌的发生风险。

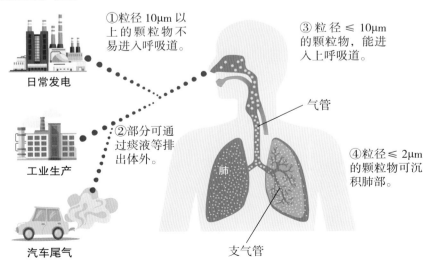

①粒径 10μm 以上的颗粒物不易进入呼吸道。

③粒径≤10μm 的颗粒物，能进入上呼吸道。

②部分可通过痰液等排出体外。

④粒径≤2μm 的颗粒物可沉积肺部。

日常发电

工业生产

汽车尾气

气管

肺

支气管

Q/031 颗粒物对人体心血管系统可能造成哪些影响？

/A PM$_{2.5}$ 会引起心血管系统疾病发病率和死亡率增高，包括心律失常、心率变异性改变、动脉粥样硬化、心肌缺血、心肌梗死等方面，这些症状尤其对老年人、心血管疾病易感人群的健康危害最明显。对于颗粒物引起

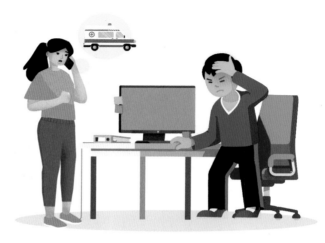

的心血管系统病理生理反应，包括炎症、血栓、氧化应激、血压增加、血管功能紊乱和动脉粥样硬化，心率变异性的降低等。

Q/032 含硫化合物对人体呼吸系统可能造成哪些影响？

/A 含硫化合物主要是由含硫的燃料燃烧产生的，是一种刺激性气体，易溶于水，因此容易被上呼吸道和支气管黏膜吸收，导致我们人体发生呼吸系统的症状，在一定浓度下对呼吸道，特别是上呼吸道有刺激作用，长期接触含硫化合物可能引起呼吸道损害，如慢性鼻炎、咽炎、气管炎、支气管炎、肺气肿、肺间质纤维化和哮喘等，轻度中毒者可出现阵发性干咳，鼻、咽喉部有烧灼样痛，声音嘶哑，甚至有呼吸短促、胸痛、胸闷的症状。

Q/033 含硫化合物对人体心血管系统可能造成哪些影响？

/A 人体吸入过量的含硫化合物后，高浓度的含硫化合物可以直接作用使冠状血管痉挛、心肌缺血、水肿、炎性浸润及心肌细胞内氧化障碍等，可能导致心肌损害、心律失常、冠脉痉挛等，表现为胸闷、气短、心悸等一系列症状，严重时还会导致心肌梗死等。

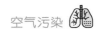

Q/A **034 含氮化合物对人体呼吸系统可能造成哪些影响?**

大气当中的含氮化物，主要是指二氧化氮以及一氧化氮，对机体呼吸系统产生急、慢性影响。人体吸入含氮化合物初期可出现轻微的呼吸道刺激症状，如咽部不适、干咳等。长时间吸入后，含氮化物可侵入呼吸道深部的细支气管及肺泡，对肺组织产生刺激作用，增加毛细血管及肺泡壁的通透性，引起肺水肿等，可出现胸闷、呼吸窘迫、咳嗽、咳泡沫痰、发绀，可并发气胸或纵隔气肿等。慢性作用可表现为慢性呼吸道炎症，少数可引起肺纤维化。

Q/A **035 含氮化合物对人体心血管系统可能造成哪些影响?**

含氮化合物如亚硝酸盐进入血液后可引起血管扩张，血压下降，并可与血红蛋白作用生成高铁血红蛋白，引起组织缺氧。高浓度的一氧化氮亦可使血液中的氧和血红蛋白变为高铁血红蛋白，引起组织缺氧。

Q/A **036 室内空气污染常见污染物有哪些?**

室内空气污染物主要有气体污染物和微生物污染物两类。

（1）气体污染物，如二氧化硫、一氧化碳、氮氧化合物、硫化氢、氨气、甲醛、挥发性有机化合物等，在室内空气中多达数十种乃至数百种以上。

（2）微生物污染物，如细菌、病毒、花粉和尘螨等。

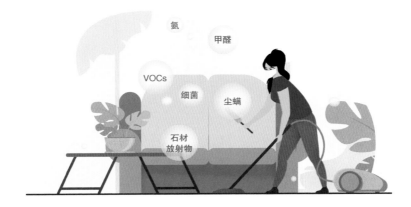

Q/A 037 甲醛对人体血液系统可能造成哪些影响？

甲醛超标可能导致血细胞（红细胞、白细胞、血小板）形态异常，数目下降。长期或过量吸入甲醛可能会引起骨髓造血功能异常，血细胞是由骨髓造血干细胞分化而来，故血细胞数量下降，形态异常，严重的可导致白血病、再生障碍性贫血等。

Q/A 038 甲醛对人体呼吸系统可能造成哪些影响？

甲醛具有刺激性气味，低浓度即可嗅到。长期接触低浓度的甲醛可引起咳嗽、打喷嚏、鼻炎、支气管炎等慢性呼吸道疾病。吸入高浓度甲醛，会出现呼吸道的严重刺激和水肿，使得呼吸困难，长久可能出现肺炎等肺部严重损伤。

Q/A 039 烟草造成的空气污染有哪些形式？

烟草燃烧时释放的烟雾中含有 3800 多种已知的化学物质，绝大部分对人体有害，包括一氧化碳、尼古丁等生物碱、胺类、腈类、醇类、酚类、烷烃、醛类、氮氧化物、多环芳烃、杂环族化合物、羟基化合物、重金属元素等，范围很广，有多种生物学作用，对人体造成各种危害。烟草烟雾污染室内、室外环境，是室内 $PM_{2.5}$ 的主要来源；在烟草熄灭很长时间后，烟草烟雾仍是弥漫持久的有毒物质的

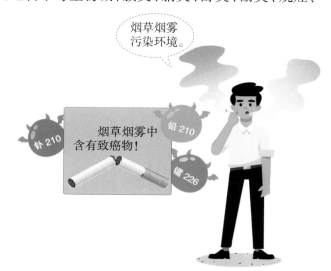

来源。烟草烟雾中含有至少 69 种已知的致癌物。

Q/A 040 烟草对人体呼吸系统可能造成哪些影响？

一方面，烟草中含有较多的焦油、尼古丁等有害物质，当它们进入呼吸系统后，会刺激和侵蚀呼吸道黏膜以及气道上皮细胞，影响纤毛运动，降低呼吸系统清除病原微生物的能力，容易引发呼吸道感染，增加肺炎、支气管炎、咽喉炎等呼吸系统疾病发生风险。另一方面，吸烟可导致支气管炎症，引发支气管狭窄，使得肺部弹性降低，呼气时容易导致肺泡内的残留气体增多，引发肺大泡改变，严重者可引起肺气肿以及肺部坠积等，导致慢性阻塞性肺病。烟草中含有较多致癌物，其中尼古丁以及氰酸就是常见的致癌物，长期吸烟可增加肺癌的罹患风险。

Q/A 041 烟草对人体心血管系统可能造成哪些影响？

烟草及燃烧后的烟雾中有多种有害及潜在有害物质，其中尼古丁、一氧化碳、氧自由基、多环芳香烃及丁二烯等与人体心血管系统的损害直接相关。

吸烟可损伤血管，引起冠状动脉粥样硬化，导致血管狭窄，促使血栓形成；吸烟也可导致高血压，增加中风发生风险。二手烟也能导致心脏病急性发作。

烟草中的有害物质还与治疗心血管疾病的药物有相互作用，如能够降低抗血小板药物的活性，降低血栓防治效果。

目前流行的电子烟也是不安全的，也会对人体健康产生危害。禁止吸烟是避免烟草及二手烟危害的有效方法。

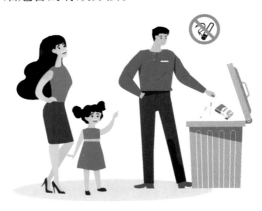

Q/042 室内燃烧物对人体可能造成哪些急性损害？

室内燃烧物主要指室内燃烧的天然气、液化气、煤炭、香烟等。这些燃烧物的不正确使用容易造成爆炸，对人体造成急性烧伤、烫伤；气体的泄漏会对人体造成窒息性伤害；尤其是煤炭的不充分燃烧，还会导致急性一氧化碳中毒事件发生。

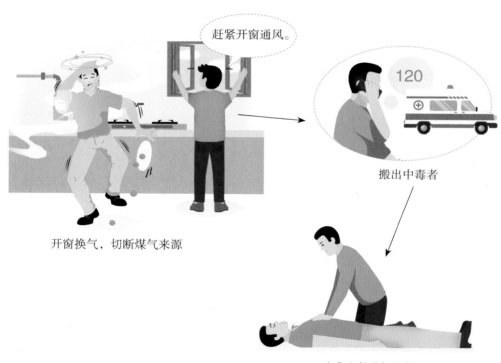

赶紧开窗通风。

120

搬出中毒者

开窗换气，切断煤气来源

对昏迷者进行施救

一氧化碳中毒急救措施

Q/043 室内燃烧物对人体可能造成哪些慢性损害？

室内燃烧物造成的室内空气污染可使呼吸道感染发病率升高，增加慢性阻塞性肺病、支气管哮喘、肺癌等肺部疾病的患病风险；尤其是煤炭（蜂窝煤）的使用，加大了室内含氟气体、一氧化碳、二氧化碳和硫化物等环境污染，长期暴露于这样的室内污染环境中，容易导致燃煤型氟中毒。

Q/A 044 燃煤造成的大气污染对人体呼吸系统可能造成哪些影响？

大气颗粒物是燃煤造成大气污染的主要污染物，粒径 > 10μm 的颗粒物几乎不能进入呼吸道，而直径在 5 ~ 10μm 的颗粒物多被阻滞在上呼吸道，粒径 < 5μm 的颗粒物多进入细支气管和肺泡，粒径 ≤ 2.5μm 的颗粒物几乎全部进入肺泡。

大气颗粒物在呼吸道停留的时间是其致病的重要因素。$PM_{2.5}$ 可导致支气管壁增厚、炎性细胞和胶原增加，进入肺部的颗粒物会腐蚀肺泡壁，同时刺激肺部巨噬细胞释放炎性介质，引起哮喘、肺炎、支气管炎、慢性阻塞性肺病、肺纤维化等。

Q/A 045 燃煤造成的大气污染对人体心血管系统可能造成哪些影响？

$PM_{2.5}$ 指大气中空气动力学当量直径（粒径）≤ 2.5μm 的悬浮颗粒物，也称为可入肺颗粒物。$PM_{2.5}$ 直径小，但可携带富含大量的有毒有害物质，如重金属离子铅、镉、砷等，以及多环芳烃等。$PM_{2.5}$ 可通过呼吸道进入细支气管及肺泡，不仅对呼吸系统有影响，还对心血管系统造成损害，主要表现为诱发高血压和心脑血管疾病。$PM_{2.5}$ 浓度增加 $10μg/m^3$，心血管病发病风险及死亡风险分别增加 25% 和 16%，急性冠脉综合征发病风险提高 38%，死亡风险提高 39%，急性心肌梗死发病和死亡风险分别提高 22% 和 51%。同时，长期暴露于 $PM_{2.5}$ 的老年人群、农村人群及从不吸烟人群，其心血管发病的风险更高。

关于空气污染，特别是 $PM_{2.5}$ 对心血管系统不良影响的病理生理机制有以下几种。

（1）诱发血管的炎症反应。

（2）加重氧化应激损伤。

（3）导致自主神经功能紊乱。

（4）加剧血管内皮功能障碍。

Q/ 046 沙尘暴对人体健康有哪些危害？

沙尘暴是指强风扬起地面沙尘，使空气变得浑浊，水平能见度低于1km的恶劣天气现象。沙尘暴的危害主要是风和沙两方面的危害，沙尘天气会造成大气中总悬浮颗粒和可吸入颗粒物浓度升高，空气质量下降。大气中的总悬浮颗粒会严重危害人的呼吸系统（尤其是心脏病患者），颗粒物进入呼吸道，会对肺组织产生强烈的刺激作用，引起急性、慢性呼吸道疾病，另外颗粒物表面还吸附着多种有害物质，如细菌、病毒和有害化学成分，这些成分通过肺组织进入血液循环，对全身有危害作用，可诱发呼吸道疾病，导致多种慢性病，甚至癌症。沙尘天气还可能会诱发部分疾病如过敏性疾病、流行病和传染病等。

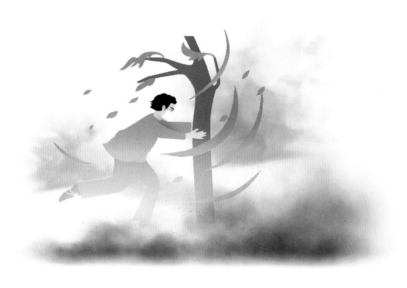

Q/ 047 机动车尾气对人体健康有哪些危害？

随着人们生活水平的提高，汽车成为家庭重要的交通工具，汽车尾气中含有固体悬浮颗粒、一氧化碳、二氧化碳、碳氢化合物、氮氧化合物、铅及硫氧化合物等污染物，已经严重影响到人类健康。比如，一氧化碳与血液中的血红蛋白结合的速度比氧气快250倍，一氧化碳经呼吸道进入血液循环，可削弱血液向各组织输送氧的功能，大脑缺氧，人们会感到头晕目眩、精神不振。氮氧化物主要是指一氧化氮、二氧化氮，它们都是对人体有害的气体，可造成呼吸系统功能失调。氮氧化物和碳氢化合物在太阳紫外线的作用下，会产生一种具有刺激性的淡蓝色烟雾，这种光化学烟雾对人体最突出的危害是刺激眼睛和上呼吸道黏膜，引起眼睛红肿和喉炎。铅是有毒的重金属元素，汽车尾气中的铅及其化合物比较容易沉积在人体的血液系统，导致贫血等症状。

汽车尾气对人体的危害，包括损伤人体的神经系统、呼吸系统和血液系统，还可能致癌，导致胎儿畸形等。

Q / 048 城市居民需要对空气污染做好哪些应急计划?

A（1）根据空气污染程度采取建议、提醒或强制措施：儿童、老年人和患有心脏病、肺病等易感人群应当留在室内，避免户外活动；中小学减少或停止学生户外活动；一般人群减少或停止户外活动和室外作业。

（2）公众及大气污染物排放单位自觉采取措施，减少污染排放，减排措施包括以下几种：①乘坐公共交通工具出行；②增加施工工地洒水降尘频次，加强施工扬尘管理；③采取机械吸尘式清扫，加大道路清扫保洁频次，减少交通扬尘污染；④严格控制城市餐饮服务业油烟排放；⑤排污单位控制污染工序生产，减少污染物排放。

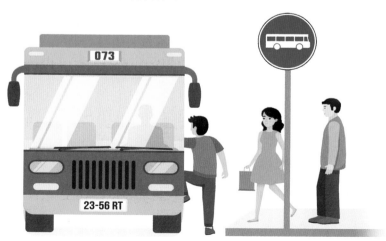

Q/049 城市居民需要对空气污染做好哪些应对措施？

（1）工业合理布局，以方便污染物的扩散，减少废气排放量，控制排放和充分利用大气自净能力。工业装置排放的有毒气体，从工艺改革和回收利用方面予以控制，完善烟囱除尘等。

（2）实行区域集中供热，以高效率的采暖（如锅炉）代替分散的低矮烟囱排放方式。

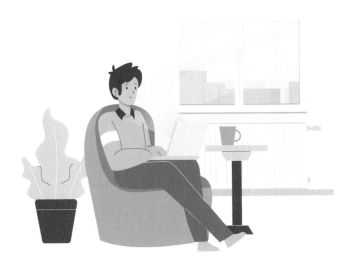

（3）科技创新改变燃料构成，如城市工业和民用煤气、液化石油气的发展，推广低硫燃料和新能源（太阳能、风能、地热等）的使用。

（4）减少汽车废气排放，改善发动机的燃烧设计和提高油的燃烧质量，推广清洁能源汽车的使用，加强交通管理，多乘坐公共交通工具，减少能源浪费的同时减少温室气体等的排放。

（5）植树造林，改善垫面，减少风吹尘。

（6）加强宣教，爱护环境，人人有责。

Q/050 农村地区需要对空气污染做好哪些应急计划？

减少空气污染的基本措施应遵行有效、可行、采取适用技术、伴行健康教育的原则。

（1）改变燃料。在已具备条件的地方提倡使用清洁能源，包括电、气等。特别是液化石油气在降低污染和保护环境方面可能是最好的长期选择。

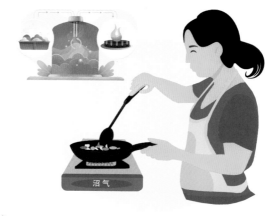

（2）改进炉灶。改善通风效果和燃料不完全燃烧的情况，研究表明在我国农村地区实行改炉改灶措施，使室内空气污染物浓度明显降低，进而降低肺癌发生的危险度。

（3）改善与空气污染相关的行为。包括改变烹饪方式、取暖方式、食物干燥、贮存和淘洗方式等。

（4）加强卫生服务提供。提高广大农民对室内空气污染的认知水平，使人们自觉采取有利于健康的行为和生活方式，减少空气污染。在易发生突发环境污染的化工厂、公路交通干道旁，加强对村民应急自救能力的培训，开展演习加大宣传力度。

Q/051 农村地区需要对空气污染做好哪些应对措施？

A 大气污染既包括汽车尾气、燃放烟花爆竹、农村燃烧秸秆、化肥农药四大污染，也包括工业废气污染、塑料腐烂污染、禽畜污染等。在农村地区，应对空气污染还需要从污染源着手。

（1）将秸秆环保还田和沼气池建设作为解决农村秸秆剩余问题的重要途径，这样不仅能够对禁烧秸秆行动的开展起到辅助作用，还能够大大减少由于大量使用煤炭而带来的大气污染。

（2）大力发展绿色农业，在农村进行集约化种植，实行农业产业化管理，科学控制化肥、农药的用量和用法。建议化肥农药生产厂家转型升级，调整好产品结构，压缩无机肥、毒性大的农药生产量，减少市场供应量。各地生产厂家要积极与养殖农场、养殖大户合作，将猪、牛、羊、鸡、鸭、兔等所有禽畜的粪便收集起来，通过科学发酵，制成颗粒有机肥投放市场，销售给农民。要广泛推广生物灭虫技术、灯光灭虫器械和稻田养鸭、养鱼等，尽量减少使用化学农药灭虫。各级财政要加大投入，鼓励厂商和农民生产与使用有机环保低碳肥料。

（3）发展循环经济，建立农村资源综合利用制度。大力推广清洁能源，修建沼气池，利用生物循环原理充分利用资源，减少禽畜粪便的排放。

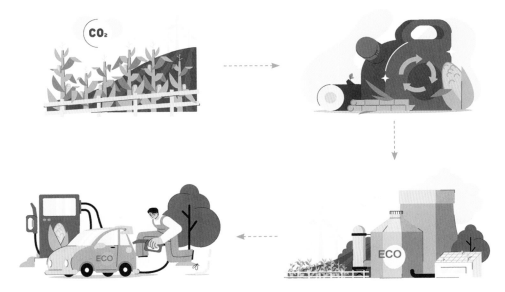

（4）在扩大招商引资规模、优化投资环境的同时应该注重对本地环境的保护。先确立环保目标，再进行项目建设，对区域内的企业结构进行有效优化，减少烂尾工程的出现。

（5）对已经存在的对大气污染较为严重的企业实行政策性关停，制定合理的补偿、转型制度。

Q/A 052 公共场所需要对空气污染做好哪些应急计划？

室内公共场所应贯彻国务院最新发布的《国家突发公共事件总体应急预案》，建立有效的公共场所室内环境污染预防和控制预案。对短时间人员大量集中的场所要建立室内环境污染控制预案，防止出现突发性的空气污染伤害事件。在人流高峰时，要加大室内空气通风，注意在购物高峰时间疏导人群，以保证室内空气良好。

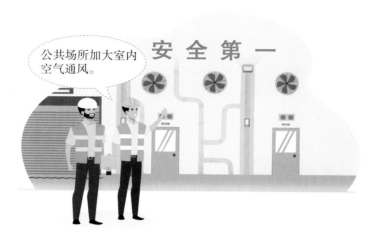

室外公共场所的空气污染可根据环境保护部《环境空气质量指数（AQI）技术规定》分级方法，空气质量指数（AQI）在 201~300 为重度污染，在 301~500 为严重污染。依据空气质量预报，同时综合考虑空气污染程度和持续时间，将空气重污染分为 4 个预警级别，由轻到重顺序依次为预警四级、预警三级、预警二级、预警一级，分别用蓝、黄、橙、红颜色表示。根据空气质量预报结果对应的预警级别，分别采取相应的重污染应急措施。

Q/053 公共场所需要对空气污染做好哪些应对措施？

室内公共场所空气污染的应对措施主要包括以下几点。

（1）按照《公共场所卫生管理条例》规定，大型商场超市开业前，空气必须经过检测，达到国家卫健委公共场所卫生要求。

（2）依据《公共场所卫生管理条例实施细则》，公共场所经营者应当保持公共场所空气流通，室内空气质量应当符合国家卫生标准和要求。公共场所经营者应当按照卫生标准、规范的要求对公共场所的空气、微小气候、水质、采光、照明、噪声、顾客用品用具等进行卫生检测，检测每年不得少于 1 次；

检测结果不符合卫生标准、规范要求的应当及时整改。室外公共场所的空气污染可根据空气质量预报结果对应的预警级别，分别采取相应的重污染应急措施，主要措施包括健康防护提醒措施、建议性污染减排措施和强制性污染减排措施。

Q/ 054 高层楼居民需要对空气污染做好哪些应急计划？

一方面由于工业化进程，高层建筑林立，工厂和人口密度加大，交通拥堵，汽车尾气剧增，产生的 $PM_{2.5}$（细颗粒物）、PM_{10}（可吸入颗粒物）、一氧化碳、二氧化氮、二氧化硫等排放显著增加，影响大气质量，给城市高层建筑周围带来了较大的污染；另一方面各种建筑装饰材料投放，以及设备、设施、生活用品的大量使用，致使甲醛、一氧化碳、二氧化碳、二氧化氮、二氧化硫，悬浮颗粒、浮游微生物等空气危害因子大幅增加，室内空气品质明显恶化，影响人体健康。

高层楼居民应关注空气质量指数，空气污染不严重的情况下，应保持室内空气流通；在大气持续污染（即大气质量指数 AQI ≥ 100）情况下，减少通风，降低室外活动的频率，尽量使用新风系统或者空气净化器等，保持室内空气质量良好。当大气污染严重时（即大气质量指数 AQI ≥ 200），关闭送、排风设施，保持房间封闭状态，阻隔空气污染。家中备好防毒面罩、便携式氧气瓶、封闭性良好的口罩等，在发生紧急空气污染事件时，应捂住口鼻，防止吸入有害气体，通过大楼的应急通道尽快到明亮宽敞的室外空间。

Q/ 055 高层楼居民需要对空气污染做好哪些应对措施？

（1）污染源的防控。住宅室内装修时应提倡绿色家装，不要过于豪华、复杂，尽量以简洁为主，尽可能选用绿色环保的建筑材料、装修装饰材料。如可选用天然木制材料，尽可能少用人造板材；可选用不含甲醛、苯、甲苯、二甲苯的胶黏剂、油漆等，购买时应仔细查看说明书及第三方检验检测报告；购买家具时要选择正规厂家的合格产品；建议不使用地毯，尽量避免使用空气清新剂、杀虫剂等日用化学品；在冬季建筑施工过程中不掺用含氨的外加剂，以防氨的析出。

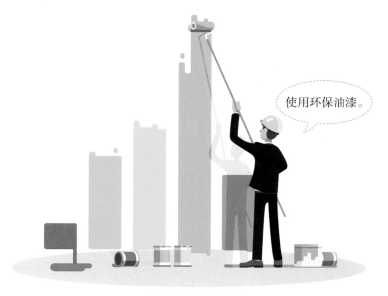

使用环保油漆。

（2）通风稀释。通新风是改善住宅室内空气质量的一种方便、经济、有效的方法，其原理是将室外污染物浓度低的空气用来稀释住宅内污染物浓度高的空气。如房屋装修后，不要急于入住，应将所有门窗、橱柜门敞开，将室外新风引入室内，可加速室内装修装饰材料有害物的释放、排除，从而显著降低室内污染物的浓度。另外，夏天的气温较高，通风稀释效果要明显好于其他季节。空气污染严重的情况下，减少外出活动，关闭门窗。

（3）空气净化。具体有物理吸附法、光催化降解法、植物净化法三种方法。利用一些具有多孔、比表面积大等特性的吸附性材料，吸附室内空气中的有害物质，如活性炭吸附法等。利用在光照条件下所产生的一系列化学反应，氧化和分解室内空气中的有机污染物及部分无机污染物，生成二氧化碳、水等无害物质，如纳米光催化降解挥发性有机化合物等。借助某些植物自身的生长习性，吸收分解空气中的部分有害物质。植物净化法因其简单实用，可作为室内空气污染治理的一种辅助手段。如吊兰、芦荟、非洲菊、虎尾兰可吸收甲醛；常青藤、铁树、菊花可吸收苯；黄金葛可吸收氨；杜鹃花可吸收放射性物质。

Q/A 056 低层楼居民需要对空气污染做好哪些应急计划?

（1）重度污染天气紧闭门窗，有条件的家庭同时开启空气净化器，降低室外颗粒物进入室内的数量。

（2）尽量留在室内，非必要不出行。如确需出行，需要佩戴合适的防霾口罩，外出返回时要清洗面部、鼻腔及裸露的皮肤。

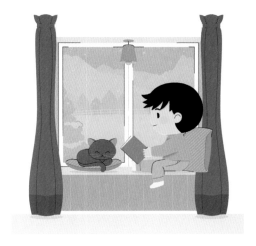

（3）居室内打扫采用湿式清洁方式。

Q/A 057 低层楼居民需要对空气污染做好哪些应对措施?

低层楼空气污染室外以 $PM_{2.5}$、NO_2 为主，室内以甲醛、苯及苯系物等为主。

（1）在室内放置活性炭，通过物理吸附法吸附住宅室内空气中的有害物质。

（2）在室内放置绿植，借助某些植物自身的生长习性，吸收分解空气中的部分有害物质，植物净化法可作为室内空气污染治理的一种辅助手段。

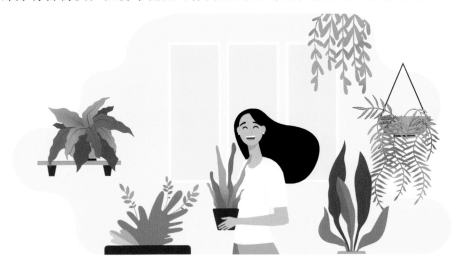

（3）晴朗天气尽量开窗通风，沙尘天气减少开窗通风的次数。

（4）有条件的可添置空气净化器，及时更换净化器滤芯，定时清洗空调。

Q/058 学校需要对空气污染做好哪些应急计划？

/A （1）根据空气质量指数（AQI）制定分学段的学校户外体育活动"叫停标准"，减少或停止室外体育课及户外活动，迟到、缺勤学生不做迟到或旷课处理。学校根据学生出勤情况，灵活安排教学进度。

（2）对于空气污染红色预警，可采取停课措施，或转为线上教学，停课不停学。

（3）在教室内紧闭门窗，通过空气净化设备对室外空气进行过滤后送入室内。

Q/059 学校需要对空气污染做好哪些应对措施？

/A （1）晴朗天气，应尽量开窗通风。必要时进行空气消毒，保持室内空气清洁；沙尘天气则应减少开窗通风的次数，可采用空气调节装置加装初效过滤器，降低室外颗粒物进入教室的数量。

（2）在城市主干道路与校区之间建设卫生防护林带，减少公路交通产生的汽车尾气对学校的影响。

（3）学校内多植树，绿化校园。

（4）如果经济条件允许，可以在教室安装智能通风系统或空气净化设备，通过空气质量传感器根据各区域的空气质量状况自动调节风量大小，室外的新鲜空气经过过滤后送入室内，保证房间有足够的新风量。

（5）教室、实验室、办公室等室内场所保持洁净卫生，不要长期堆放杂物。

Q/060 发生室外空气污染时，在室外应如何避险？

/A （1）佩戴具有防霾功能的口罩，外出返回时及时清洗面部、鼻腔及裸露的皮肤。

（2）合理规划路线，远离车流，减少汽车尾气的吸入量。

（3）尽快返回室内，关紧门窗。

Q/A 061 发生室内空气污染时，在室内应如何处理？

当发生室内空气污染时，要针对不同污染源进行对症处理。

（1）针对室内空气中不同粒径的可吸入颗粒物浓度超过质量标准问题，应该首先对室内定时进行充分的通风，如室内无法形成对流或室外颗粒物浓度过高时，可选用符合质量标准的空气净化器、新风机等设备促进室内气体交换，以降低污染空气中的可吸入颗粒物浓度。

（2）针对因厨房排风不足或室内吸烟等原因造成的可吸入颗粒物浓度过高，应该及时纠正错误行为，使用合格的排风扇和禁止室内吸烟以降低可吸入颗粒浓度。

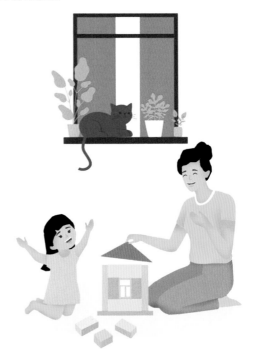

（3）针对室内空气中甲醛、苯等挥发性有机物超标（以甲醛为例），应该先请有资质的检测公司进行挥发性有机物浓度检测，继而进行全屋除甲醛处理并在室内放置活性炭等吸附性物质或具有吸附作用的植物，在重新进行挥发性有机物浓度检测合格后方可放心入住。

Q/A 062 普通人应做好哪些事情以减少空气污染发生的可能？

（1）发现有污染或潜在污染隐患，积极向环保部门反映附近的污染状况。

（2）从我做起减排硫和氮氧化物，具体就是，减少煤炭的使用，倡导使用清洁能源，不燃放烟花爆竹，拒绝使用对臭氧层有破坏作用的含氟制冷剂的空调、冰箱等设备，避免燃烧农作废弃物或以焚烧大区域农作地作为农耕/开发方式。

（3）出门活动时，尽量少开私家车，多乘坐公共交通，养成节约用水、节约用电的好习惯，购买包装简单的商品，支持废物再生利用。

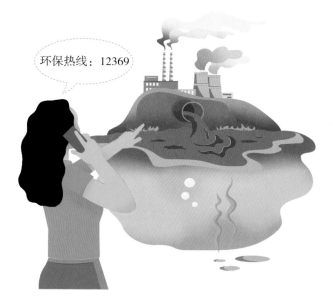

Q/A 063 口罩有哪些分类？

市场上常见的口罩，根据式样可以分为叠式、杯形、平板式三种类型。从用途上可以分为医用口罩和非医用口罩两个大类。

（1）医用口罩。又可以根据不同的质量标准和防护级别的差异分为一次性医用口罩、医用外科口罩和医用防护口罩三个细分类别，其中医用防护口罩适用于传染性疾病感染高风险区域，如疫情状态下的发热门诊、隔离病房内工作的医务人员使用；医用外科口罩，是用于外科手术时帮助医师隔绝患者喷溅的液体，疫情期间也被用于医务工作者或普通群众在低风险区域使用；一次性医用口罩适合普通群众在非密闭、非聚集环境中使用。

（2）非医用口罩。可分为日常防护口罩和劳动防护口罩两个细分类别，日常防护口罩适用于生活场景中滤除空气污染环境下的颗粒物，包括棉纱口罩、活性炭口罩等，劳动防护口罩一般用于工业场所防范职业病，用于防止工业操作中的颗粒物吸入。

Q/ 064 发生空气污染时应如何选择口罩？

发生空气污染时，使用口罩一般用于防范可吸入颗粒物，根据颗粒物粒径的不同，可选用不同级别的日常防护口罩和劳动防护口罩。需要注意的是，纱布或棉布平板式口罩虽然可以阻断花粉或粉尘的吸入，但并不能用于防范 PM_{10} 以下粒径的可吸入颗粒物；使用活性炭口罩虽然可以去除空气中的异味，但并没有防尘作用，也不建议使用；医用口罩使用无纺布进行制作，具有防飞沫、吸湿等作用，可以有效阻断微生物的传播，但用于过滤可吸入颗粒物效果也不理想。综合来看，选择"KN95、KN90"防护级别的带有呼吸阀的防颗粒物口罩可以更有效地阻断空气中的可吸入颗粒物，但需要注意的是，可过滤颗粒物粒径越小的口罩，其呼吸阻力也越大，因此，普通群众在选择防颗粒物口罩时，应该根据自己的呼吸能力选择适当级别的口罩，而不是越高级别就越好。

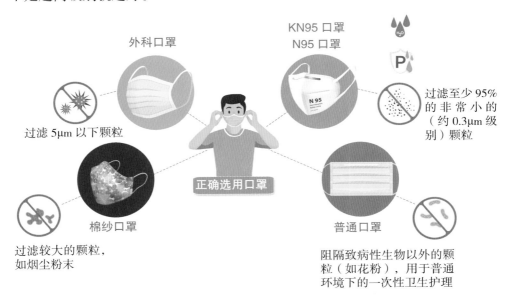

外科口罩
过滤 5μm 以下颗粒

KN95 口罩
N95 口罩
过滤至少 95% 的非常小的（约 0.3μm 级别）颗粒

棉纱口罩
过滤较大的颗粒，如烟尘粉末

正确选用口罩

普通口罩
阻隔致病性生物以外的颗粒（如花粉），用于普通环境下的一次性卫生护理

Q/065 佩戴口罩时有哪些注意事项?

佩戴口罩时,应注意以下事项。

(1)选择适宜类别的口罩进行防护。

(2)佩戴前务必保持双手清洁。

(3)根据正确的步骤佩戴口罩,如使用双手压紧压条、检查口罩的气密性等。

(4)注意口罩推荐的使用时长,如医用外科口罩一般不推荐连续使用超过4小时,且一旦污损,需要立即进行更换。

(5)脱摘口罩前后需要进行手部清洁。

(6)使用过的口罩应根据污染级别丢弃在对应的垃圾桶中。

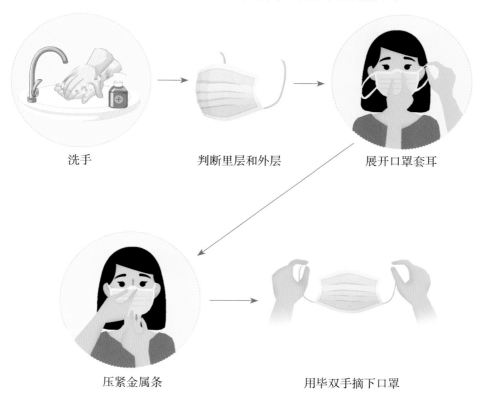

洗手　　　　　　判断里层和外层　　　　　　展开口罩套耳

压紧金属条　　　　　　用毕双手摘下口罩

正确佩戴口罩

Q/A 066 口罩是否可以反复使用？

口罩不必戴一次换一次，是否可以再次使用需要根据清洁程度以及使用场景决定。但如果出现以下几种情况，则不要重复使用。

（1）呼吸阻抗明显增加。

（2）口罩有破损或损坏时。

（3）口罩与面部无法密合时。

（4）口罩受污染（如有染血、飞沫等异物时）。

（5）在高风险区域（如医院等）停留，或与有呼吸道感染人群接触后。

Q/A 067 如何自制简易口罩？

在无法获得口罩的情况下，自己也可通过简单方法制作，但仅限于用于日常生活中使用，不可作为医用防护。所需材料：无纺纱布、棉花。方法：将双层无纺纱布缝合在一起（缝 3 面，留 1 面），从剩下一面填充适量棉花，最后将剩余一面缝合，并沿对角线缝合，将填充物固定，再缝合两条皮筋或丝带作为口罩带，一个简单的颗粒防护口罩就做好了。这种简易口罩仅限于在无法获得任何防护口罩时候供临时使用。

Q/A 068 发生空气污染时是否需要佩戴护目镜？

在空气污染严重的地方，最好佩戴护目镜。空气污染物会对泪膜 pH、泪膜成分、眼表上皮产生系列危害。其中 PM$_{2.5}$ 的浓度升高会使泪膜渗透压下降，二氧化硫会使泪液 pH 降低，二氧化氮会使结膜炎和睑板腺炎发病率增加，这些空气污染物还可能会引发继发性的眼部感染，因此，发生空气污染时，佩戴护目镜是有必要的。

Q/A 069 空气净化器是否可以处理室内空气污染？

合格的空气净化器可以改善室内空气质量。根据净化方式，空气净化器分为被动吸附过滤式和主动净化式两种。被动式主要通过过滤网对空气中污染物（一般包括粉尘、花粉等颗粒物,异味、甲醛之类的装修污染,细菌、过敏原等）进行吸附、拦截、分解或转化,达到净化空气的效果;主动式则是通过向空气中释放净化灭菌因子（如负离子）以达到净化空气的效果。而且,针对不同需求,空气净化器的选择也有区别,例如,对于新装修的房间,应选择对甲醛净化效能高的净化器;对于老房子或者仅用于应对雾霾天气,可以选择对颗粒物净化效能高的净化器;家里有小孩的,可以选择除菌效果好的净化器。需求不同,选择不同。

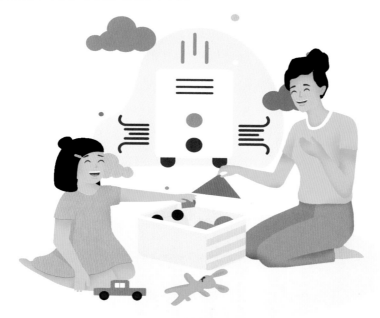

Q/ **070** 新购置的家具如何科学地除甲醛?

/A 目前,《民用建筑工程室内环境污染控制标准》（GB 50325—2020）规定,室内空气中的甲醛浓度限值标准为 0.07mg/m^3,更为严格的国际标准为 0.03mg/m^3。新购置的家具可能会释放甲醛,常规开窗通风或选购甲醛清除剂、光催化剂、金属催化剂、吸附剂对去除甲醛都会有一定的效果,但除甲醛的速率有待商榷。且甲醛释放时间很长,经过治理达标的室内环境可能会有甲醛浓度反弹超标的问题。鉴于此，建议选择通过省级以上计量监督部门的计量认证的单位对新购置的家具释放甲醛的量进行科学有效的评估，出具专业的检测报告。如有 CMA（检验检测机构资质认定）或 CNAS（中国合格评定国家认可委员会）标志。如确定甲醛超标，建议选用除甲醛的专业空气净化器。市面上主流除甲醛的专业空气净化器多采用"HEPA+ 活性炭"技术，建议选购圆筒形结构的空气净化器，增加净化有效面积，可有效提高甲醛去除速率。净化能效可以比较客观地反映空气净化器的整体性能，应该作为选购空气净化器的主要参考指标。

四 酸雨的危害及应急处理

Q/071 酸雨是什么？

A "酸雨"这一术语最早是由英国化学家罗伯特·安古斯·史密斯（Robert Angus Smith）于 1872 年在《空气和降雨：化学气候的开端》一书中提出的。自那之后，人们对"酸雨"一词的使用越来越多，现在通常把 pH 值小于 5.6 的雨、雪、雾、雹以及其他形式的大气降水统称为酸雨。简单地说，酸雨就是酸性的雨。由于大气中存在着大量的二氧化碳，正常的雨水本身就略显酸性。通常认为大气降水与二氧化碳气体平衡时的 pH 值 5.6 为降水天然酸度，当降水的 pH 值低于 5.6 时，即为酸雨。

Q/072 哪些因素可能造成酸雨？

A 我国的酸雨主要是由大量燃烧含硫量高的煤而产生的，多为硫酸雨，少为硝酸雨，二氧化硫（SO_2）和氮氧化物（NO_x）排放到大气中后，通过风和气流与大气发生酸化反应，就会产生酸雨。SO_2、NO_x、水、氧气以及其他化学物质反应形成硫酸和硝酸，再与水和其他载体混合，最后以降雨的方式作用于地面之上。酸性物质是导致酸雨的罪魁祸首，绝大多数酸性物质是来自人类活动的影响，主要分为以下两种。

（1）固定污染源。①生活污染源：人们为满足生活需要，燃烧煤、石油和天然气等化石燃料排出氮氧化物和硫氧化物。②生产污染源：工业企业生产过程中大量使用煤、石油、天然气等化石燃料，这些燃料燃烧时就会排放硫氧化物和氮氧化物。

（2）移动污染源。交通工具如各种机动车行驶过程中排放的尾气含有氮氧化物和硫氧化物。

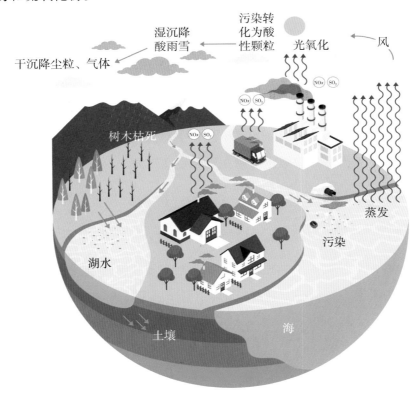

Q/073 酸雨易发生在哪些地区？

/A 酸雨是大气污染的一种表现，是目前人类遇到的全球性区域灾难之一。我国是继欧洲和北美之后的世界第三大重酸雨区，化工厂越密集的地方，经济越发达的地方，酸雨越严重。在我国，长江以南存在着连片的酸雨区域，东南沿海一带、珠三角地区酸雨较重。我国酸雨主要分布在重庆、四川、贵州、广东、广西、湖南、湖北、江西、浙江、江苏和青岛等省（区）市部分地区。

Q/074 酸雨是否能够被预测?

/A 酸雨是可以被预测的，气象部门通过对空气中 SO_2、NO_2、PM_{10} 等预报因子的监测，结合气象要素，就可以实现酸雨的 24 小时内预测。

Q/075 酸雨对人体的直接损害表现在哪些方面?

/A 酸雨会对人体健康产生一定影响，不同组织部位对酸的敏感度不同，一般人体的黏膜组织敏感性极强，受腐蚀性物质侵蚀，伤害较重。常见的是由酸雨直接刺激眼角膜而引发的红眼病，尤其以老年人表现较为明显。此外，经呼吸道吸入酸雨中的 SO_2 和 NO_2 还会直接刺激呼吸道黏膜而引起急性和慢性呼吸道损伤。酸雨还可使儿童免疫力下降，易感染慢性咽炎和支气管哮喘。

Q/076 酸雨对公共安全有哪些损害?

/A 酸雨对公共安全的损害主要体现对人类生活环境的损害，继而间接对人类造成损害。如农田土壤被酸化后，使本来固定在土壤矿化物中的有害重金属，如汞、镉、铅等溶出，继而被粮食、蔬菜吸收，并富集在其中。而人吃了这样的粮食和蔬菜后，可能发生重金属中毒，进而得病，如镉中毒引起的疼痛病。酸雨降落或汇集到湖里，导致湖泊酸化，会使鱼类、虾类减少或灭绝。

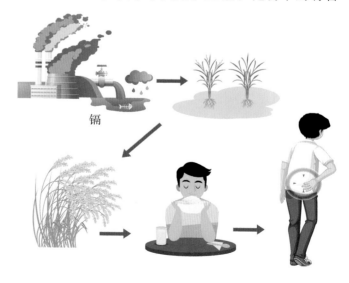

镉

Q/A 077 在室外如遇酸雨应如何避险?

虽然人体的皮肤对于酸性液体有一定的耐受能力,但是人的眼角膜和呼吸道十分敏感,酸雨或酸雾对这些器官有明显的刺激作用,导致红眼病和支气管炎,咳嗽不止,还可诱发肺病,所以如果在室外遇到酸雨,第一时间找地方避雨,特别注意保护眼、耳、口、鼻等器官。

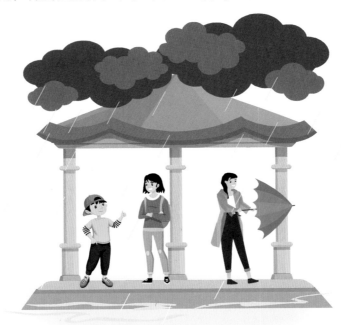

Q/A 078 农村需要对酸雨做好哪些应急计划?

可酌情施用生石灰等以提高土壤缓冲能力,缓解土壤酸化过程,对于已经酸化的土壤可采用投入生石灰的办法进行中和恢复,建立pH缓冲系统。

Q/A 079 农村需要对酸雨做好哪些应对措施?

(1)对于酸雨频发的地区,可筛选和培育抗酸农作物品种,并利用高新技术,加快抗酸雨新品种的培育。

（2）可在酸雨敏感的农作物和林木中间种植抗酸雨树种，例如银杉、金橘、桑树、樟树等树种，这些植物有很强的吸酸能力，可以减轻酸雨的危害。

（3）可推广避雨栽培方式，通过塑料薄膜的隔离，减轻酸雨对农作物的直接危害。

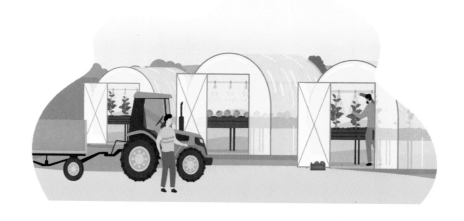

Q/ **080** 城市需要对酸雨做好哪些应急计划？

/A （1）加强环境监测能力建设，建立天气监测预警体系，制定完善应急预案。

（2）成立应急领导小组，负责酸雨灾害期间突发公共事件的处置工作。

（3）告知市民避免接触酸雨，若接触后出现身体不适及时就诊。

（4）酸雨会腐蚀大理石、混凝土等非金属建筑材料，应对建筑物定期检修，避免出现安全隐患。

Q/ **081** 城市需要对酸雨做好哪些应对措施？

/A （1）加大城市综合治理力度，加强重点行业大气污染治理，推进大气污染物减排。

（2）积极调整产业，严格控制高污染、高耗能行业的环境准入。加大风力发电、天然气、太阳能等清洁能源的供应和推广力度，实施清洁能源替代。

（3）加强城市交通管理，推动油品配套升级，淘汰高排放车辆，有效控制机动车排气污染。

（4）建立和完善大气污染防治的工作机制，强化环境执法监管，健全法律法规标准体系。

（5）多植树栽花，扩大绿化面积。可选择种植一些吸收 SO_2 和粉尘能力较强的植物，如石榴、菊花、桑树、银杉等，既可以净化空气、防治酸雨，又可美化城市环境。

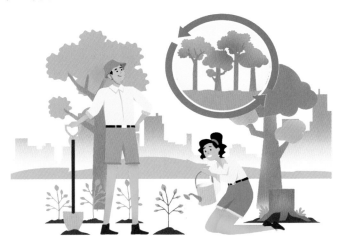

（6）积极开展大气污染防治宣传教育活动，提高人民群众环境保护的意识。

Q/A 082 工厂需要对酸雨做好哪些应急计划？

（1）明确突发环境事故的监测与治理重点，快速确定突发环境事故的动态变化及具体处理措施。待处理结束之后，查明原因，总结相应事故处置经验并分类建档，构建环境事故应急体系并经常开展应急演练。

（2）采用多种预警和应急手段，使用应急检测车等仪器，采用标准的采样与分析方法，配备经培训合格的技术人员，从而提升监测数据的准确性和环境事故处理的科学性、规范性和预见性。

（3）加强对自动化、便携式检测仪器设备的研发。科技是第一生产力，以科技指导行动，才是环境监测与治理技术实现长足发展的必然出路。

Q/083 工厂需要对酸雨做好哪些应对措施？

/A 大气无国界，防治酸雨是一个国际性的环境问题，不能依靠一个国家单独解决，必须共同采取对策，减少硫氧化物和氮氧化物的排放量。目前工厂减少二氧化硫排放量的主要措施有以下几种。

（1）原煤脱硫技术。

（2）优先使用低硫燃料。

（3）改进燃煤技术，减少燃煤过程中 SO_2 和 NO_x 的排放量。

（4）对煤燃烧后形成的烟气在排放到大气中之前进行烟气脱硫。目前主要用石灰法。

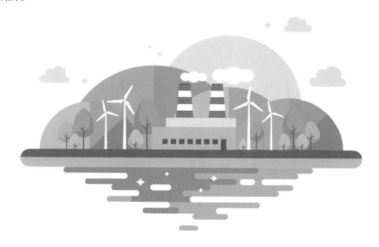

Q/084 学校需要对酸雨做好哪些应急计划？

/A （1）学校组织的酸雨抢险队成员要保证通信工具畅通，及时联系，每当遇到特大暴雨，都应注意观察校园及周边的水位上涨情况。

（2）及时掌握险情，一旦学校发生洪涝灾害，全体抢险队员应立即赶到学校，听从指挥，全力抢搬学校的教学物资。

（3）学校接到上级的停课指示后，对学生进行安全教育，在安全的前提下疏散学生；对无法回家而在学校停留的学生，学校要做好学生饮食、卫生等方面的工作。

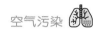

（4）做好卫生防疫工作，预防各类传染病的发生。

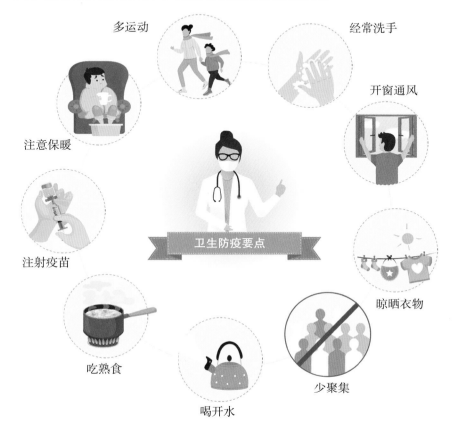

（5）若学校受酸雨侵蚀，待洪水开始退落时，及时组织人力物力，清扫污泥垃圾。

（6）学校要及时做好善后处理工作，积极做好恢复正常教学和生活秩序工作，维护校园和社会稳定。

Q/A 085 学校需要对酸雨做好哪些应对措施？

（1）学校要有计划、有重点地搞好教师、学生的安全教育工作，增强师生的防范酸雨安全意识，特别是加强师生应对突发自然灾害自我保护的安全教育。

（2）要有针对性地对师生开展酸雨安全教育，增强防范意识和自救自护能力。要求学生不能到江河湖、水库边、低洼地带等可能发生山洪及地质灾害的地区游玩，做到防患于未然。

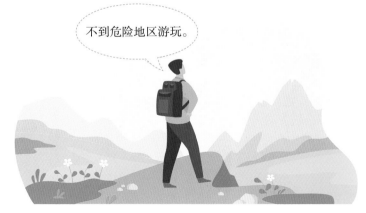

不到危险地区游玩。

（3）汛期强风暴发生时，学校根据校内的地质环境，对低洼地带、操场、校舍和易发生倒塌、滑坡等地方进行全面排查，不留死角，发现问题及时上报。

（4）学校根据天气情况及时做好防灾部署工作，做到早准备、早预防，严防洪涝、地质灾害给师生造成人身伤害。

（5）安排领导带班，值班人员要保持 24 小时通信畅通。值班人员必须注意收听收看当地天气预报等信息，如遇第二天有酸雨、雷雨或出现大到暴雨天气时，收集信息的老师应及时上报领导小组，领导小组立即通知各位班主任，使本班学生做好汛期的安全防范准备。并要认真填写值班记录，交班时要手续清楚，签名移交下一班。

（6）汛期期间学校要组织人员对校区进行全面检查，封堵、关闭危险场所，并设立醒目的警示标志。

Q/A 086 医院需要对酸雨做好哪些应急计划?

（1）注重平时酸雨及其相关疾病基本资料积累，制定科学的防病治疗对策及紧急处置预案，确定不同时期的防病重点，创建高效运行的信息化灾害医学网络体系。

（2）成立应急领导小组，负责酸雨灾害期间突发公共卫生事件的处置工作。

（3）做好酸雨灾害的卫生救护训练及人才准备，优化卫生组织及现场急救预案。

（4）贮备必要的物资、药品，并定期进行检查更新，以应对突发事件。

Q/A 087 医院需要对酸雨做好哪些应对措施？

（1）积极开展酸雨相关疾病监测，探索机体损伤特点，建立相关疾病监测及报告系统。

（2）完善酸雨所导致的急慢性呼吸系统疾病、眼部疾病及重金属中毒等相关疾病的处置方法指南及相关设备药品的贮备。

（3）积极开展酸雨相关疾病的健康教育，告知群众出现症状应及时就诊，减少酸雨污染水源的接触。

（4）开展酸雨相关人体损伤与康复相关的基础研究。

Q/A 088 普通人应做好哪些事情以减少酸雨发生的可能？

（1）从实际出发，减少可产生酸雨的燃煤，如蜂窝煤的使用，从源头上减少酸性物质的排放。

（2）倡导和优先使用清洁能源，如天然气、氢能、太阳能、水能、潮汐能、地热能等。

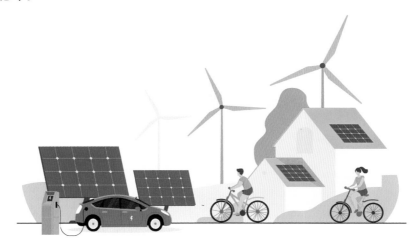

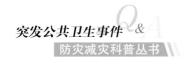
（3）不燃放烟花爆竹，少用私家车，多乘坐公共交通出行，减少汽车尾气的排放和污染；如须购买车辆，优先考虑新能源汽车。

（4）保护好现有森林，加强植树栽花活动，扩大绿化面积。积极参加公益植树活动，依据城市环境规划，选择种植一些较强吸收 SO_2 和粉尘的植物，如石榴、菊花、桑树、银杉等这样既可以净化空气，美化城市环境，也是防治酸雨的有效途径。

提高防"酸"意识并加强学习，人人都是环保大使，积极宣传酸雨的危害，并动员身边的亲人、朋友、同事参与到酸雨防治工作中来。

Q/089 哪些材料能够抵御酸雨侵蚀？

能抵御酸雨侵蚀的材料通常化学性质比较稳定，能耐酸性物质腐蚀。包括部分金属合金材料、大部分陶瓷、高分子有机合成材料及复合材料等。

Q/090 被酸雨侵蚀过的水能否用来灌溉？

不推荐使用被酸雨侵蚀过的水来进行灌溉。酸雨可以降低土壤 pH 值，造成土壤板结，加速土壤中矿物质元素的风化、释放，从而降低土壤养分库的植物营养元素，最终造成土壤贫瘠，植物营养不良。酸雨还可以使土壤中的有害元素活化，造成植物中毒，此外还可直接作用于植物，破坏植物形态及代谢功能等。

Q/091 被酸雨侵蚀过的水能否用来饮用？

酸雨在降落过程中可以溶解空气中的重金属粒子，使其变成对人体有害的金属盐，如果人类饮用酸化的地面水和由土壤渗入金属含量较高的地下水，一些有害的重金属元素如铜、镉等逐渐积累进入人体，最终对人体产生危害。

Q/092 被酸雨侵蚀过的农作物是否可以食用？

溶解在酸雨中的有毒金属被农作物吸收，人类食用被酸雨侵蚀过的农作物后，一些重金属元素会通过食物链逐渐积累进入人体，最终对人体产生危害。例如，累积在动物器官和组织中的汞与脑损伤和神经混乱有关；积聚在人类器官的铝与肾的问题有关，近年来也被怀疑与老年痴呆症有关。

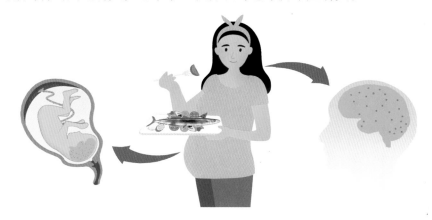

Q/ 093 被酸雨侵蚀过的江河湖海动物是否可以食用？

/A 酸雨不仅直接导致江河湖海动物死亡，还有慢性作用，包括使动物繁殖力丧失，骨骼脱钙，身体畸形。某些金属如铜、镉、铝、铅进入动物体内，如果人类食用这些动物，有害的重金属元素会通过食物链逐渐积累进入人体，最终给人的生命健康带来威胁。

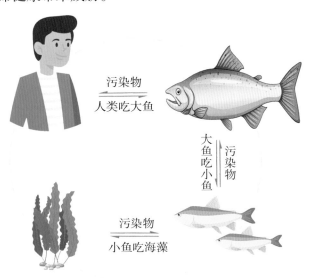

Q/ 094 被酸雨侵蚀过的高楼大厦是否不安全？

酸雨是一种含有 H^+、SO_4^{2-}、Mg^{2+}、NH_4^+、Ca^{2+}、NO_3^-、Cl^- 等介质、溶液 pH 小于 5.6 的自然降水。处于酸雨环境下的水泥混凝土，其水泥水化产物氢氧化钙、水化铝酸钙凝胶、钙矾石等容易受到溶蚀性和膨胀性双重腐蚀破坏，导致混凝土服役性能显著损伤、退化乃至完全丧失，严重威胁酸雨地区混凝土结构的耐久性和安全。

埋在混凝土中的钢筋，由于混凝土中的高碱性，会在钢筋表面形成氧化膜，能有效地保护钢筋。当空气中的二氧化碳等酸性气体与混凝土中的碱性物质发生化学反应而降低其碱度，形成混凝土中的碳化。当碳化深度穿过混凝土保护层至钢筋表面时，就会破坏钢筋表面的氧化膜。此外，当混凝土构件的裂缝宽度超过一定限值时，会加速混凝土的碳化，使钢筋表面的氧化膜更容易遭到破坏。这时，如果含氧水分侵入，在水和空气的共同作用下，钢筋就很容易产生锈蚀。

Q/ 095 被酸雨侵蚀过的土地是否还能继续耕作？

酸雨对土壤生态系统的功能特性，包括土壤的盐基离子以及重金属与微量元素的淋溶、土壤营养、土壤酸化、土壤微生物数量及其活性、土壤缓冲性能、土壤对酸雨的敏感性、土壤结构、土壤矿物风化等方面均会产生一定的影响。长期受酸雨侵蚀的土壤易造成 pH 值下降，土质恶化，使正常的生态系统失去原有平衡，使土壤中的营养物质大量流失，导致肥力下降、使土壤贫瘠，微生物种类和群落结构受到破坏，导致植物生长逐步退化。

不同地区、不同土壤成分对酸雨的缓冲能力不同，并不是所有被酸雨侵蚀过的土地都会产生极端的影响，而导致不能继续耕作。被酸化的土地一方面可以通过种植抗酸性强的农作物和树种来减少酸雨对土地利用的影响，另一方面也可以添加一定的土壤改良剂，如苛性钠、碳酸钠、消石灰、石灰石或石灰岩等化学品来中和土壤中的酸，通过多种绿肥、施有机肥，达到改良土壤的目的。

因此，采取适当的措施，被酸雨侵蚀过的土壤还是可以继续耕作的。

Q/ 096 如果不慎饮用酸雨应如何处理？

/A 酸雨对人体可产生直接或间接的危害，是不可以直接饮用的。若不慎饮用酸雨，应及时用清洁的水漱口，并多喝洁净水，以利于有毒有害物质及时排出体外。若出现口腔、咽喉、胃肠等不适症状应及时就医。日常生活中，要注意食品和

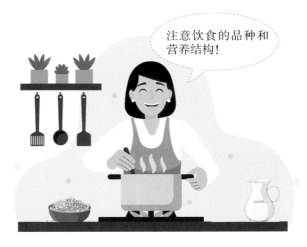

注意饮食的品种和营养结构！

饮用水的卫生，注意饮食的品种和营养结构。饮食上可辅助吃一些食物，如绿豆、海带、鲜果等，可加速体内有害物质的排出，有效降低酸雨对人的危害。

Q/ 097 如果眼部不慎接触酸雨，应如何处理？

/A 如果眼部不慎接触酸雨，应马上用洁净的清水反复冲洗眼睛，减少酸雨对眼睛的刺激和侵害。切忌猛揉眼睛，以免加剧对眼角膜、结膜的损害。冲洗后若眼睛仍然出现异物感、烧灼感、流泪等不适症状，须及时到医院眼科诊治。

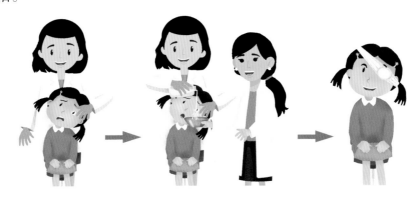

Q/098 如果皮肤被酸雨灼伤，应如何处理？

如果皮肤被酸雨灼伤，应马上更衣洗澡，脱掉被酸雨污染的衣物，进行全身清洗。若洗完澡后皮肤出现干燥，可以涂抹润肤液（乳）以缓解皮肤干燥不适。如果皮肤干燥较长时间没有得到有效好转，或出现红疹、瘙痒等皮炎症状时，需要立即前往医院皮肤科，在医生的指导下进行药物治疗。

Q/099 如果酸雨大量进入室内，应如何紧急处理？

由于酸雨有刺鼻的气味，过量吸入会引起呼吸道症状，因此，建议按如下步骤进行处理。

（1）保持门窗通风，同时适当佩戴防护口罩，有条件的话可以佩戴酸性气体防毒面罩。然后，向地面抛撒熟石灰、苏打粉、小苏打粉等碱性无毒化合物，中和酸雨中的强酸性成分，进行无害化处理。

（2）抽干和倾倒处理后的污水。

（3）以小苏打水擦拭被雨水浸湿的门窗和生活物品表面，除去酸性成分，擦干后方可使用。

Q/100 遇酸雨环境，如必须外出应做好哪些防护？

（1）不要选择自行车、电动车等交通工具，可选择公共交通或步行，以免骑行过程中酸雨接触身体，刺激眼睛、口鼻，引起身体不适。

（2）必须打伞、穿胶鞋，并尽量佩戴防护口罩和眼罩，如果是 pH 值很低的腐蚀性酸雨，建议佩戴防毒面罩。

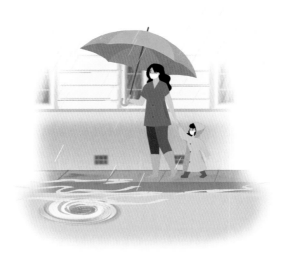

（3）如果本人有哮喘、慢性支气管炎、肺心病等呼吸道疾病，建议出门时携带平时所服用的药物。

（4）到达目的后，立即用肥皂清洗口、鼻、面、手及其他接触到雨水的身体部位，并冲洗雨伞、胶鞋、雨衣，避免长时间酸雨的腐蚀作用。

参考文献

[1] 程灏旻，王维，罗卿，等.空气污染对人体健康的影响 [J]. 化工设计通讯，2021，47（1）：167–168.

[2] 韩永忠.城市空气污染及对策 [J]. 四川环境，2001，20（1）：58–61.

[3] 周曼璐.分析大气污染的环境监测及治理 [J]. 资源节约与环保，2021（05）：56–57.

[4] 蒋薇.工业大气污染防控研究 [J]. 环境科学与管理，2017，42（9）：100–104.

[5] 袁源.室内空气污染与治理 [J]. 河南建材，2020（4）：123–124.

[6] 马坤.空气污染概况及防治理论 [J]. 皮革制作与环保科技，2021，2（18）：172–173.

[7] 陶俊.重庆市大气总悬浮颗粒物污染特征及来源解析 [D]. 重庆：重庆大学，2003.

[8] 李宾.几种常见大气污染物的来源及危害 [J]. 内蒙古科技与经济，2010（10）：55–56.

[9] 董文雯.环境空气中总悬浮颗粒物对人体身心健康的影响研究 [J]. 环境科学与管理，2022，47（3）：93–97.

[10] 吕国春.大气中含硫化合物的转化和性质的理论研究 [D]. 济南：山东大学，2019.

[11] 李亚.含氮、含氯大气污染物和二氧化碳消除转化的机理研究 [D]. 开封：河南大学，2017.

[12] 江桂斌，王春霞，张爱茜.大气细颗粒物的毒理与健康效应 [M]. 北京：科学出版社，2020.

[13] 曹芹，平芬，张凤蕊，等.细颗粒物对人体呼吸系统损害的研究进展 [J]. 中国临床保健杂志，2017，20（6）：758–761.

[14] 牛佳钰，肖纯凌.空气细颗粒物对心血管系统的影响研究进展 [J]. 中国公共卫生管理，2016，32（4）：435–443.

[15] 杨逸成，黎嘉雯，孙博，等.空气污染与心脑血管疾病的研究进展 [J]. 中国医学科学院学报，

2022，44（2）：318-323.

[16] YI YANG，HAO LUO，RANRAN LIU，et al.The exposure risk of typical VOCs to the human beings via inhalation based on the respiratory deposition rates by proton transfer reaction-time of flight-mass spectrometer[J].Ecotox.Environ. Safe，2020，197：110615-110615.

[17] 戴慧玲 . 持久性有机污染物及其对人体健康的危害 [J]. 中国医药导报，2008，17：101.

[18] 王辰，肖丹，池慧 .《中国吸烟危害健康报告 2020》概要 [J]. 中国循环杂志，2021，36（10）：937-952.

[19] 王鑫 . 烟草伤害心血管你了解多少 [J]. 健康向导，2021，27（6）：45-46.

[20] LEVYRV，BRATHWAITEKE，SARATHYH，等 . 文献快报（6）：美国儿童青少年主动吸烟与被动吸烟对高血压的影响 [J]. 中国学校卫生，2021，42（11）：1743.

[21] 中国医师协会心血管病分会.心血管疾病戒烟干预中国专家共识[J].中国实用乡村医生杂志，2012，19（20）：11-15.

[22] 苗苗，张虹 . 戒烟对心血管疾病影响的研究进展 [J]. 中西医结合心脑血管病杂志，2020，18（08）：1241-1243.

[23] 高波 . 室内空气污染原因分析与防治对策 [J]. 职业与健康，2005（02）：263-264.

[24] 刘十羽，高笑宇，孙德俊 . 固体燃料导致的室内空气污染对肺部疾病的作用 [J]. 国际呼吸杂志，2021，41（15）：1195-1200.

[25] 安晶，包鹤龄，方利文 . 生物燃料烟雾暴露与中国居民慢性阻塞性肺疾病关系 meta 分析 [J]. 中国公共卫生，2016，32（07）：999-1004.

[26] 邓峰 . 燃煤型地方性氟中毒病区成因与控制对策 [J]. 东方药膳，2021（16）：55.

[27] 洪也，张莹，马雁军，等 . 沈阳市 PM2.5 离子成分对呼吸疾病门诊数影响研究 [J]. 中国环境科学，2018，38（12）：4697-4705.

[28] 金银龙，程义斌，王汉章，等.煤烟型大气污染对成人呼吸系统疾病及其症状影响的研究[J].卫生研究，2001，30（4）：241-243，246.

[29] 陈冬梅，苑红宇 .PM2.5 对人体呼吸系统及心血管系统影响的研究 [J]. 沈阳医学院学报，2014，16（1）：39-41.

[30] 薛松维 . 空气污染影响心脏血管（上）[J]. 中国乡村医药，2021，28（21）：25-26.

[31] 庞雅贤 . 基于体检人群队列研究空气污染对心血管疾病的影响 [D]. 石家庄：河北医科大学，2021.

[32] 陈熙勐，张皓旻，顾万清，等 . 我国 PM2.5 主要成分及对人体健康危害研究进展 [J]. 中华保健医学杂志，2019，21（01）：83-85.

[33] 王文娟 . 沙尘暴对人体的危害及治理措施 [J]. 科技创新导报，2019（30）：096-097.

[34] 柳亮 . 农村环境污染应急管理的思考 [J]. 吉林农业，2010（10）：128-129.

[35] 延安市人民政府办公室关于印发《延安市空气重污染日应急方案（暂行）》的通知 [J]. 延安市人民政府政报，2013（08）：30-32+34.

[36] 汪林安 . 美丽乡村建设中的大气污染与应对措施 [J]. 资源节约与环保，2014（1）：100-100.

[37] 杨皓 . 谁来管公共场所空气污染 [J]. 检察风云，2018，23.

[38] 王铁毅 . 复杂环境下高层建筑空气质量控制 [J]. 山东冶金，2014，36（1）：51-53.

[39] 徐亚平，聂礼宾，沈炜熠 . 浅谈室内空气污染及防治措施 [J]. 城市建筑，2016（32）：339-339.

[40] 邹宜轩 . 高大建筑空间突发性空气污染高效监测与应急响应 [D]. 大连：大连理工大学，2021.

[41] 龙慧斌，孟晶晶 . 住宅内主要空气污染物的来源及防控措施 [J]. 农村经济与科技，2020.

[42] 国家突发公共事件总体应急预案 [J]. 中国防汛抗旱，2006（01）：16-19.

[43] 公共场所卫生管理条例实施细则（卫生部令第 80 号）[J]. 中华卫生杀虫药械，2011，17（04）：304-306+310.

[44] 柯岩，朱小倩，张旋，等 . 国内可重复使用口罩发展现状及展望 [J]. 针织工业，2021（09）：72-77.

[45] 施建辉，任小梅，李斌，等 . 新冠肺炎疫情间 CSSD 自制防护口罩及佩戴效果观察 [J]. 现代医药卫生，2021，37（02）：306-308.

[46] 杨启晨，李程，刘祖国 . 空气污染对眼表产生的影响 [J]. 中华实验眼科杂志，2017，35（11）：1035-1038.

[47] 嘉怿 . 面对雾霾和新冠空气净化器有没有用 [J]. 上海质量，2022（04）：72-74.

[48] 吕晓飞，刘兵兵，胡朋举，等 . 空气净化器甲醛净化性能研究 [J]. 洁净与空调技术，2018（03）：

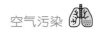

66–68.

[49] 庞建新.除甲醛,你用对方法了吗 [N].中国消费者报,2021–09–27（003）.

[50] 什么叫酸雨？酸雨是怎样形成的？[J].环境教育,2004（02）：29.

[51] 张淳安.酸雨是怎样形成的？[J].科学大众,2002（05）：42.

[52] 孙崇智.广西酸雨时空分布及农业防灾减灾应对研究 [D].桂林：广西大学,2011.

[53] 冯颖竹,陈惠阳,余土元,等.中国酸雨及其对农业生产影响的研究进展 [J].中国农学通报,
2012,28（11）：306–311.

[54] 刘纯旭.城市大气污染防治对策研究 [J].黑龙江科技信息,2014（11）：6–6.

[55] 刘萍,夏菲,潘家永,等.中国酸雨概况及防治对策探讨[J].环境科学与管理,2011,36（12）：
30–35,84.

[56] 中国研究型医院学会卫生应急学专业委员会,中国中西医结合学会灾害医学专业委员会.灾
害事故现场急救与卫生应急处置专家共识（2017）[J].中国研究型医院,2017,004（006）：
37–49.

[57] 牛建刚,牛荻涛,周浩爽.酸雨的危害及其防治综述 [J].灾害学,2008（04）：110–116.

[58]《环境与废物管理手册》第3卷：酸雨与温室气体污染控制 [M].北京：世界科技出版公司：
2020–05–19.

[59] 邓劲扬.论酸雨的形成危害及防治措施 [J].资源节约与环保,2013,09：104.

[60] 王凯,马保国,龙世宗.酸雨侵蚀下水泥石物相组成变化的微观分析 [J].硅酸盐学报,
2009,37（5）：880–884.

[61] 王凯,张泓源,徐文媛,等.混凝土酸雨腐蚀研究进展 [J].硅酸盐通报,2014,33（9）：
2264–2268.

[62] 凌大炯,章家思,欧阳颖.酸雨对土壤生态系统影响的研究进展 [J].土壤：2007,39（4）：
514–521.

[63] 牛建刚,牛荻涛,周浩爽.酸雨的危害及其防治综述 [J].灾害学：2008.23（4）：110–116.

[64] 空气污染（霾）人群健康防护指南.国卫办疾控函〔2019〕874 号.

[65] 龙慧斌,孟晶晶.住宅内主要空气污染物的来源及防控措施 [J].农村经济与科技,2020,31
（22）：11–12.

[66] 张金谱，梁桂雄，王宇骏，等.广州城区近地面层不同高度空气质量评价[J].生态环境学报，2018，27（7）：1234–1240.

[67] 何素艳，石岩.重污染天气学校户外体育活动"叫停"分析：基于文本与个案[J].西安体育学院学报，2017，34（2）：242–248.

[68] 虹口区空气重污染专项应急预案（虹府办发[2018]30号）.

[69] 高衍新，隋少峰，孔凡玲，等.青岛市某学校室内空气质量卫生学评价[J].中国卫生工程学，2012，11（4）：274–284.

[70] 袁晶，夏世钧.室内空气污染与健康[J].医学与社会，1998，11（2）：5.

[71] 周遂，赵杰.防颗粒物口罩的分类和使用[J].工程技术（全文版），2016（12）：00278–00278.

[72] 蒋璐蔓.N95过滤式防护口罩适合性及其随时间变化研究[D].武汉：华中科技大学，2013.

[73] 李禾.天降酸雨该如何应对？[N].科技日报，2011–07–15（004）.

[74] 张倩.科学认识酸雨[N].中国气象报，2010–09–08（003）.

[75] 郑凤琴，孙崇智，于文杰，等.城市酸雨预报方法及业务系统[J].气象科技，2006（06）：684–687.

[76] 黄海洪，孙崇智，郑凤琴，等.酸雨pH值分级短期预报方法研究初探[J].环境化学，2006（03）：373–374.

[77] 章丽娜.使用各种咀嚼片剂与心血管病关系：亚洲地区的Meta分析[D].杭州：浙江大学，2010.

突发公共卫生事件 Q&A 防灾减灾科普丛书

● 主　审／陈孝平　马　丁
● 丛书主编／王　伟　刘继红

国家重大公共卫生事件医学中心
人畜共患传染病重症诊治全国重点实验室　◎组编

常见危险化学品

主　编◎王军明
副主编◎胡维琨　何　花

长江出版传媒　湖北科学技术出版社

图书在版编目（CIP）数据

常见危险化学品 / 王军明主编；胡维琨，何花
副主编 . —武汉：湖北科学技术出版社，2023.6
（突发公共卫生事件 Q&A 防灾减灾科普丛书）
ISBN 978-7-5706-2623-6

Ⅰ. ①常…　Ⅱ. ①王…　②胡…　③何…
Ⅲ. ①化工产品－危险品－公共卫生－突发事件－
卫生管理－中国　Ⅳ. ① TQ086.5　② R199.2

中国国家版本馆 CIP 数据核字（2023）第 116022 号

策　　划：邓　涛　赵襄玲　　　　　　　责任校对：陈横宇
责任编辑：王小芳　王承晨　　　　　　　封面设计：曾雅明

出版发行：湖北科学技术出版社
地　　址：武汉市雄楚大街 268 号（湖北出版文化城 B 座 13—14 层）
电　　话：027-87679468　　　　　　　　　邮　　编：430070

印　　刷：湖北金港彩印有限公司　　　　　　邮　　编：430040

710×1000　　　　1/16　　　　　　　　67.75 印张　　　　1500 千字
2023 年 6 月第 1 版　　　　　　　　　　2023 年 6 月第 1 次印刷
定　　价：338.00 元（全 13 册）

序言

XUYAN

王福生

解放军总医院第五医学中心感染病医学部主任

国家感染性疾病临床研究中心主任

中国科学院院士

在人类发展的历史长河中，人与传染病的斗争从未停歇。尤其是近些年来，随着全球化发展的不断深入、国际社会交流日益密切等，突发公共卫生事件频发且日益复杂，新发突发传染病引起的疫情时有发生。从鼠疫（黑死病）、天花到近年的"非典"（SARS）、中东呼吸综合征（MERS）、新型冠状病毒感染（COVID-19），这些疾病给人类带来了不同程度的灾难，给人民生命和财产造成巨大损失，同时对社会稳定、经济发展以及国家安全等均造成严重影响，让我们更深刻地认识到了科学应对公共卫生事件的重要性。

科学应对新发突发传染病引起的疫情防控，各国政府和公众都面临着巨大的挑战。例如，在如何科学倡导应对突发公共卫生事件，如何精准、快速地控制疾病的传播，如何保障公众的生命健康以及如何维护社会稳

定和经济发展等方面，均需要各国政府和公众共同面对，更需要大家共同努力去解决相关的问题和挑战。

　　科普宣教是提高公众科学知识素养和应对突发公共卫生事件能力的重要手段之一。科学知识的传播和防范意识的普及，将有助于公众更好地理解和应对突发公共卫生事件，进一步提高公众在日常生活中的健康意识。尤其对于青少年儿童，一本好的科普书将极大地激发他们对科学的兴趣，有助于他们未来成长。因此，开展科普宣传意义重大。

　　"突发公共卫生事件 Q&A 防灾减灾科普丛书"由国家重大公共卫生事件医学中心和人畜共患传染病重症诊治全国重点实验室联合组织撰写，内容涵盖了公共卫生事件的多个方面，包括《院前急救技能》《新发及突发重大传染病》《儿童救治与照护》《食物中毒》《重大职业中毒》《极端天气》《水污染与突发水污染事件》《空气污染》《常见危险化学品》《核与辐射》《地震》《洪灾》《灾后卫生》等13个分册，主要从各类公共卫生事件的定义、特征、危害及相应的处置与救援等方面进行详细介绍，为公众提供系统、全面、科学的公共卫生知识，以期公众在面对公共卫生事件时能够科学应对、降低损失，从而促进社会的健康发展。

　　本套丛书旨在向广大公众传递科学、权威、实用的公共卫生知识，帮助公众更好地提高应对新发突发传染病或其他突发公共卫生事件的水平。这里特别感谢为本套丛书撰稿的专家和学者，他们为编写本套丛书付出了辛勤劳动；另外，本套丛书的出版也得到了相关机构和人员的大力支持，在此一并表示感谢。希望本套丛书能够为公众提供有益的知识和帮助，让我们为科学应对公共卫生事件，建设更加健康、美好的中国而努力。

王福生

2023 年 5 月 15 日

　　化学品，在我们的生活中无处不在，为人所知的化学品已达数百万种，年产量过数亿吨。石油、化工等化学产品的生产与销售已成为大多数国家社会经济的重要组成部分。在众多化学品中，有相当一部分是危险化学品。危险化学品是指具有毒害、腐蚀、爆炸、燃烧、助燃等性质，对人体、设施、环境具有危害的剧毒化学品和其他化学品。危险化学品作为一种特殊的商品，存在于我们生活的方方面面，与生活密不可分。但是，危险化学品因为其特殊的危险性对人类的生存也存在潜在的威胁。目前，世界上因危险化学品管理不善而导致的事故时有发生，不仅给企业造成重大经济损失，而且给社会和环境造成极其恶劣的影响，严重时甚至造成人员伤亡。

　　危险化学品的安全管理事关人民群众的生命财产安全和人类共同的生存环境，加强对危险化学品的安全管理和相关科学知识的普及十分重要。我们要能科学地看待危险化学品，用好、管理好危险化学品，充分享受危险化学品给生活带来的便利，杜绝其使用不当造成的伤害。不需要谈"化学品"色变，只要掌握正确的辨别、使用、防范、处理方法，就能避免或最大限度减少危险化学品给人类带来的危害。

　　"突发公共卫生事件 Q&A 防灾减灾科普丛书"的《常见危险化学品》分册从日常生活或企业生产最常见的危险化学品入手，力求用通俗易懂的语言、一目了然的插图，为读者提供一本简明扼要、便于翻阅的科普书籍，为正确认识危险化学品提供科学参考。但限于水平，本书难免存在疏漏之处，欢迎读者批评指正。

王军明

2023 年 5 月于武汉

一 基本知识 / 1

二 防护与应急处理 / 41

Q/A 001 什么是化学品？

化学品是由一种或多种元素组合形成的化合物。化学品的范畴可能远远超出了我们之前的认知。我们每天呼吸的空气就是化学品，它是由两个简单的元素——氮（80%）和氧（20%）组合而成。

Q/A 002 生活中的常见化学品有哪些？

化学品可以分为有机化学品和无机化学品。

（1）有机化学品。有机物即为碳氢化合物（烃）及其衍生物，所有的有机物都含有碳元素，但是并非所有含碳的化合物都是有机物，如 CO、CO_2。脂肪组织就是由碳和氢两种元素构成的有机化学品；活生物体内中的蛋白质、激素都是由碳元素和其他元素组合而成的有机化学品，如我们机体分泌的甲状腺激素、胰岛素等。

在日常生活中，也有数十万人工合成的有机化学品，如敌敌畏杀虫剂，生产地毯、保暖内衣的主要原材料聚氯乙烯聚合物，核酸采集管的聚丙烯材料等。

（2）无机化学品。无机化学品不包含碳，我们常用的人工合成无机化学品有硼砂、苏打粉、硫酸等。我们每天都在食用的盐（氯化钠），也属于无机化学品范畴。

Q/ 003 我国的化学品生产工业发展概况是怎样的?

/A 中国的化学品生产工业是基本原材料行业,以生产农用化学品、有机和无机原料、合成材料等多类产品为主,为国民经济各行各业提供基础原材料及配套产品,在经济建设和人民生活中发挥着极其重要的作用。过去 10 余年间,中国化学工业总产值年平均增长率超过 25%。尽管中国化学品生产规模上居于世界领先地位,但目前,中国的化学工业产品仍以通用品种为主,如烧碱、硫酸等基础化学品,以及化肥、农药、染料、合成纤维等通用工农业化学品。

Q/ 004 当化学品释放到环境中时会发生什么? 对人体有危害吗?

/A 化学品释放到环境之后,将进行自然转变和运输过程,这种过程受以下因素的影响:①化学品释放到环境的条件(如释放到不同的介质中,如空气、水或土壤;释放量的不同,如从少量点源到大量面源释放)。②环境条件(如接受媒介的气温、季节、阳光量)。③该化学品的特定物理、化学特性。④转变和降解成其他化学品。⑤由于多种媒介行为的结果,化学品及其转化产品将分布在土壤、沉积物、水、空气、植物、动物和人类中。

环境中的化学物质成分复杂,种类繁多,大气、水、土壤,甚至食物中,含有各种有机和无机化学物质,其中许多成分含量是适宜人类生存和维持身体健康所必需的。环境中的一些化学物质,如各种染料的燃烧产物,有的存在于废水、废气和废渣中,通过多种途径在环境中迁移运动,也可以通过被污染的空气和饮用水进入机体中,因此,当环境中的某些化学物质在人体中大量积累后,会损害我们的神经系统、内分泌系统的功能,对人体健康造成极大影响。

Q/ 005 人们为什么对化学品感兴趣?

/A 自 19 世纪末开始大规模生产化学品以来,化学品的使用不断增长,化学品已成为现代社会的一个必要成分。然而,化学品的大规模生产和使用伴随着大量化学品被释放到环境中,这些化学品使环境媒介退化,对人类健康和环境产生不利影响。公众关心化学品对人类健康和环境的不利影响，这使对化学品及其有关废物进行管理成为处于任何发展阶段国家总体公共政策的一个必要行为。化学品虽然可以对解决许多现代问题做出重大贡献，如利用虫害防治产品来控制媒传疾病（如疟疾），但如果不进行适当管理则可能对人类健康和环境造成严重影响。

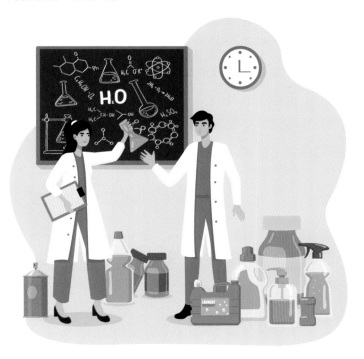

Q/A 006 哪些合成化学品药物的产生对人类做出了巨大的贡献？

回顾人类社会的发展进程，可以看到人工合成的物质和材料在决定人类生活质量方面起着多么重要的作用，从我们的衣食住行到航空航天，无不需要合成化学所创造的物质与材料。从早期的染料、医药、农药，到石油利用，以及近期的芯片制造、高性能材料等，无一不与合成化学品有关。以下几种合成化学品药物的产生对人类做出了巨大的贡献。

（1）磺胺药物。磺胺药物只是现在全世界正在使用的上万种合成化学药物中的一员，挽救了无数人的生命。仅从磺胺的发展历程中便可以窥见化学合成所起的巨大作用。

（2）胰岛素。20世纪初，费歇尔（H. E. Fischer）提出多肽是由氨基酸通过酰胺键连接而成，首次报道了一种合成肽的方法。肽合成技术的不断发展，使得人们在当时就能够合成人体内的许多微量活性肽（如胰岛素、催产素），促进了生命科学在人体激素调控方面的研究。而胰岛素的人工合成，极大程度地挽救了无数糖尿病患者的生命，延长了患者的预期寿命。

（3）青霉素抗菌药物。大家对青霉素已经耳熟能详了。但随着微生物耐药性的增加，现在青霉素的给药剂量已经比60多年前增加了数十万倍。借助合成化学的优势，化学家运用化学合成方法，在青霉素的基础上，通过结构修饰创造出了种类更多的、效果更好的抗生素系列，比如我们熟知的阿莫西林，其组织穿透性强，抗菌谱广，有效地解决了之前的问题。

Q/007 为什么近20多年来的诺贝尔化学奖多次颁给了合成化学？

A 近20多年来，诺贝尔奖委员会将诺贝尔化学奖多次授予了合成化学。纵观合成化学领域的研究和过去20余年诺贝尔化学奖的情况，目前合成化学的整体研究方向主要集中于高效、经济及高选择性。

2001年，诺贝尔化学奖授予在"不对称催化领域"做出杰出贡献的Noyori、Knowes和Sharpless，这主要体现了在合成化学中对立体选择性的高效的控制。

2005年，由于在烯烃复分解反应中的杰出贡献，Chauvin、Grubbs和Shrock共同分享了诺贝尔化学奖，这正体现了科学家对富有创造性的、高效的、原子经济性的合成过程的关注和重视。

2010年诺贝尔化学奖颁给了在"钯催化交叉偶联有机合成反应"方面做出了创造性贡献的Negishi、Heck和Suzuki，这更体现了在合成化学中对精准性的要求。

这三届诺贝尔化学奖都有着共同的特点，就是通过过渡金属催化的过程，实现了原来从理论上认为不可能的或者是很难发生的化学过程，并且这些方法在药物、材料等不同的领域发挥了不可替代的作用。

Q/A 008 什么是地球安全运动？

地球安全运动是一场确保环境和人类健康安全，免受危险化学品危害的世界性运动。地球安全运动主要通过《斯德哥尔摩公约》《鹿特丹公约》和《巴塞尔公约》协作管理化学品风险。中国是《巴塞尔公约》的缔约国和积极参与者，严格控制危险废物的跨国转移。

Q/A 009 什么是危险化学品？

危险化学品，简称危化品，指具有毒害、腐蚀、爆炸、燃烧等性质，对人体、设施、环境具有危害的剧毒化学品和其他化学品，在生产、经营、储存、运输、使用和废弃物处置过程中，容易造成人身伤亡和财产损毁，因此需要特别防护。

我们日常能够接触到的危化品主要有管道煤气或液化气、氢气、打火机、汽油、酒精、漂白水、石灰干燥剂等。

Q/A 010 危险化学品的特征是什么？

（1）具有爆炸性、易燃、毒害、腐蚀、放射性等性质。

（2）在生产、运输、使用、储存和回收过程中易造成人员伤亡和财产损毁。

（3）须特别防护。

一般认为，只要同时满足了以上3个特征，即为危险品。如果此类危险品为化学品，那么它就是危险化学品。

Q/A 011 危险化学品的主要危险性是什么？

危险化学品的主要危险性包括燃烧性、爆炸性、毒害性、腐蚀性和放射性五类。

（1）燃烧性。爆炸品、压缩气体和液化气体中的可燃性气体、易燃液体、易燃固体、自燃物品、遇湿易燃物品、有机过氧化物等，在条件具备时均可能发生燃烧。

（2）爆炸性。爆炸品、压缩气体和液化气体、易燃液体、易燃固体、自燃物品、遇湿易燃物品、氧化剂和有机过氧化物等危险化学品均可能由于其化学活性或易燃性引发爆炸事故。

（3）毒害性。许多危险化学品可通过一种或多种途径进入人体和动物体内，当其在机体累积到一定量时，便会扰乱或破坏机体的正常生理功能，引起暂时性或持久性的病理改变，甚至危及生命。

（4）腐蚀性。强酸、强碱等物质能对人体组织、金属等物品造成损坏，接触人的皮肤、眼睛或肺部、食道等时，会引起表皮组织坏死而造成灼伤。内部器官被灼伤后可引起炎症，甚至会造成死亡。

（5）放射性。放射性危险化学品通过放出的射线可阻碍和伤害人体细胞活动功能并导致细胞死亡。

Q/A 012 特殊危险化学品包括哪些？

特殊危险化学品包括剧毒化学品（氯）、重点监管危险化学品（汽油、一氧化碳、乙炔、氨、甲苯、氯）、易制毒化学品（硫酸、盐酸、甲苯）、易制爆化学品（硫酸）、监控化学品（硝酸钾、硫黄）和特别管控危险化学品（汽油、甲醇、乙醇、氨、氯）。

Q/A 013 什么是危险化学品标志？

危险化学品标志是指危险化学品在市场上流通时由生产销售单位提供的附在化学品包装上的标志，是向作业人员传递安全信息的一种载体，它用简单、易于理解的文字和图形表述有关化学品的危险特性及其安全处置的注意事项，警示作业人员进行安全操作和处置。

根据常用危险化学品的危险特性和类别，危险化学品标志设主标志 16 种和副标志 11 种。主标志由表示危险特性的图案、文字说明、底色和危险品类别号四个部分组成的菱形标志；副标志图形中没有危险品类别号。

当一种危险化学品具有一种以上的危险性时，应用主标志表示主要危险性类别，并用副标志来表示重要的其他的危险性类别。

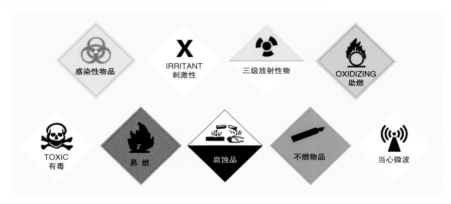

常见危险化学品标志

Q/ 014 什么是安全技术说明书？

/A　安全技术说明书（safety data sheet，SDS），也叫安全数据表，是危险化学品生产或销售企业按法规要求向客户提供的一份关于化学品组分信息、理化参数、燃爆性能，毒性、环境危害，以及安全使用方式、存储条件、泄漏应急处理、运输法规要求等 16 项内容信息的综合性说明文件，也是欧盟 REACH 法规强制要求的信息传递载体之一。

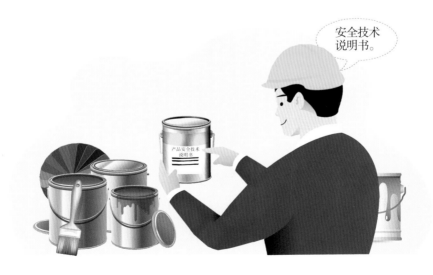

Q/ 015 什么是 GHS 标签?

GHS 的中文全称为全球化学品统一分类和标签制度（globally harmonized system of classification and labelling of chemicals，GHS）。GHS 标签是用于标示化学品所具有的危险性和安全注意事项的一组文字、象形图和编码组合，它可以粘贴、挂拴或喷印在化学品的外包装和容器上。

GHS 按危险类型对化学品类型进行了分类并就统一危险公示要素（包括标签和安全数据表）提出了建议。GHS 旨在确保提供信息，说明化学品的物理危险和急性毒性，以便加强化学品处理、运输和使用过程中的人类健康和环境保护。GHS 还为国家、区域和全球各级的化学品规则和条例的统一提供了基础。

GHS 标签能告诉我们可能接触的化学品种类和危险性，我们应该要学会读懂它。

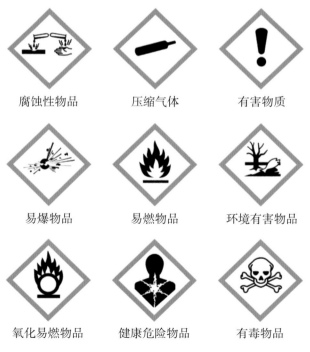

腐蚀性物品	压缩气体	有害物质
易爆物品	易燃物品	环境有害物品
氧化易燃物品	健康危险物品	有毒物品

GHS 标签的危险性图形符号

Q/ 016 GHS 标签包括哪几个标签要素？

如果化学物质或者混合物，依据 GHS 的分类规则，具有危害分类，应制作 GHS 标签。通常 GHS 标签要素包括化学品标识、象形图、信号词、危险性说明、防范说明、应急咨询电话、供应商标识、资料参阅提示语等，在不同国家或地区，依据当地标准要求，标签上可能需要更多补充信息。

（1）化学品标识，用中文和英文分别标明化学品的化学名称或通用名称。名称要求醒目清晰，位于标签的上方。名称应与中英文 MSDS 的名称一致。

（2）象形图，采用 GB 30000.X—2013 规定的象形图。

（3）信号词，根据化学品的危险程度和类别，用"危险""警告"两个词分别进行危害程度的警示。信号词位于化学品名称的下方，要求醒目、清晰。

（4）危险性说明，简要概述化学品的危险特性。居信号词下方。

（5）防范说明，表述化学品在处置、搬运、储存和使用作业中所必须注意的事项和发生意外时简单有效的救护措施等，要求内容简明扼要、重点突出。该部分应包括安全预防措施、意外情况（如泄漏、人员接触或火灾等）的处理、安全储存措施及废弃处置等内容。

（6）供应商标识，供应商名称、地址、邮编和电话。

（7）应急咨询电话，填写化学品生产商或生产商委托的 24 小时化学事故应急咨询电话。国外进口化学品安全标签上应至少有一家中国境内的 24 小时化学事故应急咨询电话。

（8）资料参阅提示语，提示化学品用户应参阅化学品安全技术说明书。

Q/ 017 如何快速准确地辨识危险化学品？

（1）在接触化学品前，应该从化学品标签上读取化学物质信息的要点，确认其危害性，再决定是否接触及处理它。

（2）根据标签上的 GHS 象形图的含义了解化学品是否属于危险化学品及其理化特性。

（3）即使已习惯处理化学品，也要小心，不要粗心地处理或进行判断。

（4）应该充分理解防护的必要性，并以适当的方式穿戴防护设备。

甲醇 Methyl aicohol；Methanol

有害成分：甲醇　含量：≥ 99% ⋯⋯▶ 产品标识

警 告   ⋯⋯▶ 象形图

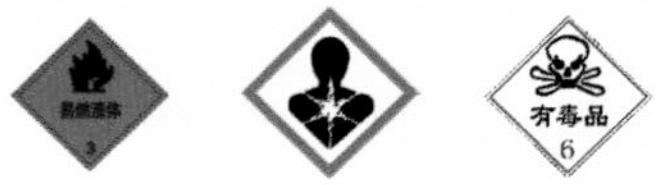

　　高度易燃液体和蒸汽；吞咽会中毒；一次接触致器官损害；皮 ⋯⋯▶ 危险说明
肤接触会中毒；吸入会中毒。

【预防措施】
　　远离热源、火花、明火、热表面。使用不产生火花的工具作业。
采取防止静电措施，容器和接收设备接地连接。使用防爆电器、通
风、照明及其他设备。保持容器密闭。仅在室外或通风良好处操作。
避免吸入蒸汽（或雾）。作业场所不得进食、饮水、吸烟。

【应急响应】
　　灭火剂：使用雾状水、干粉、泡沫或二氧化碳灭火。
　　建议应急处理人员戴正压式呼吸器，穿防静电服，戴橡胶耐
油手套。
　　禁止接触或跨越泄漏物。尽可能切断泄漏源。消除所有点火源。
　　根据液体流动和蒸汽扩散的影响区域划定警戒区，无关人员
从侧风、上风向撤离至安全区。
　　皮肤接触：脱去被污染的衣着，用肥皂水和清水彻底冲洗皮肤。
　　眼睛接触：提起眼睑，用流动清水或生理盐水冲洗。及时就医。
　　吸入：迅速脱离现场至空气新鲜处。保持呼吸通畅。如呼吸
困难，给输氧。如呼吸停止，立即进行人工呼吸，及时就医。
　　食入：饮足量水，催吐，及时就医。

【安全储存】
在阴凉、通风良好处储存，专人保管。

【废弃处理】
用控制燃烧法处理。

（右侧大括号标注）防范说明

甲醇的化学品标签图解

Q/ **018** 什么是危险化学品经营许可证？

/A　　危险化学品经营许可证是化工贸易，或者其他经营危险化学品的企
业,在经营前,需要向安监局提出公司所需要的品种或者类别,提交相应资料,

拿到危险化学品经营许可证。

危险化学品经营许可证分为甲、乙两种。取得甲种经营许可证的单位可经营销售剧毒化学品、成品油和其他危险化学品；取得乙种经营许可证的单位只能经营销售除了剧毒化学品和成品油以外的危险化学品。

Q/ 019 危险化学品的常见分类是怎样的?

/A （1）《常用危险化学品的分类及标志》（GB 13690—1992）将常用危险化学品按危险特性主要分为 8 类。

第一类，爆炸品。指在外界作用下（如受热、摩擦、撞击等）能发生剧烈的化学反应，瞬间产生大量的气体和热量，使周围的压力急剧上升，发生爆炸，对周围环境、设备、人员造成破坏和伤害的物品。

第二类，压缩气体和液化气体。指压缩的、液化的或加压溶解的气体。这类物品当受热、撞击或强烈震动时，容器内压力急剧增大，致使容器破裂，物质泄漏、爆炸等。

第三类，易燃液体。本类物质在常温下易挥发，其蒸气与空气混合能形成爆炸性混合物。

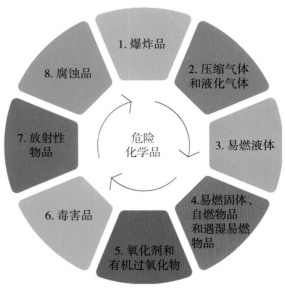

第四类，易燃固体、自燃物品和遇湿易燃物品。这类物品易于引起火灾。

第五类，氧化剂和有机过氧化物。这类物品具有强氧化性，易引起燃烧、爆炸。

第六类，毒害品。指进入人（动物）机体后，累积达到一定的量能与体液和组织发生生物化学作用或生物物理作用，扰乱或破坏机体的正常生理功能，引起暂时或持久性的病理改变，甚至危及生命的物品。如各种氰化物、砷化物、化学农药等。

第七类，放射性物品。指放射性比活度大于 $7.4 \times 10^4\,Bq/kg$ 的物品。它属于危险化学品，但不属于《危险化学品安全管理条例》的管理范围，国家还另外有专门的"条例"来管理。

第八类，腐蚀品。指能灼伤人体组织并对金属等物品造成损伤的固体或液体。

（2）2009 年 6 月 21 日发布、2010 年 5 月 1 日实施的《化学品分类和危险性公示通则》（GB 13690—2009）。新标准将化学品按理化危险、健康危险、环境危险分类。①理化危险。16 类：爆炸物，易燃气体，易燃气溶胶，氧化性气体，压力下气体，易燃液体，易燃固体，自反应物质或混合物，自燃液体，自燃固体，自热物质和混合物，遇水放出易燃气体的物质或混合物，氧化性液体，氧化性固体，有机过氧化物，金属腐蚀剂。②健康危险。10 类：急性毒性，皮肤腐蚀、刺激，严重眼损伤、眼刺激，呼吸或皮肤过敏，生殖细胞致突变性，致癌性，生殖毒性，特异性靶器官系统毒性（一次接触），特异性靶器官系统毒性（反复接触），吸入危险。③环境危险。2 类：危害水生环境，危害臭氧层。

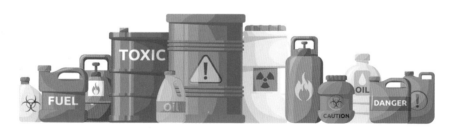

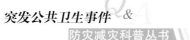 020 常见的居家危险化学品种类有哪些？

日常生活中常见的危险化学品有液化气、管道煤气、香蕉水等油漆稀释剂、汽油、苯、甲醛、液氨（氨、氨水）、二氧化硫、氟化氢、强酸、强碱、农药杀虫剂等。这些危险化学品对人体可能造成的伤害主要有中毒、窒息、冻伤、灼伤等，轻则导致呼吸道和眼部刺激症状，如刺痛、流泪、头晕头痛

呼吸困难，严重的会缺氧死亡。

此外，还有一些容易被人们所忽视的日常用品也属于易燃易爆危险品的范畴，如高度白酒、打火机、啫喱水、指甲油、气雾杀虫剂、花露水等。

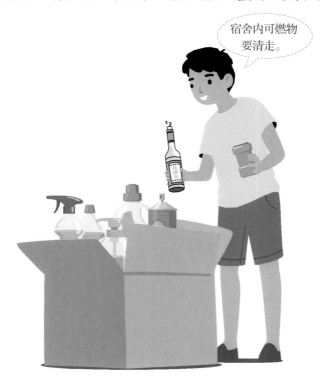

宿舍内可燃物要清走。

Q/A 021 危险化学品出入库管理是怎样的?

（1）危化品入库前应按合同进行检查验收，登记核对数量、包装、危险标志，当商品性质未弄清不得入库。

（2）危化品的领取，应经主管领导签字批准、经手人签名后方可出库，生产剩余料应及时退库。严禁存放于作业区。

（3）进入危化品储存区域的人员、车辆，必须采取防火措施，装卸搬运危化品时应按规定进行，做到轻装轻卸，严禁摔、碰、撞击、拖拉、倾动和滚动。

（4）装卸对人体有害及腐蚀性的物品时，操作人员应根据危险性、穿戴相应的防护用品。

（5）不得用同一车辆装运互为禁忌的物料。

（6）换装、清扫、装卸易燃、易爆物料时，应使用不产生电火花的铜制、合金制或其他工具。

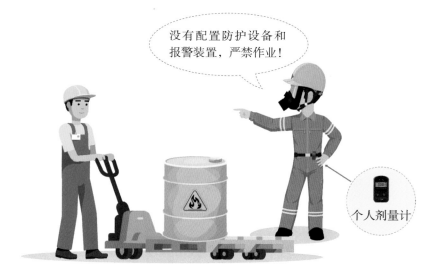

Q/A 022 危险品分类存放要求是什么？

（1）易致毒、易致爆化学品分类存放、专人保管，做好领取、使用、处置记录。其中第一类易致毒品实行"五双"管理制度。易致爆化学品配备专用储存柜，具有防盗功能，实行双人双锁保管制度。

（2）剧毒品配备专门的保险柜并固定，实行双人双锁保管制度；对于具有高挥发性、低闪点的剧毒品应存放在具有防爆功能的冰箱内，并配备双锁；配备监控与报警装置；剧毒品使用时须有两人同时在场；剧毒品处置建有规范流程。

（3）对于化学性质或防火、灭火方法相互抵触的危险化学品，不得在同一储存室（柜）内存放。

（4）易爆品应与易燃品、氧化剂隔离存放，最好保存在防爆试剂柜、防爆冰箱或经过防爆改造的冰箱内。

（5）腐蚀品应放在专用防腐蚀试剂柜的下层；或下垫防腐蚀托盘，置于普通试剂柜的下层。

（6）还原剂、有机物等不能与氧化剂、硫酸、硝酸混放。

（7）强酸（尤其是硫酸）不能与强氧化剂的盐类（如高锰酸钾、氯酸钾等）混放；遇酸可产生有害气体的盐类（如氰化钾、硫化钠、亚硝酸钠、氯化钠、亚硫酸钠等）不能与酸混放。

（8）易产生有毒气体或刺激气味的化学品应存放在配有通风吸收装置的通风药品柜内。

Q/A 023 化学品储存的一般原则是什么？

（1）存放化学品的场所应保持整洁、通风、隔热、安全，远离热源、火源、电源和水源，避免阳光直射。

（2）实验室不得存放大桶试剂和大量试剂，严禁囤积大量的易燃易爆品及强氧化剂，禁止把实验室当作仓库使用。

（3）化学品应密封、分类、合理存放，不得将不相容的、相互作用会发生剧烈反应的化学品混放。

（4）所有化学品和配制试剂都应贴有明显标签。配制的试剂、反应产物等应标注有名称、浓度或纯度、责任人、日期等信息。发现异常应及时检查验证，不准盲目使用。

（5）实验室应建立并及时更新化学品台账，及时清理无标签和废旧的化学品，消除安全隐患。

Q/A 024 危险化学品专柜存放原则是什么？

危化品专柜是指专用于存放危险化学品的柜子，专柜类型有 PP 材质专柜、防腐蚀专柜、防燃（防火）专柜、防爆专柜等，专柜应上锁。

（1）易制爆化学品专柜。用于存放易制爆化学品，专柜类型有防燃、防爆专柜等，专柜应上锁。

（2）易制毒化学品专柜。用于存放易制毒化学品，专柜类型有 PP 材质专柜、防腐蚀专柜等，专柜应上双锁。

（3）剧毒品专柜。用于存放剧毒品，专柜类型为保险柜，专柜应上双锁。

（4）普通化学品专柜。普通化学品可存放于专柜或实验台架上，摆放应整洁、有序，不得叠放。

（5）专柜应放于通风、隔热、避光、安全的地方；有机溶剂储存区应远离热源和火源；易泄漏、易挥发的试剂保证充足的通风。

（6）专柜中不能有电源插座或接线板；配备必要的二次泄漏防护、吸附或防溢流功能。试剂不得叠放、配伍禁忌化学品不得混存、固体液体分开存放（固体上层、液体下层）、装有试剂的试剂瓶不得开口放置；药品标签要完整、清晰；实验台架无挡板不得存放化学试剂。

（7）专柜外应贴有醒目的专柜名称标志和警示标志；应张贴或悬挂药品清单，清单要与专柜内药品一一对应，便于查找和存放归位。

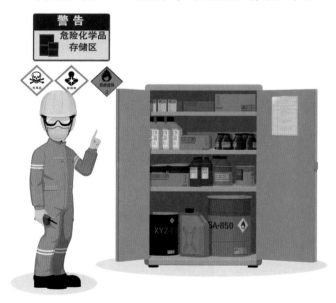

Q/ **025** 危险化学品废弃处理方法是怎样的？

/A 按危险化学品的特性，用化学或物理的方法处理废弃物品，不得任意抛弃，防止污染水源或环境。

沾染了危险化学品的物料、报废的危险化学品以及使用后的空箱（桶）应当统一收集保存，统一由有资质的厂家回收处理。

我国化学品企业众多，其中众多中小企业的安全与环保意识水平较低，导致安全生产事故及环境污染事故频繁发生。同时，我国广大农民对于农药等有机化学品的安全使用和环境保护知识储备和能力仍显现出明显的不足。农用化学品引起的健康和环境问题值得重视。对于危险化学品的认识以及安全防控知识的宣讲尤为重要。

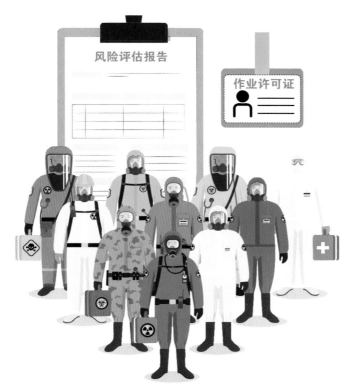

危险化学品不论在生产、运输和使用环节发生意外释放泄漏，都可能对人体健康和生态环境造成严重危害。中国针对危险化学品建立了一系列较为严格的管理制度，如安全评估与安全监督、环境影响评价及环境监测、重大危

源管理与应急预案等，严格控制危险化学品可能引发的健康和环境风险。中国近年来不断加强危险废物的处置设施建设，对于废物化学品的环境无害化处置能力正在不断提高。

Q/A 027 我国颁布了哪些有关危险化学品管理的行政法规？

中国的化学品管理法律法规涉及经济产业、流通贸易、产品质量、职业安全、农业、公共卫生和环境保护等多个领域，由相应一系列法律、法规、部门规章及标准构成。相关法律法规多达 30 余部。其中，《危险化学品安全管理条例》的目的是加强危险化学品的安全管理，预防和减少危险化学品事故，保障人民群众生命财产安全以及保护环境。《农药管理条例》用于管理预防、消灭或者控制危害农业、林业的病、虫、草和其他有害生物以及有目的地调节植物、昆虫生长的化学合成或者来源于生物、其他天然物质的一种物质或者几种物质的混合物及其制剂。《使用有毒物品作业场所劳动保护条例》的目的是保证作业场所安全使用有毒物品，预防、控制和消除职业中毒危害，保护劳动者的生命安全、身体健康及其相关权益。

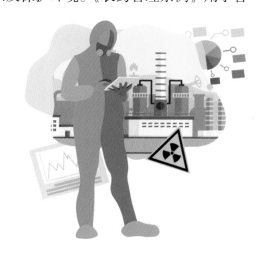

Q/A 028 我国的法律法规在危险化学品使用安全方面有哪些规定？

（1）使用危险化学品的单位，其使用条件（包括工艺）应当符合法律、行政法规的规定和国家标准、行业标准的要求，并根据所使用的危险化学品的种类、危险特性以及使用量和使用方式，建立、健全使用危险化学品的安全管理规章制度和安全操作规程，保证危险化学品的安全使用。

（2）使用危险化学品从事生产并且使用量达到规定数量的化工企业（属

于危险化学品生产企业的除外，下同），应当依照有关法律法规取得危险化学品安全使用许可证。危险化学品使用量的数量标准，由国务院安监部门会同国务院公安部门、农业部门确定并公布。

（3）申请危险化学品安全使用许可证的化工企业，应当具备下列条件：①有与所使用的危险化学品相适应的专业技术人员；②有安全管理机构和专职安全管理人员；③有符合国家规定的危险化学品事故应急预案和必要的应急救援器材、设备；④依法进行了安全评价。

Q/A 029 危险化学品的关键管制手段包括哪些？

（1）危险化学品生产企业、进口企业，应当向国务院安全生产监督管理部门负责危险化学品登记的机构办理危险化学品登记。

（2）认真遵守国内法规和文件。包括《危险化学品目录》、《危险化学品安全管理条例》〔国务院第 591 号令〕。

（3）依据 GHS 或出口国的法规，对所出口的化学品进行分类定级。

Q/A 030 我国哪些政府职能部门对危险化学品进行严密的监管？

在我国，政府各有关部门都在不遗余力地努力，根据国家法律法规在各自的职能范围内对化学品的生产、使用、经营、运输、进出口和处置进行严格的分工管理。除了国家卫生健康委员会是化学品管理的关键部门外，我国涉及化学品管理的主要部门还包括生态环境部、农业农村部、应急管理部、商务部、工业和信息化部、国家市场监督管理总局、交通运输部、公安部、海关总署、外交部、国家发展和改革委员会、科学技术部等。

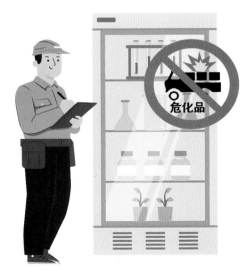

Q/ 031 凡是危险化学品对人类都是非常危险的吗？

/A 危险化学品，因顶着"危险"二字，加上不少人对其不熟悉，因此在日常生活中，不少人"谈危色变"。但实际上，危险化学品不仅在工业上应用广泛，在日常生活中也与我们关系密切。我们需要做的是能够及时识别发现危险化学品，做好自我保护。

（1）危险化学品在许多企业是很常见的。一是生产油漆、农药的化工厂，加工石油的炼油厂等危险化学品的企业；二是电镀厂、家具厂等使用危险化学品的企业；三是油库、液化气库等储存、经营危险化学品的企业；四是运输危险化学品的企业。

（2）危险化学品在日常生活中是很常用的。人们使用的液化石油气、美发用的发胶都属于危险化学品。只要我们掌握正确的使用方法，危险化学品事故是可以避免的。

（3）不管接触哪种化学品都要学会看安全标签和安全技术说明书。虽然化学品种类很多，但每种化学品的包装上都贴有安全标签，表明这种物质属于哪一类物品。同时，化学品一般还附有安全技术说明书，详细介绍该种化学品性能、操作注意事项、应急处理方法等，只要学会识别安全标签和查阅安全技术说明书，按照上面的要求使用是可以保证安全的。

Q/ 032 危险化学品对人体会造成哪些伤害？

/A 危险化学品对人体可能造成的伤害有中毒、窒息、冻伤、化学灼伤、烧伤等。在现场急性中毒如抢救不及时或处置不恰当，都会引起死亡。现场急救的基本原则是：先救人后救物，先救命后疗伤。

Q/ 033 危险化学品进入人体的常见途径有哪些？

/A 化学毒物主要通过呼吸道、皮肤、消化道进入人体，还会对皮肤、眼睛等黏膜造成刺激。危险化学品中毒主要包括吸入中毒、接触中毒和误食中毒。

（1）消化道途径。主要是指由于口服或吞咽危险化学品，经消化道吸收进入人体内造成的毒害，也有可能造成灼伤。还有可能因接触了有毒物质后，消化道未彻底洗净，由于喝水或吃东西经消化道进入人体内。也可能经由污染的手，或被污染的水杯、器皿等，将毒物带入消化道而致中毒，如进食被铅等污染的食物或饮水及误服毒物等也可导致中毒。

（2）呼吸道途径。大部分毒物通过呼吸道进入人体，然后进入血液，随体液循环停留并蓄积在肝、脑、肾等器官中，作用快，毒性强。人类的生理功能决定了人类需要呼吸含氧量高且不含污染物的空气，如果空气中含有大量一氧化碳、氯化氢、氰化氢、硫化氢、丙烯醛等有毒气体，就无法保证呼吸到充分清洁的空气。一旦吸入含氧量低或含有毒物的空气，就会造成人体组织缺氧或毒害，导致人体损害或死亡。

（3）皮肤途径。皮肤是人体最具威力的屏障。皮肤有表皮、真皮、皮下组织三层。表皮含角质层，可以很有效地抗御外界影响，虽然有些物质完全无法渗透到皮肤内，但也有一些有毒物质可以很容易地渗透皮肤进入人体内，对人体造成损害，如有机磷农药、硝基化合物等。还有一些物质能够刺激或腐蚀皮肤，如玻璃纤维、酸碱腐蚀液等。

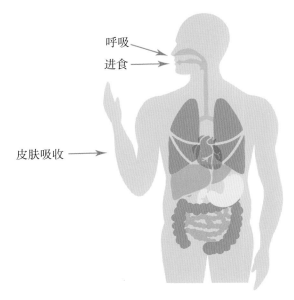

Q / 034 运装危险化学品应遵守哪些安全规定？

（1）运输危险化学品的车辆应专车专用，并有明显标志。

（2）运装危险化学品要轻拿轻放，防止撞击、拖拉和倾倒。

（3）碰撞、相互接触容易引起燃烧、爆炸和造成其他危害的危险化学品，以及化学性质或防护，灭火方法相互抵触的危险化学品，不得违反配装限制，不得混合装运。

（4）遇热、遇潮容易引起燃烧、爆炸或产生有毒气体的危险化学品，在装运时应当采取隔热、防潮措施。

（5）装运危险化学品时不得人货混载，禁止无关人员搭乘装运危险化学品的车辆。装运危险化学品的车辆，通过市区时应当遵守所在地公安机关规定的行车时间和路线，中途不得随意停车。

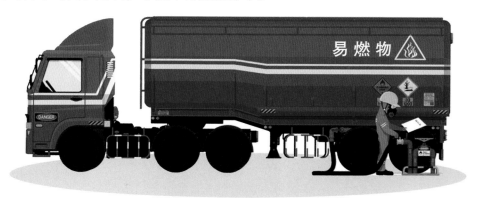

Q / 035 危险化学品装卸和运输过程中应采取怎样的安全防范措施？

（1）装卸时严格遵守操作规程。轻装、轻卸，严禁摔碰、撞击、重压、倒置；使用的工具不得损伤货物的包装，不能粘有与所装货物相抵触的污染物。货物必须堆放整齐，捆扎牢固，防止失落。操作过程中，有关人员不能擅自离岗。

（2）保证车辆处于良好技术状况。车厢、底板必须平坦完好，周围栏板必须牢固，铁质底板装运易燃易爆货物时，应采取衬垫防护措施，如铺垫木板、胶合板、橡胶板等，但不能使用稻草、麦草等松软易燃材料；机动车辆排气管必须装有有效的隔热和熄灭火星装置，电路系统应有切断总电源和隔离电火花装置；车辆的左前方必须悬挂危险品标志牌；根据所装危险品的性质，配备相应的消防器材和工具。

（3）运输途中注意安全行驶。运输危险品途中，司机时刻要谨慎行驶，注意适当限速，保持安全车距，夜间、雨雾天要打开危险品标志灯，夏季应严格按规定时限运输、装卸易燃易爆危险品。

（4）禁止货物混装。危险品运输的配装隔离同危险品的储存要求一样，均不得混装。

（5）选择正确的灭火方法。运输危险品时，驾驶员和押运员必须仔细学习了解所运物品的理化性质，随车配备适合的灭火器材。途中一旦发生火灾，要保持冷静，根据物品的性质采取合理的灭火措施，争取在初起阶段将火扑灭，千万不能惊慌失措、盲目行动，以免"火上浇油"，小火酿成大灾。

（6）选择合理的运输方式。运输方式有公路、铁路、水路、民航和管道等。安全运输方式的选择要根据所运物品的理化性质、所处位置、地理条件、运输距离及运量大小而定。一般采用铁路和水路运输较安全。运量小、路途短又无铁路和水路运输条件的，可采用公路运输。气体和液体（如石油、天然气、液化石油气）大量地散装运输，宜采用较安全、经济的管道运输方式。

Q/A 036 常见危险化学品的安全储存要求有哪些？

（1）化学品的储存的设施条件应符合安全、消防规定，并根据其特征、种类，设置相应的防爆、通风、防泄漏、防火等安全设施。

（2）化学品储存的地方应确保阴凉通风，避免高温和受阳光直接照射，并远离火源、热源和火花。

（3）进入化学品仓库须关闭手机。严禁烟火。

（4）危险化学品必须存放在专用的防泄漏化学品柜中。中间仓库是储存生产中的随时用料，其最大储存量不能超过一昼夜的使用量。

（5）化学品柜中不能存放无关物品。

（6）化学品柜和化学品架应有防静电装置。

（7）化学品存放地点应配备应急用的劳保用品和泄漏物处理用具。如有泄漏风险，须配备第二容器。

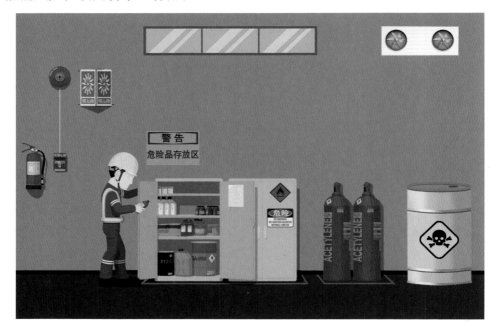

Q/037 化学品的现场使用安全要求有哪些？

/A （1）在搬运、装卸化学品时应注意轻拿轻放，禁止撞击、拖拉和倾倒，以防止泄漏。

（2）使用和搬运化学品时应注意远离烟火和高温。

（3）现场使用的化学品要有明显的中文标识及危险分类标志。严禁使用饮料瓶分装化学品，避免被误饮用。

（4）使用现场应配备有所使用的化学品安全技术说明书（material safety data sheet，MSDS）。使用人员应按MSDS的要求佩戴劳保用品。

（5）操作者对盛装化学品的容器在使用前、后要进行检查，防止泄漏。

如有泄漏的风险，须使用防泄漏的第二容器装载。

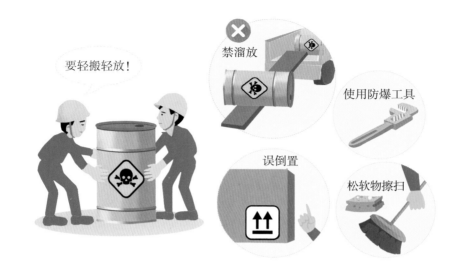

Q 038 日常使用危险化学品注意事项是什么？

A 许多危险化学品具有毒性和腐蚀性，在使用过程中应详读该危险化学品的说明书，注意其危险特性、健康危害和应急措施。在使用危险化学品时应注意以下几点。

（1）尽量避免直接接触，不要用化学溶剂去洗手，更不要误服，特别是接触到腐蚀性化学品要立即用大量的水冲洗。

（2）易燃易爆场所禁止使用明火，如果确实需要动用明火，如进行烧焊等，事先要得到批准，并做好充分的防范措施才能动火。

（3）在火灾、爆炸危险的工作场所，不要穿化纤服装或带铁钉的鞋，因为化纤服装会产生静电，鞋钉撞击地面会产生火花。

（4）危险化学品的搬运一定要小心，特别是硫酸等腐蚀性物品常用玻璃制品等盛装，搬运时如不慎容易引发意外。

（5）因工作需要购入危险化学品，不能搭乘公共汽车、火车、飞机等交通运输工具，也不能在邮件中夹带。

（6）对于没有使用完的危险化学品，不能随意丢弃，否则可能会发生意外事故。如往下水道倒液化气残液，遇到火星会发生爆炸；鼠药随意乱扔，可能会使其他人误服中毒。

（7）要按规定戴好防护用品，防止工作过程中人体受到伤害。

Q/039 疑似非法违法危险化学品行为的特征是怎样的？

A（1）发现使用不明槽罐车、铁桶、塑料桶、钢瓶等偷偷装卸行为。

（2）发现使用无标签、无商标、无产品说明的各种铁桶、塑料桶、钢瓶等进行存放。

（3）发现不明储存设施、生产设备或器具、加工场所等有刺眼、刺喉感觉或刺鼻、甜香、臭鸡蛋等各种异常气味。

（4）发现有槽罐车或标有危险化学品标志的车辆，停放在居民小区、废弃厂房、工棚、路边、人员较少的偏远地带等。

（5）发现夜间有大型工程车辆或有可疑槽罐车、装有不明物质车辆出入小区、村庄等行为。

（6）发现有危险化学品明显标志（如易燃、爆炸、腐蚀、自燃、有毒、剧毒、放射性等字样）包装的物品。

Q/040 如何正规使用居家危险化学品？

A（1）注意清洁和防护。如果是农药、鼠药等毒性高的药品，在使用过后一定要彻底洗干净接触部位，一般建议在使用这些药品时戴上手套和口罩等防护用品，避免药品接触皮肤。

（2）如果不慎使危险化学品接触到皮肤，应该根据不同危险化学品的特性以及其酸碱程度来确定是否应该用水清洗，不可一味盲目水洗。

（3）出现不适，一定及时就医。

Q/041 学校常见的危险化学品有哪些？

A 学校中常见的危险化学品主要包括校内涉及教学和科研等相关活动

所使用的易燃、易爆、易腐蚀、剧毒等危险化学品。各院校均应遵守国务院《危险化学品安全管理条例》和《中国科学院危险化学品安全管理规定（试行）》，结合不同院校的具体情况，制定危险化学品领取、使用及处理规定。

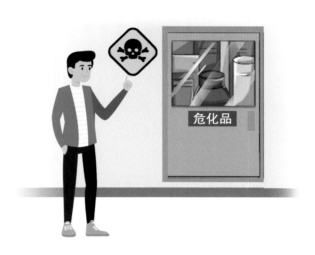

Q/A 042 实验室中怎么正确使用危险化学品?

（1）使用人员用前向本室内的危化品管理员说明，由危化品钥匙保管人员（双人）开启，领用人员、钥匙保管人员签字。

（2）取用、操作时戴手套。

（3）操作有毒有害化学品时，要在通风橱内进行。

（4）使用完毕要及时归还。

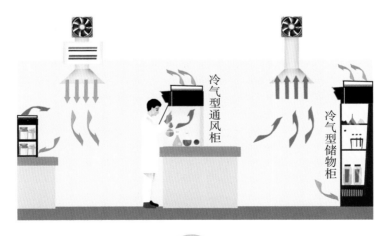

Q/ 043 实验室中的危化品怎么储存?

/A （1）统一管理、集中存放于危化品柜内，禁止存放超量的危化品，若暂时不用的危化品也要放置于危化品柜内。

（2）危化品应严格按照危化品的性质分类存放。

（3）危化品储存地方安装监控设施。

（4）钢瓶的储存。装有压缩气体的钢瓶要专瓶专用，要远离明火、热源，防止受热，钢瓶如果在太阳下暴晒或受热，当瓶内压力升高至大于容器耐压限度时，即能引起爆炸。对气体钢瓶进行固定，以防止钢瓶倾倒引起安全事故。

Q/ 044 危险化学品事故的危害有哪几种?

/A 在外界作用下（如受热、摩擦、撞击等），一些危化品能发生剧烈的化学反应，瞬间产生大量的气体和热量，使周围的压力急剧上升，发生爆炸。危化品事故有以下 3 种主要危害。

（1）燃爆危害。引发火灾、爆炸事故，并且救援难度高。

（2）健康危害。事故发生后，毒物会以多种方式扩散造成污染，引发急性中毒和窒息事故。

（3）环境危害。有毒有害物质可能污染空气和物体表面甚至渗入地表，造成严重环境污染。

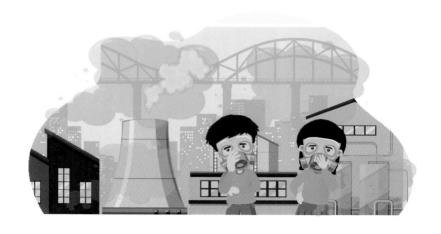

Q/ 045 化工企业火灾事故的特点是什么？

化工企业（包括石油化工企业）是指开采、炼制石油、生产化工原料以及用化工原料或其他原料生产化工产品（或中间体）的企业。危险化学品泄漏通常是由化工企业火灾事故导致的，常伴随着化学爆炸。化工企业火灾事故的一般特点如下。

（1）燃烧会伴随爆炸。爆炸会在一瞬间造成建筑结构破坏、变形或倒塌，对岗位工人、灭火人员的安全有一定的威胁。

（2）燃烧速度快。化工企业内绝大部分物质具有易燃烧、易爆炸的特点，起火后燃烧速度非常快，常常导致大量危险化学品的泄漏。

（3）毒害性较大。化工企业发生火灾时，有些物质在燃烧过程中产生大量有毒气体。

（4）易造成环境污染。在事故状态下，有毒气体的飘散，会造成局部地区的空气环境污染；有毒危险化学品在失控状态下的流淌,会造成环境污染。

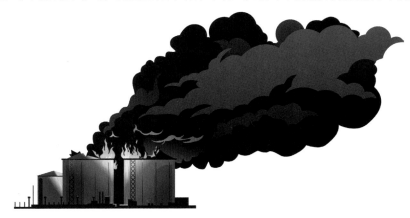

Q/ 046 化工水体污染的危害性是怎样的？

工业废水直接流入渠道、江河、湖泊污染地表水，产生严重而广泛的危害。

（1）如果毒性较大会导致水生动植物的死亡甚至绝迹。

（2）工业废水还可能渗透到地下水，污染地下水。

（3）如果周边居民采用被污染的地表水或地下水作为生活用水，会危害身体健康，重者死亡。

（4）工业废水渗入土壤，造成土壤污染，影响植物和土壤中微生物的生长。

（5）有些工业废水还带有难闻的恶臭，污染空气。

（6）工业废水中的有毒有害物质会被动植物的摄食和吸收，残留在体内，而后通过食物链到达人体内，对人体造成危害。

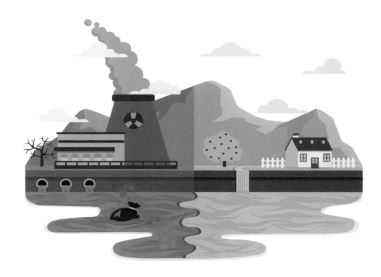

Q/ 047 什么是危险化学品泄漏事故？常见原因有哪些？

/A 危险化学品泄漏事故是指与危险化学品有关的单位在生产、经营活动中，由于某些意外的情况，突发性地发生危险化学品泄漏；或人为地破坏，使有毒有害的化学品大量泄漏；或伴随火灾、爆炸事故次生成大量有害气体，从而在较大范围内造成比较严重的环境污染，对国家和人民的生命财产安全造成严重危害的灾害性事故。

危险化学品泄漏的原因主要有以下几种。

（1）恐怖分子或敌对分子的蓄意破坏。

（2）勘测、设计方面存在缺陷。

（3）设备老化，带故障运转。

（4）违反操作规程。

（5）化工厂火灾引起泄漏。

（6）装载危险化学品的槽车在公路上行驶，遇到交通事故或者自身原因导致泄漏。

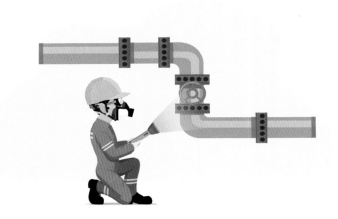

Q/A 048 历史上有哪些严重的危害人民公共安全的化学品泄漏事件？

自然灾害可能引发化学品泄漏。当泄漏为技术事故的结果时，我们将其称为 Natech（自然灾害引发的技术）事件。由于有害物质的泄漏、火灾和爆炸，Natech 事件可能加剧自然灾害对环境和人类健康的影响，历史上发生过众多的 Natech 化学品泄漏事件。

历史上的 Natech 化学品泄漏事件示例

自然灾害	国家/地区	年份	受影响的化工设施	后果
地震	日本	2011	炼油厂	东日本大地震以及由此引发的海啸破坏了大量的化工装置。炼油厂被淹没，造成结构性损坏。火灾始于装有硫黄、沥青和汽油的储罐中。在硫黄起火并形成有毒气体云雾之后，当局发布了从该设施周围 2 km 范围内疏散的命令。另一家炼油厂的火灾和爆炸引发了邻近化工设施的进一步火灾

续表

自然灾害	国家/地区	年份	受影响的化工设施	后果
地震	土耳其	1999	工业设施，炼油厂油库	8个工业设施泄漏了大量化学品，包括原油、磷酸和丙烯腈的泄漏。油库中同时有3处分别起火。在受影响的设施中，电力、通信系统和现场应急用水的中断阻碍了应对行动
洪水	中欧	2002	化工厂	长时间的大雨导致遍地洪灾。捷克共和国境内一家靠近易北（Elbe）河的化工厂被淹没，导致化学品泄漏，其中包括80t氯。洪水过后，水和沉积物中发现了大量的汞和二噁英，周围的农田多年来被认为不适合农业用途。同样的降雨导致德国穆尔德（Mulde）河上的一座大坝爆裂。一个综合型的化工设施被淹没，需要通过军事行动来防止化学品被冲入河中
	罗马尼亚	2000	金矿沉淀池	突然融雪和大雨的综合因素导致沉淀池中的水位升高，破坏了池塘的大坝。大量含有氰化物和有毒金属的废水泄漏到跨越匈牙利和塞尔维亚边界的河流体系。河流中的初始氰化物浓度超过了允许的限值，因此必须停止饮用水取水。大量鱼类死亡
洪水	美国	1994	原油和天然气管道	大雨导致圣哈辛托（San Jacinto）河泛滥，8条管道破裂，另外还破坏了29条管道。这导致了36000桶原油和近2亿m³天然气泄漏。泄漏物起火，导致545人主要因吸入烟雾和蒸气而受伤
气旋	美国	2005	炼油厂和石化设施、车辆、燃料店、废弃物场地	在卡特里娜（Katrina）飓风期间，大风与风暴潮的结合导致炼油厂漏油，废弃车辆、油罐和废弃物场地的柴油燃料泄漏以及土壤污染物的重新流动。在居民区周围的沉积物中发现了高浓度的砷和苯并芘
	洪都拉斯	1998	废弃物场地	伴随飓风米奇（Mitch）而来的大雨导致许多废弃物场地淹没。农业化学品泄漏到环境中

续表

自然灾害	国家/地区	年份	受影响的化工设施	后果
极度寒冷的天气	法国	2002	化工厂	冻结温度导致环己烷在管道中凝固，从而造成堵塞。由于管道温度控制不当以及内部温度变化，因此陷于堵塞物之间的液体环己烷膨胀引起部分管道破裂，从而导致泄漏。直到 30 小时后才发现泄漏源，此时已经泄漏了 1200 t 环己烷
极度炎热的天气	美国	2005	气体重新包装场地	热浪使丙烯气瓶受热过程中，环境温度高，阳光强烈，增加了内部压力，导致气瓶阀门上的泄压装置打开并排放丙烯。这点燃后便开始引起一场席卷整个存储区域的火灾，导致其他气瓶爆炸，碎片给周围的屋室和汽车造成破坏。促成因素是泄压装置设定得太低，不适合当时的情况

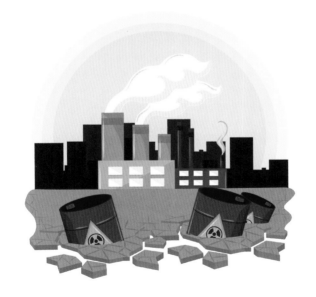

Q/A 049 哪些常见的危险化学品泄漏会对神经系统产生损害？

（1）汽油。高浓度吸入出现中毒性脑病。对中枢神经系统有麻醉作用。①急性中毒。轻度中毒症状有头晕、头痛、恶心、呕吐、步态不稳、共济失调。高浓度吸入出现中毒性脑病。极高浓度吸入引起意识突然丧失、反射性呼吸停止。②慢性中毒。神经衰弱综合征、自主神经功能症状类似精神分裂症。

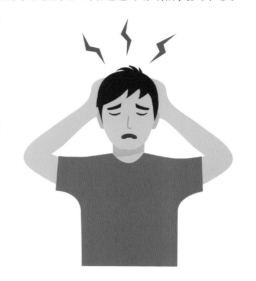

（2）白电油。长期接触可致周围神经炎。白电油是石油产品之一，主要成分为正己烷，本品有麻醉和刺激作用。①以慢性中毒为多见，长期接触可致周围神经炎；②急性中毒症状如吸入高浓度本品出现头痛、头晕、恶心、共济失调等，重者引起神志丧失甚至死亡。

Q/A 050 哪些常见的危险化学品泄漏会对呼吸系统产生损害？

日常生活中常见的引起呼吸系统受损的危险化学品包括氯气、氨、一氧化碳等，它们都会损伤呼吸道黏膜。

Q/A 051 与地震相关的化学品泄漏的风险因素、相关机理有哪些？

地震是沿着断层线在构造板块之间移动引起的地壳中能量的突然释放。

在地震时增加化学品泄漏至人群的风险因素及相关机理包括以下几个方面。

（1）规划和建筑法规不足。

（2）地震地区工业设施不具有抗震能力的结构。

（3）安全措施或应急计划不足。

（4）工业场地周围人口密度高。

（5）预警系统不足。

（6）公众缺乏对地震风险的认识。

（7）现场应急设备的损坏将会妨碍应对行动。

地震导致化学品泄漏通常是由于地震的水平和垂直震动力、坠落的残骸以及土壤液化导致建筑物坍塌所造成的结构损坏引起的，也可由地震诱发的火灾导致。

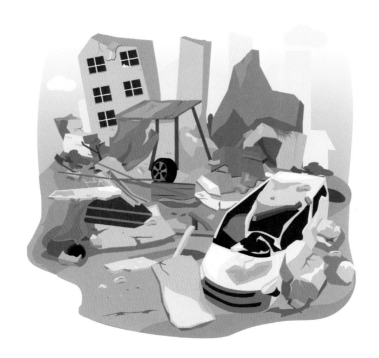

Q/A 052 与洪水相关的化学品泄漏的风险因素、相关机理有哪些？

洪水是最常见的自然灾害事件，也是在全球范围内因灾害造成死亡的主要原因。储罐和管道系统特别容易受到洪水的破坏。洪水导致化学品泄漏的风险因素及相关机理主要包括以下几点。

（1）规划和建筑法规不足。

（2）洪水易发地区工业设施的位置。

（3）不具有抗洪能力的结构。

（4）吸收雨水能力小的土地，如因为侵蚀、砍伐森林或者混凝土等不透水的覆盖层。

（5）预警系统不足。

（6）安全措施或应急计划不足。

（7）工业场地周围人口密度高。

（8）公众缺乏对洪水风险的认识。

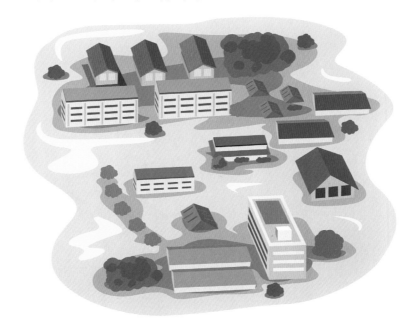

Q / **053** 与气旋相关的化学品泄漏的风险因素、相关机理有哪些?

/A 气旋是热带或亚热带水域低压天气系统的区域特定名称，其特征是雷阵雨、暴雨和高风速。

气旋所造成的化学品泄漏风险因素及相关机理主要包括以下几点。

（1）规划和建筑法规不足。

（2）沿海地区工业和化学品存储设施的位置。

（3）易受风暴破坏和雷击的结构。

（4）安全措施或应急计划不足。

（5）预警系统不足。

（6）工业场地周围人口密度高。

（7）公众缺乏对气旋和洪水风险的认识。

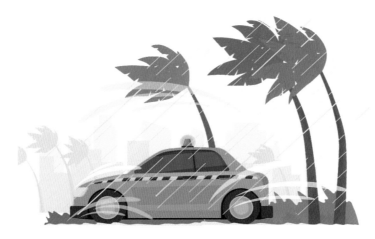

Q/054 什么是剧毒化学品？

A 剧毒化学品是指按照国务院安全生产监督管理部门会同国务院公安、环保、卫生、质检、交通部门确定并公布的剧毒化学品目录中的化学品。一般是具有剧烈毒性危害的化学品，包括人工合成的化学品及其混合物和天然毒素，还包括具有急性毒性易造成公共安全危害的化学品。

剧毒化学品有急性毒性，易造成公共安全危害，按照 2015 年版《危险化学品目录》，目前共收录 148 种剧毒化学品。

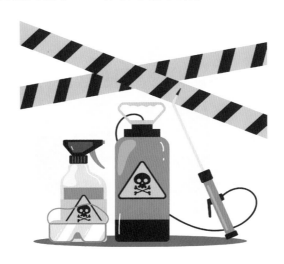

Q/ 055 如何正确地储存及管理剧毒化学品?

/A 剧毒化学品以及储存数量构成重大危险源的其他危险化学品,应当在专用仓库内单独存放,并实行双人收发、双人保管制度。

国家对购买和通过公路运输剧毒化学品行为实行许可管理制度。购买和通过公路运输剧毒化学品,应当依照规定申请取得《剧毒化学品购买凭证》《剧毒化学品准购证》《剧毒化学品公路运输通行证》。未取得上述许可证件,任何单位和个人不得购买、通过公路运输剧毒化学品。

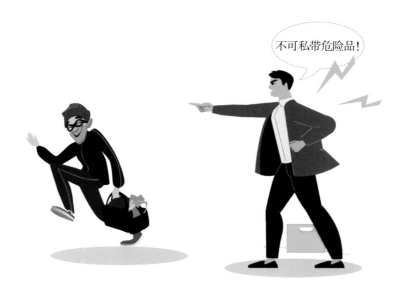

Q/ 056 常见的有毒气体的物理特性是什么?

/A 有毒气体指常温常压下呈气态或极易挥发的有毒化学物,对呼吸道有刺激作用,亦易吸入中毒,如氨、臭氧、二氧化氮、二氧化硫、一氧化碳、硫化氢及光化学烟雾等。

有毒性气体分为刺激性气体和窒息性气体两种。

(1)刺激性气体。是指对眼和呼吸道黏膜有刺激作用的气体。最常见的有氯、氨、氮氧化物、光气(常用与杀虫剂)、氟化氢(主要用作含氟化合物的原料)、二氧化硫(用作有机溶剂及冷冻剂,并用于精制各种润滑油）等。

（2）窒息性气体。是指能造成机体缺氧的有毒气体。窒息性气体可分为单纯窒息性气体、血液窒息性气体和细胞窒息性气体。如氮气、甲烷、乙烷、乙烯、一氧化碳、硝基等。

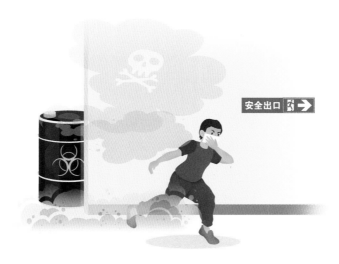

Q/ 057 常见的腐蚀性物质有哪些？

/A 凡能腐蚀人体、金属和其他物质的物质，称为腐蚀性物质。

（1）按腐蚀性的强弱，腐蚀性物质可分为一级腐蚀品和二级腐蚀品。

（2）按其化学性质，腐蚀品又可分为酸性腐蚀品、碱性腐蚀品和其他腐蚀品。①酸性腐蚀品包括硫酸、硝酸、氢氯酸、氢溴酸、氢碘酸、高氯酸，还有由1体积的浓硝酸和3体积的浓盐酸混合而成的王水等。②碱性腐蚀品包括氢氧化钠、氢氧化钙、氢氧化钾、硫氢化钙等。③其他腐蚀品包括二氯乙醛、苯酚钠等。

Q/ 058 农药中毒的常见途径是怎样的？

/A 目前绝大多数农药中毒是有机磷农药所引起的。有机磷农药中毒作用是通过呼吸道、消化道及皮肤三种途径引起中毒。有机磷农药进入人体后通过血液、淋巴很快运送至全身各个器官，以肝脏含量最多，肾、肺、骨次之，肌肉及脑组织中含量少。其毒理作用是抑制人体内胆碱酯酶的活性，使其失去分解乙酰胆碱的能力，使乙酰胆碱在体内积累过多。中毒原因主要是由于中枢性呼吸衰竭，呼吸肌瘫痪而窒息；支气管痉挛，支气管腔内积储黏液，肺水肿等加重呼吸衰竭，促进死亡。

Q/ 059 日常生活中常见的农药中毒种类有哪些？

A 农药是指用于消灭、控制危害农作物的害虫、病菌、鼠类、杂草及其他有害动、植物和调节植物生长的各种药物。农药主要包括以下三大类。

（1）有机磷农药。油状液体，有大蒜味。如乐果、敌百虫、敌敌畏等。在农作物会有不同程度的残留。

（2）氨基甲酸酯类。白色结晶，无特殊气味。如西维因、速灭威、呋喃丹等。为 2A 类致癌物。

（3）拟除虫菊酯类。黏稠油状液体。如氯菊酯、杀虫菊酯、甲醚菊酯等。

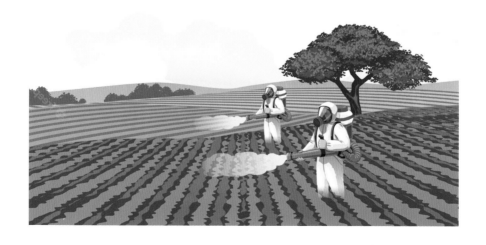

Q / **060** 当突发危险化学品泄漏时，可以使用的个体防护用品有哪些？

/A （1）眼部防护如安全眼镜、面罩。家中可以使用游泳用的护目镜对眼部进行防护。

（2）手套。手套可以保护双手免受材料、热量、工具和机器的伤害。

（3）口罩或者呼吸器。对于空气中的粉尘、细菌、烟雾和化学品可以提供一定防护。

（4）耳罩。轻柔但牢固地戴在头上并完全遮住耳朵，就可以提供良好的保护。对于非常大的噪声或频率非常低的声音，它们是最合适的防护装备。

（5）防护服装和鞋子。布或塑料制成的防护服可以保护你的皮肤和衣物免受粉尘和化学品的侵害。如果你在工作中使用危险化学品，尤其是酸，那就必须穿戴耐化学腐蚀服装，如围裙、连体服和靴子；因为这些化学

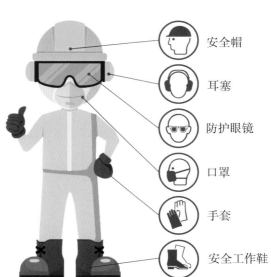

安全帽

耳塞

防护眼镜

口罩

手套

安全工作鞋

品会迅速对人体造成永久性伤害。

个体防护用品既不能降低工作场所中有害化学品的浓度，也不能消除工作场所的有害化学品，而只是一道阻止有害物进入人体的屏障。防护用品本身的失效就意味着保护屏障的消失，因此个体防护不能被视为控制危害的主要手段，而只能作为一种辅助性措施。

Q/A 061 发现疑似危险化学品时如何处置？

（1）发现疑似危险化学品时，不要接触它们，应立即拨打 119 报警电话，说清具体位置、包装标志、大致数量及是否有气味等情况。

（2）不要在其周围逗留。

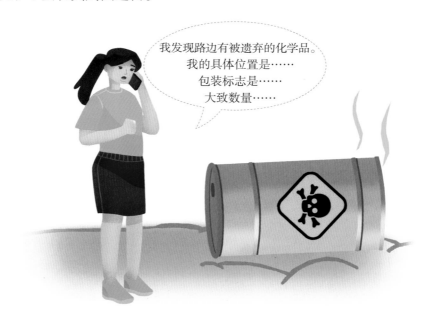

我发现路边有被遗弃的化学品。
我的具体位置是……
包装标志是……
大致数量……

Q/A 062 公共场合遭遇危险化学品事故如何处置？

（1）危险化学品泄漏、爆炸等事故。应迅速撤离到事故现场上风口位置，不要围观、逗留；不开灯，不动电器，避免产生火花或静电，并立即拨打 119 报警电话。疏散时，应用湿手帕或湿毛巾等捂住口鼻，尽可能戴上手套、护目镜，穿上雨衣、雨鞋，或用床单、衣物等遮住裸露的皮肤；如果备有防毒面罩、防化服等，应及时穿戴。在没有特殊防护和专业知识的情况下，不可进入危险化学品事故现场救人；必须进入事故现场的，一定要正确佩戴防护用品。

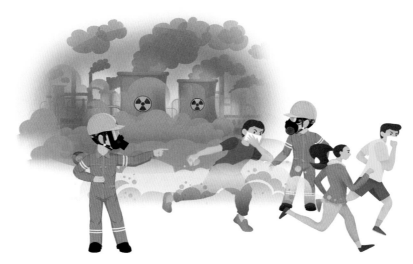

（2）发现被遗弃的化学品。不要捡拾，应立即拨打报警电话，说清具体位置、包装标志、大致数量以及是否有气味等情况。

（3）遇到危险化学品运输车辆发生事故。应尽快离开事故现场，撤离到上风口位置，不围观，并立即拨打报警电话。

（4）居民小区施工过程中挖掘出有异味的土壤。应立即撤离并拨打电话报警，在异味土壤清走之前，周围居民和单位不要开窗通风。

（5）化学品火灾。化学品火灾的扑救应由专业消防队来进行，受到危险化学品伤害时，应立即到医院救治，不要拖延。

Q/A 063 有人受到危险化学品伤害时应该怎样处理？

（1）呼吸困难时给氧。

（2）呼吸停止时立即进行人工呼吸。

（3）心脏骤停，立即进行胸外按压。

（4）皮肤污染时，脱去污染的衣服，用流动清水冲洗，冲洗要及时、彻底、反复多次；头部或面部灼伤时，要注意眼、耳、鼻、口腔的清洗。

（5）误服危险化学品者，可根据物料性质对症处理。一旦误食化学品，应立即设法催吐。若误食的化学品为酸性，则可服用大量牛奶和水，促使其呕吐；若误食的化学品为碱性，则可服用大量牛奶水和醋。紧经现场急处置后及时送往医院治疗。

Q/ 064 危险化学品泄漏的现场应急处置流程是怎样的？

/A （1）发现危险化学品泄漏后，由搬运人员马上通知部门管理人员，管理人员收到消息后，立即携带相应的化学品安全技术说明书并确定化学品性质。

（2）对现场使用警示带进行隔离，并迅速准备以下物品：①防泄漏沙；②碎布，预备吸收泄漏的化学品；③灭火器，做好预防火灾的准备；④防毒口罩、防化学品手套；⑤危废垃圾桶。

（3）现场人员在安全的前提下搬走附近的可燃物品。

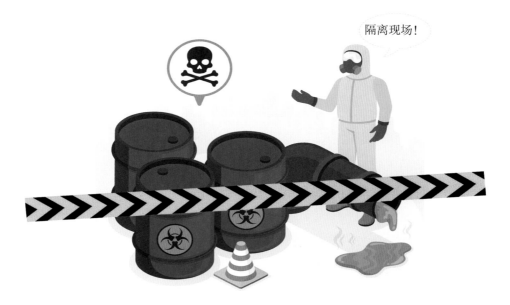

（4）员工戴上防毒口罩和手套，用防泄漏沙围堵、用碎布吸收泄漏物。

（5）使用水冲洗地面并收集清洁水。

（6）危险废弃物全部放置到危废垃圾桶中，并送危废仓。

Q/A 065 危险化学品发生泄漏时如何控制泄漏物？

（1）如果在生产使用过程中发生泄漏，要在统一指挥下，通过关闭有关阀门，切断与之相连的设备、管线，停止作业，或改变工艺流程等方法来控制化学品的泄漏。

（2）如果是容器发生泄漏，应根据实际情况，采取措施堵塞和修补裂口，制止进一步泄漏。

（3）防止泄漏物扩散，严防殃及周围的建筑物、车辆及人群，万一控制不住泄漏口时，要及时处置泄漏物，严密监视，以防火灾爆炸。

Q/A 066 危险化学品泄漏物的处置方法是怎样的？

（1）气体泄漏物处置。应急处理人员紧急要做的是止住泄漏，如果可能的话，用合理的通风使其扩散不至于积聚，或者喷雾状水使之液化后处置。

（2）液体泄漏物处置。对于少量的液体泄漏物，可用沙土或其他不燃吸附剂吸附，收集于容器内后进行处理；而大量液体泄漏后四处蔓延扩散，难以收集处理，可以采用筑堤堵截或者引流到安全地点。

（3）固体泄漏物处置。用适当的工具收集泄漏物，然后用水冲洗被污染的地面。

Q/A 067 进入易燃易爆作业场所应遵守哪些规定？

（1）禁止随身携带火种。

（2）关闭随身携带的手机等通信工具和电子设备。

（3）严禁吸烟。

（4）穿着不产生静电的工作服和不带铁钉的工作鞋。

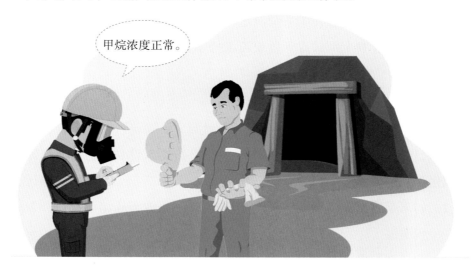

Q/A 068 发生危化品爆炸时，在现场如何避险自救？

（1）爆炸时的正确躲藏方法。①趴下。爆炸发生时，先不要急于奔跑，因为爆炸很可能不止一次，如果在未确定安全区域时盲目奔跑，很可能会被二次伤及。应立即趴下，保持身体低俯，不但可以最大限减轻爆炸伤害，还可以防止吸入过多有害气体。②找掩体。应选择能够有效阻挡、反射或者吸收爆炸冲击波的掩体，如躲藏在土围墙、建筑物、家具等物体背后。③躲缺口。缺口是指建筑结构强度最低的地方。爆炸发生时应尽量远离门窗、管道口、沟渠等，减少冲击波带来的伤害。

（2）爆炸或火灾后的正确逃跑方法。正确的方式是绕开爆炸点及其污染区（不能正对爆炸点前行），向上风口撤离。不要沿着沟跑，因为大多数有毒气体比空气重，会在地势低的位置聚集。逃离后尽快远离爆炸区，不要在工厂、仓库等设施附近逗留，与危险保持距离。

（3）撤离时的注意事项。撤离时弯腰前行，如有浓烟须用毛巾或防毒面罩遮住口鼻，避免乘坐电梯、扶梯，尽可能避开建筑物下方，避免冲击波导致的玻璃掉落。如有余力，可以帮助附近的幼儿、妇女、老人等，提醒或协助他们一起撤离。注意互相安抚、鼓励，避免有紧张情绪。

（4）被困废墟时的避险自救。①如果可能，敲击管道或墙壁、吹口哨的方式给救援人员发信号。②不到万不得已不要大喊，并避免不必要的挪动，以免吸入大量烟尘。

Q/A 069 发生危化品爆炸时，附近居民应该怎么做？

（1）千万不要围观。因为不确定内部情况，有可能还会再次发生爆炸，波及范围也可能会更大。盲目围观，不仅可能给自己带来伤害，还会给整个救援过程带来干扰。

（2）保证交通，服从指挥。让出通道，让救援的交通保持通畅，避开集中区域，也不要在沿途做自发活动，不要围观救援。

（3）不盲目恐慌，不听信谣言。及时收看、收听、接收政府通知，如果有巨大的隐患将影响周围环境，政府会通过官方渠道通知大家，为大家的撤退、搬迁做出安排。

（4）保持镇静，做好防护。如果不在危险区域，不必恐慌，大可保持镇静。如果有担心，可以在条件允许内做一些自我检查，准备一些日常防护的用品，如戴上活性炭口罩。

Q/A 070 危险化学品烧灼伤的现场急救措施是什么？

化学腐蚀物品对人体有腐蚀作用，易造成化学灼伤。腐蚀物品造成的灼伤与一般火灾的烧伤烫伤不同，开始时往往感觉不太疼，但发觉时组织已灼伤。所以对触及皮肤的腐蚀物品，应迅速采取急救措施。

（1）如果不幸接触到化学物质，应果断脱去衣服，立即用大量清水冲洗创伤部位，冲洗时间不少于15分钟。清洗时要遍及所有受害部位，防止物质存留，对眼、鼻、口腔等的清洗尤其要迅速、仔细。

（2）完成冲洗后，应根据受伤情况及时就医，由医生进行适当处理。如果更严重，就要及时清创止血后去医院接受进一步治疗。

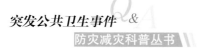

Q/A 071 化学性眼烧伤怎样急救处理?

（1）要在现场迅速用清水进行冲洗。应使用流动的清水，冲洗时将眼皮掰开，把裹在眼皮内的化学品彻底冲洗干净。

（2）现场若无冲洗设备，可将头埋入清洁盆水中，掰开眼皮，让眼球来回转动进行洗涤。若电石、生石灰颗粒溅入眼内，应当先蘸液体石蜡或植物油的棉签去除颗粒后，再用清水冲洗。

Q/A 072 当突发不明危险化学品泄漏时该怎么办?

（1）立即做好个人防护。①泄漏现场如有防护面具、呼吸器、口罩、手套、防护服和防护眼镜等个人防护装备，应立即佩戴上；②在无防护装备的情况下，应迅速将身边能利用的衣服、毛巾、口罩等用水浸湿后，捂住口鼻，以免吸入有毒气体。尽可能戴上手套，穿上雨衣、雨鞋等，或用床单、衣物遮住裸露的皮肤，也可以使用游泳用的护目镜等对眼睛进行防护。

（2）应立即撤离事故现场。发生事故时，请勿惊慌失措，应遵循现场应急救援人员的指挥，迅速撤离现场。或者立即判断事故源与风向，朝侧风向远离事故源的方向迅速撤离。

（3）禁止一切火源。在不能确定泄漏物是否为易燃易爆物质时，禁止在事故现场使用手机报警，禁止打开或关闭电器开关。

（4）到达安全地点后，立即进行全身洗消。要及时脱去被污染的衣服，用流动的水冲洗身体，特别是接触化学品物质或曾经裸露的部分。

（5）注意做好人员自救。在医务人员到来之前，如果有呼吸或心脏骤停者，可由掌握心肺复苏技能的人员对患者进行心肺复苏。若有人吸入化学毒气中毒，应立即将中毒者移到新鲜空气处，静卧，松解衣带，头部偏向一侧，注意保暖。

（6）注意食品和水源安全。事故污染区及周边地区的食品和水源不可随便动用，确认经检测无害后方可使用。

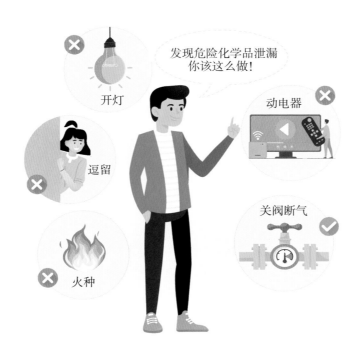

Q / 073 常见易燃的液态危险化学品的危险特性及安全防护措施有哪些？

A 易燃液体包括汽油、丙酮、苯、二甲苯、乙醇、乙酸乙烯、油漆（含易燃溶剂）、胶黏剂（含易燃溶剂）、油墨（含易燃溶剂）、稀料（苯、二甲苯等混合剂）、香蕉水（正丁醇、甲苯、乙醇、丙酮等混合剂）、溶剂油（主要成分二甲苯）。

（1）本类物品危险特性。其蒸气与空气可形成爆炸性混合物。遇明火、火花、高热极易燃烧爆炸。与氧化剂（过氧化氢、高锰酸钾等）能发生强烈反应。蒸气比空气重，能在较低处扩散到很远的地方，遇明火易回燃。

（2）预防及救援措施。避免接触明火、火花、热源及强氧化剂。发生泄漏时，迅速将泄漏污染区人员撤离至安全区，并进行隔离，严格限制出入并切断火源。紧急处理人员应佩戴自给正压式呼吸器，穿消防防护服。尽可能切断泄漏源，用沙土、蛭石或其他惰性材料吸收。或在保证安全情况下，就地焚烧。

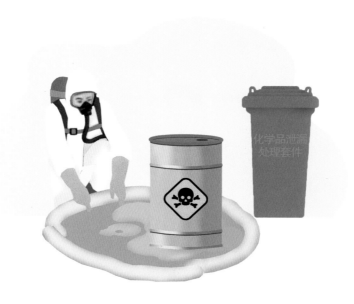

Q / 074 常见易燃的固态危险化学品的危险特性及安全防护措施
有哪些？

/A （1）易燃固体（如硫黄）的危险特性。①遇明火、热源极易燃烧，燃烧产物具有毒性；②与金属粉末接触剧烈反应；③其粉尘与空气或氧化剂混合形成爆炸性混合物。

（2）安全防护措施。易燃固体应避免接触明火、火花、热源及强氧化剂。发生泄漏事故时，应立即切断火源，使用无火化工具收集回收。发生火灾事故时，灭火须佩戴好防毒面具，在上风向灭火，遇到小火用沙土闷熄，遇到大火可用雾状水灭火。切勿将水流直接射至熔融物上，以免引起严重的流淌火灾或引起剧烈沸溅。

Q / 075 常见的气体危险化学品的危险特性及安全防护措施有哪些？

/A 危险化学品气体主要包括压缩气体和液化气体（液化石油气、乙炔、液氨、液氯、二氧化碳、氧气、氮气、一氧化碳等）。

（1）本类物品危险特性。①本类物品一般盛装在气瓶或储罐内，在受热、撞击下，容器内压力增大，有开裂和爆炸危险；发生泄漏时，造成周围温度剧降，有冻伤危险。②液化石油气、一氧化碳等气体与空气混合达到一定浓度时，遇到明火、热源或火花，有燃烧爆炸的危险，应避免与氧气、氯气等接触。③液化石油气具有麻醉作用，长时间吸入可导致呼吸停止。④一氧化碳能与血液中的血红蛋白结合而造成组织缺氧，因此，长时间吸入一氧化碳后，会造成缺氧死亡。⑤液氯、液氨属于毒害品，并具有腐蚀性，吸入高浓度时可致人立即死亡。

（2）安全防护措施。①应立即将身边能利用的衣服、毛巾、口罩等用水浸湿后，捂住口鼻，尽可能戴上手套，穿上雨衣、雨鞋等，或用床单、衣物遮住裸露的皮肤。有条件者需要立即戴上防毒面具或呼吸器、防毒服和防毒眼镜等个人防护装备。②不要惊慌失措，在现场应急救援人员的指挥下迅速撤离事故现场。或

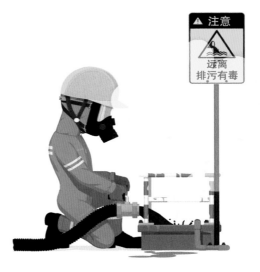

者立即判断事故源与风向，朝侧风向远离事故源的方向迅速撤离。如氯气比空气重，易在地势低处积聚，所以，禁止躲在低洼地带。③来不及逃离时可以选择躲避在建筑物内，但必须关闭所有门窗，关闭空调和通风系统，人员应该转移到建筑物内远离气体泄漏处的一侧。④如果是助燃或易燃气体，应该注意防静电，防止出现闪爆。⑤到达安全地点后，要及时脱去被污染的衣服，用肥皂水和自来水冲洗身体 10～15 分钟，特别是接触化学品物质或曾经裸露的部位。⑥若吸入有毒气体，在确保自身防护的前提下，可将患者移至空气新鲜处躺下，上半身抬高，解开领口和皮带，盖上毯子。如果有呼吸或心搏骤停者，可由掌握心肺复苏技能的人员对患者进行心肺复苏。患者在等待救援时应保持平静，避免剧烈运动，以免加重心肺负担致使病情恶化。

Q/ **076** 常见的氧化剂危险化学品的危险特性及安全防护措施有哪些？

A 日常生活中，常见的氧化剂包括漂白粉和过氧化氢。

（1）本类物品危险特性。氧化剂本身一般不可燃，但却是可燃物发生燃烧或爆炸的必要条件。能与可燃物、有机物或易氧化物质形成爆炸性混合物，经摩擦、加热或遇火源可导致燃烧或爆炸。

（2）预防及救援措施。①避免接触还原剂。②过氧化氢发生泄漏时，迅速撤离污染区人员至安全区，并立即隔离，严格限制出入。③应急处理人员应佩戴自给正压式呼吸器，穿防酸碱工作服。④尽可能切断泄漏源，防止进入下水道、排洪沟等限制性空间。⑤小量泄漏。用沙土、蛭石或其他惰性材料吸收。也可以用大量的水冲洗，洗水稀释后放入废水系统。⑥大量泄漏。构筑围堤或挖坑收容；喷雾状水冷却和稀释蒸汽，保护现场人员，把泄漏物稀释成不燃物。

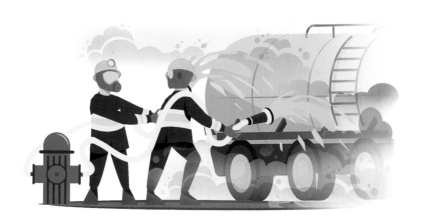

Q/ **077** 常见的毒害化学品的危险特性及安全防护措施有哪些？

A 常见的毒害化学品有氰化钠、氰化钾、液氯、甲苯二异氰酸酯（TDI）等。

（1）本类物品危险特性。本类物品通过吸入、口服、经皮吸收均可引起中毒。少量进入人体即可引起猝死。

（2）预防及救援措施。①应尽量避免接触毒害化学品，接触时配备必要的防护用品。②剧毒品泄漏安全防护措施。严加密闭，提供充分的局部排风和全面通风。操作尽可能机械化、自动化。操作人员必须经过专门培训，严格遵守操作规程。操作人员应佩戴头罩型电动送风过滤式防尘呼吸器，穿连衣式胶布防毒衣，戴橡胶手套。避免产生粉尘。避免与氧化剂、酸类接触。搬运时要轻装轻卸，防止包装及容器损坏。配备泄漏应急处理设备。倒空的容器可能残留有害物。

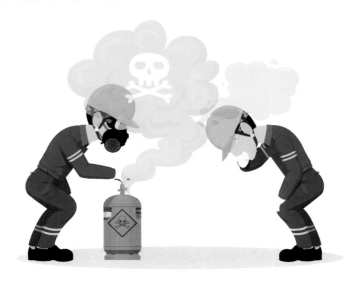

Q / **078** 常见的遇湿易燃物品的危险特性及安全防护措施有哪些？

/A 遇湿易燃物品有连二亚硫酸钠（保险粉）等。

（1）本类物品危险特性。强还原剂，与水相互作用时发生剧烈的化学反应，放出大量的有毒气体二氧化硫和热量。由于反应异常迅速，反应时放出的气体和热量多，使所放出来的可燃性气体迅速地在周围空气中达到爆炸极限，一旦遇明火或由于自燃而引起爆炸加热或接触明火会引起燃烧。暴露在空气中会被氧化。

（2）预防及救援措施。①避免接触水、酸类、氧化剂，应密封包装。②泄漏时，避免扬尘，用不产生火花的工具收集到干燥、洁净、有盖的容器中。③发生火灾时，尽可能将容器从火场移至空旷处。

Q/A **079** 常见的腐蚀性危险化学品的防护措施是怎样的？

（1）应加强相关化学毒性防护教育与管理。

（2）应采取正确的防毒措施。①改革工艺或实验路线，消除或改造毒源。②保持空气新鲜。通风排毒措施可分为自然通风和机械通风两大类。③采取个人防护措施。在其他技术措施不能从根本上防毒时，必须采取个人防护措施。其作用是隔离和屏蔽（如防护服、口罩、鞋帽、防护面罩、防护手套、防音器等）及吸收

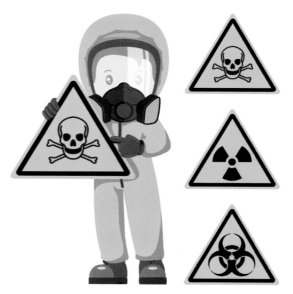

过滤（如防护眼镜、呼吸防护器等）有毒物质。

（3）防腐蚀措施。①存放腐蚀性物品时应避开易被腐蚀的物品，注意其容器的密封性，并保持实验室内部的通风。②产生腐蚀性挥发气体的实验室，应有良好的局部通风或全室通风，且远离有精密仪器设备的实验室。应将使用腐蚀性物品的实验室设在高层，以使腐蚀性挥发气体向上扩散。③酸、碱废液不能直接倒入下水道，应经过处理达到安全标准后才能排放。④应经常检查，定期维修更换腐蚀性气体、液体流经的管道、阀门。

Q/A **080** 强酸类化学品侵蚀皮肤后的正确处理办法是怎样的？

酸与皮肤接触，立即引起组织蛋白的凝固使组织脱水，形成厚痂。

厚痂的形成可以防止酸液继续向深层组织浸透，减少损害，对伤员健康极为有利。如系通过衣服浸透烧伤，应即刻脱去，并迅速用大量清水反复地冲洗创面。充分冲洗后也可用中和剂——弱碱性液体，如小苏打水（碳酸氢钠）、肥皂水冲洗。石炭酸烧伤用酒精中和。硝酸烧伤用攸琐溶液（主要成分为漂白粉、硼酸）中和，效果更好。但若无中和剂也不必强求，因为充分的清水冲洗是最根本的措施。

Q/081 强酸类化学品入眼的正确处理办法是怎样的？

/A 强酸化学品接触眼部后，立即引起眼部组织蛋白凝固，形成痂皮，相对于强碱类化学品灼伤，损伤深度较浅，但仍对视功能造成极大的危害。发生强酸类化学品入眼，应立即用大量清水冲洗眼睛，至少15分钟，冲洗后立即就医。

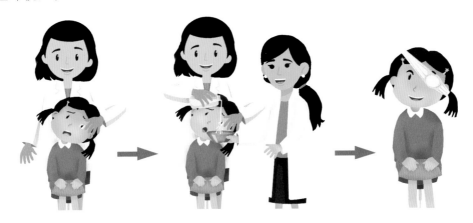

Q/082 如果吞食了强酸类化学品该怎么办？

/A 强酸具有强烈的腐蚀性，吸收入体内容易造成酸血症，大量溶血，经食入后，会造成食道及胃的炎症性水肿，刺激胃黏膜，导致坏死、穿孔等危及生命的症状。在医院外，可以使用大量清水冲洗口腔黏膜。对于服用量少，没有出现胃肠道穿孔，且呼吸道通畅的患者，可以服用牛奶作为解毒剂使用，并尽快送至医院就诊。

Q/ **083** 强碱类化学品侵蚀皮肤后的正确处理办法是怎样的?

/A 强碱对组织的破坏力比强酸为重,因其渗透性较强,深入组织使细胞脱水,溶解组织蛋白,形成强碱蛋白化合物而使创面加深。如果碱性溶液浸透衣服造成的烧伤,应立即脱去受污染衣服,并用大量清水彻底冲洗伤处。充分清洗后,可用稀盐酸、稀醋酸(或食醋)中和剂。再用碳酸氢钠溶液或碱性肥皂水中和。根据情况,请医生采用其他措施处理。

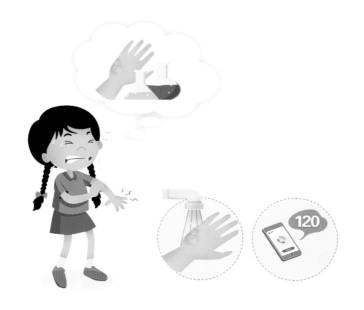

Q/ **084** 强碱类化学品入眼的正确处理办法是怎样的?

/A 强碱对组织的破坏力比强酸为重。强碱类化学品能够导致眼部深层组织的坏死、瘢痕和粘连,导致视力丧失。发生强碱类化学品入眼,应立即用大量清水冲洗眼睛,至少 15 分钟,冲洗后立即就医。

Q/ **085** 如果吞食了腐蚀性类化学品该怎么办?

/A 吞食腐蚀性物质(强酸和强碱),会灼伤上消化道,有时导致食管或胃穿孔。症状包括流涎、吞咽困难以及口腔、胸部、胃部疼痛,其后可能会发展成消化道狭窄。

（1）就近取材。口服牛奶或水稀释仅在吞食后的几分钟内有效，但如果吞食的是固体腐蚀剂，则延迟的稀释也可能会起效。患者有恶心、流涎、喘鸣和腹胀等表现时应避免口服稀释治疗。

（2）及时就医。腐蚀性灼伤治疗以支持为主，食管或胃穿孔须给予抗生素和外科手术治疗。

Q/086 大规模液氯泄漏事件的紧急避险措施是怎样的？

A 氯气在常温下呈淡黄绿色，具有刺激性气味的剧毒气体，吸入大剂量氯气两分钟可以致人缺氧并发生急速中毒死亡。发生大规模液氯泄漏事故时，可以采取以下避险措施。

（1）应立即佩戴防毒面具或呼吸器、穿防毒服和戴防毒眼镜等个人防护装备。或者立即将身边能利用的衣服、毛巾、口罩等用水浸湿后，捂住口鼻，尽可能戴上手套，穿上雨衣、雨鞋等，或用床单、衣物遮住裸露的皮肤。

（2）切勿惊慌失措，在现场应急救援人员的指挥下迅速撤离事故现场。或者立即判断事故源与风向，朝侧风向远离事故源的方向迅速撤离。由于氯气比空气重，易在低洼处积聚，禁止躲在低洼地带。

（3）来不及逃离泄漏污染区的人，可以选择躲避在合适的建筑物内，但必须关闭所有的门窗和其他可以打开的东西，关闭空调和通风系统，人员应该转移到建筑物内远离泄漏处的那一侧。

（4）氯不会燃烧，但会助燃，当环境中存在易燃气体或蒸气时，应该注意防静电，防止出现闪爆。如果发生火灾，不能直接向泄漏的储罐上浇水。

（5）到达安全地点后，要及时脱去被污染的衣服，用肥皂水和自来水冲洗身体至少 10 ～ 15 分钟，特别是接触化学品物质或曾经裸露的部分。

（6）若吸入氯气，可尽快至空气新鲜处躺下，上半身抬高，解开领口和皮带，盖上毯子。如果有呼吸或心脏骤停者，可由掌握心肺复苏技能的人员对患者进行心肺复苏。患者在等待救援时应保持平静，避免剧烈运动，以免加重心肺负担导致病情恶化。

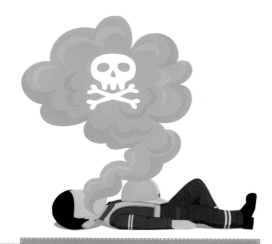

刺激性气体中毒的急救处理原则

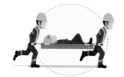

迅速脱离中毒环境　　绝对休息　　及时解毒　　吸氧　　转送专业医院

Q/087 氨中毒后的急救处理措施是怎样的?

A 氨中毒多半引发接触性毒性反应,急救措施包括以下几点。

(1)发生眼睛和皮肤中毒。用清水或 3% 硼酸水或 1% 明矾水洗涤。

(2)眼角膜溃疡。用红霉素眼膏、氯霉素眼药水或金霉素眼膏涂眼。

(3)发生支气管炎、肺炎。及时送医院治疗。

Q/088 白磷中毒后如何进行急救处理?

A 白磷不仅燃点低,而且剧毒,皮肤接触可致灼伤、中毒。白磷中毒分为急性中毒和慢性中毒。

(1)白磷急性中毒。是指人体由于摄入(吸入或口服)白磷单质(不包括磷化合物）而出现的急性中毒情况。急性白磷中毒的原因包括误服含白磷产品、军事应用的白磷弹，症状包括呕吐、恶心、腹痛、腹泻、呕血、便血、精神异常等。并可以引致肝衰竭、肾衰竭、心脏衰竭等多种终端器官损伤导致死亡。

（2）白磷慢性中毒。主要有神经衰弱综合征、消化功能障碍和中毒性肝病。

白磷中毒者应该送到适当医疗设施接受救治，由于目前尚未有针对白磷单质的解毒剂，医务人员会用洗胃等方法来移除患者体内的白磷，并采用支持性疗法和对症治疗。白磷中毒者不宜摄取酒精、脂肪、食用油，不建议进行催吐。

Q/A 089 汞是家用水银体温计内的物质，一旦泄漏，如何进行处理?

汞对人体的危害主要累及中枢神经系统、消化系统及肾脏，此外对呼吸系统、皮肤、血液及眼睛也有一定影响。汞中毒的典型症状有口中出现金属味、全身乏力等，若不及时治疗，症状进一步加重还会出现牙龈出血、腹痛，甚至体温急剧升高等（有时可高达40℃）。

虽然汞有毒性，一般来说只有长期接触汞，吸入挥发的汞蒸气，才有可能发生慢性汞中毒。一支水银体温计中汞含量有限，如果体温计破损或不小心吞食后，一般不会对成人造成较大的伤害，所以没有必要担心。但是如果儿童不小心将体温计咬碎，可能会诱发儿童汞中毒，要尽快对儿童催吐，可以让儿童喝牛奶或者蛋清。

如果水银体温计破碎，我们应该按以下方法处理。

（1）迅速转移家人和宠物，此过程中切勿接触洒落的汞。

（2）开窗通风，降低室内汞蒸气浓度。

（3）在保持房间通风的前提下，清理汞。戴上橡胶手套。可以使用黏性胶带收集小汞珠，记得连胶带一起放入塑料袋。也可以使用纸板收集汞珠，动作要缓慢以防其滚散。较大的汞柱可用注射器吸取，缓慢注入塑料容器内加盖，放入塑料袋。

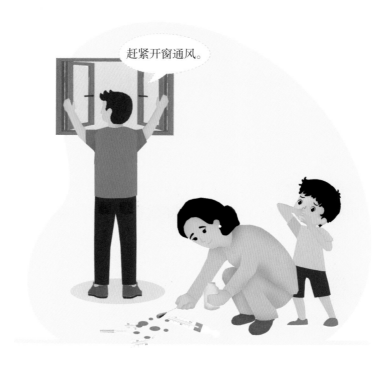

Q/090 家中常备的漂白剂过氧化氢，一旦泄漏，吸入或接触皮肤、黏膜引起中毒，应当如何处理？

/A 过氧化氢造成中毒症状的潜伏期短，约 30 分钟到 2 小时。

（1）低浓度的过氧化氢，仅具有刺激症状，导致恶心、呕吐、腹泻、腹痛等。

（2）对于低浓度过氧化氢中毒，通常可予以 120 ~ 240ml 水或牛奶稀释胃内的过氧化氢即可。高浓度的过氧化氢中毒症状主要以腐蚀作用为主，可以产生咽喉、食道及胃肠道溃疡，出血穿孔等急诊症状。对于较为严重的过氧化氢中毒患者，不宜饮食饮水，应及时就医。

Q/091 如何正确处理甲醇中毒？

/A 甲醇常存在于不正规散装白酒内，饮用后发生中毒。甲醇中毒后容易导致视神经中毒性炎症，造成严重的视功能损伤，易导致失明。首先，应该尽量避免饮用不正规的散装白酒。其次，一旦发生了甲醇中毒事件，应及时就医，予以糖皮质激素等对症支持治疗。

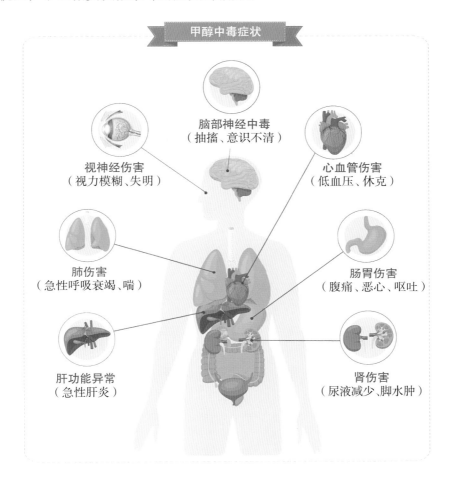

甲醇中毒症状

视神经伤害
（视力模糊、失明）

脑部神经中毒
（抽搐、意识不清）

心血管伤害
（低血压、休克）

肺伤害
（急性呼吸衰竭、喘）

肠胃伤害
（腹痛、恶心、呕吐）

肝功能异常
（急性肝炎）

肾伤害
（尿液减少、脚水肿）

Q/ 092 甲烷广泛用于民用或锅炉燃料，易燃易爆，泄漏后如何及时正确地处理？

/A 天然气的主要成分为甲烷，是一种无色、无味、无毒、易燃、易爆的气体，为了让燃气泄漏可被察觉，天然气中按照规定添加了加臭剂（清洁、无害），可发出类似臭鸡蛋的味道。

当闻到家中出现臭鸡蛋气味，怀疑天然气泄漏了，应做到以下几点。

（1）关闭表前阀门。

（2）打开门窗通风。

（3）严禁开关电器。

（4）杜绝一切火种。

（5）到室外接打电话。

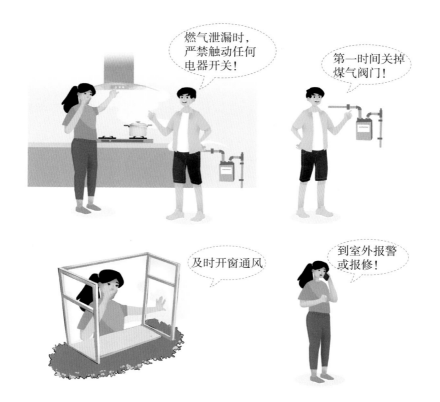

Q/093 一氧化碳能够致人缺氧性死亡，应当如何防范一氧化碳中毒和及时抢救处理一氧化碳中毒？

/A（1）预防措施。①生产中应加强自然通风，防止输送管道或阀门发生一氧化碳泄漏。工人进入现场作业时应佩戴好一氧化碳报警器。须进入受限空间作业，如井、窖、反应釜、储罐等时，先通风，检测安全后再进入。②生活中使用煤炉、炭火等取暖设备时，煤炭要烧尽。要经常打开门窗通风换气，保持室内空气新鲜。煤炉要安装烟筒，烟筒接口处要顺茬接牢（烟筒粗的一头朝向煤炉），严防漏气。③ 生活中使用燃气、煤气热水器时，要选择正规厂家生产的、质量合格的热水器；须请专业人员安装，经检测合格后方能使用。使用燃气、煤气热水器时，要保持良好的通风状态，洗浴时间切勿过长，使用完要检查热水器是否完全关闭。要定期对燃气、煤气热水器减压阀和皮管进行检修。④ 开车时，不要让发动机长时间空转；车在停驶时，不要过久地开放空调机，驾驶或乘坐空调车如感到头晕、发沉、四肢无力时，应及时开窗呼吸新鲜空气。⑤ 在可能产生一氧化碳的地方（工作或生活场所）安装一氧化碳报警器。

（2）抢救处理。一氧化碳多为吸入性中毒。当发生一氧化碳中毒后，应迅速将中毒者移至空气新鲜处，解开衣领、腰带等，保持呼吸畅通。呼吸困难者要对其输氧。停止呼吸者要进行人工呼吸。

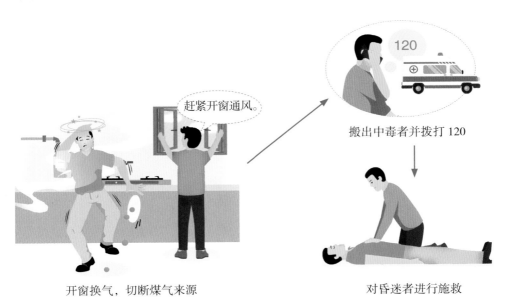

赶紧开窗通风。

搬出中毒者并拨打 120

开窗换气，切断煤气来源

对昏迷者进行施救

一氧化碳中毒急救措施

Q / 094 乙醇作为现在居民广泛使用的消毒溶剂，发生泄漏后，应当如何处置？

/A 无水乙醇是无色澄清液体，有易流动、灼烧味等特性。由于无水乙

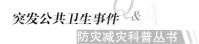
醇对于人体会产生危害，所以一旦出现泄漏的情况，就应该立即采取应急措施。家中发生少量泄漏的情况，我们可以采用大量水冲洗，利用水将泄漏的无水乙醇进行稀释，然后将稀释后的污水排进废水系统。

Q/095 硫化氢气体中毒后的急救处置措施是怎样的？

/A 硫化氢是具有刺激性和窒息性的有害气体，具有臭鸡蛋味，急性中毒可累及中枢神经系统、呼吸系统、心血管系统等的多个器官和组织。硫化氢中毒主要见于职业暴露，常发生在化工作业及污水处理的作业工人中。

发现中毒者应按如下方式处置。

（1）现场急救。立即将患者移至新鲜空气处，解开衣扣，保持呼吸道通畅。对呼吸停止者，应立即行人工呼吸。有条件的还应给予氧气吸入。有眼部损伤者，应尽快用清水或生理盐水反复彻底冲洗。救援人员应注意自身安全，做好个人防护。

（2）心跳呼吸骤停者，立即施行心肺复苏。

（3）及时送至医院，进行后续治疗，如氧气支持，抗炎抗毒对症支持治疗,适当应用亚硝酸异戊酯、亚硝酸钠或4-二甲基氨基甲苯酚(4-DMAP)解毒。

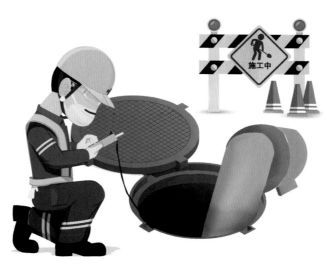

Q/A 096 芥子气中毒的特点及处理原则是怎样的？

芥子气是一种糜烂性毒剂，多次被用于战争冲突。芥子气具有理化性质稳定、穿透性强、中毒途径多等特点，其在现代战争中仍然发挥重要作用，是重大化学威胁之一。而且它的结构简单，容易合成，易被恐怖分子掌握和利用。芥子气主要通过皮肤或呼吸道侵入机体，潜伏期 2 ~ 12 小时。它直接损伤组织细胞，导致皮肤、黏膜组织糜烂；皮肤出现红肿、水疱、溃烂；呼吸道黏膜发炎坏死，出现剧烈咳嗽和脓痰，甚至阻碍呼吸；对造血器官也有损伤；多半有继发感染。

在染毒 12 小时内用 30% 的硫代硫酸钠（大苏打）溶液处理染毒部位皮肤可以有效减轻痛苦。临床上常用注射谷胱甘肽配合口服维生素 E 来治理芥子气中毒。芥子气可溶于碱性液，所以残毒可以用石灰水消毒。

Q/A 097 有机磷农药中毒的急救原则是什么？

（1）观察中毒者的意识状态及生命体征，保证呼吸和心跳正常，必要时施行人工呼吸或体外心脏按压。

（2）如果皮肤沾染了有机磷农药，可以使用清水或肥皂水大量清洗。

（3）有机磷农药不慎进入眼睛，使用大量清水冲洗，或使用 2% 小苏打水洗眼。

（4）及时送医，医生根据患者状态，使用解毒药剂，如解磷针、阿托品、曼陀罗、氯磷啶等。

Q/A 098 如何预防农药中毒？

农药中毒主要包括农药污染、农药残留、农药误服。

（1）配制药液时，戴防护手套。

（2）喷洒农药前，要检查器械工具是否有泄漏情况。

（3）在喷洒过程中，药液漏在衣服或皮肤上，要立即更换衣物，并用肥皂水清洗皮肤。喷洒时，不要逆风向作业，也不要人向前行左右喷药，更不要多人交叉站位近距离喷药。

（4）家中的农药要妥善保存，放在儿童接触不到的地方。贮存农药的地方要远离食物贮存地或水源，以避免污染食物和水。

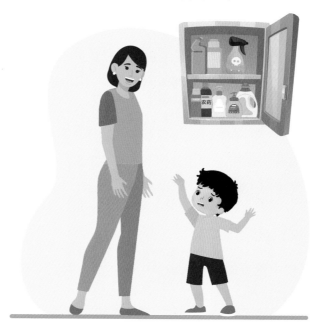

Q/A 099 危险化学品的防爆措施是什么？

（1）基本措施。①控制可燃物。存放有火灾、爆炸危险物质的库房，采用耐火建筑，阻止火焰蔓延；降低可燃气体、蒸气和粉尘在库区内的浓度，使之不超过最高允许浓度；凡是性质能相互作用的物品，分开存放。②隔绝空气。隔绝空气储存一些化学易燃物品，如钠存于煤油中，磷存于水中，二硫化碳用水封闭存放等。③清除着火源，采取隔离火源、控温、接地、避雷、安装防爆灯、遮挡阳光等，防止可燃物遇明火或温度增高而起火。

（2）明火控制。控制检修或施工现场的着火源，包括明火、冲击摩擦、自燃发热、电火花、静电火花等；禁止在有火灾、爆炸危险的库区使用明火；因特殊情况需要进行电焊、气焊等明火作业，应办理动火许可证；清除动火区域的易燃、可燃物质；配置消防器材。动火施工人员必须持证上岗。

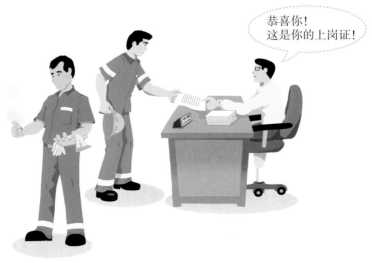

（3）摩擦和撞击控制。在辅助设施、泵类运行中，保持良好的润滑，及时清除附着的可燃污垢；在搬运盛有可燃气体、易燃液体的金属容器时，防止互相撞击，不能抛掷，以免因产生火花或容器爆裂而造成火灾和爆炸事故，进出人员不能穿带钉的鞋。装卸、搬运时，轻装轻卸，以防震动、撞击摩擦、重压和倾倒。

（4）自燃发热控制。油抹布、油棉纱等易自燃引起火灾，应装入金属容器内，放置于安全地带并及时清理。

（5）电火花控制。库区使用的主要是低压电器设备，往往会产生短时间的弧光放电和接点上的微弱火花，对需要点火能量低的可燃气体、易燃液体蒸气、爆炸粉尘等构成危险，所以电气设备及其配线应选择防爆型。

（6）静电火花控制。静电最严重的危害是导致可燃物燃烧、爆炸，对需要点火能量小的可燃气体或蒸气尤其严重，在有汽油、苯、氢气等场所，应特别注意静电危害，进出人员应着防静电工作服，管道输送时应控制流速，散装化学品槽车应有可靠的静电接地部位并对静电接地电阻进行监测报警等，整个系统应抑制静电产生或迅速导出静电。

（7）其他火源控制。夏季避免日光直射，配置相应降温措施；室内仓库避免大功率照明灯长时间烘烤，采用冷光源；库区内严禁烟火；禁止使用可能发生火花的搬运工具；严禁使用不防爆的手机。

（8）阻止火焰及爆炸波的扩展。阻火装置的作用是防止火焰窜入设备、容器、管道内，或阻止火焰在设备、管道内扩展，常用的有安全水封阻火器、单向阀。进入易燃易爆库区的运输车辆应进行"三证"检查并加装防火罩、带小型防火器材。对于带压的储存设施，泄压装置是防火防爆的重要安会装置，包括安全阀和爆破片以及呼吸阀和放空管。

（9）储存不稳定的烯烃、二烯烃时应有防自聚的措施。因为自聚过程会放热，增大火灾、爆炸的危险性。可采用指示装置，如压力表（液化气储存等）、温度计、液位计和高位报警器（可燃液体储罐）等，定期检查或校准、检定。

（10）灌区应设置避雷、防静电装置，每年检测 1 次。

（11）应急准备。在容易发生火灾、爆炸的重点部位安装可燃气自动监测系统、火灾报警装置和灭火喷淋装置，定期检修或测试、标定，配备的救援器材应具有防爆功能。针对不同的贮存物质和贮存条件，制定应急预案。

（12）如果遭遇危险化学品所造成的火灾，在扑救时，所使用的器材有较强的选择性。对特性不同的化学品应选择不同的扑救器材，在应急预案中应明确。危险化学品火灾扑救应由专业消防队进行。

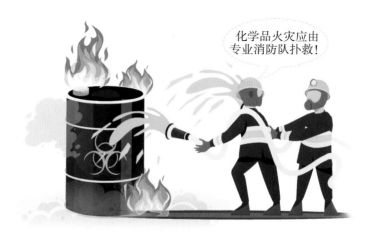

化学品火灾应由专业消防队扑救！

/A 闪爆事故是指当易燃易爆气体，在一个空气不流通相对封闭的空间内，聚集到一定浓度后，一旦遇到明火或电火花就会立刻爆燃发生爆炸反应。一般情况只会发生一次性爆炸，如果易燃易爆气体能够得到补充也可能出现多次爆炸事故。

闪爆事故突发性强，火灾危害性大，事发之前常无明显征兆，从发生到结束的整个反应过程甚至不到 0.1 秒钟，人们根本没有反应的时间。在生产中预防闪爆事故的最好方法就是采取一切可能的措施阻断闪爆发生的条件。闪爆与燃烧发生的条件都离不开可燃物、助燃物和着火源。在通常条件下，前两个条件人们是不可控的，那么就只有控制着火源。生产中控制着火源的常见方法如下。

（1）清除着火源，切勿有明火产生。

（2）切断危险电源。

（3）关闭所有现场人员的通信工具。

（4）控制好管道内及装车时化学品的流速，防止产生静电。

（5）控制好工艺指标及温度，利用好废气回收系统，减少无组织排放的气体。

（6）做好设备、塔器及装车车辆的静电接地。

参考文献

[1]《突发事件自救知识手册》编写组.突发事件自救知识手册[M].北京：科学普及出版社，2022.

[2] 蒋清明，刘新奇.危险化学品安全管理[M].北京：化学工业出版社，2015.

[3] 国家安全生产监督管理总局.危险化学品目录使用手册[M].北京：化学工业出版社，2017.

[4] 孙丽丽.危险化学品安全总论[M].北京：化学工业出版社，2021.

[5] 孙玉叶，夏登友.危险化学品事故应急救援与处置[M].北京：化学工业出版社，2021.

[6] 北京市劳动保护科学研究所.居民突发事件应对手册[M].北京：中国劳动社会保障出版社，2016.

[7] KRAUSMANN E, RENNI E, CAMPEDEL M, et al. Industrial accidents triggered by earthquakes, floods and lightning: lessons learned from a database analysis[J]. Natural Hazards，2011，59:285–300. doi:10.1007/s11069–011–9754–3.

突发公共卫生事件 Q&A 防灾减灾科普丛书

● 主　审 / 陈孝平　马　丁
● 丛书主编 / 王　伟　刘继红

国家重大公共卫生事件医学中心
人畜共患传染病重症诊治全国重点实验室　◎组编

核与辐射

主　编◎袁响林　朱小华

副主编◎褚　倩　朱元凯

长江出版传媒　湖北科学技术出版社

图书在版编目（CIP）数据

核与辐射 / 袁响林，朱小华主编；褚倩，朱元凯

副主编 .—武汉：湖北科学技术出版社，2023.6

（突发公共卫生事件 Q&A 防灾减灾科普丛书）

ISBN 978-7-5706-2623-6

Ⅰ．①核…　Ⅱ．①袁…　②朱…　③褚…　④朱…

Ⅲ．①辐射防护－公共卫生－卫生管理－中国

Ⅳ．① TL7　② R199.2

中国国家版本馆 CIP 数据核字（2023）第 116018 号

| 策　　　划：邓　涛　赵襄玲 | 责任校对：陈横宇 |
| 责任编辑：兰季平　袁瑞旌 | 封面设计：曾雅明 |

出版发行：湖北科学技术出版社

地　　　址：武汉市雄楚大街 268 号（湖北出版文化城 B 座 13—14 层）

电　　　话：027-87679468　　　　　　　　　　　　邮　　编：430070

印　　　刷：湖北金港彩印有限公司　　　　　　　　邮　　编：430040

| 710×1000 | 1/16 | 67.75 印张 | 1500 千字 |
| 2023 年 6 月第 1 版 | | 2023 年 6 月第 1 次印刷 | |

定　　价：338.00 元（全 13 册）

王福生

解放军总医院第五医学中心感染病医学部主任

国家感染性疾病临床研究中心主任

中国科学院院士

在人类发展的历史长河中，人与传染病的斗争从未停歇。尤其是近些年来，随着全球化发展的不断深入、国际社会交流日益密切等，突发公共卫生事件频发且日益复杂，新发突发传染病引起的疫情时有发生。从鼠疫（黑死病）、天花到近年的"非典"（SARS）、中东呼吸综合征（MERS）、新型冠状病毒感染（COVID-19），这些疾病给人类带来了不同程度的灾难，给人民生命和财产造成巨大损失，同时对社会稳定、经济发展以及国家安全等均造成严重影响，让我们更深刻地认识到了科学应对公共卫生事件的重要性。

科学应对新发突发传染病引起的疫情防控，各国政府和公众都面临着巨大的挑战。例如，在如何科学倡导应对突发公共卫生事件，如何精准、快速地控制疾病的传播，如何保障公众的生命健康以及如何维护社会稳

定和经济发展等方面，均需要各国政府和公众共同面对，更需要大家共同努力去解决相关的问题和挑战。

科普宣教是提高公众科学知识素养和应对突发公共卫生事件能力的重要手段之一。科学知识的传播和防范意识的普及，将有助于公众更好地理解和应对突发公共卫生事件，进一步提高公众在日常生活中的健康意识。尤其对于青少年儿童，一本好的科普书将极大地激发他们对科学的兴趣，有助于他们未来成长。因此，开展科普宣传意义重大。

"突发公共卫生事件 Q&A 防灾减灾科普丛书"由国家重大公共卫生事件医学中心和人畜共患传染病重症诊治全国重点实验室联合组织撰写，内容涵盖了公共卫生事件的多个方面，包括《院前急救技能》《新发及突发重大传染病》《儿童救治与照护》《食物中毒》《重大职业中毒》《极端天气》《水污染与突发水污染事件》《空气污染》《常见危险化学品》《核与辐射》《地震》《洪灾》《灾后卫生》等 13 个分册，主要从各类公共卫生事件的定义、特征、危害及相应的处置与救援等方面进行详细介绍，为公众提供系统、全面、科学的公共卫生知识，以期公众在面对公共卫生事件时能够科学应对、降低损失，从而促进社会的健康发展。

本套丛书旨在向广大公众传递科学、权威、实用的公共卫生知识，帮助公众更好地提高应对新发突发传染病或其他突发公共卫生事件的水平。这里特别感谢为本套丛书撰稿的专家和学者，他们为编写本套丛书付出了辛勤劳动；另外，本套丛书的出版也得到了相关机构和人员的大力支持，在此一并表示感谢。希望本套丛书能够为公众提供有益的知识和帮助，让我们为科学应对公共卫生事件，建设更加健康、美好的中国而努力。

王福生

2023 年 5 月 15 日

辐射无处不在！自然界中的所有物体，都以各种形式不停地向外发送辐射能量。那我们生活中接触到的形形色色的辐射是否都有害健康呢？

随着科学技术的高速发展，核技术也在工业、农业、军事、能源及医疗等多个领域得到了广泛应用。然而，公众对于核技术的应用缺乏了解，依旧谈"核"色变。核技术应用是否安全？发生核事故后我们应该做什么？

由于核与辐射的相关知识具有专业性强、涉及面广等特点，公众对其了解较为有限，也缺乏正规的专业知识传播途径。"突发公共卫生事件Q&A防灾减灾科普丛书"的《核与辐射》分册用图文并茂的形式介绍了核与辐射的基本知识，旨在消除公众对核能及核技术安全的顾虑，使其能够正确认识和应对各种核与辐射事件。

本书从6个方面为读者进行答疑解惑，分别是辐射基本知识、生活中的辐射、核技术应用、医疗辐射、核与辐射事故、防护与救治，从辐射的基本概念入手，由浅入深，以点及面，详细介绍了生活中接触到的各类物品的辐射的安全性。核技术应用方面重点介绍了公众接触机会较多的医疗领域的相关辐射，并针对各种常见的与医疗辐射有关的检查技术进行详细介绍。最后特别对核与辐射事故的发生、影响及应对措施等相关问题一一作答。

编者

2023 年 5 月于武汉

三 核技术应用 / 23

四 医疗辐射 / 30

一

辐射基本知识

Q/A 001 什么是辐射？什么是辐射污染？

辐射是指物质中的能量以电磁波或粒子（如 α 粒子、β 粒子等）的形式向外传播。自然界中任何温度高于绝对零度（-273.15℃）的物体都会产生辐射，也就是说，一切物体都存在辐射。物体受热向周围发射热量叫作热辐射；受激原子退激时发射的紫外线或 X 射线叫作原子辐射；不稳定的原子核衰变时发射出的粒子或 γ 射线，叫作原子核辐射，简称核辐射。少量的辐射照射不会危及人类的健康，过量的辐射照射会造成人体的损伤。

辐射污染是指电磁辐射的强度达到一定程度时，对生物机体功能或生态系统的破坏作用。电磁辐射虽然普遍存在，但绝大多数情况下是安全的。

Q/A 002 辐射主要分为哪些类型？

辐射有多种分类方法，按辐射的能量大小，可以分为电离辐射和非电离辐射，电离辐射包括高能量电磁辐射和粒子辐射，非电离辐射包括低能量电磁辐射和超声波；按辐射的来源，可分为天然辐射和人工辐射。

辐射的分类、用途或描述

分类		用途或描述
非电离辐射	超声波	医疗、焊接、无损检测等
	低能量电磁辐射　无线电波	无线广播、通信等
	微波	微波炉加热食品、医疗等
	红外线	热效应、医疗、传感器等

分类			用途或描述
非电离辐射	低能量电磁辐射	可见光	光能、光纤通信、植物光合作用等
		紫外线	杀菌、消毒、荧光防伪等
	高能量电磁辐射	X 射线	来自受激发的电子云，用作医学影像、工业探伤等
		γ 射线	来自原子衰变，用作医疗、工业探伤、天文观测等
电离辐射	粒子辐射	α 粒子	一粒氦原子核，来自原子衰变，穿透能力弱，电离能力强
		β 粒子	一粒电子，来自原子衰变，穿透能力强，电离能力弱
		中子	一粒中子，来自核反应堆，不带电荷，穿透力极强

Q/ 003 什么是电离辐射？什么是非电离辐射？

/A（1）电离辐射。是指波长较短、能量较高能使物质产生电离作用的辐射。包括宇宙射线、X 射线、来自放射性物质的辐射。主要有 X 射线、γ 射线、α 粒子、β 粒子、中子，其中 γ 射线、X 射线为高能量电磁波辐射，α 粒子、β 粒子、中子为粒子辐射。生物体维持正常的生命体征以及各种活动都是依赖于原子层面的稳定，电离辐射的超高能量可以破坏生物分子的化学键，使分子性质改变，因而对生物体造成损伤。电离辐射一般只出现在放射性元素、核反应堆、核武器等周围，与人们的生活联系并不十分紧密。

（2）非电离辐射。指波长较长、能量较低不能使物质产生电离的辐射。包括紫外线、热辐射、微波、无线电波等，由于它们的能量较低，不足以改变物体的化学性质，但作为一种传播能量的方式，它们可以加速分子运动，使物体温度上升。如微波炉加热食物就是应用的这个原理。

Q/ 004 什么是电磁辐射？

电磁辐射，又称电磁波辐射，是由同向振荡且互相垂直的电场与磁场在空间中以波的形式传递动量和能量，其传播方向垂直于电场与磁场构成的平面。

电场与磁场的交互变化产生电磁波，电磁波的波长范围从 $1 \times 10^{-10} \mu m$（宇宙射线）到几千米（无线电波），电磁波向空中发射或传播形成电磁辐射。电磁波按照频率由低到高（波长由长到短）分为长波、中波、短波、超短波、微波、远红外线、红外线、可见光、紫外光、X 射线、γ 射线、宇宙射线。

电磁辐射按能量可分为高能量电磁辐射和低能量电磁辐射。电磁辐射所携带的能量大小取决于其频率的高低：频率越高，能量就越大。如频率极高的 X 射线和 γ 射线，带有巨大的能量足以让原子电离，能够破坏构成人体组织的分子结构，故 X 射线和 γ 射线又被纳入电离辐射之列。

Q/A 005 什么是高能量电磁辐射？什么是粒子辐射？

（1）高能量电磁辐射。是一种电离辐射，指 X 射线和 γ 射线产生的辐射。

（2）粒子辐射。是一种电离辐射，指中子、α 粒子、β 粒子、质子、重离子等产生的辐射。

Q/A 006 什么是超声波？什么是低能量电磁辐射？

（1）超声波。是一种非电离辐射。是一种波长短于 2cm 的机械波。人类耳朵能听到的机械波波长为 2cm ~ 20m，人们将这种听不见的机械波叫作超声波。超声波必须依靠介质进行传播，无法存在于真空（如太空）中。所以我们无法在真空中使用超声波，但我们仍然可以使用和电磁波有关的设备（包括无线电波、微波、红外线、可见光、紫外线、X 射线、γ 射线等）对电磁波技术进行利用，如可用于清洗、碎石、杀菌消毒等。

（2）低能量电磁辐射。是一种非电离辐射，通常简称为电磁辐射，分为可见光(各种有颜色的光或是太阳光)、红外线、微波、无线电波等，生活中人们经常接触到的大多是这种电磁辐射。

Q/A 007 非电离辐射标志是怎样的？

非电离辐射标志又称为低频电磁辐射标志，是一种警告标志。警告标志的含义是使人们注意可能发生的危险。

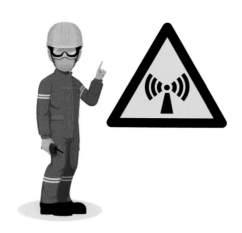

Q/A 008 电离辐射警示标志是怎样的?

电离辐射警示标志一般分为电离辐射标志、电离辐射警告标志、电离辐射防护与安全警示标志。凡存有放射性物质和辐射源的地方,以及含有放射性物质或射线源的产品、设备等都应标有电离辐射标志和电离辐射警告标志。

(1)电离辐射标志。为三叶形,全世界通用标志,一般粘贴在放射性物质外包装上、射线装置上及存在电离辐射的工作场所。

(2)电离辐射警告标志。采用通用的正三角形,背景为黄色,把三叶形电离辐射标志包围于内三角形中,正三角形边框及电离辐射标志图形均为黑色,正三角形下方方形框内用黑色等线体字书写"当心电离辐射",背景为白色。含义是使人们注意可能存在的电离辐射危险。

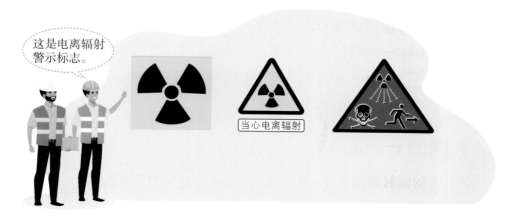

（3）电离辐射防护与安全警示标志。这是 2007 年 2 月国际标准化组织和国际原子能机构推出的，红色代表警告，骷髅代表危险，人和箭头代表远离。

Q/ 009 什么是天然辐射？什么是人工辐射？

/A 按照辐射的来源一般分为天然辐射和人工辐射两类。

（1）天然辐射。是指大自然自发产生的辐射。包括宇宙射线、地球中存在的放射性核素及人体内存在的放射性核素产生的辐射。电磁辐射如雷电；电离辐射如宇宙射线等。

（2）人工辐射。是指人类生产活动过程中产生的辐射。电磁辐射如广播电视设备、通信发射设备、工科医学电磁应用设备、电气化交通系统设备、高压电力设备以及各种家用电器等产生的辐射；电离辐射除核电站、核武器产生的辐射外，还有各种核技术利用，如医用 X 射线机检查、工业探伤、加速器的旋转、X 射线安检、放射性核素标记等产生的辐射。

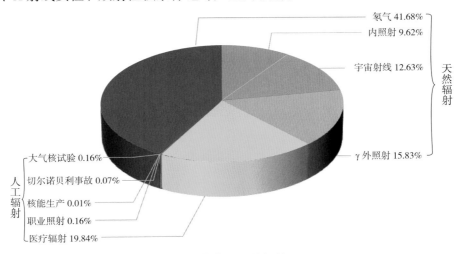

氡气 41.68%
内照射 9.62%
宇宙射线 12.63%
天然辐射
γ 外照射 15.83%
大气核试验 0.16%
切尔诺贝利事故 0.07%
人工辐射
核能生产 0.01%
职业照射 0.16%
医疗辐射 19.84%

人工辐射和天然辐射

Q/ 010 什么是人的辐射效应？

/A 人的辐射效应是指人受电离辐射照射后产生的各种效应。

（1）按效应出现的对象，可分为躯体效应和遗传效应。

（2）按效应发生规律分，可分为非随机效应和随机效应。

（3）按效应出现的时间分，可分为近期效应和远期效应。

Q/011 什么是躯体效应和遗传效应？

/A 按照效应出现的对象分类，辐射照射所造成的生物效应，可分为躯体效应和遗传效应。

（1）躯体效应。指损伤显现在受照者身上的生物效应，包括全身效应和局部效应。

（2）遗传效应。指因生殖细胞受照后产生突变而显现在受照者后代身上的生物效应。

Q/012 什么是随机性效应和确定性效应？

/A （1）随机性效应。是指发生概率与剂量大小有关的效应，但后果的严重程度与所受剂量的大小没有确定关系。

（2）确定性效应。是一种有阈值的效应，受到的剂量大于阈值，效应就会发生，并且后果的严重程度与所受的剂量大小有关，剂量越大，后果越严重。

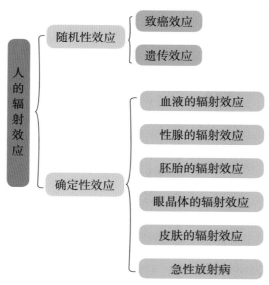

Q/A 013 什么是近期效应和远期效应?

（1）近期效应。近期效应根据效应发生的缓急又分为慢性效应和急性效应。慢性效应包括慢性放射病和慢性放射性皮肤损伤；急性效应是指急性放射病等。

（2）远期效应。是指发生在受照射后数年以上的生物效应，如辐射遗传效应等。

Q/A 014 辐射是怎样伤害人体的?

（1）辐射的直接作用。辐射作用于人体细胞时，辐射的能量一部分会破坏细胞中蛋白质、遗传物质的结构和功能。

（2）辐射的间接作用。一部分辐射的能量使细胞中的水发生电离，产生极不稳定的自由基活性基团与细胞中的包括蛋白质和遗传物质在内的其他物质发生反应，从而造成这些物质结构和功能发生改变。

Q/A 015 辐射防护中使用的基本物理量和单位有哪些?

人体受到电离辐射照射，所受照射大小用剂量描述，根据射线种类和所需评价受照对象的不同分为以下几种，不同的单位用在不同的场合、不同的对象。

（1）放射性活度。放射性活度是指处于某一特定能态的放射性原子核在单位时间内的衰变数，通常以秒计时，也就是放射性核素每秒钟发生衰变的原子个数，放射性活度的国际制单位为贝可勒尔（Bq，简称贝克或贝可），曾经使用的专用单位是居里（Ci）。

（2）吸收剂量。吸收剂量是单位质量上因辐射照射所沉积的能量，单位为戈瑞（Gy）。它是一个基本的物理学剂量的量，是实际可测量的量。

（3）当量剂量。由于不同质的辐射照射所产生的生物效能的差异，引入辐射权重因子，吸收剂量与对应辐射权重因子之积就是当量剂量，单位为希沃特（Sv），1Sv=1J/kg［希沃特是个非常大的单位，因此通常使用毫希沃特（mSv）、微希沃特（μSv）］，因此微希伏、毫希伏的叫法被大量使用。

（4）有效剂量。身体所受的任何辐射，几乎总是不只涉及一个器官或组织，所有器官或组织也不一定受到相同剂量的均匀照射。有效剂量是指在全身受到非均匀性照射的情况下，受照组织或器官的当量剂量与相应的组织权重因子乘积的总和，国际单位是焦耳/千克（J/kg），或者是希沃特（Sv）。

Q / 016 日常生活中可能接触到哪些辐射？
/A 人们每时每刻都会接触到天然辐射。这种辐射有的来自于空间（宇宙射线），有的来自于土壤、水和空气。

（1）生活中的非电离辐射。有我们接触到的电子产品或者家用电器，如手机、电脑、电视机、微波炉等，还有无线电广播和通信发射设备、高压电线和变压器等。

（2）生活中的电离辐射。常见的有地铁安检仪、X 射线检查、CT 检查和烟草等。

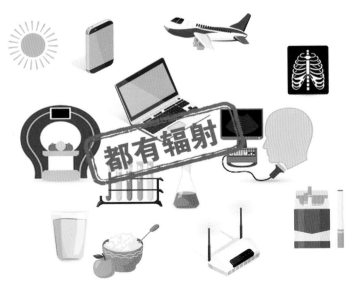

Q/ 017 什么是天然本底辐射？生活在不同的地区受到的天然辐射是一样吗？

/A 宇宙射线和地球环境中原始存在的放射性物质（如铀238、铀235、钍232、钾40、镭226等）发射的射线是客观存在的,通常称之为天然本底辐射。天然本底辐射是人类受到电离辐射照射的主要来源。

人们生活在地球上总是受到天然辐射照射，即天然本底辐射，天然本底辐射的贡献者包括宇宙射线、宇生放射性核素和原生放射性核素。不同地区的宇宙射线强度是不同的，宇生放射性核素和原生放射性核素的量也不同。通常认为，地壳地质年代新的地区放射性核素含量高，年代老的地区含量低，岩石大于土壤，陆地大于水体。那些地表层含有高浓度铀、钍矿物质的地区，地表γ剂量率常会高于一般地区，称为高本底地区。

Q/ 018 太阳辐射对身体有危害吗？

/A 有。太阳辐射光可分为紫外线、可见辐射光和近红外辐射光。

紫外线分为紫外线A（UVA）、紫外线B（UVB）、紫外线C（UVC）三种，其中最危险的是UVB。UVB的波长相对较短，是皮肤被晒黑的主要原因。如果长期地暴露在UVB下，UVB将会影响人的免疫系统，并最终引发黑素瘤、基部细胞癌和鳞状上皮细胞癌。与UVB相比，UVA对人的损害要小一些。UVA的波长相对较长，它主要对皮肤的结缔组织损害较大，可以引发皮肤过早老化，同时也会引发皮肤癌。UVA还可以引发白内障，并对视网膜造成损害。

太阳辐射的另一种成分是红外线，它对人体的主要作用就是热效应，可以起到消炎、镇痛等作用，对治疗冻伤、皮肤病、神

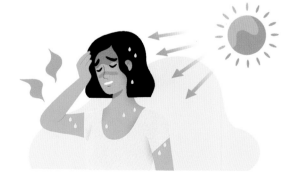

经痛有较好的效果。但过强的红外线，会使人体体温调节功能失调，甚至还会烧伤皮肤。过量的红外线对眼睛伤害很大，可以引起视网膜炎、白内障等。

Q/ 019 信号基站辐射对身体有危害吗？

基站就是为移动通信提供无线通信信号的设备。移动通信系统中，空间无线信号的发射和接收都是依靠基站的天线来完成的。基站分为宏基站和微基站。微基站就是微型化的基站，一般指在楼宇中或密集区安装的小型基站；室外看到的那种大型的、带有板状天线的基站是宏基站。正常情况下，一个宏基站的功率是40W。基站向外辐射信号，不是点对点，而是点对面的，看上去像一个球体。

基站辐射是指移动通信基站设施放射出的辐射，主要是发射天线有一定强度的电磁辐射量。为了加强电磁环境管理，保障公众健康，我国于2014年对《电磁辐射防护规定》（GB 8702—88）和《环境电磁波卫生标准》（GB 9175—88）进行整合修订，出台了《电磁环境控制限值》（GB 8702—2014），并于2015年1月1日起正式实行。根据该标准，通信频段功率密度应小于$40\mu W/cm^2$，美国这一标准为$600\mu W/cm^2$，两者相差了15倍。考虑到基站信号会有相互叠加的水平出现，移动通信基站建设时执行的都是国标1/5的标准，即小于$8\mu W/cm^2$。我国这一标准，远远低于其他国家或地区，是十分严格的。我国标准中基站辐射的强度，是太阳光照射强度的1/2500，对人体的影响是微乎其微的，几乎可以忽略不计。

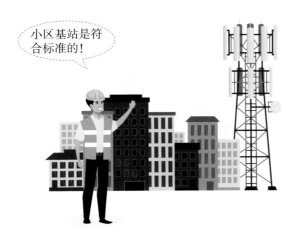

小区基站是符合标准的！

Q/ 020 变压器的辐射对身体有危害吗？

/A 变压器产生的辐射属于非电离辐射，对人体几乎没有危害。

Q/ 021 电脑、电视机或显示器的辐射对身体有危害吗？

/A （1）电脑辐射属于非电离辐射，如果长时间静坐在电脑旁，电脑辐射就会对人的身体健康产生影响，但是这种影响不是很大。

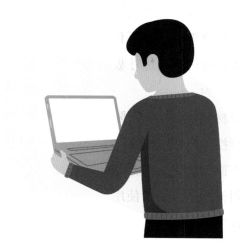

电脑辐射主要就是指电磁辐射，电磁辐射通常以热效应、非热效应和刺激对机体产生生物作用。一些专门研究机构测试过计算机的电磁场强度，结果发现，紧贴荧光屏处电磁场强度为9，但离开荧屏约5cm处，强度不到1，再远一点至30cm处（这是计算机操作者的身体与荧屏之间的习惯距离），其强度几乎无法测出。

此外，空间中的电磁波确实是无处不在的，但是在一般情况下，这种电磁辐射的强度很小，不会对人体健康造成伤害。我国颁布的《电磁环境控制限值》规定了电磁辐射污染的设备和对人员影响的标准限值，只有当电磁波达到一定强度的时候，才需要重点保护。

（2）电视机或显示器辐射属于非电离辐射，目前没有任何科学实验研究或事实数据能够明确证明上述物品的非电离辐射会对生物造成不良影响。

Q/ 022 手机、Wi-Fi、微波炉、吹风机、台灯的辐射对身体有危害吗？

/A 几乎没有，原理同电脑辐射，这些物品的辐射也属于非电离辐射。

Q/A 023 建筑材料也有辐射吗?

由于岩石、土壤中普遍存在天然放射性核素，所以以沙石或泥土为主要成分的建筑材料也含有一定量的放射性物质，主要包括铀系（镭 226）、钍系的核素（钍 232）和钾 40 等天然放射性核素。天然石材中含有放射性核素镭，镭衰变成氡气，通常氡气在室内均匀分布，衰变时放射出 α 粒子，生成半衰期较短的子体，子体可与室内空气中的气溶胶附着，生成放射性气溶胶，有可能通过呼吸道进入体内。

为了降低公众所受到的天然辐射剂量，保障公众健康，国家颁布了《建筑材料放射性核素限量（GB 6566—2010）》，对建筑材料的放射性核素含量进行控制，对建材进行放射性安全管理。根据其放射性水平来限制其使用范围。市面上的建筑装修材料按照放射性强度分为 A、B、C 三类：A 类装修材料放射性水平最低，使用不受任何限制；B 类装修材料不可用于 I 类民用建筑（如住宅、老年公寓、托儿所、医院和学校等）的内饰面，但可用于 I 类民用建筑的外饰面及其他一切建筑物的内、外饰面；C 类装修材料只可用于建筑物的外饰面及室外其他用途。

Q/A 024 大理石辐射对身体有危害吗?

大理石是有辐射的，辐射量的大小具体要看制造原料的辐射量。天然石材中的放射性危害主要有体内辐射和体外辐射两个方面。

（1）体内辐射。主要来自放射性辐射在空气中的衰变而形成的一种放射性物质氡及其子体，它们进入人的呼吸系统造成辐射损伤，诱发肺癌。另外，氡还对人体脂肪有很高的亲和力，从而影响人的神经系统，使人精神不振，昏昏欲睡。

（2）体外辐射。主要是指天然石材中的辐射体直接照射人体后产生一种生物效果，会对人体内的造血器官、神经系统、生殖系统和消化系统造成损伤。

天然大理石的危害较小，由于商家会在人造大理石中添加一些其他物质，所以我们在购买时要避免购买到高辐射的大理石建材。

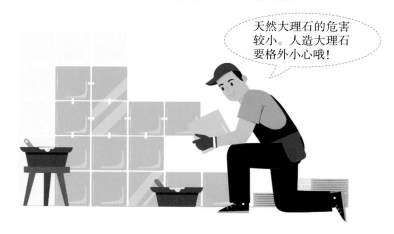

天然大理石的危害较小。人造大理石要格外小心哦！

025 宝石辐射对身体有危害吗？

大部分常见的宝石矿物是没有辐射的，但有一些宝石矿物是有辐射的，宝石若具有放射性，则分为天然放射性、人工放射性两种情况。

（1）天然放射性。就是天然放射性元素自动产生的放射性。铀元素和钍元素是宝石矿物中比较常见的两种天然放射性元素，如果宝石矿物中含有铀或钍元素，这个宝石矿物就有放射性，如果不含铀或钍元素，一般就没有放射性。

在我国国家标准所列出的135种宝石矿物中，绝大部分不含铀或钍元素，只有"锆石"和"独居石"中可能以"杂质"的形式混入很少量的铀或钍元素，但是做成首饰后，由于其含量很小，所产生的放射性远远低于国家规定的放射性安全标准，故对人体没有影响，可以放心地佩戴和使用。

（2）人工放射性。本来没有放射性的宝石，经过反应堆辐照改色后产生了放射性，这种放射性称为人工放射性。

目前，利用核技术对宝石矿物进行"放射性辐照改色"的技术已经成熟，并被广泛应用。像钻石、托帕石、碧玺、珍珠等都是市场上常见的经"放射性辐照改色"的宝石品种。

一般来说，经过反应堆辐照进行改色的宝石是具有放射性的，所以商家在售卖这些宝石的时候会放置一段时间再售卖，是要等宝石中所含多余的能量全部释放出来，或者释放出部分能量后达到国家规定的放射性安全范围内，而放置到安全范围内的经辐照处理的宝石一般对人体是没有危害的。

Q/026 什么是氡气辐射？

氡气（氡222）是一种由放射性核素镭（镭226）衰变而来的惰性放射性气体，无色无味。氡广泛存在于自然界中，是人类所受天然辐射最主要的来源。氡衰变产生的子体极易附着在空气中的粉尘等颗粒物上。伴随着呼吸，这些放射性的、寿命较短的氡子体会被人体吸入体内，沉积在气管或支气管等肺部组织内，并继续衰变，对肺细胞造成伤害，引起肺癌发生。

室内氡气的来源有以下几种：①地基土壤中的氡是低层建筑室内氡气的主要来源，土壤和岩石中的氡可以沿着建筑物裂隙或者狭缝扩散和渗透进入室内；②建筑材料中析出的氡是室内氡气的另一来源，建筑材料中含有放射性核素镭，镭衰变成氡气，氡气可以通过对流或扩散逸出进入室内，这一途径是高层建筑内氡气的主要来源。③室外空气中的氡也是室内氡气的重要来源。④由于氡气易溶于水，所以当日用水中溶有一定量的氡气时，水中氡气也会逸出，并进入室内空气中。⑤家用燃料，如天然气、液化气，也是源于地下矿藏，所以也带有一些放射性核素，在它们的燃烧过程中会有一些氡气进入室内，但是通常不足室内氡气总量的1%。

Q/027 有什么方法可以减少室内的氡气辐射？

天然放射性气体氡对人体的健康危害已经日益为人们所认识。如何降低室内氡浓度、减少氡的辐射照射所带来的健康危害是一般公众所关心的问题。

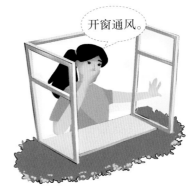

开窗通风。

（1）加强室内通风。在日常生活中，勤于开窗通风换气是一种行之有效的降低室内氡浓度的方法；在建筑设计方面，要设计多窗户型，并保持室内通风结构良好，从而提高通风时空气对流效率；对于通风不良的地下室，应尽量减少人员在室内的滞留时间，必要时可以采用人工通风设计；在装修时，选择高质量的建材及油漆涂料以阻止建筑内壁的氡气逸出。

（2）居民楼选址要重视氡的辐射照射问题。要注意避开铀、镭含量高的地区；在房屋建设施工过程中，可以用混凝土地基或者黏土压实地基等隔离层缝合地质断裂产生的空隙，封闭土壤中氡气扩散逸出的通道，降低氡气的析出率，从源头上减少氡气的来源。

Q/A 028 吸烟辐射危害大吗？

吸烟危害健康。烟草不仅含有大量会致人成瘾的尼古丁和有害的焦油，而且其燃烧时所产生的烟雾中至少含有 2000 余种有害成分，更为大多数人所不知的是，它还含有较高的放射性核素。

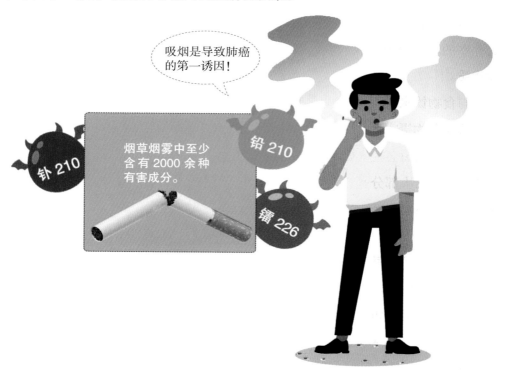

香烟中的放射性物质主要是放射性核素钋210。钋210是属于铀衰变系中的一种天然放射性核素，衰变时释放 α 射线，具有较强的电离本领。烟草中之所以会出现钋210，是由于种植过程中施用了高磷酸盐肥料，这些肥料是用含有铅210的磷矿石制成的，铅210衰变后产生钋210。通常铅210通过根部进入植物，并且富集在烟草叶中。

由于烟草叶中除含有钋210外，还含有铅210、镭226等放射性核素，吸烟产生的辐射剂量不容忽视。吸烟本身对健康的危害，再加上烟草中含有的放射性核素所导致的内照射的影响，吸烟已经是公认的导致肺癌的第一诱因。

Q/ 029 食物或饮用水有辐射吗？

A 由于岩石会被长期风化、腐蚀成为土壤，土壤中就会存在放射性物质。随着植物的生长，土壤中的放射性物质就会转移到植物体内，经由食物链转移到动物体内。另一方面，随着雨水的冲刷，岩石和土壤中的放射性物质会转移到江河湖海中去，所以天然放射性核素在整个地球的水循环中是广泛存在的。可以说，我们日常生活中的食物与饮用水中会含有一定量的放射性物质。

与食物饮水密切相关的天然放射性核素有钾40和镭226等。钾40多是通过果蔬类食物摄入到人体内，镭226则普遍存在于饮用水之中。它们都有很长的半衰期，因而会在人体内积存下来。我们身体内的放射性物质有些是出生时就有的，其余大部分是在生活中通过食物和饮用水逐渐摄入体内的。人体内含量最多的放射性核素是钾40，除此之外还有碳14、氢3以及少量其他放射性核素，如镭、铀等。它们的数量往往小到用一般仪器难以测出的程度。

有人会担心，每天从食物、饮用水和空气中摄入一定数量的放射性核素，日积月累，我们体内的放射性核素会不会越来越多？其实不必担心，因为这些放射性核素既然可以通过代谢途径进入身体各部分，同样也可以通过代谢途径排出体外，仅有一小部分会沉积在体内各种器官或组织中。在正常情况下，通过代谢平衡，人体内各种放射性核素的量保持着相对稳定的动态平衡。

Q/030 辐照过的食物能安全食用吗?

日常生活中许多植物食品,会在适当的条件下发芽、发霉甚至腐烂导致不能食用,如发芽的土豆含有大量龙葵素,食用后会引起中毒症状。植物发芽是繁衍生殖的自然属性,而往往只需要小一部分用于繁殖新物品,大部分用于日常餐桌上食用。因此,用于食用的产品应采取适当措施防止其发芽繁殖。

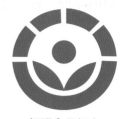

辐照食品标志

人们发现,射线可以降低或抑制植物中的分生孢子,延长食品的休眠期甚至终止食品的生命活动,从而达到保存食物的目的。此外如辐射灭菌一样,射线还能杀灭食品中的细菌或植物害虫,防止微生物引起的食品腐烂,延长食品的保存期,提高食品的卫生品质。

例如,新捕捞的鱼虾、新屠宰的猪羊肉,经过清洗、装进包装袋、抽真空密封和射线辐照灭菌处理等环节后,人们食用时既方便卫生又新鲜可口。

食品辐照用的钴 60 射线的能量为 32MeV 和 17MeV,铯 137 的射线能量仅有 66MeV;低能量电子束辐照的能量也在 10MeV 以下。由于这些辐射源产生辐射的能量水平均低于诱发食品中元素产生显著放射性所需的能量水平,辐照食品不会产生感生放射性问题。

Q/031 通过机场和高铁站等地方的安检门时会受到多大的辐射?

安检门全称为脉冲安全门,其工作原理是通过感应寄生电流及均化磁场的数字信号处理方式获得很高的分辨率。这种安检门也称为金属安检门,主要用于检查身体上是否带有金属类的危险物品(如枪支、刀具、弹壳等)。金属安检门是通过电磁转化原理来进行金属探测的。一般安检门的两侧会装有发射和接受电磁信号的传感器,形成一个稳定的电磁场。

当有金属物品通过安检门时,金属物品会切割磁力线,产生电流信号,改变原本稳定的电磁场。因此,通过检测电磁信号就可以判断通过的人员有没有携带金属物品。严格来说，这个安检方式是带有电磁辐射的，但这种辐射的原理和我们日常使用手机的原理一样，其对人体的危害是可以忽略的。

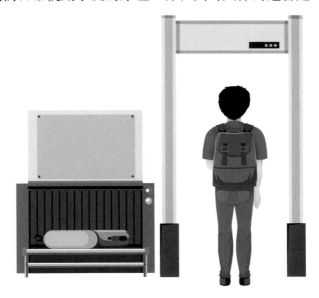

Q/A 032 乘坐飞机会受到多大的辐射？

我们在日常生活中，看似离放射源很远，但事实上，我们一直在接受着来自外层空间的源源不断的宇宙射线的辐射照射。宇宙射线，属于天然本底辐射，指的是来自宇宙空间的高能带电粒子流。宇宙射线的成分中，有约83%的高能质子、16%的 α 粒子以及少量的其他高能粒子。宇宙射线不仅可以直接对生活在地球表面的我们产生照射，还可以与大气层中的空气分子作用，产生新的放射性核素，如碳14、氚等，这些起源于宇宙射线的放射性核素可以进入生物圈，对人类造成辐射照射。

我们生活在地球表面会受到宇宙射线照射，但辐射剂量很小，平均每年受到的辐射剂量是4mSv，当我们高空飞行时，受到的宇宙射线照射会更高。科学研究表明，高度每增加2km，宇宙射线产生的辐射剂量就会增加1倍。距离地表10km的高空，宇宙射线的强度大约有0.006mSv/h。在这样的高空环境下飞行2小时（大约是从北京到上海的距离），接受的照射量大约为

0.012mSv/h。如果说 1 个人 1 年进行 100 次这样的飞行，所接受的剂量约为 1.2mSv/h，这个剂量不会给人体健康带来危害。

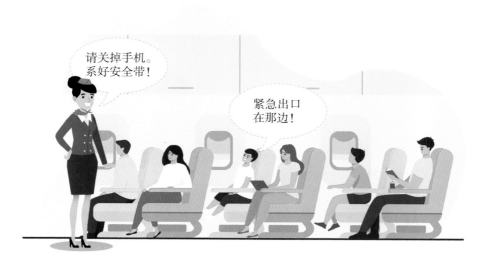

Q/033 人体接受多大剂量的辐射是安全的？

人体受到少量的辐射照射对健康不会产生影响，但受到较大剂量的辐射照射则会造成健康危害。射线对人体的影响与射线的种类、能量、受照量以及受照组织等有关。当射线作用于人体时，射线主要是通过对 DNA 分子的作用使组织细胞受到损伤，导致健康危害。这些危害可以是发生在受照者本人的身体上，也可以是因生殖细胞受到照射而发生在受照者后代身上。

辐射对人类健康的影响相当复杂，通常情况下，人们几乎不可能接受得到引起医学效应的辐射剂量。因此，我们在日常生活、工作中不会有辐射安全问题。如果遇到此类问题，可咨询医疗单位的专业人士。

在放射医学和人体辐射防护中，人们用希沃特（Sv）作为国际单位，用来衡量辐射对生物组织的伤害。

辐射剂量＜ 100mSv/h 时，无影响。

辐射剂量 100 ~ 500mSv/h 时，没有疾病感觉，但在血样中白细胞数在减少。

辐射剂量 1000 ~ 2000mSv/h 时，辐射会导致轻微的射线疾病，如疲劳、呕吐、食欲减退、暂时性脱发、红细胞减少等。

辐射剂量 2000 ~ 4000mSv/h 时，人的骨髓和骨密度遭到破坏，红细胞和白细胞数量极度减少，有内出血、呕吐等症状。

辐射剂量＞4000mSv/h 时，可能直接导致死亡。

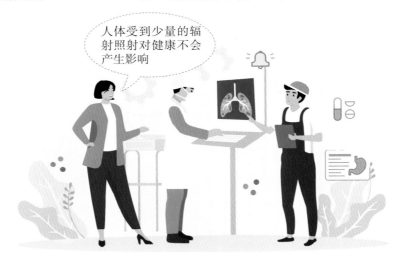

我国现行的《电离辐射防护和辐射源安全基本标准》(GB18871–2002) 中规定，辐射实践（不包括天然照射和医疗照射）使公众受到的年有效剂量值不应超过 1mSv/a，大量监测结果表明全球天然辐射照射所致的年有效剂量均值为 4mSv/a。儿童时期生长活跃，辐射对某个组织或器官诱发的确定性损伤往往比成人时期具有更为严重的影响。为此，国家标准规定，年龄＜16 周岁的人员不得接受职业照射。对于年龄为 16 ~ 18 岁接受涉及辐射照射就业培训的徒工和在学习过程中需要使用放射源的学生，应控制其职业照射不超过 6mSv/a。

Q/034 辐射对人体健康影响机制是什么？

/A（1）放射性物质在衰变中产生电离辐射，它能破坏人体组织里分子和原子之间的化学键，可能对人体重要的生化结构与功能产生严重影响。

（2）当人体遭受辐射损伤后，人体会尝试修复这些损伤，但是有时损伤过于严重或涉及太多组织与脏器，以至于不可能被修复。身体在自然修复过程中，也可能产生错误。

（3）人体最容易被辐射所伤的部分是肠胃上皮细胞以及生成血细胞的骨髓细胞。

Q/035 哪些人群对辐射的影响更敏感？

（1）不同年龄和性别的人群对辐射的敏感性是不同的，通常年龄越小者对辐射越敏感。

（2）同一年龄者，一般女性较男性对辐射敏感。

（3）同一个体不同的器官，敏感性也有差异，睾丸、卵巢、眼睛、骨髓等对辐射较为敏感，骨、皮肤、肝、肺、膀胱等器官对辐射不敏感。

（4）孕妇、婴幼儿、准备怀孕的妇女应避免不必要的辐射。

Q/ 036 什么是核技术应用?

/A 核技术应用是指民用非动力核技术的应用,又称为同位素与辐射技术,通称为核技术应用。

核技术应用是通过放射性同位素发出的 γ 射线、加速器产生的电子束或 X 射线等电离辐射与物质相互作用所产生的物理效应、化学效应和生物效应,用于材料改性、消毒灭菌、无损检测、医学诊断治疗、诱变育种、环境保护、公共安全等领域,是国家战略新兴产业。核技术应用在提高人民生活水平、促进社会经济发展过程中发挥了不可替代的重要作用。

Q/ 037 核技术在工业领域有哪些应用?

/A (1)辐照灭菌与加工。利用辐射特性在食品、医学领域杀菌。

(2)辐照改性应用。利用辐照聚合部分高分子合成材料,改良材料性质。

(3)工业无损检测。利用射线辐射成像技术检测材料内部密度、形状等特征。

Q/ 038 核技术在农业领域有哪些应用?

/A (1)辐射诱变育种。利用辐照诱导植物基因突变以培育新品种。

(2)农产品辐照加工。辐照处理农产品以延长保质期。

（3）核素示踪。同位素示踪法研究元素在农产品生长过程中轨迹，为灌溉、施肥等提供科学依据。

（4）害虫辐射不育。辐照害虫，毁坏害虫生殖系统，降低害虫种群密度。

Q/A 039 核技术在军事领域有哪些应用？

（1）核弹。泛指原子弹、氢弹、中子弹等利用核反应能量造成杀伤的武器，主要杀伤手段为爆炸瞬间杀伤以及后续中长期的放射性元素污染。

（2）核潜艇、航母等。利用核反应堆提供能量的潜艇、航母等，相比普通化石燃料，核反应堆能提供更高的能量功率以及更长的续航。

Q/A 040 核技术在航空航天领域有哪些应用？

主要利用核反应堆燃料能量密度高的特点，用于探测机器人和空间站的燃料电池，为其供电及其他形式能量应用。

Q/A 041 核技术在能源领域有哪些应用？

（1）核裂变发电。核裂变是指一个大质量的原子分裂成两个比较小的原子，这是核电站产生能量的过程。利用铀 235 等重元素原子核的裂变反应放出的能量发电。

（2）核聚变发电。原理与核裂变发电相反，核聚变就是小质量的两个原子合成一个较大的原子。能量来源为氕、氘、氦 –3 等氢原子的聚变，目前还处于研究阶段。

核裂变产生的能量远远比不上核聚变。

Q/A 042 核电站是什么？

核电站是利用在核反应堆中进行的核裂变反应所产生的热能来发电的设施。经过几十年的不断发展，核能是公认的经济、清洁、技术先进、具有广泛应用前景的能源，在当前以发电为目的核能动力领域，70%的核电站采用的是压水反应堆，此外还有沸水堆、重水堆、快堆及高温气冷堆等。

Q/A 043 核电站的工作原理是什么?

目前的核电站是利用铀235裂变时的链式反应，产生大量热能，再由高压水把热能输出到蒸汽发生器内，热量将冷却水加热成为蒸汽后，推动涡轮机扇叶转动，再利用电磁感应原理将扇叶的机械能转化为电能。

Q/A 044 核电站通常建在什么地方?

核电站通常建于海边，以便利用海水快速冷却蒸汽使其进入下一循环。

Q/A 045 核技术在医疗领域有哪些应用?

（1）影像医学。利用X射线穿透性，完成患者体内结构的成像，用于诊断、治疗。

（2）核医学。主要利用放射性同位素示踪法对患者进行诊断。

（3）放射治疗。利用γ射线、β射线、α射线直接杀伤癌细胞，以达到治疗目的。

Q/A 046 放射治疗如何治疗肿瘤?

放射治疗利用高能粒子（常见的有电子射线、质子线、重离子射线）直接作用于癌细胞，通过直接或者间接作用，破坏癌细胞内的DNA链，破坏癌细胞增殖过程，以达到杀伤癌细胞的目的。

Q/A 047 放射治疗主要包括哪些类型?

（1）外照射治疗。利用直线加速器装置产生射线（电子线、X射线），从体外射入患者体内，可以通过改变入射的角度，利用聚焦效应达到精准杀伤癌细胞的目的。

（2）内照射治疗。将导管插入患者体内特定位置（如肿瘤内或邻近），控制放射源（如临床常用的铱192）在导管内的运动，根据肿瘤形态及放射源的活度，使用特定计算方式，算出放射源驻留在特定位置的时间，使肿瘤接受足够辐射剂量，达到近距离精准杀伤癌细胞的目的。

Q/048 核医学如何对肿瘤进行诊断？

核医学是核技术在医学中的应用及其理论的学科，主要应用核技术进行疾病的诊断、治疗和医学研究。核医学技术手段先进，应用范围广，其中在肿瘤疾病的诊断中具有独特的价值和优势。

核医学肿瘤显像利用独有的示踪技术，对肿瘤病灶及其转移灶进行精准定位。如同我们日常生活中可以利用手机进行 GPS（全球定位系统）卫星定位，核医学采用的示踪剂是放射性药物，将放射性核素（信号发射装置）连接在特定的化合物（定位装置）上。根据不同的显像目的采用的化合物也有所不同，可以反映肿瘤病变多种不同的特征。

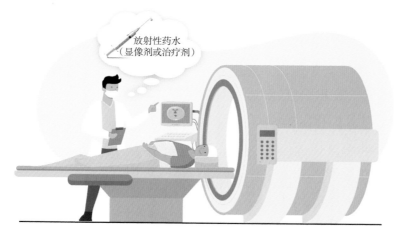

目前核医学最常用的肿瘤检查技术是肿瘤代谢显像，也就是我们常说的 PET 检查（正电子发射型计算机断层显像）。一次检查能够评估全身各器官的

代谢情况，因此也被称为"肿瘤筛查的神器"。其中应用最为广泛的是肿瘤葡萄糖代谢显像，放射性核素标记的化合物是氟代脱氧葡萄糖。由于其结构与天然葡萄糖类似，它在体内的分布和代谢特点与葡萄糖也基本一致。而肿瘤细胞生长速度快，分裂旺盛，通常会较正常组织吸收更多的葡萄糖。因此将葡萄糖代谢的专用显像剂由静脉注射入体内以后，在肿瘤组织中聚集得更多，从而在肿瘤部位发出更强的"信号"。通过 PET 设备进行扫描就可以完成对全身肿瘤的评估。

全身骨显像也是核医学最常用的显像检查之一，可以用来评估肿瘤骨转移的部位和范围。肿瘤骨转移的病灶局部血液供应丰富，骨质代谢更为活跃。亲骨性的放射性药物由静脉注入体内后，在肿瘤骨转移灶处聚集得更多，可以发出更强的"信号"。从而可以通过核医学设备完成全身骨显像，对肿瘤骨转移进行诊断和治疗效果的评估。

Q/A 049 核医学如何对肿瘤进行治疗？

放射性核素内照射治疗是核医学最重要的组成部分之一，是利用核素衰变过程中发出的射线来治疗疾病，对甲状腺癌和转移性骨肿瘤等疾病都有较好的治疗效果。放射性核素释放出的 α 射线或 β 射线等，具有较强的电离辐射效应，对于局部的肿瘤细胞具有较强的杀灭作用。而另一方面，用于治疗的α射线或β射线，其射程仅有数毫米，不会对周围的正常组织产生影响。

（1）最常见的甲状腺癌类型是乳头状癌，此类甲状腺肿瘤细胞也与正常的甲状腺细胞功能类似，可以吸收碘并合成甲状腺激素，也称为分化型甲状腺癌。甲状腺癌患者在甲状腺切除手术后，如经过医生评估有较高的复发或转移风险，需

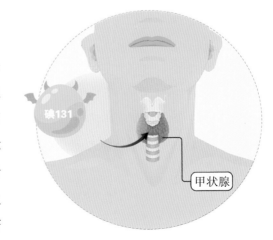

甲状腺

要再行碘 131 治疗清除残存甲状腺组织以及甲状腺癌转移病灶。碘 131 只在甲状腺组织或转移灶中聚集并释放 β 射线，利用这种特性起到靶向清除的效果。而且病灶摄取的碘 131 还会释放一部分 γ 射线，因此在服用碘 131 后还可以进行全身扫描，让转移灶无处可藏。

（2）对于前列腺癌、乳腺癌等肿瘤的骨转移病灶，放射性核素的专用"核武器"也可以对其进行"定点清除"。核素治疗能明显减轻患者转移性骨肿瘤引起的骨痛症状，提高患者的生活质量。锶 89 被骨质代谢活跃的转移性骨肿瘤病灶大量摄取，通过发射 β 射线对肿瘤细胞进行破坏。最新上市的镭 223 主要用于前列腺癌骨转移的治疗。其发出的 α 射线能量更强，射程更短，副作用更少，不仅能缓解患者的骨痛症状，还具有延长患者生存时间的效果。

（3）对于手术难以切除以及术后或放疗后复发的肿瘤，放射性粒子植入治疗也可用于抑制肿瘤的生长，缓解疼痛及压迫症状，提高生活质量。放射性粒子是将放射性核素标记在胶体或微球内，并用钛合金外壳包裹。通过 CT 等影像学手段进行引导和穿刺，将放射性粒子植入肿瘤组织内。持续发出的低剂量短射程射线能够杀死肿瘤细胞或抑制其生长，而正常组织不受损伤。

Q 050 核医学除了治疗肿瘤外，还能用于何种疾病的诊断和治疗？

A 核医学因为技术手段先进、方法学内容丰富，所以涉及领域极多，应用范围极广。其医学应用范围几乎涉及医学的各个学科和专业，除了治疗肿瘤外，还包括心血管系统、内分泌系统、神经系统、消化系统、呼吸系统、造血系统、泌尿系统等。

下面介绍几种具有特色性的核医学诊疗技术。

（1）在临床上一些不典型的亚急性甲状腺炎患者在发病早期可能表现出与甲亢同样的症状，而两者的治疗用药是完全不同的。可以通过核医学的甲状腺摄碘率试验和甲状腺显像进行诊断和鉴别诊断，指导后续治疗方案的制定。碘 131 治疗甲亢是核医学最为经典的治疗手段，该疗法不仅简便安全、疗效确切，而且复发率低，并发症少，随治随走，被誉为"不流血的手术刀"。

（2）肾动态显像可显示双侧肾脏的位置、大小、形态、血供和功能，用于计算肾小球滤过率等重要信息。该检查的独特价值在于可以对左肾和右肾的功能分别进行评估，为肾积水、肾肿瘤等手术等需要了解分肾功能提供了便利。肾动态显像还用于供肾者的术前评估及移植肾的术后监测。

（3）核医学用于评估骨密度、心肌缺血、阿尔茨海默病、帕金森病、肺栓塞、消化道出血定位、唾液腺功能、胆囊收缩功能及胆管排泄通常情况等。放射性核素制成的敷贴器可用于毛细血管瘤、瘢痕疙瘩等皮肤病的治疗。我国自主研发的锝亚甲基二膦酸是治疗类风湿性关节炎的新药，锝亚甲基二膦酸盐是 ^{99m}Tc 标记的亚甲基二膦酸盐的无菌溶液，用于早期诊断恶性转移性骨肿瘤和原发性骨肿瘤。

Q/051 体检时拍胸片等 X 射线检查的辐射大吗？

A X 射线是一种波长很短，频率和能量都很高的电磁波，具有较强的穿透能力。一定剂量的 X 射线通过电离辐射，对生物细胞可造成抑制、损伤，甚至坏死。人体被 X 射线照射后，视其对 X 射线敏感程度的不同，可出现不同反应。细胞增殖性越高，对 X 射线越敏感。像性腺、甲状腺等对 X 射线比较敏感。因此，在一般情况下这些部位应尽量避免 X 射线的照射，尤其是孕妇。

全球居民每年受到的天然辐射剂量平均为 4mSv。常规 X 射线检查，照射剂量极小，体检时单次胸部 X 射线检查的辐射剂量为 1mSv 左右，并不会危害健康。在一定的限量内，受照射损伤的细胞组织可以很快恢复而不出现任何不适。一般非职业性接触者，X 射线检查的剂量都在规定限度以内，尽管多次胸部拍片，也不会带来不可恢复的损伤。

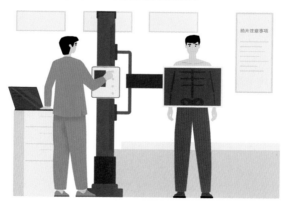

Q/A **052** CT 检查的辐射有多大呢?

　　CT 检查实际上也是一种 X 射线检查,不同的是,CT 用 X 射线束对人体某部位一定厚度的多层面进行扫描。CT 辐射剂量一般为 2 ～ 10mSv,高于 X 射线检查的辐射剂量,不同检查部位辐射剂量差别较大,医生还可根据不同病情进行辐射剂量的调节,但都在安全范围内。

Q/A **053** 磁共振检查有辐射吗?

　　磁共振是通过对静磁场中人体施加特定频率的射频脉冲,使人体组织中的氢质子受到激励而发生磁共振现象,当停止发射射频脉冲时,利用氢质子在弛豫过程中感应出的磁共振信号而成像。与 X 射线检查不同,磁共振检查是不存在电离辐射的,其检查过程中产生的射频脉冲对人体的影响基本可以忽略不计。

Q/A **054** 超声检查有辐射吗?

　　超声检查是利用超声波进入人体后产生不同的折射、反射、吸收、衰减,通过反射波在超声诊断仪显示人体器官的解剖结构及病变。超声具有机械效应、热效应和空化效应,但是不存在电离辐射。常规的超声检查对孕妇及胎儿都是安全的。

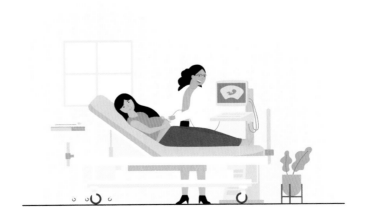

Q/055 冠状动脉造影有辐射吗？

向患者冠状动脉内注射不透 X 射线的物质，同时用 X 射线照射冠状动脉区域，就能使动脉血管在 X 射线下显影，医生就能根据影像发现冠状动脉狭窄的部位和程度，并据此制定治疗方案。造影辐射剂量最高为 15mSv，比一般 CT 的辐射剂量要大一些，但是总体来说在人体可耐受范围内，每年进行一两次造影检查基本不会造成太大影响。

Q/056 骨密度检查辐射有多大呢？

目前的骨密度检查方法包括单光子 / 双光子吸收测定法、双能 X 射线吸收测定法、定量 CT、超声波测定法。临床较为常用的是双能 X 射线骨密度测定和超声波测定法。超声波测定骨密度是没有电离辐射的。双能 X 射线骨密度测定法在一次检查过程中患者所受有效剂量小于 $20\mu Sv$，远小于一张胸片的辐射剂量，对人体的影响可以忽略不计。

Q/057 检测幽门螺杆菌的呼气试验有辐射吗？

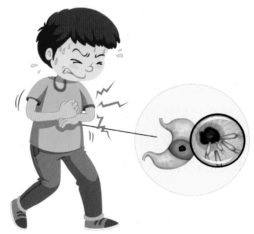

尿素呼气试验包括非放射性的碳 13 尿素呼气试验和碳 14 尿素呼气试验，前者无电离辐射。虽然碳 14 的物理半衰期长达 5730 年，但碳 14 的生物半衰期为 6 小时，吸入人体后 48 小时可基本排出体外，且碳 14 是纯 β 衰变核素，其释放的 β 射线能量极弱。综合以上因素，一次碳 14 尿素呼气试验受到的辐射量仅相当于人们一天在正常生活中受到的天然辐射量，在我国碳 14 尿素呼气试验可以豁免放射性管理。

Q/058 核医学检查对人体安全吗？

/A 非常安全。

引起核医学检查不安全的因素主要有两个：①药物化学成分的影响，主要是过敏反应和毒性反应，由于核医学检测技术非常灵敏，核医学使用的放射性药物与 CT 或 MR 造影剂相比，所需化学量很少，其中的化学成分微乎其微，不干扰破坏体内生理过程的平衡状态，通常几乎不会引起过敏及毒性反应。②放射性造成的辐射，应用放射性药物会使患者全身或某些器官受到一定的辐射。

但常规临床使用的放射性药物，其用量被严格控制在绝对安全范围之内，人体或器官接受的辐射剂量符合我国《电离辐射防护与辐射源安全基本标准》（GB 18871—2002）规定，另外，目前核医学检查中所使用的放射性核素均为短半衰期核素，且注射到患者体内的放射性药物的活度是随着时间而递减的，如 SPECT 显像（正电子发射计算机断层显像）使用的 ^{99m}Tc 显像剂物理半衰期为 6 小时，PET/CT 显像中使用的 ^{18}F 显像剂物理半衰期仅为 110 分钟，加之患者被嘱注射显像剂后要大量饮水，相当一部分显像剂会从体内代谢随尿液排出体外，其有效半衰期明显缩短。国际辐射防护委员会（106 号出版物）估算了成年患者行诊断性核医学检查导致的全身有效剂量，结果显示成年患者接受 1 次常规诊断性核医学检查，其全身有效剂量约 8mSv，相当于我国居民 1 年接受的平均天然本底照射量（3mSv/a）的 2 倍。而多饮水多排尿有助于体内残余放射性药物的排出，一般经过 1 天的代谢，体内基本都不存在放射性药物。关于常规诊断性核医学检查存在诱癌风险的研究罕见。关于核医学工作人员较自然人群肿瘤发生率增高的研究鲜见。美国保健物理学会提出低照射剂量（＜50mSv）、低照射剂量率的医源性诊疗技术，不应行具体的诱癌风险评估。最重要的是，医学上使用"利益－风险"评价体系，针对核医学来讲就是患者做了核医学检查后所受到的小剂量辐射，相比疾病早期所得到的准确诊断益处来讲是微不足道的。

因此，核医学检查对人体健康几乎没有影响，可放心检查。但核医学检查不要过度检查，若病情需要，该做就做，否则就尽量不做。

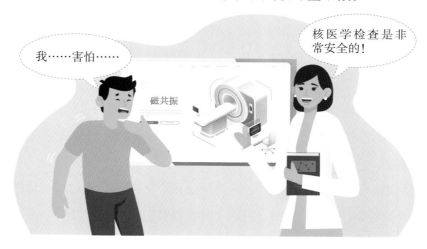

我……害怕……

核医学检查是非常安全的！

磁共振

Q/059 核医学检查和放射科检查的辐射有区别吗？

虽然核医学检查和放射科检查（X射线、CT）都会产生电离辐射，但二者产生过程有区别。

核医学检查需要使用特殊放射性药物发射各种射线，患者服用或者被注射放射性药物后，患者即是"移动的辐射源"，像太阳一样向周围辐射。核医学检查包括SPECT和PET/CT，与SPECT的局部检查不同的是，PET/CT针对的是全身检查，PET/CT的辐射是PET与CT辐射剂量叠加。核医学诊断多使用的是半衰期短的放射性核素，患者所接受的辐射剂量低。做一次骨扫描、PET/CT检查，所接受总的辐射量分别约为3mSv、7mSv。

放射科患者接受的X射线或CT检查是外照射，一旦离开辐射场所即和普通人一样。X射线不带电荷，穿透人体时，与体内物质作用产生"次级粒子"，使物质电离，形成电离辐射。常规X射线的辐射剂量相当低，可以认为完全安全。一次胸部X射线检查，约1mSv。CT的检查原理是X射线会分层穿透人体，通过电脑计算后二次成像，就像把一片面包切成片来看。CT检查的辐射量要高出X射线10倍、30倍，甚至是上百倍，这与CT机性能、扫描部位、成像的清晰度有关,尤其是腹部多期增强 CT 的辐射量相对较高。但也不必太紧张,目前 CT 检查的辐射量都在安全范围内，而且 CT 设备中的 X 射线管就像日常用的灯管，有不同的瓦数，还可调亮度，因此辐射量不是恒定的，是可以调节的。此外,放射科的磁共振检查不同于 X 射线和CT,其利用的是磁场进行成像，无电离辐射损伤。

Q/060 接受核医学检查或治疗后的患者对与之密切接触的周围人员有辐射影响吗?

当患者在核医学科完成检查或治疗出院之后，体内的放射性已大部分消退，一般不会对与之密切接触的周围人员造成影响。但是考虑到受检者体内残留的放射性核素，建议受检者尽可能增大与他人接触的距离、减少接触时间，特别是要尽量避免与婴幼儿及孕妇的密切接触。通常患者对周围环境的辐射测量值只有在注射显像剂后 5 小时内和距离 5m 内较高，而 1 小时后和距离 1m 以上的测量值明显降低，加之患者被嘱要大量饮水，相当一部分显像剂会随尿液排出体外。

Q/061 孕妇在不知情的情况下做了核医学检查或放射学检查，胎儿会受到哪些影响?

临床上常有患者在就诊过程中被要求做一些具有放射性的检查，比如 X 射线、CT 及核素显像检查等，其中可能会有部分孕妇在做完相应检查后才发现自己怀孕了。是不是只要做了具有放射性的检查后都要终止妊娠呢？其实，除少数情况外，诊断性 X 射线、CT 扫描和核医学成像检查所带来的放射剂量远低于对胎儿产生危害的剂量。因此，孕期放射性检查不是流产的指征，而只有当胎儿放射吸收剂量超过 100mSv（相当于 100mGy 照射剂量）时，才建议孕妇终止妊娠。

孕妇在孕期的不同时期，随着胎儿的发育，一定量的 X 射线辐射对胎儿存在不同的影响：①在孕 0 ~ 4 周，此期为受精卵着床前，辐射阈值范围

50 ～ 100mGy，此期的辐射对胎儿的影响特点是全或无，意思是要么胚胎死亡要么无影响；②在孕 5 ～ 8 周，此期为胎儿的器官形成期，辐射阈值范围 200 ～ 250mGy，当辐射超过 200mGy，可能引起胎儿在骨骼、眼睛或生殖器的先天发育异常，当超过 250mGy，就可能导致胎儿生长受限；③在孕 8 ～ 15 周，此期的辐射阈值范围 60 ～ 310mGy，当超过这个阈值时，可能导致重度智力障碍（高

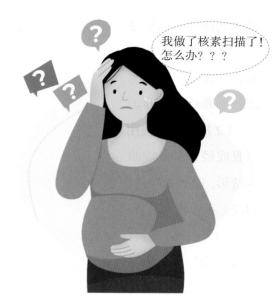

风险），甚至智力缺损，且每增加 100mGy 的辐射剂量，智商降低 25，当超过 200mGy，可能导致胎儿小头畸形的发生；④在孕 16 ～ 25 周，此期的辐射阈值范围 250 ～ 280mGy，当超过这个阈值时，可能导致重度智力障碍（低风险）。

再者，不同的放射性检查对胎儿产生的辐射剂量不同。①极低量检查（一般为辐射剂量低于 1mGy），包括颈椎 X 射线检查（正位 + 侧位）、四肢 X 射线检查、钼靶摄影（两个方位）和胸片（两个方位）；②低到中剂量检查（辐射剂量 1 ～ 10mGy），包括腹部 X 射线、腰椎 X 射线、静脉肾盂造影、气钡双重灌肠造影、头或颈部 CT、胸部 CT 或肺动脉 CT 造影、限制性 CT 骨盆测量（经股骨头单轴面成像）、低剂量核素灌注显像、锝 99m 骨显像、肺数字减影血管造影；③高剂量检查（辐射剂量 10 ～ 50mGy），包括腹部 CT、盆腔 CT、^{18}F PET/CT 全身显像。

因此，如果有孕妇在怀孕期间做过任何有放射性的检查，请先不要盲目堕胎。

Q/A 062 哺乳期妇女可以进行核医学检查或放射学检查吗?

哺乳期女性在哺乳期可选择性地利用核医学检查或放射学检查来协

助疾病诊断，前提是了解各种检查的特点。

（1）乳腺 X 射线、B 超、普通 CT、MRI。对乳汁无影响，因此对哺乳期妇女无禁忌，不需要中断母乳喂养。

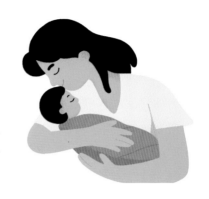

（2）非血管使用碘造影剂的检查。如通过口服或经直肠肠内给药、子宫输卵管造影、膀胱造影，这类检查造影剂在乳汁中的低排泄量，因此，不建议在这类检查后常规中断母乳喂养。

（3）静脉注射含碘造影剂的 CT。不到 1% 的造影剂剂量进入母乳，儿童摄入的造影剂只有不到 1% 的被胃肠道吸收，母亲在静脉给予碘造影剂后继续母乳喂养是安全的。

（4）含钆静脉造影剂的 MRI。不到 0.04% 的造影剂剂量进入母乳，儿童摄入量只有不到 1% 的被胃肠道吸收，静脉注射含钆造影剂后继续母乳喂养是安全的。

（5）核医学成像。需要考虑到儿童可通过两条途径接触辐射，一是摄入乳汁本身含有的放射性物质；二是在靠近母亲时的外照射，特别是见于代谢活跃的哺乳期乳房组织聚集有放射性药物，如 ^{18}F-FDG。一般来说，儿童摄入放射性物质辐射剂量小于 1mSv 时，不需要中断母乳喂养。① ^{18}F-FDG：FDG 不会进入乳汁，但常聚集于乳房组织内，因此，儿童与母亲应在注射 FDG 后限制接触 12 小时。但在此期间，可以挤出乳汁并安全地给予孩子，不需要丢弃。② ^{99m}Tc-MDP：进入乳汁的量非常少，不需要中断母乳喂养。③ ^{131}I：使用诊断剂量 ^{131}I 时要求完全停止母乳喂养。使用治疗剂量的 ^{131}I 之前至少 4 周停止母乳喂养，减少对乳房的辐射剂量，并降低因乳汁泄漏放射性碘而导致衣物污染的风险。④ ^{123}I：目前存在建议不相同，有的表示不需要中断，而有的建议中断最多 3 周。⑤ ^{99m}Tc- 高锝酸盐：其在母乳中的浓度高于其他放射性药物，因此中断时间范围为 12 ~ 24 小时，显像剂剂量为 185Mbq（5mCi）时可以短至 4 小时。⑥ ^{99m}Tc-DTPA/DMSA：这些药物都不需要中断母乳喂养，因为其游离

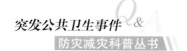

高锝酸盐可以忽略不计。⑦ ^{99m}Tc–MAA：建议中断哺乳 12 小时。

Q/063 做了核医学检查或放射学检查后多久可以准备怀孕？

（1）一般认为，单次辐射吸收量超过 100mSv（相当于 100mGy 照射剂量）才可能会对人体产生危害。大部分常规影像学检查的辐射剂量远低于这个值。有研究表明，直接对睾丸进行 X 射线单次照射剂量在 80mSv 以下不会对精子数量产生影响；人类卵子的辐射半数致死剂量是 2000mSv；导致育龄妇女不育的辐射剂量在 3 ~ 5Gy。

（2）不同部位的放射性检查可能给予性腺的辐射剂量按从低到高的顺序依次如下。①极低量检查（一般为辐射剂量低于 1mGy），包括颈椎 X 射线检查（正位 + 侧位）、四肢 X 射线检查、钼靶摄影（两个方位）和胸片（两个方位）；②低到中剂量检查（辐射剂量 1 ~ 10mGy），包括腹部 X 射线、腰椎 X 射线、静脉肾盂造影、气钡双重灌肠造影、头或颈部 CT、胸部 CT 或肺动脉 CT 造影、限制性 CT 骨盆测量（经股骨头单轴面成像）、低剂量核素灌注显像、锝 99m 骨显像、肺数字减影血管造影；③高剂量检查（辐射剂量 10 ~ 50mGy），包括腹部 CT、盆腔 CT、^{18}F PET/CT 全身显像。

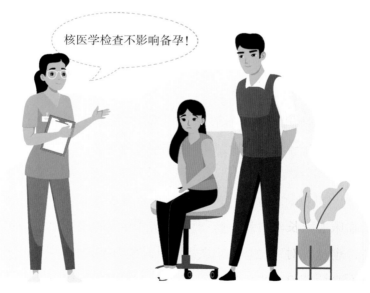

核医学检查不影响备孕！

因此，怀孕前对父母性腺（睾丸、卵巢）的照射，不会增加胎儿畸形或儿童肿瘤的风险，因此不影响备孕。但是，从优生优育角度考虑的话，由于精子和卵子的发育、成熟大概需要 3 个月的时间，如果担心辐射的影响，可适当避孕 3 个月。

Q/ 064 儿童可以做核医学检查或放射学检查吗？

近年来，放射诊疗已成为儿童诊断疾病的重要手段。在放射学检查中，除了 B 超和 MRI 外，X 射线、CT、介入放射及核医学影像检查等均具有一定量的射线。儿童由于处于生长发育期，他们对于射线的敏感性比成人高，大约是成人的 10 多倍，并且年龄越小危险性越大。辐射敏感器官包括晶状体、甲状腺、胸腺、造血组织、性腺等，因此，儿童在进行放射学检查时需要注意对敏感组织器官及部位的防护。

在进行放射学检查时，医生会对儿童采取必要的防护措施，并优化扫描参数，将辐射量减到最小，因此不会对儿童有太大的影响。家长须积极配合，减少儿童自主或不自主地活动，以减少重复照射，从而尽可能地减低辐射量。

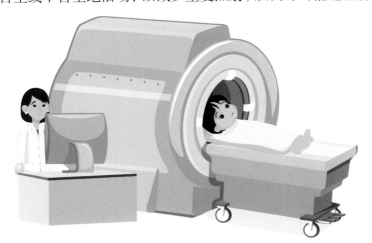

关于临床上家长较抗拒的核医学检查，其实对于儿童，即使是刚出生不久的婴儿，也是相对安全的。因为，医生会根据儿童的具体情况，如年龄、体重等方面来调整放射性显像剂的用量，且所用的放射性剂量都是在国际指

南推荐下绝对安全的剂量。而且放射性核素影像检查，对于诊断某些儿童疾病有独特的，甚至部分为其他检查不可替代的作用，例如小孩异位胃黏膜的疾病，核医学检查可以在无创情况下，非常灵敏、准确地检查出来，而其他影像学则没办法显示。

在医学上有一种"利益－风险"评价体系，无论是针对核医学还是其他具有辐射的放射性检查来讲，均须客观评价辐射检查的利益及风险关系。一般来说，患儿所受到的小剂量的辐射，相对于做了检查后，对疾病的早期、准确的诊断所得到的益处来讲是微不足道的。

Q/A 065 什么是放射性？什么是放射性物质？

（1）放射性。某些核素自发地放出粒子或 γ 射线，或在发生轨道电子俘获之后放出 X 射线，或发生自发裂变的性质。放射性分为天然放射性和人工放射性。①天然放射性。自然界中存在的天然放射性核素具有的放射性称为天然放射性。分布在自然界空气、水、土壤和岩石中的天然放射性核素发出的射线和宇宙射线构成了天然本底辐射。②人工放射性。人工产生的放射性核素具有的放射性。目前使用核反应堆、加速器等设施或装置生产的人工放射性核素有 2000 多种，广泛应用于医疗、工业、地质和科研等领域。

（2）放射性物质。是指能自然地向外辐射能量，发出射线的物质。一般都是原子质量很高的金属，像钍、铀等。放射性物质放出的射线主要有α射线、β射线、γ射线、正电子、质子、中子、中微子等其他粒子。

放射性物质可分为天然放射性物质和人工放射性物质。自然界中天然存在的放射性物质称为天然放射性物质，人工制造的放射性物质称为人工放射性物质。

Q/A 066 什么是放射源？

放射源是用放射性物质制成的辐射源的通称。

放射源按所释放射线的类型可分为 α 放射源、β 放射源、γ 放射源和中子源等；按照放射源的封装方式可分为密封放射源（放射性物质密封在符合一定要求的包壳中）和非密封放射源（没有包壳的放射性物质）。

绝大多数工用、农用和医用放射源是密封放射源，如工农业生产中应用的料位计、探伤机等使用的都是密封放射源，如钴 60、铯 137、铱 192 等；某些供实验室用的、强度较低的放射源是非密封放射源，医院里使用的放射性示踪剂属于非密封放射源，如碘 131、碘 125、锝 99m 等。

Q/A 067 放射源分为几类?

根据放射源对人体健康和环境的潜在危害程度，从高到低将放射源分为Ⅰ类、Ⅱ类、Ⅲ类、Ⅳ类、Ⅴ类。

（1）Ⅰ类放射源。极危险源。无防护情况下，接触此类源几分钟到 1 小时可致人死亡。

（2）Ⅱ类放射源。高危险源。无防护情况下，接触此类源几小时到几天可致人死亡。

（3）Ⅲ类放射源。中危险源。无防护情况下，接触此类源几小时可致永久性损伤；几天到几周可致人死亡。

（4）Ⅳ类放射源。低危险源。基本不会对人造成永久性损伤，但对长时间、近距离接触者可能造成可恢复的临时性损伤。

（5）Ⅴ类放射源。极低危险源。不会对人造成永久性损伤。

Q/A 068 放射源的包壳是什么样的?

通常情况下，放射源会被装在不锈钢圆柱形外壳内，外壳采用焊接密封，有着银色的外观，体积也不是很大，这种包壳必须满足以下的条件：密封性好、耐腐蚀而且表面要有相当的强度和韧度，以有效防止放射性物质泄漏出来污染环境。包壳的选择是根据不同的放射源的辐射强度、射线特点和实用性而定的，较为普遍的材料是不锈钢。

Q/ 069 个人可以购买放射源吗?

/A 不能。为了防止放射源相关事故,保障放射源的安全使用,国家对放射源的购入和使用采取十分严格的监管手段和使用制度,不是任何人都能够购买放射源的。

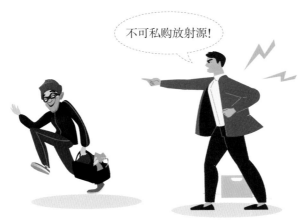

不可私购放射源!

Q/ 070 发现放射源或疑似放射源物体时,应当如何做?

/A 发现亮闪闪的圆柱体的小东西,千万不要捡,更不要擅自拆卸,要赶紧向当地环境保护和公安部门报告。公安局报警电话是 110,环保热线是 12369。

Q/ 071 什么是脏弹?

/A 脏弹又称放射性炸弹,是一种大范围传播放射性物质的武器。它引爆传统的爆炸物如三硝基甲苯(TNT),通过巨大的爆炸力,将内含的放射性物质,主要是放射性颗粒,抛射散布到空气中,造成相当于核放射性的尘埃污染,形成灾难性生态破坏,引起放射性颗粒传播,并对人体造成伤害。

Q/ 072 脏弹和核武器有什么区别?

/A 脏弹是通过引爆传统爆炸物如三硝基甲苯(TNT)而大范围传播放射性物质的一种武器。爆炸时释放的能量来自化合物的分解反应。在这些化学反应里，碳、氢、氧、氮等原子核都没有变化，只是各个原子之间的组合状态有了变化。

核武器是利用原子核裂变或核聚变反应瞬时释放的巨大能量，产生爆炸作用，并具有大规模毁伤破坏效应的武器。核武器爆炸产生的冲击波和辐射较传统炸药更迅速也更强烈。人们常用同等爆炸威力的 TNT 的质量来衡量核武器的威力。

Q/A 073 核电站周围安全吗?

核能发电是目前核能和平利用的最主要方式。核电安全的核心在于防止反应堆中的放射性裂变产物泄漏到周围环境。在正常运行情况下，核电站对周围公众产生的辐射剂量对人们并不构成任何危险。

在我国，国家核安全法规要求核电站在正常运行工况下对周围居民产生的年辐射剂量不得超过 0.25mSv，而核电站实际产生的辐射剂量远远低于这个限值。

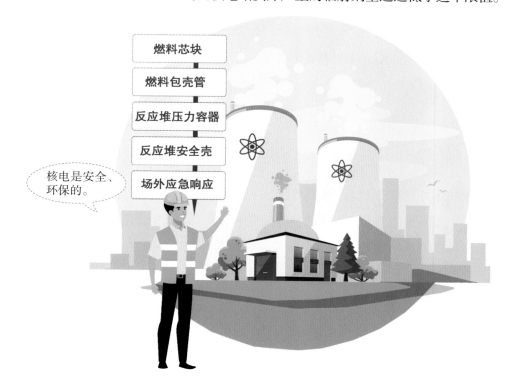

燃料芯块
燃料包壳管
反应堆压力容器
反应堆安全壳
场外应急响应

核电是安全、环保的。

Q/A 074 什么是核事故？核事故是如何分级的？

核事故通常是指一些诸如核电厂、核燃料生产厂、核反应堆以及核动力舰船等大型核设施在运行的时候发生了意外事件，引发放射性物质泄漏，并对工作人员造成放射性污染和伤害，严重时，放射性物质泄漏扩散，甚至可能造成周围环境的大面积污染并危及公众的身体健康。核事故不仅可造成人体辐射伤害，还可造成广泛的社会和心理学影响，可导致人们心理上的紊乱甚至引起恐怖或灾害性疲劳。

目前，在众多核设施中，由于核电厂与人们的生活密切相关，其核事故的发生尤为受到关注。根据国际原子能机构和经济合作与发展组织对核事件严重程度的分级标准，将核事件分为 7 个级别，把对安全没有影响的事故划分为 0 级，影响最大的事件评定为 7 级。其中 1 ~ 3 级为较低级别的核事件，影响相对较小；而当核事件达到 4 级以上时即可称为核事故，5 ~ 7 级核事故则可能会危及公众健康，需要对公众采取相关措施，0 级在事故评定范围中，称为偏差。值得注意的是，由于核设施管理的日趋成熟及规范，全球范围内也极少发生 5 级以上的严重核事故。

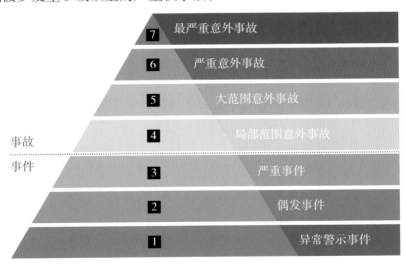

7	最严重意外事故
6	严重意外事故
5	大范围意外事故
4	局部范围意外事故
3	严重事件
2	偶发事件
1	异常警示事件
0	未达级数事件（没有安全顾虑）

事故
事件

国际核能事件分级

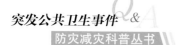
Q/075 核事故过程是什么样的?

核设施在发生核事故时,主要源头位于核反应堆部位。其主要过程是,当反应堆中的堆芯由于冷却不充分或者快速引入了巨大的反应性,从而产生大量的热量,包壳氧化并导致堆芯熔化或者解体,并可能引发堆内水蒸气爆炸,压力容器破损,并产生放射性物质气溶胶;当发生严重核事故时,反应堆内的剧烈爆炸与燃烧可能会进一步造成反应堆外水蒸气爆炸,堆芯熔融物与混凝土相互作用,氢气燃烧,引起安全壳升温升压,最终安全壳发生破损,造成放射性物质的泄漏并释放到环境中。

Q/076 世界上发生过哪些重大的核事故?

目前世界上最严重的核事故是发生于 1986 年 4 月 26 日的切尔诺贝利核事故,该事故为 7 级核事故。当时位于苏联普里皮亚季市的切尔诺贝利核电站,由于其第四号反应堆发生爆炸,大量的放射性物质泄漏,方圆 30km 地区的十数万民众被迫疏散,上万人由于放射性物质的辐射影响而致病;甚至在上千千米外的瑞典,依然能够检测到事故所产生的放射性颗粒,事故教训十分惨痛。

距今最近并影响较大的重大核事故,是发生于 2011 年 3 月 12 日的日本福岛核事故,该事故也达到 7 级核事故的级别。事故发生时,由于地震引发的海啸浪潮冲破了福岛第一核电站的防御设施,大量的放射性物质被释放到大气中,福岛核电站周围 30 多万名居民被强制疏散;为了冷却反应堆,进行了大量的注水操作,由此产生的海量放射性污水的处理措施至今仍广受国际社会的关注。

重大核事故的发生往往会对核设施周围的环境以及公众健康产生较大的污染和伤害。为了避免悲剧的重演,建立牢固的核设施安全防护以及完善的事故应急处理制度,可以让核设施既可以造福人类,也能降低事故的发生。

Q/A 077 日本福岛核电站为什么会发生事故?

地震及地震产生的海啸浪潮对福岛核电站的破坏是发生事故的直接原因。地震导致外部供电丧失，核电厂运行的机组自动停堆后，应急柴油发电机启动供电，进行堆芯应急冷却。但随之而来的海啸浪潮又造成核电站应急电力供应中断及冷却系统失效，燃料余热无法导出，反应堆温度持续升高，堆芯包壳破损并与水发生化学反应产生大量氢气，随后氢气发生爆炸，破坏了厂房结构，引起大量放射性物质的泄漏。为缓解事故后果，只能通过外部大量注水控制反应性和冷却，但由此带来大量的放射性污水的处理问题一直饱受争议。

Q/A 078 日本福岛核电站发生事故后都泄漏了什么?

2011 年 3 月 11 日，日本东北部太平洋海域发生了里氏 9.0 级地震，继而发生海啸，地震与海啸导致福岛核电站冷却系统无法正常运转，反应堆内余热无法有效移除，使得核电站反应堆堆芯熔毁，进而引发爆炸，随后大量放射性物质直接泄漏到周围大气和海洋之中。

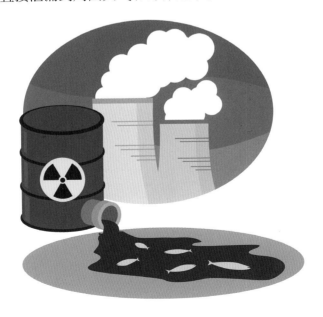

　　根据观测结果，福岛核电站泄漏事故导致周围环境放射性物质含量急剧升高，这些放射性物质包括碘131、碘125、锶90、铯137、钚238、钚239、钚240等。其中，碘131、铯134、铯137是福岛核电站事故泄漏的主要放射性物质。相比于碘131较短的半衰期（约8天，会随着时间较快衰减），铯137有着很长的半衰期（半衰期为30.17年），是福岛核电站核泄漏事故对人类影响最大的放射性物质。

Q/A 079 日本福岛核电站泄漏的放射性物质对我国有什么影响？

　　从地势和气压场看，日本福岛核电站核泄漏污染物不易向我国扩散。福岛核电站距离我国路程遥远，扩散过程中地形复杂，导致核泄漏污染物在传输过程中浓度急剧下降。自日本福岛核泄漏事故以来，国家海洋局（现为中华人民共和国自然资源部）一直在监测我国管辖海域放射性物质含量，我国管辖海域放射性物质含量仍在本底范围内，福岛核泄漏事故尚未对我国海域产生显著影响。有学者表明，以2011年3月15日测得的剂量做最坏的估算，中国接受的核辐射剂量仅为 $1/(50000mSv \cdot h)$ 左右，这是一个非常低的辐射剂量，约占天然本底辐射量的5%，如将风向和核素本身的衰变等因素计算在内，实际辐射剂量还会低于此数值。此外，我国多地空气中曾检测到来自日本核事故释放出的微量碘131，其辐射剂量小于天然本底辐射量的1/10万，相当于乘坐民航飞行2000km所受宇宙射线照射量的1/1000。因此，日本福岛核电站泄漏的放射性物质对我国环境及境内公众健康不会造成显著危害。

Q/A 080 核泄漏排放的烟云能扩散多远？

　　放射性污染物主要通过大气和水体扩散。其中，核泄漏烟云通过大气扩散距离涉及风（风向、风速、稳定度）和降雨等因素。此外，放射性物质的自身衰变、沉降和稀释也会导致浓度会逐渐减小。福岛核事故发生之后，受西风带影响，放射性污染物大部分时间向太平洋东部方向扩散，5 天后到达美洲大陆，但浓度仅相当于福岛核电站附近的 1/1000 左右。此外，欧洲、北美以及中国在内的全球多个国家和地区均检测到放射性碘 131、铯 134 和铯 137 等物质，由此可见福岛核泄漏已经造成了全球性空气污染，但微量放射性物质不会对环境及人类健康造成显著危害。

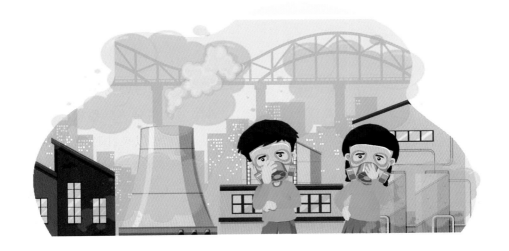

Q/ 081 什么是辐射防护?

/A 辐射防护是研究保护人类（系指全人类、其中的部分或个体成员以及他们的后代）免受或少受辐射危害的应用学科，有时亦指用于保护人类免受或尽量少受辐射危害的要求、措施、手段和方法。辐射包括电离辐射和非电离辐射。在核领域，辐射防护专指电离辐射防护。

Q/ 082 辐射防护的任务和目的是什么?

/A （1）基本任务。既要保护从事放射工作者本人和后代以及广大公众乃至全人类的安全，保护好环境；又要允许进行那些可能会产生辐射的必要实践以造福于人类。

（2）目的。防止有害的确定性效应，并限制随机性效应的发生概率，使它们达到被认为可以接受的水平。也就是说，要将辐射对人造成的健康危害或风险限制在社会可接受的水平以下，即在不过分限制

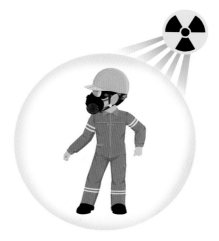

会产生或增加辐射照射的有益的人类活动的基础上，根据辐射防护的最优化原则，为人们提供必要和适当的防护，充分理解辐射效应中随机性效应与确

定性效应的特点，杜绝发生使人们所受到的剂量超过确定性效应的阈值，减少随机性效应的发生，以最大限度地保证人们的辐射安全。

Q/A 083 我国有管理核与辐射的部门吗？

国务院于 1986 年颁布了《中华人民共和国民用核设施安全监督管理条例》，规定国家核安全局对全国核设施安全实施统一监督，独立行使核安全监督权，以保障民用核设施的建造和营运安全，保障工作人员和公众的健康，保护环境，促进核能、核技术的开发与利用。

1998 年政府机构改革时国家核安全局并入国家环境保护总局。国家于 2003 年颁布了《中华人民共和国放射性污染防治法》，依据该法，国务院环境保护行政主管部门，即环境保护部对全国放射性污染防治工作依法实施统一监督管理。我国的核安全与辐射安全的监督管理是由环境保护部（国家核安全局）负责的。国家核安全局下设核设施安全监管司、核电安全监管司、辐射源安全监管司等三个业务司。国家核安全局在全国共设置 6 个地区核与辐射安全监督站，作为其核安全监督派出机构，负责本区域内核与辐射安全监督工作。辐射环境管理实行国家和省（区、市）两级管理，省级人民政府对本辖区内的辐射环境保护工作实施统一监督管理。地方辐射环境保护部门属于环境保护部门，受地方政府领导，其职责是根据分工执行相应的辐射安全监督工作，接受国家核安全局的业务指导。

Q/A 084 我国有什么管理核与辐射的措施？

（1）建立了健全的法律法规和部门规章体系，如《中华人民共和国放射性污染防治法》、《中华人民共和国核安全法》、《中华人民共和国民用核设施安全监督管理条例》、《核电厂核事故应急管理条例》、《中华人民共和国核材料管制条例》、《民用核安全设备监督管理条例》、《放射性同位素与射线装置安全和防护条例》、《放射性物品运输安全管理条例》、《放射性废物安全管理条例》、核安全导则和核安全法规技术文件等。

（2）强化了核与辐射安全监管，应用单位注重核与辐射安全管理，各级环保部门加强了对核设施及核技术项目的日常安全监管。

（3）加强了辐射环境监测，在重点城市设置了辐射环境自动监测站；在重要流域、国界河流、饮用水源、地下水、近岸海域海水设置了水体监测点；设置陆地监测点、土壤监测点、电磁辐射监测点；在重点核与辐射设施周围设置核安全预警点。

（4）妥善处理了放射性废物，投资建设城市放射性废物库，并对各地收贮的放射源及放射性废物进行最终处置。

Q/A 085 我国如何开展辐射环境监测?

辐射环境监测是环境监测的重要组成部分。中国的辐射环境监测工作始于 20 世纪 80 年代，经过几十年的发展，基本建立了由国家、省和部分地级市组成的三级监测机构和具有相当水平和能力的应急监测队伍。 国家辐射环境监测网以环境保护部 (国家核安全局) 为基础，以各省辐射环境监测机构为主体，涵盖部分地市级辐射监测机构。

在日常工作中，辐射环境监测网的主要内容是开展全国辐射环境质量监测、重点核与辐射设施监督监测、核与辐射事故预警和应急监测，以便了解污染状况和环境质量状况及变化趋势和环境中潜在的辐射危险。

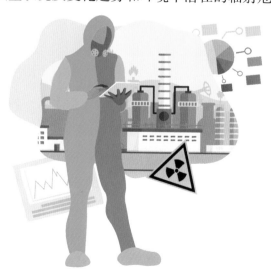

监测方式有连续测量和定期测量，除了环境 γ 辐射水平外，其他环境样品主要测量一些与核设施运行有关的关键核素，如 H-3、C-14、Sr-90、Cs-137 等。监测内容或采样样品包括以下几种。

（1）环境 γ 辐射，连续 γ 辐射空气吸收剂量率的测量，通过固定的监测站自动测量。

（2）空气，在大气环境中采集空气样品以及气溶胶、沉降物、降水等。

（3）水，包括地表水、地下水、饮用水和海水等。

（4）水生生物，包括鱼、虾类、螺蛳类、牡蛎、海蜇等。

（5）陆生生物，主要是食物链上的食品，如大米、蔬菜、鲜奶、肉类等，采样时会参考当地的膳食结构来选取。

（6）土壤及岸边沉积物等。

我国辐射环境质量监测国控点基本覆盖了我国主要地级及以上城市、主要江河湖泊、重要的国际河流（界河）和近海海域等。

Q/A 086 核电站发生事故时的应急体系是怎样的？

核应急是针对核电站可能发生的核事故，进行控制、缓解、减轻核事故后果而采取的紧急行动，所有核电国家都设有核应急机构。中国是国际原子能机构成员国，同时也是"核应急国际公约"及"核安全公约"的缔约国，承担着相应的国际义务。在核电站选址的过程中，综合考虑了周边公众的安全。

在核电站厂址确定后，针对可能受到的影响，我国核电站的周边划分有5km、10km 等不同的应急区域。在核电站建设和运营过程中，根据国家规定，必须建立完备的应急计划、应急设备和应急体系，并进行定期的应急演习，确保核电站在可能发生事故时周边群众能及时安全地得到转移。

核电站周围的烟羽应急计划区半径为 10km，分为内区（撤离区，半径为5km）和外区（隐蔽区）。在核电站发生事故时，公众应采取以下防护措施。

（1）保持镇定，服从指挥，不听信小道消息和谣言。

（2）收看电视或广播，了解事故情况或应急指挥部的指令。

（3）听到警报后进入室内，关闭门窗。

（4）戴上口罩或用湿毛巾捂住口鼻。

（5）接到服用碘片的命令时，遵照说明，按量服用。

（6）接到对饮用水和食物进行控制的命令时，不饮用露天水源中的水，不吃附近生产的蔬菜、水果。

（7）听到撤离命令时，带好随身贵重物品，家电、家具、家畜等不要携带；听从指挥，有组织地到指定地点集合后撤离。

（8）如果检测到身体已被放射性污染，听从专业人员的安排。

Q/A 087 如何检测家里的辐射值？

建议找专业的检测人员进行测量。如果对辐射值的准确度要求不高，也可购买辐射检测仪器自测。不同款的辐射检测仪器灵敏度不同，在没有辐射源时，测出的瞬时本底剂量率一般小于 1μSv/h。

Q/A 088 核与辐射从业人员职业受照剂量有限值吗？

（1）《电离辐射防护与辐射源安全基本标准》（GB 18871—2002）的附录 B《剂量限值和表面污染控制水平》规定，应对任何工作人员的职业照射水平进行控制，使之不超过下述限值：①由审管部门决定的连续 5 年的年平均有效剂量（但不可做任何追溯性平均），20mSv；②任何一年中的有效剂量，50mSv；③眼晶体的年当量剂量，150mSv；④四肢（手和足）或皮肤的年当量剂量，500mSv。

（2）对于年龄为 16 ~ 18 岁接受涉及辐射照射就业培训的徒工和年龄为 16 ~ 18 岁在学习过程中需要使用放射源的学生，应控制其职业照射使之不超过下述限值：①年有效剂量，6mSv；②眼晶体的年当量剂量，50mSv；③四肢（手和足）或皮肤的年当量剂量，150mSv。

Q/ 089 各种辐射相关的实践活动导致公众人员受到的辐射有剂量限值吗?

A (1)《电离辐射防护与辐射源安全基本标准》(GB 18871—2002)的附录 B《剂量限值和表面污染控制水平》规定,实践使公众中有关关键人群组的成员所受到的平均剂量估计值不应超过下述限值:①年有效剂量,1mSv;②特殊情况下,如果 5 个连续年的年平均剂量不超过 1mSv,则某一单一年份的有效剂量可提高到 5mSv;③眼晶体的年当量剂量,15mSv;④皮肤的年当量剂量,50mSv。

(2)慰问者及探视人员的剂量限制。所规定的剂量限值不适用于患者的慰问者(例如,并非他们的职责、明知会受到照射却自愿帮助护理、支持和探视、慰问正在接受医学诊断或治疗的患者的人员)。但是,对患者的慰问者所受的照射应加以约束,使他们在患者诊断或治疗期间所受的剂量不超过5mSv,控制食入放射性物质的患儿所受的剂量应限制于 1mSv 以下。

Q/ 090 什么是内照射? 什么是外照射?

A 照射也就是辐射,是辐射更形象化的一种表达。

根据辐射源相对于人体的位置,人体接受的照射可分为外照射和内照射。

(1)内照射。指的是放射性核素进入生物体,使生物受到来自内部的射线照射。是一种近距离照射。放射性核素可以经吸入、食入、皮肤或者伤口进入体内,并不断地随着排出体外以及放射性衰变而减少。

医疗中的内照射将辐射治疗源引入体内,使辐射源进入肿瘤或贴近肿瘤表面进行照射。因为辐射强度的距离平方反比衰减规律,离辐射源近的肿瘤组织获得有效的杀伤剂量,离辐射源相对较远的正常组织受照射量较低得到合理的保护。

(2)外照射。也称为远距离照射,即辐射源或放射线等从人体外一定距离对人体内进行照射,医学上常用于肿瘤放射治疗、X 射线诊断等。β 射线、

γ射线、X射线、中子等都能对人体全身或某个器官产生危害。一般来说，α射线不会导致皮肤的外照射伤害。

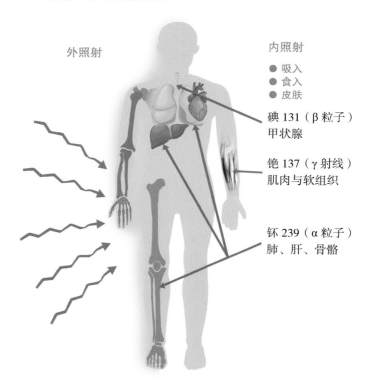

外照射

内照射
- 吸入
- 食入
- 皮肤

碘131（β粒子）
甲状腺

铯137（γ射线）
肌肉与软组织

钚239（α粒子）
肺、肝、骨骼

Q/A 091 辐射防护的手段或技术有哪些？

外照射是人体外部的辐射源释放出粒子、光子作用于人体的照射；内照射是放射性核素进入人体，在体内衰变释放出粒子、光子作用于机体的照射。针对两种照射方式的防护措施区别很大。

（1）外照射防护。主要依靠时间防护、距离防护和屏蔽防护，即尽量缩短受照时间、尽量增大与放射源的距离、在人和辐射源之间设置屏障。

（2）内照射防护。基本原则是阻断放射性物质进入人体的各种途径，在最优化原则的范围内，使摄入量减少到尽可能低的水平。一般方法是包容、隔离、净化、稀释。①包容。指将放射性物质密封起来，或采用通风橱手套箱，或采用机械手操作，使之与工作场所的空气隔绝。②隔离。是依据放射性核素毒性大小将工作场所分级分区管理，尽量避免或减少空气中的放射性物质污染。③净化。是指采用吸附、过滤、除尘、凝聚沉淀、离子交换、蒸发、贮存衰变、去污等方法，尽可能降低空气和水中的放射性核素浓度，降低物体表面放射性污染水平。④稀释。指通过通风等手段，将空气中的放射性浓度控制在一定水平之下。另外，多喝水多排尿可以加速人体内放射性核素的排出，使用防辐射药物也可以减少人体对放射性核素的吸收。

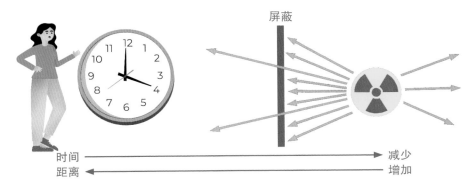

Q/ 092 辐射防护的基本原则是什么？

/A 辐射防护的基本原则常称辐射防护三原则，包括辐射实践正当化、辐射防护最优化、个人剂量当量限值（剂量控制）。

（1）辐射实践正当化。指在辐射照射实践前要经过充分论证和权衡利弊。只有当该实践所带来的社会总利益大于为其所付出的代价的时候，才认为该实践是正当的。此项原则要求：效益≥代价＋风险。

（2）辐射防护最优化。指在实施某项辐射实践时，可能有几个可供选择的方案，在选择时，应采用最优化程序，考虑了经济和社会等因素后，将辐射照射保持在可合理达到的尽可能低的水平。

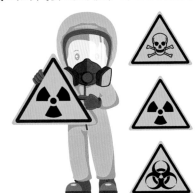

（3）个人剂量当量限值。是"不可接受的"和"可耐受的"之间的界限。这个约束限制的本意在于群体中利益和代价的分布不均匀性，虽然某项辐射满足了实践正当化和防护最优化，但还不一定能对每个个体提供足够的防护，因此，对于给定的某项辐射实践，不论代价与利益分析结果如何，必须用此限值对个人所受照射加以限制。

Q/ 093 什么是服碘保护？

服碘保护是指当事故已经或可能导致释放碘的放射性同位素的情况下，将含有非放射性碘的化合物作为一种防护药物分发给居民服用，以降低甲状腺的受照剂量。

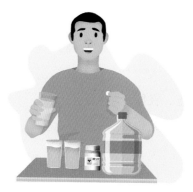

辐射突发事件发生后，人体有可能摄入放射性碘，这些放射性碘会集中在甲状腺内，使甲状腺受到较大剂量的照射，此时服用稳定碘（即碘 127）就可减少甲状腺吸收放射性的碘。如果在摄入放射性碘以前 6 小时内口服稳定碘，所提供的防护几乎是完全的；如果在吸入放射性碘的同时服用稳定碘，防护效率约 90%；如果在吸入放射性碘数小时内服用稳定性碘，仍可使甲状腺吸收放射性碘的量降低一半左右。因此，尽快服用稳定碘是很重要的。

对成年人推荐的服用量为 100mg 碘，对孕妇和 3 ~ 12 岁的儿童，服用量为 50mg，3 岁以下儿童服用量为 25mg。但是，对出生后 1 个月内的新生儿，稳定碘服用量应保持在有效的最低水平。对有些人，例如甲状腺有结节者，突眼性甲状腺肿已经治愈者，曾接受过放射性碘治疗者，甲状腺慢性炎症性疾病患者，甲状腺单侧切除者，有亚临床性甲状腺功能低下者，对碘过敏者、某些皮肤病（痤疮、湿疹、牛皮癣）患者等，应慎用或不用稳定碘。记住最好在医生意见指导下服用。

服用稳定碘一般不是单独采用的一种防护措施，它将与撤离措施和（或）

隐蔽措施一起进行。

Q/A 094 什么是隐蔽措施?

隐蔽措施是指人员停留在或进入室内,关闭门窗及通风系统,以减少烟羽中放射性物质的吸入和外照射,并减少来自放射性沉积物的外照射。在有较大量放射性物质向大气释放的突发事件的早期和中期,隐蔽措施是可能采取的主要防护措施之一。

大多数人员可在附近的建筑物内暂时隐蔽。隐蔽时间一般不应超过2天,因为短时间内通知大量人员采取隐蔽措施,会引起社会秩序和公众心理等方面的问题。同时,在进行隐蔽时,有的家庭成员不在家,家人对其下落会感到很担心。

采取隐蔽措施后,除了工业生产有可能短时间中断外,经济上的损失一般不大,所以隐蔽是一种困难和代价较小且有效的措施,在事件早期也易实施。在隐蔽过程中,人群已得到控制,这样有利于进一步采取后续措施,如疏散人口或撤销已实施的防护行动等。

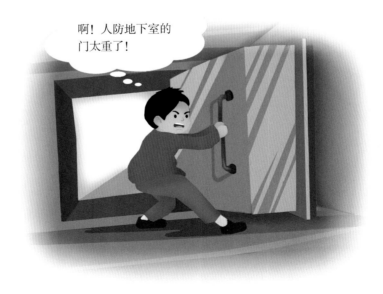

Q/095 什么是撤离措施?

/A 撤离措施是指人们从其住所、工作或休息的场所紧急地撤走一段有限时间,以避免或减少由事件引起的短期照射,主要是由烟羽或高水平沉积放射性物质产生的高剂量照射。在有较大量放射性物质向大气释放的突发事件后,撤离是早期和中期采取的防护措施之一。

若撤离时间短,一般为几天以内,可以在类似学校或公共建筑物的一些场所内暂住,大多数情况下,也可以允许撤离者到自己的住所,只要这些住所可以居住又不需进行长时间的消除污染即可;若撤离时间超过 1 周,则应安排到更好的居住设施内。

实施撤离行动,因时间紧迫,困难较多,风险较大,易造成混乱,因而决定采取撤离行动应持慎重态度。国家标准规定,当全身的有效剂量预计达到 50 ~ 500 mSv,或者肺、甲状腺和其他主要受照的单个器官受到 50 ~ 5000mGy 照射时,才考虑采取撤离措施。

Q/096 放射性物质能进入人体吗?

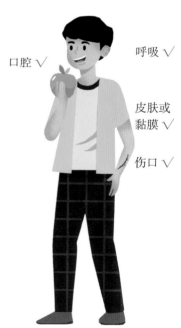

/A 放射性物质主要通过呼吸道、消化道、皮肤或黏膜(包括伤口)侵入三种途径进入人体。

口腔 √ 呼吸 √ 皮肤或黏膜 √ 伤口 √

从呼吸道吸入放射性物质的吸收程度与气态物质的性质和状态有关。难溶性气溶胶吸收慢,可溶性气溶胶吸收快。气溶胶粒径越大,在肺部的沉积越少。放射性物质被肺泡膜吸收后,可直接进入血液流向全身。

放射性物质既可以通过消化道直接摄入,也能经食物链途径进入人体。

完好的皮肤是有效防止大部分放射性物质

放射性物质进入人体途径

进入人体的天然屏障，但有些放射性物质的气体或溶液（如氧化氚蒸气、碘及其化合物的溶液）可以通过完好的皮肤而被吸收。当皮肤破裂时，放射性物质可以通过皮下组织而被吸收进入体液。

放射性物质进入人体并不是只有害处，医疗中，有时会利用放射性物质进入人体后的杀伤效果。如碘131治疗就是直接口服摄入放射性核素，从而杀死体内甲状腺肿瘤。粒子植入这类技术通过皮肤穿刺将放射性粒子直接植入人体内的肿瘤进行内照射，在尽可能地保护正常组织的条件下，杀死肿瘤细胞。

Q/A 097 发生核事故后，对于内照射有哪些防护措施？

核事故后会有较大量放射性物质向大气释放，为防止内照射，需限制放射性物质通过呼吸道、消化道、皮肤三种途径进入人体。通过隐蔽、撤离、控制进出口通路等措施，可以降低空气中放射性核素的浓度。使用防毒面具、口罩等个人防护用品或用毛巾捂住口鼻，可以减少或防止吸入烟云中的放射性核素。不食用或减少食用当地受污染的食品和饮用水，可以减少或防止放射性核素通过消化道进入人体。若怀疑身体表面有放射性污染，可洗澡或更换衣服。另外，服用稳定性碘可减少烟云中放射性碘进入人体内后在甲状腺内的沉积，也可通过多喝水等手段加速体内放射性核素的排出。

Q/A 098 发生核事故后，对于外照射有哪些防护措施？

外照射防护的三要素是时间、距离和屏蔽，所以发生核事故后，要在最短的时间内远离事故现场，并寻求专业的医疗机构进行救治；若无法避免外照射，则应就近寻找（密闭）掩体躲避，掩体越厚实，防护越好。

Q/A 099 核泄漏后人员撤离多远才安全？

由于外照射吸收剂量与距离的平方成反比，因而距离越远越安全；空气对高能射线的阻挡能力较弱，如1.25MeV的γ射线在干燥空气中的线性

衰减系数是 6.84821×10^{-5}/cm，半减弱厚度是 100.1154m；不同核素泄漏的射线能量、污染面积等不同，因而安全距离在几百米至几十千米不等。

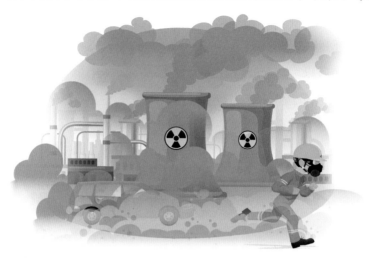

Q/100 如果出现核事故后，附近工作人员及民众如何现场自救及互救？

A 现场自救及互救是针对事故性放射性核素泄漏造成的外照射损伤和内照射污染。当怀疑存在外照射或体内污染（如可能存在超铀元素污染），需考虑紧急治疗时，首先应远离事故现场或就近寻找掩体，并在医生到达之前及时实施治疗，以便尽可能缩短污染与治疗的时间间隔。因此，理想的情况是，配备有简单、无毒、按个人服用剂量制作的急救药箱，由在现场遭受污染的工作人员及民众进行自救及互救。使用这种急救箱，需事先经过适当训练。个人药箱的使用，决不能取代及时向医生报告受照射人员的情况。医生的任务是，确认当事人是否受到放射性污染，进行必要的追踪治疗，补充、更新急救箱药物。

Q/101 最初到达辐射突发事件现场的初始响应人员怎样做好辐射防护？

A 一旦出现核与辐射突发事件，在早期阶段，首先赶赴出事地点的应急救援人员是初始响应人员。在多数情况下初始响应人员是辐射监测人员、消防人员、警察和医护人员等。为了使这些人员的受照危险减至尽可能的小，应做到以下几点。

（1）让初始响应人员了解减少照射剂量的三原则。①有异常辐射的环境中停留时间要短；②与放射源的间隔距离要大；③充分利用屏蔽防护。

（2）为初始响应人员配备能报警的辐射探测仪和个人剂量计，以及必要的个人防护用具，如防护面具或口罩、防护服、防护靴和帽等。

（3）使用辐射探测仪的人员应接受必要的培训，内容包括仪器的特性、要测量的物理量，以及相应于报警水平照射的辐射危险。在进入放射性污染场所时，初始报警水平为 0.1mSv/h 的环境剂量率，第二个报警水平是返回水平，即环境剂量率 0.1Sv/h 或环境剂量 0.1Sv，初始响应人员不要在达到或超过此报警水平的位置执行任务，除非有抢救伤员以及时间上必须抓紧的、为恢复对事件控制的行动。

Q/ 102 发生辐射突发事件后的早期、中期、晚期的防护措施有哪些?

/A （1）早期防护措施。在发生核与辐射突发事件后，特别是有较大量放射性物质向大气释放后早期（1 ～ 2 天内），对人员可采用的防护措施有隐蔽、呼吸道防护、服用稳定性碘、撤离、控制进出口通路等。隐蔽、撤离、控制进出口通路等措施对来自烟羽中放射性核素的外照射、由烟羽中放射性核素所致的体内污染，以及来自表面放射性污染物引起的外照射均有防护效果。

（2）中期防护措施。在事件中期阶段，已有大量的放射性物质沉积于地面，有时放射性物质还可能继续向大气释放。此时，个人可终止呼吸道防护，但其他的早期防护措施可继续采取。为避免长时间停留而受到过高的累积剂量，主管部门可采取有控制和有计划的措施将人群由污染区向外搬迁——避迁。还应考虑限制当地生产或储存的食品和饮用水的销售和消费。根据这个

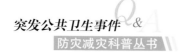
时期人员照射途径的特点,可采取的防护措施还有在畜牧业中使用储存饲料,对人员体表去污,对伤病员救治等。

（3）晚期的防护措施。在事故晚期（恢复期），应根据早期、中期阶段已采取防护措施的地区是否恢复社会正常生活,或何时可以恢复社会正常生活,再决定是否需要进一步采取防护措施。事件晚期的主要照射途径为食入污染食品和吸入再悬浮物质引起的内照射。因此，可采取的防护措施包括控制进出口通路、避迁、控制食品和水、使用储存饲料和地区去污等。

Q/103 空气被放射性物质污染时，个人防护措施是怎样的？

/A 个人防护措施主要是指人员呼吸道和体表的防护。

（1）简易个人防护措施。当空气被放射性物质污染时，可用手帕、毛巾、布料等捂住口鼻，可使吸入放射性物质的剂量减少约90%；可用各种日常服装如帽子、头巾、雨衣、手套和靴子等对人员体表进行防护。当人们开始隐蔽及从污染区撤离时,可使用这些简易的个人防护措施。简易个人防护措施一般不会引起伤害，花费的代价也小。

（2）去污。对已受到或怀疑受到体表放射性污染的人员进行去污。方法是用水淋浴，并将受污染的衣服、鞋、帽等脱下存放起来，直到以后再进行监测或处理。不要因人员去污染而延误撤离或避迁。人员去污染措施的风险和困难较小，但要防止将放射性污染扩散到未受到污染的地区。

Q/104 发生辐射突发事件发生后，公众应对措施是怎样的？

/A 一旦出现核与辐射突发事件，公众必须做到以下几点。

（1）获取尽可能多的而且是可信的关于突发事件的信息，并了解政府部门的决定、通知。应通过各种手段（电视、广播、电话等）保持与当地政府的信息沟通，切记不可轻信谣言或小道信息。

（2）按照当地政府的通知，迅速采取必要的自我防护措施。①选用就近的建筑物进行隐蔽，减少直接的外照射和污染空气的吸入。关闭门窗和通风设备（包括空调、风扇），当污染的空气过去后，迅速打开门窗和通风装置。②根据当地政府的安排，有组织、有秩序地撤离现场，避免撤离可能带来严重的负面作用。③当判断有放射性散布事件发生时，应尽量往风向的侧面躲，并迅速进入建筑物内隐蔽。④用湿毛巾、布块等捂住口鼻，进行呼吸道防护。⑤若怀疑身体表面有放射性污染，可采用洗澡和更换衣服来减少放射形成污染。⑥听从当地主管部门的安排，决定是否需要控制使用当地的食品和饮水。

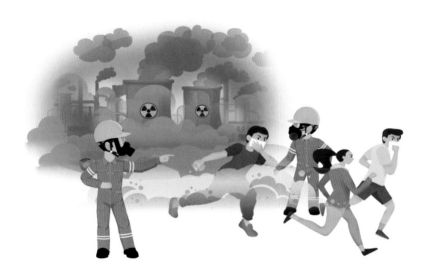

105 核事故的医疗救援流程是什么？

（1）响应程序。一旦发现放射源和辐射技术应用设施处于辐射事故应急状态，设施事故现场的负责人应立即向该设施的领导或应急响应组织负责人报告。设施的领导或应急响应组织负责人则应按应急计划或程序指令启动应急响应，指挥控制缓解事故，按照《放射事故管理规定》报告政府有关部门。如应急事态特别紧急，设施事故现场的负责人有义务主动承担起指令启动、应急响应和指挥控制缓解事故的责任。应用单位（或法人）应对所使用操作的放射源和放射性物质定期进行盘查。若发现丢失或被盗，应立即向当地政府有关部门报告，以便及时启动应急响应。

（2）具体措施。应当采取合理可行的紧急及后续行动来控制缓解事故，

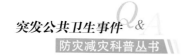

以减轻事故后果，使设施中的放射源或辐射装置恢复到安全状态。在设施的应急计划或程序，应当具有可采取的控制缓解行动（如在设施内发生放射性物质泄漏的情况下，应关闭设施的通排风系统，让放射性物质滞留在设施建筑物内，还是继续运行通排风系统，让放射性物质排放到大气中稀释扩散），并制定用于采取这些行动的实施程序。对履行控制缓解行动的设施内应急人员、外来支援人员（如当地消防队员）和急救人员，应提供适当的个人辐射防护用品。

Q/106 人体暴露于过量的辐射中会产生哪些症状和疾病？

A 人体短时间遭受大量辐射，可能出现一系列症状和疾病，统称为辐射病，突发严重辐射病甚至可在短时间内致人死亡。美国环境保护署公布的人体遭受辐射量与辐射病对照表数据如下。

美国环境保护署公布的人体遭受辐射量与辐射病对照表

辐射量	辐射病
50 ~ 100mSv	血液发生化学变化
500 ~ 700mSv	数小时内出现恶心症状
700 ~ 750mSv	呕吐
750 ~ 900mSv	2 ~ 3 周内脱发
900mSv ~ 1Sv	腹泻
1 ~ 4Sv	出血症
4 ~ 10Sv	如不接受治疗可能在 2 个月内死亡
10 ~ 20Sv	破坏肠内膜，导致内出血，2 ~ 3 周内死亡
20Sv 以上	中枢神经系统即刻损伤，数分钟内失去意识，数小时至数天内死亡

Q/107 人体暴露于过量的辐射后如何救治？

A 首先应尽快远离事故现场，对受照剂量小于 100mSv 的人员做出必要的健康管理方面的调查和必要的医学检查；对受照剂量 100 ~ 500mSv 的人员进行详细的医学检查和医学观察，对估计的受照剂量进行核实，必要时转送场外医学应急组织进行检查和必要的医学处理；对可能受照剂量大于500mSv的人员进行严密的、必要的医学处理，并转送场外医学应急组织进行检查和进一步的医学处理。

Q/A 108 辐射一定会引起肿瘤吗？

医学上早已开始使用高能射线（如直线加速器、质子重离子加速器等）治疗肿瘤，因而人体安全剂量以内的辐射一般不会引起肿瘤，当然过量的辐射会极大地增加人体致癌的风险，甚至直接导致死亡。

Q/A 109 辐射会"传染"给别人吗？

（1）外照射引起的辐射会在极短时间内被人体吸收，不会"传染"给别人。

（2）内照射的核素需要一定的时间才衰变完全或被人体代谢排出体外，虽然不会"传染"给别人，但会对别人产生"外照射"，因而要与人保持一定的安全距离，避免不必要的辐射。

Q/A 110 戴口罩能防辐射吗？

如电脑等电子设备在运行中所产生的非电离辐射，辐射值很低，还没有阳光的辐射值大，一般不会对人体产生影响，所以不必戴口罩防辐射。

如 X 射线机、CT、直线加速器、放射性核素产生的电离辐射，戴口罩无法阻挡的，依然会对人体造成伤害。

但存在放射性粉尘的场合，戴口罩可以有效阻止部分放射性微粒进入体内形成内照射，可起到防辐射的作用。

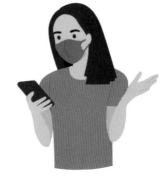

如果是一种放射性物质在空气里以挥发性气体存在，戴口罩特别是专用口罩（含有活性炭口罩）是有效的，但对眼睛的防护不起作用。

Q/A 111 辐射会遗传给下一代吗？

一般来说，辐射本身不会遗传给下一代，但辐射引起的人体放射性损伤可能会对下一代产生影响，如人体的生殖器官等遭受过量辐射，会极大地增加下一代畸形、残疾等的可能。

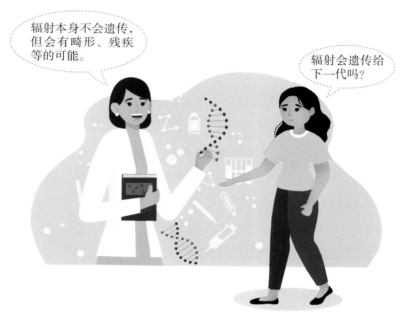

Q/A 112 核与辐射救治常用药物有哪些？

（1）急性放射损伤防治药物。银耳孢糖胶囊具有升高白细胞，抗放射损伤和改善机体免疫功能的作用，对于急性放射损伤具有较好的防护效果，并可以治疗放射损伤导致的白细胞低下症。

（2）阻止放射性核素吸收的药物。①碘化钾片。碘化钾中的稳定性碘可在体内阻止放射性碘进入甲状腺，从而减少放射性碘在甲状腺内蓄积量，降低了甲状腺的受照剂量，对于早期落下灰中放射性碘在甲状腺内沉积具有明显的防护效果，一般可减少甲状腺内放射性活度 85% 以上。本品为核与放射突发事件应急所需的放射性碘防治专用，不作为治疗其他疾病的常用药。②磷酸铝凝胶。为一常用制酸收敛药，用于胃及十二指肠溃疡，用作放射性锶阻吸收药，其阻吸收效果强且稳定。③复合大豆蛋白粉（褐藻酸钠型）。能够与摄入的放射性锶作用，同时对于 γ 射线导致的口腔黏膜损伤有一定的保护作用。主要用于意外地大量摄入放射性锶、钡、镭核素时，或在放射性锶等核素严重污染的环境内停留或工作时服用。④复合大豆蛋白粉（果胶型）。果胶能吸附胆汁及胆汁中的重金属并阻断重金属的肝肠循环；果胶能直接吸附吸入的放射性核素铯；果胶不能被消化液所消化，更利于把放射性核素排出体外。

Q/A 113 核与辐射救治需要配备哪些防护用品？

核与辐射应用单位可以配备个人防护衣具（防毒面具、防护服、防护眼镜、防护手套、供更换的干净衣服等）、个人剂量仪（包括 TLD 热释光剂量计、直读式个人剂量仪，必要时佩戴个人剂量报警仪）、巡测仪、表面污染监测仪、伤口探测仪、常规急救药箱、防辐射应急药箱、生物样本检验器材、担架，以及专用救护车等，以便用于核与辐射事故救治。

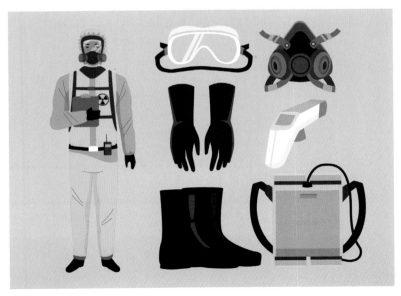

参 考 文 献

[1] 刘中民 . 图说灾难逃生自救丛书：核与辐射事故 [M]. 北京：人民卫生出版社，2014.

[2] 罗顺忠 . 核技术应用 [M]. 哈尔滨：哈尔滨工程大学出版社，2015.

[3] 王荣福，安锐 . 核医学 [M]. 北京：人民卫生出版社，2018.

[4] 刘丽娜，刘斌，黄蕤，等 . 核医学诊疗的辐射防护与安全 [J]. 中国医学影像技术，2017，33（12）：1888–1892.

[5] 容逸能，徐瑞，梁湘三，等 . 福岛核泄漏事件对中国海污染的研究 [J]. 环境科学学报，2016，36（09）：3146–3159.

[6] 罗伯特·彼得·盖尔，埃里克·拉克斯 . 辐射：需要了解的真相 [M]. 北京：化学工业出版社，2019.

[7] 于大鹏，梁晔，徐晓娟，等 . 我国核与辐射安全现状研究与探讨 [J]. 核安全，2022，21（04）：12–18.

突发公共卫生事件 Q&A 防灾减灾科普丛书

● 主　　审 / 陈孝平　马　丁
● 丛书主编 / 王　伟　刘继红

国家重大公共卫生事件医学中心
人畜共患传染病重症诊治全国重点实验室　◎组编

院前急救技能

主　编◎李树生
副主编◎严　丽

长江出版传媒　湖北科学技术出版社

图书在版编目（CIP）数据

院前急救技能 / 李树生主编；严丽副主编 . —武汉：湖北
科学技术出版社 , 2023.6
（突发公共卫生事件 Q&A 防灾减灾科普丛书）
ISBN 978-7-5706-2623-6

Ⅰ . ①院… Ⅱ . ①李… ②严… Ⅲ . ①急救－公共
卫生－卫生管理－中国 Ⅳ . ① R459.7 ② R199.2

中国国家版本馆 CIP 数据核字（2023）第 116011 号

策　　划：邓　涛　赵襄玲　　　　　　　　　　　责任校对：陈横宇
责任编辑：魏　珩　胡晓波　　　　　　　　　　　封面设计：曾雅明

出版发行：湖北科学技术出版社
地　　址：武汉市雄楚大街 268 号（湖北出版文化城 B 座 13—14 层）
电　　话：027-87679468　　　　　　　　　　　邮　　编：430070

印　　刷：湖北金港彩印有限公司　　　　　　　　邮　　编：430040

710×1000　　　　1/16　　　　　　　　67.75 印张　　　　1500 千字
2023 年 6 月第 1 版　　　　　　　　　　　　　　2023 年 6 月第 1 次印刷
定　　价：338.00 元（全 13 册）

王福生

解放军总医院第五医学中心感染病医学部主任

国家感染性疾病临床研究中心主任

中国科学院院士

在人类发展的历史长河中，人与传染病的斗争从未停歇。尤其是近些年来，随着全球化发展的不断深入、国际社会交流日益密切等，突发公共卫生事件频发且日益复杂，新发突发传染病引起的疫情时有发生。从鼠疫（黑死病）、天花到近年的"非典"（SARS）、中东呼吸综合征（MERS）、新型冠状病毒感染（COVID-19），这些疾病给人类带来了不同程度的灾难，给人民生命和财产造成巨大损失，同时对社会稳定、经济发展以及国家安全等均造成严重影响，让我们更深刻地认识到了科学应对公共卫生事件的重要性。

科学应对新发突发传染病引起的疫情防控，各国政府和公众都面临着巨大的挑战。例如，在如何科学倡导应对突发公共卫生事件，如何精准、快速地控制疾病的传播，如何保障公众的生命健康以及如何维护社会稳

定和经济发展等方面，均需要各国政府和公众共同面对，更需要大家共同努力去解决相关的问题和挑战。

科普宣教是提高公众科学知识素养和应对突发公共卫生事件能力的重要手段之一。科学知识的传播和防范意识的普及，将有助于公众更好地理解和应对突发公共卫生事件，进一步提高公众在日常生活中的健康意识。尤其对于青少年儿童，一本好的科普书将极大地激发他们对科学的兴趣，有助于他们未来成长。因此，开展科普宣传意义重大。

"突发公共卫生事件Q&A防灾减灾科普丛书"由国家重大公共卫生事件医学中心和人畜共患传染病重症诊治全国重点实验室联合组织撰写，内容涵盖了公共卫生事件的多个方面，包括《院前急救技能》《新发及突发重大传染病》《儿童救治与照护》《食物中毒》《重大职业中毒》《极端天气》《水污染与突发水污染事件》《空气污染》《常见危险化学品》《核与辐射》《地震》《洪灾》《灾后卫生》等13个分册，主要从各类公共卫生事件的定义、特征、危害及相应的处置与救援等方面进行详细介绍，为公众提供系统、全面、科学的公共卫生知识，以期公众在面对公共卫生事件时能够科学应对、降低损失，从而促进社会的健康发展。

本套丛书旨在向广大公众传递科学、权威、实用的公共卫生知识，帮助公众更好地提高应对新发突发传染病或其他突发公共卫生事件的水平。这里特别感谢为本套丛书撰稿的专家和学者，他们为编写本套丛书付出了辛勤劳动；另外，本套丛书的出版也得到了相关机构和人员的大力支持，在此一并表示感谢。希望本套丛书能够为公众提供有益的知识和帮助，让我们为科学应对公共卫生事件，建设更加健康、美好的中国而努力。

王福生

2023 年 5 月 15 日

随着我国现代化进程的加快，急救医学也得到了迅速发展，特别是院前急救已家喻户晓、深入人心。院前急救作为急诊医疗服务体系的首要环节，也是急诊救治系统的重要组成部分，在维护人民群众健康工作中发挥着重要作用。院前急救的特点是现场实施迅速、准确、有效的医疗救治以及安全的医疗转运，为后续的治疗赢得时间，从而达到科学救治的目的。如何提高院前急救质量，是当前急诊医疗系统面临的一个重大问题。

《院前急救技能》是"突发公共卫生事件 Q&A 防灾减灾科普丛书"分册之一，全书涵盖了 11 个专题，具体内容有呼吸道异物、食管异物、咬（蜇）伤、淹溺、电击伤、烧伤、创伤、心搏骤停、中暑、急性高原病等各类院前急症。本书涵盖了急诊科常见的急症以及急救操作技能，以临床实用性为出发点，着重强调在出现紧急状况时，如何快速地稳定生命体征，并做出紧急处置，为进一步的专科治疗留出时间和创造机会。

本书将临床上常见的急症知识化繁为简，贴近生活实际，将临床应急处置作为主要内容，并辅以相关理论，介绍了在我国已经实施并被证实行之有效的急救技术和方法，力求使读者初步掌握实用急救技能，提高应急处理能力。

李树生

2023 年 3 月于武汉

四 淹溺 / 16

五　电击伤 / 26

六 烧伤 / 29

九　心搏骤停 / 47

十 中暑 / 68

Q 001 什么是呼吸道异物？呼吸道异物发生的原因有哪些？

A 呼吸道异物是因为患者不慎将异物吸入下呼吸道而产生相应的临床症状。多发生于 5 岁以下儿童，1 ~ 3 岁占多数，呼吸道异物是危重症疾病，如果处理不及时可以危及患者的生命。根据异物所在位置可以分为喉异物、气管异物和支气管异物，因其异物的性质以及残留的部位、形状等不同，其症状亦有不同。

呼吸道异物发生的原因主要有以下几点：①饮食不慎。如进食过快、急促，同时大笑或说话。②酗酒。酗酒后咽喉部肌肉松弛导致误吸。③婴幼儿、老年人吞咽、咳嗽功能差。④昏迷患者因舌根后坠导致胃内容物反流进入呼吸道。⑤企图自杀者或精神病患者。

Q 002 呼吸道异物发生时，标志性姿势是什么？

A 根据国际红十字会建议，可采用以下姿势：一只手扶在颈部，另一只手扶着患者的手腕。其他人一看就可以识别该患者有呼吸道异物阻塞，可以让患者获得及时的抢救。

Q 003 呼吸道异物发生时，如何快速识别？

A ①患者有强烈的刺激性咳嗽，咳嗽间隙出现喘息、面色苍白或发绀。

②成人不能说话，小儿不能哭出声。③患者用手指抓压颈部，意识丧失后倒地。④昏迷患者在呼吸道被打开后，仍无法将空气吸入肺内。

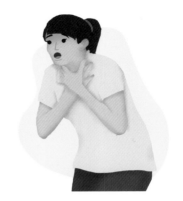

Q/004 呼吸道异物发生时，什么是海姆立克征象?

A 典型的海姆立克征象表现为"三不能"+"V"形手。"三不能"，即不能说话、不能呼吸、不能咳嗽；"V"形手，即双手不由自主地呈现"V"形并紧紧抓住自己的喉咙。

Q/005 什么是海姆立克急救法? 呼吸道异物发生时，如何针对不同人群选择急救措施?

A 海姆立克急救法是一种利用肺部残留气体形成的气流来冲出异物的急救方法。是 20 世纪 70 年代美国医生海姆立克发明的。根据适应人群和方法不同，海姆立克急救法可分为腹部冲击法、胸部冲击法和婴幼儿海姆立克法三类。

呼吸道异物发生时，针对不同人群选择不同的急救措施。①如果患者呼吸尚可，能说话，尽量鼓励其咳嗽、弯腰，协助拍打患者背部；②如果患者不能说话，咳嗽，呼吸比较困难，但神志清醒，可采用腹部冲击法；③如果是孕妇或肥胖者，可采用胸部冲击法；④如果是婴幼儿，可采用背部叩击法；⑤如果患者神志不清或昏迷倒地，可采用仰卧位腹部冲击法。

Q/006 呼吸道异物发生时，立位腹部冲击法如何操作?

A 1 岁以上的儿童或成人发生呼吸道异物阻塞时，可以用"剪刀、石头、布"手法要点，采用立位腹部冲击法进行急救。取立位，救护人员站在患者背后，使患者弯腰、头部前倾。双手从背后向前环绕患者腰部，紧抱患者。

左手在患者脐上两横指(剪刀)定点位置,右手握拳(石头),拳眼置于定位处,再以左手掌(布)覆盖右拳,快速、有力、有节奏地向内、向上冲击 5 ~ 6 次,反复操作,直至异物排出。

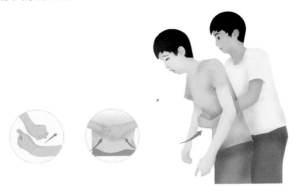

Q/ 007 呼吸道异物发生时,自救腹部冲击法如何操作?

/A 自己一手握空拳,拳眼置于脐上二横指处,另一手紧握此拳,快速、有节奏地向内、向上冲击 5 ~ 6 次,直至异物排出。也可将自己拳头的拇指面放于脐上二横指处,身体前倾,用力抵靠在桌边、椅背、床栏杆等硬物处,快速连续向内、向上冲击 5 ~ 6 次,直至异物排出。

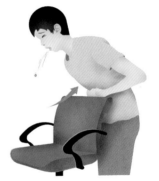

Q/ 008 呼吸道异物发生时,仰卧位腹部冲击法如何操作?

/A 患者意识不清时,救护人员将患者置于仰卧位,使其头部后仰,气道开放。然后骑跨在患者两大腿外侧,一手掌根平放于脐上二横指处,另一掌根与之重叠,两手合力,向内、向上冲击 5 ~ 6 次,反复操作,直至异物排出。

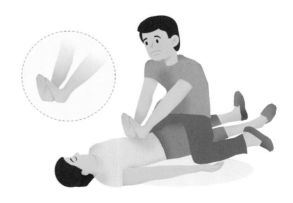

Q/ 009 呼吸道异物发生时，胸部冲击法如何操作？

/A 胸部冲击法适用于不宜采用腹部冲击法的患者，如孕妇和肥胖者等。胸部冲击法有立位胸部冲击法、坐位胸部冲击法、仰卧位胸部冲击法三种。救护人员一手握空心拳，拳眼置于患者胸骨中部，另一手紧握此拳，快速、有力、有节奏地向后冲击 5 ~ 6 次，反复操作，直至异物排出。

Q/ 010 呼吸道异物发生时，背部叩击法如何操作？

/A 背部叩击法常用于 1 岁以下婴幼儿发生呼吸道异物。

当发现婴幼儿发生呼吸道异物时，救护者应立即抱起时常用背部叩击法患儿，让患儿身体骑跨并俯卧于救护者一侧的前臂上，使患儿头低于躯干，救护者一只手握住患儿下颌以固定头部，再将胳膊放在大腿上。以患儿肩胛连线的中点作为冲击点，然后救护者用另一只手的手掌根部向内上方用力叩击患儿背部 4 ~ 6 次。

如果在使用背部叩击法后异物仍未排出，应对患儿采用胸部冲击法。救护者用两手及前臂将患儿固定并翻转为仰卧位。快速冲击性按压患儿两乳头连线下方 4 ~ 6 次，然后检查患儿口腔，如异物排出，迅速用手取出异物。

若异物仍未能排出，循环进行背部叩击法和胸部冲击法，直至异物排出。如果以上方法多次使用无效，应立即送医院处理。

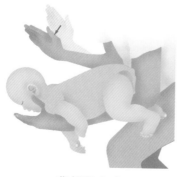
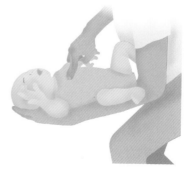

背部叩击法   胸部冲击法

若阻塞物仍未能排出，重复进行背部叩击法和胸部冲击法，直至异物排出。

Q/A 011 什么是食管异物？食管异物的常见原因有哪些？

食管异物是指各种原因导致异物暂时停留或嵌顿于食管。常因饮食不慎、误咽异物，如鱼刺、骨头、假牙、玩具等，导致大块异物暂时停留在咽喉部或者食管入口等狭窄部位，严重时可以堵塞气道，引起严重的并发症如食管瘘、穿破大血管甚至危及生命等，一经确诊需要立即处理。食管异物可以发生在任何年龄，以老人和幼儿居多。

生活中造成食管异物的常见原因如下。

（1）儿童在玩耍、进食时哭闹，吞入硬物或食物。

（2）成年人常因进食过急造成误吞。

（3）少见的原因包括在睡眠、醉酒、昏迷、麻醉状态下，误吞口中的假牙或者其他硬物。

Q/A 012 发生食管异物时，有哪些表现？

异物进入食管，起初都有气哽，继之有异物梗在食管中的感觉，如异物在颈部食管则症状更明显，胸部食管异物常有胸骨后异物阻塞感及隐痛，有程度不同的吞咽困难、食管堵塞、异物刺激分泌增多，而导致唾液明显增多。异物较大或嵌于食管上段，可压迫喉或气管造成呼吸困难。

Q/013 发生食管异物时，如何进行现场急救？

/A 首先应立即停止进食、进水。对于体积较小且危害性小的异物，可以用力咳嗽，努力将异物咳出，或使用催吐的方法将异物呕吐出来。在异物无法排出时，或吞入较大的异物、尖锐的异物等情况发生时，须及时就医。

Q/014 发生鱼刺卡入食管时，可以吞咽饭团或喝醋吗？

/A 不可以。

（1）鱼刺容易扎到食管壁上，此时吞咽饭团或其他食物，可能导致鱼刺扎得更深，甚至可能扎穿食管。

（2）醋在食道内无法停留，因此喝醋不能达到软化鱼刺的目的，反而会刺激食道引起恶心、呕吐，可能导致鱼刺扎得更深。

Q/015 食管异物取出后，如何安排饮食？

/A 在异物取出后的 3 天内要吃温凉的半流质食物，如白粥、烂糊面、小馄饨等，不可吃过烫、过硬、粗糙、刺激的食物，让受伤的食管得到一段时间的恢复。

Q/016 如何预防食管异物的发生？

/A （1）养成良好的进食习惯，不要一边说话一边进食。

（2）牙齿松动或义齿损坏应及时修复，以免进食时脱落；戴有金属钩假牙的人在睡前应取下假牙，吃黏性较高的食物时须谨慎。

（3）教育儿童不要将纽扣、硬币等玩具放在口中玩耍。

Q / 017 蛇毒根据毒液成分分为哪几类？

/A 毒蛇是能分泌特殊毒液的蛇类。毒蛇口内有毒腺，由排毒管与牙齿相连。当毒蛇咬人时，毒腺收缩，蛇毒通过排毒管，经有管道或沟的牙，注入人体组织。蛇毒液呈淡黄色、琥珀色、白色或无色。蛇毒成分复杂，主要成分为蛋白质。

根据毒液成分，蛇毒可分为神经毒素、血液毒素和混合毒素三类，其中神经毒素最危险。

（1）神经毒素。能阻断中枢神经和神经肌接头的递质传递，引起呼吸麻痹和肌肉瘫痪。

（2）血液毒素。有溶组织、溶血或抗凝作用，导致机体广泛出血和溶血。

（3）混合毒素。兼有神经毒和血液毒的病理作用。

Q / 018 哪些蛇分泌神经毒素？被分泌神经毒素的毒蛇咬伤后，会出现哪些中毒表现？

/A 神经毒素主要见于眼镜蛇科和海蛇科，如眼镜蛇、眼镜王蛇、金环蛇、银环蛇、海蛇等。

被分泌神经毒素的毒蛇咬伤后，局部症状不明显，流血少，红肿、热、痛较轻微，但是全身症状重，主要表现在伤后数小时内会出现急剧的全身症状，兴奋不安，全身肌肉颤抖，口吐白沫，吞咽困难，呼吸困难。

Q/ 019 哪些蛇类分泌血液毒素？被分泌血液毒素的毒蛇咬伤后，会出现哪些中毒表现？

/A 血液毒素主要见于蝰蛇、蝮蛇、竹叶青蛇、五步蛇等。

中毒表现主要以心血管系统和血液系统层面的为主，表现为出血、溶血、休克。在咬伤处有剧痛，局部出现血疱、渗血，肢体局部迅速肿胀、发硬。病情进展迅速，导致肢体常发生皮肤坏死、淋巴结肿大，且迅速扩散到头部、颈部、四肢和腰背部。

Q/ 020 在野外遇到毒蛇，如何预防毒蛇咬伤？

/A（1）不要主动招惹。蛇盘起之时是最危险的，应迅速逃离。

（2）可采用"打草惊蛇"的办法，手持竹竿在前方左右拨草将蛇吓跑。

（3）夜行应持手电筒照明，野营时应清除附近之长草、泥洞、石穴，以防蛇类隐藏。

Q/ 021 被毒蛇咬伤后，可以用嘴吸毒液吗？

/A 不可以。

如果救人者的口腔黏膜有破损，毒素就可以通过破损的黏膜直接进入体内而引起中毒。即使口腔黏膜完整，过多的毒素也会通过黏膜吸收，引起急性中毒。

Q/ 022 被毒蛇咬伤后，如何正确排挤毒液？

/A（1）在伤口没有被充分地切开前，不可以挤压排毒。这时挤压伤口只能挤出很少含毒素的血液，挤压不当会进一步加快毒素扩散到更深层的组织引起大面积的组织坏死，甚至使毒素进入浅表静脉引起急性中毒性休克。

（2）充分切开皮肤后，用双手从上向下、从外向内、由伤口周围向伤口中心均匀推挤，使毒液从伤口中排出。持续 10 ~ 20 分钟，直至伤口局部由青紫色转为正常皮肤颜色，伤口流出鲜红色血液为止。

（3）也可用吸乳器或者负压球吸取毒液，然后再次清洗伤口。

Q/ 023 被毒蛇咬伤后，如何进行现场急救？

A 被毒蛇咬伤后的处理步骤如下。

（1）停止一切活动，避免奔跑，将伤肢置于低位，接着用布条等物体结扎伤肢的近心端，防止静脉血液回流。

（2）处理伤口。使用清水或消毒水清洗伤口；然后在伤口处呈纵向切开或以十字形切开皮肤，切口长 1 ~ 1.5cm，深度 1 ~ 2cm，甚至更深。注意伤口切开只适用于四肢，不要在头颅及躯干部位做切开伤口的操作，否则可造成蛇毒扩散，加重中毒。也可以灼烧伤口或烙烫伤口，以破坏蛇毒。

Q/ 024 被毒蛇咬伤后，为防止毒素扩散，如何进行伤口缚扎？

A 被毒蛇咬伤后，立即用随身所带的绳、带，或从衣服上撕下宽布条，争取在被咬后 3 分钟内，在肢体被咬伤口近心端 2 ~ 3cm处缚扎；如果咬伤时间稍长，缚扎处酌情上移。缚扎松紧度以阻断淋巴循环或可用力插入小指为宜。缚扎处每 15 ~ 20 分钟放松 1 ~ 2 分钟，避免肢体缺血坏死。缚扎一般不超过 2 小时。

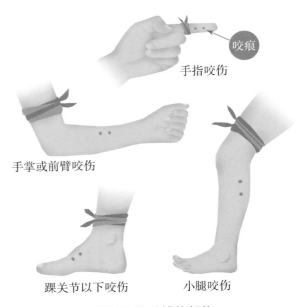

咬痕

手指咬伤

手掌或前臂咬伤

踝关节以下咬伤

小腿咬伤

毒蛇咬伤后缚扎部位

Q/ 025 被狗咬伤后，如何进行伤口处理？

/A 首先清洗伤口，立即用肥皂水或流动的清水反复彻底地清洗伤口，至少 15 分钟，清洗后用碘酊或 75% 酒精消毒伤口。然后到当地指定的防疫站注射狂犬病疫苗。

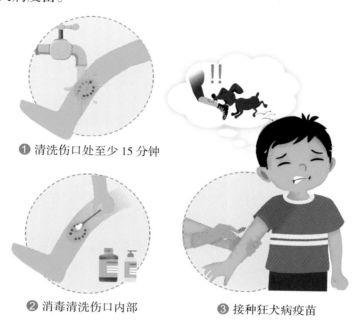

❶ 清洗伤口处至少 15 分钟

❷ 消毒清洗伤口内部

❸ 接种狂犬病疫苗

Q/ 026 被猫咬伤后，如何进行伤口处理？

/A 首先清洗伤口，立即用肥皂水或流动的清水反复彻底地清洗伤口，至少 15 分钟，清洗后用碘酊或 75% 酒精消毒伤口。然后到当地指定的防疫站注射狂犬病疫苗。

Q/ 027 被蜈蚣咬伤后，如何进行急救？

/A 肢体结扎和伤口处理步骤同毒蛇咬伤的急救。蜈蚣的毒液呈酸性，须用碱性液体清洗伤口。可以用 5%~10% 的小苏打水或肥皂水冲洗，忌用碘酊或酸性药物冲洗或涂抹伤口。然后用较浓的碱性溶液局部湿敷，及时送医。

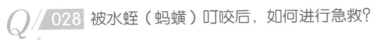

Q/A 028 被水蛭（蚂蟥）叮咬后，如何进行急救？

水蛭，俗称蚂蟥。被水蛭叮咬后可用手掌或鞋底用力拍打虫体，或在它身上撒一些食盐，使其自然脱落。切莫惊慌失措地使劲拉，以免吸盘断开导致伤口血流不止。水蛭脱落后，伤口会出血，可用干净的纱布压迫 3~5 分钟止血，最后用碘伏消毒后进行包扎。

Q/A 029 被毒蜘蛛咬伤后，如何进行急救？

毒蜘蛛咬伤的现场急救要点同毒蛇咬伤的急救，包括保持冷静、肢体结扎、伤口切开、伤口清洗、送医院。

Q/A 030 被老鼠咬伤后，如何进行伤口处理？

被老鼠咬伤后，用大量清水或肥皂水持续冲洗伤口至少 15 分钟，同时轻轻翻开伤口进行多方位冲洗。并将伤口内的污血挤出，再用过氧化氢液消毒，不用包扎伤口，同时尽快送医治疗。

Q/A 031 被老鼠咬伤后，需要打狂犬病疫苗吗？

世界卫生组织关于狂犬病的最新技术报告《狂犬病专家磋商会第二次报告》明确认定：老鼠在全球都不是狂犬病毒的储存宿主。除在极个别特殊情况之外，在全球范围内，被老鼠咬伤都不用接种狂犬病疫苗。

Q/A 032 被蜱虫咬伤，如何进行急救？

被蜱虫叮咬、蜱虫钻入皮肤后可采用以下方法取出蜱虫。①将酒精涂在蜱虫身上，使蜱虫头部放松或死亡，再用镊子取出蜱虫；②用烟头、香头轻轻烫蜱虫露在体外的部分，使其头部自行慢慢退出。

注意事项：在用镊子钳夹蜱虫时，要尽量靠近其身体的前部，越靠前越好；钳夹时不要夹蜱虫的腹部，以免将有害物质挤到人体内；外拔的时候要注意把虫体翻起来，腹面朝上，慢慢地往外拔；不要生拉硬拽，以免将蜱虫的头部残留在皮肤内；取出虫体后，再用碘酒或酒精做局部消毒处理。

Q/033 我国常见的蜇人蜂有哪些种类？毒蜂蜇伤的高发季节是什么时候？

/A 我国常见的蜇人蜂有胡蜂和蜜蜂。

"秋蜂猛如虎。"毒蜂蜇伤的高发季节是每年的 8—11 月。

Q/034 蜂蜇伤发生后，局部症状和全身症状有哪些表现？

/A （1）局部症状。蜇伤早期局部可出现疼痛、红肿、瘙痒，后期可出现化脓，甚至坏死。

（2）全身症状。症状较轻时可出现头晕、头痛、恶心、呕吐、胸闷或呼吸困难，严重时可出现神志不清、抽搐、昏迷、休克、呼吸麻痹、多器官功能衰竭，甚至心跳、呼吸骤停，乃至死亡。

Q/035 蜂蜇伤发生后，过敏反应有哪些表现？

/A 过敏反应常表现为全身皮肤瘙痒、红斑、荨麻疹、腹痛呕吐、烦躁不安、哮喘、喉头水肿、呼吸困难、心动过速、过敏性休克、呼吸循环衰竭、死亡。

Q/036 蜂蜇伤发生后，哪段时间是黄金急救期？

/A 蜇伤后数分钟到 24 小时，尤其是蜇伤后 6 小时。

Q/037 蜂蜇伤发生后，如何正确拔除毒刺？

/A 检查发现患处有毒刺残留，可用镊子拔出、无菌针头挑拨、胶布粘出等方法取出毒刺，然后用吸奶器或拔火罐将毒汁吸出。注意不要挤压伤口，以免将蜂毒挤入机体深层组织，加重中毒。

Q/A 038 蜂蜇伤发生后，如何正确清洗伤口？

牢记一点：胡蜂毒液偏碱性，蜜蜂毒液呈酸性。因此在清洗胡蜂伤口时要选择食醋等弱酸性液体，而清洗蜜蜂伤口时要选择碳酸氢钠溶液、肥皂水等弱碱性液体。局部红肿处可外用炉甘石洗剂或用抗组胺药、止痛药和皮质类固醇药物外敷。

Q/A 039 蜂蜇伤发生后，哪些患者必须及时就医？

原则上，所有被蜂蜇伤的患者均须就医诊治。对于过敏体质者、出现全身症状者，以及被群蜂攻击或多处蜇伤者，必须及时就医。

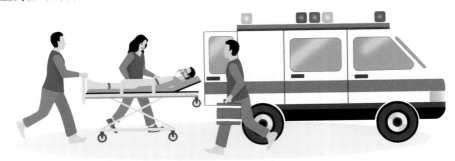

Q/A 040 遇到单只蜂时，应如何应对？

路遇单只蜂围着你转，没有发出急促飞翔的声音时，不要拍打或惊扰它，可以下蹲并慢慢躲开。

Q/A 041 遇到蜂巢时，应如何应对？

当在人类活动区发现蜂巢时，不要随意惊扰，摘取蜂巢时应穿戴专业防护服，或报告消防部门处理。

Q/A 042 如果招惹了蜂群，如何采取保护措施？

如与蜂群相遇应尽快躲避，不要主动拍打和驱赶。可以就地趴下减少暴露面积，用衣物或其他膜状物覆盖身体，尤其做好面部、手部等暴露部位的保护，或躲进建筑物内关好门窗，切勿奔跑或反复扑打。

Q// 043 个人在户外游玩时，如何防范蜂蜇伤？

/A 不要穿颜色鲜亮的衣服，不要穿暴露过多的衣服，可以穿一些适合户外活动的衣服，戴帽子、手套；不要食用或携带酒精、甜食；不使用带花香、甜味的化妆品。

Q// 044 儿童在户外玩耍时，如何防范蜂蜇伤？

/A 教育儿童不要追赶、扑打蜂类，更不要刺激蜂巢。

Q// 045 在户外劳作或野外工作时，如何防范蜂蜇伤？

/A 野外工作时应穿着长袖、长裤；戴简易防蜂帽；田间或山野的劳动人群应备蛇皮袋、布单等遮盖物，紧急时用于临时护身。

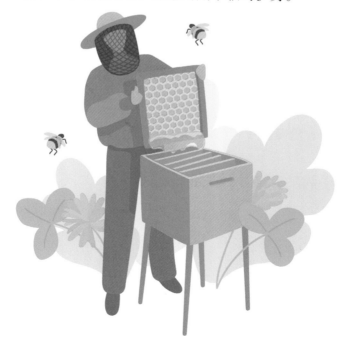

Q/046 被蝎子蜇伤后，如何进行急救？

A 肢体结扎和伤口处理步骤同毒蛇咬伤的急救。被蝎子蜇伤后须立即拔除毒钩。蝎毒呈强酸性，伤口须用碱性溶液清洗。

Q/047 被毛虫蜇伤后，如何进行急救？

A 被毛虫蜇伤后，大部分毛刺未与皮肤接触，只有少量毛刺接触皮肤引起痒感。此时切忌乱挠，否则可使更多毛刺接触皮肤。接着用胶布或膏药粘贴在蜇伤部位，然后撕开，拔除毛刺。再更换新的胶布，重复几次，尽可能地把毛刺拔除干净。然后再用流水冲洗干净。更换衣服，避免粘在衣物上的毛刺再对皮肤重新刺激。如果局部瘙痒严重，可以使用激素类软膏局部涂抹和口服抗过敏药物治疗。

Q/048 被海蜇蜇伤后，如何进行急救处理？

A 患者接触海蜇后要立即上岸，用海水冲洗蜇伤处，切记勿用淡水冲洗。用小苏打水或肥皂水等碱性溶液清洗局部，也可用饱和明矾溶液、1%的氨水冲洗。然后用小苏打水溶液湿敷，以炉甘石洗剂外涂或局部涂抹激素类软膏。如果出现全身反应，可口服抗过敏药。若患者出现呼吸困难及咳血性泡沫痰，须紧急送医院抢救。

Q/ 049 什么是淹溺？淹溺发生的常见原因有哪些？

/A 淹溺是指人淹没于水中，由水吸入肺内或喉痉挛导致窒息。

淹溺发生的常见原因包括意外落水者无自救能力，游泳者误入水流和地形不熟悉的河流池塘，以及投水自杀或其他意外事故。

Q/ 050 淹溺有哪几种？

/A 淹溺分为干性淹溺和湿性淹溺。

（1）干性淹溺。主要是指人入水后因受到强烈刺激（包括冰冷的刺激、惊恐）和过度紧张导致喉头痉挛，使声门关闭而不能正常呼吸，继而缺氧，严重者会出现窒息甚至死亡。干性淹溺者的呼吸道和肺泡很少有水或无水吸入。

（2）湿性淹溺。是指人淹没于水中，由于缺氧不能坚持屏气而被迫深呼吸，从而使大量水进入呼吸道和肺泡，堵塞呼吸道和肺泡，发生窒息，心脏因缺氧而发生心搏骤停。

湿性淹溺根据淹溺时水的环境可分为淡水淹溺、海水淹溺。

Q/ 051 淹溺发生后，常常出现哪些表现？

/A 淹溺者诉有头痛或视觉障碍、剧烈咳嗽、胸痛、呼吸困难、咳粉红色泡沫样痰。最初数小时可有寒战、发热。皮肤发绀，球结膜充血，颜面肿胀，口鼻充满泡沫或泥污。常常出现精神状态改变，烦躁不安、抽搐、昏睡，甚至昏迷，伴肌张力增加。呼吸表浅、急促或停止。肺部可闻及干、湿啰音，心音微弱或消失。腹部膨隆，四肢厥冷。

Q/A 052 淹溺发生后，如何进行现场急救？

最重要的现场急救措施是迅速使淹溺者脱离溺水环境，立即进行通气和供氧，包括清除口鼻内的水、泥沙等异物及气道分泌物，使其恢复呼吸道通畅，对于无心跳和呼吸的患者立即行心肺复苏。

Q/A 053 落水后如何在水中进行自救？

保持冷静，去除身上的重物，避免双手上举或挣扎，否则更容易沉入水中。

尽可能头部后仰，口向上方，尽量使口鼻露出水面，大声呼救。呼气要浅，吸气宜深。

一旦身体停止下沉并上浮时，落水者应立即顺势向下划水。划水时双臂掌心向下，注意节奏，向下划要快，抬上臂要慢。

双脚用力交替向下蹬水，或膝盖回弯，用脚背反复交替向下踢水，加速自身上浮。

Q/A 054 落水后发生抽筋，如何进行自救？

（1）小腿肚抽筋。用抽筋肢体对侧的手握住抽筋肢体的脚趾，并用力向身体方向回拉，同时用同侧的手掌压在抽筋肢体的膝盖上，帮助抽筋腿伸直。

（2）大腿抽筋。采用拉长抽筋肌肉的办法处理，然后迅速划水上浮呼吸。

（3）腹部抽筋。应反复鼓肚子，同时用手用力按摩局部。

（4）手指抽筋。可按摩患处，同时将手握拳，然后用力张开，迅速反复多做几次，直到抽筋停止。

（5）脚趾抽筋。先深呼吸后屏气，不要在乎身体下沉，抓住抽筋的脚趾，用手将脚趾向抽筋的反方向伸展，即可缓解。

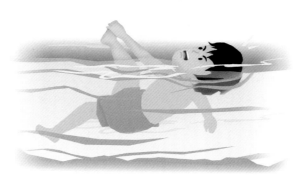

Q/ **055** 落水后发生反复抽筋，如何进行自救？

/A 同一部位再次抽筋时，可再次采用相同方法处理，同时对疼痛处要充分按摩并慢慢游上岸，上岸后最好再次局部按摩和热敷，也可服用热饮料。

Q/ **056** 落水后发生呛水，如何进行自救？

/A 首先保持冷静，应时刻知道自己的口鼻是否在水面之上，以避免再次呛咳。克制咳嗽感，先在水面上闭气静卧片刻，再把头抬出水面，边咳嗽边调整呼吸动作，气管内的水被充分排出后即可恢复正常呼吸。

Q/ **057** 落水后被水草及其他水下杂物缠住，如何进行自救？

/A 此时最重要的就是冷静，应深吸气后屏气钻入水中，睁眼观察被缠绕之处，同时用双手帮助身体慢慢解脱缠绕。切勿挣扎，否则可能越挣扎越被缠紧。此时还需要放松全身，减少机体的耗氧量，延长水下耐受时间。

Q/ **058** 落水后在被漩涡卷入前，如何进行自救？

/A 漩涡边缘处吸引力较弱，不容易卷入面积较大的物体。应用这一原理，在接近漩涡时，应使身体平直俯卧浮于水面上，沿着漩涡边用爬泳的方法借力顺势快速摆脱漩涡，切不可直立踩水或潜入水中。

Q/ 059 落水后被漩涡卷入后，如何进行自救？

如果已经进入漩涡并被拽入水下，则应立即屏气，然后尽量蜷缩身体，双手抱头，避免要害部位撞在障碍物上。

Q/ 060 落水后漩涡解除后，如何进行自救？

当漩涡解除后，立即睁眼，在水下观察周围情况，并迅速划水使自己上浮。

Q/ 061 当车辆落水时，如何避免被困车内？

在车辆刚刚落水时，车内外的大气压几乎相等，此时是最宝贵的机会，应迅速打开车门逃生。不要过于依赖车辆自动化的性能，最好选择手动操作，提前打开门锁及车窗。

Q/ 062 当车辆落水后，如何从被困车内逃生？

车辆落水后，如果车门已经无法打开，首先应设法打碎玻璃出逃。寻找车内重物，选择较大的车窗角部反复猛砸。如果无法砸碎车窗玻璃，可以抬高头部，便于得到空气；同时放松身体，平静呼吸，保存体力，等到车辆进水几乎达车顶时再打开车门逃生。

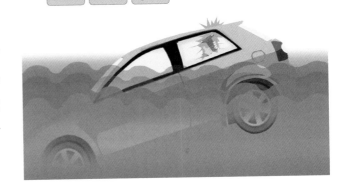

Q/ 063 溺水发生后，常用的救援方式有哪些？

/A （1）伸手救援。指救援者直接向淹溺者伸手将其拽出水面的救援方法，适用于救援者与淹溺者的距离伸手可及同时淹溺者还清醒的情况。

（2）借物救援。借助某些物品把淹溺者拉出水面的方法，适用于救援者距淹溺者的距离较近同时淹溺者还清醒的情况。

（3）抛物救援。指向淹溺者抛投绳索及漂浮物的营救方法，适用于淹溺者与救援者距离较远且无法接近淹溺者，同时淹溺者还处在清醒状态的情况。

（4）划船救援。指运用救生船只划到淹溺者身边的救援，该法适用于宽阔水域的淹溺并且有船，而且最好由受过专业训练的救援者参与营救。

（5）游泳救援。这是最危险的、不得已而为之的救援方法，只有在上述4种施救法都不可行时，才能采用此法。

Q/ 064 溺水发生后，单人伸手救援如何操作？

/A 救援者侧身站在较稳固的平面坚固物体上，务必尽量降低自己的体位，重心向后、向下，并且确认自己站稳后方可救援，特别要防止脚下打滑，以免被淹溺者拽入水中。当救援者牢牢地抓住淹溺者后，救援者要缓缓

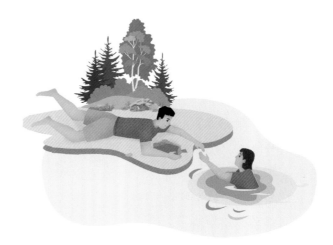

回拽淹溺者。如果救援者所站的地方不稳固或容易打滑，如斜坡、沙地等，救援者应采取措施固定自己，如用脚或其他物品在地面制成一个小坑以增加阻力，或将自己固定在稳固物体上，如用绳索将自己固定在大树或坚固的岩石上等，然后再伸手救援。

伸手救援时，救援者最好趴在地面上，一只手抓住稳固的物体，如坚固的石头、树枝等，救援者确认自己抓稳后方可伸出另一只手让淹溺者握住，然后将淹溺者拉回岸边。救援时要鼓励淹溺者冷静配合，这样才能取得较好的效果。

如果距离稍远，伸手达不到时，可用脚去施救，如此可增加施救的距离。一旦确认淹溺者已经牢牢抓住救援者的脚部时，立刻拖其回岸。

Q/065 溺水发生后，多人伸手救援如何操作？

多人参与救援，可采用手拉手纵向一字排开救人。同单人伸手救援一样，首先应让所有施救人员采取措施固定好自己，并且确认自己站稳后再伸手救援。要避免正向面对淹溺者，同时要防止脚下可能发生的打滑现象，以免被淹溺者拽入水中。如果是在风浪较大的河中或激流中救人，就不宜采用此法。因为激流或大浪冲击时往往无法握住他人的手，由此可造成更多的人落水。

Q/066 溺水发生后，借物救援如何操作？

救援者应尽量侧身站在远离水面同时又能够到淹溺者的地方，重心尽量向后、向下，将可延长距离的营救物送至淹溺者前方，在确认淹溺者已经牢牢握住延长物后，救援者方能拽拉淹溺者。

救援者也可趴在地上双手伸物，或用一只手抓住稳固的物体（如坚固的石头、树木等），另一只手伸物，同时嘱淹溺者配合并将其拉出。

营救物应从淹溺者身侧横向移动交给淹溺者，不可直接伸向淹溺者胸前，以防将其刺伤。在拽拉过程中，救援者如果突然失去重心，应立即放开手，以免被淹溺者拽入水中。

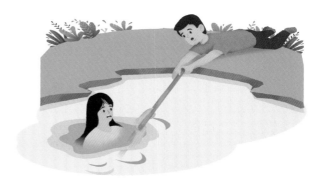

Q/ 067 溺水发生后，抛物救援如何操作？

/A 向淹溺者抛投漂浮物（如救生圈、救生衣、救生浮标）时，可将漂浮物系上绳索后再抛投。若抛投的是绳索，在抛投前要在绳索前端系上重物，或将绳索前端打结，这样利于投掷。此外必须事先大声呼唤与淹溺者沟通，使其知道并能够抓住抛投物。此时救援者也应注意降低体位，重心向后，站稳脚跟，以免被淹溺者拽入水中。

抛投物应抛至淹溺者前方，如为河流淹溺，应留有一定的提前量，以免砸伤淹溺者或落在淹溺者后方，这样还得重新投掷，浪费了时间。所有的抛投物最好有绳索与救援者相连，这样有利于尽快把淹溺者救出。

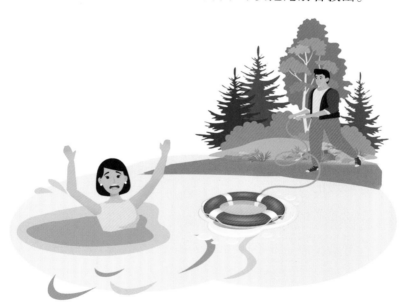

Q/ 068 溺水发生后，划船救援注意事项是什么？

/A 营救船只必须具有一定的规模，如是小舢板或小型橡皮艇等极小型船只，救援者必须受过专业训练，否则在拖拉淹溺者时容易导致翻船，酿成更大的事故。如果营救船只过小且水温不低，可嘱淹溺者不必上船，抓住船帮，然后救援者划船回岸即可。

Q/ **069** 溺水发生后，游泳救援时需要做好哪些准备？

/A 最好由水性好同时熟悉水情的人下水，救援者还要评估自己的体力及身体情况。最好有 2 人或 3 人同时下水营救。下水救援者必须有熟练的游泳技术，并应尽可能脱去衣、裤、鞋、袜，最好携带漂浮物。

Q/ **070** 溺水发生后，如何游泳救援淹溺者？

/A 救援者尽量从背面接近淹溺者，一只手从淹溺者腋下插入，握住其对侧的手，也可托住其头部，用仰泳方式将其拖向岸边。如果淹溺者已经下沉至水底，救援者应潜入水底接近，然后通过背后拖曳将其带出水面。

如果距离岸边很近，可以抓住淹溺者的手腕，用侧泳的方式将其带回岸边。

往回拖带淹溺者过程中的关键是尽量使其头、面部露出水面，使其尽快得到氧气供应。

Q/ **071** 游泳救援过程中，若淹溺者对施救者进行抓抱，如何操作？

/A 淹溺者为了求生，见到附近的人与物，会出自本能地去抓抱，以达到使自己上浮呼吸的目的，而且一旦抓住任何人或物则绝不放手。因此，救援者须防止被淹溺者抓住。接近淹溺者时，可用阻挡防卫法，即当淹溺者欲抓抱时，救援者身体侧转，用单手接触淹溺者胸部，将其推开。

Q/ **072** 淹溺者被救上岸后，应对其做什么检查？

/A 主要检查内容有意识状态、呼吸、脉搏和外伤情况。

（1）意识检查。通过观察和大声呼唤及拍打溺水者肩部的方法确认有无意识丧失，如无反应，就地实施口对口吹气两次。

（2）呼吸、心跳检查。观察淹溺者

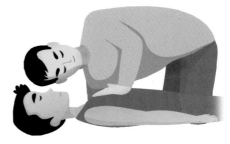

胸腹部有无起伏，用看、听、感觉判断有无呼吸和大动脉搏动，如果没有立即行心肺复苏。

（3）外伤检查。溺水者常常有外伤发生，通过观察、询问及局部按压、触摸的方法自上而下地查看。

Q/A 073 淹溺者被救上岸后，对意识清醒的患者如何采取保暖措施？

除了炎热的夏季，在其他季节抢救淹溺者时都应采取保暖措施。脱去淹溺者的湿衣服，擦干身体表面的水，换上干衣服，还可用毛毯等物包裹身体保暖。充分按摩四肢，促进血液循环。可酌情提供热饮料，禁止给患者饮酒，因为酒精可导致热量的丢失。

Q/A 074 淹溺发生后，什么情况下需要送患者去医院？

凡是发生淹溺的患者，无论当前情况如何，都应去医院进一步诊疗。尤其对于幼儿、高龄者，以及发生过呛水、喝了大量水、溺水时受伤、溺水后有异常症状及体征的患者都应及时送医。

Q/A 075 淹溺者被救上岸后，对昏迷患者如何进行现场急救？

若患者有呼吸和心跳，昏迷的原因主要是溺水造成的缺氧。此时需要使患者保持呼吸道通畅，然后使患者保持侧卧位，防止呕吐造成窒息。

对于呼吸微弱甚至有发绀表现的患者须实施呼吸支持，现场可采取口对口或口对鼻人工呼吸。

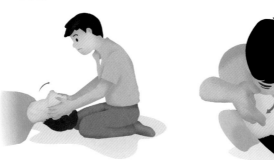

对于有心跳、无呼吸，或呼吸、心跳均停止的患者，须立即实施心肺复苏。

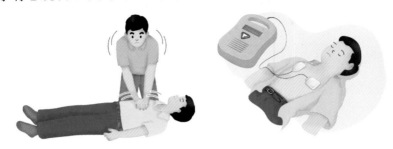

Q/A 076 淹溺者被救上岸后，在实施心肺复苏前是否要先控水？

（1）目前不主张在心肺复苏前控水。《2010年国际心肺复苏及心血管急救指南》指出："没有证据表明呼吸道的水与其他堵塞物相同，因此不要浪费时间去清除它。"实施控水措施势必使心肺复苏的时间延后，进而丧失最佳复苏时机。

（2）实施控水容易引起胃内容物反流和误吸，导致呼吸道堵塞，造成肺部感染。

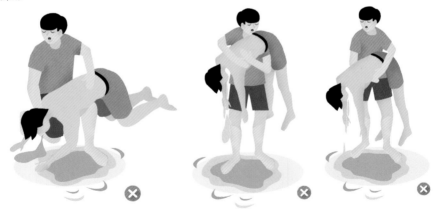

五 电击伤

Q/077 什么是电击伤?

/A 俗称触电,是由于接触了漏电的电器,或因在自然环境中遭遇雷击、高压电设备放电等,电流接触人体后,引起的机体损伤和功能障碍。同时电能在体内转化成热能,还可引起人体组织器官不同程度的烧伤。

Q/078 发生电击伤时,会累及哪些部位或器官?如何分级?

/A 根据电击部位和电击强度的不同,可累及皮肤、肌肉、骨骼,严重者可累及神经系统、心血管系统、肾脏、凝血系统等。电击伤可根据受伤的严重程度,分为轻型、重型和危重型三型。

Q/079 电击伤的可预防因素有哪些?

/A ①电器摆放位置正确。家庭或工作场所中,电器、电源摆放在儿童不容易接触的位置。②规范用电。不私拉乱接电线、插线板,远离潮湿、有水的环境。

Q/080 电击伤的不可预防因素有哪些?

/A ①气候因素。雷雨天气。②工作环境因素。电力行业、高压输电设施、高湿度环境及腐蚀性化学车间、水产养殖业等易导致电击伤事故。

Q/A 081 低压电所致的损伤有哪些表现？

电流进出部位创面小，呈椭圆形或者圆形，焦黄或者灰白，干燥，边缘整齐，与正常皮肤分界清楚。

Q/A 082 高压电所致的损伤有哪些表现？

电流进出部位皮肤入口的灼伤比出口的严重，烧伤部位焦化或碳化。触电肢体因屈肌收缩使关节处于屈曲位。

Q/A 083 雷电所致损伤有哪些表现？

身体出现微红的树枝样或者细条样纹路；皮肤出现一度烧伤或二度烧伤；佩戴戒指、手表、项链或腰带处可见较深的烧伤；伤者多伴有鼓膜受损、视力障碍等。

Q/A 084 触电发生后，哪些情况需要及时就医？

伤者皮肤和肢体大面积灼伤；伤者意识不清，甚至昏迷；呼吸心跳微弱，甚至停止。另外，遭受电击后，即使体表仅有轻微损伤，也应及时前往医院就医检查。

Q/A 085 触电发生后，如何迅速脱离电源？

"五步走"：拉、切、挑、拽、垫。

拉：应立即拉下开关或拔掉电源插头。

切：迅速用绝缘的钢丝钳或断线钳剪断电线。

挑：用绝缘工具或干燥的木棍等将电线挑开。

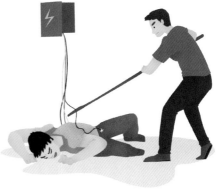

拽：抢救者可戴上手套或在手上包缠干燥的衣服等绝缘物品拖拽触电者。

垫：救护人员应站在干燥的木板或绝缘垫上，同时也应设法把干木板塞到触电者身下，使其与地面隔离。

Q/086 触电发生后，如果触电者的衣服是干燥的，如何进行施救？

/A 首先用干燥的木板塞进触电者身下，使其与地面隔离，然后再采取其他办法切断电源。救护人员可以用一只手抓住触电者的衣服，将其拉脱电源。

Q/087 触电发生后，如果触电者的衣服是潮湿的，如何进行施救？

/A 救护人员可用几层干燥的衣服将手裹住，或者站在干燥的木板、木桌椅或绝缘橡胶垫等绝缘物上，用一只手拉触电者的衣服，使其脱离电源。

Q/088 触电发生后，对触电者如何处置？

/A 脱离电源后，就近移至干燥通风的场所，如触电者神志清醒，让其静卧休息，不要走动，同时应严密观察。若触电者无知觉、无呼吸，但有心跳，应立即进行人工呼吸；如触电者有呼吸，但心跳停止，则应立即采用心肺复苏进行救治。

Q/089 电击伤患者如何安排饮食？

/A 为帮助电击伤患者恢复，应增加摄入肉、蛋、奶等高蛋白质食品。若出现应激性胃溃疡出血，短期内需要禁食，进食的安排需要听从医生建议。

Q/090 电击伤是否会影响患者性生活和生育？

/A 电击伤对患者的性生活和生育是否有影响，取决于损伤的范围，以及是否累及生殖系统及相应的血管神经。

六

烧 伤

Q/ **091** **什么是烧伤？什么是烫伤？**

/A 烧伤泛指由火焰、热水、热蒸汽、热油、热水泥、电流，以及化学物质和放射性物质，作用于人体皮肤、黏膜、肌肉、骨骼等造成的损伤。

烫伤是由热液、蒸汽等所引起的组织损伤，是热力烧伤的一种。

Q/ **092** **烧伤发生后，如何判断受伤的程度？**

/A 主要根据烧伤面积大小和深浅度来判断，目前常采用"三度四分法"，分为一度烧伤、二度烧伤和三度烧伤，其中二度烧伤又分为浅二度烧伤和深二度烧伤。

（1）一度烧伤。一度烧伤的最大特点是皮肤红斑。一度烧伤深度仅达表皮角质层，皮肤表现为红肿热痛，感觉过敏，表面干燥。

（2）二度烧伤。分为浅二度烧伤和深二度烧伤。此型的最大特点是皮肤表面有水疱形成。浅二度达真皮浅层，部分生发层健在，患者表现为剧痛，感觉过敏，有水疱，基底部呈均匀红色、潮湿，局部肿胀。深二度达真皮深层，有皮肤附件残留，患者此时可表现为痛觉消失，有水疱，基底苍白，间有红色斑点、潮湿。

（3）三度烧伤。三度烧伤的最大特点是皮肤焦痂形成。此型可达皮肤全层，甚至伤及皮下组织、肌肉和骨骼。患者痛觉消失，无弹力，坚硬如皮革样，蜡白焦黄或炭化，干燥，皮下静脉阻塞如树枝状。2 ~ 4 周焦痂脱落，形成肉芽创面，除小面积外，一般均需要植皮才能愈合，可形成瘢痕和瘢痕挛缩。

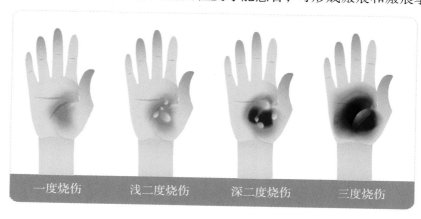

| 一度烧伤 | 浅二度烧伤 | 深二度烧伤 | 三度烧伤 |

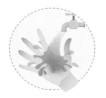 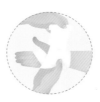 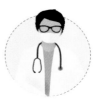

不同程度烧伤及救护措施

Q/ **093** 烧伤发生后，如何估算烧伤面积？

/A 可以患者本人手掌面积为体表总面积的 1% 估算烧伤面积。

Q/ **094** 什么是重度烧伤？

/A 烧伤总面积为 30% ~ 49%；或三度烧伤面积为 10% ~ 19%；或二度、三度烧伤面积虽不足上述百分比，但有其他严重情况，如有较重的复合伤，已发生休克或全身情况较重，有中度、重度吸入性损伤。

Q/ **095** 烧（烫）伤发生时，如何现场急救？

/A 现场急救可采取以下方法。

（1）冲。冲洗创面。

（2）脱。脱去衣物等。

（3）泡。冷水浸泡创面。

（4）盖。保护创面。

（5）送。转送到专科医院。

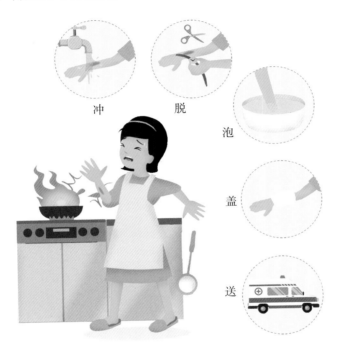

冲　脱　泡　盖　送

Q/A 096 烧（烫）伤发生后，如何清洗创面？

将烧（烫）伤的部位用冷水轻轻冲洗 10 ～ 30 分钟，以降低对深部组织的伤害。对于发生于全身的大面积烧（烫）伤患者，可将患者整体放入冷水中持续浸泡 10 ～ 30 分钟。如果疼痛持续较重，可延长冲浸的时间。但对于此类患者，尤其是小孩和老人，要注意浸泡时间和水温，以免造成体温下降过度。

Q/A 097 烧（烫）伤发生后，如何脱去衣物？

在充分地冲洗和浸泡后，可以用剪刀剪开衣服，千万不要强行剥去任何衣物，以免弄破水疱。由于烧（烫）伤后该部位及邻近部位会肿胀，要在伤处尚未肿胀前把戒指、手表、鞋子、皮带或其他紧身衣物去除，以防止肢体肿胀后无法去除，或造成血运不畅，出现更严重的损伤。

Q//098 烧（烫）伤发生后，如何保护创面？

/A 使用无菌的纱布或棉布覆盖于伤口，并加以固定。对于面部烧伤者，宜采用坐姿或半卧位姿势，将清洁无菌的布在口、鼻、眼、耳等部位剪洞后盖在面部。

Q//099 日常生活中，烧（烫）伤的急救误区有哪些？

/A 主要存在以下误区。

（1）涂抹牙膏、酱油、香油、花椒面。采用这些"土"方法，创面温度并不会降低，不利于伤口恢复，还会增加创面感染机会。

（2）涂紫药水、红药水。这类含色素的药水会影响医务人员判断伤情。

（3）贴创可贴。使用创可贴会把受损表皮或刚生长的新鲜组织撕裂，加深创伤。

Q//100 什么是化学烧伤？

/A 化学烧伤是由各种刺激性和有毒的化学物质引起的烧伤，包括强酸、强碱、苯酚、甲苯（有机溶剂）、芥子气、磷等。

Q//101 强酸烧伤如何进行院前急救？

/A 生活中常见的强酸有硝酸、硫酸和盐酸等。一般来说，强酸烧伤后立即用水冲洗是最重要而有效的急救措施。冲洗时应注意：越早越好，切勿延误。冲洗时间一般要持续 30~60 分钟。冲洗时宜用冷水。头面部烧伤时应注意眼的冲洗。但要注意的是，硫酸等化学物质遇水产热可加重局部损伤，故主张冲洗前用纸、毛巾或抹布等将体表酸液擦去，然后再用水冲洗。冲洗后一般不用中和剂。

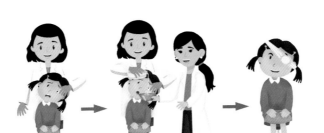

Q/A 102 强碱烧伤如何进行院前急救?

生活中常见的强碱有氢氧化钠、生石灰等。一般来说,强碱烧伤后立即用大量清水反复冲洗至少 20 分钟;碱性化学烧伤也可用食醋来清洗,以中和皮肤的碱液。但要注意的是,生石灰烧伤后应先用毛巾擦净皮肤上的生石灰颗粒,再用大量清水冲洗。切忌先用水洗,因为生石灰遇水会发生化学反应,产生大量热量灼伤皮肤。

Q/A 103 黄磷烧伤如何进行院前急救?

黄磷烧伤是一种特殊烧伤,是热力和化学的复合烧伤,既可以直接损伤皮肤和黏膜,也可因吸收造成全身中毒而损伤内脏。因此在发生黄磷烧伤时,首先应迅速离开现场。若现场有黄磷燃烧的烟雾,伤员和救护人员应用湿毛巾掩盖口鼻,以防呼吸道损伤和中毒。然后用大量冷水持续冲洗身上的黄磷颗粒。最后将伤处浸于冷水内,或用浸透冷水的敷料、衣物严密包裹创面,以隔绝黄磷与空气的接触,防止其继续燃烧。现场紧急处理时切忌使用温水,因黄磷的熔点低,温水可使黄磷液化,从而增加人体对黄磷的吸收。

Q/A 104 什么是电烧伤? 电烧伤发生后,如何进行现场急救?

电烧伤又称为电弧烧伤,指电流进入身体,大量电能在皮肤转换成热量使皮肤表面烧伤。

电烧伤创面的处理原则与烧(烫)伤的处理相似,不同之处是,电烧伤造成机体损伤的程度从皮肤表面看往往并不严重,需要经专业医生评估实际损伤。

七 冻伤

Q/ **105** 什么是冻伤？

/A 冻伤是机体遭受低温侵袭所引起的局部或全身性损伤。

Q/ **106** 局部冻伤程度如何分级？

/A （1）一度冻伤。仅伤及表皮层，引起麻木和红斑，有轻微的表皮脱落，轻度水肿。

（2）二度冻伤。伤及表皮和真皮层。皮肤表面起水疱，水疱内可见透明或乳白色液体，周围有红斑和水肿。

（3）三度冻伤。伤及皮肤全层和不同程度的皮下组织，水肿明显，产生出血性水疱，皮肤温度低，感觉迟钝或丧失。

（4）四度冻伤。损伤累及全层皮肤，并涉及相对无血管的皮下组织，坏死延伸至肌肉和骨骼。深部组织坏死，完全失去功能和感觉。

Q/ **107** 冻伤发生后，局部冻伤如何紧急处理？

/A 确保冻伤创面完全干燥，对于较小或浅表的冻伤，创面可用消毒棉花或棉垫包裹保护伤处并保温。

此时皮肤表层组织非常脆弱，绝对不可以揉搓摩擦，以防皮肤受到机械损伤。对于严重或深度的冻伤，需要在 24 小时内采用 37 ~ 40 ℃的温水浸泡

20 ~ 30 分钟。并努力保护冻伤部位，避免再次冻伤。

Q/A 108 冻伤发生后，全身性冻伤如何紧急处理？

迅速脱离受冻现场，将冻伤者搬入温暖的室内或送往医院。除去湿的衣服，立即采用棉被或毛毯等保暖，防止继续受冻。对于全身体温过低的冻伤者,应促进复温。同时检查冻伤者的生命体征,当全身性冻伤者出现脉搏、呼吸变慢或心跳、呼吸骤停，要保证其呼吸道畅通，施行心肺复苏，迅速送至有条件进行全身复温的医疗单位治疗。

Q/A 109 冻伤发生后，如何快速复温？

（1）全身浸泡法复温。将冻伤者置于 34 ~ 35℃的温水中。5 分钟后将水温升至 42℃，待冻伤者直肠温度升至 34℃，呼吸、心跳和知觉恢复，出现寒战、肢体软化、皮肤较为红润并有热感时，停止复温。

（2）吸入湿热氧气或空气。

（3）静脉温热溶液复温。

（4）腹膜透析复温。

（5）微波透热。

（6）饮用温热饮料复温。

Q/A 110 冻伤发生后，可以通过用雪揉搓的"土"方法复温吗？

不可以。用雪揉搓会继续加速机体热量的流失，也会延长冻伤部位的受冻时间，加重冻伤局部组织损伤。

Q/A 111 冻伤发生后，可以用烤火的方法复温吗？

不可以。被冻伤的局部因为血管收缩而发生痉挛，血液流通受阻，此时用火烤会使皮肤表面的血管迅速扩张，而深层的血管仍处于痉挛状态；

由于血液回流不畅，皮下组织缺氧，代谢产物不能及时排出，冻伤会更加严重，甚至发生溃烂。

Q/112 冻伤发生后，可以用饮酒的方法取暖复温吗？

/A 不可以。因为饮酒后乙醇进入血液，会刺激毛细血管扩张，加速血液循环，导致机体热量散发更快，使冻伤更加严重。

Q/113 寒冷天气进行户外活动时，如何预防冻伤？

/A（1）注意保暖。

（2）加强对耳朵、鼻子、双手、双足等部位的局部保护。

（3）避免过长时间暴露在寒冷环境中。

（4）保持皮肤干爽。

（5）注意防风。

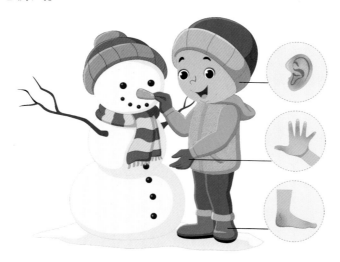

八 创 伤

Q/A 114 发生创伤时，头部外伤如何进行急救？

应现场了解头部外伤患者受伤的经过，检查患者是否存在意识障碍和气道不畅的情况。如患者存在明显的意识障碍和气道不畅，应及时清除其口腔内异物和分泌物，注意保持气道通畅。对于头皮有裂伤出血者，应使用消毒纱布覆盖住伤口，加压包扎止血。对于有脑脊液漏的情况，可使用消毒棉球或纱布轻轻遮盖住外耳道，以避免污染。

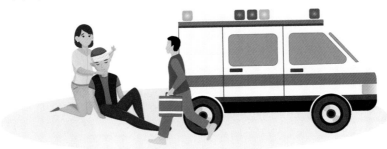

Q/A 115 发生创伤时，胸部外伤如何进行急救？

保持呼吸道通畅，清除上呼吸道分泌物。存在多根肋骨骨折时，可使用多头胸带、胶布条固定伤侧胸壁。连枷胸导致的反常呼吸明显且胸壁软化区域较大时，可使用厚敷料包扎固定。若胸壁伤口与胸腔相通，已形成开放性气胸，现场可利用碗、塑料袋或其他不透气的材料封闭创口，使胸腔闭合。

Q/116 发生创伤时，腹部损伤如何进行急救？

腹壁伤口出血者，现场可用干净衣物加压包扎。腹腔内脏器外露者，切不可现场回纳，暂时用干净衣物或大碗覆盖保护，并用绷带或布条缠住固定。若腹壁表面损伤轻微，但出现严重腹痛、腹胀、恶心、呕吐，甚至有大小便出血或呕血，要警惕腹腔内脏器破裂的可能。

Q/117 发生创伤时，肢（指）离断伤如何进行急救？

（1）不完全性断肢（指）。应将肢体用夹板固定。若伤肢（指）仍在机器中，需要将机器拆开后取出伤肢（指），不可强行拉出或倒转机器后取出，否则会加重肢体损伤。

（2）完全离断肢（指）。现场可用干净布料包好，勿做任何处理。如有条件或离医院较远，可将包好的断肢（指）放入冰块中，干燥冷藏保存。断肢（指）近端可用消毒过的敷料或清洁布类包扎伤口，再用绷带或宽布条加压包扎止血，包扎后抬高患肢并加以固定，固定材料可就地取材。最后将断肢（指）和伤者一起送往医院。

Q/118 发生创伤时，脊柱骨折和脊髓损伤如何进行急救？

就地检查，不宜搬动。重点检查有无颅脑损伤、胸腹腔脏器损伤及四肢的合并伤。对被重物砸伤的伤员，应先移除重物后再搬移伤员，切忌使用暴力拖拽。

在转运伤员时最好选择硬担架或木板，搬运前先将伤员的双下肢伸直靠拢，上肢紧贴躯干，由地面平托搬运至担架或木板上，并尽量将伤员的颈椎、胸椎、腰椎固定住。

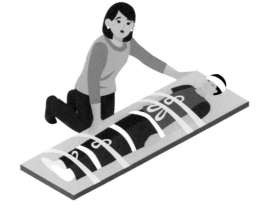

Q/A 119 发生骨盆骨折如何进行急救？

对于骨盆骨折伤员的救助和搬运，要像脊柱损伤一样平行搬运，尤其是骨盆部和双髋部不可挤压、扭曲和牵拉。搬运工具最好选择木板、硬担架或平车。

Q/A 120 发生创伤时，如何识别动脉出血、静脉出血和毛细血管出血？

（1）动脉出血。血液颜色鲜红，呈喷射状，有搏动，出血速度快、量多。

（2）静脉出血。血液色泽暗红，不间断、缓慢、均匀地向外流出，出血速度和出血量不及动脉出血。

（3）毛细血管出血。血液颜色鲜红，呈整个创面外渗，创面上出现许多细小血滴，不易找到出血点，常能自己凝固。

Q/A 121 身体出血时，指压法止血如何操作？

（1）头顶部出血时。下颌耳屏上前方1.5cm处有颞浅动脉经过。在伤侧耳前，用拇指对准该处压迫颞浅动脉以达到止血的目的。

（2）面部出血时。下颌骨与咬肌前缘交界处有面动脉经过，在受伤侧用拇指压迫该处面动脉以达到止血的目的。

（3）头颈部出血时。4个手指并拢对准伤者颈部胸锁乳突肌中段内侧，将颈总动脉压向颈椎。注意不能同时压迫两侧颈总动脉，以免造成脑缺血坏死。压迫时间也不能太久，以免造成危险。

（4）上臂出血时。一只手抬高伤者患肢，另一只手的拇指或其他四指压迫伤者上臂中部内侧，将肱动脉压迫于肱骨上以止血。

（5）前臂出血时。一只手将伤者患肢抬高，另一只手的拇指或其他四指压迫伤者肘窝肱二头肌内侧的肱动脉末端以止血。

（6）手掌、手背出血时。将伤者患肢抬高，用两手拇指分别压迫伤者伤侧手腕部的尺、桡动脉。

（7）手指出血时。将患肢抬高，用拇指和示指分别压迫手指两侧的指动脉。

（8）大腿出血时。在伤侧的腹股沟中点稍下方，用双手拇指向后用力按压股动脉。

（9）小腿出血时。在腘窝处摸到腘动脉搏动，用大拇指向后用力压迫以止血。

（10）足部出血时。用两手拇指或示指分别压迫足背中部近脚踝处的胫前动脉和足跟内侧与内踝之间的胫后动脉。

Q/A 122 院前急救常用的包扎带有哪些？

常用的包扎带有绷带、三角巾、多头带、丁字带、四头带。现场急救缺乏上述材料时，也可用毛巾、手绢、衣服等代替。

Q/A 123 院前急救常用的固定器材有哪些？

常用的固定器材有木制夹板、钢丝夹板、充气夹板、塑料夹板。现场急救还可就地取材制作夹板，如木棍、雨伞、钢筋等。

Q/A 124 临时固定时有哪些注意事项？

骨折部位合并出血时，应先迅速进行止血包扎，然后再固定。固定时，皮肤和夹板之间要衬垫少量的毛巾或衣物，以免骨突出处受压造成局部缺血坏死。肢体骨折应固定受伤部位的上、下两个关节，以免受伤部位移动而加重损伤。临时固定是为了制动，避免盲目对骨折进行复位。

Q/A 125 创伤发生后，单人如何徒手搬运伤员？

单人搬运伤员可采用单人肩负法、单人背负法、抱持法和搀扶法。

（1）单人肩负法。将伤员扛在肩上，伤员躯干绕到颈背后，其上肢垂于搬运者胸前。搬运者一手抓住伤员上肢，一手压着伤员臀部。

（2）单人背负法。使伤员前胸紧贴搬运者的后背，将伤员的上肢拉向搬运者的前胸，用双手托住伤员的大腿中部使双腿向后弯曲。

（3）搀扶法。该法适用于病情轻、能够站立行走的伤员。伤员将一侧的手臂搭在搬运者肩上。搬运者一只手拉着伤员的手臂，另一只手扶着伤员的腰部。

（4）抱持法。伤员一手搭在搬运者的肩上，搬运者一手抱住伤员腰背部，另一只手肘部托住伤员大腿。

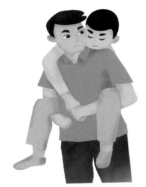 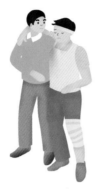 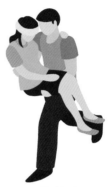

单人背负法　　　　　　　搀扶法　　　　　　　抱持法

Q/126 创伤发生后，双人如何搬运伤员?

/A　双人搬运伤员可采用座椅式搬运法、拉车式搬运法、平抬式搬运法和椅式搬运法等。

（1）座椅式搬运法。两名搬运者的4只手交叉后形成座椅，让伤员坐在上面。

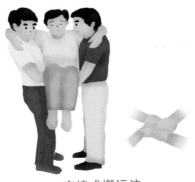

座椅式搬运法

（2）拉车式搬运法。一名搬运者站在伤员的头部，两手插至伤员腋下，将其抱起。另一名搬运者站在伤员两腿中间。两名搬运者同时将伤员慢慢抬起。

（3）平抬式搬运法。两人并排或面对面站立，将伤员平抱后抬起。

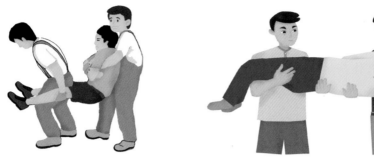

拉车式搬运法　　　　　　　　　　平抬式搬运法

（4）椅式搬运法。将伤员放在座椅上进行搬运。

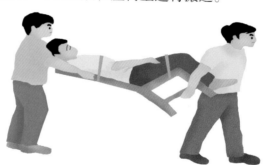

椅式搬运法

Q/127 创伤发生后，3 人或多人如何徒手搬运伤员？

/A 3 人或多人并排蹲下，同时用力将伤员抱起来后齐步一致前进。

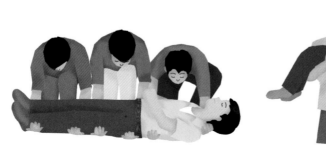
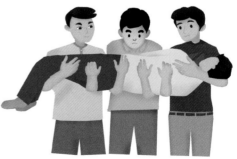

Q/A 128 院前急救中，如何正确实施担架搬运方法？

将伤员平移至担架上，始终保持水平状态，脚向前，头朝后。用安全带或绳子将伤员固定，以防伤员翻倒跌落。抬担架行走时，前担架员迈左脚，后担架员迈右脚，快慢相同，水平前进。上下台阶时，伤员也应始终保持在水平状态。

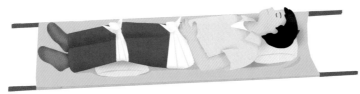

Q/A 129 创伤发生后，如何根据不同的受伤部位来搬运伤员？

（1）颅脑损伤的伤员。对颅脑损伤的伤员，应使其呈半仰卧位或侧卧位，保持呼吸道通畅，用衣物将伤员的头部垫好，防止震动加重脑损伤。

（2）胸部损伤的伤员。胸部损伤的伤员应采取半坐位。双人搬运时可采用座椅式搬运法，不可采用背负法搬运。

（3）腹部损伤的伤员。腹部损伤的伤员取仰卧位，屈曲下肢，可以减轻腹部压力。采用木板或担架搬运。

（4）颈椎损伤的伤员。颈椎损伤的伤员应有3人以上搬运。一人牵引固定头部，其他人同时将伤员平直抬上担架。伤员的颈部和肩部略垫高，颈部用颈托固定。若无颈托，颈部两侧应用衣物或盐袋固定，防止伤员因头部扭动而加重颈椎损伤。

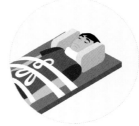

（5）胸腰椎损伤的伤员。胸腰椎损伤的伤员也应有3人以上搬运。搬运者蹲在伤员一侧，分别托住伤员的头颈部、胸部、腰臀部和下肢，动作一致地将伤员挪到硬质担架上。使伤员采取仰卧位，可在腰部垫一垫子，使腰部处于过伸位，然后将伤员在担架上固定好。

（6）昏迷的危重伤员。一定要使伤员取平卧位。昏迷伤员在搬运过程中

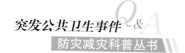

容易发生胃内容物反流导致误吸，或舌根后坠导致上呼吸道堵塞危及生命。因此在搬运过程中要将伤员的头偏向一侧，使其开放呼吸道并保持呼吸道通畅。这类伤员多有明显的外伤史，高度怀疑可能合并颈椎损伤，应按颈椎损伤的要求进行搬运。

Q/130 遭遇车祸时，司机如何进行自救？

A 当两车迎面相撞、车祸即将发生时，车厢内的人应迅速抱住头部并蜷缩身体，以此可减少头部、胸部受到的撞击。当迎面碰撞的主要方位不在司机一侧时，司机应手臂紧握方向盘，两腿向前蹬直，身体后倾，保持身体平衡，以免在车辆撞击瞬间，头撞到挡风玻璃上而受伤。如果碰撞的方位临近驾驶员座位或者撞击力度大，驾驶员应迅速远离方向盘，将两脚抬起，以免受到挤压而受伤。

Q/131 遭遇车祸时，乘客如何进行自救？

A 遭遇车祸时，副驾驶位的乘客首先要抱住头部躺在座位上，或者双手握拳，用手腕护住前额，同时屈身抬膝护住腹部和胸部。

后座的乘客可迅速向前伸出一只脚顶住前面的座椅背，并在胸前屈肘，双手张开，保护头面部，背部后挺，压在座椅上。即使没有时间，也应迅速用双手用力向前推扶手或椅背，两脚一前一后，用力向前蹬，这样可以缓冲身体前冲的速度，从而减轻受害的程度。

Q/132 火车事故发生时，如何进行现场急救？

A （1）判断伤者的意识状态。如果发现伤者意识不清或意识丧失，可采用仰头抬颏法开放气道。

（2）判断呼吸和脉搏。如伤者胸廓起伏有力，说明呼吸正常，否则根据需要进行人工呼吸；如伤者颈动脉或股动脉搏动有力，说明血容量充足。

（3）要从头到脚检查有没有外在损伤，尤其是胸腹部创伤，然后迅速给予止血、包扎、固定和搬运。

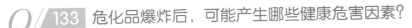

Q/ **133** 危化品爆炸后，可能产生哪些健康危害因素？

/A 事故现场及其周围环境中可能会存在以下危害因素。

（1）颗粒物。爆炸后现场存在大量颗粒物，包括粉尘、烟、雾，容易附着化学物质。

（2）气态物质。爆炸现场存在一氧化碳、氯气、氨气、硫化氢、氰化氢等多种有害气体。

（3）液体物质。爆炸核心区存在有害液体，且成分复杂，酸溶液或碱溶液对皮肤有腐蚀性。

（4）缺氧环境。爆炸核心区部分建筑物和集装箱形成密闭或有限空间，缺氧环境能对健康造成危害。

Q/ **134** 危化品爆炸后，需要采取什么样的保护措施？

/A 由于爆炸事件会产生大量烟尘和有毒有害气体，形成落尘，因此在颗粒物成分不明、短时间内不易消除的情况下，在距离爆炸核心区 2km 以内的范围内活动时，应做好呼吸防护和皮肤防护，如穿长袖衣服，戴全面罩配尘毒组合的滤毒盒，也可使用半面罩配尘毒组合的滤毒盒并佩戴眼镜。

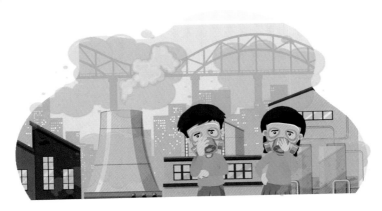

Q/ **135** 遇到鞭炮炸伤时，如何进行急救？

/A （1）如果炸伤手或者肢体其他部位，第一时间用冷水进行冲洗、止血，然后对伤口进行包扎。如果手指或肢体部分被炸断，可用医用纱布或干净的布包裹断指（肢），最外层用塑料薄膜密封，再装入放有冰块的塑料袋中进行冷藏，然后尽快到医院就诊。

（2）如果鞭炮炸伤面部和眼睛，首先应将伤者面部和眼睛的污物及沙石颗粒等物质小心清除，可用清水冲洗创面。如有眼球破裂伤、眼内容物脱出等，应该立即让伤者躺下，然后用空心的手掌或清洁的毛巾覆盖眼球后立即将伤者送往医院救治。

（3）如果有皮肤烧伤，应把伤口放在流动的冷水下冲洗30分钟左右，然后用纱布包住冰块进行冷敷，或用冷水浸湿毛巾湿敷。

Q/A 136 旅游途中发生特殊状况时，如何急救？

（1）发生昏厥。首先观察患者心跳和呼吸是否正常，如发现心跳、呼吸正常，可轻拍患者并大声呼唤使其醒来；如呼唤后无反应，应使患者头部偏向一侧并稍放低，取后仰姿势，然后采取人工呼吸和心脏按压的方法进行急救。

（2）发生关节扭伤。关节不慎扭伤后，切忌立即搓揉按摩，应立即用冷水或冰块冷敷约15分钟，然后用手帕或绷带扎紧扭伤部位，应当尽快到医疗机构进行治疗。

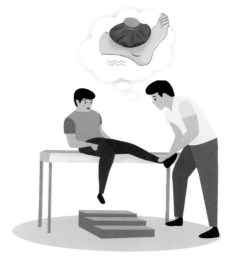

（3）发生心绞痛。有心绞痛病史的患者出外游玩应随身携带急救药物。如遇患者发生心绞痛，切不可随意搬动，应迅速给予硝酸甘油舌下含服以缓解病情，无论症状是否缓解，均须及时送医。

（4）发生胆绞痛。首先让患者静卧于床上，迅速用热水袋在患者的右上腹热敷，也可用拇指压迫刺激足三里穴以缓解疼痛。同时尽快送医院进行治疗。

Q/A 137 什么是心搏骤停？

心搏骤停是指心脏泵血功能的机械活动因急性原因突然停止，造成血液循环停止、呼吸中断和意识丧失，包括心搏停止（心脏大多处于舒张状态，无任何搏动）、心室纤颤（心室肌张力低，不规则蠕动）、心电机械分离（心脏有低幅的电活动而无有效的搏血功能）。

心搏骤停发作突然，患者 10 秒左右即可出现意识丧失，如在发作后 4~6 分钟的黄金时段及时救治可存活，贻误者将出现生物学死亡，且罕见自发逆转者。

Q/A 138 猝死与心搏骤停有何区别？

猝死是指外表健康或非预期死亡的人在外因或无外因作用下，突然和意外地发生非暴力性死亡。导致猝死的病因很多，包括心血管疾病、呼吸系统疾病、中枢神经系统疾病、药物或毒物中毒、过敏、精神应激、水电解质和代谢紊乱、严重感染等，还有一些原因不明的猝死。

心搏骤停是濒死或初期临床死亡阶段，经过及时有效地复苏，有可能使患者的生命得以延续。而猝死是人类常见的死亡方式，是无法救治的，与心搏骤停有着本质上的区别，应该加以明确区分。

Q/ 139 心搏骤停前期的家庭预防应注意什么？

对于每个家庭来说，每个年龄段的成员都有出现心搏骤停的风险和可能。婴幼儿缺乏自我保护能力，容易因为各种意外和环境因素导致心搏骤停，如气道异物窒息和环境温度过高／过低等。儿童多因为感染、癫痫、意外、哮喘或先天性心脏病等原因引起心搏骤停。各种意外、毒物接触、过度劳累、过度激动等都可能是导致成年人心搏骤停的原因。然而，对于成年人，尤其是中老年人，导致心搏骤停的首要病因还是各种心血管疾病。因此，每个家庭都应该树立健康、和谐的家庭文化，家庭成员彼此关心健康问题；定期进行健康体检，掌握个人健康状况；及时就医治疗，相互督促规范治疗；积极配合社区慢性疾病的管理。

（1）家庭成员应知晓人体生命体征的判断方法，如颈动脉搏动的触及，呼吸的判断，监测体温、血糖和血压，应用家庭远程生命监测装置等。

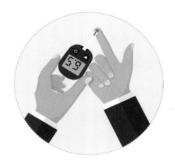

（2）应该配备适当的急救装备，以防万一，例如，建立家庭急救信息卡，包括家庭具体住址及附近地标建筑，联系人电话，家庭主要成员既往慢性疾病史、药物过敏史等，放置于固定电话旁或固定位置，便于拨打急救电话时快速、准确提供相关信息；设立家庭急救药箱，配备常见急救物品（酒精、方纱、绷带、手套等）和患有慢性疾病的家庭成员可能需要的急救药品（如硝酸甘油、卡托普利、安宫牛黄丸、止喘药等）；配备特殊的抢救设备，如自动体外除颤仪（AED）、腹部提压心肺复苏仪、制氧机等。

友好、互助的邻里关系不仅能促进来自不同家庭的成员的日常心理、生理健康，也有助于大家在危急时刻相互扶持，共渡难关。

Q/ 140 心搏骤停前期的社区预防应注意什么？

医院外心搏骤停患者的存活依赖于社区内各种相互支持的要素，

即旁观者第一时间识别心搏骤停，呼救，启动急救医疗服务体系（emergency medical service system，EMSS），立即实施心肺复苏并及早电除颤，直到 EMSS 专业急救人员到达、接手，并将患者快速转运至医院急诊科或导管室，之后转入重症监护病房（intensive care unit，ICU）进行复苏后治疗。理想情况下，所有医院外心搏骤停患者都应该接受旁观者的心肺复苏和除颤，否则等到专业急救人员到达后才实施抢救,患者的存活概率极低。"三分提高、七分普及"的"三七"理念应得到社会广泛认同，在社区建立完整、有效的预防体系是医院外心搏骤停防治的关键。理想的社区心搏骤停预防体系建设应包括以下几个方面。

（1）科普。可通过广播、电视、微信、短视频等方式普及心搏骤停的科学知识，提高居民健康和急救意识，营造互助和谐、关爱生命的文化氛围。

（2）培训。开展形式多样、群众喜闻乐见、讲求实效的心肺复苏普及培训。鼓励学校、机关、企事业单位等机构将心肺复苏纳入基本安全技能教育和培训。

（3）人员。经过培训的各类社会人员都是第一反应者的最佳人选，培训人员的数量越大，第一反应者掌握心肺复苏的比例就会越高。

（4）装备。自动体外除颤仪能够自动识别心室颤动引起的心搏骤停，并对心脏进行除颤，可供各种类别的施救者使用。鼓励有条件的地区、社区、机关单位、家庭配备自动体外除颤仪和腹部提压心肺复苏仪等急救装备。

（5）预案。各企事业单位、学校等机构应该建立灾害防范、急救应对的规章和制度，落实安全救护员制度并配备急救装备，保障员工安全，明确机构范围内突发事件的第一时间应急救护的责任和义务。

（6）文化。在心搏骤停普及教育、心肺复苏普及培训中应该始终贯穿和培养公众勇于施救、互助互爱的急救文化。及时表彰并宣传报道第一反应者对院外心搏骤停患者的急救案例，弘扬社会主义精神文明风尚，宣扬关爱生命、乐于助人的社会主义先进文化。逐步营造积极、和谐、互助的社会环境和急救文化。

Q/141 什么是心搏骤停前期溯源性预识?

溯源性预识就是要抓住心搏骤停患者的病原和病因,明确高危患者存在的危险因素,采取有针对性的预防措施。成人院外心搏骤停多为心源性。心血管疾病是心搏骤停最常见且最重要的原因,其中以冠心病最为常见,尤其是急性心肌梗死的早期。因此,对冠心病患者实施积极、有效的一级和二级预防措施意义重大。家庭成员应该互相督促,特别是有高血压、高血脂、糖尿病等慢性疾病的患者,要定期体检,监测血压、血糖,按医嘱合理使用药物控制血压、血糖。

Q/142 什么是心搏骤停前期即时性预识?

部分患者在发生心搏骤停前有数天或数周,甚至数月的前驱症状,如心绞痛、气急、心悸加重、易于疲劳及其他主诉。但这些症状无特异性,并非心搏骤停所特有。前驱症状仅提示有发生心血管疾病的危险,而不能预测心搏骤停的发生;如此时能够意识到发生心搏骤停的风险而尽早就医诊治,有可能避免恶性事件的发生。部分患者可无前驱症状,瞬间发生心搏骤停。

Q/143 心搏骤停前期机体及心理预警有哪些?

心搏骤停多为心源性疾病所致,年轻人和年长者原因不同。

(1)年轻人多表现为遗传性疾病和心肌病变引发的恶性心律失常,此外还有心肌炎和药物滥用等原因。

(2)年长者则表现为慢性退行性心脏改变,如冠心病、心瓣膜病变及心力衰竭(心衰)。当年长者出现胸闷、心慌、胸痛、呼吸困难等征兆时应及时就医。

(3)过度情绪(喜、怒、哀、虑、悲、恐、惊)、精神因素既可以是发病的病源性因素,也可以是促发因素,或者是使疾病加剧的因素。过度悲伤、惊恐、焦虑、愤怒等可诱发冠脉痉挛或短暂的心肌灌注不良，造成心搏骤停，称作心碎综合征。

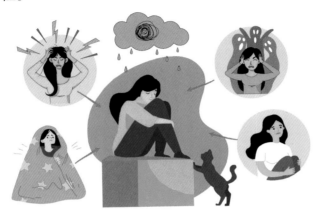

Q/A 144 心搏骤停的常见病因有哪些？

导致成人医院外发生心搏骤停的原因多为心源性的，其中以冠心病最为常见，尤其是急性心肌梗死（AMI）的早期，其他心脏病有先天性冠脉异常、马方综合征、心肌病（扩张型心肌病、肥厚型心肌病等）、心肌炎、心脏瓣膜损害（如主动脉瓣病变及二尖瓣脱垂）、原发性心电生理紊乱（如窦房结病变、预激综合征、Q-T间期延长综合征）。其他原因有严重的电解质紊乱和酸碱平衡失调、窒息、各种原因所致的休克、感染、严重创伤、中毒等。

Q/A 145 心搏骤停患者有哪些表现？

心搏骤停患者根据临床过程分4期。

（1）前驱期。许多患者在发生心搏骤停前有数天、数周甚至数月的前驱症状，如心绞痛、心悸、易于疲劳等。

（2）发病期。指从心血管状态出现急剧变化到心搏骤停发生前的一段时间，自瞬间至持续1小时不等，主要表现为严重胸痛、急性呼吸困难、突发心悸、持续心动过速或头晕目眩等。

（3）心搏骤停期。意识完全丧失为该期特征。其他表现有脉搏停跳、呼吸断续、昏迷、瞳孔散大等，可能伴有短暂抽搐。

（4）生物学死亡期。最常见的原因是脑缺血、缺氧。

Q/A 146 什么是心搏骤停生存链？

心搏骤停不是一个疾病，而是临床综合征。与交通事故一样，对于心搏骤停的救治不能单纯依靠医疗来解决问题，而是需要构建系统的医疗救治体系，还需要社会立法、政府管理政策以及公众科学普及与教育等多个方面的协同配合。因此，提出"生存链"概念，是为了强调多学科综合优化救治的重要性。心搏骤停生存链主要包括以下内容。

（1）早期识别、求救。

（2）早期心肺复苏，着重于胸外按压。

（3）早期电除颤。

（4）早期有效的高级生命支持。

（5）综合的复苏后治疗。

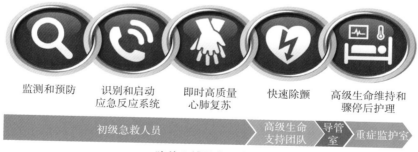

院前心搏骤停生存链

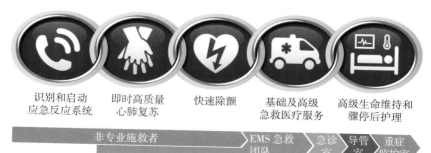

院外心搏骤停生存链

Q/A 147 如何快速识别心搏骤停患者？

一旦发现患者突然发生无反应、无呼吸、无动脉搏动，均应怀疑为心搏骤停患者，需要进一步紧急判断患者的意识、呼吸及动脉搏动。

Q/A 148 如何判断患者意识状况？

只要患者的发病地点不存在危险并适合急救，应就地抢救。急救人员在患者身旁快速判断其有无损伤和反应。可轻拍患者肩部，并大声呼叫："您怎么了？"看患者是否有回应。如果患者有头颈部创伤或怀疑有颈部损伤，要避免造成脊髓损伤，对患者进行不适当的搬动可能造成截瘫。

Q/A 149 如何判断患者呼吸及动脉搏动？

心搏骤停患者多伴有呼吸停止，但有部分患者可表现为叹息样呼吸。可通过直接观察患者胸廓的起伏来确定患者的呼吸状况；也可以通过患者鼻、口部有无气流或是否能在光滑表面产生雾气等方法来参考判断。动脉搏动可通过触及颈动脉或股动脉判断。紧急情况下非专业医务人员无须判断，一旦患者出现呼吸停止或叹息样呼吸，应立即行心肺复苏。判断呼吸或动脉搏动应在 5 ～ 10 秒钟完成。

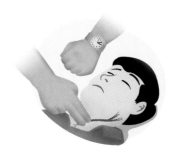

Q/A 150 急救医疗服务体系该如何启动？

对于第一反应者来说，如发现患者无反应、无意识及无呼吸，且只有 1 人在现场，那么对成人来说要先拨打急救电话（120），启动急救医疗服务体系，目的是求救于专业急救人员，使其能快速携带除颤仪到现场。当现场有其他人在场时，第一反应者应该指定现场某人拨打急救电话，获取自动体外除颤仪，同时自己马上开始实施心肺复苏。急救医疗服务体系是贯穿心搏骤停患者抢救全程的关键，是整个生存链串联、稳固的核心。

Q/151 什么是心肺复苏？心肺复苏的目的和原理是什么？

/A 完整的心肺复苏包括胸外按压和人工通气，胸外按压可使胸腔内压力出现周期性变化，从而恢复部分血液循环；人工通气可使呼吸停止的患者获得部分氧气。其目的均是使大脑等重要脏器恢复部分氧供，减轻损伤。但在施救过程中，如果施救者对人工通气心存芥蒂或不能掌握时，可不施行，仅行持续高质量的胸外按压也能使患者获益。

Q/152 如何实施高质量的胸外按压？

/A 为保证组织器官的血液供应，实施有效的胸外按压尤为重要。具体方法如下。

患者仰卧平躺于硬质平面，施救者位于其旁侧，充分暴露患者胸廓；按压部位在胸骨下半段，按压点位于双乳头连线中点。用一只手掌根部置于按压部位，另一手掌根部叠放其上，双手指紧扣，以手掌根部为着力点进行按压。身体稍前倾，使肩、肘、腕位于同一轴线上，与患者身体平面垂直。用上身重力按压，按压与放松时间相同。每次按压后胸廓完全回复，但放松时手掌不离开胸壁。按压暂停间隙施救者不可双手倚靠患者。按压频率 100~120 次 /min，按压深度成人不少于 5 cm，但不超过 6 cm。尽量避免胸外按压中断，按压分数（即胸外按压时间占整个心肺复苏时间的比例）应不少于 60%。

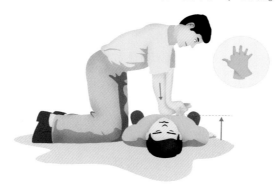

Q/A 153 高质量心肺复苏监测与评估方法有哪些?

对于心肺复苏质量的监测,最简单、直接的方法就是施救者本人或团队成员通过观察患者面色改变、大动脉搏动、瞳孔改变等情况综合评价心肺复苏实施的质量,并通过相互提醒提供信息反馈。例如,患者已睁开眼睛、苏醒,能听懂施救者呼喊或指令性动作,面色或指端由苍白转为红润,或患者已恢复自主正常呼吸。

Q/A 154 开放气道的方法有哪些? 颈部损伤患者开放气道时应如何实施?

开放气道通常为无创气道开放,主要有仰头抬颈法、仰头抬颏法、双手托颌法等。气道开放是对重症患者进行紧急救治的重要手段。这是一种与时间赛跑的行为,所以,正确的操作非常重要。

(1)仰头抬颈法。患者仰卧时,施救者一只手抬起患者的脖子,另一只手按住患者的额头,让患者头向后仰,打开气道。

(2)仰头抬颏法。患者平躺,施救者一只按住患者的额头往下压,让患者的头向后仰,另一只手的食指和中指放在下巴附近把颏部抬起来,使头部后仰,打开气道。如果需要,可以用大拇指轻轻拉住下嘴唇,让嘴巴稍微打开。

(3)双手托颌法。患者平躺,施救者把手放置于患者头部两侧,肘部支撑在患者躺的平面上,托紧患者下颌角,用力向上托下颌,这样就可以打开气道。如患者紧闭双唇,可用拇指把双唇分开。

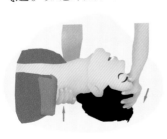

仰头抬颈法

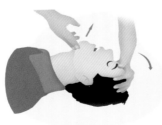

仰头抬颏法

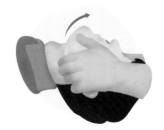

双手托颌法

对颈部损伤患者进行不适当的搬动或操作可能导致其脊髓损伤，造成严重后果，故患者合并颈部损伤时应十分注意。若需要开放气道，不宜采用仰头抬颏法和仰头抬颈法，以避免进一步骨髓损伤，采取双手托颌法会更加安全。虽然双手托颌法效果良好，但费力，有一定技术难度，主要是下颌上提，不能让患者的头向后倾斜，也不能让患者的头左右旋转。对于怀疑有头、颈部创伤的患者来说，此法不会因颈部活动而加重损伤。

Q/155 开放气道时如何避免气道阻塞？

在进行心肺复苏时，患者应处于仰卧位，头部轻度后仰以开放气道。同时应迅速判断患者是否存在因呕吐物或异物造成的气道阻塞。若患者有呕吐现象，应立即使患者头偏向一侧，然后及时清理口腔内异物；若患者有松动的假牙，应及时取出，避免脱落造成气道阻塞；若患者为儿童且因异物造成急性气道阻塞，正确使用海姆立克法十分重要；若患者因溺水致心搏骤停，错误地采取"倒水"姿势可能会加重患者气道阻塞，造成不可挽回的结局。

特别要提醒的是，开放气道对非专业施救者来说存在一定难度，切不可因为纠结气道开放而延误胸外按压的时机。

Q/156 什么是人工通气？具体方法有哪些？

心搏骤停患者常伴呼吸中断，氧气无法进入血液循环，从而造成人体缺氧，故人工通气就是采取人工辅助手段使部分氧气可进入患者肺部，从而进入血液以改善患者缺氧。

常见的人工通气方法有口对口呼吸人工通气、球囊－面罩通气。

完整的心肺复苏包括胸外按压和人工通气，胸外按压与人工通气的次数比为 30：2，即每给予患者 30 次胸外按压，应给予 2 次人工通气。但在非专业抢救过程中，施救者如果无法掌握口对口呼吸人工通气或心存芥蒂，持续的胸外按压则是必要的。

Q/A 157 口对口人工呼吸时应注意什么？

口对口人工呼吸是一种快捷有效的通气方法，呼出气体中的氧气足以满足患者需求。

做人工呼吸时，急救者先使患者取卧位，将患者头部尽量后仰，以确保患者气道通畅，捏住患者的鼻孔，防止漏气，然后深吸一口气，急救者用口把患者的口完全罩住，呈密封状，缓慢吹气，每次吹气应持续 1 秒以上，确保通气时可见患者胸廓起伏。放开患者鼻孔，让患者肺内气体自然排出，同时急救者慢慢抬头再吸一口新鲜空气，然后再吹气。如此有节奏地反复进行。

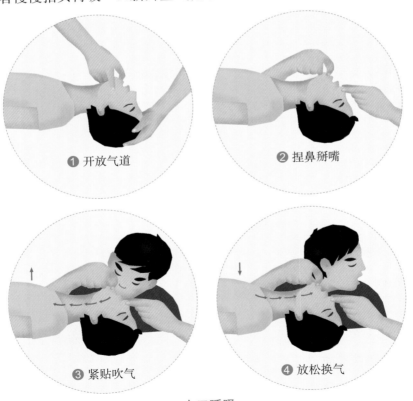

① 开放气道

② 捏鼻掰嘴

③ 紧贴吹气

④ 放松换气

人工呼吸

口对口人工呼吸常会导致患者胃胀气，并可能出现严重并发症，如胃内容物反流导致误吸或吸入性肺炎，胃内压升高后膈上抬而限制肺的运动。所以应缓慢吹气，不可过快或过度用力，以减少胃胀气的发生。

Q/ 158 球囊 - 面罩通气时应注意什么？

A 球囊 - 面罩通气是专业救护人员给予患者人工通气的重要手段。

（1）单人操作法（EC 手法）。操作者位于患者头部的后方，将患者头部向后仰，并托牢下颌使其朝上，保持气道通畅。将面罩扣在患者口鼻处，用一手拇指和示指呈"C"形按压面罩，中指和无名指放在下颌下缘，小指放在下颌角后面，呈"E"形，保持面罩的适度密封。用另外一只手均匀地挤压球囊，送气时间为 1 秒以上，将气体送入患者肺中，待球囊重新膨胀后再开始下一次挤压，保持适宜的吸气 / 呼气时间。若气管插管或气管切开患者使用简易呼吸器，应先将其痰液吸净后再应用。

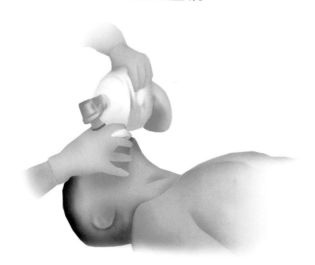

（2）双人操作法。由一人固定或按压面罩，方法是操作者分别用双手的拇指和示指放在面罩的主体，中指和无名指放在患者下颌下缘，小指放在下颌角后面，将患者下颌向前拉，伸展头部，畅通气道，保持面罩的适度密封，由另一个人挤压球囊。

如果气道开放不漏气，挤压 1 L 成人球囊的 1/2~2/3 或 2 L 成人球囊的 1/3 可获得满意的潮气量。切忌过快、用力挤压球囊造成患者胃胀气，从而引发呕吐导致气道阻塞。

Q/A 159 什么是单纯胸外按压心肺复苏？

单纯胸外按压心肺复苏是指只进行胸外按压而不进行人工通气的复苏方法，适用于非专业医务人员无能力或不愿意进行人工呼吸时对院外心搏骤停患者实施心肺复苏。

Q/A 160 胸部损伤患者发生心搏骤停时，如何进行腹部提压心肺复苏？

胸部损伤患者可能并发多根胸肋骨骨折，标准心肺复苏可能会使患者损伤加重，且对胸部损伤患者行标准心肺复苏时，其胸廓无法正常回弹，从而会影响复苏效果。可采取腹部提压心肺复苏抢救，通过使膈肌上下移动改变胸腹内压力，建立有效的循环和呼吸支持。实施时，将机器放到患者腹部，通过底板吸盘吸附于患者中上腹部，以 100 次 /min 的频率连续交替对腹部向下按压（按压压力为 40~50kg）和向上提拉（提拉拉力为 20~30kg），达到同步建立人工循环和通气的目的。

Q/A 161 开胸直接心脏按压心肺复苏是什么？

开胸直接心脏按压心肺复苏是一种特殊的心肺复苏方法，可能会为脑和心脏提供接近正常的血流灌注。该方法多在患者有胸部外伤、心包填塞，或须进行心胸外科手术等特殊的条件下才使用。

Q/A 162 什么是体外心肺复苏？

体外膜氧合（ECMO）已经是非常成熟的常规心肺重症支持技术了，借其进行心肺复苏也就是体外心肺复苏（ECPR）。该方法是通过股动脉和股静脉连接旁路泵而不必开胸。鉴于该项复苏技术的复杂性以及昂贵的使用成本，体外心肺复苏不能作为一种常规复苏选择，只有在可能对患者很有利的情况下才考虑使用，例如存在可逆的病因（急性冠脉闭塞、大面积肺栓塞、心脏损伤、重度心肌炎、心肌病、药物中毒），或等待心脏移植时。

Q/163 什么是电除颤？电除颤的目的是什么？

/A 大多数成人突发非创伤性心搏骤停的原因是心室颤动，电除颤是救治心室颤动最为有效的方法。电除颤是使用特殊的仪器使心脏紊乱的电活动短暂停止，然后心脏重新启动规律的电活动，以终止恶性心律失常，如心室颤动。

Q/164 什么是自动体外除颤仪？如何使用？

/A 自动体外除颤仪（AED）可自动识别恶性心律失常并启动电除颤。

获得自动体外除颤仪后，先打开开关，按照语音提示操作；自动体外除颤仪有左、右两个电极片，根据图示，一个电极片放置在右锁骨下胸骨右侧，另一个电极片放在左乳头左下方，上缘距离腋窝 7cm；若自动体外除颤仪提示建议进行除颤，应按下除颤按钮，除颤之后应该立即行胸外按压。

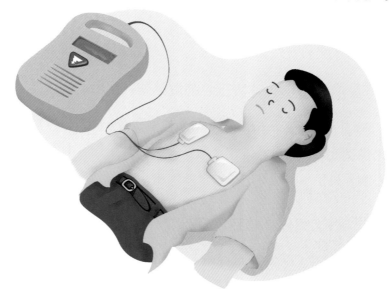

Q/165 使用自动体外除颤仪时应注意什么？

/A 使用自动体外除颤仪时应根据语音提示，该离开患者时切勿触碰患者。因为如果在自动体外除颤仪自动分析患者心律时触碰或摇晃患者，会干扰自动体外除颤仪分析患者的心律；若在自动体外除颤仪放电进行除颤时接触患者，会伤及施救者或其他人员。

Q/166 当实施心肺复苏与使用自动体外除颤仪发生矛盾时，该如何取舍？

/A 当施救者为单人时，不要为了获取自动体外除颤仪而不顾患者，应该立即行高质量标准的心肺复苏，同时电话求救或大声呼喊他人帮助。若施救者无法操作自动体外除颤仪或自动体外除颤仪故障时，千万不要花费太多时间在检查自动体外除颤仪上而忽略了患者。

Q/167 心肺复苏时常用的药物有哪些？

/A 抢救心搏骤停患者最主要的措施是胸外按压和人工通气，截至目前，没有任何证据证实任何药物在抢救心搏骤停患者时可以降低患者病亡率。目前临床常用的药物有肾上腺素、碳酸氢钠等。

Q/168 心肺复苏时的流程（A—B—C 或 C—A—B）是怎样的？

/A 自 1960 年现代心肺复苏诞生以来的 60 多年里，A—B—C 抢救流程（A：airway，开放气道；B：breathing，人工呼吸；C：compressions，胸外按压）一直为人们所遵循。

而最近的证据特别强调了高质量胸外按压的重要性，将成人和儿童（不包括新生儿）中的 A—B—C 流程更改为 C—A—B 流程。这是对心肺复苏认识上的一次飞跃，然而临床实践中每次心肺复苏实施的对象有不同的特点，如果不顾实际需求刻板地采用 A—B—C 或 C—A—B 流程，则有可能达不到最佳复苏效果而致使复苏失败。所以,实施心肺复苏时应根据实际情况遵循个体化原则。

特别提醒:儿童心搏骤停需要警惕窒息可能,故解除气道阻塞对复苏成功起重要作用。

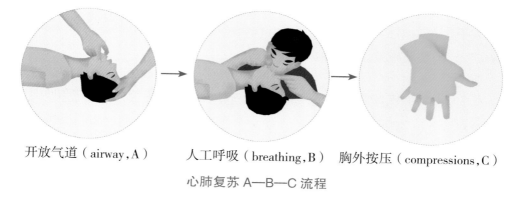

开放气道(airway,A)　　人工呼吸(breathing,B)　胸外按压(compressions,C)

心肺复苏 A—B—C 流程

Q/169 在飞机上遇到心搏骤停患者时的抢救措施是怎样的?

A 在飞机上遇到心搏骤停患者时,施救者应该遵循以下步骤。

(1)主动向乘务员介绍个人的医生职业资历。

(2)一旦患者发生心搏骤停,飞机座椅处的局限空间不能满足实施心肺复苏,应将患者移至过道或紧急出口处立即胸外按压;心肺复苏时经复苏球囊供氧。

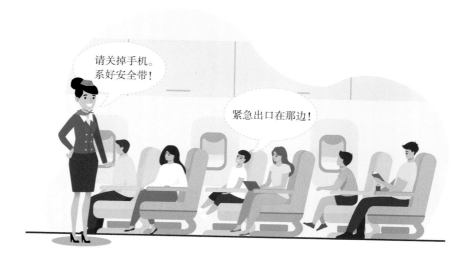

（3）要求飞机备降附近的机场，转送患者至当地医院。

（4）询问空乘人员是否有空中医疗咨询支持。

（5）带监视器的自动体外除颤仪可用于心律监测。在法律上只有医师能够宣布飞机上患者死亡。

Q/170 在体育赛事中遇到心搏骤停患者时的抢救措施是怎样的？

心搏骤停是运动员训练和比赛期间最常见的疾病。无论由什么原因引起的心搏骤停，在场人员都应立即反应。要有专用通道，让施救者可以快速到达现场提供救治；施救者立即进行高质量的胸外按压。呼叫帮助，取得自动体外除颤仪，快速除颤，为运动员的生存提供最佳机会。运动场馆应该有救护车专用通道。应将经过心肺复苏恢复后的患者尽快转送到最近的医院继续治疗。

Q/171 淹溺者心搏骤停的抢救措施是怎样的？

遵循标准心肺复苏流程的同时，对淹溺者抢救还应该注意以下几点。确认患者没有意识和呼吸后，启动应急反应系统；开放气道；给予抢救性呼吸，连续给予5次通气；实施高质量心肺复苏；在使用自动体外除颤仪前擦干患者胸部；心肺复苏过程中患者口部会有大量泡沫产生，不用急于清除（若有明显水草、石子等阻塞气道时应及时清除），待急救人员到达进行气管插管后，再使用吸引器清除患者口腔异物，有时需要持续吸引。临床中难以对溺水患者做出终止复苏的决定，没有单一的指标能够准确确定其生存预后。因此，应该持续复苏，直到有明确证据证实复苏尝试无效（如严重的创伤、尸僵、腐烂等），或者将患者快速转交给医疗机构。

Q/172 电击伤患者心搏骤停的抢救措施是怎样的？

现场急救应在第一时间切断触电现场电源，应用绝缘物使患者与电源分离，或采取相应保护措施将患者搬离危险区，但必须保证救助者自身安全。当判断患者为心搏骤停后，立即行标准高质量心肺复苏，同时尽可能获

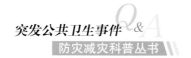

得自动体外除颤仪。

对待电击伤心搏骤停患者应同对待淹溺患者一样，在专业医护人员接手抢救之前不应放弃抢救，超长时间持续心肺复苏也可能会挽救患者生命。

Q/A 173 过敏性心搏骤停的抢救措施是怎样的?

过敏反应是指严重的、致命的、广泛或全身性超敏反应，表现为快速进展的威胁生命的气道、呼吸和循环障碍，通常伴有皮肤黏膜改变，如抢救及时，患者预后良好。在过敏反应人群中，儿童的过敏反应多见于食物源性过敏，成人过敏反应多见于临床用药或昆虫蜇伤。对于有过敏反应患者的抢救措施包括以下几种。

（1）体位。存在呼吸困难时保持坐位；存在低血压时平卧，下肢抬高。

（2）去除诱发因素，如停止输液、拔出昆虫的螫针等。

（3）出现心搏骤停时立即行心肺复苏，同时立即给予肾上腺素（一线药物）。1：1000 肾上腺素 0.3 ~ 0.5mL 肌肉注射，注射最佳部位为大腿前外侧 1/3 中部。

（4）开放堵塞的气道（气管插管、切开等），高流量吸氧。

（5）尽快补液。成人 500~1000mL，儿童 20 mL/kg 起，必要时增加。

（6）使用抗过敏药物，比如激素等。

Q/A 174 创伤性心搏骤停的抢救措施是怎样的?

抢救创伤性心搏骤停患者除了按照标准复苏流程外，还应快速处理各种可逆病因，如活动性出血时应该紧急行压迫止血，对气道阻塞患者应立即解除气道阻塞。如胸外按压无法有效实施，也可以酌情考虑其他有效的复苏方法如腹部提压心肺复苏。

Q/A 175 张力性气胸致心搏骤停的抢救措施是怎样的?

张力性气胸的病因包括创伤、哮喘或其他呼吸道疾病，有创性操作不当，或者持续正压通气等。紧急处理时常使用针刺减压法，随后尽快行胸腔闭式引流，可能会改善患者预后。

Q/A 176 中毒致心搏骤停的抢救措施是怎样的？

中毒的主要原因包括药物中毒，家用或生产用品中毒，也少见于工业事故、战争和恐怖袭击。近年来，还应警惕毒品中毒的可能。

（1）对于中毒引起的心搏骤停，立即行心肺复苏。

（2）当遇到原因不明的心搏骤停，特别是不止1例患者时，应警惕中毒可能，且应注意施救者个人安全。

（3）避免为化学品中毒患者实施口对口人工通气。

（4）尝试鉴别中毒类型。

（5）做好长时间复苏的准备，尤其对年轻患者。

Q/A 177 孕妇心搏骤停的抢救措施是怎样的？

（1）一旦孕妇出现心搏骤停，应该注意尽早寻求专家（产科和新生儿科）帮助。

（2）基于标准流程开始心肺复苏。

（3）确保高质量的按压并减少按压中断次数。

（4）胸外按压的部位位于比标准位稍高的位置。

（5）让孕妇平卧于质硬平面，双手将子宫移向产妇的左侧，减轻对腹腔的压迫。

（6）随时准备终止妊娠，行剖宫产。

Q/A 178 老年人心搏骤停的抢救措施是怎样的？

对老年人实施心肺复苏时采用标准流程，但容易出现肋骨骨折等复苏相关并发症。为保证高质量心肺复苏，可选择腹部提压心肺复苏法。

Q/179 儿童和婴儿心搏骤停的抢救措施是怎样的？

此处所说的儿童的年龄在 1 周岁至青春期，婴儿的年龄在出生后至年满 1 周岁。不同于成人患者，儿童和婴儿出现心搏骤停多由于各种意外和非心脏原因（特别是窒息）所致。因此，注重预防意外的发生对儿童和婴儿来说是首要原则。

在心肺复苏实施过程中，相对于成年人，对儿童和婴儿的复苏应该更加重视人工通气的重要性，不建议对儿童实施单纯胸外按压的复苏策略。此外，对年轻患者，包括儿童和婴儿，应该延长心肺复苏的时间，不轻易终止心肺复苏。

儿童心肺复苏标准的操作流程与成人大致相同，主要的差别是胸外按压的深度，儿童应控制在 5 cm 左右，在实施双人儿童心肺复苏时，胸外按压与人工通气的次数比应该为 15：2（成人为 30：2）。高质量心肺复苏的标准与成人相同。为婴儿实施心肺复苏时，判断患儿意识时应采用拍打足底或弹足底的方法，胸外按压时采用二指垂直按压（单人）或双拇指环抱法（双人），按压深度约为 4cm，胸外按压与人工通气的次数比与儿童一致。

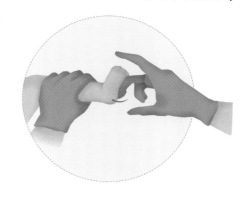

Q/180 心肺复苏常规终止时限和超长心肺复苏是什么？

一般情况下，对心搏骤停患者行心肺复苏 30 分钟后，未见自主呼吸循环恢复，评估脑功能有不可逆表现，预测复苏无望，则宣告终止心肺复苏。对于部分特殊心搏骤停患者，应该根据患者具体情况，充分认识到适当延长心肺复苏时间有可能获得成功，如淹溺、低温、强光损伤、药物中毒等的患者。此外，若患者为特殊群体，尤其是 5 岁以下儿童终止心肺复苏时需特别谨慎。

因儿童对损伤的耐受力较成人强，即使神经系统检查已经出现无反应状态，某些重要的脑功能仍可恢复。

Q/A 181 什么是心搏骤停后期超生？

患者经过初期心肺复苏恢复自主循环后转入医院进行以重症监护病房（ICU）为主导的超级生命支持治疗，称为心搏骤停后期超生。主要手段包括冠脉造影、目标温度管理、神经功能监测与保护、体外膜氧合等。

Q/A 182 什么是植物性状态？

患者深度昏迷，丧失意识和运动功能，但尚有自主呼吸和心跳的状态，称为植物性状态。

Q/A 183 什么是脑死亡？

脑死亡的诊断需要经过多位医学专家共同判断，是需要承担法定责任的。具体表现为植物性状态患者进一步丧失了自主呼吸、基本的神经反射和脑电活动，需要行脑电图等检查进一步明确。

Q/A 184 什么是心搏骤停患者的延生？

一个人生命垂危时，经过积极救治没能成功，或经过一系列生命支持也无生还可能，在其死亡之后适当的时间内把尚有足够活力的器官（心脏等）"嫁接"到其他人的身上，则死亡者的生命将会借助别人的身体得到不同程度的延续，即器官捐献与器官移植，也可以称之为生命接力，这就是心搏骤停患者的延生的内涵。

十 中 暑

Q/A 185 什么是中暑?

中暑是在暑热季节，高温、高湿和无风环境下，人体表现为体温调节障碍、汗腺衰竭和水电解质丧失过多的疾病。

Q/A 186 为什么会发生中暑?

人体体温调节中枢位于下丘脑。在适宜的环境下，人体的中心体温是 37℃，无论环境温度如何变化，人体都可通过调节产热和散热过程使其保持动态平衡。人体体温升高的原因有高温环境阻碍散热、运动使产热增加、中枢调节异常三种。对高温环境适应不足是中暑的主要原因。

Q/A 187 什么情况下工作者容易发生中暑?

在高温、高湿环境或通风不良环境下工作，或穿衣过多影响机体散热时，容易发生中暑。

Q/A 188 容易发生中暑的特殊人群有哪些?

老弱病残者、体温调节中枢功能减退者、行动不便者，此外肥胖、饮酒、饥饿、甲亢、糖尿病、心血管疾病、广泛皮肤损害也易引发中暑。

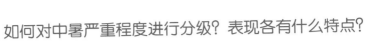

Q/ 189 如何对中暑严重程度进行分级？表现各有什么特点？

/A 我国《职业性中暑诊断标准》规定，根据中暑患者的不同表现可将中暑分为先兆中暑、轻症中暑和重症中暑三级，患者表现为头昏、多汗、心悸、昏迷等。

（1）先兆中暑。主要表现有头昏、头痛、多汗、口渴、全身疲惫、心悸、注意力不集中，炎热夏季大多数人都可能经历过先兆中暑，此时及时转移到通风安静处休息并加以补水、补盐，短时间内即可恢复。

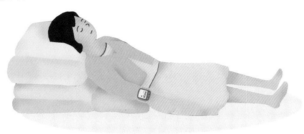

（2）轻症中暑。除上述症状外，患者体温会升高至38℃以上，如进行及时有效的处理，常常需要数小时才恢复。

（3）重症中暑。有3型：①热痉挛，与大量出汗或口渴时大量饮水，而盐摄入不足导致血清钠离子重度降低有关；②热衰竭，与大量出汗导致循环血容量不足有关；③热射病，为严重类型，典型表现为高热（＞41℃）和昏迷。

Q/ 190 先兆中暑或轻症中暑者该如何救治？

/A 应立即撤离高温环境，在阴凉处安静休息并补充清凉含盐饮料。体温升高者可酌情物理降温。

Q/ 191 热痉挛和热衰竭有何不同？如何救治热痉挛和热衰竭患者？

/A 高温环境下体力劳动者中暑多为热痉挛，因此高温作业时，在补水的同时应该注意补充钠、钾等电解质。

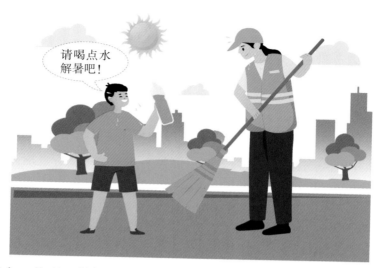

老年人、儿童、慢性疾病者重度中暑多表现为热衰竭，与体液丢失导致休克有关。

应迅速将患者转移至阴凉通风处休息或静卧，口服凉盐水或含盐饮料，同时紧急送至医院行相关检查或治疗。

Q/ 192 什么是热射病？热射病患者可以有哪些多器官功能衰竭的表现？

A 热射病是一种致命性急症，多表现为严重高热和意识障碍。热射病患者体温极度升高，可导致体内蛋白质变性甚至坏死，因此可导致全身各个脏器功能衰竭并死亡。常见表现有肌肉溶解、凝血功能障碍致多处出血、肝细胞坏死致肝衰竭、脑水肿致脑功能障碍、呼吸衰竭、肾衰竭、肝衰竭等，病死率极高。

Q/ 193 重症监护病房中救治热射病的主要措施有哪些？

A 热射病患者入住重症监护病房后的首要治疗措施仍是快速控制体温，除了可以使用常见的降温手段外，还可以行紧急血液透析治疗，可迅速降温。其他的治疗主要为支持治疗，比如使用呼吸机、血液净化、补充营养等。

Q/A 194 中暑需要与其他哪些急诊疾病相鉴别?

中暑需要与低血糖、脑出血、脑梗死、脑炎、脑膜炎相鉴别;同时需要与有机磷中毒、中毒性肺炎等相鉴别。

Q/A 195 救治中暑者的首要目标和步骤是什么?

对中暑者抢救的首要目标是快速降温。初始治疗包括离开炎热环境、抑制产热和积极降温三个步骤。

Q/A 196 常见的降温措施有哪些?

(1)环境降温。主要是避免阳光直射,可将患者转移至树荫下通风处;情况允许时,可将患者转移至室内用电风扇吹风,或者开空调,维持室温在 20 ~ 24℃。

(2)体表降温。常用的方法有以下几种:①置冰袋于头部及全身大血管暴露部位;②以 4℃冷水加酒精擦抹四肢;③以 4 ~ 10℃冷水浸浴,并擦皮肤;④有条件的可以使用冰毯降温。

(3)体内降温。主要是专业救治人员为中暑患者实施的降温方法,以 4 ~ 10℃ 5% 葡萄糖盐 1000mL 经股静脉向心性输注或灌胃、灌肠。

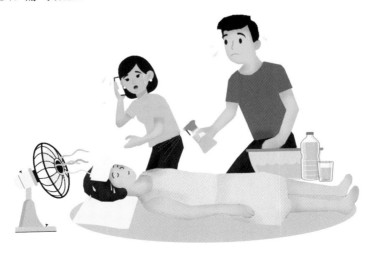

Q/197 发生中暑时可以使用布洛芬等药物降温吗?

不可以。因为使用布洛芬,一方面会使患者体液丢失增多,导致更为严重的休克;另一方面,使用该类药物会加重患者肝衰竭,使病死率增高。

Q/198 如何预防中暑?

(1)夏季尽量穿宽松、轻薄、浅色的衣物,外出可以打遮阳伞或戴太阳帽,并涂抹防晒霜。

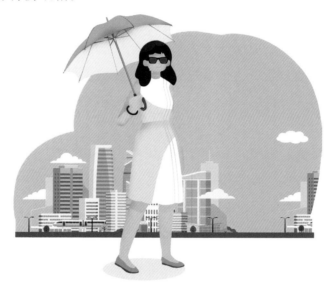

(2)应关注重点人群,如老年人和婴幼儿,特别是夏季婴幼儿被单独置于不通风处(比如车内)极易诱发中暑,故应加强防暑、防脱水的教育。

(3)注意热适应,避免长时间高热、高湿、不通风环境暴露和高强度运动。

(4)怀疑自己或他人中暑时,在现场及时处理后应抓紧时间就医。

十一 急性高原病

Q / 199 什么是高原病？

/A 高原病是指某些不适应气候的人在高原低氧环境中的一种特发性疾病，是常因人在短时间内上升到一定的海拔高度而引起的肺性脑病。

Q / 200 高原病是因为高海拔地区空气中氧浓度降低导致的吗？

/A 随着海拔逐渐升高，空气中各气体成分浓度变化不明显，高海拔地区氧气浓度仍接近 20%，但因高海拔地区大气压降低，故空气中氧分压明显下降，肺泡内氧分压也明显下降，从而导致人在高海拔地区缺氧。具体来说，海平面地区空气中氧浓度为 21%，大气压约为 760mmHg，肺泡内氧分压约为 110 mmHg，正常人动脉血氧分压约为 100 mmHg；但当人突然上升到海拔为 5000m 的高原地区时，大气压明显降低，约为 420 mmHg，此时人肺泡内氧分压约为 28 mmHg，动脉血内氧分压不超过 28 mmHg，故会发生明显缺氧。

Q / 201 一般海拔升高到多少时易诱发急性高原病？急性高原病如何分级？

/A 急性高原病是指人群从海拔较低的平原地区快速进入海拔 2500m 以上高原地区所出现的一系列症状。

急性高原病分为轻型和重型，其中轻型是急性轻症高原病，重型有高原肺水肿和高原脑水肿。轻者可能仅有头晕、头痛、恶心、呕吐、疲惫、失眠等各种不适症状；重者可出现危及生命的高原肺水肿或脑水肿。

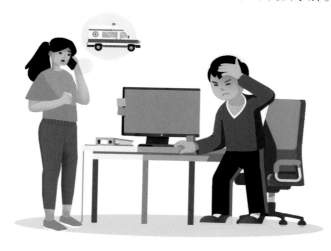

Q/A 202 急性轻症高原病常有哪些表现？如何分度和处理？

（1）表现。急性轻症高原病，也可称为急性高原反应，指短时间内人由平原进入高原，机体因低氧产生一系列临床综合征。通常在高原停留 24 ~ 48 小时后症状缓解，数天后症状消失。临床表现为头痛、头昏、恶心、呕吐、气短、胸闷、眼花、睡眠障碍、食欲减退、腹胀、腹泻、便秘、口唇发绀、手足发麻。

（2）分度。①轻度反应者。多表现为轻度头痛和呕吐。患者头痛较轻，服用一般止疼药物后明显好转，不影响日常活动；每日呕吐 1 ~ 2 次，以食物为主，服用一般止吐药物后明显好转。②中度反应者。多表现为头痛较重，服用一般止疼药物后有所缓解，影响日常活动；每日呕吐 3 ~ 4 次，呕吐物伴有胃液，服用一般止吐药物后有所缓解。③重度反应者。表现为较重的头痛和呕吐，服用一般药物均无法缓解，患者多卧床不起，不能从事日常活动。

（3）处理。多数急性轻症高原病可不治疗，经过 24 ~ 48 小时即可缓解自愈。症状较重者可酌情给予对症治疗，如休息、口服地西泮等，头痛者口服阿司匹林、对乙酰氨基酚、布洛芬等；恶心、呕吐者肌肉注射甲氧氯普胺等。

Q/A 203 什么叫易地治疗?

轻症高原病患者症状不缓解甚至恶化,应尽快将患者转送至海拔较低的地区,即使海拔下降 300 m,症状也会明显改善。

Q/A 204 什么叫高原肺水肿? 如何发生的? 有哪些表现?

高原肺水肿是指近期抵达高原(一般指海拔 3000m 以上),出现静息时呼吸困难、胸闷、胸部压塞感、咳嗽、咳白色或粉红色泡沫痰,患者感全身乏力或活动能力减低。海拔 3000 m 以下也可出现高原肺水肿。

高原肺水肿发病急、病情重,如抢救不及时病死率较高。上呼吸道感染易诱发本病,发病的海拔多在 3000 ~ 6000 m,发病率为 0.47%。

高原肺水肿主要是因为缺氧导致患者肺部出现严重炎症反应、肺动脉压增高、肺部血管扩张及渗透性增加,从而导致严重肺水肿和进一步缺氧。

高原肺水肿患者除了有高原反应等不适外,多伴有咳嗽、心慌、呼吸困难,咳大量白色、橘黄色或粉红色泡沫痰,最具特征性的表现为咳粉红色泡沫痰。

Q/A 205 什么叫高原脑水肿? 如何发生的? 有哪些表现?

高原脑水肿又称为高山昏迷、高山病等,是由于缺氧引起的中枢神经系统功能障碍。

高原脑水肿的发病过程为缺氧诱发脑血流量增加,从而导致颅内压增高而发生脑水肿。

高原脑水肿的临床表现为严重头痛、恶心、呕吐、意识障碍、共济失调等。本病发病急骤,进展迅速,常危及生命。临床过程常分为昏迷前期、昏迷期及恢复期。

Q/A 206 什么叫高原肺水肿合并脑水肿?

多发生于患者由低海拔地区进入高海拔地区(特别是 4000m 以上)

1 周内。患者常在一般高原反应基础上，出现剧烈头痛、恶心、频繁呕吐、烦躁不安、意识障碍等神经系统症状。同时伴有明显的发绀、进行性呼吸困难，咳粉红色泡沫痰。

Q 207 发生高原肺水肿时该如何救治？

A 一旦出现高原肺水肿表现，应立即卧床休息，以减少机体耗氧，取半卧位。同时应立即采取易地治疗，大多数病例转移至海拔 3000m 以下地区 2 天后即可改善。当然，应立即联系专业医护人员进行抢救。

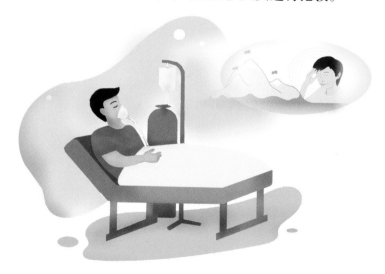

Q 208 发生高原脑水肿时该如何救治？

A 高原脑水肿患者的治疗与高原肺水肿基本类似，早期识别是治疗成功的关键。易地治疗海拔至少需要降低 600m。

Q 209 发生急性高原肺水肿合并脑水肿时该如何救治？

A 对急性高原肺水肿合并脑水肿患者，应兼顾肺水肿和脑水肿的治疗。该病病情危重，病死率高，应在积极治疗的同时，尽可能将患者转移到低海拔、医疗条件较好的医院进一步治疗。

Q/A 210 如何预防急性高原病?

进入高海拔地区前,应对心理和体能进行适应性锻炼。如有条件者,最好在低压舱内进行间断性低氧刺激,使机体能够在由低海拔地区转到高原缺氧环境时有所适应。

Q/A 211 如何实施阶梯式上山?

建议在进入海拔高于 4000m 的地区时采用阶梯式上山,一般应在 2500 ~ 3500m 处停留 2~3 天,之后每天的海拔上升高度不宜超过 900m。

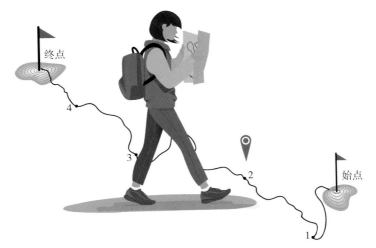

Q/A 212 初到高原地区时需要注意些什么?

到达高原后,前两天避免饮酒和服用镇静催眠药,不要进行重体力活动,避免着凉,注意保暖。

Q/A 213 到达高原地区前可服用或备用哪些药物预防及急救急性高原病?

前往高原地区前,可备用乙酰唑胺、地塞米松、刺五加、复方党参和舒必利等,对预防和减轻急性高原病的症状可能有效。

参 考 文 献

[1] 宋青，毛汉丁，刘树元. 中暑的定义与分级诊断 [J]. 解放军医学杂志, 2019, 44（07）: 541-545.

[2] 周其全，张世范. 急性重型高原病并发多器官功能障碍综合征的早期诊断与临床救治 [J]. 解放军医学杂志, 2010, 35（10）: 1183-1186.

[3] GIRASEK D C, HARGARTEN S. Prevention of and emergency response to drowning[J]. N Engl J Med, 2022, 387（14）: 1303-1308.

[4] CASEWELL N R, JACKSON T N W, LAUSTSEN A H, et al. Causes and consequences of snake venom variation[J]. Trends Pharmacol Sci, 2020, 41（8）: 570-581.

[5] SHERIDAN R L, GOVERMAN J M, WALKER T G. Diagnosis and treatment of frostbite[J]. N Engl J Med, 2022, 386（23）: 2213-2220.

[6] BLUMENTHAL R. Injuries and deaths from lightning[J]. J Clin Pathol, 2021, 74（5）: 279-284.

[7] ELZAGH A, WALSH K. Evaluation of the adequacy of first aid in burns and the need for improved first aid public awareness[J]. Burns, 2022, 48（4）: 1019.

[8] OLASVEENGEN T M, SEMERARO F, RISTAGNO G, et al. European resuscitation council guidelines 2021: basic life support[J]. Resuscitation, 2021, 161: 98-114.

[9] IGARASHI Y, NORII T, SUNG-HO K, et al. New classifications for life-threatening foreign body airway obstruction[J]. Am J Emerg Med, 2019, 37（12）: 2177-2181.

[10] SORENSEN C, HESS J. Treatment and prevention of heat-related illness[J]. N Engl J Med, 2022, 387（15）: 1404-1413.

突发公共卫生事件 Q&A 防灾减灾科普丛书

● 主　　审／陈孝平　马　丁
● 丛书主编／王　伟　刘继红

国家重大公共卫生事件医学中心
　　　　　　　　　　　　　　　　　　　　◎组编
人畜共患传染病重症诊治全国重点实验室

新发及突发
重大传染病

主　编◎宁　琴
副主编◎陈　广　朱　琳

长江出版传媒　湖北科学技术出版社

图书在版编目（CIP）数据

新发及突发重大传染病 / 宁琴主编；陈广，朱琳
副主编 . —武汉：湖北科学技术出版社，2023.6
（突发公共卫生事件 Q&A 防灾减灾科普丛书）
ISBN 978-7-5706-2623-6

Ⅰ . ①新… Ⅱ . ①宁… ②陈… ③朱…
Ⅲ . ①传染病－突发事件－公共卫生－卫生管理－中国
Ⅳ . ① R51 ② R199.2

中国国家版本馆 CIP 数据核字（2023）第 116013 号

策　　划：邓　涛　赵襄玲　　　　　　　　　　责任校对：罗　萍
责任编辑：高　然　赵　静　　　　　　　　　　封面设计：曾雅明

出版发行：湖北科学技术出版社
地　　址：武汉市雄楚大街 268 号（湖北出版文化城 B 座 13—14 层）
电　　话：027-87679468　　　　　　　　　　　邮　　编：430070

印　　刷：湖北金港彩印有限公司　　　　　　　　邮　　编：430040

710×1000　　　　1/16　　　　　　　　67.75 印张　　　　1500 千字
2023 年 6 月第 1 版　　　　　　　　　　　　2023 年 6 月第 1 次印刷
定　　价：338.00 元（全 13 册）

王福生

解放军总医院第五医学中心感染病医学部主任

国家感染性疾病临床研究中心主任

中国科学院院士

在人类发展的历史长河中，人与传染病的斗争从未停歇。尤其是近些年来，随着全球化发展的不断深入、国际社会交流日益密切等，突发公共卫生事件频发且日益复杂，新发突发传染病引起的疫情时有发生。从鼠疫（黑死病）、天花到近年的"非典"（SARS）、中东呼吸综合征（MERS）、新型冠状病毒感染（COVID-19），这些疾病给人类带来了不同程度的灾难，给人民生命和财产造成巨大损失，同时对社会稳定、经济发展以及国家安全等均造成严重影响，让我们更深刻地认识到了科学应对公共卫生事件的重要性。

科学应对新发突发传染病引起的疫情防控，各国政府和公众都面临着巨大的挑战。例如，在如何科学倡导应对突发公共卫生事件，如何精准、快速地控制疾病的传播，如何保障公众的生命健康以及如何维护社会稳

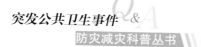
定和经济发展等方面，均需要各国政府和公众共同面对，更需要大家共同努力去解决相关的问题和挑战。

科普宣教是提高公众科学知识素养和应对突发公共卫生事件能力的重要手段之一。科学知识的传播和防范意识的普及，将有助于公众更好地理解和应对突发公共卫生事件，进一步提高公众在日常生活中的健康意识。尤其对于青少年儿童，一本好的科普书将极大地激发他们对科学的兴趣，有助于他们未来成长。因此，开展科普宣传意义重大。

"突发公共卫生事件 Q&A 防灾减灾科普丛书"由国家重大公共卫生事件医学中心和人畜共患传染病重症诊治全国重点实验室联合组织撰写，内容涵盖了公共卫生事件的多个方面，包括《院前急救技能》《新发及突发重大传染病》《儿童救治与照护》《食物中毒》《重大职业中毒》《极端天气》《水污染与突发水污染事件》《空气污染》《常见危险化学品》《核与辐射》《地震》《洪灾》《灾后卫生》等 13 个分册，主要从各类公共卫生事件的定义、特征、危害及相应的处置与救援等方面进行详细介绍，为公众提供系统、全面、科学的公共卫生知识，以期公众在面对公共卫生事件时能够科学应对、降低损失，从而促进社会的健康发展。

本套丛书旨在向广大公众传递科学、权威、实用的公共卫生知识，帮助公众更好地提高应对新发突发传染病或其他突发公共卫生事件的水平。这里特别感谢为本套丛书撰稿的专家和学者，他们为编写本套丛书付出了辛勤劳动；另外，本套丛书的出版也得到了相关机构和人员的大力支持，在此一并表示感谢。希望本套丛书能够为公众提供有益的知识和帮助，让我们为科学应对公共卫生事件，建设更加健康、美好的中国而努力。

王福生

2023 年 5 月 15 日

　　健康是社会文明进步的基础。重大传染病等突发公共卫生事件始终是人类健康的大敌，一部人类发展史可以说是与传染病斗争的历史。无论是14世纪中叶的黑死病、1918年的大流感，还是21世纪初的非典，都让人类付出了惨痛代价，2020年突如其来的新冠疫情再次敲响了警钟。习近平总书记强调，确保人民群众生命安全和身体健康，是我们党治国理政的一项重大任务。只有切实提高应对新发突发传染病的能力，才能切实维护人民群众生命安全和身体健康。

　　新发传染病是指由新种或新型病原微生物引起的传染病，以及近年来导致地区性或国际性公共卫生问题的传染病。新发传染病包含新发生的传染病和再发的经典传染病两类疾病。这是世界卫生组织在2003年提出的定义。具体到我们国家的新发突发重大传染病，是指我国境内首次出现或者已经宣布消灭再次发生，或者突然发生，造成或者可能造成公众健康和生命安全严重损害，可能引起社会恐慌和影响社会稳定的传染病。与传统流行病相比，新发传染病不仅数量更多、种类更多、病情更严重，而且传播途径更加多元化，使得它们的防控更具有挑战性。

随着全球化进程的加速和人类离群索居行为的频繁发生，人畜共患传染病的威胁也受到了越来越多的关注。人畜共患传染病是指由同一种病原体引起、流行病学上相互关联、在人类和动物之间自然传播的疾病。目前，有 70% 以上的传染病属于人畜共患传染病，且新发传染病中 60% 为人畜共患传染病。非典、中东呼吸综合征、新型冠状病毒感染、埃博拉出血热、寨卡病毒感染都是源自动物病毒的"偷袭"，对人类健康威胁巨大。面对这些挑战，为了更好地增强公众的健康风险意识，宣传新发传染病的预防知识和加强科学防控的理念，在华中科技大学同济医学院附属同济医院、国家重大公共卫生事件医学中心、人畜共患传染病重症诊治全国重点实验室的组织下，集合同济医院感染科的老中青三代医护，推出"突发公共卫生事件 Q&A 防灾减灾科普丛书"的《新发突发重大传染病》分册，力求通过科普问答的形式，向读者讲述新发突发重大传染病的发生机制、疾病特点、传染方式、预防控制等方面的知识，并介绍相关疾病的最新研究成果和科学预防控制方法。

本分册是一本介绍新发突发传染病的科普读物，涉及的内容涵盖了多个学科领域，包括传染病学、流行病学和公共卫生与预防医学等。目的是向广大读者传达准确和客观的科学知识，使读者了解新发传染病的临床表现、传播途径和防治方法，帮助公众更好地应对新发传染病的风险。希望读者可以从中获得有益的知识，增强健康意识和自我保护意识。

最后感谢华中科技大学同济医学院附属同济医院感染科的全体同仁对本丛书的大力支持和帮助，以及湖北科学技术出版社的努力和付出。

编者

2023 年 5 月于武汉

一　新发及突发重大传染病概述 / 1

二 新发及突发重大经呼吸道传染病 / 12

三 新发及突发重大经消化道传染病 / 27

五　新发及突发重大经接触传播传染病 / 56

新发及突发重大传染病概述

Q/A 001 什么是新发突发重大传染病？

　　新发传染病是指由新种或新型病原微生物引起的传染病，以及近年来导致地区性或国际性公共卫生问题的传染病。新发传染病定义实际上包含了两类疾病，新发生的传染病和再发的老传染病。这是世界卫生组织在2003年提出的定义。突发传染病是指突然发生，造成或者可能造成社会公众健康严重损害的重大传染病，具体到我们国家的新发突发重大传染病，是指我国境内首次出现或者已经宣布消灭再次发生，或者突然发生，造成或者可能造成公众健康和生命安全严重损害，可能引起社会恐慌和影响社会稳定的传染病。

Q/A 002 传染病分哪几类？

　　传染病是由各种病原体引起的能在人与人、动物与动物，或人与动物之间相互传播的一类疾病。

　　从病原体的角度，根据传染病病原体的不同分为朊粒感染、病毒感染、衣原体感染、立克次体病、支原体感染、细菌感染、真菌感染、螺旋体感染、原虫感染、蠕虫感染这几种类型。

　　由于传染病可以导致公共卫生事件，国家专门制定了《中华人民共和国传染病防治法》和《国家突发公共卫生事件应急预案》等法律法规。从法律和管理的层面又将传染病分为甲类传染病、乙类传染病和丙类传染病。甲类传染病只有鼠疫和霍乱两种，是人类历史上最为严重、范围最广、流行次数极多、致病力极强、危害极大的两种疾病。乙类传染病中也有一些疾病，因为危害巨大，所以采用甲类传染病的预防控制措施，这就包括传染性非典型肺炎、炭疽中的肺炭疽和 2020 年初暴发的新冠肺炎（2023 年 1 月 8 日，新冠肺炎更名为新冠病毒感染，并实施"乙类乙管"）。

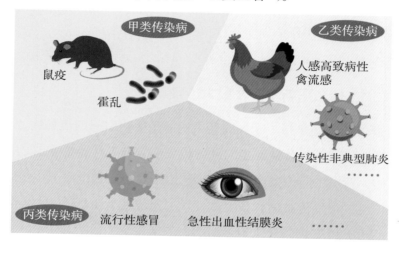

Q / 003 传染病和非传染病的根本区别是什么？

A 传染病或者说所有的感染性疾病的核心，是它一定会有一个病原体导致人体发生疾病，比如说乙型肝炎病毒可以导致肝脏的炎症、可以导致肝硬化。而非传染病的病因则不是病原体，而是其他的因素，比如说一个人血脂高、血压高或者有糖尿病，就可能会发生冠心病、心梗、脑梗，在这个疾病发生的过程当中是没有病原体参与其中的，所以是非传染病。但这两者又不是截然分开的，比如说感染了乙肝病毒的人也不是每个人都会得肝癌，而没感染乙肝病毒的人也有可能会得肝癌，与乙肝病毒相关的肝癌就是在传染性疾病的基础上发生的非传染性疾病。与此类似的还有：EB 病毒被发现与淋巴瘤相关，EB 病毒本身可以传染，但淋巴瘤不会传染，是非传染病；人乳头瘤病毒 HPV 被发现与宫颈癌有关，HPV 本身可以传染，但宫颈癌不会传染，是非传染病。

Q/A 004 传染病一定会传染吗？传染病是怎么传染的？

医学上分感染和传染两个概念，但是非专业人士可能常常将它们混为一谈，把感染病和传染病、感染科和传染科混为一谈。

感染是更加广泛的概念，感染是病原体和人体之间相互作用、相互斗争的过程，引起感染的病原体可以来自人的体内，也可以来自人的体外。来自人的体外这个过程，也就是说病原体从另外的人或者动物的身上来到了被感染者身上的过程，就叫作传染。

总的来说，传染病就是病原体从一个人或者动物传染到另外一个人或者动物身上的过程。不同的病原体都有各自的特点，都有各自的传染方式，比如说人免疫缺陷病毒（HIV）就是通过血液、性和母婴传播的；比如说甲肝、戊肝病毒就是通过粪－口途径传播的，通俗地说也就是吃了不干净的东西，喝了不干净的水；再比如说流感病毒可以通过飞沫传播，也就是呼吸道传染性疾病。

Q/A 005 如何预防传染病？

传染病传播的3个条件是传染源、传播途径、易感人群。预防传染病，主要从控制传染源、切断传播途径、保护易感人群三个方面着手。具体做法如下。

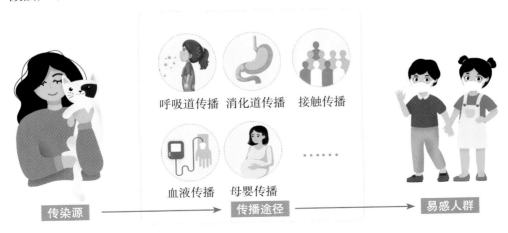

呼吸道传播　消化道传播　接触传播

血液传播　母婴传播

传染源　　　传播途径　　　易感人群

（1）对传染病患者要早发现、早报告、早诊断、早隔离、早治疗、防止交叉感染；传染病患者接触过的用品及居室均严格消毒。

（2）搞好环境卫生，消灭传播疾病的蚊、蝇、鼠、蟑螂等有害生物。

（3）养成良好的卫生习惯，加强体育锻炼，提高自我防病能力。

Q/006 怎样控制传染源？

A 传染源主要是指病毒携带者或者是患者。

（1）对患者。应做到早发现、早诊断、早报告、早隔离、早治疗，传染病患者一经确定，应按《中华人民共和国传染病防治法》的规定实行分级管理。

（2）对疑似患者。疑似患者应尽早明确诊断，甲类传染病的疑似患者必须在指定场所进行医学观察、隔离、治疗和送检病原学标本，乙类传染病的疑似患者在医疗保健机构指导下治疗或隔离治疗，并且尽早明确诊断。

（3）对病原携带者。对病原携带者应做好登记并进行管理，指导督促其自觉养成良好的卫生习惯和道德风尚，定期随访，经病原检查阴性时可予解除隔离。在食品行业、服务行业及托幼机构工作的病原携带者须暂时调离工作岗位，久治不愈的伤寒或病毒性肝炎的病原携带者不得再从事威胁性职业，艾滋病、乙型肝炎和疟疾的病原携带者严禁献血。

（4）对动物传染源。对人类危害较大的病畜或野生动物应予捕杀，然后焚烧或深埋，如患狂犬病的狗、患炭疽病的家畜；危害性大且无经济价值的动物应予彻底消灭，如老鼠；危害不大而且有经济价值的病畜可隔离治疗。此外要做好家畜的预防接种和检疫工作。

Q/007 如何切断传染病的传播途径？

A 传染病的主要传播途径包括呼吸道传播、消化道传播、接触传播、血液传播、母婴传播等途径。

切断传播途径主要措施包括隔离和消毒。

（1）隔离。包括严密隔离、呼吸道隔离、消化道隔离、血液体液隔离、接触隔离、昆虫隔离及保护性隔离，对具有传染性的分泌物、排泄物、用具等进行必要的消毒处理，防止病原体向外扩散的医疗措施。

（2）消毒。是切断传播途径的重要措施，对不同病原体采取不同的消毒措施。开展爱国卫生运动，搞好环境卫生是预防传染病的重要措施。

Q/A 008 怎样保护易感人群?

易感人群主要是指容易得某种传染病的人。保护易感人群的措施主要包括特异性和非特异性两方面。①特异性保护易感人群的措施主要是进行有针对性的疫苗接种；②非特异性保护易感人群的措施主要是通过改善营养、锻炼身体以及提高生活水平等方面来提高机体的非特异性免疫能力。

Q/A 009 疫苗是如何发挥作用的?

接种疫苗后，人体会产生保护性抗体，有的疫苗还会让人体产生细胞免疫，形成相应的免疫记忆，这样人体就有了对抗疾病的免疫力。一旦有病毒侵入人体，疫苗产生的抗体、细胞免疫释放的细胞因子就能识别、中和或杀灭病毒，而免疫记忆也很快调动免疫系统发挥作用，让病毒无法在体内持续增殖，从而达到预防疾病的目的。我国有许多预防传染性疾病的疫苗，如新冠疫苗、水痘疫苗、乙肝疫苗。

Q/A 010 传染病会传给什么人?

传染性疾病的三大要素是传染源、传播途径和易感人群，哪些人会被某种传染病传染，主要还是由这个病原体的特点以及人的特点来决定的。比如说有的病原体是所有人群普遍易感的，也就是不管你是青壮年者，还是老人、孩子，还是患有慢性病的人，都容易被传染；有的病原体是免疫力低下的人群才容易被传染。比如新型冠状病毒，就是所有人群都容易被传染的，只不过老人或者有基础疾病的患者，更加容易发展为重症患者，而某些人只是无症状的感染者。

Q/A 011 在传染病流行期间，如何保护自己不被传染?

在传染病流行期间，为了保护自己不被传染，措施包括非特异性和特异性两个方面。非特异性措施包括锻炼身体、饮食均衡、多食用新鲜的蔬菜瓜果，提高自己的免疫力。在传染病流行期间，应避免与患者接触。对于职业性感染可能高危人群，应给予预防性措施。而特异性措施主要是针对不同疾病，提前进行疫苗接种、免疫血清注射。

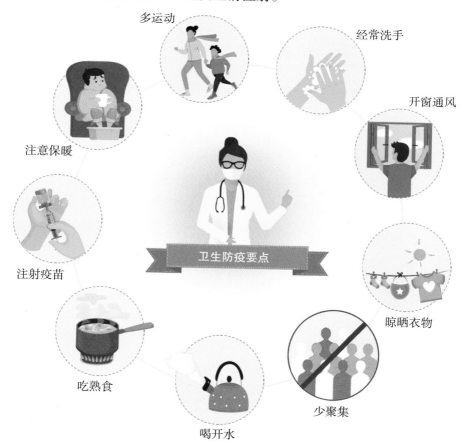

多运动　经常洗手　开窗通风　注意保暖　注射疫苗　卫生防疫要点　晾晒衣物　吃熟食　喝开水　少聚集

Q/A 012 传染病康复期还有传染性吗？

患者临床症状及体征消失，进入康复期。此时，机体在传染过程中所引起的损害逐渐恢复正常状态，免疫力也开始出现，患者体内的病原体迅速被清除。但有些传染病如伤寒、痢疾、病毒性乙型肝炎等，在康复期仍可排出病原体，继续作为传染源。有些疾病排出病原体的时间很长，甚至终身作为传染源，如部分伤寒病例可成为慢性带菌者。所以，不同类型疾病的康复期有不同的流行病学意义。

Q/A 013 无症状感染会传染吗？

是有可能的。传染病的三大要素是传染源、传播途径和易感人群，对于某些病原体而言，无症状感染者仍然是传染源，只要存在传播途径和易感人群，还是可以发生传染这个过程的。比如著名的传染病故事"伤寒玛丽"中，无症状感染者玛丽就将伤寒传染给了许多人。

Q/A 014 对于没有特效药的传染病怎么办？

对于目前尚无特效药的传染病，主要采取支持及对症治疗措施。治疗原则是早发现、早诊断、早治疗、早隔离。重症病例的早期识别和及时救治是降低病死率的关键。

对于新发突发传染病，需要尽早进行疫苗研发，注射疫苗降低接种者感染和发生严重并发症的风险。对于已存在疫苗的传染病，可在其流行季节到来之前预防应用疫苗。

Q/A 015 乘坐公共交通工具会得传染病吗？

公共交通工具具有乘客多、乘客来源广、空间封闭、通风不良、乘坐时间长等特点，这些特点有造成呼吸道传染病传播的风险。传染病的传播方式有呼吸道传播、消化道传播、血液传播、母婴传播、体液传播、接触传播及虫媒传播等多种传播方式。病毒离开人体后能够存活的时间很短，几乎离开人体的同时就失去了活性。病毒要有足够数量并且是有活性的才会造成传染，公共交通上，如座椅上的病毒量是不足以造成传染的。另外，有些病毒并不是接触了就会被传染，完整的皮肤可以抵御病毒的传染。注意个人卫生可以预防多数传染病的传播。通过对公共交通工具定期消毒、乘客在乘坐公共交通工具时佩戴口罩及注意手卫生，一般不会传染呼吸道疾病。

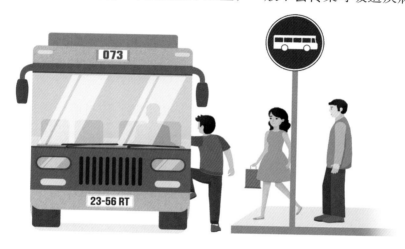

Q/A 016 旅行时必须知道的传染病有哪些?

旅行时要知道哪些传染病，主要取决于旅行的目的地、途经地以及旅行者本人的健康状况。尤其是出国旅行之前，更要详细了解所到国家和地区最主要的感染性疾病及相关信息、总体卫生状况、医疗水平、气候和海拔，在疾病控制中心机构的官方网站上可以获得实时的更新信息。

Q/A 017 如何预防旅行者腹泻?

（1）食物、水和个人卫生。提高卫生意识，出外旅游保持良好的个人卫生习惯。食具、牙具和饮具应经常清洗或消毒，餐前便后及接触污物后洗手。谨慎选择食物、水和饮料可以将旅行者感染腹泻的风险降至最低。避免食用非饮用水稀释过的饮料以及非饮用水清洗的食物。避免食用生的或未煮熟的肉和海鲜、未清洗的生鲜果蔬等。

（2）非抗生素类药物的预防性用药。目前尚无预防腹泻的特效药，每天服用大剂量乙酰水杨酸盐铋（BSS），可以降低旅行者腹泻的发病率。有学者在有限人群中研究了使用益生菌，结果显示可以降低旅行者腹泻的发病风险。

（3）抗生素类药物的预防性用药。抗生素预防是当前尚有争论的一个问题。许多有良好对照的临床试验表明，抗生素对旅行者腹泻有良好的保护作用。氟喹诺酮类药物是目前预防和治疗细菌性旅行者腹泻最有效的药物，但一般并不建议每个旅客都使用抗生素预防，因其可杀灭肠道正常菌群而导致病原微生物的繁殖。此外，在更大范围内使用这些抗生素可增加耐药性，降低这些制剂用于治疗其他更严重疾病时的有效性。采取预防措施时应视个体具体情况而定。高风险（比如免疫缺陷）的短期旅行者或者有重要使命、即使短暂的腹泻也会影响其成败的旅行者，可以考虑选择预防性抗生素。

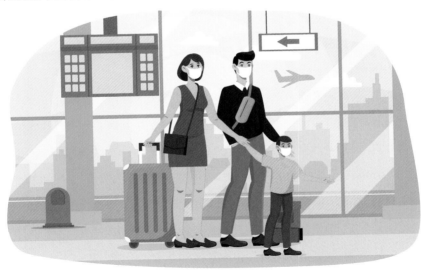

Q/A 018 旅行归来如何进行健康监测？

旅行归来须密切关注自身及家人身体状况，如有不适及时就医。要主动告知医生旅行史、接触史及身体异常情况，不要带病上班。对于学生来说，学生和家长都要做好健康监测，如有不适及时就医、报告，不带病上学。

准备充足的防护用品，学会正确使用，逐步恢复上学时的作息规律。

同时要注意调整生活方式，保证充足睡眠，注意饮食卫生，均衡膳食；适度运动，调节情绪，保持身心愉悦。各项防护措施要融入日常生活，科学佩戴口罩，勤洗手、常通风、不聚集，保持安全距离。

Q/A 019 什么是人畜共患病？人畜共患传染病有哪些？

人畜共患传染病是指由同一种病原体引起、流行病学上相互关联、在人类和动物之间自然传播的疾病。人畜共患传染病非常多，细菌、病毒、真菌、寄生虫等各种各样的病原体都可以导致人畜共患病。常见的像布鲁杆菌病、戊型肝炎、鹦鹉热、绦虫病等。

人畜共患传染病种类繁多，具有广泛的动物宿主，遍布于全球各地，不仅严重危害人类的健康，而且对动物健康、畜牧业也造成巨大的破坏，每一次流行和肆虐都会对人类社会、经济生活带来极大的影响，造成的损失难以估量，所以当今人畜共患病的发生和流行不仅是一个简单的疾病问题，而且还是重要的国际政治、经济和社会问题。

人畜共患传染病有几种情况：①动物源性人畜共患传染病。这类病原体主要寄生在动物身上，并且通常在动物中传播，也可以波及人类，但人体感染以后就陷入了死角，继续传播的机会很少了。②人源性人畜共患传染病。这些病原体最主要感染的是人群，动物感染后成为死角，不再继续传播。③双源性人畜共患传染病。这些病原体既可以感染人，又可以感染动物，还可以在人和动物之间相互传染，互为传染源。④真性人畜共患传染病。每种病原体，尤其是寄生虫病，都有一个完整的生活史，所谓生活史就是它一定在某种状态下先感染哪一个宿主、后感染哪一个宿主，最后长成一定的形态，这些病原体从幼年到成年，所感染的动物或者人是缺一不可的。最典型的就是猪带绦虫病，其病原体以猪为中间宿主，以人为终末宿主，猪进食了虫卵以后，虫卵在猪的体内发育为囊尾蚴，含有囊尾蚴的猪肉俗称米猪肉，人吃了米猪肉以后，囊尾蚴在人体内发育为成虫，导致人患猪带绦虫病。

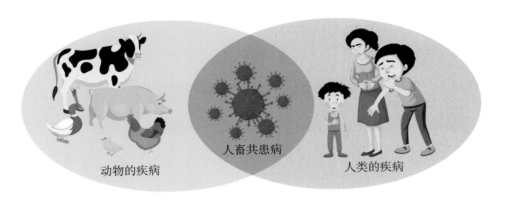

动物的疾病　　人畜共患病　　人类的疾病

Q/A 020 养宠物如何预防人畜共患传染病？

（1）控制传染源。主要就是不养野猫、野狗等可能带有不明病原体的宠物。另外，有的宠物带有的某些病原体无法通过消毒环境、预防接种来预防，这些宠物最好不要饲养，例如鹦鹉和鸽子可能带有鹦鹉热衣原体、隐球菌。

（2）切断传播途径。主要就是改善人与宠物的生活环境，加强饮食、饮水卫生，加强环境消毒。

（3）保护易感人群和宠物。主要就是指预防接种，猫、狗这类按照国家规定要登记的动物，需要按计划打疫苗、进行登记管理。

Q/A 021 在农村如何预防人畜共患传染病？

不同地区的农村，常见的人畜共患传染病不太一样。养猪、接触猪粪可能感染戊型肝炎，养羊可能感染布鲁杆菌；农村环境相对更为开放，老鼠较多，可能导致肾综合征出血热等老鼠传播的疾病；农村环境中更容易接触各类节肢动物，例如蚊、蝇、白蛉、蜱虫等，需要警惕发热伴血小板减少综合征（新布尼亚病毒感染）、恙虫病等。因此在农村需要更加注意手卫生，饭前便后要洗手；厨房、餐桌等用完及时打扫消毒；没有吃完的饭菜等不能随意摆放在餐桌上，以免被老鼠污染，并且定期消鼠灭鼠；积极杀灭环境中的蚊子、苍蝇等各类节肢动物。

新发及突发重大经呼吸道传染病

Q/A 022 常见的呼吸道传染病有哪些?

呼吸道传染病是指病原体从人体的鼻腔、咽喉、气管和支气管等呼吸道感染侵入而引起的有传染性的疾病。常见的呼吸道传染病主要包括人群普遍容易感染的普通感冒、流行性感冒、肺结核等,儿童容易感染的水痘、风疹、流行性脑脊髓膜炎、流行性腮腺炎等。随着病原体的变异,近几年新发传染病如禽流感、新型冠状病毒感染也主要通过呼吸道传播。

Q/A 023 呼吸道传染病为什么容易传播?

呼吸道传染病在我们日常生活中最常见到,这是因为呼吸道具特殊的生理结构,鼻腔与外界环境直接相通,当患者大声讲话、咳嗽、打喷嚏时,可以从鼻咽部喷出大量含有病原体的黏液飞沫,这些黏液飞沫悬浮于空气中,人群暴露于这样的空气中,一旦吸入病原体就会在其鼻腔繁殖或进一步于肺部繁殖引发症状。所以人群普遍容易感染呼吸道传染病并且迅速传播开来。

Q/A 024 哪些病毒、细菌容易经呼吸道传播?

引起呼吸道传染性疾病的病毒主要有流感病毒(甲、乙、丙型)、副流感病毒、呼吸道合胞病毒、腺病毒、鼻病毒、埃可病毒、柯萨奇病毒、麻疹病毒、风疹病毒、冠状病毒、禽流感病毒等,细菌主要有溶血链球菌、肺炎链球菌、葡萄球菌等，此外还有一些非典型病原体包括肺炎支原体、肺炎衣原体、军团菌等。

Q/025 哪些人群容易感染呼吸道传染病？如何预防呼吸道传染病？

/A　以下人群易感染呼吸道传染病：①老年人、儿童、围生期妇女、免疫功能低下患者（如长期使用糖皮质激素或免疫抑制剂者、获得性免疫缺陷综合征者、器官移植者、结核患者等）；②有心脑血管疾病、慢性阻塞性肺疾病、糖尿病等基础疾病的患者；③有不良生活习惯的人群（例如肥胖、长期吸烟、长期熬夜等）；④与传染病接触的一线工作人员。

呼吸道传染病的预防措施如下：①佩戴口罩是重要的预防措施，在呼吸道传染病高发季节，应尽量减少前往密集人群场所；②做好个人卫生，例如勤洗手；③定期对个人物品和生活环境，选择酒精或紫外线进行消毒；④增强个人体质和免疫力，合理锻炼，保持良好生活习惯；⑤预防性接种相关呼吸道传染病疫苗也可有效预防呼吸道传染病。

Q/026 流行性感冒就是普通感冒吗？

/A　普通感冒是由腺病毒、呼吸道合胞病毒、鼻病毒等呼吸道病毒感染引起，与受凉有关，传染性低，病程持续 1～2 周，可自愈，症状轻，主要症状有头昏乏力、鼻塞咽痛、打喷嚏、流清水样鼻涕、干咳，一般不会引起病毒性肺炎。

流行性感冒是机体感染流感病毒引起的急性呼吸道传染病，传染性较强，起病急，除头痛、乏力、鼻塞咽痛、打喷嚏、流清水样鼻涕、咳嗽等一般症状外，严重者出现高热、全身肌肉酸痛、结膜炎甚至肺炎，进展迅速，具有季节性传播特点。医院查血发现流感抗体 IgM 或 IgG 阳性。除引起病毒性肺炎外，常引起心肌、肾、神经系统、胃肠道等部位的损伤。

Q/ 027 都说得了流感也可能会有生命危险,那得了流感怎么办?

普通型和轻症流感一般 1 ~ 2 周可自愈。一般要求患者卧床休息、适宜营养;减少与周围人群接触。普通型流感可在医师指导下服用奥司他韦、阿比多尔等抗病毒药物,如症状持续加重须及时就医。老人、儿童、免疫力低下或缺陷患者,长期服用激素或免疫抑制剂、多种心脑血管基础疾病患者易发展为重症患者,主要表现为持续高热、重度乏力、肌肉酸痛、胸闷气喘,严重时可能出现进行性呼吸困难、呼吸衰竭甚至多器官功能衰竭,必须住院治疗。

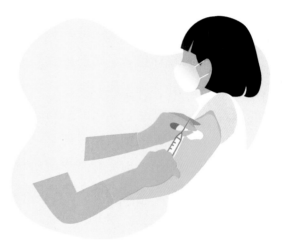

流感预防措施主要包括控制传染源(患者隔离)、保持室内通风、增强机体抵抗力、接种流感疫苗。

Q/ 028 什么是冠状病毒?

冠状病毒在分类学上属套式病毒目冠状病毒科冠状病毒属。冠状病毒基因组为线性单正链 RNA 病毒,核酸 RNA 外有完整包膜,包膜存在棘突,形态学上类似日冕的冠状,因此得名"冠状"病毒。

冠状病毒分 α、β、γ、δ 四属,其中可感染人的主要是 α 和 β 属。目前报道可引起人群感染的冠状病毒分为 7 种。① HCoV-229E、HCoV-OC43、HCoV-NL63 和 HCoV-HKU1 四种病毒引起的感染,呼吸道症状轻,呈季节性流行;② SARS-CoV、MERS-CoV 和 SARS-CoV-2(即新型冠状病毒)三种病毒常引起严重呼吸系统感染,病死率较高。与 SARS 病毒相比,新型冠状病毒传染性更高,人群普遍易感,呼吸道症状进展较慢,重症肺炎发生率较低,致死率不高。

Q/029 冠状病毒是怎么感染人的？冠状病毒感染后会有哪些症状？

/A 冠状病毒通过飞沫传播或气溶胶传播，少数通过接触传播，主要感染上呼吸道黏膜上皮细胞和肺泡上皮细胞，大量复制扩增，引起典型肺部感染或隐匿感染。

冠状病毒感染后可能出现的症状有发热、咳嗽咳痰、乏力、咽干咽痛、鼻塞、流鼻涕、头痛、四肢肌肉酸痛、腹泻、结膜充血，少数可能出现味觉嗅觉减退。新型冠状病毒感染并发症有肺炎、急性呼吸窘迫综合征、脓毒症、多器官功能障碍（心肌炎、急性肝损伤、肾损伤等）。冠状病毒感染轻症患者，仅有轻微呼吸道症状，不一定有肺炎。

Q/030 新型冠状病毒感染怎么治疗？目前有特效药吗？

/A 新型冠状病毒感染目前还没有特效的抗病毒药。早检测、早发现、早隔离是最有效的防控手段。新型冠状病毒感染主要治疗措施包括以下5种。①隔离：无症状者隔离观察，普通型及以上须住院隔离治疗；②抗病毒治疗：奈玛特韦/利托那韦、阿兹夫定、莫诺拉韦等；③合理使用抗菌药物；④氧疗；⑤危重症治疗以对症支持治疗为基础，抗感染、抗休克、辅助机械通气、连续血液净化、体外膜肺等综合治疗。

Q/031 什么是禽流感？禽流感和流感的区别是什么？禽流感病毒是如何感染人类的？

/A 禽流感是人感染高致病性禽流感的简称，是指人感染高致病性禽流感病毒后引起的急性呼吸道传染病。禽流感是一种人畜共患病，理论上感染或携带禽流感病毒的动物都可以导致人类感染禽流感病毒，包括日常生活中常见的家禽及哺乳动物如猪、马等。而流感是流行性感冒的简称，是由流感病毒引起的急性呼吸道传染病。虽然两者的名称只相差一个字，症状也有类似，但归根到底其病原体不同。

人类主要经由呼吸道途径感染禽流感病毒。病毒可以直接入侵人类呼吸道引起禽流感，也可以是人类接触了被感染禽类的分泌物、排泄物或被其污染的水源，从而感染禽流感。

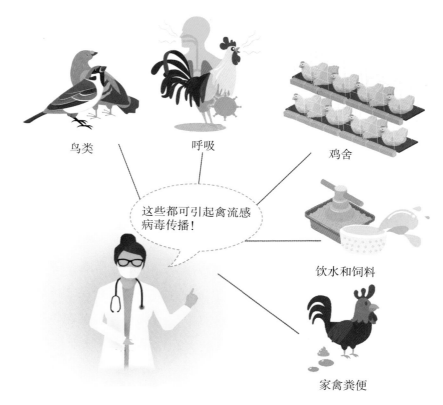

鸟类　　　　呼吸　　　　鸡舍

这些都可引起禽流感病毒传播！

饮水和饲料

家禽粪便

Q/A 032 人感染禽流感会有什么症状？如何判断是否得了禽流感？

禽流感是一种急性呼吸道传染病，起病比较急，最常见的症状有持续高热以及结膜炎症状，也可以出现鼻塞、流涕、咽痛、咳嗽等症状，可以伴有全身不适、疼痛、头痛等表现，也有一部分人可以出现恶心、腹痛、腹泻等消化道症状，严重情况下可以出现危及生命的症状。一旦出现上述症状，若近期有明确禽类接触，建议医院就诊。通过进一步行病原学咽拭子等检查以及结合血常规、胸片／肺部 CT 等检查，以明确诊断。

Q/A 033 得了禽流感怎么办？得了禽流感周围人需要隔离吗？

对于疑似或明确禽流感患者，要隔离治疗，建议以休息为主，多饮水，增加营养摄入，增强自身免疫力，同时可予以对症治疗，如发热可适当予以退热治疗，鼻塞严重者可予以缓解鼻黏膜充血药物治疗，咳嗽可予以止咳化痰治疗。尽早使用抗流感病毒药物治疗，根据病情使用抗生素治疗，而重症患者应入院治疗。

禽流感属于呼吸道传染病，根据传染病相关规定，对于疑似或明确禽流感患者，要隔离治疗，佩戴口罩转运，接触禽流感患者要戴口罩、戴手套、穿隔离衣。

Q/A 034 如何预防禽流感？如何安心吃鸡、鸭？

预防禽流感"三步曲"——管理传染源、切断传播途径、保护易感人群。加强禽类疾病的监测，一旦发现禽流感疫情，防疫部门立即按照有关规定进行处理，受感染动物立即进行销毁，对疫情发生地进行封锁消杀，养殖和处理的有关人员必须做好防护工作，同时加强对密切接触禽类的人群监测。接触禽流感患者要戴口罩、戴手套、穿隔离衣，注意饮食卫生，不吃未煮熟的肉类及蛋类食品，勤洗手，养成良好的个人卫生习惯。对密切接触者必要时可行预防性抗流感病毒治疗。由于禽流感病毒的变异性强，为疫苗的研发带来了极大困难，目前尚没有明确有效的疫苗能针对性预防所有禽流感，在流行区域、季节注意个人防护，必要时使用预防流感的抗病毒药物进行预防性治疗，能一定程度上预防禽流感。

鸡、鸭等家禽不仅能引起禽流感，而且新城疫、鸡痘、鸡传染性支气管炎、鸡传染性喉气管炎、鸡传染性鼻炎等也可以经由家禽传播，也要引起我们的重视。在相关部门做好家禽防疫的同时，我们自身也要时刻提醒自己做好防护措施，购买正规市场的鸡、鸭产品，采用科学的方法烹制，就可以安心吃鸡、鸭了。

Q/ 035 发热并出疹子类疾病的庐山真面目是什么？

日常生活中，我们常常见到很多发热伴有出疹子的患者，很多时候周围人会对这些患者"敬而远之"，认为与之接触会把疾病传染给自己，其实不尽然。首先，随着医疗水平的提高，很多以前的发疹性疾病已经被消灭了，如天花。现在由于人们平时生活中自我防护意识增强，多数发疹性疾病的发病率也已经大大降低了，如水痘、风疹、麻疹等传染性疾病。而且发热伴有皮疹这一类疾病的病因有很多，感染只是其中之一，如细菌感染、病毒感染等，其中绝大多数没有人传人的特点。其次，自身免疫性疾病、过敏性疾病、肿瘤等也会使人体出现发热并伴有皮疹的症状。所以出现发热并伴有皮疹的情况时，不一定就是传染病，不要惊慌，马上到医院就诊即可。

常见的发热伴皮疹的传染病有很多，经呼吸道传播常见的有水痘、带状疱疹、麻疹、风疹、猩红热、流行性脑脊膜炎、手足口病等。

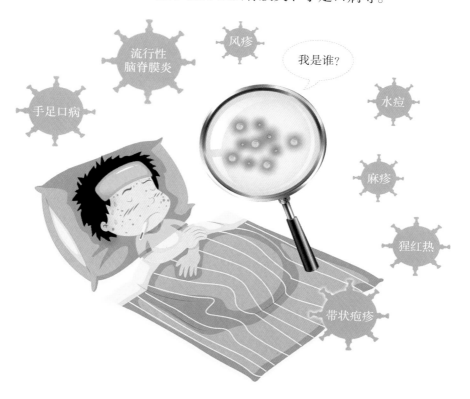

Q/036 **哪些人群容易感染发热伴有皮疹类疾病？患了这类疾病需要隔离吗？**

/A 一般而言，手足口病、流行性脑脊髓炎、水痘、猩红热容易在儿童之间发病并引起传播，其他疾病如麻疹、风疹、带状疱疹在未免疫人群易发病。一般来说，一年四季均可发病，其中手足口病易在春秋发病，水痘易于冬季或春季发病。近段时间全世界范围流行的猴痘也是一种发热伴皮疹传染病，目前已经被世界卫生组织列为全球突发公共卫生事件，但目前并没有有效的疫苗。

具有呼吸道传染性的发疹疾病，一旦确诊须立即隔离，避免造成疾病进一步扩散。

Q/037 **怎样预防发热并出疹性疾病？万一得了怎么治疗？**

/A 发热并出疹性疾病，很多都是经呼吸道和接触传播。佩戴口罩是最直接也是最有效的预防措施，同时增强自身免疫力，做到勤洗手、室内勤通风，可以大大降低被感染的风险。

很多发疹性疾病是自限性疾病，即通过自身免疫力可达到痊愈。但是一旦出现严重并发症，如呼吸受到影响、持续高热不退、严重皮疹且症状持续没有改善等情况须立即至指定医院进一步治疗。

Q/038 **出了疹能"见风"吗？能吃"发物"吗？**

/A 一般意义上，按照西医的理论是没有"见风"及"发物"的说法的，所谓皮疹是病毒或者毒素、免疫复合物等损伤皮肤黏膜，表现在皮肤上就出现了皮疹的症状，一般临床中我们常建议患者尽量避免接触会诱发或加重免疫系统紊乱的环境或食物。

低龄儿童容易感染发热并出疹性疾病。这时，应该让患儿保证充足的休息时间，多喝水，多吃一些新鲜蔬菜水果，适量补充蛋白质和热量，避免剧烈运动，同时给患儿一个舒适安静的环境，经常开窗通风保持空气清新，在睡觉的时候不要盖太厚的被子，让患儿能够自由散热，保持患儿干净卫生的皮肤，出汗时要及时擦拭，避免外出"见风"，因为患儿这个时候体质比较弱，如果出汗较多，"见风"会造成合并其他感染。

Q/039 发热并出疹性疾病会不会反复感染？目前有相应的疫苗吗？

有的发疹性传染病感染后可获得终生免疫，如水痘、麻疹、风疹等。就目前而言，对于水痘、麻疹、风疹、流行性脑脊髓膜炎等疾病，能通过疫苗的接种获得免疫力，许多已经纳入国家计划免疫。但是细菌感染导致呼吸道传染病如猩红热是没有疫苗接种来预防的，所以对于易感人群而言，可以反复感染。

Q/040 腮腺的作用是什么？什么情况下腮腺会发炎？

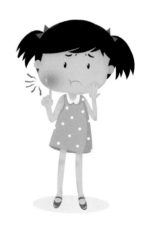

腮腺位于两侧面颊近耳垂处，属于人体的唾液腺之一，其主要作用就是分泌唾液，帮助人们湿润和溶解食物，激活口腔的味觉，同时水解淀粉为麦芽糖开启食物的第一步消化之旅，进食完毕后唾液还可以帮助人们清除口腔内的食物残渣，保护、清洁口腔。

免疫力减退、封闭的环境、未接种流行性腮腺炎疫苗、感染致病微生物后等一些情况下容易导致腮腺发炎，此时肿大的腮腺是以耳垂为中心，向周围蔓延，故腮腺炎在民间俗称"大嘴巴"。

Q/041 哪些人群容易感染流行性腮腺炎？什么季节高发？

晚冬至早春季节是流行性腮腺炎的发病高峰期，但全年均有零星暴发。学龄期儿童及高校青年人群是本病的高发人群；由于母体抗体的保护，本病很少发生在 1 岁以下的婴儿。

此外，腮腺炎即将发病之前的传染概率最高（病毒滴度最高），发作后 5 天内病毒的排出迅速减少。到腮腺炎发作后 6 ~ 9 天，病毒滴度和传染力都极低。

Q/042 腮腺发炎后的前期表现是什么？和扁桃体炎有什么区别？急性期时腮腺肿胀导致疼痛厉害怎么办？

腮腺发炎初期通常有数日的发热、头痛、肌痛、乏力和食欲不振，随后 48 小时内逐渐出现腮腺的肿胀。腮腺肿胀之前一般会有压痛，偶尔伴耳痛。腮腺炎可能为单侧或双侧发病，90% 的患者先出现单侧腮腺症状，几天后出现对侧腮腺症状。腮腺肿胀可持续长达 10 天。15% ~ 20% 的患者可呈无症状感染，这种情况成人较儿童多见。

流行性腮腺炎和扁桃体炎都可以发热、乏力、食欲不振，但扁桃体炎时口咽部黏膜明显充血，可呈弥漫性，扁桃体、咽腭弓及舌腭弓充血更为显著，此时会有明显的咽部不适感。而腮腺发炎的典型表现则是以耳垂为中心的肿胀。

流行性腮腺炎通常具有自限性，大多数患者会在数周内完全康复。目前对于流行性腮腺炎还没有专门的抗病毒治疗，主要是支持治疗。急性期腮腺肿胀疼痛厉害时可以使用一些解热镇痛药，如对乙酰氨基酚；此时可以使用冷敷来缓解腮腺区的不适。

Q/043 如何预防流行性腮腺炎？打了疫苗还会得腮腺炎吗？

流行性腮腺炎大部分可通过暴露前接种麻腮风疫苗预防，推荐在儿童 8 ~ 18 月龄和 4 ~ 6 岁时常规免疫接种麻腮风疫苗。一旦发生过暴露，则暴露后疫苗接种和免疫球蛋白均不能阻止疾病发生，也无法减轻疾病严重程度。

因为免疫接种带来的免疫力会逐渐消退，故其保护作用不完全，打了疫苗后仍有可能再得腮腺炎。

Q/ 044 得了腮腺炎后会有后遗症吗？腮腺炎会导致男性不育吗？

/A 流行性腮腺炎并发症包括睾丸炎和神经系统表现（包括脑膜炎、脑炎和耳聋），即使是接种疫苗后感染流行性腮腺炎的患者也可能出现这些并发症。无腮腺炎症表现的患者也可能出现并发症。

附睾睾丸炎是流行性腮腺炎最常见的并发症，见于 15% ~ 30% 的青春期后男性患者。症状通常出现在腮腺炎发生后 5 ~ 10 天，包括突发高热（39 ~ 41℃）和严重的睾丸痛，并伴有阴囊红肿。60% ~ 80% 的患者为单侧受累。30% ~ 50% 未接种疫苗的流行性腮腺炎睾丸炎患者后来出现了睾丸萎缩，双侧睾丸炎患者中有生育能力下降的报道。然而，这些并发症并不常见，且很少有不育症发生。双侧睾丸炎患者比单侧睾丸炎患者发生不育症的频率更高。流行性腮腺炎睾丸炎与随后睾丸癌的发生并没有确切的因果关系。

Q/ 045 流行性脑脊髓膜炎现在还有流行吗？哪些人群容易
感染流行性脑脊髓膜炎？

/A 流行性脑脊髓膜炎简称流脑，是一种接种流脑疫苗后可预防的疾病。我国历史上 A 群流脑高发，曾发生过数次全国性大流行。根据 1967 年记载的流脑流行发病率高达 403/10 万。1984 年后国家开始实施普遍接种 A 群脑膜炎球菌多糖疫苗策略，流脑发病率呈现逐年下降趋势。因 2004 年安徽 C 群流脑发生流行，A+C 群脑膜炎球菌多糖疫苗开始广泛使用；2008 年，国家开始将脑膜炎球菌多糖疫苗纳入扩大国家免疫规划，C 群流脑发病得到有效控制，发病率逐年下降。目前流脑的发病率低至 0.015/10 万。然而，即使在有疫苗可以预防、有抗生素可以治疗的条件下，流脑仍有超过 10% 的病死率和 30% 的高致残率，其疾病负担在传染病谱中仍位于前列。

目前的统计资料表明，年龄＜ 1 岁人群的流脑发病率最高，10 ~ 19 岁人群的发病例数最多，提示年龄＜ 1 岁及 10 ~ 19 岁人群是目前我国流脑发病的高危人群及防控的重点人群。

Q/046 流脑的症状有哪些？

约 90% 的患者感染流脑致病菌——脑膜炎奈瑟菌后的第 1 ～ 2 天内，细菌由呼吸道侵入机体，会有低热、鼻塞、咽痛等上呼吸道症状；随后的 1 ～ 2 天细菌侵入机体，进入血液后可导致全身感染中毒症状，如高热（体温超过 39.1℃ ）、寒战、头痛、全身痛及精神极度萎靡等。70% 以上的患者此时皮肤黏膜会出现鲜红色的瘀点、瘀斑。接下来的 2 ～ 5 天，除了上述症状外，细菌还可侵犯脑膜，出现烦躁不安、剧烈头痛、呕吐等中枢神经系统症状，此时患者低头或头颅侧弯可受限，平躺屈颈时可发生臀部及膝关节屈曲等表现。重者可有谵妄、昏迷及抽搐。经及时治疗后患者体温可逐渐正常、症状可好转，皮肤瘀点、瘀斑逐渐吸收，溃烂部分结痂愈合，一般 1 ～ 3 周内可痊愈。少数患者起病急骤，病情变化迅速、病势凶险，如突发休克、迅速出现昏迷等，此时须紧急就医。

Q/047 如何治疗流脑？流脑感染后会不会有后遗症？

一旦高度怀疑流脑，须就地住院隔离治疗，在 30 分钟内给予细菌敏感并能透过血脑屏障的抗菌药物治疗。保证足够的液体量、热量及电解质。做好护理，预防并发症。对于起病急骤的患者，须立即就医，尽早应用抗菌药物的同时迅速纠正威胁生命的各种因素。

流脑如能及时诊断，合理治疗后一般预后良好，并发症及后遗症均极少见。目前常见的并发症及后遗症有中耳炎、化脓性关节炎、心内膜炎、心包炎、肺炎、脑积水、硬脑膜下积液、肢端坏死、眼病等，也可有瘫痪、癫痫和精神障碍等。

Q/048 流脑疫苗必须打吗？流脑 A+C 结合疫苗有接种的必要性吗？

在有疫苗可以预防、有抗生素可以治疗的条件下，流脑仍有超过

10% 的病死率和 30% 的高致残率，其疾病负担在传染病谱中仍位于前列，因此流脑疫苗必须打。

2006—2014 年，我国监测数据显示，实验室确诊的 A、B、C、W 群流脑病例中，C 群流脑 > 50%，A 群流脑 < 31%，B 群流脑 > 12%，W 群流脑 > 4%，提示我国流脑优势流行菌群已从 A 群向 C 群变迁，因此流脑 A+C 结合疫苗有接种的必要性。

Q/ 049 结核病都有传染性吗？什么情况下容易感染结核病？

/A 并不是所有的结核病患者都具有传染性，目前认为只有痰液抗酸杆菌检测阳性的人群，也就是俗称的"开放性结核"患者，才具有传染性。

在含结核分枝杆菌的气溶胶飞沫被吸入并随后沉积于肺后，可出现下列 4 种结局之一：①结核杆菌被即刻清除；②结核杆菌在肺部引起原发性疾病；③结核杆菌潜伏于机体内，与机体"短暂"和平共处；④潜伏于机体多年后，结核杆菌打破"和平共处"状态并占据优势地位，引发活动性疾病。拥有正常免疫力人群在吸入含结核分枝杆菌的气溶胶飞沫后一般都可以即刻清除掉或形成潜伏性感染，只有在免疫力低下或是合并其他疾病，如肿瘤、自身免疫性疾病等疾病的情况下，才会导致结核致病。

Q/ 050 结核病都会咳嗽吗？还会有什么症状？

/A 发热为结核病最常见的症状，通常从低热（37.3 ~ 38℃）逐渐开始，但也可高达 39℃，典型的发热为昼热，即清晨无发热，随后体温在日间逐渐升高，并在傍晚或晚上达到峰值，睡眠期间发热消退，可出现盗汗。结核感染初期可能没有或仅有轻微咳嗽，咳嗽可能无痰或仅有少量痰。开始时可能只在清晨咳嗽，此时咳出的是睡眠时累积的分泌物。随着疾病进展，咳嗽在日间更为持续，并会咳出黄色或黄绿色痰，偶有血丝，但极少有臭味。当肺实质广泛受累、胸腔积液或气胸时可出现呼吸困难。胸痛（伴或不伴胸腔积液）并不常见，但出现时则提示炎症邻近或侵犯胸膜。它在极少数情况下可进展为明显脓胸。厌食、消瘦是进展期结核的常见特征，在部分患者中可能是唯一的主诉特征。肺外结核患者其症状主要涉及受累脏器。

典型的发热、盗汗、咯血及皮肤结核菌素试验阳性等在老年患者中不太常见，但他们很可能发生呼吸困难和乏力等非特异性症状。由于存在慢性阻塞性肺病等共存疾病和症状的非特异性，老年患者的肺结核可被延迟诊断或漏诊。

Q/A 051 做什么检查可以查出结核？

结核的症状一般不具特异性，诊断结核也需要依靠临床综合检查及判断。对于肺结核患者，相关检查包括胸部 CT 检查、痰涂片镜检抗酸杆菌、结核分枝杆菌培养、纤维支气管镜检查、结核菌素试验及 γ 干扰素释放试验等；对于肠结核患者，可以行结肠镜、X 线钡剂灌肠、CT 肠道显像等检查以帮助明确诊断；对于结核性腹膜炎患者，可以行结核菌素试验及 γ 干扰素释放试验、腹腔积液检查、腹部影像学检查、腹腔镜检查；对于结核性淋巴结炎，可行淋巴结活检以明确诊断。

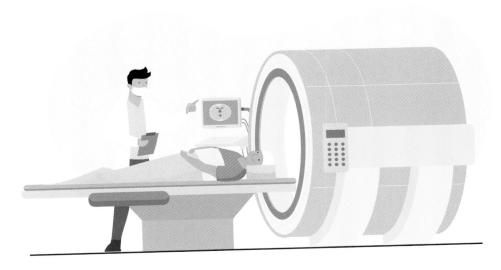

Q/ 052 得了结核病，会传染给家人吗？结核病患者必须隔离吗？

/A 对于痰中不带菌，也就是痰涂片检测结核杆菌阴性的患者传染性较低，不需要采取特别的防护措施，一般避免亲密接触即可。

对于痰涂片阳性的患者即肺结核的传染源，需要采取相对的隔离措施，避免到人群聚集的地方，也避免与他人进行亲密接触，同时戴好口罩进行防护，做到家庭常通风就不容易传染。

Q/ 053 如何预防结核感染？特殊人群如何预防？

/A 1921 年首次应用于人类的卡介苗（一种用活的牛分枝杆菌研制的减毒活疫苗）是目前预防结核病的唯一疫苗。出生时接种卡介苗诱导对结核病的保护作用可持续 10 ~ 15 年，甚至更久。在我国，健康新生儿在出生后都应尽快接种卡介苗。对于 HIV 感染情况未知母亲所生的新生儿也要接种卡介苗，接种后应进行临床随访以评估是否有卡介苗播散病的征象。对于新生儿期暴露于涂片阳性肺结核的婴儿，卡介苗接种应推迟至完成 6 个月的异烟肼预防性治疗后（以防异烟肼使卡介苗中的活菌失活）。对于恶性肿瘤、先天性免疫缺陷、HIV 感染，或使用免疫抑制药而导致免疫功能受损的患者以及妊娠女性，不应接种卡介苗。

此外，当免疫力受损（宿主因素）或且与具有传染性的患者接触增加（环境因素）时，就容易导致结核的感染。因此对于未接种疫苗的人群来说，从以下两方面入手也可以预防结核感染：①保持良好的作息习惯，养成良好的体魄，增强自身免疫力；②与具有传染性的患者接触增加时，做好防护措施，保持周围环境通风良好，接触完后做好洗手消毒工作，即可大大降低被感染的可能性。

三 新发及突发重大经消化道传染病

Q/054 什么是经消化道传染病？常见的消化道传染病有哪些？

A 消化道传染病主要是通过粪－口途径传播，病原体随患者或携带者的粪便、呕吐物中排出后，污染周围环境，健康人在生活中接触已污染的手、水、食品和食具，将病原体吃入体内，当人体免疫力下降时引起发病，然后继续排出病原体再传染给其他健康人。

常见的消化道传染病有细菌性痢疾、脊髓灰质炎（即小儿麻痹症）、伤寒、副伤寒、霍乱、副霍乱、阿米巴痢疾、各种肠道病毒感染（如柯萨奇病毒、埃可病毒等）、细菌性食物中毒以及各种肠道寄生虫病（如蛔虫病、绦虫病、蛲虫病、姜片虫病）等。

Q/055 消化道传染病的传播途径有哪些？如何预防及控制经消化道传染病？

A 常见消化道传染病的传播主要经过水、食物、接触、苍蝇等传播，主要是通过粪便污染外环境所致，是典型的"病从口入"传染病。

由于消化道传染病对于人群是普遍易感，所以一旦发现有患者，必须要马上采取措施，控制传染源，切断传播途径，方能有效阻断其传播。

（1）注重个人卫生。养成良好的个人卫生习惯，首先要做到饭前便后一定要洗手，并且要用肥皂水，按照正确的洗手方式，才能将手清洗干净。

（2）注意饮食卫生。不吃生冷食物，不喝生水，食品在使用前要煮熟、煮透，尤其是贝壳类与甲壳类海产品；尽量不生食水产品，必要时可先做消毒处理。

（3）搞好环境卫生。环境卫生状况也会对消化道传染病的传播起到显著作用，所以大家一定要搞好居住环境的卫生，注意勤打扫、通风，保持干燥和整洁，垃圾要及时清理，所有烹饪器具和食具使用后应洗涤干净并保持干燥，生熟食品应分开存放，防止交叉污染。另外家中还要防范老鼠、苍蝇和蟑螂等有害生物。

（4）提升免疫能力。通过接种疫苗的方式，可以帮助我们来提高自身的免疫力和抵抗力，减少感染消化道传染病的概率。同时加强体育锻炼，合理膳食，保持营养均衡，少抽烟喝酒，少吃重口味食品，注重劳逸结合，保持规律的作息，少熬夜，这些措施都有助于提升自身免疫力。

Q/ 056 什么是轮状病毒腹泻？秋季腹泻有哪些临床表现？

/A 轮状病毒腹泻是指感染了轮状病毒引起的感染性腹泻，为一种消化道传染性疾病，传染性较强，通常通过粪－口传播，一般为自限性的疾病，病程为 1 周左右。轮状病毒主要于每年的 11 月至来年 5 月侵袭 5 岁以内的儿童，是秋冬季引起小儿死亡的主要原因之一，故也称之为秋季腹泻。几乎所有儿童在 5 岁以前都受到过轮状病毒感染。

秋季腹泻的典型症状包括呕吐、非血性水样腹泻和发热。严重者可出现重度脱水、惊厥甚至死亡。成人患者的临床表现与儿童相似，但通常较轻。

（1）呕吐。起病初期 1 ~ 2 天通常伴有呕吐，该症状可先于腹泻发生。

（2）水样腹泻。大便次数较多，每天可多达 10 余次，呈黄色蛋花样便或水样便，一般

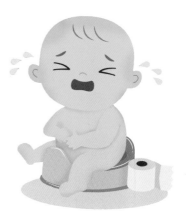

无腥臭味，带有少量黏液。

（3）腹痛。患儿有轻度弥漫性腹痛症状，伴或不伴腹胀。

（4）其他症状。严重者可表现出脱水症状，为精神萎靡、皮肤口唇干燥，眼窝凹陷，重度脱水可导致死亡。

Q/A 057 如何治疗和家庭护理秋季腹泻？

秋季腹泻属于自限性疾病，目前尚无理想的针对病原体特效治疗。临床治疗主要以针对急性发作患者给予强有力的对症支持治疗。补充患者需要的水分和电解质，维持体内内环境稳定是本病最重要的治疗。可口服或静脉补液纠正水电解质紊乱及酸碱失衡，调整饮食，给予患者口服肠黏膜保护剂蒙脱石散及微生态制剂，如双歧杆菌等。针对患者体温升高，应快速降低体温，预防惊厥。对于合并感染或可疑的多种感染患者应及时就医。葡萄糖酸锌溶液也有助于改善症状，降低腹泻持续时间、严重程度。

秋季腹泻的家庭护理主要为以下3点：①注意补液，因为秋季腹泻以非血性水样便为主，大便次数多，容易引起脱水，对于患儿一定要注意补液，可口服补液、少量多次地喂食，同时密切观察患儿皮肤、口唇是否干燥，小便量有无明显减少来协助判断有无脱水表现；②可适当补充益生菌，因秋季腹泻次数多，易引起肠道功能紊乱，补充益生菌有助于重建肠道正常菌群促进炎症康复；③加强患儿臀部皮肤护理，避免因腹泻过多引起尿布皮炎，甚至继发肛周脓肿，应定期复查大便，常规监测是否继发细菌感染等。

Q/A 058 如何预防轮状病毒相关腹泻？

由于尚无治疗轮状病毒腹泻的特效药物，因此，积极预防轮状病毒感染极为重要。

（1）接种轮状病毒疫苗。及时接种轮状病毒疫苗对于预防秋季腹泻是很有效的措施。国内外研究发现，疫苗可以有效地减少或减轻腹泻症状，进而降低发病率和死亡率，有较好的长期保护效果。轮状病毒疫苗的免疫接种对象为 2 个月以上的儿童，主要为 6 个月至 3 岁的婴幼儿。接种方式为口服；免疫程序为每次 1 剂，每年免疫 1 次。发热、患严重疾病、胃肠疾患、严重营养不良、有免疫缺陷和接受免疫抑制剂治疗者不要接种或暂缓接种。

（2）注意饮食卫生和增强体质。加强卫生宣教，对水源和食品卫生严格管理。食品应新鲜、清洁，凡变质的食物均不可喂养小儿，食具也必须注意消毒。平时应加强户外活动，提高对自然环境的适应能力，注意小儿体格锻炼，增强体质，提高机体抵抗力，避免感染各种疾病。

（3）预防交叉感染。感染性腹泻易引起流行，对新生儿、托幼机构及医院应注意消毒隔离。发现腹泻患儿和带菌者要隔离治疗，尽量避免交叉感染。

Q / 059 肠道病毒感染有哪些特点？如何预防和治疗肠道病毒感染？

肠道病毒是全世界普遍存在的微小 RNA 病毒，通过粪－口途径在人与人之间传播，少数情况下通过呼吸道分泌物传播，亦可通过人和人直接接触或间接接触被病毒污染的食品、衣物等而传播。肠道病毒感染为全球性疾病，但在热带、亚热带地区，且气候较为温暖潮湿的地区易流行，一年四季均可发病，夏秋季为高峰期，儿童较为易感，大部分为无症状感染者，或仅仅表现为发热，其他临床表现包括皮疹、中枢神经系统感染、麻痹、眼部感染、流行性胸痛和心肌心包炎等，部分危重病例可危及生命。

大多数肠道病毒感染为自限性，除了对症治疗和支持治疗以外无须特异性治疗。对于致命性感染，以对症支持治疗为主。预防重点以切断传播途径为主，对于感染者应采取消化道及呼吸道隔离措施，手卫生对预防感染传播有重要意义，应加强饮食、饮水卫生，做好粪便管理。

Q / 060 什么是手足口病？手足口病有哪些特征？

手足口病是由肠道病毒引起的急性传染病，其中柯萨奇病毒 A 组 16 型和肠道病毒 71 型感染最为常见，埃可病毒的某些血清型也可引起手足口病。

手足口病一年四季均可发病，以夏秋季最多，多见于学龄前儿童，尤其是 3 岁以下儿童发病率最高，临床典型表现为手、足、口腔等部位黏膜的皮疹、疱疹、溃疡。

绝大多数手足口病患者仅仅表现为发热及手足口部位皮疹，无严重器官系统功能损害者，预后良好，一般在 1 周内痊愈。少数患者表现为重症手足口病，发病后迅速累积神经系统，表现为脑干脑炎、脑膜炎等，尤其是脑干脑炎患者可能发展为循环衰竭、神经源性肺水肿，甚至危及生命，导致死亡。

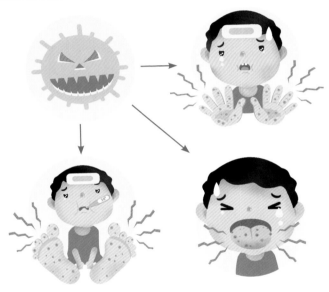

Q / 061 手足口病经过哪些途径传播？如何做好手足口病的预防与控制？

A 手足口病的传染源包括患者及隐性感染者。主要通过消化道、呼吸道和密切接触传播。手足口病传播途径多，婴幼儿和儿童普遍易感。搞好个人、家庭和托幼机构的卫生是预防本病感染的关键。在本病流行期间，尽量不带婴幼儿和儿童到人群聚集、空气流通差的公共场所。同时，根据儿童生活环境中是否有手足口病发生，以及手足口病发病患儿接触的密切程度采取不同的预防措施。目前肠道病毒 71 型疫苗已用于临床，但仅能预防肠道病毒

71 型所致手足口病，并不能预防其他肠道病毒所致手足口病。

Q/062 什么是甲型、戊型病毒性肝炎？甲型、戊型肝炎与乙型、丙型肝炎有什么区别？

病毒性肝炎的种类比较多，主要根据感染的病毒种类来区分，甲肝、戊肝分别指由甲型肝炎病毒（HAV）和戊型肝炎病毒（HEV）感染导致的肝炎。两者具有相似性，其感染通过消化道传播，即"病从口入"，感染后主要表现为发热、食欲不振、恶心和呕吐、腹部不适、小便深黄和黄疸（皮肤和巩膜）等症状，多为急性发病。主要通过病原学检测，如病毒抗体（IgM 和 IgG）检查等诊断。

甲肝、戊肝主要通过消化道传播，一般为急性，且大多可自愈，但严重的可发展为急性肝衰竭。乙肝、丙肝则以血液传播、母婴传播、性传播等途径传播，病程可迁延不愈，常表现为慢性肝炎、肝硬化，甚至肝癌。

Q/063 哪些人容易得甲肝、戊肝？如何预防甲肝、戊肝？

甲肝和戊肝主要是通过消化道传播，即粪–口途径。比如食用了被病毒污染的食物或水都可感染甲型、戊型肝炎。海鲜类食物，尤其是贝类、虾类、蟹类及容易受甲肝、戊肝病毒污染，因此生食海鲜是感染甲肝、戊肝的主要感染途径之一。人与人之间偶尔接触不会传播此类病毒，但与感染者密切身体接触则可能会受感染。

人群对甲肝及戊肝普遍易感，在感染后或接种疫苗的人中可大概率避免再次感染。老年人、慢性肝病的患者感染后，尤其是感染戊肝，死亡率比较高。孕妇感染戊肝后，流产概率会增高，严重会导致胎儿宫内窘迫、新生儿窒息等。

防止"病从口入"，保持良好的卫生习惯，比如不饮生水，不吃生的或未熟制的海鲜，生吃瓜果要洗净，生食和熟食使用的刀具、菜板严格分开，饭前便后要洗手，减少外食习惯等；避免饮用洁净度不明的水。此外，接种疫苗是保护健康最好的手段，尤其是儿童和重点人群。

Q/A 064 吃不干净的食物会引起细菌性痢疾吗？

俗话说的"不干不净，吃了没病"是不对的，吃不干净的食物会引起细菌性痢疾。细菌性痢疾（简称菌痢）是志贺菌属（又称痢疾杆菌）引起的肠道传染病，痢疾杆菌可在蔬菜、瓜果等食物中生存 1 ~ 2 周，因此，进食不干净食物后可能引起菌痢的发生。急性细菌性痢疾的主要表现是起病急、发热、腹痛、脓血便，并有中度全身中毒症状。腹泻呈一日 10 多次或更多。重症患者伴有惊厥、头痛、全身肌肉酸痛，也可引起脱水和电解质紊乱。

细菌性痢疾有传染性，传染源包括患者和带菌者。传播途径为食物传播、水传播、日常生活接触传播及苍蝇（重要媒介）传播，比如手上带有痢疾杆菌的厨师处理食物可引起菌痢传播。

Q/A 065 哪些细菌容易"藏"在食物中引起细菌性食物中毒？

（1）沙门菌。常污染肉、蛋、奶及其制品。

（2）金黄色葡萄球菌。常污染蛋白质或淀粉含量丰富的食品，如奶、肉、面点等。

（3）单增李斯特菌。在冰箱的冷藏温度下仍可以生长繁殖，常污染肉、奶及其制品，水产品等。

（4）副溶血性弧菌。天然存在于海水、沿海环境，主要污染海洋鱼类、虾、蟹、贝类等。

（5）阪崎肠杆菌。可寄居于奶粉中，感染婴儿。

（6）空肠弯曲菌。常见的污染食品为禽畜肉和生鲜奶等。

Q/A 066 如何预防细菌性痢疾和细菌性食物中毒？

（1）注意餐具卫生，定期消毒。

（2）注意个人卫生，饭前便后洗手。

（3）注意防蚊蝇，保持室内卫生。

（4）注意饮食卫生，水果蔬菜、剩饭剩菜均须完全加热后食用，同时避免存放过久。①在生活中，人们应该加强对不洁食物的辨别，应选择正规商家的合格加工制品。避免购买腐败、腐烂、变质的食物，一些细菌在食品上繁殖后并不会改变食品的外观、气味，所以不能单纯地以食品是否腐烂、变味来判断能否食用。②对加工食物应该现做现吃，尽量不要放置过长时间。如果食物变味、变馊，应立即停止食用。③注意清洁卫生，避免生熟食品之间的交叉污染。④家中所剩的食物一定要及时放入冰箱保存，高温加热后再食用。⑤生吃瓜果前要洗干净，饭前便后要洗手。⑥勿暴饮暴食，可导致消化道损伤，降低胃肠道的正常抗病能力。⑦厨房的刀具、砧板、抹布要经常清洗、消毒。⑧各种食品食用前最好蒸熟煮透，特别是肉类。生肉、乳、蛋和蔬菜等不可避免地带有各种细菌，充分加热是杀灭食物中致病细菌的关键措施。⑨剩余饭菜和存放时间达4小时以上的熟肉或肉制品，食用前必须回锅。⑩对水产品的烹调要格外注意，应烧熟煮透，切勿生食；对于宜生食的水产品（如海蜇）宜用40%盐水（饱和盐水）浸渍保藏，食用前用清水反复冲洗。

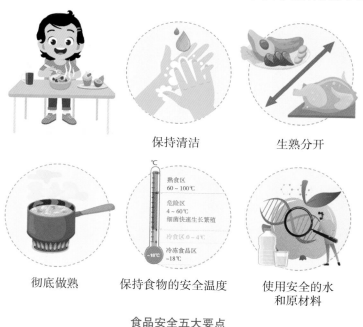

保持清洁　　　　　生熟分开

彻底做熟　　保持食物的安全温度　　使用安全的水
　　　　　　　　　　　　　　　　　　和原材料

食品安全五大要点

Q/A 067 食物中毒后的急救措施有哪些?

可用催吐、洗胃和导泻来清除尚未吸收的毒物。催吐是食物中毒最主要的紧急处理办法。

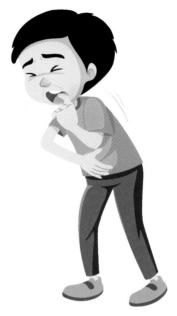

如果吃下去的食物时间不长,在 2 小时内,毒物还停留在胃内,可以用催吐的方法把毒物吐出,减少毒素的吸收;不主张对婴儿、昏迷者进行催吐。对年龄稍大的孩子在清醒的情况下可进行催吐,催吐时保持前倾位,防止误吸,造成窒息。

如果吃下去的食物时间较长,超过 2 小时,且精神较好者,可导泻将毒素排出体外。但导泻这种方法仅用于体质较好的年轻人,小孩和老人要慎用,以免引起脱水或电解质紊乱。

除此之外,中毒较重者应尽快到医院就诊。

Q/A 068 什么是霍乱?

霍乱是一种由霍乱弧菌引起的烈性肠道传染病。霍乱弧菌能产生霍乱毒素,作用于小肠黏膜引起肠液的大量分泌,超过肠管再吸收的能力,在临床上出现剧烈腹泻、呕吐,严重脱水,致使血浆容量明显减少,体内盐分缺乏,血液浓缩,出现周围循环衰竭。

霍乱临床过程分为以下 3 期。

(1)泻吐期。主要表现为腹泻、呕吐,每日排便可达数十次,呈黄色水样便或米泔样便,部分患者呈洗肉水样便,腹泻后发生呕吐,多为喷射状。

(2)脱水期。在霍乱症状发作后数小时内可发生脱水。

(3)恢复期。腹泻停止,症状逐渐消失,脉搏、血压恢复正常。

人们在摄入污染食物或饮用水之后需要12小时至5天时间才出现症状。

霍乱对儿童和成人均有影响。

霍乱的治疗原则是严格隔离，迅速补充水及电解质，纠正酸中毒，辅以抗菌治疗及对症处理。如果不加治疗，病死率可达 50% ～ 60%，经过积极治疗，病死率可以控制到 1% 以下。

大多数霍乱暴发由 O1 群霍乱弧菌引起，O1 群和 O139 群两种霍乱弧菌的血清型均能够引起霍乱暴发，非 O1/ 非 O139 群霍乱弧菌可引起轻度腹泻，但不会造成霍乱流行。

Q/ 069 霍乱为什么是甲类传染病？

/A 霍乱传播速度快，传播范围广，危害大。最明显的特征就是突然暴发，甚至多个地区同时暴发，以及其可跨地区和年份引起全球性的大流行。当霍乱大面积暴发时，随之而来的是每名患者巨大的补液需求、药物需求和隔离要求，算上大众必需的清洁饮水等，和其他传染性疾病相比，这种短时间内对医疗物资、清洁水源以及医疗人员和救治场所等其他救援物资爆炸式增长的巨大需求率，会直接触及国家应急能力的极限。因此我国将霍乱列为甲类传染病。

Q/ 070 霍乱是如何传播的？

/A 霍乱的传染源分为两类：第一类是具有典型临床表现的霍乱患者，其排泄物及呕吐物中都含有大量的霍乱弧菌；第二类是无症状带菌者，指没有典型的临床表现，但是粪便中带有霍乱弧菌的人，包括潜伏期带菌、恢复期带菌以及健康带菌。

人群对霍乱普遍易感，病后可获得一定免疫力，但再感染的可能性也存在。

霍乱的传播途径主要是经过消化道途径进行传播，也就是经过粪 – 口途径传播。简单来说，就是病从口入。霍乱弧菌可以在海水、河水、井水中长期存活。如果不加处理，直接饮用含有霍乱弧菌的水，霍乱弧菌就可以经口进入人体。

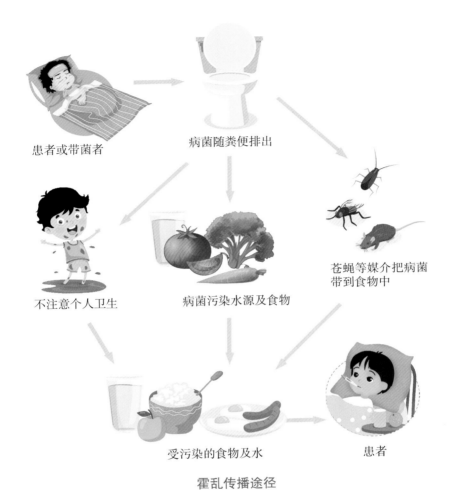

患者或带菌者

病菌随粪便排出

苍蝇等媒介把病菌带到食物中

不注意个人卫生

病菌污染水源及食物

受污染的食物及水

患者

霍乱传播途径

Q/A 071 都说霍乱发生在卫生条件差的地区,那霍乱离我们遥远吗?

虽然我们已经与霍乱抗争了 200 多年,但它从未被彻底消灭,仍然对人类健康具有威胁,要想彻底消灭霍乱,仍任重道远。来自世界卫生组织的数据,在世界范围内每年有 130 万 ~ 400 万例霍乱发生,造成 2.1 万 ~ 14.3 万人死亡。1961 年第七次全球大流行出现以来,霍乱在我国曾经发生过多次大范围的暴发流行。在党和国家高度重视霍乱防控、卫生医疗人员高度专业负责及全国人民的共同努力下,霍乱流行在我国已得到了有效控制。

进入 21 世纪之后,我国的霍乱表现出持续且相对稳定的低水平发病与流行的态势，呈现以下几个特点：出现 O1 群霍乱弧菌新克隆群、持续存在甚至引起暴发，非 O1/ 非 O139 群霍乱弧菌引发的暴发事件屡有报告，境外输入性霍乱病例值得密切关注。在当今人群高度流动的背景下，霍乱离我们仍不遥远。

Q/072 遇上霍乱疫情时如何自救？

根据世界卫生组织（WHO）的推荐意见，霍乱风险高的地区以及霍乱疫情期间，应使用口服霍乱疫苗，两剂疫苗可提供 3 年保护，1 剂疫苗可以提供短期保护。加强饮水消毒和注重食物安全，如不喝生水、不吃未煮熟的食物等。由于霍乱还可以通过日常生活接触及苍蝇作为媒介传播，所以我们还应该做好手卫生及防蝇灭蝇。最后，霍乱可以导致体液迅速地丢失，患者会出现脱水和电解质紊乱，及时补充足量液体和纠正电解质紊乱是治疗霍乱的关键。WHO 推荐口服补液盐标准袋溶于 1L 清洁饮用水中，在第一天可能需要多达 6L 的口服补液来治疗中度脱水的成年患者。严重脱水患者有休克危险，需要快速得到静脉输液及适当的抗菌药物。

Q/073 为什么吃了放在冰箱里的食物还会腹泻？

李斯特菌被称为"冰箱杀手"，主要原因是它能在 2 ~ 42℃下生存，在 1 ~ 4℃的低温环境下仍能生长繁殖，甚至在 -20℃的冷冻室也能存活 1 年，是冷藏食品威胁人类健康的主要病原菌之一。李斯特菌广泛分布于自然环境中，未经煮熟的蔬菜、肉食，未经巴氏消毒处理的牛奶等，都有可能携带李斯特菌。

Q/074 孕妇如何预防李斯特菌感染？

健康成人感染李斯特菌后可出现轻微类似流感症状，一般不会导致严重的后果，甚至携带病菌也不会发病。李斯特菌有"欺软怕硬"的特点，容易感染免疫力低下人群，如新生儿、孕妇。孕妇感染概率比普通人高

20 倍，流产比例高达 30%。新生儿的症状多为败血症、脑膜炎，死亡率为 30% ~ 70%。

Q/A 075 有什么方法可以预防与李斯特菌相关的腹泻？

虽然李斯特菌是隐蔽的敌人，但是只要采取适当的保护措施，其实李斯特菌并不可怕。我们需要做到以下几点，就可以预防与李斯特菌相关的腹泻。

（1）生食瓜果、蔬菜前要彻底洗净。

（2）生肉要与蔬菜、熟食等即食食品分开存放。

（3）处理生食和熟食的刀具、砧板要分开，避免交叉污染。

（4）加工生食后一定要洗手。

（5）冷藏食品要热透，不给致病菌可乘之机。李斯特菌的弱点是怕热，李斯特菌被加热至 60℃ 30 分钟、80℃ 1 分钟即可被杀灭。

（6）要定期清洗或消毒冰箱，对于预防食物二次污染和交叉污染具有一定的作用。

（7）预烹饪、易腐坏或即食的食品应尽快食用。

（8）夏天尽量少吃或不吃冰箱中的剩饭剩菜。

（9）不喝未经杀菌处理的乳制品，乳制品是李斯特菌的美妙温床，无论任何季节，饮用牛奶或者食用其他乳制品一定要经过杀菌或加热处理。

四

新发及突发重大经血液、体液传播传染病

Q/ 076 哪些疾病可以通过血液、体液传播?

/A 血液、体液传播是指病原体存在于携带者或患者的血液或体液中，通过应用血制品、分娩或性接触等传播，常见的疾病有乙型病毒性肝炎、丙型病毒性肝炎、艾滋病和梅毒等，其他如疟疾的少数病例也可因输入带有疟原虫的血液而发病。

一般病原体离开宿主后很难长时间存活，但有些病原体的耐受力较强，在物体的表面可以存活比较长的时间，所以说接触沾染有传染性患者血液、体液的物品，如牙刷、毛巾、剃须刀或医疗器械等均可受感染而致病。

Q/ 077 如何预防经血液、体液传播的传染病?

/A 应严格执行《中华人民共和国献血法》，严格筛选献血员。推行安全注射。对牙科器械、内镜等医疗器具应严格消毒。医务人员接触患者血液及体液时应戴手套。远离毒品、抵制毒品，对静脉吸毒者进行心理咨询和安全教育，劝其戒毒。不与他人共用剃须刀及牙具等，理发用具、穿刺和文身等用具应做到严格消毒。加强性病防治知识的宣传教育。高危人群用避孕套，规范治疗性病。对患有经血液、体液传播传染病的孕妇，应避免羊膜腔穿刺等有创操作，尽量缩短分娩时间，减少新生儿暴露母血的机会。接种乙型肝

炎疫苗是我国预防和控制乙型肝炎流行的最关键措施。如已发生了与血液传播疾病的密切接触，应及时去医院感染科就诊，采取必要的补救措施。

Q/078 乙肝是怎么传染的？和乙肝患者一起吃饭会被传染吗？

乙肝主要通过 3 种途径传播。①母婴传播：可发生于宫内感染，出生时或出生后的密切接触感染；②血液传播：如输血、使用未消毒彻底的医疗器械等；③性传播：含有乙肝病毒的精液及阴道分泌物均具有传染性。

从乙肝的传播途径上看，乙肝是不会经过呼吸道和消化道传播的，所以不用对乙肝患者产生恐惧心理，一个办公室工作，一个宿舍生活，一张桌子吃饭，一个盘子里夹菜等日常工作、学习和生活接触，是不会传染乙肝的。

Q/079 得了乙肝会影响怀孕生子吗？乙肝妈妈能母乳喂养吗？

乙肝患者可以怀孕，但需在计划妊娠前由专科医生评估肝功能、HBV DNA（乙肝病毒 DNA 定量）等指标，选择合适的妊娠时机，在产科及感染科医生共同保驾护航下，科学规范地度过孕期。

目前认为，只要乙肝妈妈在孕期进行了母婴乙肝阻断治疗，或者是宝宝出生之后注射乙肝疫苗、乙肝免疫球蛋白等阻断措施，乙肝妈妈是可以正常的母乳喂养。但是有些特殊情况，例如妈妈的乙肝病毒载量较高同时母婴发生体液交换时，宝宝有可能感染乙肝，一般发生于母亲乳头破损、宝宝局部黏膜受损如胃肠道或口腔有伤口时。

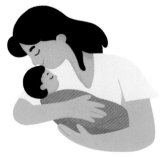

Q/080 乙肝意外暴露怎么办？

如果发生乙肝意外暴露，可按照以下方法处理：①伤口周围轻轻挤压，排出伤口部位的血液，生理盐水冲洗，然后使用消毒液处理。②立即检测乙肝两对半检查，3 ~ 6 个月后复查。③如已知抗 –HBs 阳性，可不进行特殊处理。如未接种过乙肝疫苗，或虽接种过乙肝疫苗，但抗 –HBs < 10mIU/ml 或不详者，应立即注射乙肝免疫球蛋白 200 ～ 400IU，同时在不同部位接种 1 针乙肝疫苗。

Q/ 081 乙肝患者应该如何就诊？出现哪些症状需高度警惕乙肝发作？

A 乙肝患者须去正规医院的感染科定期就诊，进一步完善相关检查，由专科医生评估病情，给出专业建议。检查项目包括肝功能、乙肝两对半、乙肝病毒定量、甲胎蛋白、肝脏硬度无创检测、肝胆脾彩超或CT等影像学检查。

对于有乙肝病毒感染的患者，当出现乏力、食欲不振、厌油、腹痛、腹胀甚至面色、眼睛及尿色发黄等表现时，须高度警惕乙肝发作。

Q/ 082 乙肝怎么治疗？乙肝患者需要一辈子吃药吗？乙肝能治愈吗？

A 乙肝是否需要治疗，需在专科医生的指导下，根据患者的血清学、病毒学、血生化、影像学等检查结果，并结合患者年龄、家族史等情况综合判断，治疗的主要药物是抗乙肝病毒药物，如恩替卡韦、替诺福韦等。

乙肝患者长期服用抗病毒药物可有效抑制病毒复制，控制疾病进展，但不一定需要终身服药，需要根据患者具体情况决定服药时间的长短。

目前根据国内外各大指南，部分患者经过治疗后可达到乙肝表面抗原消失或出现乙肝表面抗体，HBV DNA 持续检测不到，肝功能正常，肝组织学没有病变，这部分患者可实现临床治愈（功能性治愈）的目标。

Q/ 083 都说乙肝—肝硬化—肝癌是三步曲，那么乙肝患者如何远离肝癌？

A 乙肝患者须保持良好的心态，保证充分的睡眠，避免饮酒，不吃剩饭剩菜及霉变食物，建议患者每3 ～ 6 个月复查乙肝两对半、乙肝病毒定量、肝功能、甲胎蛋白、肝胆脾彩超、肝脏硬度无创检测，有抗病毒治疗指征的患者，应积极配合治疗，坚持抗病毒治疗，不可自行停药。

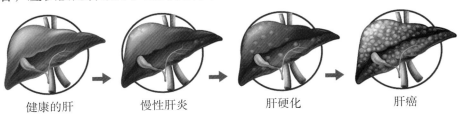

健康的肝 　　 慢性肝炎 　　 肝硬化 　　 肝癌

Q/A 084 什么是丙型肝炎？丙型肝炎病毒是怎么被发现的？

在 20 世纪 40 年代，人们先后发现了甲型肝炎病毒和乙型肝炎病毒，当时人们已经认识到甲型肝炎通过消化道传播，乙型肝炎通过血液传播。令人疑惑的是，1974 年英国医生普林斯（Prince）发现尽管对献血者进行了严格的血液筛查，有些患者在输血后仍患上不明原因肝炎，并且在患者的血液中查不到已知的乙肝病毒抗原和甲肝病毒抗原。当时人们提出很可能还有一种通过血液传播的肝炎病毒。人体在感染这种肝炎病毒后一般无明显的临床症状，往往在疾病晚期出现相应并发症后才能被发现，而当时的人们对此束手无策。医生们把这种输血后未知病毒引起的肝炎称为输血后"非甲非乙型肝炎"。

为了明确输血后"非甲非乙型肝炎"的病因，科学家们对这些肝炎患者的血液进行了检查，包括电子显微镜、人工培养和免疫学等多种方法寻找病毒，但这种"非甲非乙型肝炎"病毒似乎非常不稳定，难以捉摸。1987 年，美国学者通过合作采用分子克隆的方法发现了一种新型病毒。1988 年，阿尔特团队证实这种新型病毒存在于"非甲非乙型肝炎"患者的血样品中。1989 年，霍顿小组正式鉴定出这种新型病毒，并将其命名为丙肝病毒（HCV）。由于这种病毒是人们发现的第三种专门感染人类肝脏的"嗜肝病毒"，因此被命名为丙型肝炎病毒。

Q/A 085 为什么说丙肝病毒是"沉默的杀手"？

对于乙肝，在我国已经引起人们的足够重视，可近年来，丙肝有赶超乙肝的势头。但是人们对丙肝的传播途径、预防措施等认识却明显不足。丙肝病毒感染人体后症状隐匿，潜伏期长达 15 ~ 20 年，被称为"沉默的杀手"。 这是因为丙肝病毒会伪装自己的蛋白质外壳，"骗过"人体的免疫系统识别，从而隐藏在人体内不断地损害肝脏，这使得很大一部分的丙肝病毒感染患者进展为慢性丙型肝炎。在感染丙肝病毒初期，患者症状不典型，甚至完全没有症状，也不会出现肝功能异常。即使已转为慢性丙肝，很多人在相当长时间内也不会有任何症状，以至于延误了最佳治疗时机。而更可怕的是，患者感染丙肝病毒后，55% ~ 85% 会变为慢性丙肝，而急性乙肝变成慢性乙肝的只有25%。而丙肝慢性化后，会进一步向肝硬化、肝癌发展，严重危害人们的健康。

Q/A 086 丙肝病毒的主要传播方式有哪些?

（1）经血及血制品传播。曾是最主要的传播途径，在过去，输血是急性 HCV 感染的主要危险因素。随着丙肝抗体在献血源中的严格筛查，这一传播方式得到明显控制。

（2）经破损的皮肤和黏膜等非输血途径传播。静脉吸毒者共用注射器是现在我国丙肝感染的最常见途径，其他包括消毒不严格的注射器、针头、牙科器械、内镜、侵袭性操作等也可感染丙肝；生活中共用剃须刀、牙刷、文身工具和穿耳环孔工具等也是 HCV 潜在的传播方式。

（3）性接触传播。丙肝病毒可通过唾液、精液和阴道分泌物排出，故性接触可造成丙肝传播。

（4）母婴传播。丙肝病毒阳性的母亲分娩时婴儿丙肝感染率为 2%~7%。丙肝感染的高危人群要警惕 HCV 感染的可能性。

Q/A 087 丙肝抗体阳性就是丙肝感染吗?

丙肝抗体阳性，不一定代表就是丙肝感染患者。首先丙肝抗体阳性有如下几种可能：①慢性丙肝，这种情况下丙肝病毒 RNA（HCV RNA）一定是阳性的。②既往丙肝感染，发生了自发清除。这种情况下丙肝病毒 RNA（HCV

RNA）是阴性的。③有研究发现 ELISA 检测出来抗体弱阳性的标本中，有超过 10% 标本是假阳性，但是病毒量是阴性的。这可能是血清中其他物质干扰，也可能是操作的因素。如果体检发现丙肝抗体阳性，需要进一步复查高精度 HCV RNA。

Q/A 088 丙肝可以治愈吗?

在目前医疗条件下，丙肝是可以治愈的。自从直接抗病毒药物相继上市以来，丙肝的治疗领域发生了迅猛的变化，几乎所有丙肝患者都可以通过直接抗病毒（DAA）小分子药物来治愈。在医学史上，只有屈指可数的慢性疾病能够被治愈，丙肝正是其中的一种。丙肝的治疗可以分为两个阶段，即直接抗病毒药物出现之前和之后，在直接抗病毒药物出现之前（2013 年前），唯一有效的治疗方案是干扰素合并利巴韦林（一种广谱抗病毒药物），但是该疗法会引起极大的副作用，并且治愈率欠佳。而后，随着直接抗病毒药物出现，丙肝治疗领域发生了翻天覆地的变化，选用合适的直接抗病毒药物后可以做到丙肝病毒的完全清除。目前的丙肝治疗方法简单，且副作用小、使用方便、治愈率高。所以，目前丙肝是完全可以治愈的疾病。

但需要值得注意的是，如果丙肝病毒感染发现较晚，可能会导致丙肝病毒的慢性感染进而造成肝脏不可逆损害。虽然这类患者可以做到病毒清除，但是部分患者进展为肝硬化和癌症等并发症的风险仍然很高，他们将需要进行后续随访监测。此外丙肝治愈者还需要避免高危行为，以免再次感染。

Q/A 089 如何预防丙肝?

目前尚无有效预防丙肝的疫苗可供使用，因此丙肝的预防主要是根据其传播途径来采取措施。

（1）严格筛选献血员。推行无偿献血，对血站的血液进行严格检测。

（2）预防医源性感染以及破损皮肤黏膜感染。拒绝毒品；在医疗机构内严格推行安全注射和标准预防，严格医院感染控制管理，严格消毒内镜、手术、牙科等诊疗器具；加强有关文身、文眉、修脚等行业器具卫生消毒管理。

（3）预防性接触传播。对青少年进行正确性教育，有多性伴侣等高危人群应使用安全套。

（4）预防母婴传播。在婚检或备孕时需要做丙肝筛查，已经怀孕的丙肝阳性者在生产时尽量缩短分娩时间，减少新生儿暴露于母血的机会。

（5）积极治疗丙肝患者。只要诊断为丙肝感染，符合治疗指征，都应该尽早积极治疗，治愈以后可以避免进一步传染给他人的风险。

Q/090 什么是艾滋病？什么是恐艾症？

/A 艾滋病也称为获得性免疫缺陷综合征，这种疾病是在 1981 年的时候才被认识的。它的病原体叫作人类免疫缺陷病毒（HIV），又叫艾滋病病毒。HIV 进入人体以后存在一段时间的潜伏期，潜伏期可长可短，短的有两年的，长的也有十几年的。经过潜伏期以后，病毒不断地在身体里面复制、繁殖，侵害免疫细胞，导致这些免疫细胞主要是 $CD4^+ T$ 淋巴细胞大幅度地下降，从而导致人体对各种疾病感染的免疫能力严重降低，以及对肿瘤的监视能力降低。所以到了艾滋病的晚期，主要是出现各种类型的感染，包括在一些免疫力正常的人群中不致病的感染。这些细菌、病毒、真菌，在艾滋病患者的身上会导致严重的感染，或者进展为恶性肿瘤，最终导致患者死亡。

恐艾症就是艾滋病恐惧症，是一种对艾滋病的强烈恐惧，并伴随焦虑、抑郁、强迫、疑病等多种心理症状和行为异常的心理障碍。艾滋病恐惧症者大多有过高度危险的婚前或婚外性行为。患者怀疑自己感染了艾滋病病毒，或者非常害怕感染艾滋病并有洁癖等强迫症表现。

Q/091 艾滋病的传播途径有哪些？

/A 已经知道的艾滋病感染途径如下。

（1）性传播。艾滋病病毒可通过性接触传播。生殖器患有性病或溃疡时，会增加感染病毒的危险。

（2）血液及血制品传播。如果血液里有艾滋病病毒，输入此血者将会被感染。使用不洁针具可以使艾滋病病毒从一个人传到另一个人。例如：静脉吸毒者共用针具；医院里重复使用针具、吊针等。牙科手术，打架斗殴，共用牙刷、剃须刀，易出血行业比如五金切割等这些方面，其实也是血液接触感染的途径。

（3）母婴传播。如果母亲是艾滋病感染者，那么她很有可能会在怀孕、分娩过程或是通过母乳喂养使她的孩子受到感染。但是，如果母亲在怀孕期间，服用有关抗艾滋病的药品，婴儿感染艾滋病病毒的可能就会降低很多，甚至完全健康。

艾滋病传染主要是通过体液的交流而传播。体液主要有精液、血液、阴道分泌物、乳汁、脑脊液和有神经症状者的脑组织。不会传染的途径有亲吻、握手、拥抱、共餐、共用办公用品、共用厕所、共用游泳池、共用电话、打喷嚏等，照料病毒感染者或艾滋病患者等也不会感染。

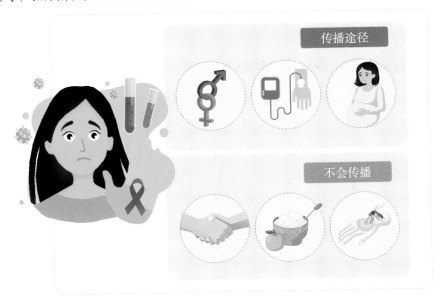

Q/A 092 艾滋病病毒的感染症状是什么？

艾滋病病毒感染症状视感染阶段而异。艾滋病病毒感染者往往在感染后最初的几个月感染性最强，但许多人到后期才意识到感染状况。在最初感染的前几周，人们可能毫无症状，或出现发热、头痛、皮疹或咽痛等流感样症状。随着病毒感染逐渐削弱人体免疫系统，人们可能会出现其他症状和体征，如淋巴结肿大、体重减轻、发热、腹泻和咳嗽等。若不加治疗，也可能会发生结核病、隐球菌感染甚至恶性肿瘤等情况。

Q/A 093 艾滋病高危人群有哪些?

（1）有高危性行为史者。其中包括同性、异性和双性性接触。

（2）有不安全血液及制品接触史者。有过有偿供血（浆）史者，共用注射器静脉吸毒者，怀疑接受过不安全的输血及使用不安全的血液制品者，使用未经严格消毒器械拔牙、美容、文身者，与艾滋病病毒感染者共用牙刷、剃须刀等物品的人员。

（3）职业暴露者。被污染的注射器针头或手术器械刺破皮肤、黏膜的医生、护士等，接触艾滋病病毒抗体阳性血液样本的实验室人员等。

Q/A 094 如何预防艾滋病?

（1）预防性接触传播。掌握预防知识，安全性行为，在不明确对方感染状况的性行为过程中全程、100% 使用安全套。在高危行为发生后 72 小时内，在专科医生指导下服药进行暴露后预防。性病可增加感染艾滋病病毒的风险，必须及时到正规医疗机构诊治。

（2）预防血液传播。避免不安全注射或输血等，推行无偿献血，对献血人群进行 HIV 筛查；加强医院管理，严格执行消毒制度，控制医院交叉感染；减少针灸、文眉、文身、刺绣等可能引起出血的服务；不共用剃须刀、牙刷等可能引起出血的器具。远离毒品，抵制毒品。

（3）预防母婴传播。感染艾滋病病毒的女性要考虑是否避孕；怀孕女性要在医生的指导下考虑是否终止妊娠；选择继续妊娠者应采取抗病毒药物干预阻断传播。

Q/A 095 日常生活接触会传播艾滋病病毒吗？

艾滋病感染者和患者的汗液、唾液、尿液和粪便等都不含有或只含有极少量的艾滋病病毒。而且艾滋病病毒很脆弱，离开了人体很容易死亡。艾滋病病毒对外界环境的适应性很差，特别是对温度很敏感，56℃时30分钟就能被杀灭，并且温度越高，这种病毒生存的时间就越短。常用消毒剂都可以杀灭艾滋病病毒。此外，完整无破损的皮肤是防御艾滋病病毒入侵的最好的屏障。所以，与艾滋病感染者或患者的日常生活和工作接触如握手拥抱、同吃同饮是安全的，不会感染艾滋病。因此我们可以和艾滋病病毒感染者或艾滋病患者正常交往，抛弃歧视、排除恐惧心理，关心和善待艾滋病病毒感染者或艾滋病患者。

Q/A 096 什么是 HIV 的窗口期？

根据世界卫生组织的定义，窗口期是指从 HIV 感染人体到感染者血液中能检出 HIV 抗体之间的时期，一般为 14～21 天。窗口期的长短，取决于我们的科技水平、检测试剂、检测方法。

Q/A 097 艾滋病可以被彻底治好吗？

目前还没有治愈艾滋病的方法。但是，抗病毒疗法可以抑制人体内的艾滋病病毒，使其达到检测不到的水平，让感染者也可以过上健康长寿的生活。治疗是控制艾滋病病毒和防止它破坏人体免疫系统唯一方法。早期抗病毒治疗的好处是毋庸置疑的，一方面能够降低 HIV 感染后患者的死亡率，促进免疫功能重建，减少并发症的发生，另一方面还可以降低传染给他人的风险。

科学家相信可以找到治疗艾滋病的方法。科学家正在研究功能性治愈和清除疗法两种治疗方法。功能性治愈是指感染者体内的病毒被完全抑制，机体免疫功能正常，即便不接受治疗，用常规方法也难以在感染者血液中检测出病毒,但病毒仍然存在。有些人认为抗反转录病毒治疗是一种有效的功能性治愈，但大多数人将功能性治愈定义为不需要继续进行抗反转录病毒治疗而抑制病毒。清除疗法是将 HIV 病毒从人体中完全根除，包括从隐藏的宿主中根除。

Q/ 098 梅毒的传播途径有哪些？

梅毒的传染源是梅毒患者，其主要传播途径有以下几种。

（1）性接触。这是临床上最主要的一种传播途径，占到 95% 以上，未经治疗的患者在感染后的 1 年内最具有传染性。梅毒螺旋体大量存在于皮肤黏膜损害表面，也见于唾液、乳汁、精液、尿液中。梅毒螺旋体在性接触时通过皮肤黏膜细小的损伤侵入人体而发病。

（2）胎传传染。患梅毒的孕妇可以通过胎盘感染胎儿，一般认为感染发生在妊娠 4 个月以后。可发生胎传梅毒、流产、早产、死胎，其传染性随病期延长而逐渐减弱。

（3）产道感染。当胎儿经过感染有梅毒的产道时，产道部位的梅毒螺旋体可感染给胎儿。新生儿经过产道的时候头部或者是肩部擦伤可以发生硬下疳。这是区别于胎传梅毒的一个标志。

（4）血液传播。潜伏期梅毒、隐性梅毒及梅毒患者的血清具有传染性，通过输血及共用针头可传染给他人。

（5）其他。接吻、哺乳以及接触有传染性损害患者的物品，如衣物、毛巾、食具或医疗器械等均可受感染而致病。

Q/ 099 梅毒感染的高危人群有哪些？

梅毒感染的高危人群有男同性性行为者、多个性伴侣人群、与梅毒患者有性接触或者生活密切接触的人、职业的性工作者、其他性传播疾病感染群体、吸毒人群等。

Q/ 100 梅毒的症状有哪些？

梅毒分为一期、二期、三期梅毒，不同分期，临床表现不同，具体症状如下。

（1）一期梅毒。①硬下疳：表现为外阴及生殖器皮肤黏膜出现单个或多个圆形溃疡，是梅毒初起的皮肤黏膜损害的表现，一般是感染梅毒螺旋体后2～4周出现，但也有短于1周或长达1～2个月者。硬下疳初起为无自觉症状的小红斑或丘疹，以后隆起为硬结，很快糜烂或发生溃疡，典型的硬下疳大小1cm左右，多呈圆形或椭圆形，边界清楚，周围堤状隆起，绕以红晕，基底平整、清洁，呈肉红色，上有少量浆液渗出物，内含有大量螺旋体，传染性强。硬下疳无疼痛及触痛，约经1个月可不治而愈，留下浅表瘢痕。②梅毒性横痃：又称近卫淋巴结肿胀。下疳附近的淋巴结发生肿胀，位于腹股沟，一侧或两侧，临床上多为两侧，较硬，表面无炎症，不化脓。于硬下疳出现1～2周后发生。

（2）二期梅毒。为病原体血行播散至全身所表现的症状，损害见于皮肤及黏膜，亦可侵犯骨骼、感觉器和神经，常发生于硬下疳消退3～4周后，少数可与硬下疳同时出现。①梅毒疹：80%～95%的患者可发生，特点为疹型多样和反复发生、广泛而对称、不痛不痒或仅有轻微瘙痒。皮损内含有大量的梅毒螺旋体，传染性强，不经治疗一般持续数周可自行消退，皮损通常缺乏特异性，可表现为斑疹、斑丘疹、丘疹、脓疱性梅毒疹及掌跖梅毒疹等。②扁平湿疣：好发于肛周、外生殖器等部位，损害表现为肉红色或粉红色扁平丘疹或斑块，表面糜烂湿润或轻度结痂。内含大量梅毒螺旋体，传染性强。③梅毒性脱发：由梅毒螺旋体侵犯毛囊造成毛发区血供不足所致，表现为局限性或弥漫性脱发，呈虫蚀状，头发稀疏，长短不齐，常见于颞部、顶部和枕部。脱发非永久性，及时治疗后毛发可以再生。④黏膜损害：生殖器部位、口腔、咽及喉有黏膜红肿及糜烂，损害处含有大量的梅毒螺旋体。⑤二期骨关节损害：可发生骨膜炎及骨关节炎，有疼痛感，晚上和休息时加重，白天及活动时痛觉减轻。⑥二期眼损害：包括虹膜炎、虹膜睫状体炎、脉络膜炎、视网膜炎等，均可引起视力损害。⑦二期神经损害：主要有无症状神经梅毒、梅毒性脑膜炎、脑血管梅毒等。⑧全身浅表淋巴结肿大：淋巴结硬肿不痛，不化脓，不破溃。⑨二期复发梅毒：二期损害消退后重新出现，见于感染后 1 ～ 2 年内，多因治疗不彻底或免疫力低下所致，以血清复发为最多，皮肤黏膜、眼、骨骼、内脏损害亦可复发。

（3）三期梅毒。早期梅毒未经治疗或治疗不充分，经过 3 ～ 4 年（最早 2 年，最晚 20 年），40% 左右患者发生三期梅毒。①结节性梅毒疹：好发于头皮、肩胛、背部及四肢的伸侧，直径为 0.2 ～ 1cm，呈簇集排列的铜红色浸润性结节，结节可吸收，留下小的萎缩斑，结节亦可形成溃疡，愈后留下浅瘢痕；新旧皮损可此起彼伏，迁延数年，损害常呈簇集、环状或蛇行性排列，无自觉症状。②树胶肿：又称为梅毒瘤，是三期梅毒的标志，也是破坏性最强的一种皮损；开始为皮下硬结，以后硬结逐渐扩大，中心软化坏死，形成溃疡，边界清楚，边缘锐利，基底不平，肉芽呈紫红色，分泌黏稠脓汁，状如树胶，故名树胶样肿；全身各处均可发生，但以头部、下腿及臀部等处多见。③骨梅毒：以骨膜炎多见，其次是树胶肿性骨炎及骨髓炎。④眼梅毒：表现类似于二期梅毒眼损害。⑤心血管梅毒：多在感染 10 ～ 20 年后发生，为三期梅毒中最严重的内脏损害，发生于主动脉及心脏，可造成梅毒性动脉炎、主动脉瓣闭锁不全、主动脉瘤，也可发生闭塞性动脉内膜炎，引起局部组织坏死。⑥神经梅毒：多在感染 3 ～ 20 年后发生，主要类型有无症状神经梅毒、脑膜梅毒、实质型神经梅毒（脊髓痨、麻痹性痴呆）、脑（脊髓）膜血管型神经梅毒和树胶肿性神经梅毒等。

Q/A 101 梅毒抗体阳性是不是就表示一定得了梅毒？

机体感染梅毒螺旋体之后，机体的免疫系统会针对螺旋体产生两种抗体，一类是非梅毒螺旋体抗体，另一类是梅毒螺旋体特异性抗体，前者一般用快速血浆反应素环状卡片试验（RPR）检测，后者一般用梅毒螺旋体颗粒凝集试验（TPPA）检测。RPR 可用于梅毒的筛选诊断，而且可用作定量，观察疗效，可以通过 RPR 判断患者是不是现在患有梅毒、感染的时间和病情，以及梅毒经过治疗之后的转归情况；TPPA 可用于梅毒的特异性诊断，一旦阳性，不管治疗与否或疾病是否活动，通常终身保持阳性。临床上经常看到单独的 TPPA 阳性，RPR 阴性的化验单，这就分为两种情况：一种是有的人先出现 TPPA，感染了梅毒，很快做了检测，TPPA 阳性，RPR 可能是阴性的，但是很快 RPR 也会变成阳性，那么这说明感染了梅毒；还有一种情况，由于 TPPA 会一直持续存在，所以这个时候 TPPA 阳性、RPR 阴性，并且过一段时间复查 RPR 还是阴性，就说明是感染过梅毒，以前得了，现在已经治愈了。如果 RPR 阳性，TPPA 阳性，表示现在很可能正在患梅毒。

同时还需要注意，血清学检查结果存在假阳性的可能。假阳性多见于血液标本受污染或溶血、自身免疫性疾病、麻风、海洛因成瘾者、少数孕妇及老人，以及如果感染了其他螺旋体的疾病，也会出现阳性的结果。

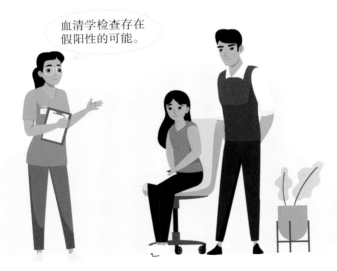

血清学检查存在假阳性的可能。

Q/A 102 没有过性生活怎么也会检查出梅毒？

梅毒的传染途径有多种，其中性接触是最主要的传播途径，在没有性生活的情况下，可能会通过间接接触传染梅毒，如果接触到患者使用过的内衣裤、被褥、生活用品等，这些用品可能会沾有患者患处排出的梅毒螺旋体，因此发生感染；胎传传染、产道感染以及血源性传染梅毒均可使没有过性生活的人感染梅毒；此外，还需要排除血清学检查假阳性的可能。

Q/103 什么是先天梅毒？

又称胎传梅毒，是指感染了梅毒的孕妇通过胎盘将梅毒螺旋体传染给胎儿所引起的一种性传播疾病，2 岁以内为早期先天梅毒，超过 2 岁为晚期先天梅毒，特点是不发生硬下疳，早期梅毒病变较后天梅毒严重，晚期梅毒一般比较轻。

（1）早期先天梅毒。先天性梅毒患儿会在出生 3 周左右出现临床症状，表现如下：①营养不良、体格瘦小、皮肤苍白松弛，面如老人。②出生 6 周左右出现皮肤损害，有水疱 – 大疱性皮损，扁平湿疣，口角与肛周放射性皲裂或瘢痕。③梅毒性鼻炎。是常见的早期症状，流涕、鼻塞以致哺乳困难，可损及鼻骨。④可发生骨软骨炎、骨膜炎。⑤淋巴结、肝脾肿大。⑥ 10% 的患儿可发生活动性神经梅毒，从而引起抽搐及智力障碍，喉头和声带被侵犯可发生声音嘶哑。

（2）晚期先天梅毒。①皮肤黏膜损害：可发生结节性梅毒疹、树胶肿；上颚、鼻中隔穿孔；马鞍鼻。②骨骼：胫骨中部肥厚，向前凸出，被称为马刀胫；关节积水。③哈钦森（Hutchinson）三征：基质性角膜炎；哈钦森齿，即门齿下缘呈半月形缺损；神经性耳聋。哈钦森三征具有诊断意义。

Q/104 梅毒孕妇一定会生出先天性梅毒婴儿吗？

妊娠 4 个月时胎盘已经形成，胎儿容易被感染，在此之前则不易被感染。一般来说，感染梅毒时间越短的孕妇，发生胎传梅毒流产、死产和新生儿死亡率越高；如果感染梅毒超过 3 年的孕妇，即使没有治疗或治愈，也有可能正常分娩；如果患有梅毒的孕妇在怀孕前或怀孕期间定期接受抗梅毒治疗，则可以完全防止先天性梅毒婴儿的出生。

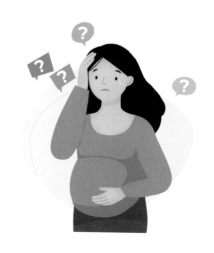

Q/A 105 得了梅毒能治好吗?

得了梅毒能治好,但分期越晚治愈难度越大。所以要早发现早治疗,一期梅毒和二期梅毒只要发现得早,及时接受规范的治疗,绝大多数患者可达到临床治愈。如果梅毒发现得比较晚,已经发展到三期梅毒,出现脑膜炎梅毒、神经梅毒、心血管梅毒等表现,通过规范的抗梅毒治疗可清除血液中的梅毒螺旋体,但可能遗留严重并发症,如麻痹性痴呆、主动脉瘤、主动脉炎等,无法彻底治愈。治疗后应定期随访,进行体格检查、血清学检查等以考查疗效。患者所有性伴应同时进行检查和相应治疗。

新发及突发重大经接触传播传染病

Q/106 什么是经接触传播传染病？没有与传染源"亲密"接触就不会患经接触传播传染病吗？

A 经接触传播传染病是指易感者因直接接触传染源或者接触了被传染源的排出物或分泌物污染的用品而感染的传染病。

经接触传播传染病包括直接接触传播传染病和间接接触传播传染病。①直接接触传播传染病是指在没有外界因素参与下，易感者因直接接触传染源而感染的传染病。特指的直接接触是性传播的疾病。②间接接触传播传染病是指易感者接触了被传染源的排出物或分泌物污染的用品而感染的传染病。虽然易感者没有与传染源"亲密"接触，但仍存在因接触了被传染源的排出物或分泌物污染的用品而感染上接触传播传染病的风险。

Q/107 常见经接触传播传染病有哪些？经接触传播传染病具有哪些特征？

A 常见经接触传播传染病有血吸虫病、钩端螺旋体病、钩虫病、麻疹、肾综合征出血热、狂犬病、EB病毒感染、布鲁菌病、鼠疫、弓形虫病及性接触传播传染病（HIV、梅毒）等。

经接触传播传染病具有的流行特征是：①多以散发为主，但可形成家庭及同住者间的传播，呈现家庭续发率高；②无明显的季节性；③在卫生条件较差的地区及卫生习惯不良的人群中发病较多；④加强对传染源的管理，严格消毒制度后，可以减少此类传播。

Q/A 108 常见的血吸虫有哪几种？

常见的血吸虫有曼氏血吸虫、日本血吸虫和埃及血吸虫。曼氏血吸虫感染主要发生在非洲和南美洲，日本血吸虫感染主要发生在东亚，埃及血吸虫感染主要发生在非洲和中东。

在中国，血吸虫病的病原体是日本血吸虫，经过多年的治理，中国新增的血吸虫急性感染的病例数非常少。随着我们对外交流的日益频繁，包括外出工作、旅游等，可能也会涉足其他血吸虫流行的地区，所以在出行前，先了解目的地有无相关传染病，有一定的了解和准备也是很有必要的。

Q/A 109 血吸虫病会不会传染给家人？

血吸虫传播必须具备带虫卵的粪便入水、中间宿主钉螺的滋生及人接触疫水三个条件。人、家畜及野生动物都能感染血吸虫，成为传染源。钉螺是日本血吸虫的唯一中间宿主，在我国"有螺才有血吸虫病"。人在生产（捕鱼、种田）或生活（游泳、戏水）而接触疫水后患病。可以这样说，即使"我"有血吸虫病，存在肠道排虫卵污染生活环境，但缺少钉螺中间宿主，血吸虫传播链条不完整，通常不会传染给家人。

Q/A 110 体检发现血吸虫抗体阳性，需要吃药治疗吗？

血吸虫抗体持续时间为数年，如果既往没有诊断血吸虫病或者口服药物治疗血吸虫病，须排除引起抗体假阳性的常见疾病（如风湿免疫性疾病）后，满足以下一项以上，没有禁忌证的情况下，可至医院行驱虫治疗。

（1）血吸虫病流行地区（有血防站地区）的旅居史且有接触疫水高危行为。

（2）有临床表现，包括发热、腹痛、腹泻、脓血便、肝脾大或者肝硬化。

（3）血常规有嗜酸粒细胞增多，粪便检出虫卵，肝脏彩超提示门脉血管增粗呈网状改变。

Q/A 111 什么是流行性出血热？流行性出血热跟鼠疫是一回事吗？

流行性出血热，又叫肾综合征出血热，是由家鼠等动物作为媒介传播汉坦病毒的一种传染病。流行性出血热和鼠疫均可由老鼠传播，但两者病原体不同，流行性出血热的病原体为汉坦病毒，而鼠疫是由鼠疫耶氏菌感染所致。

流行性出血热是一种非常有特点的疾病，它的表现为"三红三痛"（面红、颈红、前胸红，头痛、腰痛、眼眶痛），整个病程分为发热期、休克期、少尿期、多尿期、恢复期五个期。

Q/A 112 如何预防流行性出血热？

预防流行性出血热要从生活习惯着手。

（1）消灭传染源。如消灭家中老鼠。

（2）避免食物和日常使用物品被老鼠啃食或者污染。

（3）勤洗手，多通风。

（4）高危地区可考虑注射出血热疫苗。

Q/A 113 狂犬病是只有狗才可以传染给人吗？

狂犬病的自然宿主为野生动物，多见于狗、猫、狼、狐狸、豺等肉食动物，也可感染猪、马、牛、羊、鹅、鸭等家畜、家禽，老鼠、蝙蝠体内也可带有病毒。生活中人们较常接触的主要还是狗和猫。

Q/A 114 狂犬病潜伏期有多长？"十日观察法"靠谱吗？

狂犬病的潜伏期一般为 1～3 个月，主要是狂犬病毒会随着神经细胞向大脑迁移，被咬伤位置越靠近大脑，则潜伏时间越短。

"十日观察法"是指被可疑的疯动物（狗或猫等）咬伤、抓伤后，将动物系留观察 10 天（在狂犬病流行的疫区需要先注射疫苗再观察），如果动物在 10 天的观察期内保持健康，或经可靠的实验室诊断技术证实动物不携带狂犬病病毒，则可以停止注射剩下的疫苗。"十日观察法"是从"三日观察法""五日观察法"逐步演变而来。2018 年世界卫生组织发布的《狂犬病专家磋商会第三次报告》做了更加谨慎的表述："在咬伤发生后，除非经认证实验室检测，证实动物为狂犬病阴性，或经过训练有素的专业人士确认在 10 天观察期内，其仍然保持健康，否则不要终止暴露后处置。"因此"十日观察法"不是排除狂犬病的最佳方法，建议被猫、狗抓伤/咬伤的人都能及时注射疫苗避免悲剧发生。

Q/A 115 如何预防狂犬病？被猫、狗咬伤后怎么办？

由于狂犬病病毒侵犯的是中枢神经系统，一旦发病会迅速造成患者神志异常，最终造成死亡。由于狂犬病没有特效药，一旦发病死亡率几乎为 100%。

对于狂犬病的预防，首先是切断传染源，家中饲养的宠物要定期检疫并打疫苗，同时及时安置和清理流浪猫、狗，避免流浪猫、狗咬伤人。其次是加强防范意识，一旦被野生动物或宠物抓伤、咬伤，及时注射狂犬疫苗。

被猫、狗咬伤后，尽快使用肥皂水或其他弱碱性液体和有一定压力的流动清水交替清洗所有伤处约 15 分钟；然后用无菌纱布或脱脂棉球将伤口处残留的液体吸尽。

彻底冲洗后再用稀碘伏或其他能使病毒灭活的消毒液清洗伤口内部。然后立即前往最近的犬伤处置门诊就诊。有证据表明，即使在没有使用狂犬病被动免疫制剂的情况下，通过有效的伤口清洗加立即接种狂犬病疫苗并完成暴露后预防程序，99%的患者可以存活。

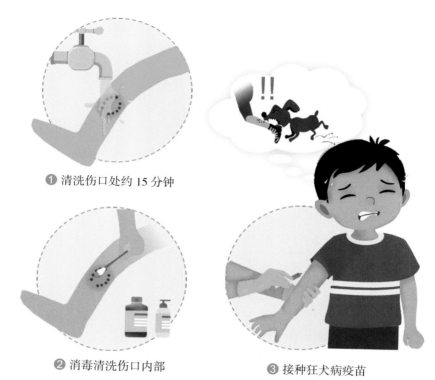

❶ 清洗伤口处约 15 分钟

❷ 消毒清洗伤口内部

❸ 接种狂犬病疫苗

被猫、狗咬伤后的处理

Q/116 EB 病毒感染为什么叫"亲吻病"？

传染性单核细胞增多症又名"亲吻病"，是由 EB 病毒感染引起的急性自限性传染病。EB 病毒是一种疱疹病毒，由于 EB 病毒在人群中广泛存在，急性期患者的口腔黏膜上皮细胞里有大量复制增殖的病毒，病毒可由唾液排出，时间达 6 个月之久，像父母亲吻儿童、口对口喂食都会发生感染，所以，这也是被称为"亲吻病"的原因。因为婴幼儿免疫功能尚未完善，对于成年人影响比较小的病毒，通过唾液传播给婴幼儿就会造成婴幼儿的 EB 病毒感染。

传染性单核细胞增多症主要的临床表现是发热，一般持续 7 天左右，有些人可能达到 30 天，呈高热，体温可达 39 ~ 40℃；同时伴有淋巴结肿大（以颈部淋巴结多见）以及肝脾肿大和肝功能损害，转氨酶升高。查血常规就会发现血象明显升高，以淋巴细胞升高为主，且出现大量异形淋巴细胞。

Q/A 117 成年人会得"亲吻病"吗?

成年人也会感染 EB 病毒,但发病方式可能会跟儿童不一样。成人 EB 病毒感染多为单纯的发热,或伴有淋巴结肿大,长期慢性 EB 病毒感染则容易引起淋巴瘤。

Q/A 118 如何预防"亲吻病"?

EB 病毒主要是通过唾液进行传染的,所以在平时的生活当中一定要勤消毒,外出人群密集处尽量要戴口罩,做好个人的防护;平时勤洗手,尽量减少外出聚餐,尽可能实行分餐制,尤其是家中有年纪比较小的孩子,一定要做好清洁工作。在日常生活中,应当注意避免亲吻孩子时的唾液接触。除了要注意避免嘴对嘴的亲吻,也要尽量避免亲吻孩子的手脚、四肢,因为小朋友有时可能会做出"吃手""吃脚"的动作,使病毒进入体内;平时注意不与孩子混用餐具、水杯、牙刷等,以免造成交叉感染。

Q/A 119 养殖户反复发热可能是布病吗?

布病,即布鲁菌病,是布鲁杆菌感染引起的一种人畜共患传染病,畜牧业、兽医、屠宰业等经常与牲畜接触的人群是高危人群。急性期以发热、乏力、多汗及肌肉、关节疼痛为主要表现,慢性感染(6个月以上)以骨关节损害和慢性疲劳为主。

Q/A 120 刚挤出来的牛奶直接喝,是否会感染布病?

人类布病主要是由患布病的家畜如羊、牛、猪等通过皮肤黏膜直接接触、消化道和呼吸道而感染,多与食用未消毒的动物乳制品、肉类,在饲养、挤奶、加工皮毛及肉类等过程中皮肤接触以及吸入布鲁杆菌的空气有关,人群普遍易感,人与人之间不传染。因此,刚挤出来的牛奶未经消毒直接喝,感染布病的风险很高。

Q/A 121 动物饲养员如何预防布病?

定期对饲养的牲畜及时进行疫苗免疫,并严格进行检疫,感染的生猪及时屠宰。牧民、兽医、实验室工作者以及军人接受预防接种,由于不良反应较大,仅推荐疫区人群在产羔季节前 2 ~ 4 个月接种;定期对棚圈、挤奶厅、产舍等进行消毒净化,加强对水源、粪便的管理,消灭潜在的布鲁杆菌;患病牲畜、流产的胎儿胎盘及皮毛等进行加生石灰深埋,不能随意丢弃及直接接触,接羔、拔毛、配种等生产过程中做好个人防护,要戴帽子、口罩、手套和穿工作服等,工作结束后及时进行消毒,对家畜流产物、吸奶器进行重点消毒;注意个人卫生,饭前勤洗手,不喝生水、不吃生拌或未经煮熟的肉类、不喝未灭菌处理的动物奶制品;一旦出现长期发热、多汗等症状,应及时到医院进行布病检测,以便早发现、早治疗。

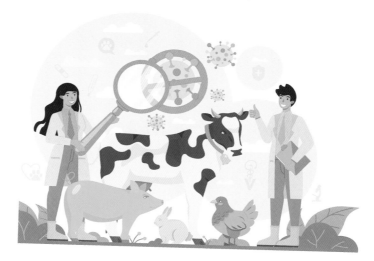

Q/A 122 如何进行布病的家庭预防?

布鲁菌病对热的抵抗力不强,60℃加热 30 分钟或 70℃加热 5 分钟即杀死,煮沸即死亡。对消毒剂的抵抗力也不强,常用 0.1% 新洁尔灭对皮肤、用具等进行消毒。家庭预防需要注意以下几个方面。

(1)注意个人卫生,饭前勤洗手,不喝生水,不吃来源不明(未检疫)、生拌或未经煮熟的肉类，不喝未灭菌处理的动物奶制品。

（2）用的菜刀、菜案，要生熟分开。切了生肉的刀、案及相应抹布，也要定期用热水或紫外线等进行消毒，避免污染其他餐具。

Q/A 123 养狗、养猫是否会感染布病？

布鲁菌病的传染源主要是动物食品，即羊、牛和猪等，其他动物如犬、麋鹿、骆驼、马等也可成为传染源。需要注意的是，狗对于所有类型的布鲁菌均易感，也是犬布鲁菌的主要宿主。理论上来讲，猫如果食用污染的生肉，也有感染布病的风险。因此家中养宠物，要注意饲养宠物前的检疫工作，并定期对宠物进行体检和预防保健（疫苗接种），同时注意主人及宠物的卫生习惯。

Q/A 124 什么是鼠疫？

鼠疫是由鼠疫耶尔森菌引起的自然疫源性疾病，通常在啮齿动物之间流行，偶尔能引起人间流行，《中华人民共和国传染病防治法》将鼠疫列为甲类传染病，位居第一位，也称"一号病"，具有起病急、病程短、死亡率高、传染性强、传播迅速等特点。

14世纪鼠疫于欧洲暴发，这是人类历史上最严重的瘟疫之一，欧洲有约2500万人死于鼠疫，因其中一个明显的症状，即去世的患者皮肤上会因为皮下出血而出现许多黑斑（瘀斑），又被称为黑死病。

Q/A 125 米袋子里混进了老鼠屎，是否会传染鼠疫？

鼠疫的感染源主要包括染疫动物及鼠疫患者，包括啮齿类动物（鼠类、旱獭等）、野生食肉类动物（狐狸、狼、猞猁、鼬等）、野生偶蹄类动物（黄羊、岩羊、马鹿等）、家养动物（犬、猫、藏系绵羊等）。其中，最主要的传染源是啮齿类动物。鼠疫患者是引起鼠疫暴发和流行的最危险的传染源。传播途径有3种：①经跳蚤叮咬传播。②直接接触传播。人类通过捕猎、宰杀、剥皮及食肉等方式直接接触染疫动物，鼠疫菌可以通过手部伤口进入体内。

③飞沫传播。肺鼠疫患者或动物呼吸道分泌物中含有大量鼠疫菌，可通过呼吸、咳嗽排出，造成鼠疫传播。综上，接触老鼠屎一般是不会传播鼠疫的。

Q/126 被跳蚤咬了之后发热，是感染了鼠疫吗？

跳蚤叮咬是鼠疫传播的主要途径，人群对鼠疫普遍易感。鼠疫潜伏期较短，一般为 1～6 天，多为 2～3 天，典型症状有突然发热、寒战、头痛和身体疼痛、虚弱、恶心和呕吐。也可表现为淋巴结疼痛、发炎、呼吸短促和咳嗽等症状。因此，在鼠疫流行区被跳蚤叮咬后发热，需要排除鼠疫。但鼠疫的诊断需要综合流行病史、临床表现、实验室检查，尤其是病原学检测等证据。

Q/127 如果遇到鼠疫暴发该怎么办？

①发现病例及时上报疾控部门；②注意个人卫生，与潜在的传染源接触时注意防护（蚊虫、直接接触、飞沫等途径），尽量避免去拥挤场所及野外；③减少与野生动物的接触，不要逗弄来源不明的鼠类、偶蹄类、狗、猫等动物；④如果出血发热、寒战、咳嗽、咯血等，及时就医并告知旅居史。

Q/128 什么是弓形虫病？弓形虫主要存在于哪里？

弓形虫病是由弓形虫引起的疾病，可以侵犯人的眼、心、肝等多种器官，是一种人畜共患病，多数感染者是没有症状的带虫者。孕妇感染后，弓形虫可以进入胎盘，导致胎儿畸形，严重时可导致流产。弓形虫病也常发生于艾滋病以及恶性肿瘤等免疫功能低下的患者身上。

弓形虫的生长过程有多个阶段，包括滋养体、包囊、裂殖体、配子体、卵囊，其中，滋养体、包囊和卵囊与传播及致病相关，主要存在于患病的猫或者猪的粪便中，这些粪便污染的食品、土壤、水源等是重要的传染源，食入这些被污染的食物后可能会感染弓形虫。

Q 129　人是怎样感染弓形虫病的？

A　当人食入含有弓形虫卵囊的肉制品、蛋品、奶类、水源、粪便时，卵囊发育为成虫之后，通过入侵消化道进入血液，进而侵入各组织器官，造成相应的功能障碍。另外，感染弓形虫病的孕妇也可以通过胎盘传染给胎儿，导致胎儿畸形。

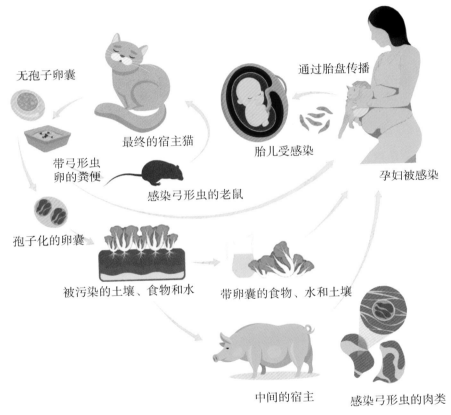

无孢子卵囊

通过胎盘传播

最终的宿主猫

胎儿受感染

带弓形虫卵的粪便

感染弓形虫的老鼠

孕妇被感染

孢子化的卵囊

被污染的土壤、食物和水

带卵囊的食物、水和土壤

中间的宿主

感染弓形虫的肉类

弓形虫病传播途径

Q 130　猫、狗等宠物是弓形虫的重要宿主，那家里还能养猫吗？

A　猫是弓形虫重要的宿主，感染弓形虫的猫能够通过粪便排出很多卵囊，是重要的传染源，而普通的猫砂盆的消毒很难彻底杀死卵囊，所以如果家里的猫感染了弓形虫，那么对于家庭成员而言就会比较危险，如果实在要

养猫，建议到正规宠物店购买，定期给猫做弓形虫检查，及时清理猫的粪便，定期给猫洗澡，做好家庭环境卫生。家里如果有要备孕或者已经是准妈妈的，不建议饲养猫。

Q/A 131 孕检需要查弓形虫吗？

TORCH 检查是女性孕前需要完成的一项重要筛查，一般称为优生五项检查，是为了检查女性体内是否存在导致胎儿畸形的病原体。

TORCH 是指可导致先天性宫内感染及围生期感染而引起围生儿畸形的病原体，是由一组病原微生物的英文名称首字母组合而成，T 代表弓形虫，O 代表其他病原微生物如梅毒螺旋体等，R 代表风疹病毒，C 代表巨细胞病毒，H 代表单纯疱疹病毒。5 种病原体中的任何一种都能通过胎盘或产道引起胎儿感染，导致流产、畸形等，孕前应进行 TORCH 检测，及早发现和治疗病毒感染，排除胎儿异常发育。

因为弓形虫能够通过胎盘进入胎儿体内，引起胎儿的畸形，严重可导致流产，所以孕前及孕中完成弓形虫筛查非常有必要。

Q/A 132 怎样预防弓形虫病？

由于弓形虫的卵囊存在于被污染的食品、土壤、水源当中，所以管理家里的环境卫生、不吃生肉蛋类等食品非常重要。如果家里养有宠物，定期带宠物检查弓形虫，定期对家庭环境进行消毒，处理好宠物的粪便，做好清洁消毒工作。家里有备孕者的不建议饲养宠物。

Q/A 133 什么是性接触传播传染病？性病是怎么传染的？

性接触传播传染病，也是我们俗称的"性病"，是指通过性接触而传播的一类疾病，我国法定的性传播疾病包括了淋病、梅毒、尖锐湿疣、非淋菌性尿道炎、生殖器疱疹、软下疳、性病性淋巴肉芽肿、艾滋病等八种疾病，广义的性传播疾病还包括生殖系统念珠菌病、阴道毛滴虫、乙型肝炎等。

这些病原体不仅可以引起泌尿生殖器官的损害，还可以通过血液侵犯到全身各重要的器官，严重危害个人、家庭和社会。

性传播疾病大部分（90%以上）由性接触传播，带有病原体的体液通过生殖器、黏膜、口腔等途径进入血液导致感染，此外，间接接触传播（接触被污染的衣物、卫生器具等）、血制品传播（常见为吸毒者共用注射器等）、母婴传播也是少见的传播方式。

Q/A 134 去公共浴室或澡堂洗澡会传染性病吗？

一部分性传播疾病的病原体喜欢温暖、湿润的环境，虽然大部分性传播疾病的病原体在体外比较脆弱，存活时间很短，但由于公共浴室或澡堂环境一般是温暖、湿润的，有利于病原体的存活与传播，与患者共同泡澡存在一定的感染风险。此外，如果公共浴室或澡堂的消毒不到位，毛巾、衣物上还可能滋生细菌及真菌，有感染的风险。如果一定要去这些场所，建议选择正规干净的浴室或澡堂，一定要自带毛巾及贴身衣物，不要共同泡澡，做好个人卫生。

Q/A 135 怎么治疗和预防性病？

不同的性传播疾病的病原体不一样，首先要明确病原体的种类，需要到正规的医疗机构检查，一般包括血液检查、分泌物检查等，治疗药物包括抗生素、抗病毒药物等，某些性传播疾病的治疗比较复杂（如艾滋病、乙肝等），如果确诊后一定要在医生的指导下用药，切不可盲目自行服药治疗，也不可轻信某些偏方、土方等，以免耽误病情。此外，性伴侣也需要共同检查及治疗，治疗期间避免性生活，贴身衣物分开清洗消毒。

在性传播疾病的预防方面，确诊患者需要规律治疗，保持固定的性伴侣，洁身自好，避免不洁性行为，正确、全程使用安全套，不随便使用公用毛巾、公用马桶垫、公用浴缸、他人的剃须刀等，树立正确的性传播疾病预防观念。

Q/A 136 什么是经虫媒传播传染病？

虫媒传染病，是由病媒生物传播的自然疫源性疾病，一般是由病媒叮咬，传播给动物及人类。比如说疟疾，经蚊虫传播。登革热主要是通过埃及伊蚊、白纹伊蚊所传播。近年来流行的新型布尼亚病毒是由蜱虫传播。以流行性乙型脑炎（简称乙脑，又称"日本脑炎"）为例，它是以脑实质炎症为主要病变的中枢神经系统急性传染病。它属于自然疫源性疾病，多在夏秋季流行，病原体为乙脑病毒，经蚊虫传播，能传播本病的蚊种有库蚊、伊蚊和按蚊中的某些种类，其中三带喙库蚊是主要的传播媒介。乙脑的主要传染源为猪。最近全国不少地方紧急为宠物猪、商业猪打乙脑疫苗，其实也就是控制乙脑的传染源。虫媒传染病发生和流行的危险性很大，所以一定要引起重视。

常见虫媒传播性疾病包括流行性乙型脑炎、流行性出血热、疟疾、登革热，还有发热伴血小板减少综合征（新型布尼亚病毒感染）、恙虫病、丝虫病、莱姆病、寨卡病毒病以及黄热病等。

Q/A 137 怎样预防虫媒传染病？

虫媒传染病的预防和控制的重点与其他传染病有所不同，重要的手段是切断或消除传播途径，并通过多种途径改善和提高人群免疫力，保护易感人群。因此，在虫媒传染病的预防和控制中，对媒介昆虫的控制或消除是至关重要的手段，也是虫媒传染病的预防和控制效果十分明显的措施。但因虫媒传染病的发生和流行过程受到复杂的社会和自然因素的影响，因此，必须重视因地、因时制宜进行综合防治，才能取得根本性的效果。

（1）加强媒介昆虫监测。建立媒介昆虫的消长情况监测系统，及时掌握媒介昆虫的消长情况，一旦发现媒介昆虫的物种出现变化、携带病原体或出现危险虫情警戒线时，要及时研究其对人类威胁的危险性，并向政府主管部门报告，责成相关决策部门制定应对措施，及早消除媒介昆虫对人类的威胁。

（2）加强人类虫媒传染病的疫情报告。任何一个单位或个人一旦发现虫媒传染病疫情都要及时向疾病预防控制机构和有关机构报告，以便尽早开展流行病学调查，弄清虫媒传染病的传染来源和传播的媒介昆虫，有针对性地消除传播媒介，尽早切断传播途径，控制疫情的扩散与蔓延，及时采取有效措施。

（3）哺乳动物、禽类对虫媒病原体均易感，除个别外，大多动物本身不"发病"。但病原体能在动物体内增殖，产生较高含量的毒性产物，成为极具危险的病原体储存宿主。一般针对野生或半野生动物的管理较难，只能把工作重点放在消除传播媒介上，切断传播途径。而针对家养动物则容易些，对家养动物，可用圈养、改善管理条件和免疫接种或药物预防等科学管理办法结合消除传播媒介，切断传播途径的办法，就能取得较好的效果。如乙脑、登革热、流行性出血热等，都可以进行综合防治的办法，如开展爱国卫生运动，清洁卫生或迁移居民附近的猪舍；定期组织灭鼠、灭蚤；组织群众在水缸养殖塘养鱼；加强防蚊、驱蚊、灭蚊等措施都能取得预期防治效果。

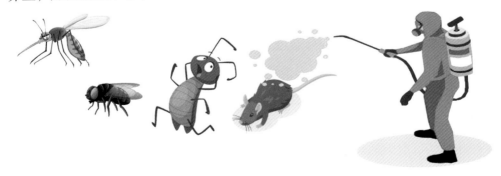

（4）虫媒传染病防治的根本在于彻底消除传播媒介。依据不同种类的生态习性，以标本兼治、侧重以本为主的原则，以经济、有效、简便和安全为目的，因地、因时制宜地采用以环境治理、化学防治、生物防治或其他有效手段组成的措施，把靶标媒介控制在不足以危害的水平，以达到除害灭病的目的。

（5）可以通过免疫接种和药物预防来提高群体免疫力和抗病能力。有计划地进行预防接种，是提高群体抗病能力、控制和消灭虫媒传染病发生和流行的重要措施。目前，部分虫媒传染病已有疫苗可用。但更多病种尚无疫苗。此外，尚可应用药物预防来提高群体抗病能力，实施简便、见效较快，但药物预防对多数病毒性传染病无效，其应用受到一定限制。

Q/138 哪些虫媒传染病是最近新发的？如何确诊新发的虫媒传染病？

最近新发的虫媒传染病是寨卡病毒病、发热伴血小板减少综合征（新型布尼亚病毒感染）、莱姆病、黄热病等。

虫媒传染病的确诊要依据患者的流行病学资料、临床表现和实验室检查。同时要依据病原学，或血清抗原、抗体的检测结果。要根据这些昆虫的生活习惯，往往有严格的季节性，有的病例还与感染者的职业和地区相关。发热伴血小板减少综合征（新型布尼亚病毒感染）的患者有蜱虫咬伤史，伴有发热，同时出现白细胞和血小板的下降及多脏器的损伤。

Q/139 什么是疟疾？

疟疾是经雌性按蚊叮咬或输入带有处于感染阶段疟原虫血液，感染疟原虫所引起虫媒传染病，过去俗称"打摆子""打皮寒"等。主要表现为突发性寒战、高热，伴有头痛、乏力等。现感染人类的疟原虫主要有4种，即间日疟原虫、恶性疟原虫、三日疟原虫和卵形虫。2021年6月30日，世界卫生组织宣布中国通过消除疟疾（消灭本土疟疾或间日疟）认证。我们国家从20世纪40年代每年报告约3000万疟疾病例、经过70年不懈努力到如今完全消除疟疾（消灭本土疟疾或间日疟），是一项了不起的壮举。这是我国继天花、脊髓灰质炎、丝虫病、新生儿破伤风之后消除的又一个重大传染病，结束了疟疾在中国肆虐数千年的历史，在中国公共卫生史和全球消除疟疾史上具有重要的里程碑意义。当然每年还有很多输入性恶性疟。

Q/140 疟疾主要通过什么传播？

/A 疟疾主要是经过蚊子叮咬皮肤作为主要的传播途径，目前主要的传播媒介是雌性按蚊，一般认为传染源包括疟疾的患者以及带疟原虫者，同时疟疾普遍易感，并且容易反复感染。

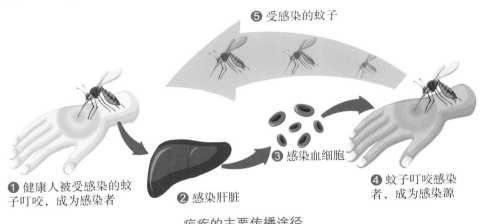

疟疾的主要传播途径

❺ 受感染的蚊子

❶ 健康人被受感染的蚊子叮咬，成为感染者

❷ 感染肝脏

❸ 感染血细胞

❹ 蚊子叮咬感染者，成为感染源

Q/141 感染了疟疾有哪些症状？确诊疟疾最简单迅速的方法是什么？

/A 疟疾典型的症状为突然的寒战、高热、大量出汗，寒战一般持续20分钟到1小时。体温是骤升骤降，体温升高可以达到40℃以上，伴有头痛、全身肌肉酸痛、乏力，大部分患者神志都是清醒的，病情严重者可出现谵妄和昏迷。发热一般持续2～6小时，然后开始大量出汗，体温开始骤降。体温下降持续时间一般是30分钟到1小时，这时候患者自觉症状明显好转，但是感觉乏力、口干等。各种疟疾的两次发作之间，有一定的间歇期。根据发作周期的时间不同，可以分为间日疟、卵形疟和三日疟，还有恶性疟。三日疟顾名思义，一般周期是72小时，间日疟和卵形疟发作期一般为48小时，恶性疟的时间持续一般是36～48小时，反复发作会造成大量的红细胞被破坏，所以患者可以出现不同程度的贫血和脾肿大。

确诊疟疾最简单迅速的方法是通过血涂片找疟原虫。

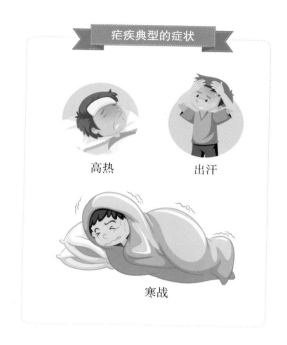

疟疾典型的症状

高热　　出汗

寒战

Q/A 142 得了疟疾怎么办？

疟疾是由人类疟原虫感染引起的寄生虫病。得了疟疾，需要第一时间去医院的感染科，或者是去传染病医院，进行规范的住院隔离治疗。而且要通报当地的疾控中心，需要进行隔离，疟疾是通过蚊子叮咬传播，所以需要进行蚊虫隔离。

在治疗方面（间日疟），一般是选择氯喹或者是青蒿素来进行治疗，一般需要口服3天的药物。在预防复发方面，可以选择伯氨喹来清除休眠状态的疟原虫。针对患者出现明显的发热等一系列症状的，需要根据具体的症状来进行对症处理。疟疾发作期间应卧床休息，注意补充水分，寒战时注意保暖，高热时可采取物理降温或药物降温。脑型疟常出现脑水肿及昏迷，应及时给予脱水及改善颅内循环的治疗，如甘露醇等。

Q/A 143 疟疾的流行区域是哪里？

疟疾在热带、亚热带和温带地区分布极广。全球90%以上的疟疾病例集中在非洲地区，其中尼日利亚、刚果（金）、坦桑尼亚、尼日尔、莫桑比克和布基纳法索这六国的病例总数占到全球的50%。亚洲（印度、阿富汗、巴基斯坦、印尼、缅甸、柬埔寨、越南、菲律宾等国）、西太平洋地区（巴布亚新几内亚等国）、美洲（巴西、哥伦比亚、委内瑞拉等国）也有疟疾流行。以前疟疾在我国地理分布也较广泛，间日疟遍布全国，恶性疟主要在云南、贵州、广西及海南等地区，三日疟散在分布于南方山区，卵形疟偶见于个别地区。疟疾有地方性流行或暴发性流行的特征，发病高峰与媒介按蚊的季节消长等有明显关系，城市的发病率低于农村。近几年来，我国已经无本地原发疟疾病例报告。但是长期以来，前往非洲、东南亚、南美洲等经商、务工、旅游人员众多，每年都有输入性疟疾的病例报告。

Q/A 144 外出进入高疟区应注意什么？从高疟区归国后应注意什么？

在境外高疟区，预防疟疾最有效的方法就是防蚊灭蚊。首先在居住场所要使用纱门、纱窗、蚊帐等防蚊设施，减少蚊虫叮咬机会；在室内喷洒杀虫剂或点蚊香进行灭蚊驱蚊，以降低蚊虫密度；在野外要穿长衣长裤，必要时涂抹驱避剂，减少蚊虫叮咬。对进入高疟区的人员必要时进行预防服药。一旦出现发冷、发热、头痛等症状应及时就医，检查是否得了疟疾，防止延误治疗，造成更严重危害。确诊为疟疾后，要及时、全程、足量服用抗疟药，否则易造成复发。

从高疟区归国后，应尽快到当地村卫生室、乡镇卫生院或县级疾病预防控制中心进行咨询和登记，以便保持联系。归国不久一旦出现发冷、发热、身体不适等症状，要及时到当地有疟原虫检测能力的医院或疾病预防控制中心进行疟原虫筛查，不要自行随意服用抗疟药。

Q/A 145 得过一次疟疾后，还会再得吗？

有些人认为，人体感染疟疾后，会终生免疫，不会再得。其实，这种观点是错误的。疟疾是由蚊虫叮咬传播疟原虫引起的，只要疟原虫在体内达到一个临界点，疟疾就会发作，并不会有抗体产生。所以，疟疾是会反复感染的。人群对疟疾普遍易感，感染后虽有一定免疫力，但不持久。各型疟疾之间亦无交叉免疫性，经反复多次感染后，再感染时症状可较轻，甚至无症状。而一般非流行区来的外来人员常较易感染，且症状较重。

Q / 146 乙型脑炎又称"日本脑炎"，是不是只有去过日本才会感染？

A 乙型脑炎或乙脑，全称流行性乙型脑炎，是一种神经系统急性传染病，表现为高热、意识障碍、抽搐，严重病例可出现死亡，部分患者可有瘫痪、精神失常、痴呆、癫痫等后遗症。10岁以下儿童容易患病，对儿童的身体健康造成了极大的威胁。

该病由乙型脑炎病毒感染引起，由于这种病毒是1934年在日本最早发现，故又称为"日本脑炎"。实际上，乙型脑炎流行于整个亚洲，主要在亚洲东部热带、亚热带和温带国家。我国除新疆、青海、西藏及东北北部外均有乙型脑炎流行。我国在1939年也分离出该病毒，并于1952年统一命名为流行性乙型脑炎。所以，"日本脑炎"并不是只有在日本才会感染的传染病。

Q / 147 我的邻居得了乙型脑炎，我会被他感染吗？我需要戴口罩吗？

A 不会因为和患病的邻居一同吃饭聊天、握手拥抱、共用物品而被传染乙型脑炎。戴口罩对预防乙型脑炎也是没有作用的。

家畜、家禽都可以感染乙型脑炎病毒，尤其是猪，饲养面广，血中病毒含量高、持续时间长，是重要的传染源。蚊子叮咬感染的家禽家畜时，病毒进入蚊子体内并繁殖，当蚊子再去叮咬人的时候，便传播给人。所以，乙型脑炎其实是通过蚊虫叮咬传播的，蚊子才是传播乙型脑炎的罪魁祸首！如果要防止乙型脑炎的传播，应当做好防蚊灭蚊工作。

Q/A 148 哪些人容易得乙型脑炎?

无论是谁,只要被带病毒的蚊子叮咬了,都会感染乙脑病毒。免疫功能正常的人,可以快速清除病毒,病毒来不及侵入神经系统,就不会出现症状,称为无症状感染或者隐性感染。这些人会产生抗体,获得终身免疫力,以后即使再被携带病毒的蚊子叮咬,也不会感染。

但是,在每 300 ~ 2000 个感染者中仍会有 1 个人发病。这种人通常免疫力低下,或者感染的病毒量大、毒力强,机体无法清除病毒,病毒侵入中枢神经系统,导致乙型脑炎。这些免疫力低下的人,大部分是 10 岁以下的儿童,尤其是 2 ~ 6 岁年龄段的儿童更为危险。2 岁以下的婴儿,因为从母亲那里获得了抗体,反而得到了保护不易发病。另外,有脑部基础疾病的人,比如脑寄生虫病、脑血管疾病或者脑外伤患者,神经系统免疫屏障出现漏洞,使乙型脑炎病毒更容易进入中枢神经系统,引起乙型脑炎。在乙型脑炎流行期到高危地区工作或旅行的人,有可能接触到大量且高毒力的病毒而罹患乙型脑炎。

Q/A 149 出现头痛、发热症状就是得了乙型脑炎吗? 还需要做哪些检查才能确诊?

神经系统感染性疾病都会表现为头疼伴有发热,比如化脓性脑膜炎、结核性脑膜炎、真菌性脑膜炎、其他病毒引起的脑膜炎;即使是感冒,有时也会出现发热和头痛。因此,当出现头痛和发热,既不能大意忽视,也不能过分紧张,可到医院进行血常规、血清特异性抗体、头部磁共振、脑脊液相关检查以明确。

Q/A 150 乙型脑炎到底有多可怕? 得了乙型脑炎,还能治好吗?

乙型脑炎流行期以轻型和普通型多见,大多可顺利恢复。但是,重型和暴发型,即表现为体温持续在 40℃ 以上、深度昏迷、持续或反复地抽搐、呼吸衰竭的患者,病死率可高达 20% 以上,而且存活者可遗留不同程度神经系统功能损伤,如肢体瘫痪、意识障碍、精神失常、痴呆、癫痫等。

Q/ 151 如何预防乙型脑炎？

/A 任何传染病的预防都遵循消灭传染源、切断传播途径、提高人群免疫力三大原则，乙型脑炎的预防也要从以下3点着手。

（1）消灭传染源。对家禽家畜注射乙型脑炎疫苗，减少家禽家畜感染机会。对患病动物及患者进行隔离，避免被蚊虫叮咬。

（2）切断传播途径。保持环境卫生，消除蚊虫滋生温床；应用杀虫剂灭蚊；保持个人卫生，使用各种防蚊产品，避免蚊虫叮咬。

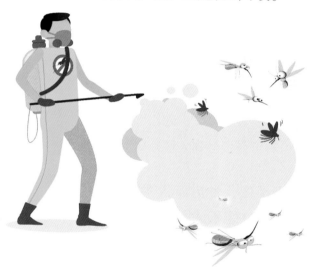

（3）提高人群免疫力。接种疫苗可有效预防乙型脑炎，乙型病毒脑炎疫苗已纳入我国儿童计划免疫。在流行期到高危地区工作或旅行的人须提前至少1个月接种疫苗。

Q/ 152 什么是发热伴血小板减少综合征（新型布尼亚病毒感染）？

/A 布尼亚病毒科因其首先从非洲国家乌干达的布尼亚韦拉地区分离而得名。然而，新型布尼亚病毒却是地地道道的由我国科学家首次发现和命名的病毒。只不过从病毒学的分类来看，它属于布尼亚病毒科，才起名为新型布尼亚病毒。这种病毒可以引起发热伴血小板减少综合征（severe fever with thrombocytopenia syndrome, SFTS），又称为 SFTS 病毒。目前在辽宁、北京、山东、河南、湖北、湖南、江西、安徽、浙江、江苏、四川、重庆、贵州、云南、广西、广东、福建等 17 个省、自治区、直辖市均发现新型布尼亚病毒感染引起的发热伴血小板减少综合征，其中河南、湖北、山东病例数最多。另外，日本、韩国、东南亚地区、美国也有报道。相反，在遥远的非洲乌干达布尼亚韦拉地区，并没有此病流行。

Q/153 我的表妹踏春被小虫咬了一口，为什么就发热、全身皮肤出现瘀斑了？

A 阳光明媚的春天，万物复苏，草长莺飞，却也危机四伏。我的表妹去踏青回来后没过几天，竟出现发热、头痛乏力、全身酸痛、不想吃饭。赶紧去了医院，接诊的医生发现我表妹裙角下的皮肤处有一个黑色的"小肉痣"，仔细一看，竟是一只小虫，吸饱了血，圆鼓鼓的。医生赶紧用镊子轻轻夹住小虫的头部，抬高小虫的身体，慢慢向上拔出了小虫。医生说，这种小虫就是蜱虫，它携带有新型布尼亚病毒，叮咬人体时把病毒传播给人，患者即出现发热伴血小板减少综合征。顾名思义，患者会出现发热以及血小板减少引起的出血表现。果然，又过了几天，表妹腿上出现了好多针尖大小的红点，越往下越密集，医生说那些都是皮下出血点。抽血打针的部位也青紫了一大片。

如果您也发现身上有这样的小虫，可不要随意拔除，建议赶紧到医院让医务人员处理。因为一旦暴力拔除，把蜱虫捏碎了，或者虫的头部留在了人的皮肉里，蜱虫携带的多种病原体就会感染人体。

Q/154 探望感染了新型布尼亚病毒患者的人会被感染吗？

A 新型布尼亚病毒主要通过蜱虫叮咬传播，但是，也可以人传人。如果直接接触了患者的血液、分泌物或排泄物可引起感染。已经有因照顾患者或接触去世的感染者而被感染的报道。如果患者有全身瘀点、瘀斑的出血倾向，探视者探病时不慎接触到患者流出的血液就会被感染。

Q/155 新型布尼亚病毒感染后究竟有多可怕？

新型布尼亚病毒感染可引起血小板下降，导致出血倾向。严重者可出现消化道大出血，导致失血性休克；肺出血会导致呼吸衰竭；脑出血，导致昏迷不醒；还有弥散性血管内凝血（DIC），导致全身各处都出血，就好比传说中的七窍流血。此外，新型布尼亚病毒还可以诱导"细胞因子风暴"，这种致炎的细胞因子风暴可以席卷人体各个器官，引起心肌炎、肝炎、胰腺炎、神经系统等多脏器功能衰竭。

Q/156 现在有治疗新型布尼亚病毒感染的特效药吗？

目前没有治疗新型布尼亚病毒感染的特效药，主要以对症支持治疗为主，也就是"见招拆招"。发热就用退热药物；血小板下降就输注血小板，使用止血药物；出现肝炎、心肌炎等脏器功能受损的表现，使用护肝、护心的药物；出现更为严重的脏器功能衰竭，甚至需要使用呼吸机、持续肾脏替代治疗（CRRT）等高级生命支持设备。虽然大部分患者可以痊愈，但是重症患者，也就是必须入住ICU的患者，死亡率还是较高的。

Q/157 有新型布尼亚病毒疫苗吗？

蜱虫携带了很多种病原体，可以传播多种疾病，称为蜱传疾病。除了新型布尼亚病毒引起的发热伴血小板减少综合征，还有莱姆病、森林脑炎（又称蜱传脑）、克里木－刚果出血热、西伯利亚蜱传斑疹伤寒、Q热、流行性斑疹伤寒等其他疾病。像森林脑炎，在欧美高发，病死率高，欧美国家会接种森林脑炎疫苗进行预防。但这种疫苗对新型布尼亚病毒没有任何预防作用。目前全球都没有针对新型布尼亚病毒的疫苗。

不过，在有效疫苗出现以前，我们还是可以采取一些措施预防新型布尼亚病毒感染的。由于这种病毒主要通过蜱虫叮咬传播，流行季节在3—11月，丘陵、山地、森林等地区高发，因此在这些季节、这些地区进行户外活动时，要注意个人防护，如穿长袖衣裤，暴露的皮肤喷洒驱蚊剂，避免蜱虫叮咬。如果不幸有亲友重症感染，应避免密切接触。如有密切接触，应医学观察2周，其间出现发热等不适症状时应及时就医。如有亲友死于该病，不得在无防护状态下与遗体接触。

Q/A 158 寨卡病毒是什么？哪种人更容易感染寨卡病毒？

寨卡病毒是黄病毒科黄病毒属的一种球形病毒，1947年，科学家首先从东非乌干达寨卡丛林的恒河猴体内分离出了这种病毒，很快，在非洲其他地区、太平洋岛国以及东南亚地区均发现了寨卡病毒的传播。各类人群均可感染寨卡病毒，曾经感染过寨卡病毒的人可能对于再次感染寨卡病毒有一定的抵抗力。

Q/A 159 寨卡病毒可以通过蚊子传播，我们身边有很多蚊子，为什么我们没有感染寨卡病毒？

寨卡病毒是一种虫媒病毒，病毒主要通过虫子传播，尤其是蚊子。而我国与寨卡病毒传播最相关的则是伊蚊，也就是我们俗称的大花蚊子，腿部有黑白相间的纹路。伊蚊分为埃及伊蚊和白纹伊蚊，前者主要分布在我国海南、西双版纳等热带、亚热带地区，后者则广泛分布全国。

我们每个人每年都会被蚊子咬，当然也难免被伊蚊咬，但是却很少听说会感染寨卡病毒，原因是我国绝大部分地区都不是寨卡病毒的流行地区。但像广东、海南这样一些热带、亚热带地区的省份偶尔还是会有感染寨卡病毒的报道，由于在我国寨卡病毒流行率低，因此绝大部分人被蚊虫叮咬后是不会感染寨卡病毒的。

Q/A 160 感染了寨卡病毒后的症状是怎样的？

绝大部分人感染寨卡病毒后症状都比较轻微，常见症状包括轻微发热或皮疹，一般在被受感染蚊子叮咬几天后出现。虽然许多人根本不出现任何症状，但有些人可能还会出现结膜炎、肌肉和关节疼痛以及疲劳感。这些症状通常持续 2 ~ 7 天。重症和危重症病例少见。受感染的孕妇与非孕妇在症状方面没有已知的差异。小儿感染病例可出现神经系统、眼部和听力等改变。孕妇感染寨卡病毒可能导致新生儿小头畸形甚至胎儿死亡。

Q/161 寨卡病毒会不会人传人？

虽然说寨卡病毒是一种虫媒病毒，但是，寨卡病毒是可以人传人的。尽管有报道称寨卡病毒可通过性行为进行传播，但是这种传播方式却并不多见，而母婴传播则可以对胎儿或产后的婴幼儿产生巨大影响，因为寨卡病毒可通过胎盘由母体传染给胎儿，而有寨卡病毒血症的孕妇，也可能会在分娩过程中将寨卡病毒传染给新生儿。

Q/162 怎么治疗寨卡病毒感染？

感染寨卡病毒后症状是非常不典型的，和普通感冒非常相似，主要表现出发热、皮疹、非化脓性结膜炎等症状，而肌肉、关节痛、恶心、呕吐症状在临床上也可以见到。由于这些症状都不典型，因此，要判断一个人是否感染了寨卡病毒，需要寨卡病毒核酸检测或者寨卡病毒 IgM 抗体检测。

目前针对寨卡病毒没有特效药物，通过对症处理，大部分患者可以自愈。

Q/163 如何预防寨卡病毒的传播？

（1）是防蚊，改善生活环境，尽量避免蚊虫叮咬，是非常有效的防止寨卡病毒传播的办法。

（2）尽量避免前往寨卡病毒高发地区，同时也避免自行探索原始森林等地带，这样才能避免寨卡病毒乘虚而入。

Q/164 什么是黄热病？黄热病是怎么被发现的？

黄热病是第四个被确定为需要进行国际检疫的传染病。黄热病，带一个"黄"字，是表示部分患者有黄疸症状，而"热"则代表大部分患者会有发热症状。黄热病是由黄热病病毒引起的，黄热病病毒属虫媒病毒，黄病毒科黄病毒属，呈球形，有包膜，易被热、乙醚、常用消毒剂等灭活，但在血中能于4℃保存1个月，冷冻干燥条件下可保持活力数年。

虽然现在很多人可能没有听说过黄热病，但是，世界上第一个由病毒引发的瘟疫就是黄热病。黄热病最早要追溯到哥伦布发现新大陆以后，那时候，黑人就像商品一样被欧洲的殖民者从非洲卖到了美洲，尽管非洲是黄热病的高发地，但是久而久之，非洲的黑人群体形成了对黄热病的免疫。而贩卖到美洲的不仅仅是黑人，当然还有非洲的蚊子，这些带有黄热病病毒的非洲蚊子很快就在美洲繁殖开来。

1793年，美国费城黄热病大流行，死亡率近10%。最先考虑到蚊子可能是黄热病传播媒介的是古巴医生胡安·卡洛斯·芬莱，他被认为是研究黄热病的先驱，而南非的微生物学家马克思·泰勒尔首次证明了黄热病的病原体不是细菌而是病毒，这也是人类发现的第一种能够感染人类的病毒。

Q/165 黄热病在中国多见吗？这种病又是怎么传播的？有疫苗可以接种吗？

A 我国不是埃及伊蚊的主要分布地区，在我国发现的黄热病病例主要以外源性输入为主，因此在中国，黄热病并不多见，而传播途径依然以蚊虫传播为主。

我国有黄热病疫苗接种，但是目前黄热病疫苗主要针对经常去黄热病流行地区的人员，如援非工作人员或长期在非洲旅游的人群。在我国本土，黄热病疫苗是不进行常规接种的。

Q/166 如何知道自己是否感染了黄热病？

A 黄热病早期的表现以发热、皮疹等非典型症状为主，而且个体差异很大，如果没有去过黄热病流行地区通常是不会感染黄热病病毒的。如果要诊断黄热病，除了黄热病流行区旅居史，还需要进行血清特异性抗体检测或者黄热病病毒核酸检测才能进一步确诊。

Q/167 出国需要接种黄热病疫苗吗？哪些人不能接种黄热病疫苗？

A 黄热病是由感染黄热病病毒的蚊子叮咬易感染人群传播的一种出血性疾病，前往黄热病疫区（包括非洲和拉丁美洲的40余个国家，如位于非洲的喀麦隆、刚果（布）、刚果（金）、科特迪瓦、埃塞俄比亚、肯尼亚、尼日利亚、塞内加尔、乌干达等国，以及位于拉丁美洲的厄瓜多尔、玻利维亚、巴西、哥伦比亚等国）旅行的人员必须进行黄热病疫苗的预防接种。根据世界卫生组织的规定，黄热病疫苗预防接种的免疫期自接种后第10日起10年内有效。

接种疫苗的主要禁忌对象为对鸡蛋过敏者、有细胞免疫缺陷者、有症状的HIV患者、急性发热性疾病患者、孕妇、9个月以下的幼儿和以前曾有黄热病疫苗接种过敏史者等（详情请向接种医护人员咨询）。

Q/168 外出活动被小虫子咬了，感觉有些痒，会是恙虫病吗？

A 恙虫病又名丛林斑疹伤寒，恙螨幼虫为传播媒介。户外活动时，带有恙虫立克次体的恙螨在叮咬人体后，被叮咬处的皮肤表面常出现一个或几个的红色小丘疹，然后会进化成水疱，进而溃破坏死，几天后溃破的地方出现边缘隆起、外围红晕的溃疡，再过1~2天后中央结成黑痂，此即为临床上的焦痂。皮肤炎症和强烈的瘙痒是典型的临床特

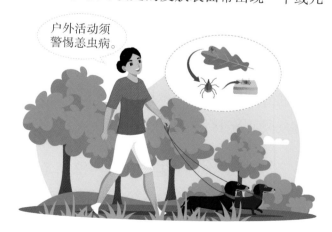

户外活动须警惕恙虫病。

征。幼虫叮咬本身并不疼痛。丘疹性和丘疱疹性皮肤反应最常见,荨麻疹性、麻疹性和大疱性皮疹较少见。典型的恙虫病的症状为急性发热,焦痂/溃疡、皮疹、淋巴结肿大。危重患者可出现出血、呼吸困难、心衰、昏迷。

Q/169 恙虫病主要在哪些地区流行? 在我国一般是什么季节流行?

A 恙虫病是一种古老的传染病,分布在亚洲东南部,西至阿富汗,东南至澳大利亚北部,东北至俄罗斯远东沿海的广大地区,该区域被称为恙虫病三角。我国大部分省区市均有恙虫病的病例报道,以广西、云南、广东、福建、江苏、安徽和山东省七省区居多。

在我国,恙虫病在南方地区发病高峰期为 6 — 10 月,北方地区为 10 — 11 月,在华南地区全年均有发生。

Q/170 怎么知道自己是否感染了恙虫病? 恙虫病能不能自愈? 应该怎么治疗?

A 发病前 3 周内到过恙虫病流行区,或有灌木草丛活动史,急性发热、皮疹、焦痂/溃疡,淋巴结肿大等表现,检查结果提示恙虫病立克次体感染。

绝大部分患者经治疗后结局良好。如不及时接受有效治疗,部分患者可能病重甚至死亡,因此不要抱"自愈"的侥幸心理。经治疗,患者体温下降,症状减轻,逐渐康复。极少有后遗症。少数患者可复发。

如果不幸得了恙虫病,主要的应对措施是休息,并进行补充营养、退热补液等对症治疗。应用抗生素治疗,如阿奇霉素、克拉霉素、多西环素、氯霉素、红霉素、罗红霉素等。治疗周期 8 ~ 10 天。

参考文献

[1] 李兰娟. 感染病学 [M]. 3 版. 北京：人民卫生出版社，2015.

[2] 中华人民共和国国家卫生健康委员会，国家中医药管理局. 新型冠状病毒感染诊疗方案（试行第十版）[EB/OL]. [2023–01–13]. http://www.nhc.gov.cn/ylyjs/pqt/202301/32de5b2ff9bf4eaa88e75bdf7223a65a.shtml.

[3] 陈广，陈韬，舒赛男，等. 重症发热伴血小板减少综合征诊治专家共识 [J]. 中华临床感染病杂志，2022，15（4）：253–263. DOI：10.3760/cma.j.issn.1674–2397.2022.04.003.

[4] 中华人民共和国国家卫生健康委员会，国家中医药管理局. 流行性感冒诊疗方案（2020 年版）[J]. 中华临床感染病杂志，2020，13（6）：401–405，411. DOI：10.3760/cma.j.issn. 1674–2397. 2020.06.001.

[5] 中华预防医学会感染性疾病防控分会，中华医学会感染病学分会. 肾综合征出血热防治专家共识 [J]. 中华传染病杂志，2021，39（5）：257–265. DOI：10.3760/cma.j.cn311365–20210224–00067.

[6] 中华医学会感染病学分会艾滋病丙型肝炎学组，中国疾病预防控制中心. 中国艾滋病诊疗指南（2021 年版）[J]. 中华传染病杂志，2021，39（12）：715–735. DOI：10.3760/cma.j.cn311365–20211030–00378

[7] 中华医学会肝病学分会，中华医学会感染病学分会. 慢性乙型肝炎防治指南（2022 年版）[J]. 中华传染病杂志，2023，41（1）：3–28. DOI：10.3760/cma.j.cn311365–20230220–00050.

突发公共卫生事件 Q&A 防灾减灾科普丛书

● 主　　审／陈孝平　马　丁
● 丛书主编／王　伟　刘继红

国 家 重 大 公 共 卫 生 事 件 医 学 中 心
人畜共患传染病重症诊治全国重点实验室　◎组编

儿童救治与照护

主　编◎仇丽茹
副主编◎余艮珍　王雅琴

长江出版传媒　湖北科学技术出版社

图书在版编目（CIP）数据

儿童救治与照护 / 仇丽茹主编；余艮珍，王雅琴
副主编 . —武汉：湖北科学技术出版社 , 2023.6
（突发公共卫生事件 Q&A 防灾减灾科普丛书）
ISBN 978-7-5706-2623-6

Ⅰ．①儿…　Ⅱ．①仇…　②余…　③王…
Ⅲ．①儿童－急救医疗－公共卫生－卫生管理－中国
Ⅳ．① R720.597　② R199.2

中国国家版本馆 CIP 数据核字（2023）第 116017 号

策　　　划：邓　涛　赵襄玲　　　　　　　　　责任校对：陈横宇
责任编辑：魏　珩　赵襄玲　　　　　　　　　　封面设计：曾雅明

出版发行：湖北科学技术出版社
地　　　址：武汉市雄楚大街 268 号（湖北出版文化城 B 座 13—14 层）
电　　　话：027-87679468　　　　　　　　　　邮　　编：430070

印　　　刷：湖北金港彩印有限公司　　　　　　邮　　编：430040

710×1000　　　　　1/16　　　　　　　67.75 印张　　　　1500 千字
2023 年 6 月第 1 版　　　　　　　　　　　2023 年 6 月第 1 次印刷
定　　价：338.00 元（全 13 册）

王福生

解放军总医院第五医学中心感染病医学部主任

国家感染性疾病临床研究中心主任

中国科学院院士

在人类发展的历史长河中，人与传染病的斗争从未停歇。尤其是近些年来，随着全球化发展的不断深入、国际社会交流日益密切等，突发公共卫生事件频发且日益复杂，新发突发传染病引起的疫情时有发生。从鼠疫（黑死病）、天花到近年的"非典"（SARS）、中东呼吸综合征（MERS）、新型冠状病毒感染（COVID-19），这些疾病给人类带来了不同程度的灾难，给人民生命和财产造成巨大损失，同时对社会稳定、经济发展以及国家安全等均造成严重影响，让我们更深刻地认识到了科学应对公共卫生事件的重要性。

科学应对新发突发传染病引起的疫情防控，各国政府和公众都面临着巨大的挑战。例如，在如何科学倡导应对突发公共卫生事件，如何精准、快速地控制疾病的传播，如何保障公众的生命健康以及如何维护社会稳

定和经济发展等方面，均需要各国政府和公众共同面对，更需要大家共同努力去解决相关的问题和挑战。

科普宣教是提高公众科学知识素养和应对突发公共卫生事件能力的重要手段之一。科学知识的传播和防范意识的普及，将有助于公众更好地理解和应对突发公共卫生事件，进一步提高公众在日常生活中的健康意识。尤其对于青少年儿童，一本好的科普书将极大地激发他们对科学的兴趣，有助于他们未来成长。因此，开展科普宣传意义重大。

"突发公共卫生事件 Q&A 防灾减灾科普丛书"由国家重大公共卫生事件医学中心和人畜共患传染病重症诊治全国重点实验室联合组织撰写，内容涵盖了公共卫生事件的多个方面，包括《院前急救技能》《新发及突发重大传染病》《儿童救治与照护》《食物中毒》《重大职业中毒》《极端天气》《水污染与突发水污染事件》《空气污染》《常见危险化学品》《核与辐射》《地震》《洪灾》《灾后卫生》等 13 个分册，主要从各类公共卫生事件的定义、特征、危害及相应的处置与救援等方面进行详细介绍，为公众提供系统、全面、科学的公共卫生知识，以期公众在面对公共卫生事件时能够科学应对、降低损失，从而促进社会的健康发展。

本套丛书旨在向广大公众传递科学、权威、实用的公共卫生知识，帮助公众更好地提高应对新发突发传染病或其他突发公共卫生事件的水平。这里特别感谢为本套丛书撰稿的专家和学者，他们为编写本套丛书付出了辛勤劳动；另外，本套丛书的出版也得到了相关机构和人员的大力支持，在此一并表示感谢。希望本套丛书能够为公众提供有益的知识和帮助，让我们为科学应对公共卫生事件，建设更加健康、美好的中国而努力。

王福生

2023 年 5 月 15 日

　　儿童是祖国的未来和希望，也是全社会最脆弱和需要照护的群体之一。因此，在突发公共卫生事件发生时，为孩子提供最佳医疗保健至关重要。

　　作为一名儿科医生，我亲身体会到家长在应对复杂状况下照顾孩子时的疑惑和焦虑。"突发公共卫生事件 Q&A 防灾减灾科普丛书"的《儿童救治与照护》分册为解决突发事件时儿童的救治和照护问题提供了切实有效的方法和策略。该书由华中科技大学同济医学院附属同济医院的儿科医生结合多年的临床实践经验，采用问和答的形式，以通俗的语言系统阐述了发生重大公共卫生事件时救治和护理儿童的规范流程和措施，旨在为家长和监护人提供实用的儿童救护方案和指导，为儿童在获得正规医疗救治之前争取时间，最大限度地挽救儿童的生命，保障身心健康。

　　该书分为两个部分。第一部分重点介绍了在紧急状态下儿童救治的关键要点；第二部分重点介绍了在紧急情况下，包括新生儿在内的婴幼儿的喂养问题、传染病防控以及大龄儿童的心理疏导等方面，突出了儿童的特点和特殊性。

我们希望这本书能成为父母、护理人员、医疗保健专业人员的宝贵资源。该书中提供的见解是基于目前的研究和儿童照护领域的较佳实践创作而成的。虽然本书信息不能替代完整的医疗建议，但希望能够为紧急情况下的儿童救治和照护提供及时而适当的指导。

华中科技大学同济医学院儿科学系　同济儿童医院

2023 年 5 月于武汉

一　突发公共卫生事件中的儿童救治 / 1

一
突发公共卫生事件中的儿童救治

Q/ 001 家有儿童如何预防火灾?

/A （1）家有儿童,需要减少家中明火的出现。应尽量不使用蚊香、蜡烛、烟蒂、火柴、打火机、烟花爆竹等或用其他物品替代,例如,用电蚊香液代替蚊香,用手电筒代替蜡烛,此外,应尽量不在屋内及易燃物附近抽烟及乱扔烟头等。对于燃气灶等无法替代的设备,使用时应注意安全,使用燃气灶时大人不能离开,避免儿童在旁边玩耍。不在明火附近存放及使用易燃物,如酒精、杀虫剂、空气清新剂、厨房用纸等,注意密封存放面粉、淀粉等食材,避免在明火附近倾倒面粉。烹饪时警惕油锅起火,若油锅起火,千万不能浇水,可快速用食材覆盖或盖上锅盖。

（2）注意安全用电及安全使用燃气。不要乱接电线,避免湿手使用开关及插座,使用符合国家安全标准的插线板,避免超负荷用电,外出须及时关闭家中电源和灶具。不要乱改燃气线路,定期由专业机构检测燃气安全性,外出长期不用燃气灶时应关闭燃气。

（3）培养儿童的安全意识。帮助儿童正确认识火及其用途和危险性,教育儿童不要随意玩火或者火柴、打火机等点火工具,不在楼道、屋内及易燃物附近燃放烟花爆竹,不乱玩插座电线,远离明火。可以陪儿童观看消防安全知识,认识防火标志及安全疏导标志,了解灭火器的位置及使用方法,学习预防火灾的方法和正确逃离火灾现场的方式,牢记火警电话119。

Q/ 002 火灾时如何帮助儿童逃生？

/A 火灾发生时，老师、家长或相关人员要指挥儿童按照安全疏导标志所指的方向尽快逃生，注意逆风而行。嘱咐儿童逃生时，用湿毛巾或湿衣物掩住口鼻，打湿身上衣物，或把被子、毛毯用水淋湿裹住身体，应采用低姿行走，或匍匐前进，避免大声呼叫，谨防吸入浓烟或被热空气灼伤。逃生过程中避免徒手接触金属质地的门把手等物品，避免烫伤。

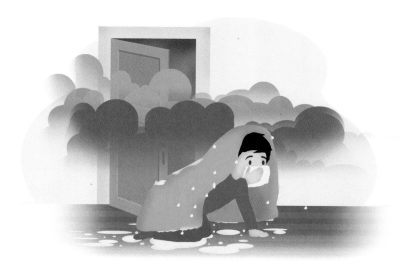

发生火灾时，由于浓烟及热空气位置相对较高，在经过浓烟区时，小月龄宝宝应由大人躬身横抱逃生，保持宝宝及大人头部处于最低位置，尽量离地 30cm 以内，同时注意观察宝宝面部表情及呼吸情况，谨防窒息；对于大龄儿童，可教其匍匐前进，尽快脱离火灾现场。

逃生时应避免乘坐电梯，可利用消防梯或室内楼梯。若楼层相对较低，可用湿床单将儿童绑至后背，利用打湿的逃生绳或衣物床单自制简易绳索从窗台缓慢逃生至地面。

Q/ 003 火灾无法逃生时，如何减少儿童伤害？

/A （1）防烟。火灾被困时，保证安全的首要步骤是防烟雾中毒，防窒息。用湿毛巾捂住口鼻，也可用衣服、床单等其他棉织品浸湿代替。在没有水的情况下，也可用尿液浸湿应急。

（2）防热。将身上衣服全部淋湿，有条件者可将棉被浸湿后裹在身上。

（3）寻找正确的避火场所。引导儿童前往浴室、卫生间等有水源且无易燃物的空间躲避。进入后立即关闭迎火方向的门窗，打开水龙头，撕下身上衣服浸湿，堵住门窗缝隙阻止烟雾侵入。用水淋湿房间。避免向床下或壁柜里躲藏。

（4）求助。做到上述 3 点保证自身及儿童暂时安全后，尽快拨打 119 火警救援热线，向消防人员清晰描述姓名、电话、起火位置、火势情况、着火的物质等相关信息。等待救援的过程中，可打开背火方向门窗，大声呼救或外抛晃眼物品寻求他人帮助。

Q/004 火灾时儿童吸入浓烟，如何识别及处理？

火灾烟雾里含有尼古丁、烟碱、一氧化碳等成分，会作用于呼吸道引起损伤。

（1）若儿童吸入少量烟雾，可能出现头晕、头痛、恶心、呕吐、心慌、胸闷、气促、刺激性干咳、咽部不适、四肢无力或短暂性晕厥等。出现上述症状，应尽快用湿毛巾保护口鼻，将儿童转移至安全通风地点，脱去衣物，用温水充分清洗接触了烟雾的皮肤。短暂处理后，尽快将儿童送至附近医疗机构进一步检查治疗。

（2）若儿童吸入大量烟雾，可能出现缺氧窒息，甚至抽搐、昏迷等脑水肿症状，严重者可死亡。如遇上述情况，用湿毛巾保护口鼻后，尽快转移儿童至安全地带，拨打 120 求救。等待救援的过程中，将昏迷儿童的头偏向一边，防止误吸呕吐物，注意评估生命体征，必要时进行心肺复苏抢救生命。

Q/005 火灾时儿童烧伤，如何处理？

火灾时儿童烧伤急救，应牢记停止、滚动、冷疗三个关键点。

（1）停止。停止火焰对儿童的继续伤害。救助者应立即帮助儿童脱去身上着火的衣物，也可使用浸湿的衣服、厚毛毯、床单、桌布等棉织物盖灭火焰。告诉儿童避免高声喊叫和奔跑。喊叫会引起呼吸道严重烧伤，而奔跑带来的风势可能会增加烧伤的严重程度。

（2）滚动。可护住面部，帮助儿童就地卧倒、翻滚，以切断火源与助燃物（氧气）之间的联系，彻底灭火。

（3）冷疗。烧烫伤部位须尽快冷疗，可按"冲、脱、泡、盖、送"五字原则处理，将烧伤皮肤置于流动冷水下冲洗 20 分钟以上，注意避免水流直接对准烧伤部位。剪开并脱去衣物，烧伤处皮肤若与衣物粘连，则剪开衣物保留粘连部分，避免因大力撕扯造成二次损伤。烧伤面积较大时可直接将身体浸泡于冷水中持续约 20 分钟，直到无疼痛的感觉。若伤口已经破损，则避免浸泡，以防感染。不可自行涂抹牙膏、酱油等，可用干净纱布松松地缠绕伤处，保护伤口，及时送医。需要注意的是，较大面积的烧伤有合并吸入性损伤、休克的可能，运送时应密切观察生命体征，并保持呼吸道通畅。

Q/A 006 如何预防化学品对儿童造成伤害？

家有幼龄儿童，应尽量使用饮用水过滤器，这样可以滤去水中的有毒化学物质，避免化学品污染水源引起儿童伤害。妥善保管家庭常用化学品如清洁剂、消毒剂、杀虫剂、农药等，将其置于儿童见不到且接触不到的位置。由于低龄儿童喜欢翻找垃圾桶，废弃的化学品容器、食品干燥剂或电池等应尽快丢弃至室外相应类别的垃圾桶，避免长时间放置家中而被儿童玩耍时误食。严禁使用饮用水瓶、食品盒或与其相似的包装存放化学品，以免引起其他家庭成员的误用而造成儿童误食。使用化学品时应避开儿童，避免引起儿童好奇心。稍年长儿童需要加强教育，熟记各种化学品相关标识，了解各类化学品的危害，了解常见化学品如天然气、煤气的异常气味，学会识别常见化学品，学习家庭常见化学品泄漏的急救常识。

Q/007 家庭常用清洁剂、消毒剂、干燥剂引起儿童中毒，如何急救？

A（1）家庭常用清洁剂。包括相对温和的肥皂水、洗衣剂、洗发剂、餐具洗涤剂，以及强腐蚀性的厨厕清洁剂。

温和清洁剂中毒：溅入眼睛者，用大量清水冲洗；如果误服，可饮用大量牛奶保护胃黏膜，如误服量较大、浓度过高，或出现不适症状，则及时就医。

强腐蚀性清洁剂中毒：皮肤接触者须立即脱去衣物，用大量流水冲洗皮肤 15 分钟以上；溅入眼睛者应立即拨开眼睑，用大量流水冲洗眼睛 15 分钟以上。误服者严禁催吐，会引起食道及咽部口腔黏膜二次损伤，误服 10 分钟以内者，可饮用大量牛奶，误服 10 分钟以上者则仅需清水漱口，并及时携包装就医。

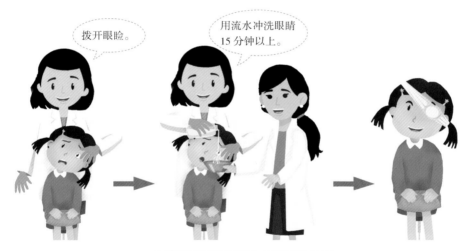

家庭常用清洁剂溅入眼睛后的处理

（2）家庭常用消毒剂。包括含氯消毒剂、过氧化物类消毒剂和医用酒精。

含氯消毒剂包括 84 消毒液、漂白粉及常用衣物消毒液等，过氧化物类消毒剂包括过氧乙酸、过氧化氢、二氧化氯等，这两类消毒剂中毒处理原则相似。若引起眼部或皮肤污染，可用流水或生理盐水持续冲洗 15 分钟以上；若引起吸入性中毒，则立即将儿童转移至安全通风处，出现咳嗽、呼吸困难等症状则及时就医；若口服中毒，浓度低、剂量小，可立即口服 100 ～ 200mL 牛奶，浓度高、剂量大者应立即就医，不主张催吐。

医用酒精中毒，误服发现及时者可进行催吐，必要时洗胃。若已出现酒精中毒症状，轻者表现为头晕、步态不稳，此时儿童可以大量喝水促进酒精排泄，注意休息；中重度者可能出现胡言乱语、意识障碍，甚至口唇发绀、昏迷和死亡，此时应立即送医抢救。

（3）常用食品干燥剂。包括生石灰干燥剂、氯化钙干燥剂、硅胶干燥剂和蒙脱石干燥剂等。①生石灰干燥剂为白色块状，遇水会大量放热，若误服生石灰干燥剂，建议立即饮用牛奶以及蛋清以保护胃黏膜，及时就医，不建议催吐，也不建议单纯饮用水，以免引起消化道灼伤。②氯化钙干燥剂为白色多孔块状或颗粒状，可溶于水，不会放热，因此误服时可多喝水进行稀释。③硅胶干燥剂呈无色透明小球状，少量误食后可经粪便排出体外，不被吸收，对人体并无太大伤害，多吃粗纤维食物多饮水促进排出即可。④蒙脱石干燥剂呈灰色或白色不规则碎石状，误服者需大量饮水减轻便秘，若出现较严重便秘腹痛的情况，须及时就医。

Q/A 008 家中煤气 / 天然气泄漏引起儿童中毒，如何急救？

（1）及时通风。是缓解煤气 / 天然气中毒最重要的方法，可以帮助儿童快速吸入足够氧气，减少煤气 / 天然气对人体的伤害。家长应立即开窗通风，关闭煤气 / 天然气的开关及炉灶阀门，用湿毛巾掩住口鼻带儿童逃往室外通风处。在此过程中应严禁明火，且避免任何可能产生火花的行为，如开关电器、油烟机、排气扇或拨打电话等。

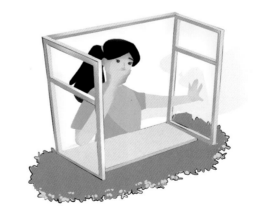

（2）及时就医。若儿童出现明显一氧化碳中毒症状，如头晕头痛、面色潮红、四肢乏力、恶心呕吐、口唇呈异常樱桃红色等，则须在安全通风处及时呼叫120。在等待救援的过程中，可松开儿童领口、腰带，保持呼吸道通畅，注意保暖。

（3）及时现场急救。在等待救援的现场，如果出现患儿呼吸、心搏骤停，应立即进行人工呼吸和胸外按压，为后续救援争取时间。

Q/A 009 甲醛浓度过高引起儿童中毒，如何识别与急救？

儿童急性甲醛中毒可能出现的症状包括头晕、头痛、乏力、嗜睡、恶心、皮疹、双眼充血、眼部烧灼感、流泪、畏光、咽部发痒疼痛、声嘶、打喷嚏、呛咳、胸闷、胸痛、气促、喉喘鸣、呼吸困难等，严重时可能出现休克倾向。由于甲醛可以快速深入人体毛孔和衣物纤维，因此，若儿童接触、吸入或误服浓度较高的甲醛，应及时脱离污染源，立即携儿童离开现场到安全通风处，脱去全身污染的衣物，以避免衣物吸附的甲醛对儿童造成二次伤害。用大量清水冲洗眼睛和皮肤，而后用肥皂水继续冲洗皮肤，眼部污染严重时可用生理盐水局部清洗。在急救过程中要注意做好保暖措施。无症状者或轻症者进行上述急救处理后，注意休息，定期观察和复诊即可。当儿童甲醛中毒症状较重时，除上述处理外，应及时送医，进行吸氧和后续药物治疗等。

Q/A 010 水银温度计打碎后如何处理？

常温下水银（汞）易挥发，若儿童大量吸入汞蒸气，可能引起儿童急性汞中毒。其症状主要表现为以下几种。

（1）呼吸道损害，包括咳嗽、呼吸困难、间质性肺炎等。

（2）消化道症状，包括腹痛、腹泻、血便等，严重时可出现胃肠道穿孔。

（3）神经系统症状，包括头痛、头晕、视力下降等，甚至抽搐、昏迷。

（4）肾脏病变，常在中毒后4～10天出现，症状包括水肿、蛋白尿、血尿、少尿或无尿，严重者可出现急性肾功能衰竭。

若在家中不慎打碎水银温度计，须立即开窗通风，减少汞蒸气的吸入。有条件者用硫黄粉覆盖水银污染处，以生成稳定化合物，避免人体吸入，也可用其他粉末状物质覆盖水银表面以减少室内挥发。随后用纸片或胶带将水银及碎玻璃收集密封，送至户外进行挥发或交予相关部门处理，切忌丢弃至下水道，以免引发水污染。处理水银期间，应避免皮肤直接接触水银。若儿童出现水银中毒相应症状，或误服水银，或皮肤伤口接触水银，则须立即送医。

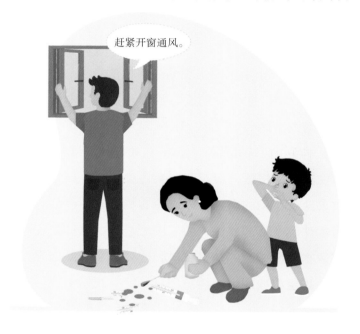

Q/A 011 雾霾对儿童的伤害有哪些？

雾是由悬浮在近地面空气中的微小水滴组成的气溶胶系统；霾由悬浮在空气中的灰尘、二氧化硫、氮氧化物及其他可吸收颗粒物组成；雾和霾一起组成雾霾。雾霾促使空气质量恶化，对人体危害很大，可能影响呼吸系统、心血管系统、神经系统及生殖系统。雾霾刺激上呼吸道，可能导致咽痛，诱发鼻炎和反复咳嗽。雾霾颗粒细小，可直接进入下呼吸道。其刺激下呼吸道或在下呼吸道沉积，可能导致支气管炎、肺炎，诱发哮喘，甚至增加肺癌发生率。雾霾进入儿童呼吸道，会影响儿童的肺功能发育，尤其是患有支气管哮喘的儿童。雾霾里的小颗粒进入下呼吸道还可诱发体内免疫反应，导致儿童过敏性鼻炎和哮喘等过敏性疾病的发病率增加。母亲在孕期长期暴露于雾霾天气，会导致早产、宝宝出生时体重过低，甚至先天畸形，影响孩子出生时的健康。儿童长期暴露于雾霾天气，会影响他们的行为、认知，甚至导致情绪变化。雾霾天气时空气中颗粒物活跃，携带病菌增多，易诱发传染病等疫情的发生。同时雾霾天气时厚重的悬浮物会削弱近地面层紫外线的强度，增加了病菌的存活率。雾霾天气近地面层紫外线的强度弱，儿童户外活动减少，会导致儿童紫外线照射不足，体内维生素 D 生成不足，对钙的吸收大大减少，严重的会引起佝偻病、生长减慢。

Q/A 012 雾霾天气可以带儿童到户外活动吗？

孩子天性好动，而增加户外活动对孩子的生长发育好处多多。但是雾霾天气时近地面层紫外线的强度明显减弱，儿童户外活动的益处大打折扣。相对于成人，儿童每分钟每单位肺表面积吸收的悬浮颗粒物更多，增大了雾霾对肺部的不利影响。雾霾天气时应尽量待

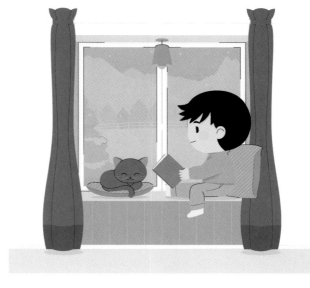

在室内，避免户外活动。一般医用口罩无法阻挡雾霾天气中的 $PM_{2.5}$，而且长期佩戴口罩在户外活动，尤其是夏天，二氧化碳蓄积会引起呼吸困难。世界卫生组织（WHO）、美国心脏协会和欧洲心脏病学会等公共卫生机构均未建议使用口罩或便携式净化器来阻挡空气污染。应牢记：雾霾严重时，尽量待在室内。空气质量指数（AQI）大于 100 时，并不适合孩子进行户外活动。当空气

质量指数为 101 ~ 150 时，幼儿须减少体力消耗活动和户外活动；稍大的身体健康的孩子可进行少量户外活动，但应避免长时间剧烈运动。当空气质量指数为 151 ~ 200 时，建议幼儿停止户外活动；稍大的孩子须避免长时间剧烈户外活动，尽量减少体力消耗活动，增加休息时间。当空气质量指数高于 200 时，建议所有儿童停止一切户外活动。

Q/ 013 雾霾天气带儿童外出有哪些注意事项？

A/ 雾霾天气，应尽量避免带孩子外出，如必须出门，须积极做好防护。

（1）雾霾天气时地面层能见度降低，严重影响视野，带孩子外出一定要注意避免丢失。应远离交通繁忙地区。驾车应紧闭车窗。如果污染指数高，最好不要骑车，而不是戴着口罩骑车。

（2）雾霾还是输电网络的"神秘破坏者"。雾霾天气时，空气中含有多种化学腐蚀剂，容易导致输电设备绝缘性能下降，出现断电（雾闪）、跳闸现象。因此需要告知孩子雾霾天气时远离输电设备。

（3）雾霾天气出门须佩戴口罩。一般来说，医用口罩由 3 层密合棉或类似材料制成，可以阻挡呼吸时携带细菌和病毒的飞沫（飞沫大小约几微米到 100μm），但对于空气中的 $PM_{2.5}$ 和有毒气体（例如二氧化氮、臭氧和挥发性有机物），医用口罩无法提供保护。N95 和 EN–149 口罩能有效阻挡空气中的 $PM_{2.5}$，给儿童佩戴时，需要注意选择适合孩子面部大小且与面部能良好贴合的口罩。

（4）做好个人卫生。出门后进入室内要洗脸、漱口，换掉外出时穿的衣服，去掉残留的污染物。注意饮食，多喝水，加快身体的新陈代谢；适量补充维生素 D。

Q/ 014 雾霾天气如何减少室内空气污染？

A/ 不建议在雾霾天气开窗户通风。勤开窗户造成的空气流动可能会导致室内空气质量更差。但是门窗和纱窗并不足以将 $PM_{2.5}$ 挡在室外。因此雾霾天气时，为了减少室内空气污染，尽量选用空气净化器或者新风系统。选择空气净化器时注意洁净空气输出比率，洁净空气输出比率越高，则空气净化的效率越高，同时注意要及时更换滤芯。重雾霾天气下，室内 $PM_{2.5}$ 的水平可达室外 $PM_{2.5}$ 水平的 90%。紧闭门窗、通风换气不足，还可能使室内二氧化碳、油烟、二手烟等蓄积，造成室内空气的二次污染。因此对于没有条件使用空气净化器或者新风系统的家庭，还是需要选择在雾霾不太严重的时候适当开窗透气。因为重雾霾时提倡尽量关闭门窗，为了保证室内空气良好，还需要注意尽量杜绝室内吸烟。冬季北方用煤炭取暖时，还需要注意避免室内一氧化碳蓄积而导致中毒。

Q/A 015 雾霾天气，过敏性鼻炎儿童应如何应对？

患有过敏性鼻炎的儿童，如果明确对 $PM_{2.5}$ 中的成分过敏，那么雾霾天气时，过敏性鼻炎就极易复发。避免过敏性鼻炎复发最好的方法就是规避过敏原。因此在雾霾天气，过敏性鼻炎的患儿要减少户外活动，尽量待在有空气净化器或者新风系统的室内。确需外出时，须佩戴合适的 N95 和 EN–149 口罩。出门后进入室内要立即洗脸，清理衣物上残留的颗粒污染物。予以生理盐水或生理性海盐水进行鼻腔冲洗，清洁残留在鼻腔的 $PM_{2.5}$，减少 $PM_{2.5}$ 的吸入。平时注意雾霾天气的预警，在接到预警时可积极用药（第二代抗组胺药或者局部用鼻用激素）预防过敏性鼻炎复发，帮助缓解症状。对于尘螨过敏的过敏性鼻炎儿童，雾霾天气不适于晾晒被褥，因为雾霾天气时近地面层紫外线的强度明显减弱，不利于螨虫的消杀，暴露于雾霾中的被褥反而容易沾满 $PM_{2.5}$，诱发儿童呼吸系统疾病。

Q/A 016 台风来时，室内外的儿童应如何应对？

台风来时，除了引起大风外，往往还伴随暴雨、巨浪、风暴潮、龙卷风，甚至洪水、泥石流、内涝等灾害，极易形成灾害链。

（1）在室内的孩子的应对措施。台风来时，要让孩子待在室内。①如果在家里，一定要叮嘱孩子不要开窗，不要到窗户周围活动。对于不能自主行走的婴儿，要注意将其抱离有玻璃的地方，以免玻璃爆裂引起致命的伤害。②如果是在学校，要让孩子远离窗户和玻璃门。千万不要使用电梯，以免电梯停电被困在电梯里。如果教室窗户破了，可以双手抱头团起身体躲在课桌下，同时利用身边的物体保护好头颈部。③如果在商场等其他公共场所，应尽量躲到较低楼层，同时远离窗户，保护好头颈部，同样不能使用电梯。

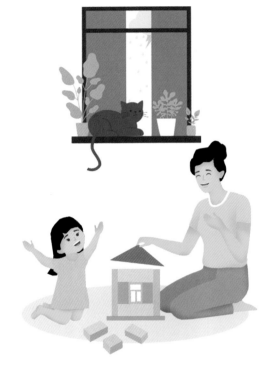

④如果位于活动板房内，要及时出来，寻找其他安全建筑进行躲避。

谨记出现灾害时，应及时拨打119和120寻求帮助，同时转移到应急楼道区域等待救援。

（2）在室外的孩子的应对措施。台风来临前，如果孩子处于室外，一定要远离树林和窗户，尽快寻找安全的建筑进行躲避，比如有地下室的建筑或者沟渠。找好躲避地点后尽量帮助孩子团起身体，双手抱头或者利用身边的东西保护好头部。如果是婴儿，抱婴者可以把婴儿团抱在胸前蹲下，保护其头部，但是需要注意保持其呼吸道通畅，以免导致缺氧窒息。远离被台风吹倒的供电设施，防止触电意外的发生。如果孩子处于室外车内，应尽量带孩子出来并寻找安全的建筑躲避，不要躲在车内或车底下，因为汽车很容易被台风掀翻。如果汽车在行进中，也应立即停车，带孩子出来寻找安全的建筑躲避，不要带着孩子驱车寻找安全的建筑躲避。万一周围没有安全建筑，也可以暂时待在车内，但必须系好安全带。

Q/A 017 台风结束后，如何对儿童进行心理疏导?

台风过后，注意是否给孩子留下心理创伤。台风会使孩子一直处于紧张或恐慌的状态，尤其是台风来临时在户外或者公共场所的孩子，更可能留下心理创伤。家长应当保持稳定的情绪。日常生活中注意通过绘本、视频等给孩子进行台风知识的科普。台风来临，长期待在室内时，需要多关心孩子，和孩子聊天、做游戏，告诉孩子什么是台风。注意观察孩子，如果有呆滞、睡眠失调和黏人等行为表现，说明需要及时疏导孩子情绪。鼓励孩子说出害怕的地方和对台风的理解和看法。允许孩子哭泣，表达悲伤。尽量让孩子远离事件现场。尽量由孩子最亲近的人照料，避免不必要的分离。多倾听，而不是说教或强求孩子坚强、勇敢。

Q/A 018 洪灾对儿童可能造成什么样的伤害?

暴雨来临时往往夹着雷电大风，房屋被淹时会发生房屋倒塌，因此，一旦发生洪涝灾害，容易发生塌方伤、溺水、雷击伤、触电、毒蛇咬伤、毒虫咬蜇伤、外伤等。然而儿童由于自身发育的特点，各个器官尚未发育完善，皮肤黏膜稚嫩，屏障功能差，胃肠道功能尚不健全，免疫力差，呼吸道及泌尿道黏膜屏障功能差等，所以儿童在洪灾中可能面临更多伤害。

（1）易患各种感染性疾病。皮肤黏膜破损和感染、胃肠道感染、呼吸道感染、泌尿道感染以及严重感染导致的脓毒血症。

（2）化学有害物质伤害。

（3）窒息缺氧缺血伤害。暴雨和洪水引起的溺水、房屋倒塌后的掩埋等都可导致呼吸道严重堵塞，从而造成人体窒息缺氧缺血。

（4）创伤性伤害。

（5）寒冷性伤害。

（6）心理精神损害性伤害等。

因此在洪灾过程中需要给予儿童更多照顾。

Q/019 洪灾时发现儿童溺水后如何施救？

洪灾时儿童最常见的伤害是溺水，溺水指儿童淹没或浸入液体中造成呼吸受阻。溺水对人体脏器的损害主要由缺氧引起，主要的靶器官包括肺、脑、心脏和肾。溺水儿童在水中待的时间越短，从抢救到心肺复苏成功的间隔越短，预后越好。因此一旦发现溺水儿童，应立即采取救援措施。救援时，首先应该保障救援人员的安全。溺水儿童被救上岸后，应密切观察其意识、呼吸、脉搏。

（1）患儿清醒、有呼吸和脉搏时，应争取给患儿换上干衣服，裹上毯子，注意保暖，然后陪在患儿身边等待医务人员到来。

（2）患儿无反应、有呼吸时，清理患儿口鼻中的异物，并使其保持在侧卧位，等待医务人员，等待过程中要密切观察患儿呼吸和脉搏情况，呼吸、脉搏消失时进行心肺复苏。

（3）患儿无反应、无呼吸时，应立刻清理口鼻异物，使其保持呼吸道通畅，进行心肺复苏。

Q/020 洪灾期间和洪灾后，如何安排儿童的饮食？

大灾之后多有大疫，儿童因自身胃肠道功能尚不健全，更易在洪灾期间或洪灾过后发生各种类型的胃肠道感染。洪灾期间和洪灾过后应科学合理地安排儿童饮食。

（1）不吃洪水浸泡过的食物。

（2）不吃淹死、病死的禽畜肉。

（3）不吃过期、腐败变质的食物。

（4）不生吃水产品、蔬菜。

（5）清洗蔬果、做饭、洗餐具、漱口等日常生活用水必须用消毒过的清水。

（6）生熟食分开加工和储存。

（7）食物应煮熟煮透。

（8）饭前便后、加工食物前要洗手。

（9）防止饭菜被苍蝇叮爬。

（10）储备一些定型包装的食品作为干粮，比如罐头食品、包装密封的饼干等，以防不时之需。面包、馒头、烙饼等非定型包装食品容易在高温下变质，不适合作为长期储备的干粮。

（11）不生喝井水、自来水，自来水加热煮沸后再喝，有条件的首选瓶装水饮用。

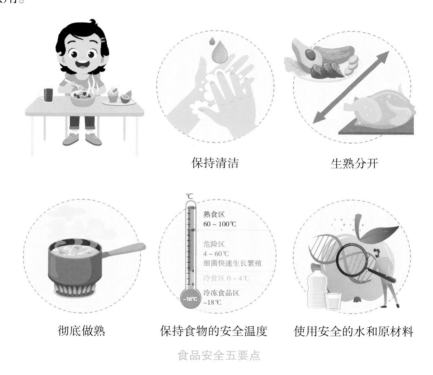

保持清洁　　　　　　生熟分开

熟食区
60～100℃

危险区
4～60℃
细菌快速生长繁殖

冷食区 0～4℃

冷冻食品区
-18℃

彻底做熟　　　保持食物的安全温度　　使用安全的水和原材料

食品安全五要点

Q/A　021　洪灾中如何应对儿童的呕吐、腹泻？

洪灾中，即使儿童发生了呕吐、腹泻，家长们也不要慌乱，呕吐、腹泻是儿童常见症状。洪灾中应对儿童的呕吐、腹泻措施如下。

（1）及时漱口。对于呕吐的儿童，每次呕吐后一定要及时漱口，并冲洗几次，从口腔中清除呕吐物，保持口腔卫生。

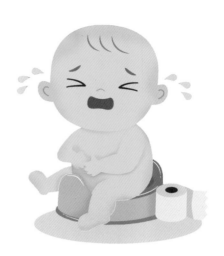

（2）观察呕吐物和排泄物。父母需要检查患儿的呕吐物是什么，以及颜色、味道等，还需要观察排泄物的特性，判断是否含有未消化的食物、味道有无酸味，以便就医时提供正确的信息，帮助医生快速诊断。

（3）其他症状。当儿童呕吐、腹泻时，观察患儿是否有其他症状，如有无发热、胃痛、尿量减少等症状。

（4）饮食注意。患儿在呕吐的时候，暂时不要进食，并且建议呕吐次数较多的时候暂时给予1小时左右的禁食，让胃肠道休息一下。停止呕吐后，可以给予口服补液盐，或者淡盐水，预防脱水。也可以给患儿提供清淡的流质食物，避免给予奶制品、荤菜以及过油的食物，粥、烂面条、青菜等都是不错的选择，建议对婴儿尽量进行母乳喂养。

（5）清洁臀部。儿童腹泻时，尤其是拉稀水便的时候，必须及时用温水清洗患儿的屁股，用软布擦干，保持清洁卫生，预防红屁股。

（6）给予保暖。当儿童呕吐、腹泻时，可以给患儿肚子做热敷，热敷可以起到缓解肌肉痉挛的作用，有助于缓解患儿腹痛。

（7）及时就诊。注意观察孩子的精神、体温、尿量，如果有异常请及时就诊。明确有无病毒或细菌感染，如果有感染医生会给予相应的治疗。如果频繁呕吐而无法口服药物，可以先给予静脉治疗，好转后再转为口服用药。

（8）儿童在洪灾时出现呕吐、腹泻，需要警惕肠源性传染性疾病，家长需要做好手卫生工作，防止交叉感染。

Q/A 022 洪灾中如何应对儿童的呼吸道疾病？

洪灾时，儿童多易受凉或淋雨，同时儿童因呼吸系统尚未发育完善，免疫功能尚未健全，在洪灾中更易患呼吸道疾病，包括流感、咽喉炎、肺炎等，并且容易在集体居住的人群中造成暴发流行。细菌来源主要是湖泊、河流及土壤等。上呼吸道感染俗称感冒，表现为喷嚏、鼻塞、流清水样鼻涕、咳嗽等。流感一般急性起病，出现高热（可达 39 ~ 40℃）、畏寒、头疼、呼吸困难或呼吸急促、严重的肌肉疼痛等症状；猩红热则以皮疹为特征症状，感染者全身皮肤充血发红，散布着针帽大小、密集而均匀的点状充血性红疹，按压时全部消退，松开后复现，偶呈"鸡皮样"丘疹。注意在人员密集处戴口罩，淋雨后及时更衣，避免受凉。增强体质和免疫力，勤洗手，保持环境清洁和通风。感冒发热患儿需要卧床休息，注意保暖，减少活动，多饮开水，吃清淡和稀软的食物。

如果有以下 1 种或几种情况，需要考虑送患儿去医院：①经自检，咽、扁桃体或口腔黏膜有黄白色点或小片状化脓感染；②既往有高热惊厥史；③退热困难；④发热时间超过 3 天或者精神欠佳；⑤咳嗽重，有可能发生肺部感染；⑥伴有皮疹或其他症状。

Q/ 023 洪灾中儿童饮水注意事项有哪些？

/A 世界卫生组织曾发布报告称人类 80% 的疾病与水污染有关，灾后水污染是另外一个威胁到生命健康的安全大问题。儿童胃肠道功能尚不健全，所以在儿童人身安全得到保障后，洪涝灾害带来的用水安全问题不容忽视。水污染可能会表现在致病微生物污染、水质感官性状恶化和有毒化学物质污染三个方面。

突如其来的自然灾害常会带来数不胜数的病毒和细菌，家有孩子的家长一定要注意以下饮水卫生问题，将一切疾病扼杀在萌芽中。

（1）坚决不给孩子使用来源不明的水。

（2）一定要看护好孩子，不让孩子喝生水、被污染的水。

（3）让孩子喝煮沸过的水或瓶装水、桶装水。

（4）孩子的饮具要及时消毒。

（5）注意孩子身体情况，若有超过自己可以判断处理的不舒服情况，请尽快就医。

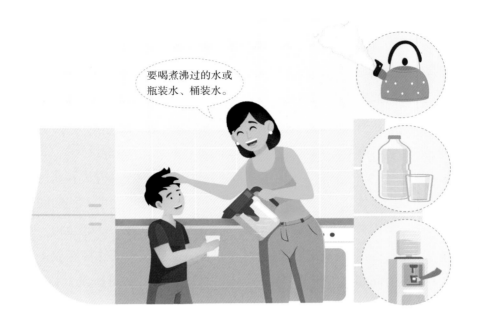

Q/024 饮水污染对儿童健康造成的危害有哪些？

水参与了人体新陈代谢的全过程，是人体所需的七大营养素之首；同时水也是人体的重要组成部分，人体的 70% 都是水，儿童身体的含水量更高。联合国前秘书长潘基文在世界水日的致辞中曾说过："全球因饮用不卫生的水而死亡的人数超过了包括战争在内等一切暴力形式的总和。"水的质量决定生命的质量，尤其对于儿童健康至关重要，水污染对儿童健康造成的危害，有些是短期内出现的，更多的是长期的、慢性的，不知不觉中损伤了儿童的健康，因此很容易被家长忽视。

饮水污染对儿童可能造成的危害如下。

（1）污染物通过水体进入儿童体内，容易引起慢性中毒，还可能诱发其他隐性疾病。

（2）被寄生虫、病毒或其他致病菌污染的水，会引起传染病和寄生虫病。

（3）被污染的水中含有大量重金属，长期摄入会造成儿童骨骼病变、铅中毒、机体代谢障碍、皮肤癌、神经中毒等危害。

Q/A 025 洪灾后如何干预儿童的心理问题？

洪灾发生时有些人可能会被洪水冲走，有些人可能会被洪水围困。儿童在经历这种重大自然灾害后，往往会受到巨大的心理冲击，并且可能会对今后生活产生重大影响。儿童心理发育不完善，特别在遭遇重大灾难时，心理特别脆弱，儿童在经历突发洪灾后易出现创伤后应激障碍，产生焦虑，处于心理失衡状态。洪灾过后，家长们要关心的事很多，要重建家园，要防疫，但父母作为儿童最亲近的人，千万不要忘记，在儿童内心深处灾难可能并没有过去。

儿童面对失去亲人、朋友、同学或财产的状况，认识到灾难给自己带来了巨大的影响，会陷入各种各样的消极情绪中。家长要关注孩子的心理状态，及时给予心理干预和帮助，灾难发生后的 24 ~ 72 小时是比较理想的帮助时间。家长观察的内容包括：①孩子有无失眠、噩梦、胃痛、头痛等；②孩子有无恐惧、麻木、悲观、沮丧、罪恶感，是否失去信心和希望等；③孩子有无发呆、注意力无法集中、兴趣爱好减弱、不愿意交往等。

心理研究发现，患创伤后应激障碍的儿童容易出现自我伤害或违法行为，这可能会导致孩子有进攻性，抱怨命运不公平，或与世界为敌。所以父母如果发现孩子灾后出现以上症状，不要犹豫，要及时给予孩子心理疏导。心理疏导方法如下。

（1）不责备。家长应该告诉孩子有这些反应是正常的，不要因为其他孩子没有类似的反应，就指责孩子"无病呻吟"，不要对孩子说："大雨过了，没事了，别怕。"这种简单粗暴的做法，并不能消除孩子内心的恐惧。不管孩子的表现如何，一定要肯定他们，接受他们当前的精神状态。

（2）引导。一切情感，都需要表达，才能成为过去。家长应该找个轻松的时间，和孩子一起聊天，引导孩子把心中的恐惧表达出来。

（3）无条件接受共情。在孩子宣泄情绪的时候，家长不要妄加判断，应该做好的倾听者，让孩子感觉安全，这才是最重要的。不管他们如何歇斯底里，家就是他们的港湾，父母都要包容他们、理解他们。

（4）创造新的生活。不管洪灾给家庭带来怎样的破坏，父母都要给孩子一个理念：只要大家齐心协力，就可以重建家园。

（5）积极配合团体辅导。有些严重的心理问题，的确是靠家长的力量无法解决的，每次大灾难过后，国家都会安排相应的团体辅导，家长要关注有关情况，积极参加学校或社区组织的心理辅导活动。运用团队力量，帮助孩子恢复心理平衡。在疏导时要观察效果，必要时进一步采取措施，包括求助儿童心理医生。

Q/A 026 儿童在学校遇到地震该如何逃生？

孩子在教室上课时，若发生了地震，应在老师的指导下迅速抱头躲在各自的课桌下，背向窗户，并用书包保护头部。地震时切忌慌乱冲出教室、慌张地上下楼梯。震后要按照平时的逃生训练，在老师的安排下有序向教室外面转移。撤离过程中，在楼梯转角处最容易发生踩踏事件，须有序通过。

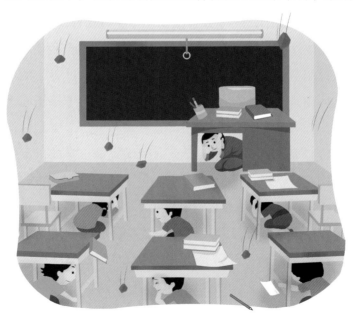

在操场等室外环境中若发生地震，可原地不动蹲下，双手保护头部，注意避开高大建筑物或危险物，不要回到教室。

地震时若是在行驶中的校车上，应留在座位上勿动，直至车辆停妥。

如若不幸被困在废墟中，应尽量保持体力，不要随意移动；用手帕或布遮住嘴巴，避免吸入粉尘；可以敲击管道或墙壁发出声音，引起救援人员的注意。

同时，还要教会孩子以下逃生要点：不要盲目逃离建筑物，不要选择跳窗逃生，逃生时不要推搡，逃生时不要乘坐电梯，不要藏在天桥或雨棚下。

Q/A 027 儿童在家中遇到地震该如何逃生？

突如其来的地震会让孩子恐慌不安，甚至号啕大哭，家长需要安抚孩子的情绪，让孩子冷静下来，并告诉孩子双手抱头躲进家中的安全区。地震后房屋倒塌有时会在室内形成三角空间，如内墙墙根、墙角，厨房、厕所、储藏室等空间小的房间也是不错的避难处。注意不要躲进床底或衣柜中。躲藏地点尽量离门近点，门最好打开，可以背靠在门框上，手抱头，待地震结束时准备随时转移，为逃生做准备。

发生地震之后不要乘坐电梯，最安全的方式是走楼梯，孩子在下楼的过程中速度要快，尽量用手抱紧头部，避免被掉落的物体砸中头部。孩子跑到楼下之后，一定要远离高大的建筑物，尽量往空旷的区域跑。

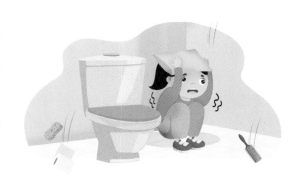

家长除了告诉孩子基本的自救知识外，还可以通过亲子游戏、亲子问答等方式加深孩子对地震自救知识的掌握，如，"地震发生前会有哪些预兆？""地震发生时该怎么办？"以此检查孩子的学习成果。在平时生活中，家长可以给孩子准备一些自救物品，如小哨子、强光手电等让孩子随身携带，既可以提高孩子的警觉性，也可以在地震来临时，提升孩子的生存概率，为救援工作提供便利。

Q/ 028 发生地震后儿童应该如何求救？

发生地震后，儿童倘若被落下的重物压住，家长要告知孩子不要大哭大闹，注意保存体力。要坚定信念，保持镇静，一时不能脱困时要耐心等待救援。要保持呼吸通畅，设法将手抽出，清除头部、胸前的杂物和口鼻附近的灰土。当闻到煤气、毒气时用湿衣服等物捂住口鼻，防止意外撞击和烟尘窒息。用砖块、木棍等支撑被压的空间，以防余震造成重物坠落和空间进一步坍塌，确保生存空间。要尽量保存体力，不时用石块、砖块等敲击能发出声响的物体，向外发出求救信号。尽量寻找食物和饮用水，必要时自己的尿液也可以起到解渴作用。

Q/ 029 电视、手机、电脑、平板、Wi-Fi 会影响儿童身体健康吗？

自然界中的一切物体，只要温度在 0℃ 以上，都以电磁波和粒子的形式时刻不停地向外传送能量，这种传送能量的方式被称为辐射。

总体来说，辐射无处不在，但也不必惊慌。市场上售卖的电器都要遵循电磁辐射安全标准，因而不必太担心辐射的问题。同时，家用电器的辐射都是非电离辐射，正确使用家用电器，可以将辐射影响降到更低，具体如下。

（1）电视机。现在的电视机多数都是平板的，辐射很小，但是看电视时，不要离得太近、看得太久。

（2）手机。手机的辐射也比常人想象中的小，目前没有任何证据表明手机的辐射会引起包括癌症在内的恶性疾病，不过对于孩子玩手机的频率家长要适当控制。家长可以多抽出时间带孩子走出家门，进行一些亲子阅读活动或者户外活动，既能够锻炼孩子的身体，又可以防止孩子沉迷手机。

（3）电脑、平板。现在的电脑、平板基本上都是液晶显示屏，辐射很小。虽然可以安全使用它们，但也不建议长时间使用。长期坐着看电脑、低头玩平板本身对身体也不是一件好事情。

（4）Wi-Fi。辐射很小，可以不用考虑，建议使用具有 SRRC 认证的路由器。

Q/A 030 电吹风、电磁炉、微波炉会影响儿童身体健康吗?

（1）电吹风。实测中发现，电吹风所产生的磁场强度高于其他家电，不过离标准限值仍有很大距离，因而安全是有保障的。

（2）电磁炉。目前没有科学证据证明电磁炉的辐射会给人类带来疾病，符合国家标准、合格的电磁炉产品是安全可靠的，建议购买时选用具备标准认证的产品。使用的时候一定要远离孩子，避免烫伤造成更大的危害。

（3）微波炉。在停用状态下，微波炉是不会有微波辐射的，只有在工作的时候，它才会释放少量微波，但微波炉的外部结构通常是做了辐射防护措施的，内部结构有防止微波泄漏的金属屏障网，所以微波炉本身能向外泄漏的辐射量是微乎其微的，并且微波炉辐射是非电离辐射，其穿透力极低，对人体并不会造成伤害。在家中微波炉工作的时候，家长可以将厨房的门关上，同时让孩子远离厨房。

Q/A 031 乘坐高铁、飞机会对儿童造成辐射吗?

（1）高铁。高铁作为电力驱动的交通工具会产生辐射，不过实测中发现，车厢内的辐射值仅比家用电器略高一些，符合国际电磁辐射安全标准，目前没有证据表明其对人体健康构成了威胁，儿童是可以乘坐高铁的。

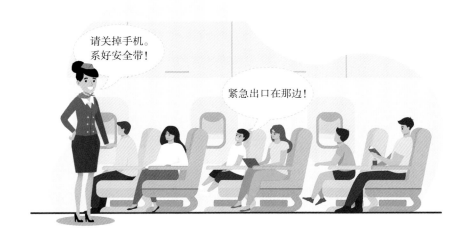

（2）飞机。飞机处于高空中时，空气会变得稀薄，高空的辐射高于地面，在大气屏蔽作用减弱的情况下，人体接收到的辐射变多了。但是辐射值仍在人体可承受的范围内，并不可怕。只要不是太频繁地飞行，乘坐飞机对儿童是没有伤害的。

（3）安检。以机场为例，一般安检包括候机大楼入门检查、行李过安检机检查、人员通过安全门检查、安检员人工检查。候机大楼入门检查环节属于物理接触，没有辐射。行李过安检机检查使用的设备叫 X 射线安检机，存在辐射，但检查的是行李物品，对我们人体并没有伤害，即便发生泄漏，其泄漏剂量也是非

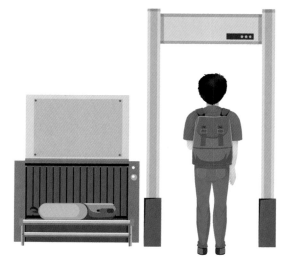

常低的，在安全范围内。人员通过安全门是通过电磁转化原理来进行金属探测的，这种安检方式是带有电磁辐射的，但这种辐射的原理和我们日常使用手机的原理一样，对人体的危害可以忽略不计。人工检查的安检人员手持的金属探测仪，其原理和金属安检门差不多，辐射也可以忽略不计。

Q/A 032 婴幼儿能做 X 射线检查吗？

X 射线作为一种射线，对人体是有伤害的，大剂量的 X 射线照射的确能损伤人体部分白细胞，但目前国内外 X 射线都是经过严格验收的，所有设备都在安全范围内。医学检查的 X 射线片用的射线量很小，只有几千分之一秒的曝光量。而且检查时，医生会尽可能减少照射剂量，通过对一些重要部位采取防护措施，保护婴幼儿的身体安全。能少拍 X 射线片当然最好，但不要一味拒绝，有时会因此耽误病情，后期要用更多的药物治疗，带来的伤害远远超过 X 射线，所以 X 射线检查必要时仍得做。

减少 X 射线对婴幼儿伤害的方法如下：首先避免不必要的检查，其次检查时应配合医生，避免因检查失败（如检查时宝宝不配合或肢体位置不标准等）而重复检查。检查时可以向检查医生提出为宝宝受检处以外的部位做一下辐射防护，检查后及时离开检查场所。

Q/A 033 婴幼儿能做 CT 检查吗？

（1）CT 是有辐射的，医生将根据婴幼儿的病情判断是否有必要进行 CT 检查。每种医学影像检查都有它的优缺点，CT 的优点是检查速度快，对于一些病情急、危、重的患者，CT 是首选的检查手段。但对于一些非紧急、不严重的情况，如果能用其他的检查手段替代，医生会尽可能不采用 CT。

（2）要理解医生基于专业技术所做出的判断，根据病情需要，选择当下最恰当的治疗检查方式，才是最好的治疗方式。

（3）当接受 CT 检查无法避免时，要做好必要的放射防护，比如要陪护宝宝检查，陪检家长也应正确穿戴防护用品，尽量避免短期内反复接受 CT 检查。医学影像学技术人员也会根据婴幼儿的体型特点，采用适当的照射参数，以尽可能地降低受检者的受照剂量。

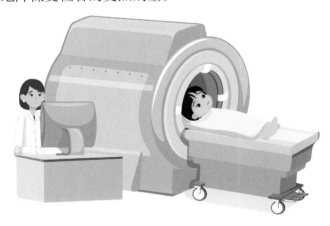

Q/A 034 骨密度检查对儿童辐射大吗？

想去做骨密度检查担心有辐射？对于骨密度检测还存在误区，不知道如何选择？儿童、孕妇以及需要经常进行检查、跟踪治疗的人群往往对骨密度检查存在各种疑虑。

其实，骨密度检查并没有想象中的复杂，目前常用的骨密度检查仪器有双能 X 射线骨密度仪、超声骨密度仪两种。①双能 X 射线骨密度仪主要通过 X 射线管球经过一定的装置获得两种能量，也就是低能光子峰和高能光子峰。这两种类型的光子峰穿透身体后，扫描系统将所接收的信号送至计算机进行数据处理，最后得出骨矿物质的含量。尽管这是一种 X 射线检查，但其只发出非常少量的辐射。在测量期间受到的辐射剂量大致等同于普通人平均每日从环境中受到的辐射剂量。所以完全没有必要担心辐射剂量会影响到自己。②超声骨密度仪利用声波传导速度和振幅衰减能反映骨矿含量多少和骨结构及骨强度的情况。由于使用的是超声波测量，安全无辐射，所以它可以用于孕妇、儿童的检查，在各种场合均可使用。

Q/A 035 儿童感染幽门螺杆菌该如何应对？

幽门螺杆菌（helicobacter pylori, Hp）具有很强的传染性和致癌性，部分人"谈幽色变"。根据指南和专家共识建议，儿童检测 Hp 的目的是发现健康问题的病因，而非仅确定有无 Hp 感染。因此，健康的、没有症状的孩子不需要查 Hp。

感染了 Hp 的儿童一定要进行根除治疗吗？首先，考虑到儿童感染 Hp 后发生严重疾病的概率低、感染根除后再感染率高、儿童对 Hp 有一定的自发清除率等原因，对于无症状或症状轻微的 14 岁以下儿童，不主张进行根除治疗。在我国，有胃和十二指肠溃疡、胃黏膜相关淋巴组织淋巴瘤时，必须进

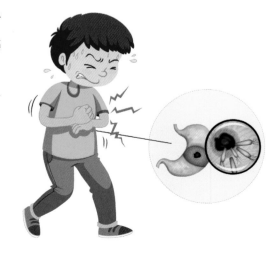

行 Hp 根除治疗。此外，在患儿有慢性胃炎、不明原因的难治性缺铁性贫血、胃癌家族史，或长期服用损伤胃黏膜的药物（如阿司匹林），监护人或年长儿强烈要求治疗等情况下，也可考虑 Hp 根除治疗。

Q/A 036 流感高发季节，儿童应如何应对及防治？

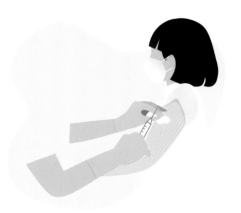

流行性感冒，简称流感，是由流感病毒造成的急性呼吸道传染病。流感一般好发于夏季及冬季，患者和隐性感染者是流感的主要传染源，通过接触及空气飞沫传播。与普通感冒不同，流感起病急，高热（39 ~ 40℃）、头痛、乏力、肌肉酸痛等中毒症状明显，而打喷嚏、鼻塞、流涕等感冒症状轻微。流感可自愈，多数不会引起严重并发症，但是对于儿童来说，流感可引发严重并发症，包括肺炎、心肌损伤、脑炎等。因此，在流行季节怀疑流感，应及时就医确诊。流感患儿在发病 48 小时内尽早开始抗流感病毒药物治疗，可有效缩短疾病病程，减少并发症。对于如此常见却又凶险的疾病，每年接种流感疫苗（每年的 9—11 月）是预防流感最有效的手段，可以显著降低患流感和发生严重并发症的风险。此外，若已经接触了流感患者，建议于接触流感患者的 48 小时内就医并遵医嘱开始用药预防。

Q/A 037 手足口病高发季节，儿童应如何应对及防治？

随着春季气温的逐渐增高，大批儿童开始出现反复高热，手、脚还有嘴巴里都长满了红色疱疹。没错，这就是让父母们闻之色变的手足口病。手足口病是由肠道病毒引起的婴幼儿常见传染病，以手、足、臀、口处发生斑丘疹、疱疹为主要特点，多伴有发热。每年 4—7 月是高发时期，此病毒专挑 6 月龄至 5 岁的婴幼儿下手。手足口病传染性很强，可以由飞沫传播，也可以通过接触患病婴幼儿的皮肤、粪便、玩具等传播。手足口病在绝大多数情况下可以自愈，无须药物治疗。但须警惕，在孩子出现持续高热、嗜睡、精神差、肢体抖动、皮肤湿冷等表现时，常提示孩子可能在短期内发展为重症病例，须立即就医。手足口病疫苗的学名是肠道病毒71型（EV71）灭活疫苗，接种该疫苗后，可有效防控由 EV71 病毒引起的儿童手足口病，特别是减少重症病例和死亡病例的发生；但不能预防其他病毒导致的手足口病。因此，即使接种过疫苗或既往感染过手足口病，还是要做好预防措施，包括隔离患儿（发病之日起2周）、勤洗手、多通风、少聚集。

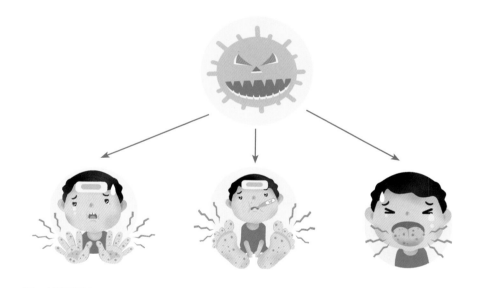

Q 038 疱疹性咽峡炎高发季节，儿童应如何应对及防治？

A 随着夏季来临，很多孩子会出现发热、咽喉长疱，除了手足口病外，还可以是它的"同胞兄弟"——疱疹性咽峡炎。两者都是由肠道病毒引起的疾病，有一定重叠，如两者口腔的咽部和软腭都会长疱疹（初为灰色小丘疹，24小时内发展为水疱和溃疡），并可伴有不同程度的发热和咽痛。但是，疱疹性咽峡炎的疱疹仅出现在口腔内，而手足口病的疱疹可出现在全身各处。此外，与手足口病可引起严重并发症不同，绝大部分疱疹性咽峡炎以轻症感染为主，一般3天内退热，5天内溃疡愈合，预后良好。但在孩子出现持续高热、嗜睡、精神差、肢体抖动、皮肤湿冷等表现时，须立即就医。目前没有任何抗病毒药物证实对这类病毒有效，且该病一般不需要使用抗生素，治疗以对症为主，包括卧床休息、行柔软清淡饮食、使用退热药物。疱疹性咽峡炎主要通过粪－手－口途径传播，但患儿的呼吸道分泌物、唾液均有传染性。目前没有对应的疫苗，因此，主要的预防措施是隔离患儿（发病之日起 2 周）、勤洗手、多通风、少聚集。

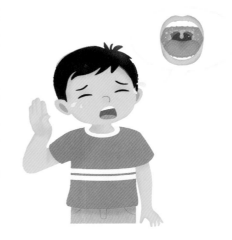

Q/A 039 流行性腮腺炎高发季节，儿童应如何防治？

流行性腮腺炎是由腮腺炎病毒感染引起的呼吸道传染病，冬春季高发，最常见于学龄期儿童。该病传染性极强，可经呼吸道飞沫、直接接触或者含病毒的污染物传播。受感染者可能从腮腺肿胀开始后的 5 日内传播腮腺炎；腮腺肥大完全消失后可解除隔离；如果接触了腮腺炎患者，则需要居家隔离观察 3 周。该病以腮腺肿胀及疼痛（耳垂根部肿痛）为主要特征，常先累及一侧腮腺，数日后再于对侧腮腺出现症状。大部分患儿还有发热、头痛、疲倦、食欲差等表现。该病通常呈自限性，大多数患者只需要对症治疗。可热敷肿胀区域以缓解疼痛，也可以使用对乙酰氨基酚或布洛芬来解热镇痛。患儿通常在 2 周内会好转。但是，极少数患儿会出现睾丸肿胀、卵巢炎症、耳聋、脑炎、胰腺炎等并发症。预防流行性腮腺炎最有效的措施是接种疫苗。流行季节避免去人群密集场所，不与腮腺炎患者接触，勤洗手，多通风，这些也是重要的预防措施。

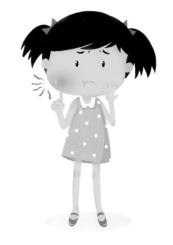

Q/ 040 水痘高发季节，儿童应如何防治？

A 冬春时节，有一种疾病悄悄流行了起来，那就是水痘！水痘是由水痘–带状疱疹病毒初次感染引起的急性传染病。患者是唯一的传染源；可通过飞沫接触或皮损处疱液直接接触而传播；传染性极强，易造成暴发流行。得了水痘的孩子通常会有发热，在 24 小时内出现典型皮疹。其有两大特点：痒（留水留疤）和"四世同堂"。水痘的皮疹开始是红斑，然后是红疙瘩（丘疹），接着是水疱，最后结痂好转。这四种不同时期的皮疹常同时存在，俗称"四世同堂"。

针对水痘患儿的治疗包括控制体温和缓解皮肤瘙痒。推荐使用对乙酰氨基酚或双氯芬酸钠退热，而不推荐使用布洛芬退热，因为后者会增加侵袭性链球菌感染的风险。可以口服抗组胺药物（如西替利嗪、氯雷他定等）缓解皮肤瘙痒。对于年龄 ≤ 12 岁的健康儿童，水痘常为自限性，10 天左右自愈，通常不给予抗病毒治疗。

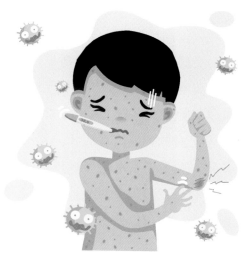

水痘的预防措施如下：①及时发现、隔离水痘患儿（通常认为水痘的传染期是从出疹前 48 小时持续至皮损完全结痂）。②加强手卫生，勤洗手，勤通风。③接种水痘疫苗，是预防儿童水痘最直接也最有效的方法。一旦感染水痘，免疫力可持续终身。但对于 9 月龄前得水痘的婴儿，仍推荐按常规接种疫苗。

Q/A 041 猩红热高发季节，儿童应如何防治?

猩红热是 A 组 β 溶血性链球菌感染引起的急性呼吸道传染病，主要发生在冬春季节。患者和带菌者是主要传染源，主要通过空气飞沫传播（比如说话、咳嗽、打喷嚏），也可通过污染过的食物、玩具等间接传播。感染猩红热可能会引起心肌炎、肾炎、关节损害等并发症。因此，家长们需要在第一时间识别猩红热。猩红热一般在孩子发热 24 小时后出疹，表现为全身弥漫性针帽大小的鲜红色皮疹，有磨砂感，通常伴瘙痒，出疹顺序为由上至下，1天左右遍布全身，口唇周围则有一个白白的圈。同时，孩子会有明显咽痛、吞咽痛的表现。当孩子发热期间起疹子，伴有嘴周发白、咽痛不适时，家长须给孩子戴好口罩，及时就医。尽早干预（抗生素治疗，首选青霉素类药物）会缩短病程、减少传染，并可能减少并发症的发生。值得注意的是，在孩子退热后，家长千万不要立即停药。为了治疗彻底，预防并发症，至少要连续吃药 10 天。此外，须做好后续观察，如果孩子出现面部浮肿，可能是引起肾炎的信号，须及时就医。猩红热目前尚无疫苗可用；因具有强传染性，预防重点在于切断传播途径、控制传染源、增强自身免疫力。首先，注意个人卫生，勤洗手，不共用餐具和食物，打喷嚏或咳嗽时应捂住口鼻。如果已经感染猩红热，让孩子待在家中，直到病情好转、不再发热，并且已使用抗生素治疗至少 24 小时后，再返回学校。

Q/A 042 面对轮状病毒感染，儿童应如何防治?

秋季来临，腹泻的孩子逐渐增多，导致秋季腹泻的真凶就是轮状病毒。它是引起婴幼儿重度急性胃肠炎的最常见原因，尤其多见于 6 个月至 2 岁的婴幼儿。轮状病毒感染潜伏期短（1 ~ 3 天），常表现为"先吐后泻，三多一少"，大便常呈稀水蛋花汤样，量多、水多、次数多而小便量少。部分患儿可伴有发热、咳嗽，偶有抽搐、脑炎、心脏损害及肝损害等。轮状病毒肠炎自然病程为 1 周左右，一般预后良好。治疗的关键是补液，以防止脱水和电解质紊乱；如果患儿不呕吐，即可继续进食母乳或易消化食物。一旦孩子出现精神差，"三少一多"（眼泪少、小便少、进食少、吐泻多）等症状时，须及时就医。患儿的粪便、唾液、呕吐物中带有病毒，其主要通过粪－口途径传播，也可以气溶胶形式经呼吸道传播。因此，在流行季节应强调看护者和孩子的手卫生，勤洗手，多通风。同时，用含氯消毒液及时处理腹泻患儿的大便、玩具等，以防病从口入、交叉感染。由于腹泻频繁易致尿布性皮炎，所以须注意臀部护理。大部分患儿粪便排毒时间持续10天，因此轮状病毒肠炎患儿需要居家隔离10天左右。目前，及早接种疫苗是预防轮状病毒感染的最佳手段。轮状病毒疫苗需要在6～32周龄接种。接种成功后可显著降低轮状病毒肠炎的发病率、降低重症腹泻的发生率，但不能完全预防腹泻的发生。

Q/043 面对诺如病毒感染，儿童应如何防治？

冬季来临时，儿童出现群体性呕吐、腹泻，须警惕冬季呕吐病，其罪魁祸首就是诺如病毒。诺如病毒具有极强的传染性，常在人群集中、密闭的场所呈暴发流行。一旦感染，儿童患者常在24～48小时出现先吐后泻，常呈剧烈呕吐，腹泻程度不严重（4～8次/d)，可伴有发热（温度往往不高）、腹痛、头痛及肌肉酸痛等，不适感明显。尽管诺如病毒来势汹汹，但其威力有限，一般无须特殊治疗，通常两三天即会好转。如呕吐频繁，可暂禁食，并少量多次补充口服补液盐。如孩子精神欠佳，出现反复高热、明显腹痛、频繁吐泻、无法进食等情况时，须及时就医。

诺如病毒是"病从口入"的典型,主要通过粪－口途径发生人－人传播。患者和隐性感染者的粪便和呕吐物，以及被病毒污染的食物和水都可能成为传染源。预防诺如病毒感染方法如下：①要勤洗手，并使用肥皂和流动水认真洗手。②在流行季节，尽量避免带幼儿去人多、拥挤的公共场所。③如在家中发现疑似患儿，对于患儿的呕吐物和粪便应迅速清理，并用含氯漂白剂清洗污染物，处理时应使用手套，并在清洗后认真洗手。④对于已经发病的孩子，需要隔离治疗，应居家隔离，以防交叉感染。

Q/044 面对沙门菌感染，儿童应如何防治？

炎炎夏日，这种传染病在夏天"热"起来了！沙门菌感染大多发生在 5—10 月，尤其在 7—8 月。儿童常因摄入或接触含有该菌的鸡肉、蛋类或乳制品而感染。典型症状包括发热、腹泻、呕吐等，病情可持续 4～7 天，严重时可危及生命。该病通常有自限性，大多在 1 周内好转。当出现持续发热、剧烈腹痛、无法进食、血便等情况时，须立即就医。

沙门菌耐寒不耐热，食物的中心温度达 70℃以上，持续 5 分钟，一般都可以将其杀死。因此，家中一般的热处理烹调方式都可有效杀灭该菌。让我们做好以下预防措施，让沙门菌无机可乘！首先，注意饮食卫生，不喝生水、生奶，不吃生肉或未煮熟的肉，不吃生鸡蛋。其次，冰箱存放食品要做到生熟分开，使用砧板及刀具时也要生熟分开。再次，勤洗手，注意手卫生。最后，做好食堂及厨房卫生，消灭苍蝇、蟑螂和老鼠等。

Q/045 常见儿童群体性中毒事件有哪些？

儿童群体性中毒事件包括食物性中毒、化学物中毒、气体中毒、重金属中毒等。

（1）食物性中毒。根据毒素种类主要分为细菌性食物中毒、真菌性食物中毒、真菌毒素食物中毒、动物性食物中毒、有毒植物中毒、化学性食物中毒等。引起食物性中毒的常见的病原菌有副溶血性弧菌、金黄色葡萄球菌肠毒素、沙门菌、蜡样芽孢杆菌、诺如病毒、肉毒梭状芽孢杆菌、粪肠球菌、宋氏志贺菌、肉毒杆菌等。

（2）化学物中毒。常见的为农药中毒、鼠药中毒等，儿童群体性鼠药中毒如氟乙酰胺、四亚甲基二砜四胺（毒鼠强）、溴敌隆、溴鼠隆等导致的中毒。

（3）气体中毒。有一氧化碳、硫化氢、甲烷、氯气、二氧化碳、氨气、甲醛、氰化物等导致的中毒。

（4）重金属中毒。常见的有铅中毒、汞中毒、砷中毒、铬中毒、镉中毒、锰中毒等。

Q/A 046 群体性儿童急性中毒事件一般发生在哪些场景中？

群体性儿童急性中毒事件可见于以下突发公共事件中。

（1）公共卫生事件。如在学校发生的群体性食物中毒。

（2）社会安全事件。如犯罪分子或恐怖分子投放毒物或释放化学毒剂袭击学校产生的群体性中毒事件。

（3）自然灾害。如地震、洪水等自然灾害对环境和物品进行破坏后产生的次生群体性中毒事件。

（4）事故灾害。如各类化学事故造成化学危险品的大量泄漏和扩散，引发大量人员伤亡、环境污染和生态破坏；不正确地使用煤气或煤炭取暖，没有做好通风措施引起的中毒等。

群体性儿童急性中毒事件是灾害性的中毒事件，往往具有事发突然、伤亡惨重、社会危害大等显著特征，需要立即采取应急措施加以应对。

Q/A 047 常见的群体性儿童急性中毒有哪些？

以毒物的侵入途径来划分，群体性儿童急性中毒常见的有突发群体性食物中毒与突发群体性急性危险化学品中毒。

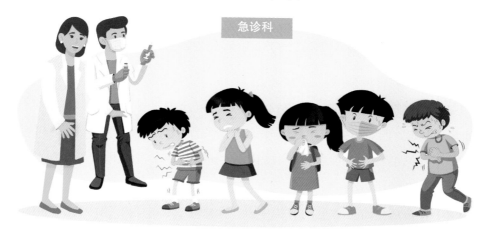

主要从消化道摄入有毒物质导致的中毒，一般归于突发群体性食物中毒，如食品被某些病原微生物污染、食物本身含有有毒物质等导致的中毒。经消化道吸收的中毒是群体性儿童急性中毒中最常见的中毒形式，毒物进入消化道后可经口腔黏膜、胃、小肠、结肠和直肠吸收，但小肠是主要的吸收部位，大多表现为肠胃炎的症状。

主要经呼吸道和皮肤吸收有毒物质而中毒的，一般归于突发群体性急性危险化学品中毒，如火灾时产生的大量有害烟雾被儿童误吸，危险化学品泄漏时周围有大量儿童来不及疏散等导致的中毒。

Q/A 048 常见的群体性细菌性食物中毒有哪些表现？

食物中毒是指进食被细菌、细菌毒素或毒物污染的食物或进食含有毒性物质的食物所引起的中毒。根据毒物性质，食物中毒通常可分为感染性（细菌性和真菌性）食物中毒、化学性食物中毒、有毒动植物中毒三大类。

细菌性食物中毒主要因为食物在制作、储存、出售过程中处理不当，被细菌污染而引起。细菌性食物中毒是最常见的，具有明显的季节性，发病急，潜伏期短，一般在进食有毒物24小时内发病，易呈急骤暴发型。一般夏季是细菌性食物中毒高发季，此时期气温高，为细菌繁殖创造了有利条件，人体胃肠功能薄弱，因而常发生细菌性食物中毒。常见的细菌性食物中毒症状相似，主要表现为急性胃肠炎症状，如恶心、呕吐、腹痛、腹泻等，严重的有脱水，甚至休克、昏迷，常伴有发热。抵抗力较低的人，如病弱者、老人和儿童易发生细菌性食物中毒，发病率较高，急性胃肠炎症较严重，但此类食物中毒病死率较低，预后良好。

Q/A 049 哪些原因可能导致学校（幼儿园）发生群体性急性食物中毒事件？

学校（幼儿园）发生群体性急性食物中毒事件可能的原因主要有以下几类。

（1）食堂卫生条件差。食品被某些病原微生物污染，病原微生物在适宜条件下急剧繁殖或产生毒素。

（2）食品被已达中毒剂量的有毒化学物质污染。如农药残留、剧毒鼠药、化学毒物对食品源头的污染。

（3）学生好奇心、探究心强，易被外形与食物本身相似的有毒物质所吸引，将其当作食物而误食，如有毒的野生蘑菇。

（4）食品本身含有有毒物质，有毒物质在烹调过程中未能去除，如未煮透的四季豆。

（5）因食物发生了生物性或物理性变化而产生或增加了有毒物质，如产生了黄曲霉毒素的霉花生。

（6）食物、水源被投毒。

（7）灾害事故后食物、水源被污染。含毒食物的感官性状一般无明显异常，不易被烹饪者和儿童觉察。

Q/050 哪些食物易引起儿童群体性急性食物中毒？

可引起中毒的食物种类很多，引起儿童群体性急性食物中毒的常见食物分为以下几类。

（1）本身有毒的食物。如发芽的土豆，发芽土豆的幼芽及芽眼部含有大量龙葵素，食后可引起中毒甚至死亡；毒蘑菇，毒蘑菇内的毒素无法通过加热而去除，食用后会引发中毒；鲜黄花菜，含有毒成分秋水仙碱；河豚，河豚体内含河豚毒素等剧毒成分，高温也无法去除，极易引发食物中毒，中毒后病死率高。

（2）由于加工不当会引起中毒的食物。如未煮熟的四季豆中所含的皂素和血细胞凝集素会引起食物中毒，凉拌菜在加工过程中由于容器等不洁或存在生熟交叉而污染食品。

（3）由于储存不当，在储存过程中产生有毒物质的食物。如变质的肉类、蛋类、奶产品、剩菜剩饭，这些变质的食物易滋生沙门菌、变形杆菌、痢疾杆菌、葡萄球菌等。

Q/051 发生群体性急性食物中毒时，对儿童的照护原则有哪些？

/A 进行有序抢救，分类救治。

（1）对于症状轻的儿童可原地处理，但对于呕吐、腹泻等症状较重甚至出现了神经症状的儿童需要立即送医院治疗。

（2）对于食物仍在胃肠道尚未吸收者，予以催吐、洗胃、导泻；对于已经多次呕吐者不需要催吐；对于频繁腹泻的儿童适当应用止泻药物，鼓励儿童多饮水并补充盐分，促进已吸入毒物的排泄，遵医嘱予以利尿和对症补液治疗及防止发生水电解质紊乱；注意休息，控制饮食。病情轻者，给予清淡流质饮食，鼓励口服补液；呕吐剧烈者，应暂禁食；重症患儿及时送医院就诊，给予吸氧并绝对卧床休息，密切观察病情变化，如精神、大小便等变化；做好儿童的心理护理，安抚其紧张焦虑的情绪，避免精神紧张。

Q/052 清除儿童胃肠道毒物的常用方法有哪些？

/A （1）催吐。催吐法适用于胃内有食物或服用固体毒物时，既可以在事发现场使用，也可以在洗胃前使用。催吐法适用于年龄较大、神志清醒和能够合作的儿童。可用手指、筷子、压舌板刺激咽部引发反射性呕吐；或者取食盐 20g，加开水 200mL，冷却后一次喝下，如不吐，可多喝几次，促进呕吐；也可用鲜生姜 100g，捣碎取汁用 200mL 温水冲服。

（2）洗胃。应该尽早进行洗胃，一般情况下都可使用生理盐水作为洗胃液，在有条件的情况下，可以根据毒物的性质选用不同的洗胃液。

（3）导泻。如果服用食物时间较长，已超过 3 小时，而且精神较好，则可服用一些泻药，促使中毒食物尽快排出体外。口服或洗胃后还可由胃管注入导泻药物，帮助胃肠道毒物的排出。对于较小的儿童，应注意脱水和电解质紊乱。

（4）清肠。清肠法常用于进入肠道的毒物亟待清除而催吐法或洗胃法又有限制的情况。

Q/053 儿童出现鼠药中毒有什么表现？

儿童出现疑似鼠药中毒，需要紧急送往医院救治，进行洗胃、导泻及其他急救处理，如果家属能明确导致儿童中毒的鼠药类型，则更便于医生采取有效处理措施。不同类型的鼠药中毒，会导致不同的临床表现，其救治处理措施会有所区别。

常见的鼠药可分为急性鼠药和慢性鼠药，目前我们广泛使用的鼠药多为后者。

（1）急性鼠药药效强、起效快，大家熟知的就是毒鼠强。毒鼠强毒性较强，化学名为四亚甲基二砜四胺，为一种中枢神经兴奋剂，具有强烈的致惊厥作用，国家已经禁止生产和销售。主要中毒症状表现为四肢抽搐、惊厥，如不及时救治，中毒者会因为强烈的强制性痉挛迅速导致呼吸衰竭。同时中毒者也会出现心脏、肝等重要脏器损害。二巯基丙磺酸钠对其有治疗作用。

（2）慢性鼠药为目前较为常用的鼠药，其起效较为缓慢，主要为抗凝血灭鼠剂，如溴敌隆。溴敌隆可以竞争性抑制维生素 K_1，阻止肝脏合成凝血酶原及凝血因子 II、凝血因子 VII、凝血因子 IX、凝血因子 X，进而导致机体凝血障碍。故中毒者一般表现为广泛皮肤黏膜以及重要脏器出血，维生素 K_1 是治疗的特效药物。

Q/054 如何预防儿童发生鼠药中毒？

学龄前期儿童活泼好动，又缺乏安全意识，是发生鼠药中毒的高危人群。儿童鼠药中毒主要原因是儿童常缺乏家人的有效监护。大部分儿童有明确的鼠药接触史，也有部分儿童毒物来源不明，存在人为投毒因素。当在居住环境周围进行消毒、消杀、除四害的活动时，须提前公告，并在消杀区域进行明确标识，监护人须注意避免儿童接触鼠药，告知儿童鼠药的危害，避免误食。也有部分年长儿出现抗凝血酶鼠剂中毒的个案，存在无意中接触中毒鼠肉的可能。我国儿童抗凝血酶鼠剂中毒的病例中，男童多于女童，并且多为学龄前期儿童。对于大龄儿童，须注意在外饮食安全，避免食用来源可疑的肉制品。

Q/A 055 儿童出现农药中毒有什么表现？

儿童农药中毒是儿童意外伤害的主要原因，根据发病年龄段可分为两类。一是幼儿农药中毒，幼儿活动范围增大、好奇心强，但又缺乏安全意识，容易因为误服误吸出现农药中毒。二是学龄期及青春期儿童农药中毒。

经消化道和呼吸道中毒是最为常见的儿童农药中毒途径。其中有机磷中毒最常见，可因食入被污染食物导致，主要表现为以下 2 种。

（1）中毒早期或轻症时可出现头晕、头疼、恶心、呕吐、流涎、多汗、视物模糊、乏力。

（2）病情较重的可能出现瞳孔缩小、肌肉震颤、支气管分泌物增多、腹痛、意识障碍、脑水肿、呼吸循环衰竭等。须立即就医给予儿童阿托品抢救，同时应用解磷定、输液、利尿，并用大剂量维生素 C 等治疗，以促进毒物排出。

Q/A 056 儿童误食毒蘑菇有什么表现？

毒蘑菇即毒蕈，其毒性成分较为复杂，在我国部分地区较为常见。儿童误服毒蘑菇，多为群体性发病，其临床表现较为复杂多样，社会影响大，需要及时鉴别和救治。一种毒蘑菇可能含有多种毒素，如胃肠毒素、神经毒素、溶血毒素、原浆毒素、肝毒素等，胃肠道表现多为肠道刺激症状，恶心、呕吐、腹泻、剧烈腹痛，严重者可伴有消化道出血。神经系统表现多为多汗、流涎、流泪、瞳孔缩小、脉缓等，严重者可出现谵妄、幻觉、抽搐、昏迷、呼吸抑制等。血液系统表现为急性血管内溶血性贫血、血小板减少、活动性出血，严重者可出现急性肾衰竭。还有以中毒性肝炎为主要表现的，严重者合并凝血功能障碍、肝性脑病等。

Q/A 057 如何预防儿童发生毒蘑菇中毒事件？

毒蘑菇中毒在我国存在区域性，南方的毒蘑菇多于北方，南方又以云南、四川、湖南、广东多见。文献报道导致中毒的毒蘑菇有鹅膏菌属、牛肝菌属、盔孢伞属、环柄菇属、斑褶菌属、红菇属、鹿花菌属、丝盖伞属等。其中，鹅膏菌引起的中毒居第一位，鹅膏菌属中毒中又以白毒伞中毒、致命白毒伞中毒为多。毒蘑菇中毒多发生于南方雨水季节，6—9月是毒蘑菇中毒高发期。为避免该类意外的发生，需要定期对大众进行食品安全卫生宣教及科普教育，提高儿童毒蘑菇中毒的防范意识和责任意识，教育儿童不自行采摘毒性不明的蘑菇，从安全规范渠道采购食材，掐断导致中毒的源头。

目前临床救治主要通过毒蘑菇形态特征进行分类，中毒事件发生后保存毒蘑菇样本，有助于确认毒蘑菇种类，有助于尽快实施有效临床救治。

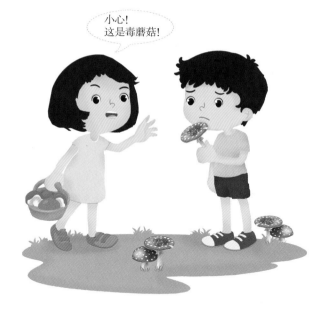

Q/A 058 儿童出现集体急性食物中毒有什么表现？

集体急性食物中毒以群体性暴发为特点，出现食物中毒的儿童有共同进餐史，中毒人数较多，病情程度不一。大多数儿童表现为急性胃肠炎症状，即不同程度的恶心、呕吐、腹痛、腹泻等。呕吐物为胃内容物，少数为胆汁；腹泻物为黄色稀水便或黏液便；腹痛主要为脐周或上腹部阵发性隐痛。部分儿童会伴有全身症状，如头晕、头疼、大汗、乏力等，少数儿童还可能出现发热，以低热为主。部分体弱儿童症状可能较为严重，表现为不同程度的脱水及休克症状。炎症指标升高，脏器功能受损，严重者甚至出现脏器功能受损。故儿童出现疑似食物中毒时，若症状短期无法缓解，家长须及时送医救治，以免延误病情。

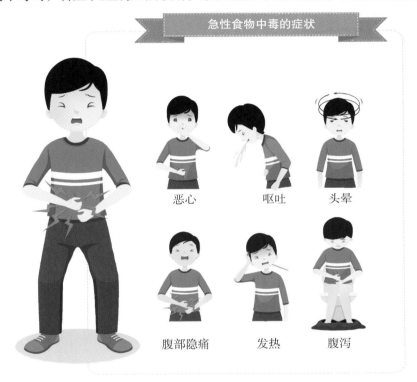

急性食物中毒的症状

恶心　　　　呕吐　　　　头晕

腹部隐痛　　　发热　　　　腹泻

Q/A　059　儿童出现群体性甲醇中毒，怎样识别及处理？

甲醇中毒多见于饮用了假酒或劣质酒等情况。我国未成年人保护法规定，未成年人不可以饮酒，因此，儿童群体性甲醇中毒多见于大龄儿童，主要是在家长未知的情况下发生的。甲醇进入人体后会在体内代谢为甲醛和甲酸，甲醛具有神经毒性，甲酸可导致代谢性酸中毒，且可导致眼部损害。中毒症状主要表现为腹痛、腹胀、头晕、头痛、恶心、呕吐、乏力、呼吸深大、视力模糊，甚至失明等，严重者可出现昏迷、抽搐甚至死亡。在群体饮酒的情况下多人出现此类症状，尤其是出现视力障碍时要高度考虑甲醇中毒，一旦出现此类情况，应立即停止饮用，意识清醒者可尽快催吐，以减少毒物的吸收；对意识障碍者须将其头偏向一侧，清除口鼻分泌物及异物，保持呼吸道通畅，防止误吸呕吐物而导致窒息。口服甲吡唑（首选）或白酒（即乙醇），二者均有竞争性抑制醇脱氢酶将甲醇转化为甲醛和甲酸的作用，可以起到减轻毒性的效果。如果有心跳、呼吸骤停，需要紧急进行心肺复苏，同时尽快送医处理，进行洗胃、导泻、纠酸，给予糖皮质激素、血液净化、对症支持等进一步治疗。

Q/060 常见的引起儿童群体性毒气中毒的毒气有哪些？

儿童最常见的群体性毒气中毒来源有一氧化碳、硫化氢、甲烷、氯气、二氧化碳、氨气、甲醛、氰化物等。一氧化碳中毒可见于学校附近的一氧化碳释放源，如工厂产生的废气或学校供暖的锅炉不充分燃烧导致废气排放到儿童生活、学习的场所；其他如儿童聚集的室内存在燃气热水器使用不当，室内炭火取暖时通风不良等；居住地附近的化工厂可能会发生各种有毒气体的泄漏；学校的化粪池、污水池，可导致诸如硫化氢、沼气（主要成分为甲烷）、氨气的集聚，处理不当可以导致儿童出现集体中毒。另外，儿童群体玩耍时贸然进入密闭空间内可能会发生毒气中毒，如儿童进入洞穴内或到沼泽地等时，暴露于高浓度的二氧化碳或沼气环境中，从而引发中毒。氯气中毒多见于泳池氯消毒剂使用过量时。甲醛中毒可见于儿童生活的空间使用了大量释放甲醛的劣质建筑装修材料时。火灾的烟雾中除含有一氧化碳外，还可能含有氰化物，可导致氰化物中毒。其他少见情况如战争或恐怖袭击时，敌人或恐怖分子释放毒气弹等导致人群暴露于毒气环境而中毒。

Q/061 儿童发生群体性煤气中毒怎么办？

煤气中毒即一氧化碳中毒。一氧化碳无色无味，中毒隐匿。发现儿童群体发生煤气中毒时应尽快开窗开门，通风通气，远离释放源，另外注意不要随意开关电源，以防发生爆炸。将儿童转移至通风良好、空气新鲜的场所，有条件时给予吸氧。昏迷者，须将其头偏向一侧，保持呼吸道通畅，防止呕吐物误吸导致窒息；心跳、呼吸骤停者，则立即进行心肺复苏，并拨打

120，尽快送医，予以氧疗、控制感染、保护脏器、高压氧支持治疗。一氧化碳中毒有可能导致脑病，部分中毒者中毒当时可能经急救处理或短期住院神志恢复正常，数日后患者可再次出现神经功能障碍，表现为认知障碍、精神障碍等。建议煤气中毒儿童均应送至医院就诊，医生会根据情况采取相应治疗，防治迟发性脑病。

Q/A 062 如何预防儿童群体性一氧化碳中毒事件？

预防一氧化碳中毒的关键是了解哪些情况下可以产生一氧化碳，进而予以避免，另外则是保证所处的空间有充分的通风。做到以上两点则可以预防一氧化碳中毒的发生。

儿童群体生活或学习的场所一定要注意各种锅炉废气或工业废气的排放，尽可能远离相应的废气来源。家庭取暖的燃气热水器应安装在通风良好的非起居生活的空间，燃烧的废气应充分排出至室外；另外要防止废烟发生倒灌，切勿使用已经淘汰的、不达标的劣质燃气热水器。家庭烧炭取暖或室内烧炭烧烤时一定要做好开窗通风，并且保证废气充分外排至室外，最好杜绝在室内烧炭取暖或室内烧炭烧烤。吃明火加热的火锅时一定要保证房间通风良好。不长时间待在车窗紧闭但发动机持续运行的停驶燃油车内。燃油车车库须保证通风良好。另外，学校等儿童群体生活、学习的场所及每个家庭均须安装一氧化碳监测警报器，降低中毒风险，及时挽救生命。

Q/A 063 儿童出现氯气中毒怎么办？

氯气中毒多见于工业泄漏，或泳池氯消毒剂使用过量，或家庭中的消毒液（如 84 消毒液）与洁厕剂（含有 HCl）混合使用的情况下。氯气为刺激性气体，可导致结膜炎，出现眼痛、视物模糊等症状，呼吸道吸入氯气则出现刺激性、持续性咳嗽，喉水肿，气道痉挛，严重时出现化学性肺炎、肺水肿，导致呼吸衰竭，因缺氧危及生命。紧急处理方式是用湿毛巾捂住口鼻尽快脱离危险环境，在有毒环境中予以开窗通风，降低毒气浓度。将中毒者安置在通风良好、空气新鲜的开放环境中，有条件时给予氧疗，眼睛或皮肤损伤时可以用水或生理盐水持续冲洗，头发有氯气污染可予以大量清水冲洗，更换被氯气污染的衣物。患者发生心跳、呼吸骤停，则立即进行心肺复苏，拨打 120，尽快送医，给予心电监护，使其保持呼吸道通畅，提供氧疗、呼吸支持、扩张支气管、防治感染等治疗。

Q/ 064 儿童常见的重金属中毒有哪几类？

/A 儿童常见的重金属中毒有铅中毒、汞中毒、砷中毒、铬中毒、镉中毒、锰中毒等。铅中毒、汞中毒、砷中毒相对来说更常见。重金属可破坏蛋白质的结构，影响酶的活性，导致人体多器官受损甚至危及生命，而慢性中毒往往更为隐匿，难以发现和诊断。

铅中毒常见于生活环境遭受工业铅污染（如铅矿开采）、使用含铅的化妆品、服用含铅的中药、长期使用含铅的食具、长期吸入含铅的汽车尾气、长期接触含铅的涂料等情况。尤其是现代生活装修中会使用大量涂料，应尽量使用低铅或无铅涂料，进而减少儿童与铅的接触。

汞中毒常见于生活环境遭受工业汞污染、长期接触含汞的化妆品、长期使用含汞的染发剂、在破损的皮肤和黏膜部位涂抹大量含汞消毒剂、误服汞、吸入汞蒸气等情况，生活中尤其常见的是水银温度计破碎导致汞被儿童误服或吸入。

砷中毒见于误服含砷的有毒物质、人为投毒等情况。

Q/ 065 儿童出现铅中毒怎么办？

/A 因为环境中各种含铅物质较常见，而儿童尤其是低龄儿童爱好吸吮手指或将物品含入口中等，因此铅中毒对于儿童来说相对比较常见。

铅中毒可导致多器官多系统损伤，临床表现包括食欲缺乏、恶心、呕吐、便秘、腹痛、头晕、头痛、乏力、精神反应差、哭闹、肢体麻木、贫血貌等，进一步检查可发现肝肾损伤、贫血、溶血、内分泌异常等。儿童如果有可疑的铅中毒病史及可疑的临床表现，要尽快到医院检查，明确是否发生了铅中毒，可根据血中铅的含量测定来进一步确诊，同时须注意监测各脏器功能损伤的情况。

铅中毒的处理措施如下：脱离环境中可能的铅源，如油漆涂料、含铅的食具、含铅的化妆品、铅蓄电池等；改变啃咬东西的不良生活习惯；做到饭前洗手；根据中毒的程度进行相应的临床治疗，包括对症支持治疗，必要时使用金属络合剂进行驱铅治疗等。

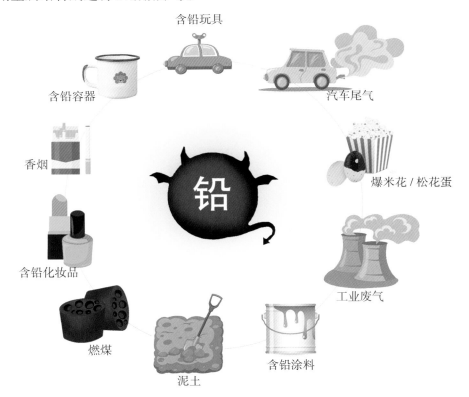

含铅玩具

汽车尾气

含铅容器

爆米花/松花蛋

香烟

铅

工业废气

含铅化妆品

燃煤

泥土

含铅涂料

Q/
A **066 儿童常见的误服药物中毒有哪些情况？**

儿童常见的误服药物中毒的源头为家庭常用的或常备的药物，如降压药、降糖药、抗精神症状药物、退热药、感冒药、抗生素等。①儿童常用药，如口感较好也容易被误服。②家长将成人用药给孩子服用，或者将成人用药减量给孩子服用。③少部分家长在给孩子服药时，不遵医嘱或药物说明书剂量，擅自加大单次给药量或给药频次。④有的家长搞错了药物剂量或单位，不小心给孩子过量服用了某种药物。

儿童的药物代谢能力差，器官功能相对低下，过量服药或错误服药后更容易发生中毒。而对于年幼儿童来说，因其不会表达，往往出现了症状才会被发现，且无法表述到底是误服了哪种药物或者误服了多大剂量，导致药物中毒的危害程度增加。至于某些特殊药物，误服中毒后危害极大，比如降糖药，可导致严重低血糖，造成脑损伤，甚至危及生命。

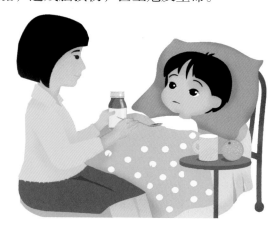

Q/A 067 如何预防儿童发生家庭药物中毒事件？

（1）一定要放置好并妥善保管好家庭中的各种常用、常备药物，药物应远离儿童可以随手获取的地方，必要时可以安装锁具等避免儿童自由获取。

（2）不得将药物装入饮料瓶或食品盒等容器内。

（3）家长或孩子的照料人要遵医嘱用药，不得随意调整用药的剂量和频次，不能自以为疾病治疗效果不佳而自行增大用药量，不得将成人药给孩子服用。

（4）给孩子用药时一定要注意看清药物的名称、剂量、单位等，以免因粗心导致药物用错或过量。

（5）密切注意孩子的状况，警惕可能发生药物中毒的蛛丝马迹。如孩子有药物中毒的病史或出现相应临床表现，一定要及早送医，视具体情况给予洗胃、导泻、促进药物排泄、血液净化、提供解毒药等相应治疗，不得忽视及拖延，以免贻误孩子病情。因为早期及时处理往往可以获得较佳的临床疗效，就医时最好带上可疑药物中毒的药品、包装盒等。

Q/ 068 如何预防儿童发生误服化学品中毒事件？

A 家庭使用的各种常用化学品应妥善保管，比如强碱、高锰酸钾、洗涤剂、洗衣液、洗洁精、环境消毒剂、医用消毒剂、管道疏通剂等，一般的洗涤剂为碱性物质，去污力强的多为强碱性物质，如空调清洁剂，误服后危害极大，可导致消化道严重损伤。各种化学品应放置在儿童不能触及的地方，严格保管，最好是有安全包装，儿童不能打开。更不要用常见的饮料瓶或食品盒装化学品，儿童容易误以为是饮料或食品导致误服、误食。另外值得注意的是，漂白剂与洁厕剂混合时产生氯气导致中毒的事件时有发生，家长应特别注意。婴幼儿应特别加强看护，该年龄段小儿喜将各种物品放入口中体验，且不会表述，时有误服化学品导致中毒的事件发生。年龄大的孩子则要加强家庭安全教育，充分告知各种化学品的危害性。

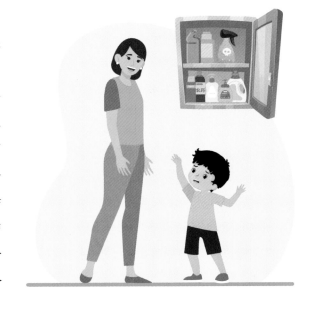

Q/ 069 有哪些原因可能导致学校（幼儿园）发生群体性急性危险化学品中毒事件？

A 学校（幼儿园）发生群体性急性危险化学品中毒事件可能的原因主

要有以下几类。

（1）有危险化学品存在且储量多。

（2）危险化学品毒性大并易于扩散。

（3）危险化学品的生产、使用和运送装置在事故或人为因素作用下发生突然性泄漏，如接触明火，未执行禁止烟火的要求，或因防雷设施等级不够，遭受雷击而发生火灾和爆炸。此外，电磁辐射、超压、设备缺陷泄漏、高温、储存量超标、不同类型化学品放在一起发生化学反应、通风不畅、强光照、违章操作等均可引起危险化学品泄漏。

（4）周边有大量人群来不及反应和撤离，触发因素主要有化学事故、火灾事件、煤气管道泄漏、刑事或恐怖事件。

（5）不正确地使用煤气或煤炭取暖，没有做好通风措施。

Q / 070 群体性急性危险化学品中毒发生时，对儿童的护理原则有哪些？

/A（1）防止继续吸收毒物，尽快将中毒者救离事故所在地，移至空气新鲜处并注意保暖。

（2）安全救治，根据中毒情况合理安排分级处理。

（3）维持呼吸循环功能，清除口鼻内异物，解开衣领，保持呼吸通畅，给予较大流量供氧。心跳、呼吸骤停者，立即给予心肺复苏。

（4）清除毒物，减少损伤。接触气态或者液态毒物后，要尽快脱去被污染的衣物，用适当温度的流动清水及时冲洗皮肤。

（5）发生某些特殊化学事故时，针对已知毒物和儿童已经出现的特殊体征，在有条件的情况下应早期现场应用相应的特殊解毒剂。

（6）减轻中毒儿童的痛苦。对于中毒同时伴有化学烧伤的儿童，可予以镇静止痛。

（7）心理护理。急性中毒事件中，儿童往往恐惧、焦虑，心理受到创伤，应做好中毒儿童的心理疏导，促进其早日康复。

二 重大公共卫生事件中的儿童照护

Q/ 071 因突发灾难被困家中，如何照顾孩子？

/A 因洪灾、地震、重大疫情等突发灾难被困在家中时，会出现不同程度的活动空间受限、各项物资匮乏等问题，在这样的情况下，需要尽量寻求可用资源，照顾身边的孩子。

Q/ 072 被困时母乳不足该如何应对？

/A 如果妈妈和婴幼儿一同被困，妈妈需要尽量稳定情绪，保持镇定，尽可能补充营养，保持泌乳，不间断喂养，以满足宝宝需求。

如果母乳依然不足或者妈妈不在婴幼儿身边，又无法获得婴儿配方奶粉时，若有牛奶，可予以代替。牛奶须进行稀释、加糖、加热处理。对于出生后不足 2 周的宝宝，须将牛奶与水以 2：1 的比例稀释；随后逐渐过渡到 3：1 或 4：1；宝宝满月后可以喝全奶。100mL 牛奶可加 5 ~ 8g 糖（半茶匙），加强营养，利于吸收和排便。煮沸可以让牛奶达到灭菌要求，且使牛奶容易消化，

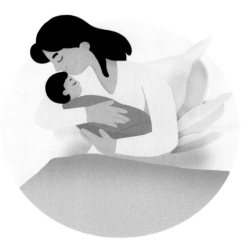

若是已经灭菌处理的市售牛奶，可以跳过此步骤，将牛奶加热至温热即可。此外，可根据实际情况，用米汤、面汤、果汁等喂哺宝宝，3个月的宝宝可能因此发生腹泻、过敏等，须密切观察宝宝情况。

Q/073 婴幼儿呼吸异常有哪些特点？

宝宝以腹式呼吸为主，安静状态下，观察其肚子上下起伏的情况以判断呼吸是否正常。出生后28天以内的宝宝正常呼吸频率为40～60次/min，1岁以内的约30次/min。宝宝呼吸异常的表现有以下5种。

（1）呼吸急促。2个月以下的宝宝呼吸频率≥60次/min，2个月至1岁的宝宝呼吸频率≥50次/min。

（2）面部发绀。宝宝缺氧的表现，可从鼻唇之间、眼角内侧，逐渐扩散到全脸、全身，颜色随之加深。

（3）吸气三凹征。吸气时，可见宝宝胸骨上窝、锁骨上窝、肋骨间隙随之凹陷。

（4）呼吸暂停。看不到宝宝肚子上下起伏，持续时间15秒或以上；或虽不到15秒，但有面部发绀。

（5）其他。鼻翼翕动（呼吸时鼻翼一张一合）、呼气呻吟（呼气时发出类似啼哭的声带震动声）、点头样呼吸（宝宝看起来非常疲倦，不断叹息）。

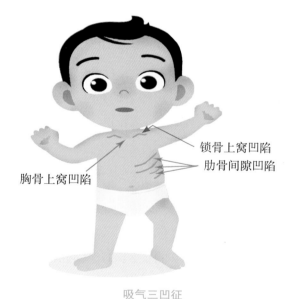

锁骨上窝凹陷
肋骨间隙凹陷
胸骨上窝凹陷

吸气三凹征

Q/074 婴幼儿呼吸困难该如何处理？

（1）进行体位调整，双角度体位可以让宝宝呼吸更加顺畅，还能缓解鼻塞、减少吐奶或呛奶。第一步，调高婴儿床的床头，或者利用支撑垫垫高宝宝的上半身（头部和躯干），角度为 20°～30°。第二步，将宝宝置于30°～45°侧卧位，角度不宜过大，防止宝宝翻身过去导致窒息；可用床单布卷或小枕头支撑宝宝的背部和臀部，协助固定体位，防止身体下滑。如果宝宝喜欢仰卧位，依然需要抬高床头 20°～30°，同时用毛巾卷垫高宝宝的脖子和肩膀，畅通气道。

（2）家中若备有鱼腥草滴鼻液或者生理性海水可以用一下。当宝宝鼻塞时在一侧鼻腔滴 1 滴鱼腥草滴鼻液，每次只滴一侧鼻腔，半小时后再滴另一侧。生理性海水可以协助清理宝宝鼻腔分泌物。

Q/A 075 婴幼儿烫伤了该如何处理？

导致婴幼儿发生烫伤的因素主要有热液（热汤、热油、热水）、热器（电热毯、热水袋、暖炉、热水壶）和明火。发现宝宝烫伤后，首先要立即使其离开热源，然后小心地脱去身上发烫的衣服、饰品等，若发现衣物与皮肤粘连，千万不要强行撕扯，可以用剪刀将未粘连的部分剪掉。婴幼儿烫伤的部位可能出现局部皮肤红肿、水疱、脱皮，会有剧烈的疼痛感，须立即用自来水冲洗或浸泡，时间为 20 分钟。此举不仅能减轻婴幼儿的痛苦，还能降低轻烫伤的程度。实施此步骤时应注意，不可冰敷，婴幼儿身体的其他部位要注意保暖，避免体温过低导致伤口血流减少，反而受伤更加严重。如果婴幼儿出现休克，须立即实施胸外按压。尽量通过电话、网络求助或者就近求助，寻求医护人员的帮助。

Q/A 076 婴幼儿呛奶了该如何处理？

婴幼儿呛奶时须注意观察有无咳嗽、呼吸困难和面部发绀（缺氧）三个方面。

（1）如果婴幼儿在吃奶过程中出现咳嗽，应立即停止喂奶，用纸巾或毛巾擦干婴幼儿嘴角，若婴幼儿很快停止咳嗽，面色红润，呼吸顺畅，则危机解除，可继续喂奶。

（2）如果停止喂奶后婴幼儿依然剧烈咳嗽，立即让婴幼儿往右侧睡，同时头高脚低。五指并拢呈"空杯"状，由下至上拍背，帮助婴幼儿咳出气道内的奶汁。待婴幼儿咳嗽停止，观察婴幼儿有没有呼吸困难和面部发绀，若婴幼儿出现规律的啼哭，或呼吸顺畅、面色红润，则危机解除。

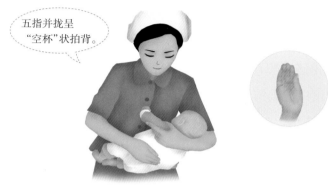

五指并拢呈"空杯"状拍背。

拍背方法

（3）若婴幼儿呼吸停止、面部发绀，应立即给予弹足底以刺激呼吸。方法：一手握住婴幼儿的小腿或脚踝，另一手用力弹击婴幼儿足底，直到婴幼儿深呼吸或啼哭。值得注意的是，如果婴幼儿吐了一大口奶或者有奶汁从鼻腔喷出，这不是呛奶，而是吐奶，此时应立即将婴幼儿的头侧向一边，防止吐出的奶汁又被婴幼儿吸入呼吸道，诱发呛奶。

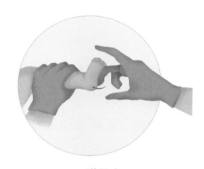

弹足底

Q/A 077 婴幼儿发热了怎么办？

当婴幼儿腋下温度＞37.3℃，或者肛门温度＞38℃时，就是发热了。3个月以下的婴幼儿不建议使用退热药，3个月以上婴幼儿如果肛门温度＞38.5℃，且精神状态不好时，考虑使用退热药。婴幼儿的头部可以用冷水毛巾湿敷。婴幼儿的身体，如果苍白、发冷或者出现寒战，注意给婴幼儿保暖；

如果发红、发烫，注意给婴幼儿降低房间温度，减少衣服和被子，帮助婴幼儿散热。禁止使用冰水、酒精擦浴给婴幼儿降温。为1岁以下婴幼儿提供母乳喂养，如果没有母乳或者是1岁以上婴幼儿，鼓励多喂温开水以补充水分。注意观察婴幼儿的精神反应，皮肤有无皮疹、苍白或花斑纹，有没有鼻塞、呼吸加快，有没有4～6小时没解小便的症状。尽量通过电话、网络或者就近求助，寻求医护人员的帮助。

Q/078 怎样预防婴幼儿捂热综合征？

/A 婴幼儿捂热综合征多发于每年的11月至次年4月，即秋冬季最易发生。因为天气寒冷，家长对婴幼儿盲目捂盖和过度保暖，导致婴幼儿出现高热、大汗、脱水、缺氧、抽搐、昏迷，甚至呼吸、循环衰竭。这种现象也可能发生在婴幼儿被被子长时间蒙住口鼻的情况下，因此又称婴儿蒙被缺氧综合征。此外，若室内通风不良或空气污浊，譬如房间长时间不开窗透气，或者将婴幼儿反锁在车内，也可能引起本病，若抢救不及时，婴幼儿很快会出现休克乃至死亡，即使侥幸存活，可能出现智力低下、运动障碍、听力障碍、癫痫等严重后遗症。

家长需要根据婴幼儿体温的实际情况，调整衣被数量；经常检查婴儿床头安全隐患，被子不要盖过婴幼儿的手臂，可选择婴儿襁褓或睡袋保暖；房间经常开窗通风；避免将婴幼儿单独留在车内。

Q/079 重大灾难发生时，如何带领婴幼儿转移或逃生？

/A 重大灾难发生时，在带领婴幼儿转移到相对安全的避难所的过程中，需要掌握以下几个原则。

（1）妥善固定婴幼儿体位。可以用婴幼儿背带、腰凳、面料扎实的床单或长布等，将婴幼儿固定在身上。注意松紧适宜，固定太松则婴幼儿容易坠落，捆扎太紧则容易影响婴幼儿血液循环或导致婴幼儿呼吸困难。

（2）保持婴幼儿呼吸道通畅。经常检查婴幼儿头面部及颈部，避免婴幼儿的口鼻被任何物品捂住，防止婴幼儿窒息。

（3）维持婴幼儿正常体温。如果遇到需要蹚水的情况，尽量避免婴幼儿的衣物、身体被打湿，为防止婴幼儿体温过低，可选择能够漂浮的塑料盆、门板等物体保护婴幼儿不接触水。若环境闷热，注意及时给婴幼儿松解衣被、降温、透气，防止婴幼儿体温过高，发生捂热综合征。

（4）家长的自我保护。在保护婴幼儿的同时，家长需要保护好自己，注意观察周围环境，确定安全后再行动。寻找有用的工具，以声音、光线等对外发出求救信号。

Q/A 080 重大灾难发生时，如何带领儿童转移或逃生？

（1）如果发生地震，震时应就近躲避，震后迅速撤离到安全地方。在室内时，尽量跑到室外；若来不及，可就近避震，应选择结实、能够掩护身体的物体下方，易于形成三角空间的地方，以及空间小、有支撑的地方，如床下、墙角、厕所等处。尽量利用身边物品保护头部，如枕头、棉被、靠垫等。在室外避震，应注意保护头部，选择开阔、安全的地方；远离易坍塌、倾倒的危险物，如烟囱、水塔、高大树木等。

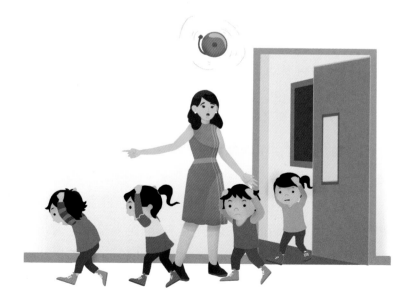

（2）发生火灾时，以下 6 种方法可帮助逃生。①熟悉安全出口、灭火器的位置。②迅速撤离，被烟火包围时立即撤离，不要返回抢拿财物。③毛巾保护。浸湿毛巾，捂住口鼻。④通道疏散。选择最便捷、最安全的通道和疏散设施。⑤绳索滑行。各通道全部不通畅时，可利用绳子或床单、被褥等沿墙滑下。⑥暂时避难。关闭房间迎火的门窗，打开背火的门窗，用毛巾或床单堵住缝隙，并不断洒水。

Q/A 081 儿童出现腹泻该如何处理？

腹泻是儿童常见病，可由感染性或非感染性原因引起。常见感染源有以大肠杆菌为主的细菌和以轮状病毒为主的病毒，也可因上呼吸道感染、肺炎等并发腹泻。非感染性因素包括牛奶蛋白过敏、辅食添加不当等。

可表现为水样便、蛋花样便、黏液便或脓血便等，此外还有食欲减退、呕吐、发热、面色苍白、全身乏力、精神萎靡、嗜睡等症状，严重时可抽搐。

不限制饮食，需要额外补充液体。宝宝可增加母乳喂养的次数和每次喂养的时间；年长儿给予 1 种或几种下列液体：口服补液盐、食物性饮料（如菜汤、米汤等），在家中用杯子少量多次喂液体。

适当补充锌，补充益生菌。益生菌须在餐后半小时用温度低于 40℃的白开水、果汁或牛奶送服。注意与抗生素服用时间间隔 2 ～ 3 小时。

若出现嗜睡、昏迷、皮肤凉或发绀、无尿等症状，为重度腹泻表现，应尽量通过电话、网络求助或者就近求助，寻求医护人员的帮助。

Q/A 082 儿童出现便秘该如何处理？

儿童在开始添加辅食、如厕训练、入学等阶段容易发生便秘。可采用以下方法进行居家护理。

给儿童正常喝水，增加膳食纤维的摄入，可给予西梅、火龙果、猕猴桃等水果，以及西蓝花等蔬菜。给孩子进行腹部按摩，将双手搓热，以肚脐为中心进行按摩。训练排便习惯，指导孩子定点、限时、规律排便。嘱孩子适当运动。使用外用药物，如开塞露等，既可软化粪块，也可刺激肠道黏膜反射性引起肠蠕动，但不可频繁使用。适当口服乳果糖改善便秘症状。

牛奶蛋白过敏的孩子也可能会出现便秘。尝试禁食牛奶及奶制品 1～2 周，如果便秘没有改善，则说明不是牛奶蛋白过敏造成的便秘。

长期便秘者须排除先天性巨结肠、肠道肿瘤、息肉等疾病。如果出现严重腹痛、便血等情况，应尽量通过电话、网络求助或者就近求助，寻求医护人员的帮助。

Q/ 083 儿童出现发热如何处理？

通常将肛温 ≥ 38℃或腋温 ≥ 37.3℃定义为发热。在家中，家长须掌握测量体温的方法，识别病情轻重的方法，了解退热的方法。

测量体温，可以对不同部位应用不同温度计进行测量，比如测口温、肛温、腋温、额温以及耳温等。电子体温计具有测体温准确和快速的优点，逐渐取代水银体温计用于儿童体温测量。测量腋温时，须擦净汗渍，手臂夹紧。也可使用耳温枪测量，将耳温枪感应端置入外耳道，家长可以轻轻向外拉直孩子的耳郭，让耳道平直，耳温枪对准鼓膜，然后按压启动钮即可在几秒内判读数据。当两耳量出来的温度不同时，以较高的温度为准。避免外界环境影响，如室外冷空气等。

在体温上升期，孩子可能出现寒战等不适，若手足冰凉，可适当保暖。不可使用酒精或冰水擦身等方法，这会增加患儿的不适感。恰当的护理可改善患儿的舒适度，如温水湿敷额头、温水浴、减少衣被、降低室温等。推荐使用布洛芬或对乙酰氨基酚降温，不可与含有解热镇痛药的复方感冒药合用。当孩子出现皮肤苍白、冰凉，以及虚弱、呻吟、呼吸异常等症状时，提示病情危重，应尽量通过电话、网络求助或者就近求助，寻求医护人员的帮助。

Q/ 084 儿童出现热性惊厥如何护理？

惊厥是指脑内出现异常电活动波，可使人昏倒或者出现奇怪的动作或行为。热性惊厥是指由发热引起的惊厥,热性惊厥见于6月龄至5岁的儿童。

发病期间,儿童通常会昏倒,并出现手臂、腿部或面部抽动,大多数热性惊厥持续不足5分钟,惊厥后患儿可能出现短时间的意识模糊或困倦。

孩子出现热性惊厥,护理方式如下。

（1）将患儿衣领解开,保持侧卧,观察口鼻是否有分泌物,防止分泌物堵住口鼻造成窒息。

（2）保证环境安全,以免孩子无法控制行为,造成二次伤害。

（3）不可抠喉咙或将硬物塞入孩子口中,在保证孩子安全的同时,不要强行按压住孩子的四肢。

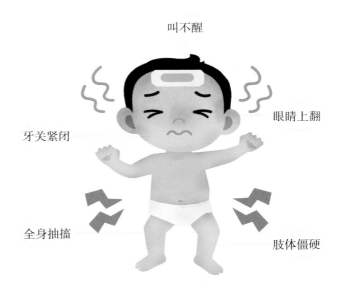

（4）热性惊厥一般持续3～5分钟后好转。应尽快为孩子使用物理及药物降温的方法,使体温降至正常。可使用药物治疗引起发热的感染。若感染导致呕吐或腹泻,应补液以治疗脱水。

（5）观察孩子有无皮肤苍白、冰凉,以及虚弱、呻吟、呼吸异常等症状,若有则提示病情危重,应尽量通过电话、网络求助或者就近求助,寻求医护人员的帮助。

儿童出现过一次热性惊厥后,再次发作的概率较高。如果持续出现热性惊厥,请寻求医护人员的帮助。热性惊厥不会损伤脑部,也不意味着孩子将终生存在惊厥疾病。

Q/A 085 儿童出现皮肤擦伤该如何处理?

皮肤擦伤是由某些粗糙物导致表皮的损伤,在生活中儿童尤其容易出现皮肤擦伤，通常发生在暴露部位，如手、前臂、膝和小腿等部位。可见擦伤部位表皮脱落，表面有污物，轻度疼痛，可见小出血点和少量组织液渗出，局部稍有肿胀和发红。

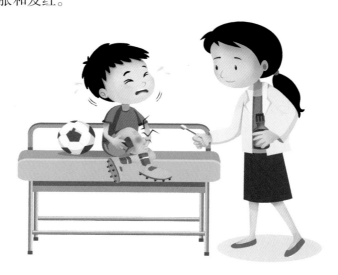

皮肤擦伤导致局部损伤后，破溃处可能沾染各种污物，须先清创。可先用生理盐水或纯净水冲洗，并擦去表面污物，使用碘伏消毒创面，可涂抗生素软膏预防继发感染。对于一般擦伤，若创面较浅，彻底清创消毒即可，不用包扎。但为避免儿童抓挠裸露伤口，造成继发感染，可包扎伤口。伤口不大且没有流血，使用创可贴即可；伤口较大但无出血情况，可使用无菌纱布覆盖包扎；如伤口流血，须待清洁止血后，再使用无菌纱布覆盖包扎。

如伤口自行处理 3 ~ 5 天无好转，应尽快就医。

Q/A 086 婴幼儿出现跌倒或坠床该如何处理？

宝宝在家中发生跌倒或者坠床时，不要慌张，不要立即抱起宝宝，不要摇晃或移动宝宝。等待 10 ~ 20 秒，观察宝宝跌落后的状况，观察宝宝是否有意识改变，是否有流血、骨折，确认无异样再抱起宝宝安抚。

宝宝跌倒或坠床，须识别先着地的部位，确认是否有出血。如果有出血，要先对伤口进行按压止血；如果没有，可让宝宝适当活动观察。如果头上出现肿包，可以马上冷敷 20 分钟，以减轻疼痛和肿胀；头部，尤其是后脑勺着地，家长须特别重视，宝宝睡着时，须观察孩子精神反应 2 小时左右。受伤后 72 小时内，宝宝如果出现高声哭叫、嗜睡、呕吐、兴奋、牙关紧闭、眼斜视、呼吸不正常或其他任何异常情况，应尽快就医。

若宝宝出现意识丧失如目光呆滞、呼叫不醒、全身松软的情况，一定要马上拨打 120；在医生到来前，不可挪动宝宝，以免因改变颈部位置造成二次伤害；如果出血严重，立刻用干净的纱布或衣物按压伤口 5 ~ 10 分钟以止血；万一宝宝呼吸停止，立即行心肺复苏。

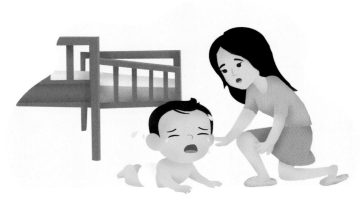

家长也应采取预防措施，使宝宝免受跌落伤害，如加装牢固的床栏，不把宝宝独自留在没有护栏的床上或沙发上；家里所有窗户和阳台都要做好防护措施；宝宝在婴儿车、餐椅上时一定要扣好安全带等，为孩子创造一个安全的环境。

Q/087 儿童出现幼儿急疹该如何处理？

幼儿急疹又称婴儿玫瑰疹，是 2 岁以下儿童的一种常见疾病。发热急、高热退、疹子出是幼儿急疹的显著特征，本病高热症状令家长恐慌，但本身通常不严重，一般 1 周内自然痊愈。本病潜伏期 7 ~ 14 天，常突然高热起病，体温达 40℃或以上，持续 3 ~ 5 天后体温骤降，在体温下降的同时或稍后迅速出现皮疹。皮疹首先出现于颈部、胸部和腹部，然后扩散至面部、手臂和腿部，颜色呈粉红或微红，通常无瘙痒，大多持续 1 ～ 2 天，但可能在 2 ～ 4 小时反复发作。

本病可自愈，仅需要对症处理。高热时适当给予退热药或物理降温，以防惊厥。让孩子多喝温水，吃易消化的食物，并保证充分的休息。如果出现腹泻可给予助消化药物、止泻药，也可口服清热解毒的中药等。孩子须减少外出，以防交叉感染，注意保持室内空气流通。注意不要让孩子抓挠皮肤，防止皮肤破溃造成感染。

若孩子出现体温不降、拒绝喝水、精神萎靡或合并其他病症，应想办法尽快就医。

Q/088 儿童牙齿意外损伤该怎么办？

儿童牙齿意外损伤可能由跌倒、体育运动、打架、口含物体时被绊倒或推倒以及其他意外事件造成，可能导致牙齿断裂、脱落、松动等，可引起疼痛。

儿童牙齿意外损伤要看损伤部位、严重程度和孩子的年龄等因素。大多数 5 岁及以下儿童的牙齿均为乳牙，恒牙通常在 6 ～ 7 岁萌出；6 ～ 12 岁儿童通常是乳牙和恒牙并存；大多数 13 岁及以上儿童的牙齿均为恒牙。

若为乳牙损伤，可能需要修复牙齿、拔掉牙齿或不采取任何措施。乳牙拔除或脱落通常不影响恒牙生长。

若恒牙损伤脱落，须迅速采取措施，尽快将其放回牙槽窝，15 分钟内放回者的恢复概率最高。脱落的牙齿表面可能会沾有污渍，千万不可用手或纸巾等擦牙上的脏污，应在清

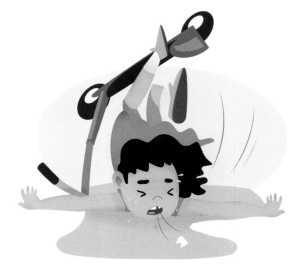

水下轻柔地冲洗，将牙齿外面的灰尘、污渍冲洗掉，再将牙齿放回牙槽窝，让孩子咬住毛巾将牙齿保持在原位，尽快去牙科就诊。如不能马上将脱落的牙齿放回牙槽窝，请将其浸泡于冷牛奶或孩子的唾液中，而后需要在 1 小时内将牙齿放回牙槽窝。

家长也须指导孩子预防牙齿意外损伤，不要让孩子在车内进食，不要向孩子口中放入食物或饮料以外的东西，注意运动防护等。

Q/A 089 儿童跌撞伤如何处理?

儿童跌撞伤须注意创伤部位和跌撞后的反应。

（1）儿童跌倒后如果立即大哭，并能正确描述事情经过，或仅有短暂一过性意识丧失，精神反应良好，一般无大碍，应该注意观察其有无嗜睡、呕吐等不适。睡觉时家长可间隔一段时间叫醒孩子，观察其反应，特别需要留意前 48 小时内的变化；如若昏迷不醒，须立即送医院检查、治疗。

（2）对于头部外伤，如果只是头面部淤血或血肿，一般不需要特殊处理，可先冷敷，24 小时后热敷，不宜随意揉搓。如果头部出现外出血，应用纱布或干净毛巾压迫止血。出现意识不清、双眼外翻、口角㖞斜、抽搐呕吐、烦躁不安、面色苍白、肢体单侧或双侧不能自主运动、耳道及鼻腔流血或流水等症状时必须立即送医院。

（3）对于非头部的相对轻微的跌撞伤，观察伤口的深浅，如果伤口表浅仅有表皮擦伤或渗液，只需要将伤口处的泥沙污物清理干净即可。如果伤口较深并有出血，先用清水或生理盐水清洁伤口，然后用碘伏或 75% 酒精进行消毒，待伤口自然结痂愈合，必要时可用消毒纱布块覆盖伤口。一般擦伤可自行处理，一旦发现伤口不停渗液或伤口化脓，建议到医院进一步处理伤口。如果受伤部位只是局部出现肿胀、青紫，则应先冷敷（用毛巾包上冰块或蘸冷水冷敷 5 ~ 10 分钟），以达到止血、消肿、止痛的目的，24 小时后行热敷（毛巾蘸温水热敷）处理，必要时遵医嘱酌情使用活血化瘀药物，切忌受伤后立即擦红花油或使用民间偏方等。

（4）对于跌撞所致的关节扭伤及肌肉扯伤，应休息制动，可用冰敷而不是热敷，冰敷可以减少组胺释放，从而减少局部血流，显著地缓解肿胀和疼痛。对于轻微的肿胀，关节能回到正常位置，能向各个方向转动，虽然有疼痛感，但提示扭伤不重。如果关节不能恢复到正常位置，一碰就非常痛，肿胀非常明显，须立即就医。

Q/090 儿童割刺伤如何处理？

/A （1）如为切割伤，一般由玻璃碎片、刀刃等锐器所致。此类伤口具有以下特点：伤口较为整齐，面积小；伤口浅则出血量少；伤口深则出血量多；严重时可切断神经、肌肉组织，甚至切断肢体。对于伤口较浅的、长度在 1cm 以内的伤口，用清水或生理盐水冲洗伤口，然后用碘伏或 75% 酒精进行消毒，贴创可贴或用纱布包扎。伤口较大，出血量较多时，必须先立即进行止血，如压迫止血（直接用纱布或干净毛巾或绷带按住伤口并包扎，但疑有骨折或伤口有异物时不宜用此法）、止血点压迫止血（找到伤口附近靠近心脏的动脉点作为止血点，并用力按住）、止血带止血（严重出血不止时，用布条或绳子或绷带绑在止血点上，每 15 分钟松开 1 次，避免长时间缺血导致组织坏死，半小时内送医急救）等方法。

（2）如果为刺伤，一般为尖锐物体所致，常见的尖锐物如木刺、笔尖、钉子、尖刀、玻璃器皿等。此类伤口特点为创面小、伤口深、流血慢。

对于小物件如木刺、笔尖、钉子、小玻璃渣等导致的伤口，须立即清除该类异物，可轻轻挤压伤口周围，将少许淤血排出，用过氧化氢或生理盐水冲洗伤口，然后用碘伏或 75% 酒精消毒，必要时缝合伤口，并注射破伤风抗毒素。对于较大物件如尖刀、玻璃器皿等导致的刺伤，不能自己随便拔出以免造成大出血，应止血包扎后及时就医，以免感染破伤风。

Q/091 儿童缠绕伤如何处理？

/A 缠绕伤指因丝线、线头、绳索等缠绕勒住手脚或颈部等，造成局部组织的缺血坏死，甚至不得不截肢，或造成窒息死亡的后果。此类伤往往较为隐匿，发现时已经造成不同程度的后果。一旦发现孩子有受伤部位，立即解除缠绕物，观察患处皮肤颜色及温度，如无异常或轻度发红，可予以按摩促进血液循环恢复；如发黑肿胀严重，须立即送医就诊，必要时手术治疗。另外注意须防患于未然，要检查好孩子的用品，穿戴衣服、围巾、袜子、手套前，家长都要检查这类物品有无未剪掉的线头、有无脱线等。此外要留心孩子身上的异常情况，经常检查有无缠绕的发丝、线绳、橡皮筋等。

Q/A 092 儿童砸伤如何处理？

（1）如果肢体活动自如，没有活动受限，仅仅是被砸伤部位有出血伤口，应清洁伤口，包扎止血，止血方法包括压迫止血、止血点压迫止血、止血带止血等。出血量大时使孩子保持头低脚高的卧位，并注意保暖，及时就医。

（2）在重力和压迫的情况下，一定要首先考虑是否有骨折存在，可用宽绷带和木板等把骨折处的关节暂时固定住，避免移动伤者或伤肢，送医搬运途中要避免颠簸，以防二次损伤神经、血管等。

（3）对于轻度软组织损伤，可予以冷敷，24 小时后热敷，较重的损伤须及时就医。

（4）如有断肢等情况，及时用干净毛巾或纱布将断肢包好，放在干净塑料袋内，将袋口扎紧，并在口袋周围放置冰块等降温保鲜物品，迅速拨打120 求救或送附近医院急救，断肢跟随一起运送。

Q/A 093 儿童外伤性骨关节脱位如何处理？

儿童骨关节脱位多见于肩关节脱位、肘关节和桡骨头半脱位。由于关节脱位（脱臼）会引起关节周围关节囊的损伤，如果发生脱位后仍然频繁活动受伤的关节，不仅会使疼痛加剧，还会进一步加重关节囊的损伤，引起关节囊松弛，从而造成关节不稳和习惯性脱臼，因此须正确、及时处理。

（1）限制行动。有的孩子脱臼后会哭闹，频繁随意地移动脱臼的肢体。此时家长需要安抚孩子的情绪，限制其行动，以免加剧疼痛。

（2）固定患处。孩子脱臼后，家长务必帮孩子固定患肢。对于桡骨小头半脱位及肘关节脱位，固定时可采用大围巾折成三角形，将孩子的患肢悬吊于胸前。对于肩关节脱位，则可以用绷带、布条或围巾等织物将脱位的胳膊与躯干捆绑固定好。

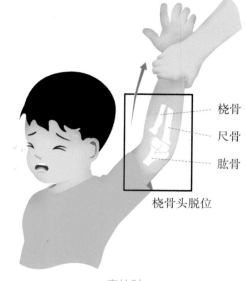

桡骨

尺骨

肱骨

桡骨头脱位

牵拉肘

（3）冰敷患处。孩子脱臼后，患处会逐渐肿胀并产生红肿热痛。家长帮孩子固定脱臼的部位后，可用冰袋对患处进行冰敷，以收缩血管，减轻组织炎症及缓解疼痛。

（4）送院复位。孩子脱臼后，应将其尽快送至医院，请小儿外科或骨科专科医生为其正确复位。

Q/A 094 儿童骨折如何处理？

骨折部位一般都有疼痛、肿胀、畸形和功能障碍等症状。轻微触碰受伤部位，若疼痛剧烈且受伤的关节活动受限，受伤的部位肿胀或有异常的折角、隆起、青紫、淤血等，可初步判断为有骨折。一般分为闭合性骨折和开放性骨折。如果骨折端刺破大血管还会有大出血。

（1）骨折或疑为骨折时，尽量减少对受伤身体部位的移动，对受伤部位加以固定；避免搬运途中颠簸而使断骨刺伤血管和神经而加重病情。

（2）有出血者要先止血后固定。止血方法包括压迫止血、止血点压迫止血、止血带止血等。

（3）可用夹板等其他硬物固定。在无固定辅助物的情况下，可利用自身身体来固定，如上肢可固定在躯干上，下肢可利用对侧固定，手指可与邻指固定。

（4）闭合性骨折处理。骨折处皮肤或黏膜完整，或者骨折断面与外界空气无直接或间接性贯通，骨折端未受细菌感染。此类骨折处理方法：可用木棍等做临时固定，减轻骨折活动引起的疼痛，防止骨折断端损伤周围神经及血管。

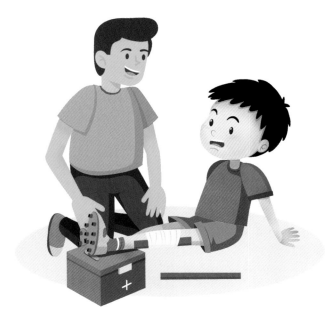

（5）开放性骨折处理。骨折处皮肤或黏膜破损，骨折部位直接或间接与外界相通，骨折端污染，机体感染可能性大。此类骨折处理方法：立即用无菌纱布或消毒巾将伤口加压包扎止血，防止再污染，然后再上夹板固定。

（6）紧急处理后立即拨打 120 急救电话或及时送往医院救治。

Q/A 095 儿童高处坠落如何救治？

（1）首先观察受伤孩子有没有意识、呼吸和心跳，然后再观察孩子有无出血和骨折。

（2）拨打 120 急救电话，并可有针对性地对孩子实施止血或心肺复苏急救。如出血量较少，可用手指按压出血点至止血；若出血量较多，可同时采取压迫动脉近心端止血。伤口止血后，按照清洗伤口、消毒伤口、以敷料覆盖伤口、包扎伤口的流程来处理。

（3）高处坠落通常都会伴有骨折，故未经专业急救培训的人员不宜随意搬动伤者。在孩子恢复心跳、呼吸及止血后，应原地等待 120 急救人员到来。如需要搬运，担架搬运是最安全的搬运方法，建议使用专业担架。伤情较轻且仅需要短途搬运者可用徒手搬运。

（4）与急救中心保持密切联系，随时报告孩子的情况，并按急救人员的建议随时做应急处理。

Q/A 096 儿童外伤性脑震荡如何处理？

脑震荡是指闭合性头部外伤（外物没有穿透头骨）导致大脑正常功能发生暂时可逆性的改变，这种损伤通常由摔倒、猛烈撞击或剧烈摇晃所致。

发生脑震荡的孩子可能会暂时失去意识，或在记忆、视觉、平衡方面出现问题。但是大多数情况下脑震荡的影响都很小，并且是暂时性的，孩子可以完全恢复正常。

脑震荡情况较轻者，可先卧床休息观察 1 ~ 2 天，如无特殊表现方可下床活动，并应持续观察 1 周，密切观察孩子意识、瞳孔、肢体运动和生命体征的变化，根据病情做必要的检查，以免遗漏其他类型的颅脑损伤。如果发现头部有血肿，应到医院行头颅 CT 检查，明确有无颅内出血或颅骨骨折。对于有明显意识障碍的，应立即平卧、固定头部，紧急送医院抢救。对于频繁呕吐的孩子须静脉补液，防止小儿脱水及电解质紊乱。

Q/A 097 儿童在坑道、涵洞、地下室等处发生缺氧性窒息如何救治？

坑道、涵洞、地下室等由于通风条件较差，其空气成分与外界大气成分有很大差别。离地面越远，通风越差，氧含量下降，二氧化碳含量增高，可能引起缺氧窒息。一般表现为头晕、头痛、耳鸣、眼花、四肢软弱无力、恶心、呕吐、心慌气短、呼吸逐渐急促。随着缺氧的加重，孩子意识逐渐模糊，嘴唇、指甲及全身皮肤呈现明显的青紫，血压下降，瞳孔散大，陷入昏迷状态，最后因呼吸困难、缺氧窒息而死亡。急救处理措施如下。

（1）尽快使孩子脱离缺氧环境，转至地面上或通风良好的地方，静卧保暖，然后再做其他有关处理。

（2）对于较深的坑道、涵洞、地下室等，救援人员切忌盲目入内，应拨打120急救电话或119火警电话。救援人员深入以前，需要先测试其中空气成分，根据测定情况来决定是先进入还是先改善地下建筑的空气状况。可使用鼓风机等行通风处理后再入内救人。为保障安全，预防意外发生，可能需要用安全绳及导引绳等，必要时救援人员及被救者加戴防毒面具。

（3）将被救出的人员转移至空气新鲜、通风良好的地方后，松开其衣领，将口腔和鼻腔内的杂物清除，使呼吸道保持畅通。对呼吸困难者应立即给予氧气吸入，或行人工呼吸。对心跳微弱、心律不规则或心搏骤停者，施行胸外心脏按压，然后联系120尽快送至医院进一步抢救。

Q/098 儿童喉咙、气管及支气管内异物堵塞性窒息如何救治？

喉咙、气管及支气管内异物均为呼吸道异物，多见于5岁以下的幼儿，一般因儿童口含食物或玩具等小物件在咳嗽、哭闹、嬉笑、惊吓及跌倒时发生。此时情况危急，家属首先要沉着冷静，其次要识别儿童呼吸道异物的状况，如果儿童出现脸色青紫、憋气、呼吸困难，或出现剧烈咳嗽、哮鸣等现象时，须立即处理并及时拨打120，急救措施为海姆立克急救法。

（1）3岁以下宝宝的海姆立克急救方法。①如果是1岁以下的婴儿，可采用背部叩击法和胸部冲击法。第一，背部叩击法。让宝宝骑跨并俯卧于施救者的一只胳臂上，头低于躯干，施救者用手握住宝宝下颌以固定宝宝头部，并将胳臂放在大腿上。然后施救者用另一只手的掌根部用力拍击宝宝两肩胛骨之间的背部4~6次，使宝宝呼吸道内压力骤然升高，有助于异物松动并使异物排出体外。第二，若背部叩击法无效，则采用胸部冲击法。施救者用双手及前臂将宝宝固定并将宝宝翻转为仰卧位，快速冲击性按压宝宝两乳头连线下方4~6次。然后检查宝宝口腔，如有异物排出，迅速用手取出异物。第三，若异物仍未能排出，循环进行背部叩击法和胸部冲击法，直至异物排出为止。②如果是年龄较大的宝宝，可让宝宝趴卧在施救者大腿上，头部向下倾斜，施救者拍儿童后背并观察宝宝是否将异物吐出。

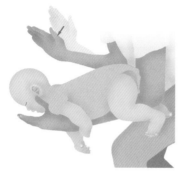 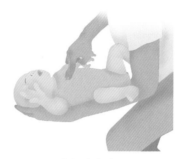

背部叩击法　　　　　　　　　　　胸部冲击法

（2）3岁以上儿童的海姆立克急救方法。采用腹部冲击法。施救者从背后抱住儿童，一手握拳，顶住儿童上腹部，另一只手手掌压在拳头上，双臂用力向上、向内紧压，有节奏地一紧一松，直到将异物冲出。若多次施救后异物仍不能排出，应立即送医院处理。

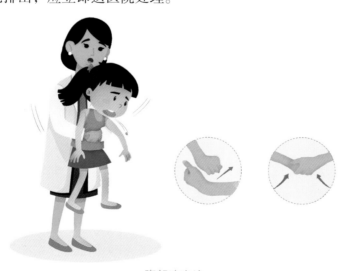

腹部冲击法

Q/ 099 儿童烧（烫）伤如何处理？

儿童烧（烫）伤常为因皮肤接触热开水、热蒸汽、热汤、热粥、热饭或化学性药物引起的局部或大面积组织损伤。一旦发生，立即脱离伤源，离开烧烫环境，并把握"冲、脱、泡、盖、送"五个步骤，这也是处理烧（烫）伤的首要原则。

（1）冲。以流动的冷水冲洗伤口 15 ~ 30 分钟，快速降低皮肤表面热度。如果无法冲洗伤口，可予以冷敷。

（2）脱。先充分泡湿衣物，再小心除去衣物，必要时可以用剪刀剪开衣服，粘连部分可暂时保留，不能强行去除，尽量避免弄破表皮及水疱。

（3）泡。在冷水（可加冰块）中持续浸泡 15 ~ 30 分钟，减轻疼痛及稳定情绪。对于烧（烫）伤面积较大或年龄较小者，不宜浸泡过久，以免体温下降过多或延误治疗时机。

（4）盖。受伤部位覆盖上干净湿布或灭菌凡士林纱布等。

（5）送。如果受伤严重，面积超过孩子面部大小，赶紧送到医院急救治疗。对于轻度烧（烫）伤经冷水冲洗后涂湿润烧伤膏观察即可。

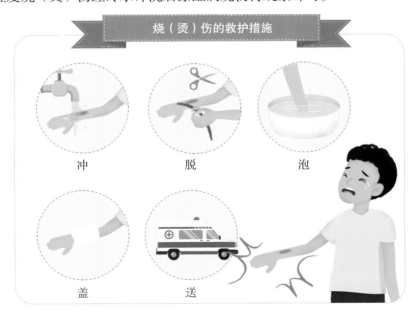

烧（烫）伤的救护措施

冲　　　　脱　　　　泡

盖　　　　送

Q/A 100 儿童爆炸性伤害如何救治?

爆炸伤是指各种爆炸性物体,如手榴弹、炮弹、煤气罐、烟花、爆竹等爆炸后对人体所产生的损伤,主要分为冲击伤、烧伤、碎片伤和辐射伤。爆炸伤具有以下特点:范围广,程度重,有方向性,兼具高温、钝器或锐器复合伤。

(1)救治原则。①尽快将孩子脱离爆炸危险境地,同时积极进行基本救护,如止血,用湿毛巾覆盖孩子鼻部,避免爆炸现场的烟雾及有毒气体造成损伤;②在混乱之中迅速判断受伤部位、损伤程度,严重者尽快送往医院救治;③尽量保存皮损及肢体(包括离断的肢体),为后期修复保留希望,最大程度避免伤残和减轻伤残。

(2)救治要点。①尽快止血:如果爆炸伤后有出血,迅速判断出血部位,进行止血(压迫止血、止血点压迫止血)。表浅伤口或有较少出血,应用清水清洁伤口周边泥沙污物,送至医院行具体清创;大型伤口可危及生命,不宜就地清洗,应尽快送往医院救治,避免感染扩散。②开放气道:口鼻有异物者立即清除,昏迷者要注意及时清理呕吐物防止窒息。③维持有效呼吸:如出现呼吸停止,立即行人工呼吸。胸部有开放性伤口时,应用不透气材料尽快封闭伤口,以免空气进入胸腔。④保持血液循环:对于昏迷休克的孩子应保持平卧体位,脚部可适当抬高以促进下肢静脉回流,保障重要脏器供血,并随时检查有无大出血。⑤包扎伤口:伤口去除污染物后,用无菌或洁净纱布覆盖,不可擅自涂药;对于眼外伤,不能随意搓揉眼睛,也不能擅自点眼药水。⑥骨折固定:可就地采用木条、木板、布带、绷带等物品,对有骨折可能的肢体进行固定,以减少出血和疼痛,避免神经外伤。⑦合理转运:搬运时应保持孩子轴向体位,不能弯折身体,在运送医院过程中避免颠簸,以免造成二次损伤。

Q/A 101 儿童化学性意外伤害如何处理?

儿童化学性意外伤害是指当儿童意外接触到酸性、碱性的化学腐蚀品以后,组织细胞受到损害,轻者出现皮肤损害,严重时出现全身脏器受损,甚至会危及生命，面对这类化学性的意外灼伤，家长的处理方法如下。

（1）流水清洗。①皮肤损害。应迅速脱除污染的衣物，同时立即用流动的水（最好是无菌的水）冲洗受伤部位，冲洗时间 15～20 分钟。绝不能把儿童的受伤部位浸泡在水里，因为在水中化学物质扩散，容易造成更广泛、更严重的受伤。对强酸损伤，先用大量清水冲洗 20 分钟，接着以 2% 的碳酸氢钠溶液冲洗 10 分钟，或用肥皂水冲洗；对强碱损伤，先用大量清水反复持续冲洗 1 小时以上，然后可以用 5% 的氯化钠等中和。②眼损伤。立刻用流水冲洗眼部持续 10 分钟以上，再用生理盐水冲洗 10 分钟，可以边冲洗边眨眼。③误服化学药品导致消化道损伤。应迅速清除、稀释、中和腐蚀剂，保护食管、胃肠黏膜；一般禁忌催吐和洗胃，禁止立刻进行化学性中和，可迅速口服生牛奶 200mL 以上来稀释酸碱。

（2）立即送医院。化学性意外伤害通常需要立即送医院处理，因此除了相应的对症治疗外，可以找人帮忙，并立刻拨打急救电话，让儿童迅速到医院进行密切监测和对症治疗。

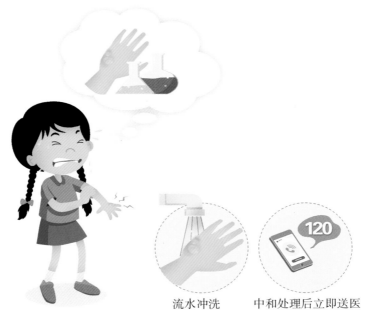

流水冲洗　　中和处理后立即送医

化学性皮肤损害处理

Q/ 102 儿童被动物咬伤或抓伤如何处理？

现在很多家庭都在饲养宠物，但有时候稍不注意，儿童很容易被小动物抓伤，甚至咬伤。儿童若被小动物咬伤或抓伤了，家长处理方法如下。

（1）冲洗伤口。家长应先挤出伤口里面的血，再用纯净水或肥皂水帮助儿童反复冲洗伤口，最后用 2.5% 的碘伏轻轻擦拭伤口消毒。若是被狗咬伤，可以用 20% 的肥皂水清洗伤口，尽可能清除潜在的病菌。

（2）止血。儿童被猫狗等小动物咬（抓）伤之后，若伤口流血，不要立刻止血，因为儿童此时的伤口处血液可能含有病菌或毒素，待家长清洗消毒完之后，用干净纱布压着流血的地方来止血。简单处理后观察 10 分钟，如果儿童的伤口仍大量出血，应该马上去医院。

（3）注射疫苗。不管儿童被小动物咬（抓）的伤口情况如何，家长都应在清洗消毒完后尽快带儿童去医院就诊，然后再由医生确定是否需要注射狂犬病或破伤风的疫苗，若 2 ~ 3 天后再注射就很难起到预防效果了。

Q/ 103 儿童被毒虫蜇伤或蛇咬伤如何处理？

外出旅游时，就算准备得再充足，意外也往往发生在不经意间，如果儿童被毒虫蜇伤或毒蛇咬伤，处理方法如下。

（1）如果儿童被蜜蜂、蝎子、蜈蚣蜇伤，应立即用肥皂水或 5% ~ 10% 的小苏打水、稀石灰水冲洗伤口。

（2）如果儿童被蜱虫咬伤，千万别"生拉硬拽"，可用乙醚、氯仿等涂在蜱虫身上，使蜱虫头部放松或死亡，再用尖头镊子取出蜱虫，使其头部自行慢慢退出。取出蜱虫后，再用碘伏或酒精做局部消毒处理，若儿童出现发热、叮咬部位发炎破溃及红斑等症状，要及时就诊。

（3）如果儿童被隐翅虫咬伤，首先是冲洗，就近寻找干净的流动水源，用肥皂水反复冲洗被咬伤的部位，减轻毒素接触皮肤的反应；其次是冷敷，如果孩子的皮肤已经出现了红肿、瘙痒，可以用毛巾包着冰块给孩子冷敷；最后，如果冷敷效果也不佳，可以外用一些药物比如炉甘石洗剂。情况严重者，需要尽快到医院就诊。

（4）如果儿童被蛇咬伤，首先是用清水对被蛇咬伤的部位进行冲洗，避免毒素深入。然后紧急寻找到布条或者是丝带，对近心端进行包扎，能够避免毒素深入到身体内部。在做好以上的紧急处理之后，需要尽快到医院进行专业治疗，主要是注射蛇毒的血清，还需要查看伤口是否有感染的表现。

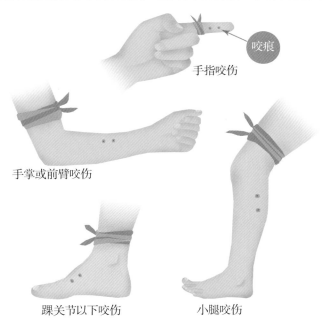

咬痕

手指咬伤

手掌或前臂咬伤

踝关节以下咬伤　　　小腿咬伤

毒蛇咬伤后缚扎部位

Q/A 104 儿童鼻出血如何处理？

鼻出血是儿童常见的急症，很多家长脑海中会浮现出自己小时候鼻出血时，长辈给自己的处理方法，比如仰头或者拿一些纸巾、棉球把鼻孔堵住。其实这两种方法都是错误的，正确的做法如下。

（1）保持稍稍前倾的姿势。别让孩子仰头或平躺。让孩子坐下或半躺，头稍向前倾，让鼻血流出来或吐出来，让孩子张口呼吸。

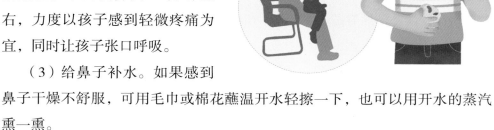

（2）及时止血。用冰袋冷敷鼻背部、鼻根部，使血管收缩，减少出血。家长还可用拇指和示指紧捏孩子两侧鼻翼 10 分钟左右，力度以孩子感到轻微疼痛为宜，同时让孩子张口呼吸。

（3）给鼻子补水。如果感到鼻子干燥不舒服，可用毛巾或棉花蘸温开水轻擦一下，也可以用开水的蒸汽熏一熏。

（4）增加空气湿度。建议使用加湿器来补充空气湿度，加湿器中最好加入蒸馏水，以免自来水不干净。但如果经过以上处理，孩子仍旧出现面色苍白、出虚汗、心率快、精神差，家长一定要立即带孩子去医院就诊，排除血液病引起的鼻出血。

Q/105 儿童异物入眼如何处理？

儿童异物入眼时，揉眼一般不可取。一方面，揉眼可能会带入细菌，引起细菌感染和发炎。另一方面，还可能会擦伤角膜，甚至会将异物嵌在角膜内不易脱落出来，加重损伤，造成视力下降，甚至失明。

对于儿童异物入眼要根据异物类别的不同而采取不同的处理方法。

（1）普通异物（灰尘、沙粒、飞虫等）。应尽可能吹出或找出。轻轻向前拉上眼皮，使眼皮和眼球之间产生一点空隙，让泪水向下冲刷，一般几秒后异物便可排出。如果上述方法无效，就翻转眼睑检查一下，把贴附在结膜囊的异物用手帕或棉签擦掉。如果还不行应尽早就医。

（2）强酸强碱类（漂白剂、清洁剂、普通干燥剂等）。正确快速处理有刺激性的异物。尽量让眼睛流泪以缓解酸碱伤害；以大量清水冲洗眼睛 10 ~ 15 分钟后，立刻就近求医。

（3）危险颗粒（铁屑、玻璃渣、碎瓷屑等）。切忌擅自拔出异物。如果是危险物件刺入眼睛，应及时到医院进行就诊。

106 异物进入儿童鼻腔和耳道如何处理？

当家长发现孩子把小东西塞到鼻腔或耳道中时，千万不要慌张，以免孩子受到惊吓。异物进入孩子鼻腔和耳道的处理方法如下。

（1）家长可以先观察异物的部位，判断是否能够用手取出来，如果用手能够取出来，那便是最好的。如果需要借助工具取出小东西，最好用小镊子。

（2）用镊子取物时一定要固定好孩子的头部，需要孩子的配合，如果孩子不配合，镊子可能会伤及孩子或把异物顶得更远。此时家长应及时带孩子到耳鼻喉科就诊，明确诊断，由专业的医护人员将异物取出，缓解孩子的不适感。

（3）不要擤鼻涕。有的家长可能会试着让孩子像擤鼻涕一样把异物擤出来，通常小而轻的异物有可能被擤出，但如果是较大的异物堵在鼻腔内，孩子可能会向里吸鼻涕，导致异物被吸到深部。

（4）如果是耳道内的异物，比如耳道内还活着的小虫子，必须尽快去医院，拖的时间越长，后果越严重。

107 儿童误吞异物如何救治？

消化道吞入异物后有没有临床表现主要取决于异物的类型、位置和存留的时间。口咽部、食管有异物，儿童会有拒食、流口水、咽痛、吞咽困难、呕吐等症状；异物进入胃及肠道后一般没有什么表现,有时可能会出现腹痛、腹胀、呕吐等症状。儿童多表述不清楚,所以观察儿童的表现尤为重要,如果出现拒食、流口水、咽痛、吞咽困难、呕吐等症状,怀疑孩子有可能吞食了异物,需要及时就医。

大部分异物都能够顺利通过消化道,最后随着大便一起排出体外,不必费劲地取出。不过,以下情况需要通过内镜取出。

（1）如果儿童出现吞咽困难、恶心、呕吐、有异物感、唾液增多等症状,考虑异物位于食道,建议尽快去大医院,用儿童胃镜取出。

（2）如果儿童吞入的是尖锐的异物（如针、铁丝等）,要立即到医院去处理。

（3）异物长度大于 5cm 或者直径大于 2.5cm,一般很难由胃进入肠道自行排出,应立即请医生取出异物。

（4）若吞入电池等有毒、有害物品,应请医生尽早取出。

Q/ 108 儿童发生不明原因晕厥如何救治?

/A 晕厥是由一过性脑供血不足所致的短暂的意识丧失状态,发作时儿童常因肌张力消失不能维持正常姿势而倒地,一般能够很快完全恢复正常。晕厥是儿童的常见病症,可由许多原因引起。处理原则如下。

（1）立即让儿童平卧,头略放低,以借此体位使一时性的脑贫血得以改善。

（2）解开衣领、腰带,使呼吸通畅。

（3）判断儿童是否还有反应,可以大声呼唤儿童的名字,或者拍其肩膀。

（4）观察儿童的一般情况,如面色是否红润,呼吸、心跳是否正常,可以询问儿童有没有什么不适感。

（5）可以给儿童喝一些浓茶、糖水或半匙葡萄糖水。

（6）如果儿童持续昏迷不醒,需要尽快拨打 120 求助。如果发现心搏骤停,应及时给予有效的心肺复苏。

Q/A 109 儿童发生不明原因抽搐如何救治?

儿童发生不明原因抽搐时，不要试图控制抽搐，能做的主要是尽量减少儿童抽搐时所带来的伤害。主要有两个方面，一是避免孩子由于抽搐导致气道梗阻，二是避免孩子由于抽搐导致受伤。

为了避免孩子气道出现梗阻，首先需要让孩子侧躺在坚硬的地面；其次让其气道保持通畅，让分泌物或反流的呕吐物能流出口腔。不要试图把任何东西放入孩子口腔，以免人为造成气道梗阻。为了避免孩子受伤，孩子躺下后要移开周围有可能伤到儿童的物件，防止抽搐时出现撞伤。

孩子开始抽搐时要注意查看时间，记录抽搐发作的起始时间、发作频率和发作形式，必要时请其他家人用手机录像记录抽搐发作的情况，并尽快去医院就诊。

Q/A 110 儿童发生触电如何救治?

现在，儿童身边的电器越来越多，很多儿童缺乏自我保护意识，易将手指或金属插进插孔，或者儿童在户外活动时，不小心接触到老化、破损的电线，这些情况都会导致儿童触电，造成无法挽回的后果。

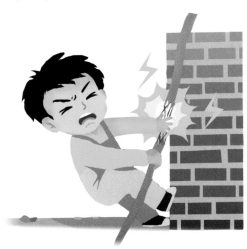

（1）当孩子触电时，家长应在确保自身安全的情况下，尽快拔掉电源。

如果找不到电源开关，可利用绝缘的物品，在不接触孩子的情况下，把和孩子接触的有电物品移开。

（2）尽快实施抢救，如果通过身体的电流很小，同时触电的时间短，使孩子脱离电源后主要需要让其平卧休息，同时观察其呼吸、心律情况，尽快拨打120。如果触电时间较长，并且电流大，必须迅速进行现场急救，同时立即请他人打120并协助抢救。

（3）若孩子触电以后出现呼吸、心跳停止，应进行心肺复苏抢救，并拨打120协助救治。做心肺复苏时的抢救顺序为胸外按压、开放气道、人工呼吸。

胸外按压时，主要在孩子的两乳连线中点下方进行按压，按压深度为胸壁厚度的1/3左右，按压的频率是每分钟至少100次，按30次后进行人工呼吸。

做人工呼吸时，让孩子面朝上平卧，一手放在其额头上将头略微后仰，另一只手将其下颌轻轻抬起，使其口鼻的延长线和胸腹处于两个平行线，以使其气道开放。婴儿的口鼻比较小，可以对其进行口对口鼻的通气。每次通气时间是1秒，通气的量以其胸腹部有明显的起伏为准，千万不要把成人完整的一口气都吹到婴儿的肺里面，这样会对婴儿造成伤害。

Q/111 儿童发生溺水如何救治？

儿童溺水存在静默性，即儿童发生溺水时，可能不会有明显的呼叫和挣扎，从而造成父母或者监护者不能及时发现儿童溺水。尤其是年龄小的儿童，经常在脸盆、水缸、池塘、水库等容易被父母忽视的场所出现溺水。一旦溺水超过5分钟，就会导致缺氧，尤其是脑缺氧，导致出现不可逆转的神经系统后遗症，甚至造成急救成功率下降，酿成悲剧。

一旦发现儿童溺水，需要大声呼救，并向周围求救，同时拨打120，寻找周围的漂浮物抛向溺水儿童，如救生圈、木板等。将儿童从水中救出后，需要立即开始心肺复苏。不同于常规心肺复苏时的抢救顺序 C → A → B（A：airway，开放气道；B：breathing，人工呼吸；C：compressions，胸外按压），儿童溺水的抢救顺序为 A → B → C，即开放气道→人工呼吸→胸外按压。

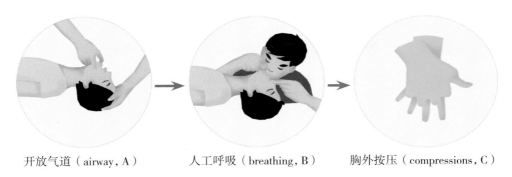

开放气道（airway，A）　　　人工呼吸（breathing，B）　　　胸外按压（compressions，C）

儿童溺水心肺复苏的 A → B → C 抢救顺序

Q/A 112 儿童发生交通意外如何处理？

儿童对万物有较强的好奇心，但是安全防范意识差，同时本身的自控能力和调节能力欠佳，遇到紧急情况时应对能力差，因而发生交通意外事故的概率较大。家长应提高安全意识，做好安全宣教，避免交通意外发生。一旦儿童发生交通意外，一定要及时进行救治，争取让伤害降到最低。急救处理方式如下。

（1）呼叫儿童姓名，通过与儿童说话来判断其意识是否清醒。如果儿童是清醒状态，在其情绪趋于稳定后再做检查。如果儿童昏迷不醒，则需要用手轻轻张开其嘴巴，检查口腔里是否有异物。

（2）查看儿童是否还有呼吸以及失血和骨折情况。如果儿童的颈部或脊椎受了伤，那么在专业人员到来前不可随意移动患儿。如果儿童心跳、呼吸不规则或快要停止，则应紧急采用心肺复苏施救。

Q/A 113 儿童遭遇灾难后心理创伤表现有哪些？如何治疗？

（1）儿童遭遇灾难之后，其心理会发生一些变化。①主要体现在行为举止和情绪方面，如重复回忆灾难事件；②容易出现焦虑与害怕；③总是回避某些事物或场景；④在学校学习不专心，学习成绩下降；⑤对原来喜欢的活动失去兴趣；⑥性格容易内向，不听话，有反抗心理，容易悲观；⑦睡眠质量降低等。

（2）治疗、应对方法。①善于倾听并容忍儿童重述事件，了解儿童对灾难事件的内心看法；②多多陪伴，鼓励儿童表达害怕情绪，帮助缓解焦虑；

③帮助儿童用不同的方法调节害怕的情绪，比如读书、听音乐或做其他喜欢的活动；④学会包容，接受儿童学业成绩的下降，积极帮助儿童克服心理障碍；⑤了解儿童的退化行为；⑥鼓励儿童进行户外运动。

Q/A 114 出现重大灾难时，如何对儿童进行心理疏导？

当儿童面对重大灾难时，会出现恐惧、焦虑不安、抑郁情绪。当负面事件已经严重影响到情绪和生活时，应指导儿童调整心态，缓解焦虑心情。

（1）及时准确了解信息。选择和相信官方媒体所发布的消息，发生疫情时，及时了解学校防控的各项要求和安排。未知使人恐惧，一旦心里有底就可以大大减轻焦虑情绪。

（2）养成既来之则安之的心理习惯。环境的突然改变一定会带来不适，指导儿童学会接受现实，接纳当下，尝试着去理解和包容。与其抱怨抵触，不如顺势而为。

（3）学会分散注意力。让儿童进行一些能让自己放松的活动，比如听音乐、做游戏、看书、写日记、做家务、做运动等，也可以让儿童多做一些自己力所能及的事情，帮助儿童重新找回对生活的掌控感。

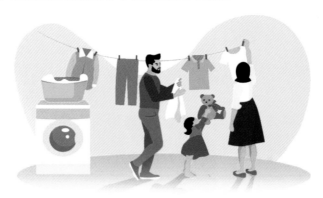

（4）积极面对事物，对未来抱有希望。让儿童主动与正能量的人交流，避免经常谈论灾难事件，教儿童用合理的方式宣泄负面情绪。让儿童相信目前的困难是暂时的，不久就可以走出阴霾，重获阳光。

参考文献

[1] 靳芳亮，宋二潭．雾霾的成因、危害和防护 [J].能源与环境科学，2013（9）：177.

[2] 世界卫生组织．健康与环境：应对空气污染带来的健康影响 [C].第六十八届世界卫生大会，http：//apps.who.int/gb/ebwha/pdf_files/WHA68/A68_18-ch.pdf.

[3] 中华医学会儿科学分会消化学组，《中华儿科杂志》编辑委员会．儿童幽门螺杆菌感染诊治专家共识 [J].中华儿科杂志，2015，53（7）：496-498.

[4] JONES NL, KOLETZKO S, GOODMAN K, et al. Joint ESPGHAN/NASPGHAN guidelines for the management of helicobacter and pylori in children and adolescents（Update 2016）[J]. Journal of Pediatric Gastroenterology & Nutrition, 2017, 64（6）:991-1003.

[5] 国家呼吸系统疾病临床医学研究中心，中华医学会儿科学分会呼吸学组．儿童流感诊断与治疗专家共识（2020年版）[J].中华实用儿科临床杂志，2020，35（17）：1281-1287.

[6] 中华医学会儿科学分会感染学组，国家感染性疾病医疗质量控制中心．疱疹性咽峡炎诊断及治疗专家共识（2019年版）[J].中华儿科杂志，2019，57（3）：177-180.

[7] 国家卫生健康委员会．手足口病诊疗指南（2018年版）[J].传染病信息，2018，31（3）：193-198.

[8] 胡亚美．诸福棠实用儿科学 [M].北京：人民卫生出版社，2015.

[9] 中华医学会儿科学分会感染学组，中国儿童免疫与健康联盟，徐翼，等．儿童轮状病毒胃肠炎诊疗预防路径 [J].中国实用儿科杂志．2021，36（5）：321-323.

[10] 长三角免疫规划一体化项目组，中华医学会感染病学分会儿童感染和肝病学组．儿童轮状病毒胃肠炎预防诊疗专家共识（2020年版）[J].中华预防医学杂志，2020，54（4）：14.

[11] 石国露，李中跃．儿童非伤寒沙门菌感染临床特征及抗生素治疗进展 [J]．中华实用儿科临床杂志，2020，35（11）：874–877．

[12] 陈小龙，沈亚娟，陈桂锋，等．儿童抗凝血灭鼠药中毒流行病学与防治探讨 [J]．中国小儿血液与肿瘤杂志，2021，26（3）：160–165.DOI：10.3969/j.issn.1673–5323.2021.03.007．

[13] 吉资江，谢长桥．142 例儿童急性中毒临床分析 [J]．中国当代儿科杂志，2000，2（3）：213–214.DOI：10.3969/j.issn.1008–8830.2000.03.037．

[14] 张高福，王墨．血液灌流治疗儿童毒蕈中毒专家共识解读 [J]．中国小儿急救医学，2018，25（8）：580–581. DOI：10.3760/cma.j.issn.1673–4912.2018.08.006

[15] 李小寒，尚少梅．基础护理学 [M]．北京：人民卫生出版社，2021．

[16] 邵肖梅，叶鸿瑁，丘小汕．实用新生儿学 [M].5 版．北京：人民卫生出版社，2019．

[17] 崔焱．张玉侠．儿科护理学 [M]．北京：人民卫生出版社，2021．

[18] 张玉侠．实用新生儿护理学 [M] 北京：人民卫生出版社，2015．